Handbuch Selbstmedikation

Handbuch
Selbstmedikation

Rezeptfreie Mittel – Für Sie bewertet

STIFTUNG WARENTEST

Annette Bopp Vera Herbst
Schlussgutachter für die Arzneimittelbewertungen:
Professor Dr. Gerd Glaeske

Bibliografische Information Der Deutschen Bibliothek

ISBN 3-931908-27-5

Inhalt

Zu diesem Buch

Die Erkältung im Winter, ein aufgeschlagenes Knie, Durchfall, Fieber, tränende Augen – nahezu zwei Drittel der Menschen in Deutschland gehen bei solchen gesundheitlichen Problemen zunächst eher in die Apotheke als zum Arzt. Immerhin werden jährlich in Deutschland etwa 58 Prozent der nicht verschreibungspflichtigen Arzneimittel von den Verbraucherinnen und Verbrauchern selbst gekauft. 4,3 Milliarden Euro gaben sie dafür aus. Das ist mehr als ein Fünftel des Betrags, den die gesetzlichen Krankenkassen für verordnete Arzneimittel aufwenden mussten. Bemerkenswert ist auch die Menge der Medikamente, die ohne Rezept gekauft werden: Rund 680 Millionen Packungen sind es pro Jahr und damit rund 40 Prozent der 1,6 Milliarden Packungen, die jährlich über die Apotheke an Patienten und Verbraucher abgegeben werden.

Eine solche Selbstbehandlung setzt Ihrerseits viel Wissen voraus. Sie müssen ohne ärztliche Hilfe von den Beschwerden sicher auf eine definierte Krankheit oder Störung schließen können. Sie müssen sich gewiss sein, dass das Problem mit Arzneimitteln selbst behandelt werden kann und ob eine medikamentöse Behandlung überhaupt erforderlich ist. Wenn Sie davon überzeugt sind, müssen Sie – gegebenenfalls mit Hilfe des Apothekers – den für Ihre individuellen Bedingungen am besten geeigneten Wirkstoff finden. Und letztlich müssen Sie auch noch rechtzeitig entscheiden, wann Sie die Selbstbehandlung beenden und den Arzt aufsuchen.

Informationen über Arzneimittel und ihre Anwendung bekommen Verbraucherinnen und Verbraucher überwiegend von denjenigen, die am Verkauf dieser Produkte verdienen. Unabhängige und kritische Äußerungen sind von ihnen nicht unbedingt zu erwarten. Diese Lücke will dieses Buch schließen. „Zu Risiken und Nebenwirkungen fragen Sie Ihren Arzt oder Apotheker" – oder eben die STIFTUNG WARENTEST.

Im Folgenden werden die im Rahmen der Selbstmedikation meistverkauften Arzneimittel für die Anwendungsbereiche besprochen, für die der Hersteller sie auf den Markt gebracht hat. Da diese Arzneimittel in aller Regel ohne ärztliche Kontrolle eingenommen werden, müssen Sie selbst über einiges Wissen verfügen. Nur wenn Sie Einschränkungen und Grenzen sorgfältig beachten, kann Ihnen eine Selbstbehandlung nützen. Wenn Sie Ihre Kompetenz hingegen überschätzen, unrealistische Erwartungen an das Medikament knüpfen oder die Grenzen der Selbstbehandlung missachten, kann das gefährlich werden. Dieses Buch dient nicht dazu, unkritisch die Selbstbehandlung mit Medikamenten zu fördern. Es verweist die Hilfe Suchenden aber auch nicht sofort an den Arzt, sondern greift ihr Bedürfnis auf, ihr Befinden aktiv zu beeinflussen, zeigt Möglichkeiten und Grenzen der Selbstbehandlung auf und leitet zu einem verantwortungsbewussten Umgang mit Arzneimitteln an.

So nutzen Sie das Buch

Das Buch ist nach den Organen beziehungsweise Funktionssystemen des Körpers geordnet; darüber hinaus nach den Störungen und Krankheiten, bei denen die meistgekauften Mittel eingesetzt werden. In der Regel sind diese Anwendungsgebiete mit den Namen der Krankheiten überschrieben (z. B. Erkältung), manchmal auch mit Symptomen (z. B. Husten). Das Stichwortverzeichnis am Schluss des Buches listet darüber hinaus Begriffe auf, die für Ihre Fragestellung wichtig sein können.

Nach der Beschreibung der Symptome und Beschwerden und ihrer Behandlung werden die Wirkstoffe und das, was mit ihrer Anwendung zusammenhängt, detailliert dargestellt. Danach folgt eine Tabelle, in der die Arzneimittel der Marktauswahl mit einer kurzen Bewertung ihrer Eignung zusammengefasst sind.

Einige Male gibt es für mehrere Anwendungsgebiete eine gemeinsame Arzneimitteltabelle. Das ist immer dann der Fall, wenn bei den besprochenen Krankheiten oder Störungen jeweils dieselben Wirkstoffe und Präparate eingesetzt werden. Die Bewertung in der Tabelle erfolgt für jedes dieser Anwendungsgebiete gesondert.

Sie finden darüber hinaus Informationen zu Vitaminen, den gebräuchlichsten Mineralstoffen und Spurenelementen. Da hierzu keine Marktauswahl durchgeführt wurde, sind keine Markennamen angegeben. Auch eine produktbezogene Bewertung fehlt, weil diese Präparate für viele unspezifische Zwecke eingesetzt werden. Dementsprechend gibt es für dieses Kapitel auch keine Tabelle mit Kurzbewertungen.

Eine „Generika"-Liste ermöglicht Ihnen dann noch für die als „geeignet" bewerteten Wirkstoffe einen Preisvergleich zwischen den verschiedenen Anbietern.

Zur Schreibweise

Die Schreibweise von Arzneistoffen ist auch in der wissenschaftlichen Literatur nicht einheitlich. Acetylsalicylsäure zum Beispiel wird meist nicht mit „c", sondern mit „z" geschrieben, also Azetylsalizylsäure. Auch bei den Mineralstoffen haben sich oft „z" und „k" gegen das aus dem Lateinischen stammende „c" durchgesetzt. Sie finden auf dem Etikett eines Nahrungsergänzungsmittels also eher die Bezeichnung Kalzium als Calcium. Dieses Buch folgt weitgehend der modernen „z-k-Schreibweise".

Die Gliederung im Detail

Anzeichen und Beschwerden

Es werden die typischen und häufig auftretenden Anzeichen und Beschwerden beschrieben. Da es aber nicht möglich ist, jedes eventuelle Symptom und jede Begleiterscheinung aufzuführen, sollten Sie sich, wenn Sie Zweifel haben, ob Ihre „Eigendiagnose" richtig ist, sicherheitshalber an einen Arzt wenden.

Allgemeine Maßnahmen

In dieser Rubrik wird das genannt, was Sie ohne Hilfe Dritter tun können, um Ihre Beschwerden zu lindern und die Krankheit schneller abklingen zu lassen. Maßnahmen, die nur von Fachpersonal durchgeführt werden können, werden nicht berücksichtigt. Damit bleiben zum Beispiel Akupunktur und Massage unerwähnt, was aber nicht bedeutet, dass sie bei verschiedenen Problemen nicht doch nutzbringend eingesetzt werden können.

Wann zum Arzt?

Die Stiftung Warentest vertritt die Ansicht, dass eine Reihe von Beschwerden unbedingt und ausnahmslos ärztlich abklärt werden muss – unabhängig davon, dass es Mittel gibt, die dafür rezeptfrei angeboten und auch häufig gekauft werden.

Des Weiteren rät sie, dass Beschwerden, die zum ersten Mal auftreten, immer ärztlich abgeklärt werden sollen. Ist die Diagnose gestellt und die Therapie festgelegt, ist es vertretbar, in der Folgezeit die Arzneimittel selbst zu kaufen und sich damit zu behandeln. Allerdings müssen Sie die Grenzen beachten, die für die Dosierung der Medikamente und die Dauer ihrer Einnahme angegeben sind.

Darüber hinaus ist in dieser Rubrik angegeben, wann Sie bei Beschwerden, die Sie eine Zeit lang selbst behandelt haben, den Arzt aufsuchen sollen: Etwa dann, wenn die Beschwerden nach einer definierten Zeit nicht vergangen sind, wenn sie sich verschlimmert haben oder andere hinzugekommeen sind.

Bei einer Selbstbehandlung von Kindern sollten Sie besonders zurückhaltend und vorsichtig sein. Allgemeine Maßnahmen können vorübergehend sinnvoll sein. Ein geeignetes Medikament ist – richtig dosiert – akzeptabel, um die Zeit bis zur ärztlichen Therapie zu überbrücken. Für eine länger dauernde Behandlung oder wenn Sie sich Ihrer Sache nicht ganz sicher sind, sollten Sie jedoch immer ärztlichen Rat einholen.

Ähnliches gilt für schwangere und stillende Frauen, da die meisten Medikamente für sie nicht geprüft sind und sich auf das Kind auswirken können.

Behandlung mit Medikamenten

Die laut Marktauswahl (→ Seite 20) für den Anwendungsbereich meistverkauften Produkte werden in der Reihenfolge ihrer Eignung angegeben. Diese Abfolge ergibt eine Art Therapieplan, aus dem sich ablesen lässt, welche Medikamente sinnvollerweise eingesetzt werden können. Wie diese Einstufung der Eignung zustande kam, lesen Sie unter „Grundlagen der Bewertung" (→ Seite 20).

Die Marktauswahl hat ergeben, dass häufig Medikamente für Gesundheitsstörungen verkauft werden, deren Behandlung nach Ansicht der STIFTUNG WARENTEST und ihrer Fachberater unbedingt in ärztliche Hände gehört. Diese Mittel werden im Buch zwar besprochen, ihre Bewertung in der Tabelle ist aber mit einem entsprechenden Warnzusatz versehen.

Anthroposophische, homöopathische und „traditionell angewendete" Mittel

Die Marktauswahl weist auch Präparate der anthroposophischen und homöopathischen Therapierichtung auf und solche, die als „traditionell angewendete" Mittel zugelassen sind. Für sie gelten im Vergleich zu anderen Arzneimitteln erleichterte Zulassungsbedingungen. Näheres zu diesen Präparaten lesen Sie unter „Anthroposophische Arzneimittel" → Seite 15, „Homöopathische Arzneimittel" → Seite 14 und „Traditionell angewendete" Mittel → Seite 13.

Der besondere Status dieser Mittel hat die STIFTUNG WARENTEST veranlasst, sie nicht zu bewerten, denn bei der Beurteilung ihrer Wirksamkeitsnachweise wird ein anderer Maßstab zugrunde gelegt.

Auflistung und Beschreibung der Wirkstoffe

Es wird beschrieben, welche pharmakologischen Wirkungen eine Arzneisubstanz im Körper entfaltet. So kann eine Substanz zum Beispiel ein Enzym hemmen, bestimmte Bindungsstellen blockieren oder die Blutgerinnung behindern. Dies lässt sich biochemisch messen und nachweisen.

Solche Effekte bedeuten aber nicht automatisch, dass ein Mittel eine bestimmte Krankheit auch wirklich beeinflussen kann. Ob und in welchem Maß das gelingt, muss durch wissenschaftliche Studien zur klinischen oder therapeutischen Wirksamkeit nachgewiesen werden. Wie diese aufgebaut sind, lesen Sie unter „So sind wir methodisch vorgegangen" (→ Seite 20). Die Gutachter der STIFTUNG WARENTEST haben die Ergebnisse solcher Studien ausgewertet und danach die therapeutische Wirksamkeit der Arzneistoffe in jedem speziellen Anwendungsbereich als „ausreichend nachgewiesen", „noch nicht ausreichend nachgewiesen" oder „nicht ausreichend nachgewiesen" eingestuft.

ANWENDUNG

Arzneimittel sollten Sie zusammen mit einem großen Glas Wasser einnehmen. Zum einen „rutschen" sie dann besser, zum anderen wird der Wirkstoff im Magen sofort verdünnt und belastet die Magenschleimhaut nicht so stark. Darüber hinaus tritt er im Dünndarm schneller ins Blut über, was seine Wirkung beschleunigt.

Greifen Sie keinesfalls zu einem alkoholischen Getränk, um ein Medikament hinunterzuspülen. Die Wechselwirkungen zwischen Alkohol und Arzneisubstanzen sind vielfältig und oft nicht zu überschauen. Grapefruitsaft, Tee oder Milch können zu einer veränderten Aufnahme der Wirkstoffe führen.

Vielen Menschen fällt es schwer, Tabletten oder Kapseln zu schlucken. Sie können sich den Vorgang erleichtern, indem sie einen Bissen Banane kauen, den Brei gemeinsam mit dem Medikament hinunterschlucken und ein halbes Glas Wasser nachtrinken.

Die allgemeinen Angaben zur Dosierung von Arzneistoffen gelten für Erwachsene. Davon abweichende Dosierungen für Kinder finden Sie in der Rubrik „Hinweise für Kinder unter 14 Jahren". Angaben für ältere Menschen stehen unter „Hinweise für Personen über 60 Jahre".

Bei einem als „wenig geeignet" bewerteten Wirkstoff oder Produkt wurde auf eine Einnahmeempfehlung verzichtet. In diesem Fall entspricht die Dosierungsangabe der des Herstellers.

ACHTUNG

Hier finden Sie allgemeine Warnhinweise, die bei der Einnahme bestimmter Medikamente berücksichtigt werden sollten. So werden zum Beispiel Personen mit Anfallleiden, Leberkrankheiten und Alkoholproblemen vor alkoholhaltigen Mitteln gewarnt, weil ihnen schon geringe Mengen Alkohol gefährlich werden können. Den Anwendern von Johanniskrautpräparaten wird beispielsweise geraten, intensive UV-Bestrahlung zu meiden.

Gegenanzeigen

Manche Arzneistoffe dürfen bei bestimmten Krankheiten und Störungen nicht eingenommen werden (Gegenanzeigen, Kontraindikationen). Geschieht es dennoch, kann das erhebliche Risiken bergen. Bei anderen ist die Anwendung nicht ganz ungefährlich, aber vertretbar, wenn ein Arzt sie verantwortet und den Patienten in regelmäßigen Abständen kontrolliert (relative Kontraindikation).

Da Sie die in diesem Buch besprochenen Mittel ohne ärztliche Kontrolle anwenden können, müssen Sie selbst beurteilen, ob eine der aufgeführten Gegenanzeigen bei Ihnen zutrifft. Wenn Sie sich Ihres Gesundheitszustands nicht ganz sicher sind oder die medizinische Bezeichnung Ihrer Krankheit nicht wissen, sollten Sie Ihren Arzt fragen, bevor Sie das Medikament anwenden.

Zahlreiche Substanzen können eine Allergie auslösen. Viele Menschen mit einer nachgewiesenen Allergie gegen bestimmte Arznei- oder Hilfsstoffe, zu denen zum Beispiel auch Konservierungsmittel und Farbstoffe gehören können, haben vom Arzt einen „Allergiepass" bekommen. Darin können sie die chemischen Bezeichnungen der für sie problematischen Substanzen nachlesen und mit den Inhaltsstoffen des Arzneimittels vergleichen.

Wenn Sie auf einen bestimmten Stoff allergisch reagieren, müssen Sie Arzneimittel meiden, die diesen Stoff enthalten. Dieser grundsätzliche Hinweis wird nicht bei jedem Arzneistoff erneut gegeben.

Wechselwirkungen mit Medikamenten
Werden mehrere Arzneimittel gleichzeitig angewendet, kann das eine die Wirkung des anderen abschwächen oder verstärken, unerwünschte Wirkungen können heftiger oder öfter auftreten; es können sich aber auch ganz andere Nebenwirkungen einstellen. Allerdings finden Sie in diesem Buch nicht alle Wechselwirkungen, die in der Packungsbeilage aufgeführt sind. Die STIFTUNG WARENTEST hat nur die angegeben, die bei der üblichen Behandlung eine besondere Bedeutung haben können. Die Arzneimittelhersteller nennen dagegen aus haftungsrechtlichen Gründen alle Wechselwirkungen, die im Zusammenhang mit dem Wirkstoff jemals beschrieben worden sind.

Wechselwirkungen mit Speisen und Getränken
Manche Nahrungsmittel können die Aufnahme eines Arzneistoffs aus dem Magen-Darm-Trakt behindern, andere machen ihn unwirksam oder verstärken seine Wirkung. Solche Wechselwirkungen sind zum Beispiel zwischen bestimmten Arzneimitteln und Grapefruitsaft, Tee oder Milch bekannt.

Unerwünschte Wirkungen

In diesem Buch sind die „Nebenwirkungen" danach unterteilt, wie häufig sie auftreten und wie hoch die Gefährlichkeit einzuschätzen ist. Die Häufigkeit des Auftretens wird dabei folgendermaßen definiert:

- „häufig" bei mehr als 10 Prozent der Anwender,
- „gelegentlich" bei 1 bis 10 Prozent der Anwender,
- „selten" bei weniger als ein Prozent der Anwender.

Als „gefährlich" gelten unerwünschte Wirkungen, die ärztlich behandelt werden müssen. Manche mögen zunächst harmlos erscheinen, werden jedoch als gefährlich eingestuft, wenn sie Vorboten einer lebensbedrohlichen Entwicklung sein können. Wenn keine unerwünschten Wirkungen angegeben sind, heißt das nicht notwendigerweise, dass das Mittel davon vollkommen frei ist. Es kann sein, dass Probleme nur vereinzelt auftreten und harmlos sind. Solche Erscheinungen wurden nicht erwähnt.

Hinweise

Für Schwangerschaft und Stillzeit
Viele Wirkstoffe können aus dem Blut der Frau in den Kreislauf des ungeborenen Kindes gelangen und zu Störungen oder gar Schädigungen führen. In der Stillzeit können Arzneistoffe über die Muttermilch den Säugling erreichen. Um die Risiken gering zu halten, sollten Arzneimittel in dieser Zeit grundsätzlich nur angewendet werden, wenn Beschwerden unerträglich scheinen, und möglichst nach Rücksprache mit einem Arzt. Dann sind solche Wirkstoffe zu bevorzugen, die schon lange im Gebrauch sind und an deren Unbedenklichkeit kein Zweifel besteht.
Derart eindeutige Aussagen lassen sich aber nur für wenige Arzneistoffe machen. Kaum einer ist in Studien gezielt an schwangeren Frauen geprüft worden; meist werden nur zufällige Beobachtungen zusammengetragen. Ergibt sich daraus eine verwertbare Aussage über die Auswirkungen des Mittels in der Schwangerschaft, ist sie in dieser Rubrik angegeben. Möglicherweise deckt sich diese Aussage aber nicht mit den Angaben, die in der Packungsbeilage zu dem Arzneimittel stehen. Der Grund sind juristische Erwägungen: Solange der Hersteller keine Studien vorlegen kann, die nachweisen, dass das Mittel in der Schwangerschaft unbedenklich ist, wird er sich mit Einnahmeempfehlungen zurückhalten, um bei einem eventuellen Schaden nicht haftbar gemacht werden zu können.
„Über die Risiken einer Anwendung in der Schwangerschaft gibt es keine Erkenntnisse" bedeutet, dass sich in der veröffentlichten internationalen und nationalen Fachliteratur keine verwertbaren Aussagen finden ließen. Aus Gründen der Sicherheit sollten Sie das Mittel dann besser nicht anwenden.
Auf Mittel, die Alkohol enthalten, wird hier speziell hingewiesen, weil sich der Konsum von Alkohol in der Schwangerschaft negativ auf die Entwicklung des Kindes auswirken kann und sich keine untere Grenze angeben lässt, bis zu der Alkohol in dieser Zeit erwiesenermaßen risikolos ist.

Keine Panik
Erst zwei, drei Wochen nach der Empfängnis ist aufgrund der ausbleibenden Menstruation zu vermuten, dass Sie schwanger sind. Falls Sie in dieser Zeit Medikamente eingenommen haben, brauchen Sie sich selbst dann keine großen Sorgen zu machen, wenn deren Sicherheit nicht unzweifelhaft erwiesen ist. In den ersten zwei Wochen ist der Embryo noch nicht mit Ihrem Blutkreislauf verbunden. Erst wenn das geschehen ist, können Arzneistoffe aus Ihrem Blut in das Ihres Kindes übertreten. Setzen Sie das Medikament bei der Vermutung, Sie könnten ▶

schwanger sein, ab und besprechen Sie die Einnahme mit Ihrem Gynäkologen. Besteht ein begründeter Verdacht auf Komplikationen, kann dieser weitergehende Untersuchungen veranlassen.

Für Kinder unter 14 Jahren

Für viele Arzneimittel, mit denen Kinder behandelt werden, fehlen klinisch-pharmakologische Daten, die ihren Einsatz rechtfertigen. Kinder bekommen also vielfach Medikamente, ohne dass sie für sie geprüft worden wären. Auch die Dosierungsangaben beruhen meist auf Erfahrung, nicht auf Prüfergebnissen. Erst langsam beginnt sich dieser Missstand zu ändern.

Richten Sie sich bei der Dosierung von Medikamenten für Kinder nach den Angaben in diesem Buch oder der Packungsbeilage; versuchen Sie nicht, die Erwachsenendosis „irgendwie" für Kinder umzurechnen. Arzneimittel können bei Kindern nämlich nicht nur stärker, sondern grundsätzlich anders wirken als bei Erwachsenen .

Für die Dosierung spielt es unter anderem eine Rolle, wie groß der Anteil des Wassers im Körper ist und ob es sich vornehmlich innerhalb oder außerhalb der Zellen befindet. Beim Neugeborenen befindet sich etwa die Hälfte des Körperwassers außerhalb der Zellen, beim Erwachsenen ist es nur rund ein Drittel. Dementsprechend müssen Arzneimittel, die sich im Flüssigkcitsraum verteilen, bei Kindern höher dosiert werden als bei Erwachsenen. Umgekehrt ist es bei Arzneistoffen, die sich im Fettgewebe verteilen.

Viele Kinder tun sich schwer, Tabletten zu schlucken. Wenn Sie die Tabletten jedoch zerreiben oder auflösen, verändern Sie unter Umständen ihre Wirksamkeit. Wenn Sie die Tabletten zerteilen, um dem Kind eine geringere Dosis geben zu können, ist nicht garantiert, dass der Wirkstoff zwischen den beiden Teilen gleichmäßig aufgeteilt ist. Säfte oder Tropfen lassen sich besser dosieren.

Zäpfchen werden in Deutschland für Kinder gern verwendet. Aus ihnen wird aber der Wirkstoff oftmals nur unzuverlässig in den Körper aufgenommen, sodass sich schlecht abschätzen lässt, wie viel nun tatsächlich zum Einsatz kommt. Auf Mittel, die Alkohol enthalten, wird hier speziell hingewiesen, damit Sie auf andere Zubereitungsformen ausweichen können. Die geringe Alkoholmenge, die sich bei bestimmungsgemäßem Gebrauch solcher Medikamente im Blut findet, schadet den Kindern zwar nicht, es ist aber nicht wünschenswert, dass sie sich mit der Einnahme solcher Arzneimittel an den Geschmack von Alkohol gewöhnen.

Für Personen über 60 Jahre

Ältere Personen sollten Arzneimittel geringer dosieren, denn bei etwa einem Drittel bis der Hälfte lässt die Funktionsfähigkeit der Leber und der Nieren altersbedingt nach. Die meisten Arzneistoffe werden aber vornehmlich in der Leber abgebaut und über die Nieren ausgeschieden.

Zur Verkehrstüchtigkeit

Der Einfluss von Medikamenten auf die Verkehrstüchtigkeit ist oft stärker als vermutet. Zu den unerwünschten Effekten gehört, dass manche müde, andere schwindlig machen; wieder andere beeinträchtigen die Sehfähigkeit, die Aufmerksamkeit und die Fähigkeit, überraschende Situationen schnell zu erfassen und die richtigen Entscheidungen zu treffen.

Nehmen Sie den Hinweis, dass ein Mittel die Verkehrstüchtigkeit beeinträchtigt, ernst, um sich und andere Verkehrsteilnehmer nicht zu gefährden. Das gilt auch für Radfahrer und unter Umständen sogar für Fußgänger.

Bedenken Sie, dass Sie den Versicherungsschutz verlieren können, wenn ein Unfall auf die Einwirkung von Arzneimitteln zurückzuführen ist.

Was sind Arzneimittel?

Die Tabletten, Tropfen oder sonstigen „Mittel", die auf dem Markt sind, können zu einer von fünf Kategorien gehören: Es kann sich um ein Arzneimittel handeln, um ein Medizinprodukt, ein Nahrungsergänzungsmittel, ein Lebensmittel oder um ein Kosmetikum. Die Unterschiede bleiben Laien weitgehend verborgen. Sie wirken sich aber unter anderem darauf aus, wo Sie es kaufen können, inwieweit Sie vom Nachweis einer Wirksamkeit des Produkts zur Behandlung einer Erkrankung ausgehen können und welche Informationen mit ihm übermittelt werden.

Arzneimittel

1978 trat in Deutschland das Arzneimittelgesetz (AMG) in Kraft, das unter anderem definiert, was ein Arzneimittel ist, wie es beschaffen sein und welche Voraussetzungen es erfüllen muss, bevor es zugelassen werden und in den Handel kommen darf, und vieles andere mehr. Im Zuständigkeitsbereich des Bundesinstituts für Arzneimittel und Medizinprodukte (BfArM) gibt es derzeit knapp 59 000 Präparate, davon sind etwas mehr als 30 000 nach diesem Gesetz zugelassen. Ein großer Teil der angebotenen Mittel ist also noch aufgrund derjenigen Bestimmungen auf dem Markt, die vor 1978 galten. Ursprünglich war vorgesehen, dass ab dem 1. Januar 1991 nur noch Präparate angeboten werden dürfen, die den Zulassungsprozess, wie das AMG ihn vorschreibt, durchlaufen haben. Dieser Termin ließ sich jedoch nicht halten, weil weder die Expertenkommissionen noch die Zulassungsbehörden die Arbeit rechtzeitig bewältigen konnten. Daher wurden die Fristen immer wieder hinausgeschoben. Bis zum 31. Januar 2001 mussten sich aber nun alle Hersteller definitiv entscheiden, ob sie für ihre „alten" Mittel eine Zulassung beantragen und die Unterlagen für den Nachweis der Wirksamkeit einreichen wollten oder ob ihre Mittel ohne Zulassung nur noch „auslaufen" sollen.

Etwas mehr als 13 600 Präparate befinden sich zurzeit (Ende Juni 2002) im Prozess der Nachzulassung. Erkennbar sind sie an folgendem Hinweis im Beipackzettel: „Dieses Arzneimittel ist nach den gesetzlichen Übergangsvorschriften im Verkehr. Die behördliche Prüfung auf pharmazeutische Qualität, Wirksamkeit und Unbedenklichkeit ist noch nicht abgeschlossen." Für 9 750 Mittel haben die Hersteller auf die Nachzulassung verzichtet. Dennoch dürfen diese Mittel noch bis Ende Juni 2003 verkauft werden, obwohl offenbar selbst die Hersteller bei vielen ihrer Mittel nicht darauf vertrauen, einen Wirksamkeitsnachweis beibringen zu können.

Entwicklung von Arzneimitteln

Die meisten großen Pharmafirmen prüfen jährlich Hunderttausende von Substanzen auf ihre Eignung als Arzneimittel. Bestätigen sich die Erwartungen in Laborversuchen, folgen Untersuchungen an Tieren. Erweist sich der Wirkstoff hierbei als gut verträglich und wenig giftig, schließen sich klinische Versuche an Menschen an. An gesunden Freiwilligen wird geprüft, wie der menschliche Körper auf den Wirkstoff reagiert (Phase I). Später wird die Substanz an Kranken erforscht, um die Wirkung nachzuweisen, die unerwünschten Wirkungen zu erfassen und herauszufinden, welche Dosis am besten wirkt (Phase II). Danach soll sich die Wirksamkeit der Substanz erweisen (Phase III). Sind die drei Prüfphasen abgeschlossen, reichen die Hersteller die Unterlagen beim BfArM ein und beantragen die Zulassung. Von den ersten Laborversuchen bis zum Abschluss der Prüfphasen vergehen durchschnittlich acht bis zwölf Jahre.

Nach der Zulassung können dann die Erfahrungen systematisch gesammelt werden, die bei der Anwendung des Arzneimittels in der Praxis auftreten. So lassen sich auch seltener auftretende Nebenwirkungen erkennen. Es können auch Studien zur Sicherheit durchgeführt werden. Allerdings sind die Pharmahersteller weder verpflichtet, solche Studien nach der Markteinführung zu veranlassen, noch ihre Ergebnisse zu dokumentieren. Nebenwirkungen, die bislang noch nicht bekannt waren, müssen dem BfArM allerdings gemeldet werden, damit sie künftig unter anderem in den Beipackzettel aufgenommen werden können.

Generika

Neu entwickelte Arzneistoffe lassen sich die Hersteller patentieren. Das sichert ihnen für 20 Jahre die Exklusivrechte an diesem Wirkstoff. Ein Gutteil dieser Zeit ist allerdings schon verstrichen, bevor das Mittel in den Handel kommt. Nach Ablauf der Schutzfrist kann jeder Hersteller den Arzneistoff lizenzfrei zu einem eigenen Produkt verarbeiten. Für dessen Zulassung gelten erleichterte Bestimmungen.

Solche Nachahmerprodukte oder „Generika" unterscheiden sich vom Originalpräparat durch den Herstellungsvorgang und eventuell durch Hilfsstoffe wie Konservierungs- und Farbstoffe. Diese „Galenik" bleibt Firmengeheimnis. Wichtig ist, dass das Generikum dem Originalpräparat gegenüber darin gleichwertig ist, wann, in welcher Menge und wie schnell der Arzneistoff im Körper wirkt. Für diese so genannte Bioverfügbarkeit hat das BfArM allgemein gültige Standards definiert, auf die Generika überprüft werden müssen. Bei kritischen Arzneistoffen, beispielsweise vielen Mitteln zur Behandlung des hohen Blutdrucks, müssen auch Studien am Menschen zeigen, dass das Generikum mit einem Originalprodukt gleichwertig ist (Bioäquivalenz).

Generika sind meist wesentlich preiswerter als das Erstanbieterprodukt.

Zulassung

Damit ein neues Medikament zugelassen werden kann, muss der Hersteller Wirksamkeit, Unbedenklichkeit und pharmazeutische Qualität nachweisen. Ob die Anforderungen für die Zulassung in Deutschland erfüllt sind, entscheidet das BfArM. Seit 1995 können die Pharmahersteller auch die Zulassung bei der europäischen Zulassungsbehörde EMEA (European Medicines Evaluation Agency) in London beantragen.
Ein nach dem gültigen Arzneimittelgesetz zugelassenes Präparat erkennen Sie an seiner „Zul.-Nr." auf der Packung.

Erleichterte Zulassung

Spezielle Kommissionen haben das Erkenntnismaterial, das über die schon seit langem gebrauchten Arzneistoffe vorlag, aufbereitet. Es entstanden Zusammenfassungen (Monographien), auf die sich die Hersteller bei der Zulassung ihrer Produkte berufen konnten. Diese Erleichterung kam besonders den Pflanzenmitteln zugute. Allerdings erfüllen diese Unterlagen nicht immer die Anforderungen, die heutzutage an einen Wirksamkeitsnachweis von Arzneimitteln gestellt werden; so liegen zum Beispiel kaum Studien vor, die die Wirksamkeit dieser Mittel nachweisen. Dieser Umstand bleibt dem Verbraucher jedoch verborgen. Das Produkt trägt, wie alle anderen auch, eine Zul.-Nr.

Pflanzliche Arzneimittel (Phytotherapeutika und Phytopharmaka)

Jahrhundertelang wurden Pflanzen vor allem in Form einer wässrigen Zubereitung, zum Beispiel eines Tees, angewendet. Industriell hergestellte Pflanzenprodukte gibt es erst seit Anfang des 20. Jahrhunderts. Die Erfahrungen, die man mit Kräutertees gemacht hat, können jedoch nicht ohne weiteres auf Phytopharmaka übertragen werden. Je nach Verfahren werden die Pflanzen mit Wasser, Alkohol oder anderen Lösungsmitteln extrahiert, teilweise konzentriert, getrocknet oder auf andere Weise verarbeitet. Welche Inhaltsstoffe letztlich in dem Produkt vorhanden sind, ist zumeist nicht bekannt. Angewendet wird der gesamte Extrakt, und was er bewirkt, beruht immer auf ihm als Ganzem. Darum muss jeder Pflanzenauszug gesondert seine therapeutische Wirksamkeit nachweisen. Das Ergebnis, das der eine Hersteller erzielt hat, kann ein anderer nicht automatisch für sich beanspruchen. Jeder Extrakt lässt sich also nur anhand von Studien, die speziell mit ihm durchgeführt wurden, beurteilen. Dementsprechend können die Bewertungen von Pflanzenmitteln unterschiedlich ausfallen, obwohl sie von der gleichen Pflanze als Grundsubstanz ausgehen.
Aus dem gleichen Grund ist es bei Pflanzenmitteln auch nicht möglich, ein Produkt gegen ein preiswerteres auszutauschen, wie es die „Aut-idem-Regelung" des Gesundheitsministeriums für andere Präparate seit dem 1. Juli 2002 vorsieht.
Hinsichtlich der Qualität des Nachweises von Wirksamkeit und Unbedenklichkeit ist das Arzneimittelgesetz bei Pflanzenmitteln weniger anspruchsvoll als bei chemisch definierten Medikamenten. Es akzeptiert auch die mit diesen Pflanzen seit langem gemachte Erfahrung, um die Präparate als Arzneimittel zuzulassen. Nach den Grundsätzen der STIFTUNG WARENTEST müssen auch Pflanzenmittel ihre Wirksamkeit in klinischen Studien belegen und ihre Risiken und Wechselwirkungen müssen bekannt sein. Ist das nicht oder noch nicht ausreichend geschehen, fällt das Urteil entsprechend aus.

„Traditionell angewendete" Mittel

Noch größere Erleichterungen gestand eine Kommission des BfArM einer Auswahl von Wirkstoffen zu, deren Produkte bereits vor 1978 freiverkäuflich auf dem Markt waren, wenn es gegen ihre Anwendung keine Bedenken gab und ihre Sicherheit nicht angezweifelt wurde. Wenn der Hersteller eine ordnungsgemäße Produktion zusichert und lediglich eines der vom Gesetzgeber vorgegebenen unspezifisch formulierten Anwendungsgebiete beansprucht („zur Stärkung oder Kräftigung", „zur Unterstützung der Organfunktion", „zur Besserung des Befindens", „zur Vorbeugung", „als mild wirksames Arzneimittel"), können diese Mittel ohne Wirksamkeitsnachweis, zum Beispiel auf der Basis eidesstattlicher Erklärungen zur Wirkung, zugelassen werden. Auf ihrer Verpackung muss dann eine dieser Formulierungen hinsichtlich der Anwendungsgebiete abgedruckt sein. Sie erkennen diese Produkte an dem Hinweis: „Traditionell angewendet ... Zul.-Nr. ...".
Der Gesetzgeber verzichtet bei diesen Präparaten auf einen Wirksamkeitsnachweis. Da für die Gutachter

der Stiftung Warentest ein derartiger Nachweis aber unabdingbar ist, um Arzneimittel zu bewerten, wurden sie nur genannt, aber nicht beurteilt.

Registrierung

Bevor das Arzneimittelgesetz 1978 in Kraft trat, wurden Arzneimittel nicht zugelassen, sondern nur registriert – erkennbar an einer „Reg.-Nr." auf der Verpackung. Ein Nachweis der Wirksamkeit wurde nicht gefordert. Damit erfüllen diese Altarzneimittel die Ansprüche nicht, die heute an Arzneimittel gestellt werden.

Solche Präparate sind auch heute noch im Handel, wenn über den Antrag des Herstellers, das Produkt „nachzuzulassen", noch nicht entschieden ist oder wenn er auf eine solche Nachzulassung verzichtet hat und das Präparat ab Juli 2003 nicht mehr anbietet.

Nach neuem Recht registrierte Arzneimittel gibt es heute nur noch im Bereich der Homöopathie und Anthroposophie, die keine konkreten Indikationen zur Behandlung angeben.

Homöopathische Arzneimittel

Die Homöopathie wurde von dem Arzt Samuel Hahnemann (1755–1843) eingeführt. Anders als sonst in der Medizin werden bei einer homöopathischen Behandlung Arzneistoffe ausgewählt, die die gleichen Symptome hervorrufen können wie die Krankheit selbst (Ähnlichkeitsregel): Das Mittel, das Fieber auslösen kann, soll Fieber senken. Nach homöopathischer Auffassung regt das Mittel im Körper eine künstliche Krankheit an, die die zu heilende übertönt („Similia similibus curentur").

Die klassische Homöopathie behandelt mit stark verdünnten Wirkstoffen in sehr geringer Dosierung. Ihre ganz individuell ausgewählten Mittel sollen nichts bekämpfen, sondern vielmehr den Körper anregen, sich wieder zu regulieren.

Die Arzneimittel der Homöopathie werden noch heute entsprechend den Hahnemann'schen Prinzipien, wie sie im „Homöopathischen Arzneibuch" niedergelegt sind, hergestellt. Die Mittel entstehen aus den „Ursubstanzen" von Mineralsalzen, Pflanzen, Tieren oder Krankheitsprodukten. In einem penibel vorgeschriebenen Verdünnungsvorgang wird die Lösung viele Male auf besondere Weise verschüttelt. Die Homöopathen nennen diesen Vorgang „dynamisieren" oder „potenzieren". Die Potenzen werden mit „D", „DH" oder „X", „C" oder „CH" und „LM" bezeichnet. D, DH oder X stehen für Dezimalpotenzen (lat: decem = zehn, X), C oder CH für Centesimalpotenzen (lat: centem = hundert, C), LM für 50 000. Dabei werden Dezimalpotenzen in Zehnerschritten, Centesimalpotenzen in Hunderterschritten verdünnt.

Bei einem Mittel in D6 kommen auf einen Teil Ursubstanz 1 000 000 Teile Lösungsmittel. Ab D24 beziehungsweise C12 kann die Verdünnung dann – gemäß einem Grundgesetz der Chemie – kein Molekül der Ausgangssubstanz mehr enthalten. Naturwissenschaftlich betrachtet kann dann auch nichts mehr wirken. Für die Anwender beruht die Wirksamkeit der Homöopathie aber ohnehin nicht auf der in den Mitteln enthaltenen Materie, sondern auf energetischen Prozessen.

Das Arzneimittelgesetz stellt an homöopathische Arzneimittel nicht dieselben Anforderungen wie an sonstige Mittel. Die meisten brauchen nicht zugelassen zu werden. Für Mittel mit verschreibungsfreien Inhaltsstoffen und für solche, deren verschreibungspflichtiger Inhaltsstoff in einer Verdünnungsstufe ab D4 eingesetzt wird, genügt es, wenn der Hersteller Qualität, Unbedenklichkeit und die Herstellung nach dem Homöopathischen Arzneibuch nachweist. Ein Nachweis der Wirksamkeit wird nicht gefordert. Die Mittel werden registriert, Indikationsangaben fehlen. Nur Mittel mit verschreibungspflichtigen Inhaltsstoffen bis D3 müssen zugelassen werden und solche, die Angaben zu ihrer Indikation machen. Das sind vor allem Produkte, in denen mehrere Einzelmittel meist niedriger Verdünnungsstufe miteinander kombiniert sind. Für die Zulassung müssen sie auch ihre Wirksamkeit plausibel machen. Klinische Studien, wie sie sonst üblich sind, sind dafür jedoch nicht erforderlich. Es wird auch die Erfahrung akzeptiert, die mit diesem Mittel im Rahmen einer homöopathischen Behandlung gemacht wurde.

Der Einsatz homöopathischer Präparate im Rahmen des besonderen Denkgebäudes dieser Therapierichtung ist mit dem anderer Arzneimittel nicht zu vergleichen. Aus diesem Grund hat die Stiftung Warentest diese Präparate nicht bewertet.

Für die Behandlung von Kindern oder von Personen, die Alkohol meiden müssen, sei noch darauf hingewiesen, dass flüssige homöopathische Einzelmittel in der Regel 51 Prozent Alkohol enthalten. Auch die kombinierten homöopathischen Mittel sind alkoholhaltig – teilweise weisen auch sie einen Gehalt von über 50 Prozent auf.

Anthroposophische Arzneimittel

Die anthroposophische Medizin beruht auf dem Denksystem Rudolf Steiners (1861–1925) und wurde von diesem mit der Ärztin Ita Wegmann (1876–1943) begründet.
Nach Steiners Vorstellung besteht der Mensch aus vier Wesensgliedern, dem „physischen Leib", dem „Äther-" oder „Bildekräfteleib", dem „Astralleib" und dem „Ich-Leib". Nur der physische Leib ist zu sehen und gehorcht naturwissenschaftlichen Gesetzen; die anderen Wesensglieder sollen lediglich durch ihre Phänomene erfahrbar sein. Das Zusammenwirken der Wesensglieder formt drei Funktionsbereiche, denen eine seelische Dreigliederung entspricht. Krankheiten entstehen, wenn ein Wesensglied dominiert und das Gleichgewicht der Dreiheit stört. Ärztliches Handeln soll dann die Selbstheilungskräfte befähigen, das wieder auszugleichen.
Die anthroposophische Behandlung ist ein Gesamtkonzept aus vielen verschiedenen Therapieformen, von denen die mit Arzneimitteln nur ein Aspekt ist. Ein Teil dieser Arzneimittel sind homöopathisch verdünnte Einzelmittel, ein anderer Teil sind aus Mineralien, Metallen, Pflanzen, Tieren, Sekreten und Körperteilen zusammengesetzte Arzneimittel, die in speziellen Verfahren gewonnen werden. Die Grundstoffe, aber auch die Verarbeitungsprozesse sind in der sonstigen pharmazeutischen Praxis nicht gebräuchlich und lassen sich nur aus dem anthroposophischen Weltbild heraus erklären. Auch die Auswahl und Anwendung der Produkte ist nur innerhalb des anthroposophischen Gedankengebäudes nachvollziehbar.
In klinischen Studien gewonnene Wirksamkeitsnachweise im üblichen Sinn gibt es für anthroposophische Arzneimittel nicht. Wie die Homöopathen gehen auch die anthroposophischen Mediziner davon aus, dass ihre Mittel nicht durch die in ihnen enthaltene Materie wirken, sondern aufgrund ihrer speziellen Dynamik.
Anthroposophische Arzneimittel werden registriert, wenn sie ordnungsgemäß hergestellt werden und von ihnen keine schädlichen Wirkungen zu befürchten sind.
Der Einsatz anthroposophischer Präparate im Rahmen des besonderen Denkgebäudes dieser Therapierichtung ist mit dem anderer Arzneimittel nicht zu vergleichen. Aus diesem Grund hat die STIFTUNG WARENTEST diese Präparate nicht bewertet.
Für die Behandlung von Kindern oder von Personen, die Alkohol meiden müssen, sei noch darauf hingewiesen, dass viele flüssige anthroposophische Mittel alkoholhaltig sind.

Beipackzettel

Alle Arzneimittel haben eine Gebrauchsinformation mit Angaben, zu denen der Gesetzgeber die Hersteller verpflichtet. Daher ist der Beipackzettel auch eine aus juristischen Erwägungen formulierte Information. Das hat dazu geführt, dass Packungsbeilagen von Medikamenten für Laien oft völlig unverständlich sind. Ihrem eigentlichen Zweck, den Verbraucher zu informieren und für eine bestimmungsgemäße und sichere Anwendung der Arzneimittel zu sorgen, werden sie – bis auf einige Ausnahmen – kaum gerecht. Bis jedoch die Initiative, Packungsbeilagen patientenfreundlicher zu gestalten, bei allen Produkten in die Tat umgesetzt worden ist, wird wohl noch einige Zeit verstreichen.

Mit Rezept, rezeptfrei oder frei verkäuflich

Viele Arzneimittel sind rezeptpflichtig. Sie dürfen nur von Ärzten verordnet und nur über eine Apotheke abgegeben werden. Ob ein Arzneimittel rezeptpflichtig ist, entscheidet ein Expertengremium beim BfArM. Wenn sich ein Mittel über Jahre hinweg als sicher erwiesen hat, kann es aus der Rezeptpflicht entlassen werden. Manchmal geschieht das nur für eine bestimmte Dosierung und das Mittel bleibt in der höheren Dosierung weiterhin verschreibungspflichtig.
Nicht rezeptpflichtige Arzneimittel sind ebenfalls nur in der Apotheke erhältlich, wenn sie vom BfArM als apothekenpflichtig eingestuft worden sind, was zumeist von bekannten oder denkbaren Risiken abhängig gemacht wird. Auch solche Mittel können von Ärzten verordnet werden.
Frei verkäufliche Mittel enthalten nur schwach wirksame Bestandteile, mit denen ohne Risiko solche Beschwerden gelindert werden können, bei denen weder eine ärztliche Diagnose noch eine Beratung durch Apothekenpersonal für notwendig erachtet wird. Meist sind das Mittel mit Pflanzenextrakten, Kräutertees, Vitamine, Mineralstoffe und Spurenelemente, die nicht zur Behandlung von definierten Krankheiten oder Störungen vorgesehen sind. Sie

können auch außerhalb von Apotheken, z. B. in Supermärkten, vertrieben werden. Bei vielen dieser Produkte handelt es sich um Nahrungsergänzungsmittel oder Lebensmittel.

Medikamente aus dem Internet

Der Bezug von Medikamenten über das Internet floriert – sowohl aus kaum identifizierbaren Quellen als auch aus seriösen ausländischen Versandapotheken. Auf der Website des Versandunternehmens – nicht zu verwechseln mit einer Versandapotheke – wird per Mausklick geordert und unter Angabe der Kreditkartennummer bezahlt. Die Medikamente werden dann direkt ins Haus gebracht, gleichgültig ob das Mittel rezeptpflichtig ist oder nicht.
Der Handel mit Arzneimitteln über das Internet ist zurzeit noch ein weitgehend unkontrollierter Raum. Problematisch ist, dass die Mittel ohne fachliche Überwachung abgegeben werden; es gibt keine qualifizierte Beratung, geliefert wird auch ohne Rezept. Ein Anspruch auf Haftung für durch Medikamente verursachte Gesundheitsschäden kann zumeist nicht durchgesetzt werden, weil die Lieferanten nicht identifizierbar sind. Hersteller und Vertreiber bleiben weitgehend anonym und können morgen wieder aus dem Internet verschwunden sein. Als Risiko kommt hinzu, dass weltweit etwa 7 Prozent aller Arzneimittel gefälscht sind. Sie enthalten nicht oder nicht nur den Wirkstoff, der auf der Packung angegeben ist, oder sind von zweifelhafter Qualität.
Neben Versandunternehmen und dubiosen Händlern bieten aber auch Apotheken aus dem Ausland an, Arzneimittel zu versenden, wenn dort der Arzneimittelversand erlaubt ist (dazu gehört unter anderem Doc Morris, eine in den Niederlanden ansässige Versandapotheke). Für sie gilt die obige Kritik nicht, denn hier ist qualifiziertes Personal tätig, und die Rezeptpflicht wird beachtet. In Deutschland ist der Versand von apothekenpflichtigen Arzneimitteln dagegen nach wie vor verboten. Es existiert aber eine EU-Commerce-Richtlinie, die sicherlich in naher Zukunft in nationales Recht umgesetzt wird und dann auch in Deutschland den Versand von Arzneimitteln ermöglicht. Sonstige Produkte wie Vitamine, Kosmetika und Blutzuckerteststreifen, die nicht apothekenpflichtig sind, dürfen schon heute versendet werden.

Arzneimittelpreise

Die Pharmafirmen geben ihre Arzneimittel zu den von ihnen selbst festgesetzten Preisen an den Pharmagroßhandel ab. Dieser verkauft die Produkte mit einem Preisaufschlag an die Apotheken. Dort kommen noch der Apothekenaufschlag und die Mehrwertsteuer hinzu.
Die Preisspannen von Großhandel und Apotheken sind seit langem in der Arzneimittel-Preisverordnung in Form von prozentualen Aufschlägen festgelegt. Diese Preisspannen werden mit ansteigendem Medikamentenpreis geringer, steigen absolut gesehen aber trotzdem an. Die Höhe der Mehrwertsteuer ist gesetzlich festgelegt. In etwa verdoppelt sich der Preis eines Arzneimittels vom Hersteller bis zur Abgabe in der Apotheke.
Vergleicht man die Arzneimittelpreise in Europa, liegt Deutschland im Mittelfeld. Dies liegt vor allem an der großen Anzahl preisgünstiger Generika. Bei den noch patentgeschützten Mitteln werden nach wie vor vergleichsweise hohe Preise verlangt. Im Ausland kosten identische Mittel häufig nur ein Drittel oder die Hälfte. Das liegt daran, dass dort zum Teil die Lebenshaltungskosten niedriger, die Mehrwertsteuersätze geringer oder Arzneimittel von der Mehrwertsteuer ausgenommen sind oder dass es staatliche Preiskontrollen gibt. Die Preisunterschiede haben dazu geführt, dass bestimmte Firmen namensgleiche Medikamente aus dem Ausland importieren (Reimport). Die Mittel sind dann preisgünstiger als die deutschen „Originale", was sich vor allem bei noch patentgeschützten Wirkstoffen günstig auswirken kann. Reimportierte Produkte sehen manchmal etwas anders aus als die in Deutschland üblichen Produkte, sind aber identisch. Dies wurde in einem Zulassungsverfahren geprüft.

Arzneimittelformen

Wie verlässlich ein Arzneimittel wirkt, wird durch die Art mit beeinflusst, wie es verabreicht wird. Am gebräuchlichsten sind feste oder flüssige Zubereitungen, die geschluckt werden (orale Anwendung). Vor allem bei der Behandlung von Kindern greifen viele Eltern gern zu Zäpfchen (Suppositorien, rektale Anwendung). Ein Medikament direkt in den Körper zu

spritzen (Injektion, parenterale Anwendung), bleibt in der Regel Ärzten vorbehalten. Bei diesen drei Anwendungsarten wird das Medikament vom Blutkreislauf aufgenommen und verteilt sich mit dem Blut im ganzen Körper (systemische Anwendung). Es wirkt also nicht nur am Ort des Problems, also nicht nur am Zahn, wenn ein Schmerzmittel gegen Zahnschmerzen eingenommen wird, sondern im gesamten Organismus.
Die Wirkung lokal angewendeter Arzneimittel, beispielsweise von Salben oder Augentropfen, ist vornehmlich auf eine Stelle begrenzt. Je nach Wirkstoff und Beschaffenheit der Haut kann aber trotzdem etwas von der Substanz in den Blutkreislauf gelangen und ihre erwünschten und unerwünschten Wirkungen im ganzen Körper entfalten. Allerdings fallen diese Nebenwirkungen meist weniger stark aus.
Nachfolgend die Charakteristika einiger Arzneiformen:

- Dragees, Tabletten, Kapseln enthalten die Menge Arzneistoff, die üblicherweise als Einzeldosis eingenommen werden soll.
- Retardprodukte enthalten eine größere Menge Wirkstoff, der nach und nach freigesetzt wird. Dazu wird ein Teil des Arzneistoffs mit einem schwer löslichen Hilfsstoff überzogen oder die Tablette wird aus mehreren Wirkstoffschichten aufgebaut, die sich unterschiedlich schnell auflösen. Retardprodukte schluckt man nur ein- oder zweimal am Tag und trotzdem wirkt im Körper die ganze Zeit über ein gleichmäßiger Arzneimittelspiegel. Der Nachteil: Bei Problemen kann man die Wirkung nicht so schnell beenden.
- Brausetabletten oder -granulat lösen sich in Wasser rasch auf. Sie wirken etwas schneller als Tabletten und sind meist besser verträglich, weil der Wirkstoff bereits aufgelöst und mit viel Wasser im Magen ankommt.
- Lutschtabletten sollen eine möglichst anhaltende Einwirkung des Arzneistoffs auf die Mund- und Rachenschleimhaut gewährleisten. Darum sollen diese Tabletten nicht aktiv gelutscht werden, sondern langsam im Mund zergehen.
- Säfte schmecken durch den Zusatz von Süßungsmitteln süß. Darum werden sie besonders Kindern gern gegeben. Doch Achtung! Auch Säfte können Alkohol enthalten. Um das Medikament exakt dosieren zu können, liegt den meisten Produkten ein Messlöffel oder -becher bei. Diesen sollten Sie unbedingt benutzen, denn die im Haushalt vorhandenen Tee- oder Esslöffel fassen unterschiedliche Mengen. Der Messlöffel oder -becher sollte auch immer bei dem Medikament bleiben, für das er gedacht ist. Verschiedene Präparate können unterschiedliche Messgeräte haben, die auch unterschiedliche Mengen aufnehmen. Bei einer Verwechslung kann es leicht zu Unter- oder Überdosierungen kommen.
- Suspensionen enthalten den Wirkstoff mit Flüssigkeit gemischt, aber nicht in ihr gelöst. Ein solches Mittel können Sie nur dann einigermaßen exakt dosieren, wenn Sie den Bodensatz, der den Wirkstoff enthält, vor dem Abmessen der Arzneimenge jedes Mal gut aufschütteln.
- Tropfen enthalten die Arzneistoffe gelöst, meist in Wasser oder Alkohol. Ihre Wirkung setzt rasch ein. Tropfen kann man zwar individuell dosieren, aber kaum exakt. Achten Sie auf den Alkoholgehalt, wenn Sie Alkohol meiden müssen oder wollen.
- Zäpfchen enthalten den Wirkstoff meist in eine Fettmasse eingearbeitet, die bei Körpertemperatur schmilzt. Sie sollen entweder direkt am Ort wirken, wie beispielsweise Hämorrhoidenmittel, oder ihr Arzneistoff soll sich im ganzen Körper verteilen. Zäpfchen können hilfreich sein, wenn jemand nicht schlucken kann oder bei heftigem Erbrechen das Medikament nicht ins Blut aufgenommen werden kann. Allerdings treten die Wirkstoffe aus der Zäpfchenmasse und über den Darm nicht sicher und nicht komplett ins Blut über, sodass die Wirkung unsicher werden kann. Besonders bei Kindern kann das Einführen eines Zäpfchens Stuhlgang auslösen. Dann ist noch unsicherer, wie viel von dem Wirkstoff ins Blut gelangt. Wenn Zäpfchen vor der Anwendung schmelzen und dann wieder fest werden, kann es sein, dass sie sich nach dem Einführen deutlich schlechter auflösen und ihre Wirkung noch unsicherer wird.
- Tees werden aus getrockneten Pflanzenteilen (sortenrein oder als Mischungen) mit Wasser zubereitet. Lösliche Tees sind industriell hergestellte Produkte. Eine Sorte – Pulvertee – besteht aus gefriergetrockneten Pflanzenextrakten mit einem hohen und genau bemessenen Wirkstoffgehalt. Durch den Kontakt mit Feuchtigkeit kann Pulvertee leicht klumpen. Seine Wirksamkeit beeinträchtigt das aber nicht. Bei einer anderen Sorte, den Granulattees, wurden die Pflanzenextrakte auf ein Trägermaterial aufgebracht. Diese Tees enthalten oft sehr viel Zucker und/oder Eiweiß.

Entsorgung

Verdorbene, verfallene Medikamente oder solche, die Sie aus anderen Gründen entsorgen wollen, bringen Sie am besten in eine Apotheke. Dort werden sie kostenlos und ordnungsgemäß beseitigt.
Möglich ist es auch, die aussortierten Packungen bei einer Sammelstelle für Sonderabfälle abzugeben. Auch für quecksilberhaltige Fieberthermometer ist das die geeignete Entsorgungsstelle.

So sind wir methodisch vorgegangen

Auswahl der beschriebenen Arzneimittel

Die Stiftung Warentest hat durch ein im Arzneimittelbereich tätiges Marktforschungsunternehmen Menge und Art der im Zeitraum April 1999 bis März 2000 rezeptfrei verkauften Arzneimittel ermitteln lassen. Hierzu wurde eine repräsentative Stichprobe von rund 1 800 Apotheken, 6 800 Drogeriemärkten und 290 Verbrauchermärkten ausgewertet. Von einem Expertenkreis, der der Stiftung Warentest beratend zur Seite stand, wurden 58 Anwendungsgebiete herausgefiltert, die in der Selbstmedikation erfahrungsgemäß eine große Rolle spielen.
Für diese Anwendungsgebiete wurden die 25 am häufigsten verkauften Fertigarzneimittel identifiziert. In das Buch wurden die Präparate aufgenommen, die innerhalb der Produktgruppe einen mindestens 0,5-prozentigen Marktanteil an den Packungsverkäufen hatten.
Von den aufgeführten Fertigarzneimitteln wurden alle Zubereitungsformen, also Tabletten, Salbe, Tropfen und so weiter, in die Bewertung aufgenommen. Das war notwendig, weil sie zum Teil unterschiedliche Anwendungsgebiete beanspruchen. Darüber hinaus kann es sein, dass beispielsweise alkoholhaltige Tropfen anders beurteilt werden als die Dragees des namensgleichen Präparats. Oder es können zum Beispiel Augentropfen einmal mit, einmal ohne Konservierungsstoffe im Handel sein, was sich dann auf die Bewertung auswirken kann.
Drei Gruppen von Präparaten, die in der Marktauswahl mit erscheinen, sind nicht besprochen worden. Näheres dazu lesen Sie unter „Anthroposophische Arzneimittel" (→ Seite 15), „Homöopathische Arzneimittel" (→ Seite 14) und „Traditionell angewendete" Mittel (→ Seite 13).
Mittel, die bis Ende Juli 2002 aus dem Handel gezogen wurden, sind nicht berücksichtigt.

Grundlagen der Bewertung

Basis der Arzneimittelbewertungen ist die veröffentlichte internationale und nationale Literatur. Anhand von allgemein anerkannten und aktuellen Werken der klinisch-pharmakologischen und medizinisch-therapeutischen Standardliteratur wurde die Eignung der jeweiligen Arzneimittel für die Indikationen beurteilt, die der Hersteller für sein Mittel beansprucht. Die Bewertung wurde auch mit Blick auf die übrigen in dem jeweiligen Anwendungsbereich angebotenen Arzneimittel vorgenommen und daraufhin, ob die Selbstbehandlung mit einem Arzneimittel überhaupt sinnvoll ist.
Zusätzlich zur Standardliteratur wurden veröffentlichte und geeignete klinische Studien ausgewertet, um die Aktualität der Bewertung sicherzustellen. Diese „Primärliteratur" konnte aber nur dann genutzt werden, wenn die Studien in anerkannten medizinischen Zeitschriften veröffentlicht wurden, in denen vor der Veröffentlichung ein Expertengremium (Review Board) die Qualität der Publikation geprüft hat.

Nachweis der therapeutischen Wirksamkeit

Für die an diesem Buch beteiligten Gutachter gilt der Nachweis der therapeutischen Wirksamkeit eines Präparats in klinischen Studien dann als erbracht, wenn mehrere Institutionen unabhängig voneinander unter wissenschaftlich anerkannten und reproduzierbaren Bedingungen in kontrollierten Studien zu gleichartigen Ergebnissen gelangt sind. Klinische Studien, die zur Bewertung herangezogen werden, müssen

- prospektiv,
- randomisiert,
- kontrolliert,
- mit vorab definierten und
- der Fragestellung angemessenen Endpunkten sowie
- mit einer adäquaten statistischen Auswertung versehen sein.

Dabei bedeutet prospektiv, dass die Studien als Verlaufsstudien „in die Zukunft" hinein durchgeführt werden, und randomisiert, dass die Patienten den Behandlungsgruppen nach dem Zufallsprinzip zugeteilt werden müssen.
Kontrollierte Studien sind Untersuchungen, in denen eine Patientengruppe das neu zu prüfende Arzneimittel (Verum) erhält und weitere Patientengruppen ein bereits lange in seinem Nutzen bestätigtes, gleichartig wirkendes Mittel (Standard) oder ein wirkstofffreies Scheinmedikament (Plazebo). Aus den Unterschieden der therapeutischen Effekte – sowohl bezüglich der erwünschten als auch der unerwünschten Wirkungen – können dann die therapeutische Wirksamkeit, aber auch der Stellenwert des geprüften Mittels in der Therapie der Krankheit insgesamt bestimmt werden. Prüfungen ohne Kontrollgruppe können bis auf wenige Ausnahmen – zum Beispiel wenn sich eine Plazebobehandlung aus ethischen Gründen verbietet – nicht als Nachweis einer therapeutischen Wirksamkeit anerkannt werden. Eine besonders sichere Basis zur Bewertung bieten Doppelblindstudien, in denen zunächst weder die behandelnden Ärzte noch die Patienten wissen, ob ein wirkstoffhaltiges oder wirkstofffreies Mittel angewendet wird.
Die Fragestellung, die untersucht wird, muss therapeutisch relevant sein und vorab definiert werden. Möglicherweise werden im Studienverlauf positive Effekte erkennbar, auf die zu prüfen gar nicht beabsichtigt war. Diese können nachträglich nicht als durch die Studie nachgewiesen geltend gemacht werden.
Schließlich müssen auch noch die untersuchten Endpunkte der Studie der Fragestellung angemessen sein (zum Beispiel die Reduzierung der Sterblichkeit an definierten Folgeerkrankungen durch die Senkung des zu hohen Blutdrucks).
Ein Wirksamkeitsnachweis kann auf der Basis der statistischen Auswertung als Aussage mit einer geringen, nach internationaler Übereinkunft festgelegten Irrtumswahrscheinlichkeit (weniger als 5 Prozent) formuliert werden. Statistisch gesicherte Ergebnisse von Effekten, deren medizinisch-therapeutischer Nutzen umstritten ist, können zum Nachweis einer therapeutischen Wirksamkeit nicht als ausreichend anerkannt werden. Die klinische Relevanz ist höher zu bewerten als die alleinige statistische Signifikanz.

Wird eine Untersuchung den genannten Anforderungen in allen Punkten gerecht, handelt es sich um eine „kontrollierte Studie" mit einem bestimmten Aussagewert (Good Clinical Practice).

Plazeboeffekt

Um die therapeutische Wirksamkeit eines Arzneimittels zu prüfen, werden so genannte randomisierte kontrollierte klinische Studien durchgeführt. In diesen werden die Testpersonen nach dem Zufallsprinzip auf zwei Gruppen verteilt: Die einen werden mit dem zu prüfenden Arzneistoff behandelt, die anderen bekommen ein Mittel, das sich von dem Medikament nicht unterscheidet, aber keinen Wirkstoff enthält – ein Scheinmedikament (Plazebo). Weder die Patienten noch die Ärzte wissen, wer das richtige und wer das Scheinmedikament erhält. Alles andere jedoch, was zur Behandlung dazugehört, ist bei beiden Gruppen gleich: die Art der Betreuung durch die Ärzte, die Zeit, die die Behandelnden aufwenden und so weiter. Erst wenn die Effekte der Therapie ermittelt und dokumentiert sind, wird aufgedeckt, wer den Arzneistoff und wer das Scheinmedikament bekam.
Mit dieser Vorgangsweise soll geklärt werden, welcher Anteil der beschriebenen Effekte wirklich dem Arzneimittel zuzuschreiben ist und was auf dem gesamten Prozess des Behandelns beruht. Schließlich kann bereits das Gefühl, behandelt zu werden, Beschwerden lindern, und die Hoffnung, dass nun alles besser wird, kann die Heilung vorantreiben. All dies gehört zu dem so genannten Plazeboeffekt dazu; dieser ist also mehr als die Wirkung des Scheinmedikaments.
Das Ausmaß des Plazeboeffekts schwankt je nach Art der Krankheit und Anordnung der Studie erheblich. Er kann zwischen 20 und 70 Prozent liegen. Das bedeutet, dass manchmal 20 Prozent der Kranken nach einer Scheinbehandlung eine Besserung vermelden, manchmal sogar 70 Prozent.

Anforderungen an Kombinationspräparate

Arzneimittel mit mehreren Wirkstoffen (Kombinationspräparate) bieten im Vergleich zu solchen mit nur einem Wirkstoff (Monopräparate) nur selten Vorteile, da immer ein bestimmtes, festgelegtes Mischungsverhältnis von Wirkstoffen verabreicht wird. Die Arzneimitteltherapie erfordert aber in der Regel die individuelle Dosierung einzelner Wirkstoffe. Für die Bewertung solcher fixen Kombinationen muss daher zunächst beurteilt werden, ob die Mischung der einzelnen Komponenten zweckmäßig ist. Wenn dieses Urteil nicht positiv ausfällt, erübrigt sich ein Wirksamkeitsnachweis, da die jeweilige Kombination grundsätzlich nicht als sinnvolles Arzneimittel anerkannt werden kann, gleich, in welchem Anwendungsbereich.

Für die Bewertung fixer Kombinationen haben sich international als Standard die so genannten Crout'schen Kriterien bewährt. (J. R. Crout war in den 70er Jahren Direktor der amerikanischen Zulassungsbehörde Food and Drug Administration.) Diese Kriterien tragen den Erfordernissen der praktischen Anwendung von Arzneimitteln Rechnung: Sie werden der Forderung nach Unbedenklichkeit und Sicherheit von Arzneimitteln ebenso gerecht wie dem Problem des Missbrauchs und der möglichen Vorteile im Hinblick auf die richtige Anwendung (Compliance). Wenn zum Beispiel ältere Menschen im Verlauf eines Tages mehrere Wirkstoffe einnehmen müssen, kann es hilfreich sein, sie als Kombination zu verabreichen, um damit die Einnahme der notwendigen Arzneimittel zu vereinfachen. Die Crout'schen Kriterien beabsichtigen also keineswegs, jegliche Anwendung von fixen Kombinationspräparaten zu verhindern. Vielmehr können wichtige und sinnvolle Kombinationen für bestimmte Indikationsbereiche genannt werden, so zum Beispiel Arzneimittel zur Blutdrucksenkung, Empfängnisverhütung und manche Schmerzmittel.

Nach diesen Kriterien gilt die Kombination von Inhaltsstoffen in Arzneimitteln als sinnvoll, wenn nachgewiesen ist, dass

- jeder einzelne Inhaltsstoff in Bezug auf das beanspruchte Anwendungsgebiet therapeutisch wirksam ist und
- die Dosierung jedes einzelnen Inhaltsstoffs im Hinblick auf die Höchstdosierung, die Anwendungshäufigkeit und -dauer so bemessen ist, dass eine nennenswerte Patientenanzahl einer solchen fixen Kombination bedarf und sie wirksam und unbedenklich (im Sinne des Verhältnisses von Nutzen zu Risiko) ist und
- die zugefügten Inhaltsstoffe die Wirksamkeit und/oder Unbedenklichkeit des Hauptinhaltsstoffs erhöhen oder die Möglichkeit des Missbrauchs des Hauptinhaltsstoffs verringern oder
- die fixe Kombination von Inhaltsstoffen einen größeren therapeutischen Effekt hervorruft oder größere Unbedenklichkeit bietet als jeder einzelne Inhaltsstoff für sich.

Diese Aspekte sind im deutschen Arzneimittelgesetz berücksichtigt. Die Crout'schen Kriterien wurden auch bei den Bewertungen in diesem Buch angewendet, um Kombinationspräparate auf ihre zweckmäßige Zusammensetzung zu prüfen. Erst wenn das Ergebnis dieser Prüfung positiv war, kam die möglicherweise nachgewiesene Wirksamkeit des Mittels für die therapeutische Behandlung zum Tragen. Dass zum Beispiel eine Kombination aus zwei Schmerzwirkstoffen schmerzdämpfend wirkt, kann nicht erstaunen. Die Frage aber, ob es sinnvoll ist, diese Schmerzwirkstoffe zu kombinieren, muss über die Anwendung der Crout'schen Kriterien geprüft werden. Die Antwort spiegelt sich in den Bewertungen der einzelnen fixen Arzneimittelkombinationen wider.

Aus Sicht der STIFTUNG WARENTEST gelten diese Kriterien für Präparate mit chemisch-synthetischen Wirkstoffen und für Präparate mit pflanzlichen Extrakten gleichermaßen. Vor allem, wenn für einzelne Komponenten Negativurteile vorliegen, muss durch vergleichende klinische Studien nachgewiesen werden, dass die Kombination mit der negativ bewerteten Komponente ein therapeutisch besseres Ergebnis erzielt als eine Kombination ohne diese Komponente. Nur dann kann ein therapeutischer Wert der Kombination möglicherweise anerkannt werden.

Darüber hinaus gibt es bei Kombinationspräparaten noch eine Sichtweise, die auf pharmakologischem Sachverstand gründet. Der Aufbau einer Studie, die die therapeutische Wirksamkeit eines Mittels mit mehr als drei Wirkstoffen belegen soll, ist derart kompliziert, dass sie kaum je durchgeführt werden wird. Darum haben sich die gesetzlichen Krankenkassen darauf geeinigt, Kombinationspräparate mit mehr als drei Wirkstoffen als nicht verordnungsfähig anzusehen.

Unterschiede zu anderen Beurteilungen

Es ist denkbar, dass mit anderen Methoden und durch die Beschränkung auf die Zulassungsanforderungen des Arzneimittelgesetzes oder mit anderen Prüfkriterien auch andere Beurteilungsergebnisse möglich sind als die in diesem Buch nachlesbaren. Dies kann

sich auch auf die Arbeit des BfArM beziehen, das unter Betrachtung der Daten zu Einzelarzneimitteln Zulassungsentscheidungen trifft. Das BfArM berücksichtigt vor allem den Nachweis der Wirksamkeit, Unbedenklichkeit und pharmazeutischen Qualität sowie die Zweckmäßigkeit der Kombination bei einem einzelnen Arzneimittel (absoluter Nutzen). Es darf weder geprüft werden, ob dieses neue Mittel in Relation zum verfügbaren Markt aus therapeutischen Gründen überhaupt erforderlich ist, noch welchen Rang es unter den Alternativen einnimmt. Die STIFTUNG WARENTEST berücksichtigt mit ihren Bewertungen aber auch die therapeutische Stellung der Arzneimittel bestimmter Indikationsbereiche zueinander (relativer Nutzen) und geht damit über die Zulassungskriterien des BfArM hinaus.
Für bestimmte Arzneimittelgruppen, so zum Beispiel für viele pflanzliche Mittel, lässt die von der STIFTUNG WARENTEST gebrauchte Methodik jedoch kaum eine positive Bewertung zu. Für viele dieser Mittel liegen nur vereinzeltes Erfahrungswissen und andere kaum prüfbare Therapieberichte vor, die zudem noch in Zeitschriften unterschiedlicher Qualität veröffentlicht sind.

Bezug der Bewertung auf das Anwendungsgebiet

Es besteht der Grundsatz, dass jedes Produkt für das Anwendungsgebiet bewertet wird, für das es laut Herstellerangaben eingesetzt werden soll. Im Idealfall sind die Bezeichnung der Krankheit oder Störung, die der Hersteller in der Packungsbeilage angibt, und die, unter der der Wirkstoff in diesem Buch abgehandelt wird, identisch. Meistens sind die Verhältnisse aber weniger eindeutig. Die meisten Hersteller fassen die Indikationsansprüche für ihre Produkte sehr viel weiter. Wenn in der Fachinformation einer Salbe mit Heparin steht „Zur unterstützenden Behandlung bei akuten Schwellungszuständen nach stumpfen Traumen (z. B. Zerrung, Prellung, Quetschung, Bluterguss, Verstauchung), oberflächlicher Venenentzündung, sofern diese nicht durch Kompression behandelt werden kann", wird dieses Mittel sowohl im Abschnitt Bewegungsapparat bei „Zerrungen, Prellungen, Verstauchungen" als auch im Abschnitt Herz und Kreislauf bei „Venenentzündung" besprochen und dafür bewertet. Nennt ein heparinhaltiges Produkt aber darüber hinaus noch Frostschäden (z. B. „Frostbeulen") als Anwendungsgebiet, bleibt das unberücksichtigt.

Bei einer Reihe von älteren Präparaten verwenden die Hersteller für die Anwendungsbereiche auch umschreibende Begriffe und eine Vielzahl unterschiedlicher Bezeichnungen. Diese wurden dann zu einer dem Verbraucher wahrscheinlich bekannten und einleuchtenden Überschrift zusammengefasst.
Für neuere Präparate, bei denen der Hersteller bekannt geben und belegen musste, für welche Anwendungsgebiete er das Mittel in den Handel bringen will, finden die Verbraucher die Bezeichnungen in der Packungsbeilage.
Nun ist es aber bei weitem nicht so, dass alle Hersteller, die einen bestimmten Wirkstoff verarbeiten, diesen mit denselben Indikationsangaben in den Handel bringen. Sogar bei demselben Hersteller kann ein Wirkstoff für unterschiedliche Anwendungsbereiche vermarktet werden.
Darüber hinaus kommt es gar nicht so selten vor, dass sich ein Hersteller – vielleicht aufgrund neuer Forschungsergebnisse – entscheidet, die Anwendungsgebiete seines Produkts neu zu formulieren. Dann können Präparate mit demselben Namen im Handel sein, die sich oft nur durch einen marginalen Zusatz unterscheiden, aber andere Anwendungsgebiete für sich beanspruchen und dementsprechend natürlich auch anders bewertet werden müssen.

Die Bewertung

Die STIFTUNG WARENTEST hat bei der Bewertung der in diesem Buch aufgeführten Medikamente vier Stufen zugrunde gelegt.
Geeignet für die Behandlung des jeweiligen Krankheitsbildes sind Mittel, deren Wirksamkeit bei der betreffenden Indikation ausreichend nachgewiesen ist, die ein positives Nutzen-Risiko-Verhältnis aufweisen und auch in der Selbstbehandlung einen hohen Erprobungsgrad haben. Der therapeutische Nutzen dieser Mittel ist hoch, sie gehören bei dieser Indikation zu den Standardtherapeutika, soweit solche definiert werden können. Geeignet sind auch Mittel mit mehr als einem Wirkstoff, wenn sich die Wirkstoffe sinnvoll ergänzen.
Bei der Bewertung wurden nur jene Inhaltsstoffe des Arzneimittels berücksichtigt, von denen eine therapeutische Wirksamkeit erwartet wird. Hilfsstoffe, wie sie zum Beispiel notwendig sind, um Tabletten herzustellen, gingen in die Bewertung nicht mit ein.

Von dieser Regel gibt es eine Ausnahme: Augen- und Nasentropfen sind häufig mit Konservierungsmitteln versetzt. Produkte mit einem solchen Hilfsmittel wurden um eine Stufe abgewertet, da Konservierungsmittel an der Schleimhaut der Augen und Nase häufig unerwünschte Wirkungen auslösen können, es aber Produkte in Ein-Tages-Portionen gibt, die ohne einen solchen Zusatz auskommen.
Auch geeignet sind Mittel, deren therapeutische Wirksamkeit ebenfalls nachgewiesen ist, die aber zum Beispiel noch nicht so lange im Rahmen der Selbstmedikation erprobt sind oder aus anderen jeweils angegebenen Gründen nicht als 1. Wahl gelten.
Mit Einschränkung geeignet sind Mittel, die zwar wirksam sind, aber im Vergleich zu Standardtherapeutika ein höheres oder nicht gut einschätzbares Risiko bergen.
Mit dieser Bewertung werden auch jene Mittel versehen, für die laut vorliegender Studien die therapeutische Wirksamkeit noch nicht ausreichend nachgewiesen ist.
Wenig geeignet sind Mittel, die nicht ausreichend dosiert sind und deren therapeutische Wirksamkeit nicht ausreichend nachgewiesen oder im Verhältnis zu den Risiken zu gering ist, sodass die wahrscheinlichen Risiken klarer zu beschreiben sind als der mögliche Nutzen. Der therapeutische Nutzen ist wegen der ungewissen Wirksamkeit oder des negativen Nutzen-Risiko-Verhältnisses sehr gering bis nicht erkennbar.
Wenig geeignet sind darüber hinaus Mittel mit mehr als einem Wirkstoff, wenn sich die Wirkstoffe nicht sinnvoll ergänzen oder keinen oder keinen zusätzlichen therapeutischen Nutzen aufweisen.

Erläuterungen zu den Tabellenspalten

Handelsname/Dosierungsform

In dieser Spalte sind die Präparate alphabetisch geordnet. Von den meisten Präparaten gibt es verschiedene Anwendungsformen (zum Beispiel Tabletten, Tropfen, Creme) und diese manchmal noch in unterschiedlichen Stärken.
Alle diese Varianten sind – zwischen zwei fett gedruckten Querstrichen – untereinander gelistet. Zur Auswahl der Arzneimittel → Seite 20.

Zusammensetzung

Bei innerlich anzuwendenden Mitteln ist die Zusammensetzung jeweils ergänzt durch die Angabe des Alkoholgehalts, wenn das Mittel einen solchen Zusatz aufweist (zum Beispiel „Enthält 20 % Alkohol").
Viele Präparate enthalten Konservierungsstoffe. Diese werden bei der Zusammensetzung immer dann aufgeführt, wenn sie durch die spezielle Anwendungsform (zum Beispiel in Augen- oder Nasentropfen) besonders häufig unerwünschte Wirkungen hervorrufen können.
Die in dieser Spalte auftauchenden Abkürzungen bedeuten folgendes:
FIP-Einheit: FIP-Einheiten sind von der Internationalen Pharmazeutischen Vereinigung (Fédération Internationale Pharmaceutique) vergebene spezielle Einheiten für Enzyme.
I.E.: Internationale Einheiten sind Messgrößen bestimmter medizinisch verwendeter Wirkstoffe wie zum Beispiel Vitamine und Hormone.
MSE: Meerschweinchen-Einheiten geben an, wie viel von einem bestimmten Stoff unter definierten Bedingungen notwendig ist, um Meerschweinchen zu töten. Die Methode dient dazu, die Wirkung unter anderem von herzwirksamen Pflanzeninhaltsstoffen zu standardisieren.

Packungspreise

In den Tabellen wurden die Preise angegeben, die die Lauer-Taxe nennt (Stand 1. August 2002) – eine für Deutschlands Apotheken verbindliche Preisliste. Bei Mitteln ohne festgesetzten Verkaufspreis wurden die Preise folgendermaßen berechnet: Einkaufspreis gemäß der Lauer-Taxe plus 30 Prozent Apothekenaufschlag plus 16 Prozent Mehrwertsteuer. (Im Einzelfall sind durchaus Abweichungen nach oben und unten möglich.) Bei Mitteln, für die die Lauer-Taxe keinen Einkaufspreis ausweist, wurde der Apothekeneinkaufspreis beim pharmazeutischen Großhandel erfragt und Zirka-Preise entsprechend berechnet.

Bewertung

Diese Spalte enthält die Bewertungen der Präparate bezogen auf ihre Eignung für das vom Hersteller beanspruchte Anwendungsgebiet.

Haut

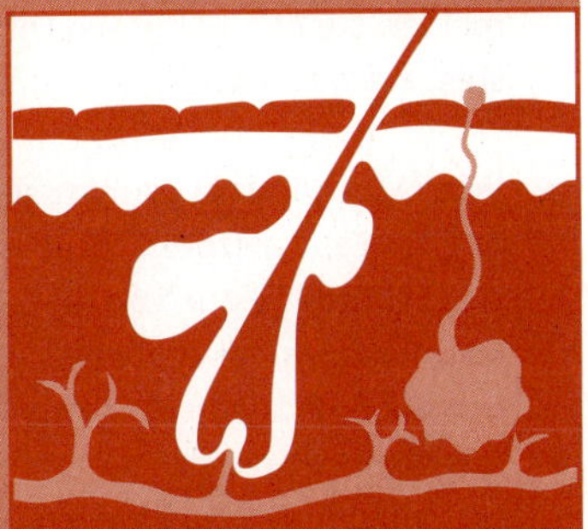

Mit knapp zwei Quadratmeter Oberfläche ist die Haut das größte Organ des Körpers. Sie gliedert sich in drei Schichten: Oberhaut (Epidermis), Lederhaut (Cutis) und Unterhaut (Subcutis). Die etwa ein Millimeter dünne Epidermis besteht aus einer Hornschicht aus abgestorbenen Hautzellen und einer Keimzellenschicht, in der neue Hautzellen gebildet werden. Die neuen Zellen wandern langsam an die Hautoberfläche. Dabei verhornen sie und werden schließlich als trockene Schüppchen abgestoßen. Die Haut erneuert sich auf diese Weise ständig, wobei zwischen der „Geburt" einer Hautzelle und ihrem Ende als totes Schüppchen etwa 28 Tage liegen.

Die Hauptaufgabe der Haut besteht darin, den Organismus vor schädlichen Einflüssen zu schützen: zum Beispiel vor den ultravioletten Strahlen der Sonne sowie vor Hitze, Kälte, Wasser, Bakterien, Viren, Pilzen. Sie dient auch als Ausscheidungsorgan, indem sie über den Schweiß Stoffwechselprodukte ausscheidet, die der Körper nicht nutzen kann oder die ihm schaden können. Und sie reguliert den Wärmehaushalt, indem sie über die Schweißdrüsen Wasser ausscheidet. Der an der Hautoberfläche verdunstende Schweiß kühlt die darunter liegenden Gewebeschichten und ebenso das Blut über die feinen Blutgefäße, die direkt unter der Haut verlaufen.

Die Haut ist von einem wasser- und fetthaltigen Film überzogen, der dafür sorgt, dass sie elastisch bleibt und nicht austrocknet. Das Fett stammt aus Talgdrüsen, das Wasser aus den Schweißdrüsen, die beide in der Lederhaut liegen. Dieser „Säureschutzmantel" hat einen pH-Wert von 5 bis 6, was die Ausbreitung von Bakterien und Pilzen verhindert.

Treffen ultraviolette Strahlen auf die Haut, werden vermehrt neue Zellen gebildet und die Verhornung beschleunigt sich. So bildet sich in der Hornschicht eine Lichtschwiele, die UV-Strahlen schwerer durchdringen können. Außerdem verstärkt sich in der Keimschicht der braune Farbstoff Melanin, den die Hornschicht als zusätzlichen Schutz einlagert.

Da die Epidermis keine Blutgefäße enthält, bluten oberflächliche Schürfwunden nicht, sie nässen nur. Die Flüssigkeit stammt aus Lymphgefäßen in der Keimschicht.

Die Lederhaut (Cutis) besteht vorwiegend aus einem faserigen Geflecht aus Elastin und Kollagen, die beide Wasser binden und speichern können. Die die Cutis durchziehenden feinen Blutgefäße (Kapillaren) versorgen auch die Epidermis mit Nährstoffen. Das Bin-

degewebe in der darunter liegenden Unterhaut (Subcutis) ist lockerer aufgebaut und enthält viele kleine Bündel aus Fettzellen. Diese isolieren gegen Kälte und dienen als Nährstoffreserve. Außerdem polstert das Unterhautfettgewebe die tiefer liegenden Gewebe gegen Stöße von außen.
In diese Hautschicht sind etwa zwei bis drei Millionen Schweißdrüsen eingelagert. Über einen dünnen Gang, der in einer Pore mündet, geben sie ihre Flüssigkeit nach außen ab.
Fast die gesamte Hautoberfläche ist behaart (mit Ausnahme der Handflächen und Fußsohlen). Die Haarwurzeln liegen im Unterhautfettgewebe. Das Haar ist vom Haarbalg umgeben, an dem sich Talgdrüsen befinden. Die Talgdrüsen bilden ein fetthaltiges Sekret, das nach außen abgegeben wird. Dieses Fett schützt auch davor, dass die Haut zu stark aufquillt, wenn sie über lange Zeit mit Wasser Kontakt hat.

Äußerlich anzuwendende Arzneimittel

Wie sie wirken

Hautkrankheiten werden meist äußerlich behandelt. Sofern die Haut nicht geschädigt ist, dringen die Substanzen eines äußerlich anzuwendenden Mittels nur in die oberen Hautschichten ein. Sie erreichen also auch nicht den Blutkreislauf. Deshalb wirken äußerlich anzuwendende Mittel normalerweise nicht im ganzen Körper (systemisch) und haben oft auch weniger unerwünschte Wirkungen im Organismus als Mittel zum Einnehmen. Nur wenn die Haut entzündet oder verletzt ist oder wenn ein Ekzem vorliegt, ist das „Tor" zu den tiefer gelegenen Hautschichten und damit auch zu den Blutgefäßen offen.
Bei äußerlich anzuwendenden Mitteln ist das Risiko, dass die Haut auf Arznei- oder Hilfsstoffe allergisch reagiert, größer als bei innerlich angewendeten Mitteln. Es nimmt mit der Dauer der Behandlung zu und ist bei geschädigter Haut am größten. Eine Allergie kann dazu führen, dass dieses Arzneimittel zukünftig nie wieder eingesetzt werden darf.
Um einen Arzneistoff äußerlich anzuwenden, wird er in eine Salben- oder Cremegrundlage eingearbeitet. Diese Grundlage allein kann eine Wirkung entfalten. So kann zum Beispiel ein Gel kühlen und Juckreiz lindern, ohne dass darin ein juckreizstillender Wirkstoff vorhanden sein muss. Ein anderes Beispiel ist Harnstoff. Er kommt in der oberflächlichen Hornschicht vor und trägt dazu bei, den Wasserhaushalt der Haut zu regulieren. Vielen Kosmetika und Cremes ist eine geringe Menge Harnstoff zugesetzt, um die Feuchtigkeit der Hornschicht zu erhöhen. In höherer Konzentration dient er als Arzneimittel, um eine unerwünschte Verhornung zu vermeiden oder eine Hornschicht abzulösen (zum Beispiel bei Nagelpilzen).

Wie sie zusammengesetzt sind

Auf der Haut anzuwendende Arzneimittel gibt es als Gel, Schüttelmixtur, Lotion, Creme, Salbe, Fettsalbe oder Paste. In der genannten Reihenfolge steigt bei den Zubereitungen der Fettgehalt an und der Wassergehalt nimmt ab.
Wasserreiche Zubereitungen wie ein Gel trocknen die Haut aus und kühlen, indem das Wasser verdunstet.
Eine Schüttelmixtur enthält feste, in der Flüssigkeit nicht lösliche Bestandteile, zum Beispiel Zinkoxid. Die Feststoffe müssen vor Gebrauch aufgeschüttelt werden. Wenn der Wasseranteil verdunstet, bleibt auf der Haut eine puderige Schicht, die ebenfalls leicht austrocknend wirkt.
Lotionen gibt es als Wasser-in-Öl- oder als Öl-in-Wasser-Lösung, je nachdem, ob der Wasser- oder der Fettanteil überwiegt. Je trockener die Haut ist, desto mehr Fett sollte die Lotion enthalten.
Noch mehr Fett steckt in einer Creme, Salbe und Fettsalbe. Pasten haben einen so hohen Feststoffanteil, dass sie zäh sind und sich nur schwer verstreichen lassen. Sie bilden eine schützende Schicht auf der Haut.
Welche Zubereitung sich am besten eignet, hängt davon ab, ob und wie die Haut geschädigt ist. Auf offene Wunden, nässende Ekzeme und Entzündungen sollten nur wässrige Lösungen oder Schüttelmixturen aufgebracht werden, um die Haut auszutrocknen. Trockene Haut dagegen wird eher mit Creme oder Salbe behandelt, um ihr Feuchtigkeit und Fett zuzuführen.
Salben haften gut auf der Haut und wirken lange ein, bilden aber oft eine unangenehm fettige Schicht. Cremes ziehen schnell ein und wirken kürzer. Das lässt sich bei der Anwendung nutzen, indem Cremes eher tagsüber, Salben vorwiegend abends aufgetragen werden.
Oft genügt es, die Haut mit einer wirkstofffreien Creme- oder Salbengrundlage zu pflegen. Solche „Basissalben" oder „Basiscremes" werden auch eingesetzt, um trockene Haut zu fetten.

Akne

Unreine Haut ist noch nicht unbedingt ein Zeichen von Akne. Bei einer Akne ist die Haut übersät von zahllosen Mitessern und mehr oder weniger entzündeten Pusteln. Je nach Schweregrad werden drei Akneformen unterschieden:

- Leichte Akne (Acne comedonica) ist gekennzeichnet durch viele Mitesser (Komedonen), die sich aber nur selten entzünden.
- Mittelschwere Akne (Acne papulopustulosa) zeigt sich durch zahlreiche eitrige und gerötete Knötchen (Papeln) und Pusteln sowie Mitesser.
- Eine schwere Akne (Acne conglobata) liegt vor, wenn viele, oft sehr dicke, eitrig-entzündete Pusteln die Haut überziehen.

Die „Mallorca-Akne" hat mit den hier aufgeführten Akneformen nichts zu tun, sondern ist eine Unverträglichkeitsreaktion der Haut auf Bestandteile in Sonnenschutzmitteln in Kombination mit Sonneneinstrahlung.

Anzeichen und Beschwerden

Sehr unreine Haut mit vielen Mitessern, Papeln und Pusteln sind deutliche Hinweise auf eine Akne. Vor allem Gesicht, Dekolletee und Rücken sind davon betroffen.

Es gibt zwei Arten von Mitessern. Offene Mitesser (Blackheads) haben einen schwarzen Punkt in der Mitte. Sie bilden die Spitze eines Pfropfens aus Hornzellen und Fett, der aus den Talgdrüsen an die Hautoberfläche kommt. Das Zellgemisch kann nicht nach außen abfließen, lässt sich aber relativ leicht ausdrücken.

Bei geschlossenen Mitessern (Whiteheads) schimmert der Talg weißlich durch die Haut. Sie können sich bereits lange Zeit vor dem eigentlichen „Aufblühen" der Akne bilden. Alle Mitesser enthalten eine bestimmte Art von Bakterien (Propionibakterien), die Fett zu Fettsäuren abbauen und im umgebenden Gewebe eine Entzündung auslösen können. Aus den harmlos aussehenden Pickeln werden manchmal über Nacht gerötete Knötchen oder eitrige Pusteln, weil sich die Talgdrüsen in der Haut in kürzester Zeit heftig entzünden können.

Ursachen

Akne kann ganz verschiedene Ursachen haben. Häufig entsteht sie, weil die Talgdrüsen vermehrt Talg absondern. Dann verstopfen zahlreiche Hornzellen den Kanal, der von der Talgdrüse zur Hautoberfläche führt. In dem gestauten Fettpfropfen können sich Propionibakterien gut vermehren. Die Masse aus Fett, Hornzellen, weißen Blutkörperchen und Bakterien bläht die Talgdrüse langsam auf, bis sie dem Druck schließlich nicht mehr standhält und sich ihr Inhalt in das umgebende Gewebe entleert.

Die Talgproduktion wird vornehmlich durch männliche Sexualhormone (Androgene, z. B. Testosteron) gesteuert. Diese werden sowohl bei Mädchen als auch bei Jungen in der Pubertät gebildet, wenn die Keimdrüsen ihre Funktion aufnehmen. Gleichzeitig erhöht sich die Aktivität eines bestimmten Enzyms (5-Alpha-Reduktase) an den Talgdrüsen, wodurch sich das relativ schwach wirksame Testosteron in das stark wirksame Dihydrotestosteron umwandelt. Dieses regt die Talgdrüsenfunktion stark an, sodass zu viel Fett produziert wird und Mitesser entstehen.

Wenn sich bei Frauen in der zweiten Zyklushälfte vermehrt Pickel und Mitesser bilden, liegt dies meist an Veränderungen im Hormonhaushalt. Dann steigt der Anteil des Gelbkörperhormons Progesteron und der des Östrogens sinkt. Da Östrogen die Talgproduktion eher bremst, Progesteron sie jedoch fördert, können sich leichter Pickel bilden.

Auch Umweltgifte und manche Stoffe in Kosmetika können die Haut so stark reizen, dass sich eine Akne ausbildet.

Ebenso können Medikamente eine Akne auslösen. Dazu gehören z. B. Tabletten mit Jodid (bei Schilddrüsenunterfunktion), Lithium (bei Depressionen), kortisonhaltige Mittel (bei Entzündungen), die Vitamine B_6 und B_{12} (bei Nervenschäden), Vitamin D (bei Osteoporose), Gestagene (zur Empfängnisverhütung, bei Wechseljahrsbeschwerden), Phenobarbital und Phenytoin (bei Epilepsie), Methotrexat (bei Krebs, rheumatoider Arthritis), Rifampizin (bei Tuberkulose), Danazol (bei Endometriose) und Nimodipin (bei Demenz). Eine solche Akne entsteht von einem Tag auf den anderen und tritt nicht nur im Gesicht auf, sondern auch an sonst eher unüblichen Stellen wie Armen, Beinen oder Rumpf.

Alles Aberglaube

Immer noch ranken sich kuriose Mythen und Legenden um die Frage, wodurch eine Akne begünstigt oder ausgelöst wird. Schokolade steht ebenso im Verdacht wie Nüsse, Kartoffelchips, Cola, Currywurst und Gänseschmalz. Das alles entbehrt jedoch jeglicher Grundlage. Akne ist auch kein Zeichen von mangelnder Hygiene. Im Gegenteil: Übertriebene Reinlichkeit und die Verwendung aggressiver Seifen oder alkoholhaltiger Lösungen reizen die Haut nur, trocknen sie aus, und der Säureschutzmantel wird zerstört.

Allgemeine Maßnahmen

Versuchen Sie nicht selbst, die Pickel auszudrücken, dabei entzünden sie sich leicht. Überlassen Sie das lieber Fachleuten (zum Beispiel einer dermatologisch ausgebildeten Kosmetikerin).

Für die tägliche Reinigung genügen lauwarmes Wasser und alkalifreie Waschlotionen.

Bei Produkten für die Tagespflege sollten Sie auf den Rat der Kosmetikerin hören.

Als Sonnenschutzmittel verwenden Sie am besten eine Milch oder ein Gel; Öl und Creme enthalten zu viel Fett.

Wann zum Arzt?

Wenn sich die Akne mit den nachstehend als geeignet bezeichneten Mitteln innerhalb von vier bis acht Wochen nicht deutlich bessert, sollten Sie einen Hautarzt aufsuchen. Auch wenn sich eitrige Pusteln bilden, sollten Sie die Behandlung besser einem Arzt überlassen.

Behandlung mit Medikamenten

Eine leichte bis mittelschwere Akne können Sie selbst behandeln. Die meisten Mittel werden äußerlich angewendet.

Mechanische Schälmittel („Rubbelcremes") mit Aluminiumoxid oder Silikonkörnchen verringern den Fettfilm auf der Haut, können eine Akne aber nicht ursächlich bekämpfen. Im Anfangsstadium können solche Schälmittel die Behandlung allenfalls unterstützen, weil sich die Pickel besser ausdrücken lassen. Wenn entzündete Pusteln vorhanden sind, dürfen Sie solche Mittel aber keinesfalls benutzen.

Chemische Schälmittel mit Benzoylperoxid oder Salizylsäure trocknen die Haut aus und tragen oberflächliche Hautschuppen ab. Dann verstopfen die Gänge der Talgdrüsen an der Hautoberfläche nicht so leicht. Benzoylperoxid hat den Vorzug, dass es gleichzeitig antientzündlich wirkt, weil es Propionibakterien abtötet. Die Wirkung von Salizylsäure ist konzentrationsabhängig. Mit Konzentrationen unter zwei Prozent lassen sich Mitesser nicht erweichen, auch eine Schälwirkung ist nicht zu erwarten.

Antiseptika, die Hexamidin oder eine Kombination aus Antiseptika mit zwei waschaktiven Substanzen (in *Dermowas*) enthalten, entfernen den Fettfilm auf der Haut und trocknen auf diese Weise die Haut etwas aus. Die Haut lässt sich damit reinigen, eine Akne aber nicht ursächlich bekämpfen.

Schwefel kann selbst Akne auslösen, solche Mittel sollten deshalb ebenso wie eine Kombination aus Schwefel + anderen Substanzen bei Akne nicht angewendet werden.

Schieferöl soll antientzündlich und antibakteriell wirken. Die therapeutische Wirksamkeit bei Akne ist jedoch nicht ausreichend belegt. Das gilt auch für Präparate aus Schieferöl + anderen Substanzen.

Gelegentlich wird bei Akne ein Tee aus mehreren Kräutern empfohlen, der Haut und Blut reinigen soll. Ein solcher Effekt ist jedoch nicht zu erwarten.

Anthroposophische, homöopathische und traditionell angewendete Mittel

Zu den meistgekauften Mitteln gehören auch *Wala Akne Kapseln* und *Wala Akne Wasser*. Dabei handelt es sich um anthroposophische Präparate, die sich nach den Grundsätzen dieses Buches nicht bewerten lassen und deshalb nicht näher besprochen werden. Allgemeine Informationen zu der genannten Therapierichtung finden Sie im Abschnitt „Anthroposophische Mittel" (→ Seite 15).

Mechanische Schälmittel („Rubbelcremes")

Aluminiumoxid

Brasivil

Polydimethylsilikonharz

Jaikin N

Rubbelcremes entfernen durch ihre grobkörnige Konsistenz oberflächliche Hautschuppen, Schmutz und Talgreste. Auf diese Weise reinigen sie die Haut und Mitesser lassen sich leichter öffnen. Aluminiumoxid und Silikonharz trocknen die Haut darüber hinaus etwas aus, sodass die Haut nicht mehr so fettig ist. Die Verstopfung der Talgdrüsengänge durch die Hornzellen lässt sich mit Rubbelcremes aber nicht beseitigen.

Anwendung

Sie tragen die Paste ein- bis zweimal täglich auf die unreinen Hautstellen auf, massieren sie leicht ein und lassen sie etwas antrocknen. Anschließend rubbeln Sie die Paste vorsichtig ab. Wird die Haut dabei zu stark gereizt, feuchten Sie die Paste mit Wasser etwas an, das vermindert die Schleifwirkung. Zum Schluss entfernen Sie die Pastenreste mit reichlich lauwarmem Wasser.
Die Umgebung der Augen müssen Sie aussparen, weil die Haut dort zu empfindlich für die grobkörnigen Cremes ist.

Achtung

Gegenanzeigen

Auf entzündeten Hautstellen und eitrigen Pusteln dürfen Sie Rubbelcremes nicht anwenden, sonst verschleppen Sie die Entzündungskeime auf noch nicht infizierte Hautstellen.
Auch auf Hautstellen mit erweiterten Äderchen dürfen Sie die Mittel nicht anwenden, weil die roten Äderchen sich dann eher noch verstärken.

Unerwünschte Wirkungen

Hautreizungen sind möglich. Darüber hinaus sind keine nennenswerten unerwünschten Wirkungen zu erwarten.

Chemische Schälmittel

Benzoylperoxid

aknefug-oxid
Akneroxid
Benzaknen
Benzoyt
Cordes BPO
Dercome Clear
Klinoxid
Marduk
PanOxyl
Sanoxit

Salizylsäure

aknefug-liquid

Benzoylperoxid trocknet fettige Haut aus und tötet Entzündungskeime ab. Darüber hinaus weist es eine leichte Schälwirkung auf und reizt die Haut, sodass sie stärker durchblutet wird. Pusteln heilen dann leichter ab. Außerdem glänzt die Haut nicht so sehr. Die therapeutische Wirksamkeit bei leichter bis mittelschwerer Akne ist belegt.

Benzoylperoxid gibt es in verschiedenen Konzentrationen und Zubereitungen (Gel, Suspension) und ebenso auch getönt, sodass Sie es als Makeup benutzen können. Welches Präparat für Sie richtig ist, hängt davon ab, wie ausgeprägt die Akne ist. Im Allgemeinen reichen niedrig dosierte Zubereitungen (2 bis 3 Prozent). 10-prozentige Präparate sollten Sie nur bei schwerer Akne und auf ärztliche Verordnung anwenden, dabei werden diese häufig zusammen mit Antibiotika oder Isotretinoin verordnet. Wässrige Lösungen reizen die Haut weniger als alkoholische.
Salizylsäure erweicht die obersten Hautschichten. Mitesser lassen sich dann leichter öffnen und ausdrücken. Das gelingt bei Salizylsäure-Konzentrationen von über 2 Prozent, *aknefug-liquid* ist jedoch nur eine 1-prozentige Lösung. Präparate mit Benzoylperoxid sind als Schälmittel deshalb vorzuziehen.

Anwendung

Sie tragen Lösung oder Gel ein- bis zweimal täglich auf die unreine Haut auf, am besten abends, dann wirkt das Mittel über Nacht. Wenn Sie eher trockene Haut haben, verwenden Sie das Mittel sehr sparsam und nicht öfter als einmal täglich.
Die Umgebung von Augen, Nasenlöchern und Mund müssen Sie aussparen, weil die Wirkstoffe die Schleimhäute reizen können.
Zu Beginn der Behandlung kann sich die Akne vorübergehend verschlimmern. Aber schon nach ein bis zwei Wochen dürfte die Haut nicht mehr so fettig sein, nach etwa vier bis sechs Wochen sollte sich die Zahl der Mitesser und Pusteln verringert haben.
Die Mittel können Sie so lange anwenden, bis Sie kaum noch Pickel haben, auch wenn es Jahre dauert. Trocknet der Wirkstoff die Haut mit der Zeit zu sehr aus, können Sie eine mehrwöchige Behandlungspause einlegen und danach – wenn es noch nötig ist – erneut beginnen.

Achtung

Benzoylperoxid macht die Haut für UV-Licht empfindlicher. Sie sollten daher keine Sonnenbäder nehmen oder aber die Haut tagsüber mit Sunblockern schützen.
Haut und Haare können vorübergehend blasser werden. Auch bunte Wäsche bleicht aus, wenn sie mit Benzoylperoxid in Berührung kommt.

Gegenanzeigen

Salizylsäure: Wenn Ihre Nieren geschädigt sind, dürfen Sie das Mittel nicht auf größeren Hautflächen (zum Beispiel auf dem ganzen Rücken) auftragen.

Wechselwirkungen mit Medikamenten

Benzoylperoxid dürfen Sie nicht mit anderen Aknemitteln kombinieren, weil das die Haut zu stark angreifen würde.

Salizylsäure dürfen Sie nicht gleichzeitig mit den verschreibungspflichtigen Wirkstoffen Tretinoin oder Isotretinoin anwenden, weil die Haut diese Wirkstoffe dann in zu großen Mengen aufnimmt, was starke Hautreizungen nach sich ziehen kann.

Unerwünschte Wirkungen

Häufig, aber unbedenklich

Wenn die Haut stark brennt und sich rötet, haben Sie die Mittel vermutlich zu hoch dosiert oder zu häufig angewendet. Machen Sie dann eine Behandlungspause und benutzen Sie die Mittel anschließend nur alle zwei Tage. Bessern sich die Symptome nicht, sollten Sie einen Arzt aufsuchen.

Hinweise

Für Schwangerschaft und Stillzeit

Salizylsäure sollten Sie in der Schwangerschaft nur nach Rücksprache mit einem Arzt und nur auf kleinen Flächen (unter 10 cm²) anwenden.
In der Stillzeit sollten Sie die Mittel nicht auf der Brust anwenden.

Antiseptika

Hexamidin

Hexomedin N

Hexamidin ist ein Desinfektionsmittel, das Bakterien und Pilze abtötet. Bei Akne ist dies jedoch von untergeordneter Bedeutung. Mit Hexamidin lässt sich die Haut allenfalls reinigen und entfetten. Auf die Akne hat das Mittel sonst keinen Einfluss.

Anwendung

Der Hersteller empfiehlt, die Lösung ein- bis zweimal täglich auf die betroffenen Hautstellen aufzutragen. Die Umgebung von Augen, Mund und Nasenlöchern müssen Sie aussparen, weil der Wirkstoff die Schleimhäute stark reizen kann.

Unerwünschte Wirkungen

Gelegentlich, aber unbedenklich

Wenn die Haut leicht spannt, trocknet das Mittel sie zu sehr aus. Legen Sie dann eine Behandlungspause ein.

Selten und unbedenklich

Die Haut kann gereizt und gerötet sein und jucken. Sind diese Beschwerden unangenehm stark, sollten Sie das Mittel absetzen und sich an einen Arzt wenden. Eventuell vertragen Sie den Wirkstoff nicht.

Schieferöl (innerlich)

Ammoniumbituminosulfonat

Ichthraletten

Ammoniumbituminosulfonat ist ein Schieferöl, das entzündungshemmend und antibakteriell wirken soll. Es wird vor allem äußerlich angewendet. Die therapeutische Wirksamkeit bei innerlicher Anwendung bei Akne ist nicht ausreichend nachgewiesen.

Anwendung

Der Hersteller empfiehlt, die Dragees dreimal täglich einzunehmen.

Achtung

Wechselwirkungen mit Medikamenten

Sie dürfen die Dragees nicht gleichzeitig mit tetrazyklinhaltigen Mitteln (Antibiotika, die bei Akne häufig verordnet werden) einnehmen, weil Schieferöl die Antibiotika unwirksam macht.

Unerwünschte Wirkungen

Selten und unbedenklich

Übelkeit, Erbrechen. Treten solche Beschwerden auf, sollten Sie das Mittel absetzen und einen Arzt aufsuchen.

Hinweise

Für Schwangerschaft und Stillzeit

Über die Risiken einer Anwendung in Schwangerschaft und Stillzeit gibt es keine Erkenntnisse. Da das Mittel ohnehin als „wenig geeignet" bewertet wird, sollten Sie darauf verzichten.

Schwefel

Schwefel Diasporal Creme

Schwefel wirkt leicht schälend und entzündungshemmend. Da es aber auch die Bildung von Mitessern fördern kann und es effektivere Schälmittel wie Benzoylperoxid (→ Seite 29) gibt, sind schwefelhaltige Mittel bei Akne wenig geeignet.

ANWENDUNG

Der Hersteller empfiehlt, die Creme zweimal täglich auf die betroffenen Stellen aufzutragen. Flächen, die größer sind als Gesicht und Schultern, dürfen Sie nicht behandeln, weil sonst Vergiftungserscheinungen auftreten können. Anzeichen dafür sind Kopfschmerzen, Schwindel, Herzrasen, niedriger Blutdruck und Reizhusten.
Die Umgebung von Nasenlöchern, Mund und Augen müssen Sie aussparen, weil der Wirkstoff die Schleimhäute reizen kann.

HINWEISE

Für Schwangerschaft und Stillzeit

Über die Risiken einer Anwendung in Schwangerschaft und Stillzeit gibt es keine Erkenntnisse. Da das Mittel ohnehin als „wenig geeignet" bewertet wird, sollten Sie darauf verzichten.

Kombination: Antiseptika

Ammoniumdodecylsulfat + Dodecylbenzolsulfonsäure

Dermowas

Dieses Mittel enthält zwei waschaktive chemische Substanzen (Tenside), die reinigend und antibakteriell wirken. Insbesondere die entzündungsauslösenden Propionibakterien in den Aknepusteln sollen damit in ihrer Vermehrung gebremst werden. Bei Akne wird das Mittel zur Hautreinigung verwendet.

ANWENDUNG

Das Konzentrat müssen Sie vor der Anwendung verdünnen, indem Sie zwei Milliliter Lösung (= ein halber Teelöffel) in einem Liter warmem Wasser lösen. Tränken Sie einen Waschlappen oder ein Baumwolltaschentuch mit der Flüssigkeit und legen Sie Lappen oder Tuch dann als feuchte Kompresse auf die unreinen Hautstellen. Nach kurzer Einwirkzeit (zirka eine Minute) nehmen Sie die Kompresse ab und waschen die Haut mit lauwarmem Wasser gründlich ab. Diese Prozedur machen Sie ein- bis dreimal täglich.

UNERWÜNSCHTE WIRKUNGEN

Gelegentlich, aber unbedenklich

Wenn die Haut leicht spannt, trocknet das Mittel sie zu sehr aus. Legen Sie dann eine Behandlungspause ein.

Selten und unbedenklich

Die Haut kann gereizt und gerötet sein und jucken. Sind diese Beschwerden unangenehm stark, sollten Sie das Mittel absetzen und sich an einen Hautarzt wenden. Eventuell vertragen Sie einen der Wirkstoffe nicht.

Kombination: Salizylsäure + andere Substanzen

Salizylsäure + Milchsäure

Akaderm Tinktur N

Der Zusatz von Milchsäure zu Salizylsäure soll die Schälwirkung verstärken. Allerdings ist nicht erwiesen, dass dies tatsächlich gelingt.

ANWENDUNG

Der Hersteller empfiehlt, die Tinktur ein- bis zweimal täglich auf die unreinen Hautstellen aufzutragen.
Alle weiteren Angaben zu Salizylsäure → Seite 29.

Kombination: Schwefel + andere Substanzen

Schwefel + Kampfer

Schwefel Diasporal Lösung

Schwefel wirkt leicht schälend und entzündungshemmend. Da er aber auch die Bildung von Mitessern fördern kann und es effektivere Schälmittel wie Benzoylperoxid (→ Seite 29) gibt, sind schwefelhaltige Mittel bei Akne wenig geeignet. Kampfer steigert die Durchblutung der Haut. Ob sich dadurch eine Akne bessert, ist fraglich.

ANWENDUNG

Der Hersteller empfiehlt, die Lösung ein- bis zweimal täglich dünn auf die Haut aufzutragen und mit den Fingern einzuklopfen.
Alle weiteren Angaben zu Schwefel → Seite 31.

Kombinationen: Schieferöl + andere Substanzen (äußerlich)

Ammoniumbituminosulfonat + Zinkoxid

Aknederm Salbe Neu

Natriumbituminosulfonat + Salizylsäure

Aknichthol N

Die Schieferöle Ammoniumbituminosulfonat und Natriumbituminosulfonat sollen entzündungshemmend und antibakteriell wirken. Salizylsäure löst die obersten Hautschuppen ab, sodass sich Mitesser leichter entfernen lassen. Zinkoxid wirkt leicht austrocknend.
Die therapeutische Wirksamkeit von Schieferöl und Salizylsäure bei Akne wird angesichts besserer Alternativen (zum Beispiel Benzoylperoxid → Seite 29) als unbefriedigend angesehen.

Anwendung

Die Hersteller empfehlen, die Mittel zwei- bis dreimal täglich auf die unreinen Hautstellen aufzutragen. Die Umgebung von Nasenlöchern, Mund und Augen müssen Sie aussparen, weil die Wirkstoffe die Schleimhäute stark reizen können. Alle weiteren Angaben zu Salizylsäure → Seite 29.

Achtung

Wechselwirkungen mit Medikamenten

Schieferöl kann die Aufnahme anderer Wirkstoffe über die Haut verstärken. Andere auf die Haut aufzutragende Arzneimittel sollten Sie deshalb nur nach Rücksprache mit einem Hautarzt anwenden.

Unerwünschte Wirkungen

Gelegentlich, aber unbedenklich

Die Haut kann gereizt und gerötet sein und jucken. Sind diese Beschwerden unangenehm stark, sollten Sie das Mittel absetzen und sich an einen Hautarzt wenden. Eventuell vertragen Sie einen der Inhaltsstoffe nicht.

Pflanzenkombination: Tee

Bockshornklee + Geißraute + Hagebutte + Stiefmütterchen + Süßholz + Thymian + Veilchen + Walnuss

Infirmarius-Rovit Haut- und Blutreinigungs-Tee N

Dieser Tee soll Haut und Blut reinigen. Gemeint ist damit, schädliche Stoffe, die Akne auslösen könnten, zu entfernen. Mit einem Kräutertee lässt sich eine solche Wirkung jedoch nicht erreichen – ganz abgesehen davon, dass Akne andere Ursachen hat. Die pflanzlichen Inhaltsstoffe in diesem Tee haben bei Hauterkrankungen allesamt keine nachgewiesene therapeutische Wirksamkeit.

Anwendung

Der Hersteller empfiehlt, täglich drei Tassen Tee zu trinken. Unerwünschte Wirkungen sind nicht zu erwarten.

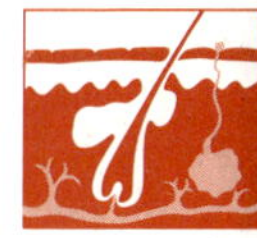

Akne

Handelsname Darreichungsform	Zusammensetzung pro 1 ml/1 g oder wie angegeben bzw. pro abgeteilte Einheit	Kleinste Packungsgröße	Packungspreis	Bewertung für das beanspruchte Anwendungsgebiet
Akaderm Tinktur N Tinktur	**Salizylsäure** 5 mg + **Milchsäure** 2 mg	50 ml	9,96	**Wenig geeignet** bei Akne, weil Salizylsäure zu gering konzentriert und die therapeutische Wirksamkeit nicht ausreichend nachgewiesen ist. → Seite 31
Aknederm Salbe Neu Salbe	**Ammonium-bituminosulfonat** 20 mg + **Zinkoxid** 100 mg	30 g	9,52	**Wenig geeignet** bei Akne, weil die therapeutische Wirksamkeit nicht ausreichend nachgewiesen ist. → Seite 32
aknefug-liquid 1 % Lösung	**Salizylsäure** 10 mg	100 ml	9,00	**Wenig geeignet** bei Akne, weil Salizylsäure als Schälmittel erst in einer Konzentration ab 2 Prozent sinnvoll ist. → Seite 29
aknefug-oxid mild 3 %	**Benzoylperoxid** 30 mg	25 g	4,64	**Geeignet** bei leichter bis mittelschwerer Akne. → Seite 29
5 %	50 mg	25 g	5,06	
10 % Gel	100 mg	50 g	8,47	**Geeignet** bei schwerer Akne. Anwendung nur nach ärztlicher Verordnung. → Seite 29
Akneroxid Gel 50mg/g	**Benzoylperoxid** 50 mg	50 g	7,60	**Geeignet** bei leichter bis mittelschwerer Akne. → Seite 29
100mg/g Gel	100 mg	50 g	8,53	**Geeignet** bei schwerer Akne. Anwendung nur nach ärztlicher Verordnung. → Seite 29
Akneroxid L Suspension 40mg/g Suspension	40 mg	100 g	10,95	**Geeignet** bei leichter bis mittelschwerer Akne. → Seite 29
Aknichthol N	**Natrium-bituminosulfonat** 10 mg + **Salizylsäure** 5 mg	30 g	8,05	**Wenig geeignet** bei Akne, weil die therapeutische Wirksamkeit nicht ausreichend nachgewiesen ist. → Seite 32
Aknichthol soft N Lotion	**Natrium-bituminosulfonat** 10 mg + **Salizylsäure** 5 mg	30 g	8,05	
Benzaknen 5	**Benzoylperoxid** 50 mg	25 g	5,09	**Geeignet** bei leichter bis mittelschwerer Akne. → Seite 29
10 Gel	100 mg	25 g	5,71	**Geeignet** bei schwerer Akne. Anwendung nur nach ärztlicher Verordnung. → Seite 29
Benzaknen W Suspension	50 mg	50 g	7,60	**Geeignet** bei leichter bis mittelschwerer Akne. → Seite 29
BENZOYT 5 %	**Benzoylperoxid** 50 mg	50 g	6,99	**Geeignet** bei leichter bis mittelschwerer Akne. → Seite 29
10 % Creme	100 mg	50 g	8,41	**Geeignet** bei schwerer Akne. Anwendung nur nach ärztlicher Verordnung. → Seite 29
Brasivil fein	**Aluminiumoxid** 381 mg	75 g	11,75	**Mit Einschränkung geeignet** bei beginnender Akne oder zur Unterstützung einer Behandlung mit anderen Wirkstoffen. → Seite 28
medium Paste	522 mg	75 g	11,75	

Hinweise zu den Tabellenspalten → Seite 24, zur Auswahl der Arzneimittel → Seite 20, zur Grundlage der Bewertung → Seiten 20, 23

▶

Ursachen

Lippenherpes wird von Herpes-simplex-Viren Typ I hervorgerufen. Die Viren dringen über kleine Hautverletzungen oder die Schleimhaut ein und lösen eine erste Infektion aus. Danach wandern sie über Nervenbahnen zu nahe gelegenen Nervenknoten. Dort ruhen sie unbemerkt, in Schach gehalten vom körpereigenen Immunsystem. Haben sie sich einmal eingenistet, bleiben sie dort ein Leben lang, sodass die Infektion jederzeit erneut aufflammen kann. Bestimmte Anlässe wie starke seelische Anspannung, Sonnenlicht, Fieber, Menstruation oder eine durch Krankheit geschwächte Immunabwehr bringen die Viren wieder an die Hautoberfläche, wo sich dann erneut die typischen Bläschen zeigen.
Herpesviren sind sehr ansteckend. Die Flüssigkeit in offenen Bläschen enthält zahllose Viren, die z. B. beim Küssen weitergegeben werden.

Vorbeugung

Wenn Sie wissen, dass Sonnenlicht bei Ihnen einen Herpesausschlag fördert, sollten Sie in der Mundregion und auf die Lippen Sunblocker auftragen, um die UV-Strahlen abzuhalten.

Allgemeine Maßnahmen

Sobald sich die Bläschen zeigen, sollten Sie keine Küsse auf Wange und Mund geben, damit Sie keine anderen Personen anstecken.
Wenn Sie die Bläschen sofort bei den allerersten Anzeichen mit Kölnisch Wasser, hochprozentigem Alkohol oder Myrrhentinktur betupfen, kann es sein, dass die Infektion weniger heftig verläuft.
Aufgeplatzte und noch nicht verkrustete Bläschen sollten Sie möglichst nicht berühren, weil sich die Stelle sonst leicht entzünden kann.
Vor und nach der Behandlung der Bläschen mit einer Creme oder Salbe müssen Sie sich sorgfältig die Hände waschen, damit Sie keine Viren verschleppen.

Wann zum Arzt?

Wenn die Herpesinfektion zum ersten Mal auftritt, sehr ausgedehnt ist und sich nicht nur auf den Mund beschränkt oder wenn sie länger als zehn Tage anhält, sollten Sie einen Arzt aufsuchen. Möglicherweise sind dann virusabtötende Mittel zum Einnehmen sinnvoll. Informationen über diese rezeptpflichtigen Präparate finden Sie im HANDBUCH MEDIKAMENTE der STIFTUNG WARENTEST.

Bei Kindern

Erkrankt ein Kind in den ersten fünf Lebensjahren an Herpes, sollte es ärztlich behandelt werden, wenn es aufgrund der schmerzhaften Bläschen am Mund nicht mehr essen und trinken will.

Behandlung mit Medikamenten

Eine leichte Herpesinfektion im Mundbereich lässt sich ohne Medikamente überstehen. Nach fünf bis sieben Tagen ist die Haut in aller Regel wieder verheilt – mit oder ohne Arzneimittel. Cremes mit Aciclovir, Melisse, Zinksulfat oder einer Kombination aus Zinksulfat + anderen Substanzen können den Verlauf kaum beeinflussen, wenn die Haut bereits begonnen hat, Bläschen zu bilden. Die Viren lassen sich damit nicht aus ihren Nestern in den Nervenknoten vertreiben.

■

Aciclovir

Acerpes
Acic
Aciclobeta
Aciclostad
Aciclovir AL
Aciclovir Heumann
Aciclovir-ratiopharm
VIRAX-PUREN
Zovirax

Aciclovir blockiert die Virusvermehrung in den infizierten Zellen. Als Creme dringt das Mittel jedoch nicht tief genug in die Haut ein und gelangt auch nicht bis in die Nervenknoten, von denen die Herpesinfektion ausgeht. Deshalb ist die therapeutische Wirksamkeit der aciclovirhaltigen Salben bei Lippenherpes eher gering. Sie können die Zeit, in der die Herpesbläschen oder -krusten bestehen, nicht wesentlich verkürzen. Juckreiz und Schmerzen können sich etwas bessern, die Bläschen verschwinden aber nicht wesentlich schneller als mit wirkstofffreier Salbe.

ANWENDUNG

Wenn die Creme überhaupt etwas bewirken soll, müssen Sie sie sofort beim ersten Kribbeln und möglichst häufig (fünf- bis sechsmal täglich) auftragen. Möglicherweise bessern sich die Beschwerden dann nach etwa drei Tagen, das ist durchschnittlich einen Tag früher als ohne Behandlung. Wenn Sie mehrmals hintereinander vergessen, die Creme aufzutragen, ist der Behandlungserfolg gefährdet. Haben sich bereits Bläschen gebildet, nutzt die Creme meist nichts mehr.

Benutzen Sie zum Auftragen am besten ein Wattestäbchen, damit Sie keine Keime in die Wunde tragen und die Viren nicht mit den Fingern oder der Tube an andere Stellen verschleppen.

Sie dürfen die Creme nicht in den Mund bekommen, weil Aciclovir die Schleimhaut stark reizt.

Unerwünschte Wirkungen

Häufig, aber unbedenklich

Die eingecremte Haut kann vorübergehend brennen und stechen.

Gelegentlich, aber unbedenklich

Die Haut kann sich röten, jucken, trocken werden oder abschuppen. Wenn sich die Beschwerden während der Behandlung verstärken, kann es sein, dass Sie auf Aciclovir überempfindlich reagieren. Dann müssen Sie das Mittel absetzen und einen Arzt aufsuchen.

Hinweise

Für Schwangerschaft und Stillzeit

Über die Risiken einer Anwendung in der Schwangerschaft gibt es keine Erkenntnisse. Da das Mittel ohnehin als „wenig geeignet" bewertet wird, sollten Sie darauf verzichten.

Für Kinder unter 14 Jahren

Kinder sollten Sie nicht ohne Rücksprache mit einem Arzt mit Aciclovir behandeln.

Melisse

Lomaherpan

Laborversuchen zufolge soll Melissenextrakt Herpesviren bekämpfen können. Die therapeutische Wirksamkeit beim Menschen ist jedoch nicht ausreichend nachgewiesen.

Anwendung

Der Hersteller empfiehlt, die Creme zwei- bis viermal täglich mit einem Wattestäbchen auf die Herpesbläschen und die angrenzende Hautregion dünn aufzutragen. Wenn die Bläschen verschwunden sind, sollte die Stelle noch einige Tage weiter eingecremt werden.

Zinksulfat

Virudermin

Zinksulfat trocknet die Haut etwas aus und wirkt leicht zusammenziehend (adstringierend). Auf diese Weise können sich die mit Herpesbläschen verbundenen Beschwerden etwas bessern. Möglicherweise wirkt Zinksulfat auch virusabtötend. Das Mittel ist allenfalls sinnvoll, um regelmäßig wiederkehrenden Herpesinfektionen vorzubeugen.

Anwendung

Sie tragen das Gel drei- bis sechsmal täglich mit einem Wattestäbchen dünn auf die Herpesbläschen und die angrenzenden Hautbereiche auf. Wenn Sie Herpesinfektionen vorbeugen wollen, tragen Sie das Mittel mehrere Monate lang zweimal pro Woche auf.

Unerwünschte Wirkungen

Häufig, aber unbedenklich

Die Haut kann etwas brennen und spannen.

Kombination: Zinksulfat + andere Substanzen

Zinksulfat + Heparin

Widmer Lipactin

Dieses Mittel enthält zusätzlich zu dem die Haut austrocknenden Zinksulfat die Substanz Heparin. Heparin hemmt normalerweise die Blutgerinnung, kann aber auch virusabtötend wirken und verhindern, dass sich Wasseransammlungen und Blasen bilden. Die therapeutische Wirksamkeit dieser Kombination bei Herpesbläschen ist jedoch nicht ausreichend nachgewiesen.

Anwendung

Der Hersteller empfiehlt, das Gel drei- bis sechsmal täglich mit einem Wattestäbchen dünn auf die Herpesbläschen und die angrenzenden Hautbereiche aufzutragen.

Unerwünschte Wirkungen

Häufig, aber unbedenklich

Die Haut kann etwas brennen und spannen.

Hinweise

Für Kinder unter 14 Jahren

Bei Kindern unter sechs Jahren dürfen Sie dieses Mittel nicht anwenden.

Lippenherpes

Handelsname Darreichungsform	Zusammensetzung pro 1 ml/1 g oder wie angegeben bzw. pro abgeteilte Einheit	Kleinste Packungsgröße	Packungspreis	Bewertung für das beanspruchte Anwendungsgebiet
Acerpes Creme	**Aciclovir** 50 mg	2 g	4,61	**Wenig geeignet** zur Linderung von Schmerzen und Juckreiz bei Lippenherpes, weil die therapeutische Wirksamkeit selbst bei rascher Anwendung nur gering ist. → Seite 36
Acic Creme	**Aciclovir** 50 mg	2 g	4,45	**Wenig geeignet** zur Linderung von Schmerzen und Juckreiz bei Lippenherpes, weil die therapeutische Wirksamkeit selbst bei rascher Anwendung nur gering ist. → Seite 36
Aciclobeta Lippenherpes Creme Creme	**Aciclovir** 50 mg	2 g	3,79	**Wenig geeignet** zur Linderung von Schmerzen und Juckreiz bei Lippenherpes, weil die therapeutische Wirksamkeit selbst bei rascher Anwendung nur gering ist. → Seite 36
Aciclostad Creme	**Aciclovir** 50 mg	2 g	4,51	**Wenig geeignet** zur Linderung von Schmerzen und Juckreiz bei Lippenherpes, weil die therapeutische Wirksamkeit selbst bei rascher Anwendung nur gering ist. → Seite 36
Aciclovir AL Creme Creme	**Aciclovir** 50 mg	2 g	3,70	**Wenig geeignet** zur Linderung von Schmerzen und Juckreiz bei Lippenherpes, weil die therapeutische Wirksamkeit selbst bei rascher Anwendung nur gering ist. → Seite 36
Aciclovir Heumann Creme Creme	**Aciclovir** 50 mg	2 g	4,52	**Wenig geeignet** zur Linderung von Schmerzen und Juckreiz bei Lippenherpes, weil die therapeutische Wirksamkeit selbst bei rascher Anwendung nur gering ist. → Seite 36
Aciclovir-ratiopharm Creme	**Aciclovir** 50 mg	2 g	4,58	**Wenig geeignet** zur Linderung von Schmerzen und Juckreiz bei Lippenherpes, weil die therapeutische Wirksamkeit selbst bei rascher Anwendung nur gering ist. → Seite 36
Lomaherpan Creme	**Auszug aus Melissenblättern** 10 mg	5 g	7,53	**Wenig geeignet** zur Linderung von Schmerzen und Juckreiz bei Lippenherpes, weil die therapeutische Wirksamkeit nicht ausreichend nachgewiesen ist. → Seite 37
VIRAX-PUREN Creme	**Aciclovir** 50 mg	2 g	4,52	**Wenig geeignet** zur Linderung von Schmerzen und Juckreiz bei Lippenherpes, weil die therapeutische Wirksamkeit selbst bei rascher Anwendung nur gering ist. → Seite 36
Virudermin Gel	**Zinksulfat** 10 mg	5 g	4,51	**Wenig geeignet** bei Lippenherpes, weil die therapeutische Wirksamkeit nicht ausreichend nachgewiesen ist. Allenfalls sinnvoll, um regelmäßig wiederkehrenden Herpesinfektionen vorzubeugen. → Seite 37

Hinweise zu den Tabellenspalten → Seite 24, zur Auswahl der Arzneimittel → Seite 20, zur Grundlage der Bewertung → Seiten 20, 23

Lippenherpes Fortsetzung

Handelsname Darreichungsform	Zusammensetzung pro 1 ml/1 g oder wie angegeben bzw. pro abgeteilte Einheit	Kleinste Packungsgröße	Packungspreis	Bewertung für das beanspruchte Anwendungsgebiet
Widmer Lipactin Gel	**Zinksulfat** 5 mg + **Heparin-Natrium** 175 I.E.	3 g	7,35	**Wenig geeignet** bei Lippenherpes, weil die therapeutische Wirksamkeit nicht ausreichend nachgewiesen ist. → Seite 37
Zovirax Creme	**Aciclovir** 50 mg	2 g	7,96	**Wenig geeignet** zur Linderung von Schmerzen und Juckreiz bei Lippenherpes, weil die therapeutische Wirksamkeit selbst bei rascher Anwendung nur gering ist. → Seite 36

Hinweise zu den Tabellenspalten → Seite 24, zur Auswahl der Arzneimittel → Seite 20, zur Grundlage der Bewertung → Seiten 20, 23

Juckreiz, Ekzem

Juckreiz ist nicht die Krankheit selbst, sondern immer das Symptom einer Erkrankung. Es gibt viele Auslöser dafür, z. B. Windpocken, Allergien, Insektenstiche.
Ein Ekzem ist ein entzündlicher Hautausschlag, der verschiedene Ursachen haben kann. Fast jedes Ekzem ist mit quälendem Juckreiz verbunden. Es kann in jedem Lebensalter auftreten und von einem Tag auf den anderen entstehen, ohne vorherige Warnzeichen. So kann es zum Beispiel sein, dass eine bestimmte Substanz jahrelang keine Probleme macht und dann plötzlich nicht mehr vertragen wird. Dabei handelt es sich dann meist nicht um eine Allergie, sondern um eine „einfache" Unverträglichkeit, auf die die Haut mit einer Entzündung reagiert (Kontaktekzem oder Kontaktdermatitis).
In den ersten drei Lebensmonaten kann ein so genanntes soborrhoisches Ekzem auftreten, das kaum juckt und überwiegend auf den Kopf des Säuglings begrenzt bleibt (Gneis).

Anzeichen und Beschwerden

Jede Entzündung ist von einer ganzen Kaskade von Reaktionen gekennzeichnet:

- Es werden viele weiße Blutkörperchen und entzündungsfördernde Stoffe (Zytokine) produziert.
- Das Gewebe lagert Wasser ein und schwillt somit an.
- Die kleinen Blutgefäße (Kapillaren) weiten sich. Dadurch rötet sich die Haut.
- In den oberen Hautschichten wird die Zellteilung angekurbelt, wodurch sich die Haut verdickt und schuppt.

Außerdem juckt die Haut meist stark. An der Hautoberfläche bilden sich kleine Bläschen, die leicht aufplatzen und offene, nässende Stellen hinterlassen. Sie überziehen sich innerhalb weniger Tage mit einer brüchigen, dünnen Kruste. Handelt es sich um ein Kontaktekzem und können Sie den Kontakt mit dem auslösenden Stoff meiden, heilt diese oberflächliche Hautschädigung innerhalb von ein bis zwei Wochen ab. Die Haut schuppt sich dabei meist etwas.
Lässt sich der Kontakt nicht vermeiden oder wird die Ursache für das Ekzem nicht gefunden, kann sich der Ausschlag verschlimmern und chronisch werden. Die Haut verdickt sich dann, juckt anhaltend und schuppt. Häufig reißt sie etwas ein, sodass immer wieder kleine Wunden entstehen.

Ursachen

Juckreiz kann nicht nur auf ein Ekzem, sondern auf viele verschiedene Ursachen zurückgehen, beispielsweise:

- Sie sind von Insekten gestochen worden (auch an einen Zeckenstich denken!).
- Die Haut ist zu trocken.
- Eine Pilzinfektion ist aufgetreten.
- Sie haben Neurodermitis.
- Sie haben Windpocken.
- Die Leber- oder Nierenfunktion ist gestört (häufig tritt der Juckreiz dann am ganzen Körper auf).
- Sie haben Diabetes.
- Sie vertragen ein Arzneimittel nicht. Besonders häufig kommt das ausgerechnet bei Mitteln vor, die Juckreiz mildern sollen: Bufexamac (→ Seite 45), äußerlich anzuwendenden Antihistaminika (→ Seite 44), örtlich betäubenden Mitteln (→ Seite 44).

Ein Ekzem bildet sich infolge einer Entzündung in den oberflächlichen Hautschichten. Auslöser für eine solche entzündliche Reaktion können chemische Stoffe oder allergieauslösende Substanzen sein (z. B. Nickel, Chemikalien, Kosmetika, Sonnenschutzmittel, Stoffe, Wolle, Farbstoffe, Parfum, Medikamente, Weichmacher in Kunststoffen, Latex, Farb- und Konservierungsstoffe, Lebensmittel wie Nüsse, Erdbeeren, Hühnereiweiß, Milch und vieles andere mehr).

Neurodermitis – das „endogene" Ekzem

Ein Hautausschlag, der nicht durch äußere Einflüsse, sondern durch innere Auslöser verursacht wird, nennt man „endogenes" (von innen bedingtes) Ekzem oder Neurodermitis. Diese Krankheit beginnt fast immer schon bei Kindern. Im ersten und zweiten Lebensjahr (4 bis 24 Monate) zeigen sich zunächst kleine rote Flecken im Gesicht, vornehmlich auf den Wangen, die etwas erhaben sind. Durch Vergrößerung und Zusammenfließen entstehen größere Flächen, die häufig kleine Schuppen tragen. Später treten Bläschen auf. Zunächst ist das Gesicht betroffen, im Verlauf greift die Erkrankung auf Hals, Nacken, Ellenbeugen und Kniekehlen sowie in schweren Fällen auf den ganzen Körper über. Bei Erwachsenen nässen die Wunden meist nicht mehr (trockenes Ekzem). Häufig beginnt der Juckreiz in Hautfalten, zum Beispiel hinter dem Ohr, am Hals, an den Fußgelenken, in der Kniekehle, unter dem Arm, in den Ellenbeugen. Vor allem nachts ist der Juckreiz äußerst quälend, sodass die betroffenen Stellen oftmals aufgekratzt werden. Die nässenden, leicht blutigen Wunden bilden einen guten Nährboden für Bakterien und Pilze. Dann infiziert sich die Haut, und auf den offenen Stellen entsteht ein eitriger Belag, was den Heilungsprozess erschwert. Der Verlauf einer Neurodermitis ist uneinheitlich und individuell verschieden. Ab dem dritten bis vierten Lebensjahr wird die Erkrankung leichter oder verschwindet bis zur Pubertät.
Eine Neurodermitis sollten Sie keinesfalls selbst behandeln.

Allgemeine Maßnahmen

Einem allergischen Kontaktekzem entziehen Sie die Grundlage, wenn Sie den Auslöser meiden, vorausgesetzt, Sie kennen ihn.

Feuchtkalte Umschläge können bei einem Ekzem die gereizte Haut beruhigen. Bis der Ausschlag abgeklungen ist, können Sie den Juckreiz „umleiten", indem Sie die Haut in der Umgebung des Ausschlags kneifen und drücken. Ein mit Waschleder bezogenes Stück Holz („Kratzklötzchen"), auf dem anstelle der Haut gekratzt werden darf, kann vor allem Kindern Erleichterung verschaffen. Das Verbot, sich zu kratzen, schürt den Juckreiz nur noch mehr.
Wenn die Haut zu trocken ist und deshalb juckt, sollten Sie sie mit einer feuchtigkeitsspendenden Salbe behandeln.
Vermeiden Sie alles, was die Haut austrocknet: ausgedehnte Sonnenbäder (im Freien oder im Solarium), Schaumbäder, Seife, Duschgel. Pflegen Sie die Haut mit Produkten, die weder Duftstoffe noch Konservierungsmittel enthalten. Beide lösen leicht Allergien aus.
Hochflorige Stoffe und Fasern (Wolle, Angora, Mohär) reizen empfindliche Haut. Ratsamer sind glatt gebügelte Baumwolle und Seide.
Wichtig ist die Hautpflege: Baden Sie alle zwei bis drei Tage (in schweren Fällen seltener) mit rückfettenden Badezusätzen, pflegen Sie möglichst die ganze Haut ein- bis zweimal täglich mit einer milden Fettcreme oder -lotion. Schneiden Sie die Fingernägel kurz, verzichten Sie auf Seife oder Kosmetika (stark verschmutzte Haut reinigen Sie mit einemÖlläppchen). Behandeln Sie nässende Stellen mit Umschlägen mit schwarzem Tee oder Kamillentee.

Wann zum Arzt?

Bevor Sie den Juckreiz mit einem Medikament behandeln, sollten Sie klar erkennen, worauf er zurückgeht. Haben Sie Zweifel an der Eindeutigkeit der Ursache oder lässt der Juckreiz nach zwei bis drei Tagen der Selbstbehandlung nicht nach, sollten Sie einen Hautarzt zurate ziehen.
Unter folgenden Bedingungen sollten Sie sofort einen Arzt aufsuchen:

- Das Ekzem umfasst große Hautflächen.
- Das Ekzem betrifft die Haut am Auge.
- Die Haut hat sich stark entzündet, es zeigen sich schmieriggelbliche Beläge.
- Sie haben den Verdacht, dass es sich um eine Neurodermitis handeln könnte.

Bei Kindern

Wenn bei einem Kind Juckreiz und/oder ein Ekzem auftreten, sollten Sie es immer einem Arzt vorstellen.

Behandlung mit Medikamenten

Zinkpaste unterstützt das Abheilen eines Ekzems und mindert den Juckreiz.

Mittel mit synthetischem Gerbstoff wirken leicht entzündungshemmend und lindern ebenso Schmerzen und Juckreiz.

Isoprenalin als Gel kann Juckreiz aufgrund des Kühleffekts gut lindern, hat aber keine Wirkung auf das Ekzem selbst.

Kortisonhaltige Mittel haben die gleichen Effekte, allerdings wesentlich stärker. Sie lassen Entzündungen und Ekzeme rasch abheilen, sollten aber nicht auf großen Hautflächen und nicht länger als zwei Wochen angewendet werden.

Örtlich betäubende Mittel machen die Hautoberfläche unempfindlich. Dann wird auch Juckreiz weniger stark empfunden. Geeignet hierfür ist allerdings nur Polidocanol. Benzokain kann selbst leicht Allergien auslösen und sollte deshalb nicht routinemäßig angewendet werden. Die Kombination aus Benzokain + Benzylbenzoat ist wenig geeignet. Benzylbenzoat ist ein Nervengift, das Insekten abtötet. Es wird vorwiegend bei Krätze eingesetzt und ist bei einem Ekzem fehl am Platz.

Äußerlich anzuwendende Gele mit Antihistaminika kühlen beim Auftragen. Damit kann Juckreiz kurze Zeit unterdrückt werden, die Mittel können aber auch selbst Allergien auslösen und sind deshalb wenig geeignet. Das gilt auch für die Kombination Antihistaminikum + Zinkoxid.

Der Wirkstoff Bufexamac lindert ebenfalls den Juckreiz und lässt Ekzeme abklingen, löst aber selbst häufig Allergien aus und und sollte nicht mehr angewendet werden.

Das Öl aus Samen der Nachtkerze wird als Kapsel eingenommen und soll den Juckreiz bei Neurodermitis lindern. Auf ein allergisches Ekzem hat das Öl jedoch keinen Einfluss.

Auszüge aus dem Stengel der Bittersüß-Pflanze können allenfalls unterstützend eingesetzt werden.

Ein Puder aus Isoprenalin + Salizylsäure soll den Juckreiz lindern, ist bei einem Ekzem aber nur bedingt geeignet, weil dieses meist nässt und der Puder mit der Feuchtigkeit verschmiert. Dabei bildet sich eine Kruste, unter der sich Bakterien gut vermehren und die Entzündung weiter unterhalten können. Auch bei Windpocken ist der therapeutische Stellenwert des Mittels noch nicht endgültig geklärt.

Ob ein Mittel aus Methylsalizylat + Salizylsäure + Thymol den Juckreiz lindern oder ein Ekzem rasch abheilen lassen kann, ist nicht ausreichend belegt. Das gilt auch für ein Öl mit einer Pflanzenkombination aus vier verschiedenen Wirkstoffen.

Anthroposophische, homöopathische und traditionell angewendete Mittel

Zu den meistgekauften Mitteln gehören auch *Halicar* und *Hewekzem novo*. Dabei handelt es sich um homöopathische Präparate, die sich nach den Grundsätzen dieses Buches nicht bewerten lassen und deshalb nicht näher besprochen werden. Allgemeine Informationen zu der genannten Therapierichtung finden Sie im Abschnitt „Homöopathische Arzneimittel" (→ Seite 14).

Allergie auf Parastoffe

Viele Menschen reagieren auf eine bestimmte Sorte von Konservierungsmitteln allergisch mit Juckreiz und Ekzem. Bei diesen Substanzen handelt es sich meist um Parastoffe (zum Beispiel Parabene). Parabene ist die Abkürzung für die Stoffgruppe Para-Amino-Benzoesäure-Ester. Allergieauslösend ist die Aminogruppe, die chemisch gesehen in einer Parastellung steht.

Manchmal gibt es auch Kreuzallergien mit Parabenen. Das bedeutet, dass die bekannte Allergie auf Parastoffe dazu führen kann, dass andere Substanzen nicht vertragen werden, obwohl sie aus einer anderen chemischen „Familie" kommen.

Das betrifft zum Beispiel den Wirkstoff Prokain, der manchen Stärkungsmitteln (→ Seite 455) beigefügt ist, ebenso die örtlichen Betäubungsmittel Benzokain oder Quinisokain, die unter anderem in Lutschtabletten gegen Halsentzündungen und Salben gegen Hämorrhoiden enthalten sind.

Zinkpaste

Zinkoxid

Zinkpaste LAW

Zinkpaste weich BW

Zinkoxid trocknet die Haut aus und zieht sie an der Oberfläche etwas zusammen. Das beruhigt die geschädigte Haut, lässt sie schneller heilen und lindert den Juckreiz.

Anwendung

Sie tragen die Paste ein- bis mehrmals täglich dünn auf die betroffenen Hautstellen auf und decken sie eventuell mit etwas Mull ab.
Nässende Hautbereiche sollten Sie nicht mit Zinkpaste behandeln.
Zinkoxid kann die Wirkung anderer äußerlich aufzutragender Wirkstoffe einschränken. Wenn Sie noch andere Wirkstoffe auf die Haut auftragen wollen, müssen Sie die Zinkpaste vorher abwaschen – sonst kann das andere Mittel nicht in die Haut eindringen.

Synthetischer Gerbstoff (äußerlich)

Tannolact
Tannolil-Bad
Tannosynt

Synthetischer Gerbstoff wird bei entzündlichen, juckenden und nässenden Hauterkrankungen eingesetzt. Er bewirkt, dass die an der Hautoberfläche vorhandenen Eiweißstoffe an den wunden Hautstellen gerinnen und sich eine Art künstlicher Schorf bildet. Dadurch zieht sich die Haut etwas zusammen (adstringierende Wirkung). Sie gibt dann weniger Schweiß und Flüssigkeit ab, sodass nässende Stellen trocknen. Bakterien und Pilzen wird der Nährboden entzogen. Gerbstoff wirkt außerdem leicht entzündungshemmend, schmerzlindernd und stillt den Juckreiz. Die therapeutische Wirksamkeit bei Ekzemen ist erwiesen.

Anwendung

Die verschiedenen Zubereitungsformen wenden Sie je nach Hautzustand an. Lotion, Puder und Creme sind angebracht, wenn die Haut nicht nässt. Die Lotion müssen Sie vor der Anwendung gut schütteln, damit sich die Wirkstoffe in der Lösung verteilen.
Puder können Sie auch in Hautfalten anwenden, wo Sie leicht schwitzen.
Pulver als Badezusatz kommt bei allen Hautausschlägen infrage. Nach dem Bad sollten Sie die Haut mit einem Handtuch nur leicht trocken tupfen, nicht reiben. Seife dürfen Sie nicht gleichzeitig verwenden, weil der Gerbstoff dann nicht mehr wirkt.
In der Umgebung der Augen dürfen Sie keine Gerbstoffe anwenden. Wenn versehentlich etwas ins Auge geraten ist, müssen Sie das Auge 10 bis 15 Minuten lang mit klarem Wasser spülen und anschließend möglichst bald einen Augenarzt aufsuchen. Sie sollten sich nach der Anwendung der Mittel deshalb auch sorgfältig die Hände waschen, damit nicht über die Finger etwas ins Auge gerät.

Achtung

Bei Anwendung als Badezusatz: Bei größeren Hautverletzungen, fieberhaften oder infektiösen Erkrankungen sowie bei Herzschwäche und hohem Blutdruck dürfen Sie keine warmen Vollbäder nehmen oder müssen vorher Rücksprache mit einem Arzt halten.
Außerdem müssen Sie darauf achten, dass die Wanne kein Metall enthält, sondern voll emailliert oder aus Kunststoff ist. Wenn Gerbstoff mit Metall in Berührung kommt, kann sich dieses verfärben.

Unerwünschte Wirkungen

Selten und unbedenklich

Wenn sich der Juckreiz verstärkt, die Haut sich rötet, die Schleimhäute anschwellen oder sich Bläschen bilden, vertragen Sie den synthetischen Gerbstoff nicht. Dann müssen Sie das Mittel absetzen und einen Arzt aufsuchen.

Hinweise

Für Kinder unter 14 Jahren

Vor allem bei Kleinkindern muss sorgfältig darauf geachtet werden, dass die Stoffe nicht ins Auge gelangen.

Isoprenalin

Ingelan Gel

Isoprenalin verringert die Durchblutung der Haut und lindert so den Juckreiz. Es wird auch bei Windpocken angewendet. Der therapeutische Stellenwert des Mittels ist jedoch noch nicht endgültig geklärt.

Anwendung

Sie tragen das Gel mehrmals täglich nach Bedarf auf die betroffenen Hautstellen auf.
In der Nähe von Schleimhäuten (Augen, Nase, Mund, Genitalregion) oder auf großen Hautflächen dürfen Sie das Mittel nicht anwenden.

Hinweise

Für Schwangerschaft und Stillzeit

In der Stillzeit dürfen Sie das Mittel nicht an der Brust anwenden.

Kortisonhaltige Mittel

Hydrokortison (äußerlich)

Ebenol
Fenistil Hydrocortison
ratioAllerg
Soventol HC
Systral Hydrocort

Hydrokortison entspricht dem körpereigenen Hormon Kortisol, das in den Nebennierenrinden produziert wird. Dieses Hormon wird immer dann ausgeschüttet, wenn der Körper einer großen Belastung ausgesetzt ist. Es sorgt dafür, dass Immun- und Entzündungsreaktionen nicht übermäßig heftig verlaufen. Damit schaltet es aber gleichzeitig auch die Warnzeichen aus, die normalerweise anzeigen, dass der Körper mit etwas konfrontiert wird, was ihm nicht gut tut. Und es verhindert die nützlichen Effekte einer entzündlichen Reaktion, die dazu beiträgt, dass sich Krankheitserreger im Körper nicht ausbreiten.
Kortison dringt gut durch die Haut in den Blutkreislauf ein und entfaltet deshalb seine Wirkung nicht nur an der Haut, sondern im ganzen Körper – wenngleich in sehr viel geringerem Umfang als bei Tabletten. Wie gut diese Aufnahme ist und in welchem Umfang es in den Blutkreislauf gelangt, hängt von der Stärke des Wirkstoffs, seiner Zubereitung, den Zusätzen, dem Ausmaß der Hauterkrankung und der Hautdicke ab.
Bei kortisonhaltigen Mitteln gibt es vier Wirkklassen, die von Klasse 1 (schwach wirkend) bis Klasse 4 (sehr stark wirkend) reichen. Hydrokortison gehört zu den schwach wirkenden Mitteln, und nur diese Substanz ist rezeptfrei erhältlich. Alle anderen Kortisone sind verschreibungspflichtig. Alles, was Sie zu diesen Mitteln wissen müssen, lesen Sie im HANDBUCH MEDIKAMENTE der STIFTUNG WARENTEST.
Je dünner die Haut ist, desto stärker wirkt Kortison. Im Genitalbereich beispielsweise oder an der Innenseite der Oberarme ist die Haut besonders dünn, auf der Oberseite der Oberschenkel besonders dick.
Die therapeutische Wirksamkeit von Hydrokortison bei Ekzemen ist erwiesen. Juckreiz und Entzündung lassen rasch nach.

Warum Sie kortisonhaltige Mittel mit Bedacht anwenden sollten

Wenn Sie kortisonhaltige Salbe sofort bei jedem Juckreiz oder jeder kleinen Entzündung auftragen, unterdrücken Sie ein Warnzeichen des Körpers. Sie können also nicht herausfinden, warum der Körper diese Signale aussendet. Sobald Sie die Salbe weglassen, treten Juckreiz und Entzündung erneut auf – und so geraten Sie in eine Spirale, aus der es kaum einen Ausweg gibt. Sie müssen die Salbe immer wieder anwenden, und gerade dieser langfristige Gebrauch ist bei kortisonhaltigen Mitteln nicht ratsam.
Es ist also nötig, dass Sie erst einmal nach der Ursache forschen. Finden Sie sie nicht heraus oder sind Sie unsicher, ob es sich z. B. um ein Ekzem oder eine Pilzinfektion handelt, sollten Sie einen Hautarzt aufsuchen. Haben Sie mit Kortison die Krankheitsanzeichen bereits unterdrückt, fehlen dem Arzt wichtige Anhaltspunkte für eine korrekte Diagnose.

Anwendung

Sie tragen das Mittel zwei- bis dreimal täglich dünn auf die betroffene Hautstelle auf. Bessern sich die Beschwerden, wenden Sie es nur noch einmal täglich oder alle zwei Tage an und setzen es dann ganz ab. Länger als zwei Wochen sollten Sie kortisonhaltige Präparate nicht anwenden. Sind die Symptome dann nicht verschwunden oder treten sie erneut auf, müssen Sie einen Hautarzt aufsuchen.
Im Gesicht sollten Sie Hydrokortison nicht ohne Rücksprache mit einem Arzt anwenden.
Auf große Hautflächen (zum Beispiel ganzer Rücken oder Bauch) sollten Sie das Mittel nicht auftragen.

ACHTUNG

Gegenanzeigen

Bei Windpocken, Pilzinfektionen, bakteriellen Hautentzündungen und Herpes dürfen Sie keine kortisonhaltigen Salben anwenden.

UNERWÜNSCHTE WIRKUNGEN

Selten und unbedenklich

Wenn Sie die Mittel zu lange anwenden, wird die Haut dünner und dadurch leichter verletzlich. Auch Pigmentverschiebungen (die Haut wird blasser oder dunkler) können vorkommen.

HINWEISE

Zur Verwendung von Kondomen

Wenn die Salbe Vaseline enthält (zum Beispiel in *Fenistil Hydrocortison, ratioAllerg*) und Sie sie im Genitalbereich einsetzen, verringert sich die Reißfestigkeit von Kondomen. Angaben über solche Hilfs- und Trägerstoffe finden Sie in der Packungsbeilage.

Für Schwangerschaft und Stillzeit

Hydrokortison können auch Schwangere anwenden, allerdings nicht in den ersten drei Monaten und nicht auf großen Hautflächen. Sicherheitshalber sollten Sie vorher Rücksprache mit einem Arzt halten.

Wenn Sie stillen, dürfen Sie die Mittel nicht an der Brust anwenden.

Für Kinder unter 14 Jahren

Bei Säuglingen und Kindern unter sechs Jahren dürfen Sie die Mittel nicht anwenden.

Bei älteren Kindern sollten Sie die Mittel nur nach Rücksprache mit einem Kinderarzt einsetzen.

Örtlich betäubende Mittel

Benzokain

Anaesthesin

Polidocanol

Anaesthesulf

Benzokain ist ein oberflächlich betäubendes Mittel. Es verringert die Empfindlichkeit der Nervenenden und -fasern für Schmerz-, Kälte-, Wärme- und Druckreize. Schmerzen und Juckreiz sind dann weniger zu spüren. Da der Wirkstoff selbst leicht Allergien auslösen kann, sollte er bei Juckreiz und Ekzem nicht eingesetzt werden.

Polidocanol wirkt ähnlich wie Benzokain, verursacht aber kaum Allergien. Das Mittel wird auch bei Windpocken eingesetzt, um den starken Juckreiz zu lindern.

ANWENDUNG

Lotion, Creme, Puder oder Salbe tragen Sie nach Bedarf auf die betroffenen Hautstellen auf. Die Lotion müssen Sie vorher gut schütteln.

Auf nässenden Hautstellen sollten Sie den Puder nicht anwenden, weil er mit der Feuchtigkeit verschmiert. Dann bildet sich eine Kruste, unter der sich Bakterien gut vermehren und die Entzüdung weiter unterhalten können.

ACHTUNG

Gegenanzeigen

Wenn Sie auf Parastoffe (→ Seite 41) allergisch reagieren, dürfen Sie keine benzokainhaltigen Präparate anwenden, weil es zu einer Kreuzallergie kommen kann.

UNERWÜNSCHTE WIRKUNGEN

Häufig, aber unbedenklich

Wenn sich die Haut nach dem Auftragen noch stärker rötet und juckt, vertragen Sie vermutlich den Wirkstoff nicht. Brechen Sie die Behandlung dann ab und suchen Sie einen Hautarzt auf.

Selten, aber gefährlich

Benzokain: Wenn Sie das Mittel auf sehr großen Hautflächen (zum Beispiel dem ganzen Rücken) anwenden und die gesamte Haut sich gräulich verfärbt, oder wenn Kopfschmerzen, Übelkeit, Herzrasen, Atemnot und Unruhe einsetzen, müssen Sie die Behandlung abbrechen und einen Arzt aufsuchen. Dann bildet der Körper zu viel Methämoglobin, das zu einer Art Blutvergiftung führt (Methämoglobinämie).

HINWEISE

Zur Verwendung von Kondomen

Anaesthesin-Salbe enthält Vaseline, die die Reißfestigkeit von Kondomen herabsetzt.

Für Schwangerschaft und Stillzeit

Stillende Frauen dürfen die Mittel nicht an der Brust anwenden.

Für Kinder unter 14 Jahren

Benzokainhaltige Mittel dürfen Sie bei Kindern unter zwei Jahren nicht anwenden.

Antihistaminika (äußerlich)

Bamipin
Soventol
Chlorphenoxamin
Systral
Clemastin
Tavegil
Dimetinden
Fenistil
Diphenhydramin
Psilo-Balsam N

Antihistaminika sind chemisch ähnlich aufgebaut wie das körpereigene Histamin. Histamin ist ein Gewebehormon, das aus bestimmten weißen Blutkörperchen, den Mastzellen, freigesetzt wird, wenn der Körper mit einer Substanz in Berührung kommt, die er nicht verträgt. Der Überschuss an Histaminen führt dann zu Entzündung, Juckreiz und Ekzem. Antihistaminika besetzen die Bindestellen für Histamin im Gewebe und blockieren damit die Unverträglichkeitsreaktion. Das gelingt allerdings nur, wenn die Mittel als Tabletten eingenommen werden (siehe Antihistaminika zum Einnehmen → Seite 400).
Äußerlich aufzutragende Antihistaminika dringen nicht schnell und tief genug in die Haut ein. Wenn die Mittel dennoch Juckreiz lindern können, so beruht das eher auf dem Kühleffekt von Gel oder Creme. Da die Mittel selbst Allergien auslösen können, sollten sie nicht angewendet werden.

Anwendung

Die Hersteller empfehlen, Gel, Creme oder Salbe nach Bedarf auf die betroffenen Hautstellen aufzutragen. Die Wirkung soll innerhalb einer halben Stunde einsetzen.
Alle Mittel dürfen Sie nicht am Auge oder in Augennähe oder in der Umgebung von Schleimhäuten (Nase, Mund) anwenden. Auch auf entzündete, nässende und offene Hautstellen oder Blasen dürfen Sie sie nicht auftragen.

Unerwünschte Wirkungen

Häufig, aber unbedenklich

Wenn sich die Haut nach dem Auftragen noch stärker rötet und juckt, vertragen Sie vermutlich den Wirkstoff nicht. Brechen Sie die Behandlung dann ab und suchen Sie einen Hautarzt auf.

Hinweise

Für Kinder unter 14 Jahren

Kinder unter zwei Jahren dürfen Sie mit diesen Mitteln nicht behandeln.
Bei älteren Kindern dürfen Sie die Mittel nicht auf großen Hautflächen (zum Beispiel ganze Brust, ganzer Rücken) anwenden. Da die Mittel ohnehin als „wenig geeignet" bewertet werden, sollten Sie darauf verzichten.

Bufexamac (äußerlich)

Bufexamac-ratiopharm
duradermal
Jomax
Malipuran
Parfenac
Windol

Bufexamac dämpft die Entzündung, bessert den Juckreiz und lindert den Schmerz. Außerdem soll es das Wachstum von Pilzen und Bakterien hemmen. Die therapeutische Wirksamkeit bei leichten und mittelschweren Hautentzündungen ist erwiesen. In den vergangenen Jahren hat die Häufigkeit von Allergien gegen Bufexamac jedoch so zugenommen, dass dieser Wirkstoff nicht mehr angewendet werden sollte.

Anwendung

Die Hersteller empfehlen, das Mittel ein- bis dreimal täglich auf die betroffenen Hautstellen aufzutragen. Die Umgebung von Augen, Nase und Mund müssen Sie aussparen, weil der Wirkstoff an diesen Stellen besonders häufig Allergien auslöst.

Unerwünschte Wirkungen

Häufig, aber unbedenklich

Die Haut kann stark austrocknen.
Wenn sich die Haut nach dem Auftragen noch stärker rötet und juckt, reagieren Sie vermutlich auf den Wirkstoff allergisch. Brechen Sie die Behandlung dann ab und suchen Sie einen Hautarzt auf.

Hinweise

Für Schwangerschaft und Stillzeit

In Schwangerschaft und Stillzeit sollten Sie Bufexamac nur nach Rücksprache mit einem Arzt

anwenden. Mehr als zehn Gramm Salbe pro Tag sollten Sie nicht auftragen.
In den letzten sechs Wochen der Schwangerschaft sollten Sie Bufexamac nicht anwenden, weil es möglicherweise Wehen oder Blutungen auslösen kann.

Für Kinder unter 14 Jahren

Bei Kindern unter sechs Jahren sollten Sie Bufexamac nur nach Rücksprache mit einem Arzt anwenden.

Pflanzliches Mittel

Nachtkerze (innerlich)

Epogam

Dieses Mittel wird vorwiegend eingesetzt, um den im Rahmen einer Neurodermitis auftretenden Juckreiz zu lindern. Das Öl aus den Samen der Nachtkerze enthält etwa 10 Prozent Gamma-Linolensäure. Diese ungesättigte Fettsäure bildet der Körper normalerweise selbst. Es wird vermutet, dass dies bei einer Neurodermitis nicht in ausreichender Menge geschieht, sodass ein Mangel an Gamma-Linolensäure auftritt, der dazu beiträgt, dass die Krankheit bestehen bleibt. Dieser Mangel soll mit dem Präparat ausgeglichen werden.
Bisher ließ sich jedoch nicht überzeugend nachweisen, dass sich die Entzündungssymptome und der Juckreiz unter der Gabe von *Epogam* bessern.

Anwendung

Sie nehmen zweimal täglich zwei bis drei Kapseln mit etwas Flüssigkeit zu den Mahlzeiten ein. Wenn es Ihnen schwer fällt, die Kapseln zu schlucken, können Sie sie auch mit einer Nadel aufstechen und das Öl ins Essen geben oder direkt in den Mund träufeln.
Ein Behandlungserfolg stellt sich frühestens nach acht bis zwölf Wochen ein.

Achtung

Gegenanzeigen

Wenn Sie eine Nahrungsmittelallergie haben, sollten Sie das Mittel nur nach Rücksprache mit dem Arzt anwenden.

Wechselwirkungen mit Medikamenten

Wenn Sie Mittel gegen Schizophrenie einnehmen (Phenothiazine) oder diese Mittel im Rahmen einer Epilepsiebehandlung verwenden, kann Nachtkerzensamenöl möglicherweise epileptische Anfälle auslösen. Deshalb sollten Sie vor der Einnahme Rücksprache mit einem Arzt halten.

Unerwünschte Wirkungen

Gelegentlich, aber unbedenklich

Übelkeit, Verdauungsstörungen, Kopfschmerzen. Wenn sich die Haut rötet, anschwillt, stärker juckt oder sich Bläschen bilden, vertragen Sie das Nachtkerzensamenöl vermutlich nicht. Brechen Sie dann die Behandlung ab und suchen Sie einen Arzt auf.

Hinweise

Für Schwangerschaft und Stillzeit

In den ersten drei Schwangerschaftsmonaten sollten Sie das Mittel nur nach Rücksprache mit einem Arzt anwenden.
Eine Einnahme in der Stillzeit ist unbedenklich.

Für Kinder unter 14 Jahren

Bei Kindern unter einem Jahr sollte das Mittel wegen mangelnder Erkenntnisse nicht angewendet werden.
Kinder mit Epilepsie sollten sorgfältig beobachtet werden, wenn sie Nachtkerzensamenöl einnehmen.

Pflanzliches Mittel

Bittersüß (äußerlich/innerlich)

Cefabene

Der Extrakt aus Bittersüß (Dulcamara) enthält Stoffe, die Juckreiz stillen und Entzündungen hemmen sollen. Bei Juckreiz und Ekzem kann das Mittel unterstützend eingesetzt werden. Weitere Studien sind erforderlich, um die therapeutische Wirksamkeit zu klären.

Anwendung

Die Salbe tragen Sie ein- bis mehrmals täglich auf die betroffenen Hautstellen dünn auf. Tabletten und Tropfen nehmen Sie ein- bis mehrmals täglich ein.

Achtung

Cefabene-Tropfen enthalten Alkohol. Personen mit Alkoholproblemen dürfen dieses Mittel nicht einnehmen. Auch Leberkranke und Menschen mit

Anfallleiden sollten den Alkoholgehalt berücksichtigen. Darüber hinaus kann Alkohol die Wirkung vieler Arzneimittel (z. B. Schlaf- und Beruhigungsmittel, Psychopharmaka, starke Schmerzmittel, einige Mittel bei hohem Blutdruck) verstärken.

Unerwünschte Wirkungen

Selten und unbedenklich

Cefabene-Salbe: Der in der Salbe enthaltene Alkohol kann die Haut etwas reizen und austrocknen.

Hinweise

Für Kinder unter 14 Jahren

Cefabene-Tropfen: Bedenken Sie, dass die Tropfen Alkohol enthalten. Mittel ohne Alkohol sind vorzuziehen.

Kombination
Isoprenalin + Salizylsäure

Ingelan Puder

Dieses Mittel enthält zusätzlich zu Isoprenalin, das die Hautdurchblutung verringern und somit den Juckreiz lindern soll, noch Salizylsäure. Diese erweicht die Hornhaut und soll so das Eindringen von Isoprenalin in die Haut erleichtern. Allerdings ist in diesem Mittel die Konzentration der Salizylsäure mit 0,5 Prozent zu gering, um die Hornschicht aufweichen zu können.

Das Mittel wird häufig bei Windpocken angewendet. Der therapeutische Stellenwert von *Ingelan Puder* bei Juckreiz und Ekzem ist jedoch noch nicht endgültig geklärt.

Anwendung

Sie tragen den Puder mehrmals täglich nach Bedarf auf die betroffenen Hautstellen auf.

Auf nässender Haut oder offenen Wunden dürfen Sie das Mittel nicht benutzen. Der Puder verschmiert mit der Feuchtigkeit und bildet mit dem Sekret eine Kruste, unter der sich Bakterien gut vermehren und die Entzündung weiter unterhalten können.

In der Nähe von Schleimhäuten (Augen, Nase, Mund, Genitalregion) oder auf großen Hautflächen dürfen Sie das Mittel ebenso nicht anwenden.

Unerwünschte Wirkungen

Gelegentlich, aber unbedenklich

Wenn sich die Haut rötet, anschwillt, stärker juckt oder sich Bläschen bilden, vertragen Sie die Wirkstoffe vermutlich nicht. Brechen Sie dann die Behandlung ab und suchen Sie einen Hautarzt auf.

Hinweise

Für Schwangerschaft und Stillzeit

In der Schwangerschaft dürfen Sie das Mittel nur auf maximal handtellergroßen Flächen anwenden. In der Stillzeit dürfen Sie die Brust nicht damit behandeln.

Für Kinder unter 14 Jahren

Bei Säuglingen und Kleinkindern sollten Sie das Mittel nicht auf großen Flächen (ganzer Bauch oder Rücken) und nicht länger als zwei Wochen anwenden.

Kombination: Antihistaminikum + Zinkoxid
Diphenhydramin + Zinkoxid

Palacril

In diesem Mittel ist das Antihistaminikum Diphenhydramin mit Zinkoxid kombiniert. Zinkoxid soll dazu beitragen, die Hautoberfläche etwas zusammenzuziehen und somit den Juckreiz zu mildern. Darüber hinaus hat Zinkoxid keine Wirkungen. Das Antihistaminikum hat auf den Verlauf eines Ekzems keinen Einfluss, weil es nicht schnell und tief genug in die Haut eindringt. Außerdem kann es selbst Allergien auslösen. Andere Mittel sind deshalb vorzuziehen.

Anwendung

Der Hersteller empfiehlt, die Lotion mehrmals täglich nach Bedarf auf die betroffenen Hautstellen aufzutragen.

Alle weiteren Angaben finden Sie unter dem Stichwort Antihistaminika (→ Seite 45.

Kombination
Benzokain + Benzylbenzoat

Labocane

In diesem Mittel ist dem oberflächlich betäubenden Wirkstoff Benzokain die Substanz Benzylbenzoat hinzugefügt. Dabei handelt es sich um ein Nervengift, das Insekten abtötet. Solche Insektizide sind nur angebracht, wenn ein Ekzem auf Hautparasiten zurückgeht, zum Beispiel bei

Krätze (→ Seite 107). Die Kombination der beiden Substanzen verbessert nicht die anästhesierende Wirkung des Benzokains.

Anwendung

Der Hersteller empfiehlt, die Salbe ein- bis mehrmals täglich auf den betroffenen Hautstellen anzuwenden.
In der Umgebung der Augen oder in der Nähe von Schleimhäuten (Nase, Mund, Genitalregion) dürfen Sie die Salbe nicht auftragen, weil Benzylbenzoat die Schleimhäute stark reizt.

Unerwünschte Wirkungen

Häufig, aber unbedenklich

Die Haut kann sich röten. Wenn die Rötung anhält und auch der Juckreiz bestehen bleibt oder sich sogar verstärkt, reagieren Sie vermutlich auf einen oder beide Wirkstoffe allergisch. Setzen Sie das Mittel dann ab und suchen Sie einen Hautarzt auf.

Kombination

Methylsalizylat + Salizylsäure + Thymol (äußerlich)

DDD

Methylsalizylat und Salizylsäure sollen die oberen Hautschichten aufweichen und Pilze und Bakterien abtöten. Salizylsäure ist jedoch zu niedrig dosiert, um einen aufweichenden Effekt zu zeigen. Methylsalizylat soll darüber hinaus schmerz- und juckreizlindernd wirken. Thymol wirkt zusätzlich antibakteriell. Für Thymol und Methylsalizylat sind keine entzündungshemmenden und juckreizmildernden Effekte nachgewiesen.

Anwendung

Der Hersteller empfiehlt, Salbe oder Lösung mehrmals täglich auf die betroffenen Hautstellen aufzutragen. Verletzte oder offene Haut dürfen Sie nicht damit behandeln. Auch in der Nähe von Schleimhäuten (Auge, Nase, Mund, Genitalregion) oder auf großen Hautflächen dürfen Sie das Mittel nicht anwenden.

Unerwünschte Wirkungen

Selten und unbedenklich

Wenn sich die Haut rötet, anschwillt, stärker juckt oder sich Bläschen bilden, vertragen Sie einen oder mehrere Wirkstoffe vermutlich nicht. Brechen Sie dann die Behandlung ab und suchen Sie einen Hautarzt auf.

Hinweise

Für Schwangerschaft und Stillzeit

Über die Risiken einer Anwendung in Schwangerschaft und Stillzeit gibt es keine Erkenntnisse. Da das Mittel ohnehin als „wenig geeignet" bewertet wird, sollten Sie darauf verzichten.

Für Kinder unter 14 Jahren

Kinder unter vier Jahren dürfen Sie nicht mit dem Mittel behandeln. Da das Mittel ohnehin als „wenig geeignet" bewertet wird, sollten Sie auch bei älteren Kindern darauf verzichten.

Pflanzenkombination

Johanniskraut + Kamille + Ringelblume + Stiefmütterchen (äußerlich)

Befelka Oel

Die pflanzlichen Inhaltsstoffe in diesem Öl sollen Hautjucken und Ekzeme lindern. Die Zusammensetzung dieses Mittels ist jedoch nicht sinnvoll. Ringelblume kann selbst Allergien auslösen. Johanniskrautöl wird allenfalls bei Verletzungen und Verbrennungen eingesetzt. Die therapeutische Wirksamkeit bei Juckreiz und Ekzem ist für diese Kombination nicht ausreichend nachgewiesen.

Anwendung

Der Hersteller empfiehlt, das Öl mehrmals täglich auf die betroffenen Hautstellen aufzutragen.

Achtung

Johanniskrautöl kann die Haut empfindlicher für die UV-Strahlung im Sonnenlicht machen. Wenn Sie das Mittel anwenden, sollten Sie die behandelten Hautstellen deshalb nicht der Sonne aussetzen.

Unerwünschte Wirkungen

Selten und unbedenklich

Wenn sich die Haut rötet und/oder der Juckreiz anhält, reagieren Sie vermutlich auf eines oder mehrere der pflanzlichen Öle allergisch. Setzen Sie das Mittel dann ab und suchen Sie einen Hautarzt auf.

Juckreiz, Ekzem

Handelsname Darreichungsform	Zusammensetzung pro 1 ml/1 g oder wie angegeben bzw. pro abgeteilte Einheit	Kleinste Packungsgröße	Packungspreis	Bewertung für das beanspruchte Anwendungsgebiet
Hinweise zu den Tabellenspalten → Seite 24, zur Auswahl der Arzneimittel → Seite 20, zur Grundlage der Bewertung → Seiten 20, 23				
Anaesthesin-Creme 10 % Creme	**Benzokain** 100 mg	20 g	4,37	**Wenig geeignet** bei Juckreiz, weil der Wirkstoff selbst leicht Allergien auslösen kann. → Seite 44
Anaesthesin N Puder Puder	60 mg	50 g	6,58	
Anaesthesin-Salbe 5 %	50 mg	50 g	5,71	
10 %	100 mg	20 g	4,37	
20 % Salbe	200 mg	20 g	5,34	
Anaesthesulf Lotion	**Polidocanol** 80 mg	50 g	6,03	**Geeignet** bei Juckreiz. → Seite 44
Befelka Oel Öl	**Johanniskrautöl** 100 mg **+ Kamillenblütenöl** 30 mg **+ Ringelblumenblütenöl** 50 mg **+ Stiefmütterchenkrautöl** 30 mg	50 ml	6,21	**Wenig geeignet** bei Juckreiz und Ekzem, weil die therapeutische Wirksamkeit nicht ausreichend nachgewiesen ist. → Seite 48
Bufexamac-ratiopharm Creme	**Bufexamac** 50 mg	20 g	4,30	**Wenig geeignet** bei Ekzemen, weil der Wirkstoff selbst allergisierend wirken kann. → Seite 45
Salbe	50 mg	20 g	4,30	
Cefabene Filmtabletten Filmtabletten	**Auszug aus Bittersüßstengel** 200 mg	50 Stück	13,28	**Mit Einschränkung geeignet** zur unterstützenden Behandlung bei Ekzemen. Die bislang vorliegenden Studien reichen noch nicht aus, um die therapeutische Wirksamkeit abschließend nachzuweisen. → Seite 46
Cefabene Salbe Salbe	100 mg	25 g	6,61	
Cefabene Tropfen Tropfen	700 mg *Enthält 26% Alkohol*	50 ml	12,11	
DDD Hautmittel-S	**Methylsalizylat** 10 g **+ Salizylsäure** 7,5 mg **+ Thymol** 1 mg	50 ml	5,12	**Wenig geeignet** bei Juckreiz und Ekzem, weil die therapeutische Wirksamkeit nicht ausreichend nachgewiesen ist. Die Kombination der drei Wirkstoffe ist nicht sinnvoll. → Seite 48
DDD Hautmittel-S extra stark Lösung	**Methylsalizylat** 10 mg **+ Salizylsäure** 22,5 mg **+ Thymol** 1 mg	50 ml	5,45	
DDD Hautbalsam-S Salbe	**Methylsalizylat** 10 g **+ Salizylsäure** 7,5 mg **+ Thymol** 1 mg	30 g	3,93	
duradermal Creme Creme	**Bufexamac** 50 mg	25 g	4,61	**Wenig geeignet** bei Ekzemen, weil der Wirkstoff selbst allergisierend wirken kann. → Seite 45
duradermal Lotio Emulsion	50 mg	50 g	9,05	
duradermal Fettsalbe	50 mg	25 g	4,61	
duradermal Salbe Salbe	50 mg	25 g	4,61	

▶

Juckreiz, Ekzem Fortsetzung

Handelsname Darreichungsform	Zusammensetzung pro 1 ml/1 g oder wie angegeben bzw. pro abgeteilte Einheit	Kleinste Packungsgröße	Packungspreis	Bewertung für das beanspruchte Anwendungsgebiet
Tavegil Gel Gel	**Clemastin-hydrogenfumarat** 0,402 mg	20 g	3,54	**Wenig geeignet** bei Juckreiz und Ekzem. Die therapeutische Wirksamkeit ist nicht ausreichend nachgewiesen; der Wirkstoff kann selbst Allergien auslösen. → Seite 45
Windol Creme Creme	**Bufexamac** 50 mg	20 g	4,70	**Wenig geeignet** bei Juckreiz und Ekzem, weil der Wirkstoff selbst allergisierend wirken kann. → Seite 45
Windol Milch Emulsion	50 mg	50 g	9,00	
Windol Fettsalbe	50 mg	20 g	4,70	
Windol Salbe Salbe	50 mg	20 g	4,70	
Zinkpaste LAW Paste	**Zinkoxid** 200 mg	50 g	3,36	**Geeignet** zur unterstützenden Behandlung bei Ekzemen. → Seite 41
Zinkpaste, weich BW Paste	**Zinkoxid** 300 mg	50 ml	2,40	**Geeignet** zur unterstützenden Behandlung bei Ekzemen. → Seite 41

Hinweise zu den Tabellenspalten → Seite 24, zur Auswahl der Arzneimittel → Seite 20, zur Grundlage der Bewertung → Seiten 20, 23

Trockene Haut

Die Haut hält sich normalerweise selbst elastisch und geschmeidig, indem sie Wasser im Gewebe einlagert und Talg produziert. Wie viel Fett sie bildet, hängt meist von erblichen und hormonellen Voraussetzungen ab. Verschiedene Faktoren können dazu führen, dass die Haut unangenehm trocken ist.

Anzeichen und Beschwerden

Die Haut ist matt, rau, spröde, schuppt und juckt leicht. Oft spannt sie auch etwas.

Ursachen

Trockene Haut kann eine ganze Reihe von Ursachen haben:

- Viele Menschen haben von Natur aus trockene Haut, weil diese wenig Talg bildet.
- Im Zusammenhang mit Krankheiten kann die Haut trocken werden, zum Beispiel bei Neurodermitis und Schuppenflechte.
- Wenn im Alter die Hormonproduktion nachlässt, wird weniger Talg produziert, wodurch sich die Fähigkeit der Haut, Wasser zu binden, verringert. Das führt dazu, dass sie trockener wird.
- In überheizten oder klimatisierten Räumen mit geringer Luftfeuchtigkeit wird der Haut mehr Flüssigkeit entzogen und sie trocknet schneller aus.
- Zu häufiges Duschen und Baden in heißem Wasser sowie die Verwendung von Seife, Schaumbad oder Waschlotionen trocknen die Haut aus.
- Zu viel Sonne und UV-Licht in Solarien trocknen die Haut ebenfalls aus.

Allgemeine Maßnahmen

Duschen Sie nur alle zwei Tage und waschen Sie sich zwischendurch mit einem Waschlappen, das beeinträchtigt die Hygiene nicht. Benutzen Sie dabei Babyseife oder Syndets mit einem hohen Anteil an rückfettenden Substanzen.

Pflegen Sie die Haut nach dem Waschen mit einer Feuchtigkeitslotion, die einen hohen Fettanteil hat (Wasser-in-Öl-Emulsion).

Trinken Sie genügend: Zwei bis drei Liter täglich sollten es sein.

Grünpflanzen in den Räumen sorgen für eine höhere Luftfeuchtigkeit (das nützt Ihnen natürlich nur, wenn Grünpflanzen Ihnen keine Probleme bereiten). Feuchte Tücher über den Heizkörpern haben einen ähnlichen Effekt.

Wann zum Arzt?

Wenn die Haut stark schuppt und mit den als geeignet eingestuften Präparaten nicht wieder geschmeidig wird, sollten Sie einen Hautarzt aufsuchen.

Behandlung mit Medikamenten

Rückfettende Cremes und Salben, die keine bestimmten Wirkstoffe enthalten, sind zur Behandlung von trockener Haut geeignet. Ob eine Öl-in-Wasser- oder eine Wasser-in-Öl-Emulsion sinnvoller ist, richtet sich nach dem individuellen Hauttyp (siehe dazu Abschnitt „Äußerlich anzuwendende Arzneimittel" → Seite 26).

Harnstoffhaltige Cremes und Salben erhöhen die Fähigkeit der Haut, Feuchtigkeit zu binden, und sind deshalb bei trockener Haut sinnvoll. Die Kombination Harnstoff + örtlich betäubender Wirkstoff bringt keine Vorteile – solche Zusätze sind überflüssig.

Ölbäder sind zur Pflege von trockener und leicht schuppender Haut geeignet. Die Kombination Ölbad + örtlich betäubender Wirkstoff ist jedoch überflüssig, weil eine Schmerzlinderung meist nicht nötig ist und der Zusatz des örtlich betäubenden Wirkstoffs das Allergierisiko erhöht.

Wirkstofffreie Präparate wie *Asche Basis Creme/Lotion/Fettcreme/Salbe, Askina Skin, Dermatop Basis Creme/Salbe/Fettsalbe, Neribas Creme/Fettsalbe/Salbe, Wolff Basiscreme* eignen sich zur Pflege der Haut. Sie sind keine Arzneimittel im strengen Sinne, sondern Kosmetika (*Klosterfrau Aktiv-Pflege-Puder* gehört ebenfalls zu dieser Präparategruppe, ist aber zur Hautpflege weniger sinnvoll, weil er die Haut austrocknet).

Anthroposophische, homöopathische und traditionell angewendete Mittel

Zu den meistgekauften Mitteln gehört auch *Weleda Kinderbad*. Dabei handelt es sich um ein Präparat aus der anthroposophischen Medizin, das sich nach den Grundsätzen dieses Buches nicht bewerten lässt und deshalb nicht näher besprochen wird. Allgemeine Informationen zu dieser Therapierichtung finden Sie im Abschnitt „Anthroposophische Mittel" (→ Seite 15).

Rückfettende Cremes

Linolsäure + Oktadekadiensäure

Linola Creme/ Fett N Creme

Linolsäure und Oktadekadiensäure sind hautpflegende Fettsäuren. *Linola Creme* ist eine Öl-in-Wasser-Emulsion, bei der der Feuchtigkeitsanteil dominiert. Diese Creme ist leicht abwaschbar und wirkt auch etwas kühlend.

Bei *Linola Fett N Creme* handelt es sich um eine Wasser-in-Öl-Emulsion, die mehr Fett enthält als eine Öl-in-Wasser-Emulsion.

Beide Cremes werden häufig bei sehr trockener Haut angewendet oder wenn eine Entzündung abklingt und keine stärkeren Wirkstoffe mehr nötig sind (zum Beispiel bei einer Neurodermitis nach der Behandlung mit kortisonhaltigen Medikamenten).

ANWENDUNG

Sie tragen die Creme nach Bedarf auf die Haut auf.

Harnstoffhaltige Cremes und Salben

Harnstoff

Basodexan
Elacutan
Eucerin 10 % Urea
Hyanit N
Nubral
Widmer Carbamid

Harnstoff + hautpflegende Substanzen

Remederm

Harnstoff erhöht den Feuchtigkeitsgehalt der Haut und trägt dazu bei, sie weich und geschmeidig zu erhalten. Harnstoff verstärkt auch die Freisetzung anderer Wirkstoffe in der Haut. *Remederm* enthält neben Harnstoff noch verschiedene hautpflegende Substanzen wie zum Beispiel Vitamin A, Vitamin E und Dexpanthenol.

ANWENDUNG

Sie cremen die Haut täglich ein- bis zweimal dünn ein.

Harnstoff macht die Haut „durchlässiger" für alle Stoffe, die auf die Haut aufgetragen werden. Bei der Wahl von Kosmetika sollten Sie deshalb darauf achten, dass sie möglichst wenig chemische Substanzen (z. B. Konservierungsmittel, Farb- oder Duftstoffe) enthalten.

Achtung

Gegenanzeigen

Auf entzündete oder verletzte Haut dürfen Sie harnstoffhaltige Cremes nicht auftragen.

Unerwünschte Wirkungen

Selten und unbedenklich

Wenn die Haut juckt, brennt oder sich rötet, reagieren Sie vermutlich auf einen der Inhaltsstoffe allergisch. Dann sollten Sie die Behandlung abbrechen und einen Hautarzt aufsuchen.

Hinweise

Für Kinder unter 14 Jahren

Kinder klagen gelegentlich zu Beginn der Behandlung über ein „Brennen". Das verliert sich aber meistens mit Abklingen der Hautreizung, z. B. bei einem Ekzem, recht schnell.

Ölbäder

Sojabohnenöl

Balneum Hermal

Erdnussöl + Paraffin

Balneum Hermal F

Sojabohnenöl + Paraffin

Oleobal

Paraffin + rückfettende Substanzen

Linola Fett N Ölbad

Bäder mit Ölen aus Sojabohnen oder Erdnüssen oder aus Paraffin fetten die Haut beim Baden und Duschen. Sie überziehen die Haut mit einem hauchdünnen Fettfilm, der verhindert, dass sich natürliche Feuchthaltefaktoren aus der Hornschicht der Haut lösen. Die Haut juckt dann weniger und trocknet auch nicht so rasch aus. Paraffin hat zusätzlich einen leicht reinigenden Effekt.

Anwendung

Sie geben das Ölbad in das einlaufende Badewasser und zwar am besten in dünnem Strahl direkt in das laufende Wasser. So wird es in feine Tröpfchen zerstäubt, die sich im Wasser verteilen. Die Wassertemperatur sollte bei 32 °C liegen, dann ist die rückfettende Wirkung am größten. Mit jedem Grad mehr nimmt dieser Effekt ab. Wärmer als 36 °C sollte das Wasser auf keinen Fall sein.
Es genügt, wenn Sie das Ölbad alle zwei bis drei Tage anwenden.
Seife und Syndets dürfen Sie nicht gleichzeitig anwenden, weil sie die rückfettende Wirkung des Ölbads aufheben.
Nach dem Bad sollten Sie die Haut eincremen – beim Abtrocknen landet der dünne Fettfilm aus dem Badewasser meist im Handtuch, selbst wenn Sie die Haut nur trockentupfen.

Achtung

Alle Ölbäder machen die Bade- oder Duschwanne sehr glitschig! Es besteht erhöhte Rutschgefahr.

Gegenanzeigen

Unter folgenden Bedingungen dürfen Sie ein Vollbad nur nach Rücksprache mit einem Arzt nehmen:

- Es bestehen ausgedehnte Hautverletzungen.
- Sie haben eine akute Hautkrankheit.
- Sie haben Fieber oder eine infektiöse Erkrankung.
- Ihr Herz ist geschwächt (Herzinsuffizienz).
- Sie haben Tuberkulose.
- Ihr Blutdruck ist erhöht.

Unerwünschte Wirkungen

Selten und unbedenklich

Wenn die Haut juckt, brennt oder sich rötet, reagieren Sie vermutlich auf das Öl oder einen der Hilfsstoffe im Badezusatz allergisch. Dann sollten Sie die Behandlung abbrechen und einen Hautarzt aufsuchen.

Selten, aber gefährlich

Balneum Hermal F: Erdnüsse können Allergien auslösen. Bei schon bekannten Erdnussallergien sollte daher vorsichtshalber ein Badezusatz ohne Erdnussöl verwendet werden.

Ölbad: Kombination

Sojabohnenöl + Polidocanol

Balneum Hermal Plus

Dieser Badezusatz enthält zusätzlich zu dem Pflanzenöl noch das örtlich betäubende Mittel Polidocanol. Der durch trockene Haut bedingte Juckreiz soll sich dadurch noch rascher und nachhaltiger bessern. In einem Wannenbad erreicht Polidocanol aber nicht die nötige Konzentration, um tatsächlich juckreizstillend zu wirken. Es ist sehr fraglich, ob die Wirkung dieses Badezusatzes über die des reinen Ölbades hinausgeht.
Alle weiteren Angaben finden Sie unter dem Stichwort Ölbäder.

Kombination: Harnstoff + örtlich betäubendes Mittel

Harnstoff + Polidocanol

Optiderm

Diese Creme enthält neben Harnstoff noch den örtlich betäubenden Wirkstoff Polidocanol. Der durch trockene Haut bedingte Juckreiz soll sich dadurch noch rascher und nachhaltiger bessern. Alle weiteren Angaben zu Harnstoff → Seite 53.

Trockene Haut

Handelsname Darreichungsform	Zusammensetzung pro 1 ml/1 g oder wie angegeben bzw. pro abgeteilte Einheit	Kleinste Packungsgröße	Packungspreis	Bewertung für das beanspruchte Anwendungsgebiet
Balneum Hermal	**Sojabohnenöl** 847,5 mg	200 ml	7,66	**Geeignet** zur Pflege von trockener Haut. → Seite 54
Balneum Hermal F	**Erdnussöl** 464,5 mg + **dünnflüssiges Paraffin** 470 mg	200 ml	7,96	
Balneum Hermal Plus Bad	**Sojabohnenöl** 829,5 mg + **Polidocanol** 150 mg	200 ml	8,50	**Mit Einschränkung geeignet** zur Pflege von trockener Haut. Der Zusatz des örtlich betäubenden Wirkstoffs trägt wegen seiner geringen Konzentration im Badewasser nicht zu einer besseren Wirkung bei. → Seite 54
Basodexan Creme	**Harnstoff** 100 mg	50 g	7,19	**Geeignet** zur Pflege von trockener Haut. → Seite 53
Basodexan soft Creme	100 mg	50 g	6,90	
Basodexan S Salbe Salbe	100 mg	50 g	7,19	
Elacutan Creme Creme	**Harnstoff** 100 mg	50 g	7,16	**Geeignet** zur Pflege von trockener Haut. → Seite 53
Elacutan Salbe Salbe	100 mg	50 g	7,16	
Eucerin Salbe 10 % Urea Salbe	**Harnstoff** 100 mg	50 g	7,19	**Geeignet** zur Pflege von trockener Haut. → Seite 53
Hyanit N Salbe	**Harnstoff** 100 mg	100 g	11,40	**Geeignet** zur Pflege von trockener Haut. → Seite 53
Linola Creme	**Linolsäure** 1,3 mg + **Oktadekadiensäure** 3,25 mg	50 g	5,60	**Geeignet** zur Pflege von trockener Haut. → Seite 53
Linola Fett N Creme	**Linolsäure** 2,1 mg + **Oktadekadiensäure** 5,2 mg	50 g	6,45	

Hinweise zu den Tabellenspalten → Seite 24, zur Auswahl der Arzneimittel → Seite 20, zur Grundlage der Bewertung → Seiten 20, 23

▶

Trockene Haut Fortsetzung

Handelsname Darreichungsform	Zusammensetzung pro 1 ml/1 g oder wie angegeben bzw. pro abgeteilte Einheit	Kleinste Packungsgröße	Packungspreis	Bewertung für das beanspruchte Anwendungsgebiet

Hinweise zu den Tabellenspalten → Seite 24, zur Auswahl der Arzneimittel → Seite 20, zur Grundlage der Bewertung → Seiten 20, 23

Handelsname Darreichungsform	Zusammensetzung pro 1 ml/1 g oder wie angegeben bzw. pro abgeteilte Einheit	Kleinste Packungsgröße	Packungspreis	Bewertung für das beanspruchte Anwendungsgebiet
Linola Fett N Ölbad Bad	**Isopropylmyristat-Derivat** 440 mg + **Macrogol-laurylether** 60 mg + **dickflüssiges Paraffin** 480 mg + **Poly(oxypropylen)-Derivat** 10 mg	200 ml	8,25	**Geeignet** zur Pflege von trockener Haut. → Seite 54
Nubral Creme Creme	**Harnstoff** 100 mg	75 g	9,89	**Geeignet** zur Pflege von trockener Haut. → Seite 53
Nubral Salbe Salbe	100 mg	75 g	9,89	
Oleobal medizinisches Dusch- und Badeöl Bad	**Sojabohnenöl** 500 mg + **dünnflüssiges Paraffin** 439,5 mg	200 ml	7,80	**Geeignet** zur Pflege von trockener Haut. → Seite 54
Optiderm Creme	**Harnstoff** 50 mg + **Polidocanol** 30 mg	50 g	8,62	**Geeignet** bei trockener Haut verbunden mit Juckreiz. → Seite 55
Optiderm F Creme Creme	**Harnstoff** 50 mg + **Polidocanol** 30 mg	50 g	8,96	
Remederm Creme	**Harnstoff** 30 mg + **Aluminiumdistearat** 8 mg + **Butandiol** 25 mg + **Dexpanthenol** 20 mg + **Dibutyladipat** 10 mg + **Distearylhydrogenzitrat** 28 mg + **Glyzerinmonooleat** 15,75 mg + **Glyzerinmonostearat** 8,75 mg + **Hartparaffin** 26 mg + **Isopropylmyristat** 32 mg + **Milchsäure** 2 mg + **Vitamin A** 5,3 mg + **Ölsäuredecylester** 75 mg + **dünnfl. Paraffin** 12,25 mg + **Pentaerythritdikokosfett-säureester** 28 mg + **Polyethylenwachs** 1,75 mg + **Propylenglykol** 26,75 mg + **Sorbitansesquioleat** 23,5 mg + **Sorbitol-Lösung 70 %** 25 mg + **Vitamin E** 10 mg + **weißes Vaselin** 17,25 mg + **gebleichtes Wachs** 14 mg	75 g	7,60	**Geeignet** zur Pflege von trockener Haut. → Seite 53
Widmer Carbamid Creme Creme	**Harnstoff** 120 mg	100 g	12,40	**Geeignet** zur Pflege von trockener Haut. → Seite 53

Sonnenbrand

Sonnenlicht enthält einen Anteil von Strahlen, die die Haut schädigen können. Dabei handelt es sich um kurzwelliges Licht (die langwelligen Infrarotstrahlen wärmen vor allem), das jenseits des violetten Farbspektrums liegt und deshalb auch ultraviolette (UV-) Strahlung genannt wird. Das UV-Licht wird je nach Wellenlänge in UV-A und UV-B unterteilt. UV-B-Strahlen sind die gefährlicheren, weil sie noch energiereicher als UV-A-Strahlen sind.

Treffen UV-Strahlen auf die Haut, regen sie dort die Bildung von Pigmentzellen an, die den braunen Farbstoff Melanin abgeben. Dieser wird in die oberen Hautschichten eingelagert, um einen Teil des Lichts zu binden – die Haut wird braun. Außerdem verdickt sich die Oberhaut und bildet somit eine „Lichtschwiele". Der braune Farbstoff absorbiert einen Teil der Strahlung, die Lichtschwiele schwächt sie zusätzlich ab, beides schützt die unteren Hautschichten vor den energiereichen und damit auch gefährlichen UV-Strahlen.

UV-Strahlung schädigt die Haut, indem sie das Erbmaterial der Zellen verändert, aggressive Sauerstoffteilchen („freie Radikale") freisetzt und Bindegewebsfasern (Kollagen) in der Haut abbaut. Normalerweise kann die Haut solche Schäden selbst reparieren. Wird sie aber einem Übermaß an UV-Strahlen ausgesetzt, gelingt dies nicht mehr, und es können bleibende Schäden auftreten.

Je häufiger die Haut verbrennt, desto größer ist die Gefahr, dass sie dauerhaft geschädigt wird, und das bedeutet: Das Risiko für Hautkrebs steigt. Besonders gefährdet sind Kinder sowie blonde und rothaarige Menschen mit heller Haut und/oder vielen Leberflecken.

Anzeichen und Beschwerden

Die Haut wird rot, spannt und schmerzt. Ist sie stark verbrannt, bilden sich Brandblasen.

Ursachen

Ein Sonnenbrand entsteht, wenn die Haut zu lange intensiver Sonneneinstrahlung ausgesetzt war. Auslöser sind vor allem die energiereichen UV-B-Strahlen.

Bestimmte Medikamente machen die Haut empfindlicher für UV-Strahlen. Dazu gehören zum Beispiel Antibiotika (vor allem Tetrazykline), Rheumamittel (Oxicame, Cox-2-Hemmer) sowie Johanniskraut (bei depressiven Stimmungen) und ein bestimmtes Schmerzmittel (Ketoprofen). Solange Sie diese Mittel einnehmen, sollten Sie direktes Sonnenlicht meiden oder die Haut mit einem Sunblocker schützen.

Vorbeugung

Vor 11 Uhr und nach 16 Uhr treffen die Sonnenstrahlen in einem weniger steilen Winkel auf die Erde als in der Zeit dazwischen, was ihre Energie abschwächt. Damit sinkt auch die Gefahr für einen Sonnenbrand. Wenn überhaupt, sollten Sie sich möglichst nur zu diesen Zeiten in der Sonne aufhalten.

Schützen Sie die Haut immer mit einem Sonnenschutzmittel mit hohem Lichtschutzfaktor, das sowohl UV-A- als auch UV-B-Strahlen abhält. Bei Mitteln mit chemischen Schutzfaktoren müssen Sie die Haut 30 bis 45 Minuten vorher eincremen, weil die Substanzen erst nach dieser Zeit ihre volle Wirkung entfalten. Sonnenschutzmittel mit staubfein vermahlenen Mikropigmenten (Titandioxid, Zinkoxid) schützen sofort.

Aber Vorsicht – die Wirkung aller dieser Mittel hat ihre Grenzen. Auch mit Sunblocker sollten Sie sich nicht der prallen Sonne aussetzen und sich generell nicht länger als zwei bis drei Stunden in der Sonne aufhalten.

Vor allem Kinder dürfen Sie nicht unbekleidet in der Sonne spielen lassen. Ein leichtes T-Shirt und Shorts oder Hosen aus Baumwolle, ein Sonnenhut und eine Sonnenbrille schützen Haut, Kopf und Augen. Allerdings lassen die meisten Kleidungsstücke immer noch eine Restmenge an UV-Strahlung durch. Bei der Sonnenbrille sollten Sie darauf achten, dass die Gläser nachgewiesenermaßen UV-Strahlen abhalten (dafür gibt es ein Qualitätssiegel).

Wie verlässlich sind die Angaben für den Lichtschutzfaktor?

Der Lichtschutzfaktor bezieht sich nur auf UV-B-Strahlen und wird inzwischen europaweit von den meisten Herstellern einheitlich bestimmt (nur bei Produkten aus den USA kann es noch eine Wertangabe geben, die nicht mit der europäischen übereinstimmt). Er gibt an, wie viel länger man in der Sonne bleiben kann, bevor ein Sonnenbrand entsteht. Beispiel: Ungeschützt rötet sich die Haut nach zehn Minuten, eingecremt mit einer Sonnenmilch mit Schutzfaktor 8 also erst nach 80 Minuten. ▶

Das funktioniert aber nur etwa bis Faktor 15. Produkte mit höheren Lichtschutzfaktoren halten die UV-Strahlen nicht mehr wesentlich besser ab (Ausnahme: Sunblocker). Und: Wenn man länger als zwei bis drei Stunden in der Sonne liegt, zerstören die UV-Strahlen trotz des Sonnenschutzmittels das körpereigene Reparatursystem für Zellschäden, sodass sich die Gefahr für Hautkrebs auch ohne Sonnenbrand erhöht.

Den Angaben für die Schutzfaktoren sollten Sie ohnehin nur bedingt trauen: Die Hersteller tragen das Sonnenschutzmittel beim Test unverhältnismäßig dick auf, und jede Haut reagiert anders, je nachdem, ob sie von Natur aus sehr hell oder leicht braun ist. Nach zwei Dritteln der erlaubten Zeit sollten Sie deshalb in den Schatten wechseln. Bedenken Sie dabei aber, dass auch im Schatten durch Streustrahlung noch reichlich UV-Strahlen vorhanden sind. Auch dort dürfen Sie also auf Sonnenschutzmittel nicht verzichten.

Cremes enthalten die höchsten Anteile an Mikropigmenten, sind besonders wasserfest und schützen deshalb am besten. Fast annähernd so gut wirkt Sonnenmilch, wird aber leichter abgeschwitzt oder im Wasser gelöst (auch wasserfeste Produkte). Nach dem Baden und Abtrocknen muss Sonnenmilch deshalb immer neu aufgetragen werden. Gele enthalten überwiegend chemische Lichtfilter, halten die UV-Strahlen also nicht vollständig ab und werden im Wasser leicht abgewaschen. Bei Ölen lassen sich nur niedrige Lichtschutzfaktoren erzielen, sie schützen am wenigsten.

Allgemeine Maßnahmen

Eine Quarkkompresse beruhigt die durch einen Sonnenbrand gereizte und schmerzende Haut. Tragen Sie den Quark fingerdick auf ein Baumwolltuch auf und bedecken Sie damit die geröteten Hautstellen. Mit einem trockenen Frotteehandtuch abdecken. Sobald sich der Quark erwärmt hat, die Kompresse erneuern. Ist kein Quark zur Hand, können Sie auch feuchtkalte Umschläge machen und die Haut auf diese Weise kühlen.

Wasserhaltige Gele zur Hautpflege wirken kühlend und halten die Haut feucht.

Wann zum Arzt?

Wenn Fieber, Schüttelfrost und Übelkeit auftreten, liegt der Verdacht auf einen Hitzschlag nahe. Dann sollten Sie möglichst rasch einen Arzt aufsuchen oder rufen. Wenn sich auf der Haut Blasen bilden, hat die Sonne die Haut sehr stark verbrannt. Auch dann sollten Sie einen Arzt um Rat fragen.

Behandlung mit Medikamenten

Zinksalbe deckt die Haut der Lippen ab und schützt diese dadurch vor einem Sonnenbrand.

Hat die Sonne die Haut verbrannt und liegt das Sonnenbad erst wenige Stunden zurück, können Sie den entzündlichen Prozess bremsen, indem Sie zweimal im Abstand von zwei Stunden ein Gramm (= zwei Tabletten) Azetylsalizylsäure (→ Seite 422) einnehmen.

Ein örtlich betäubendes Mittel kann die durch die Verbrennung verursachten Schmerzen lindern, ist aber nur wenig geeignet, weil es Allergien auslösen kann.

Kortisonhaltige Mittel dämpfen die Entzündung und lassen einen Sonnenbrand rasch abklingen. Allerdings dürfen Sie die Mittel nicht großflächig (zum Beispiel auf dem ganzen Rücken) und nicht länger als zwei Wochen anwenden.

Ein auf die verbrannte Haut aufgestreuter Puder vergrößert die Oberfläche, über die Wärme abgegeben werden kann und führt so zu einem guten Kühleffekt. Ob die zugesetzte Kamille darüber hinaus die Entzündung lindern kann, ist nicht ausreichend nachgewiesen.

Äußerlich anzuwendende Antihistaminika als Gel haben einen angenehmen Kühleffekt. Da die Mittel aber schlecht in die Haut eindringen und leicht Allergien auslösen können, sind sie bei Sonnenbrand nur wenig geeignet. Das gilt auch für die Kombination von Antihistaminikum + Zinkoxid.

■ Zinksalbe

Zinkoxid

Labiosan N

Zinkoxid deckt die Haut ab und hält auf diese Weise auch UV-Strahlen ab. Die Salbe dient dazu, die empfindliche Haut auf den Lippen vor einem Sonnenbrand zu schützen.

Anwendung

Sie streichen die Salbe nach Bedarf ausreichend dick auf die Lippen auf.

Achtung

Gegenanzeigen

Wenn die Sonne die Haut bereits verbrannt hat und sich offene Blasen gebildet haben oder die Haut nässt, dürfen Sie das Mittel nicht anwenden.

Örtlich betäubendes Mittel

Benzokain

Anaesthesin

Benzokain ist ein oberflächlich betäubendes Mittel. Es verringert die Empfindlichkeit der Nervenenden und -fasern für Schmerz-, Kälte-, Wärme- und Druckreize. Schmerzen und Juckreiz sind dann nicht so spürbar. Da Benzokain leicht Allergien auslösen kann, sollte das Mittel bei Sonnenbrand nicht angewendet werden.

Die Salbe kann auf der Haut zu einem Hitzestau führen.

Anwendung

Der Hersteller empfiehlt, das Mittel mehrmals täglich aufzutragen.

Alle weiteren Angaben zu diesem Wirkstoff finden Sie im Kapitel Juckreiz, Ekzem (→ Seite 44).

Kortisonhaltige Mittel

Hydrokortison (äußerlich)

Fenistil Hydrocortison

Systral Hydrocort

Kortisonhaltige Mittel dämpfen die Entzündungsreaktion der Haut. Hydrokortison gehört zu den schwach wirkenden Substanzen aus dieser Wirkstoffgruppe. Bei Sonnenbrand ist eine Lotion günstiger als Salbe, weil letztere die Haut zu stark abdeckt und die Hitze sich darunter staut.

Anwendung

Sie tragen das Mittel nach Bedarf auf die betroffenen Hautflächen auf. Länger als zwei Wochen dürfen Sie kortisonhaltige Präparate nicht anwenden.

Alle weiteren Angaben zu diesen Mitteln finden Sie im Kapitel Juckreiz, Ekzem unter dem Stichwort kortisonhaltige Mittel (→ Seite 43).

Pflanzliches Mittel

Kamille

Azulon

Der Puder enthält Trockenextrakt aus Kamillenblüten. Schon der Puder allein – auch ohne Wirkstoff – wirkt kühlend, da er die Oberfläche vergrößert, über die die Haut Wärme ableiten kann. Die Inhaltsstoffe der Kamille können zwar Entzündungen dämpfen und – zum Beispiel als feuchter Umschlag – auch einen Sonnenbrand lindern. Allerdings ist die therapeutische Wirksamkeit der Kamille bei Sonnenbrand noch nicht ausreichend nachgewiesen.

Anwendung

Sie pudern die vom Sonnenbrand betroffenen Hautstellen mehrmals täglich ein.

Unerwünschte Wirkungen

Selten und unbedenklich

Wenn Sie auf Korbblütlergewächse (Echinacea, Calendula) empfindlich reagieren, kann es sein, dass auch Kamille bei Ihnen eine Allergie hervorruft. Verantwortlich dafür sind meist Zusätze von unechter (Hunds-)Kamille.

Echte Kamille verursacht selten Allergien. Ob ein Präparat nur echte Kamille enthält, ist daran zu erkennen, dass auf der Packung oder im Beipackzettel hinter dem Inhaltsstoff die Abkürzung „(DAB)“ steht. Sie gibt an, dass die Kamille den Regeln des Deutschen Arzneibuchs entspricht. Dieses schreibt vor, dass nur echte Kamille verwendet werden darf.

Antihistaminika (äußerlich)

Bampin

Soventol

Chlorphenoxamin

Systral

Clemastin

Tavegil

Dimetinden

Fenistil

Diphenhydramin

Psilo-Balsam N

Antihistaminika sollen bei Sonnenbrand die entzündliche Hautreaktion dämpfen. Mehr als ein Kühleffekt durch das Gel ist jedoch nicht zu erwarten, da die Wirkstoffe schlecht in die Haut eindringen. Außerdem lösen die Wirkstoffe leicht Allergien aus.

Anwendung

Die Hersteller empfehlen, das Gel nach Bedarf mehrmals täglich auf die verbrannte Haut aufzutragen.
Alle weiteren Angaben zu äußerlich anzuwendenden Antihistaminika finden Sie im Kapitel Juckreiz, Ekzem unter dem Stichwort Antihistaminika (→ Seite 45).

Kombination: Antihistaminikum + Zinkoxid

Diphenhydramin + Zinkoxid

Palacril

In diesem Mittel ist das Antihistaminikum Diphenhydramin mit Zinkoxid kombiniert. Zinkoxid soll dazu beitragen, die Hautoberfläche etwas zusammenzuziehen und somit die Entzündung zu mildern. Es hat sonst keine Wirkungen. Im Übrigen gelten für dieses Mittel alle Angaben wie für die Einzelpräparate mit Antihistaminika (→ Seite 44).

Sonnenbrand

Handelsname Darreichungsform	Zusammensetzung pro 1 ml/1 g oder wie angegeben bzw. pro abgeteilte Einheit	Kleinste Packungsgröße	Packungspreis	Bewertung für das beanspruchte Anwendungsgebiet

Hinweise zu den Tabellenspalten → Seite 24, zur Auswahl der Arzneimittel → Seite 20, zur Grundlage der Bewertung → Seiten 20, 23

Handelsname Darreichungsform	Zusammensetzung	Kleinste Packungsgröße	Packungspreis	Bewertung
Anaesthesin-Creme 10 % Creme	**Benzokain** 100 mg	20 g	4,37	**Wenig geeignet** bei Sonnenbrand, um die damit verbundenen Schmerzen zu lindern. Benzokain kann leicht Allergien auslösen. → Seite 59
Anaesthesin N Puder Puder	60 mg	50 g	6,58	**Wenig geeignet** bei Sonnenbrand, um die damit verbundenen Schmerzen zu lindern. Benzokain kann leicht Allergien auslösen. Der Puder hat einen angenehmen Kühleffekt. → Seite 59
Anaesthesin-Salbe 5 %	50 mg	50 g	5,71	**Wenig geeignet** bei Sonnenbrand, um die damit verbundenen Schmerzen zu lindern. Benzokain kann leicht Allergien auslösen. Die Salbe kann auf der Haut zu einem Hitzestau führen. → Seite 59
10 %	100 mg	20 g	4,37	
20 % Salbe	200 mg	20 g	5,34	
Azulon Kamillen Puder Puder	**Auszug aus Kamillenblüten** 10 mg	50 g	6,69	**Mit Einschränkung geeignet** bei Sonnenbrand, um die entzündete Haut zu kühlen. Die bislang vorliegenden Studien reichen noch nicht aus, um die therapeutische Wirksamkeit von Kamille bei Sonnenbrand abschließend nachzuweisen. → Seite 59
Fenistil Gel	**Dimetindenmaleat** 1 mg	20 g	3,54	**Wenig geeignet** bei Sonnenbrand, weil der Wirkstoff allergisierend wirken kann und die therapeutische Wirksamkeit nicht ausreichend nachgewiesen ist. Das Gel hat einen kühlenden Effekt. → Seite 59
Fenistil Hydrocortison Salbe	**Hydrokortisonazetat** 2,5 mg	15 g	4,00	**Mit Einschränkung geeignet** bei Sonnenbrand zur zeitlich begrenzten Anwendung (nicht länger als zwei Wochen). Die Salbe deckt die Haut ab und kann einen Hitzestau fördern. → Seite 59
Labiosan N Salbe	**Zinkoxid** 300 mg	9 g	3,25	**Geeignet** zur Vorbeugung eines Sonnenbrands auf den Lippen. → Seite 58

Sonnenbrand Fortsetzung

Handelsname Darreichungsform	Zusammensetzung pro 1 ml/1 g oder wie angegeben bzw. pro abgeteilte Einheit	Kleinste Packungsgröße	Packungspreis	Bewertung für das beanspruchte Anwendungsgebiet
Palacril Lotion	**Diphenhydramin-hydrochlorid** 10 mg + **Zinkoxid** 80 mg	100 ml	8,25	**Wenig geeignet** bei Sonnenbrand, weil Diphenhydramin allergisierend wirken kann und die therapeutische Wirksamkeit nicht ausreichend nachgewiesen ist. → Seite 60
Psilo-Balsam N Gel	**Diphenhydramin-hydrochlorid** 10 mg	20 g	3,51	**Wenig geeignet** bei Sonnenbrand, weil der Wirkstoff allergisierend wirken kann und die therapeutische Wirksamkeit nicht ausreichend nachgewiesen ist. Das Gel hat einen kühlenden Effekt. → Seite 59
Soventol Gel Gel	**Bamipinlaktat** 20 mg	20 g	3,70	**Wenig geeignet** bei Sonnenbrand, weil der Wirkstoff allergisierend wirken kann und die therapeutische Wirksamkeit nicht ausreichend nachgewiesen ist. Das Gel hat einen kühlenden Effekt. → Seite 59
Systral Creme Creme	**Chlorphenoxamin-hydrochlorid** 15 mg	20 g	3,54	**Wenig geeignet** bei Sonnenbrand, weil der Wirkstoff allergisierend wirken kann und die therapeutische Wirksamkeit nicht ausreichend nachgewiesen ist. → Seite 59
Systral Gel Gel	15 mg	20 g	3,54	**Wenig geeignet** bei Sonnenbrand, weil der Wirkstoff allergisierend wirken kann und die therapeutische Wirksamkeit nicht ausreichend nachgewiesen ist. Das Gel hat einen kühlenden Effekt. → Seite 59
Systral Hydrocort Lotion	**Hydrokortison** 2,5 mg	25 ml	6,25	**Geeignet** bei Sonnenbrand zur zeitlich begrenzten Anwendung (nicht länger als zwei Wochen). → Seite 59
Tavegil Gel Gel	**Clemastin-hydrogenfumarat** 0,402 mg	20 g	3,54	**Wenig geeignet** bei Sonnenbrand, weil der Wirkstoff allergisierend wirken kann und die therapeutische Wirksamkeit nicht ausreichend nachgewiesen ist. Das Gel hat einen kühlenden Effekt. → Seite 59

Hinweise zu den Tabellenspalten → Seite 24, zur Auswahl der Arzneimittel → Seite 20, zur Grundlage der Bewertung → Seiten 20, 23

Insektenstiche

Stechlustige Mücken und Bremsen können die schönsten Sommertage verleiden. Vor allem in feuchtwarmer Umgebung fühlen sie sich wohl, zum Beispiel in der Nähe von Tümpeln, Teichen oder feuchten Stellen in Wiesen und im Wald. Besonders stechfreudig sind sie an Gewittertagen mit hoher Luftfeuchtigkeit sowie morgens und abends während der Dämmerung.
Zecken lauern im Unterholz und Gebüsch bis ein Meter Höhe. Sie werden dort im Vorbeigehen unbemerkt abgestreift und lassen sich auf der Haut nieder.

Anzeichen und Beschwerden

Mücken, Bremsen: An der Einstichstelle rötet sich die Haut, es entsteht eine heftig juckende Quaddel, die sich innerhalb einiger Tage zurückbildet.
Einen Zeckenstich spüren Sie meist nicht. Erst wenn Sie die Haut absuchen, erkennen Sie die Zecke an einem zirka ein bis zwei Millimeter großen schwarzen Punkt. Wenn sie sich mit Blut voll gesogen hat, fällt sie wieder von der Haut ab. Zurück bleibt ein winziger blutiger Fleck, der manchmal etwas juckt und ansonsten rasch verheilt.
Mit dem Speichel können Zecken jedoch Krankheitserreger übertragen, insbesondere Viren, die eine Ge-

Wechselwirkungen mit Medikamenten

Wenn Sie andere Medikamente auf der Haut anwenden, insbesondere solche, die das Eindringen von Wirkstoffen in die Haut erleichtern (zum Beispiel Harnstoff, Salizylsäure), besteht ein höheres Risiko, dass die Repellents unerwünschte Wirkungen, vor allem Nervenschäden, hervorrufen.

Unerwünschte Wirkungen

Selten und unbedenklich

Wenn sich die Haut nach dem Auftragen rötet, reizt das Mittel sie zu sehr.

Wenn die Haut sich rötet, juckt und schuppt, reagieren Sie auf den Wirkstoff allergisch. Dann sollten Sie das Mittel nicht weiter benutzen.

Selten, aber gefährlich

Diethyltoluamid: In Konzentrationen von über 30 Prozent kann DEET die Haut so stark reizen, dass sich Blasen bilden oder Hautbezirke absterben.

Pellit Dermal Spray: Zwar handelt es sich dabei nur um eine 19-prozentige Lösung, dennoch ist eine zurückhaltende Anwendung geboten.

Hinweise

Für Schwangerschaft und Stillzeit

Über die Risiken einer Anwendung in Schwangerschaft und Stillzeit gibt es keine Erkenntnisse. Sicherheitshalber sollten Sie die Mittel daher nicht anwenden.

Für Kinder unter 14 Jahren

Pellit Dermal Spray dürfen Sie bei Kindern und bei Säuglingen nicht anwenden, weil es zu hoch konzentriert ist. Der darin enthaltene Wirkstoff DEET eignet sich, wenn überhaupt, für diese Altersgruppe nur in 10-prozentiger Lösung. Mittel mit Bayrepel oder natürlichen Wirkstoffen (siehe „Unschädliche Repellents“ → Seite 63) sind vorzuziehen.

Autan und *Perysan* können Sie bei Kindern über zwei Jahren anwenden.

■ Kortisonhaltige Mittel

Hydrokortison

Fenistil Hydrocortison
Systral Hydrocort

Kortisonhaltige Mittel können Juckreiz rasch lindern und Entzündungen dämpfen. Insektenstiche heilen damit rasch ab.

Alle weiteren Angaben zu diesen Mitteln finden Sie im Kapitel Juckreiz, Ekzem unter dem Stichwort kortisonhaltige Mittel (→ Seite 43).

■ Örtlich betäubendes Mittel

Benzokain

Anaesthesin

Benzokain ist ein oberflächlich betäubendes Mittel. Es verringert die Empfindlichkeit der Nervenenden und -fasern für Schmerz-, Kälte-, Wärme- und Druckreize. Schmerzen und Juckreiz sind dann nicht so spürbar. Da der Wirkstoff jedoch leicht Allergien auslösen kann, sollten Sie ihn nicht anwenden.

Anwendung

Der Hersteller empfiehlt, das Mittel nach Bedarf mehrmals täglich auf den Stich aufzutragen.

Wenn Sie es nicht länger als drei bis vier Tage lang anwenden, ist das Risiko für eine Allergie gering.

Alle weiteren Angaben zu Benzokain finden Sie im Kapitel Juckreiz, Ekzem unter dem Stichwort örtlich betäubende Mittel (→ Seite 44).

■

Isoprenalin

Ingelan Gel

Isoprenalin verringert die Durchblutung der Haut und lindert so den Juckreiz. Das Gel wirkt angenehm kühlend.

Anwendung

Sie tragen das Mittel nach Bedarf mehrmals täglich auf den Stich auf.

Alle weiteren Angaben zu Isoprenalin finden Sie im Kapitel Juckreiz, Ekzem (→ Seite 42).

■ Antihistaminika (äußerlich)

Bamipin

Soventol

Chlorphenoxamin

Systral

Clemastin

Tavegil

Dimetinden

Fenistil

Diphenhydramin

Psilo-Balsam N

Tripelennamin

Azaron

Die Wirkung dieser Mittel bei Insektenstichen beruht in erster Linie auf dem Kühleffekt des Gels, was gleichzeitig den Juckreiz etwas dämpft. Die Antihistaminika selbst dringen jedoch nicht ausreichend tief in die Haut ein, eine juckreizdämpfende Wirkung ist deshalb nicht zu erwarten, die therapeutische Wirksamkeit nicht ausreichend nachgewiesen.

Da die Mittel bei Insektenstichen nur kurze Zeit (drei bis vier Tage) und punktförmig angewendet werden, besteht kaum die Gefahr, dass Sie auf die Wirkstoffe allergisch reagieren, was bei längerer Anwendung auf größeren Hautflächen häufig vorkommt.

Anwendung

Die Hersteller empfehlen, das Gel nach Bedarf mehrmals täglich auf den Stich aufzutragen. Am Auge, in Augennähe oder in der Umgebung von Schleimhäuten dürfen Sie die Mittel nicht anwenden. Auch auf entzündete, nässende und offene Hautstellen oder Blasen dürfen Sie sie nicht auftragen.

Pflanzliches Mittel

Kampfer

Vaopin N

Kampfer ist ein ätherisches Öl und wirkt kühlend und leicht schmerzstillend, allerdings nur für kurze Zeit.

Anwendung

Sie tragen das Gel nach Bedarf ein- bis mehrmals täglich dünn auf die Stichstelle auf. In der Nähe von Schleimhäuten (Augen, Nase, Mund), auf nässenden Hautstellen oder großen Flächen (zum Beispiel ganzer Rücken) dürfen Sie das Mittel nicht anwenden.

Unerwünschte Wirkungen

Selten und unbedenklich

Kampfer kann die Haut reizen. Wenn sich die Haut rötet, schuppt und sich der Juckreiz verstärkt, reagieren Sie vermutlich auf Kampfer allergisch. Dann sollten Sie das Mittel absetzen.

Hinweise

Für Schwangerschaft und Stillzeit

In der Stillzeit dürfen Sie Kampfer nicht an der Brust anwenden.

Für Kinder unter 14 Jahren

Bei Kleinkindern und Säuglingen dürfen Sie das Mittel nicht im Gesicht auftragen. Schon bei kleinen Mengen kann der Körper reflexähnlich mit einem Atemstillstand reagieren.

Kombination: Antihistaminikum + Zinkoxid

Diphenhydramin + Zinkoxid

Palacril

In diesem Mittel ist das Antihistaminikum Diphenhydramin mit Zinkoxid kombiniert. Zinkoxid soll dazu beitragen, die Hautoberfläche etwas zusammenzuziehen und somit den Juckreiz zu mildern.

Anwendung

Sie tragen das Mittel nach Bedarf mehrmals täglich auf den Stich auf.

Alle weiteren Angaben siehe Antihistaminika (äußerlich) → Seite 44.

Kombination

Isoprenalin + Salizylsäure

Ingelan Puder

Dieses Mittel enthält zusätzlich zu Isoprenalin, das die Hautdurchblutung verringert und somit den Juckreiz lindert, noch 0,5 Prozent Salizylsäure. Salizylsäure erweicht die Hornhaut und soll so das Eindringen von Isoprenalin in die Haut erleichtern. Allerdings ist die Konzentration mit 0,5 Prozent zu gering, um diesen Effekt erreichen zu können.

Anwendung

Sie tragen den Puder mehrmals täglich nach Bedarf auf den Stich auf.

Alle weiteren Angaben zu diesem Mittel finden Sie im Kapitel Juckreiz, Ekzem unter dem Stichwort Isoprenalin + Salizylsäure (→ Seite 47).

Insektenstiche

Handelsname Darreichungsform	Zusammensetzung pro 1 ml/1 g oder wie angegeben bzw. pro abgeteilte Einheit	Kleinste Packungsgröße	Packungspreis	Bewertung für das beanspruchte Anwendungsgebiet
Anaesthesin-Creme 10 % Creme	**Benzokain** 100 mg	20 g	4,37	**Wenig geeignet** bei Insektenstichen. Benzokain kann leicht Allergien auslösen. → Seite 64
Anaesthesin N Puder Puder	60 mg	50 g	6,58	
Anaesthesin-Salbe 5 %	50 mg	50 g	5,71	
10 %	100 mg	20 g	4,37	
20 % Salbe	200 mg	20 g	5,34	
AUTAN FAMILY Creme Creme	**1-Methylpropyl 2-(2–hydroxyethyl)piperidin-1-carboxylat (Bayrepel)** keine Mengenangabe	50 ml	4,80	**Geeignet** zum Schutz vor Insektenstichen. → Seite 63
AUTAN FAMILY Milch	keine Mengenangabe	100 ml	6,95	
AUTAN ACTIVE Lotion Lotion	keine Mengenangabe	100 ml	6,95	
AUTAN ACTIVE Pumpspray Pumpspray	keine Mengenangabe	100 ml	7,45	
AUTAN FAMILY BALM Spray	keine Mengenangabe	100 ml	7,65	
AUTAN ACTIVE Spray Spray	keine Mengenangabe	100 ml	6,95	
AUTAN ACTIVE Stift Stift	keine Mengenangabe	50 ml	5,85	
Azaron Stift	**Tripelennamin-hydrochlorid** 20 mg	5,75 g	5,09	**Wenig geeignet** bei Insektenstichen, weil die therapeutische Wirksamkeit nicht ausreichend nachgewiesen ist. → Seite 65
Fenistil Gel	**Dimetindenmaleat** 1 mg	20 g	3,54	**Wenig geeignet** bei Insektenstichen, weil die therapeutische Wirksamkeit nicht ausreichend nachgewiesen ist. → Seite 64
Fenistil Hydrocortison Salbe	**Hydrokortisonazetat** 2,5 mg	15 g	4,00	**Geeignet** bei Juckreiz nach Insektenstichen zur zeitlich begrenzten Anwendung (nicht länger als zwei Wochen). → Seite 64
Ingelan Gel Gel	**Isoprenalinsulfat** 2 mg	20 g	4,51	**Mit Einschränkung geeignet** bei Insektenstichen. Die bislang vorliegenden Studien reichen noch nicht aus, um die therapeutische Wirksamkeit abschließend nachzuweisen. → Seite 64
Ingelan Puder Puder	**Isoprenalinsulfat** 5 mg + **Salizylsäure** 5 mg	25 g	6,39	**Mit Einschränkung geeignet** bei Insektenstichen. Die bislang vorliegenden Studien reichen noch nicht aus, um die therapeutische Wirksamkeit abschließend nachzuweisen. → Seite 65

Hinweise zu den Tabellenspalten → Seite 24, zur Auswahl der Arzneimittel → Seite 20, zur Grundlage der Bewertung → Seiten 20, 23

Insektenstiche Fortsetzung

Handelsname Darreichungsform	Zusammensetzung pro 1 ml/1 g oder wie angegeben bzw. pro abgeteilte Einheit	Kleinste Packungsgröße	Packungspreis	Bewertung für das beanspruchte Anwendungsgebiet
Hinweise zu den Tabellenspalten → Seite 24, zur Auswahl der Arzneimittel → Seite 20, zur Grundlage der Bewertung → Seiten 20, 23				
Palacril Lotion	**Diphenhydramin-hydrochlorid** 10 mg + **Zinkoxid** 80 mg	100 ml	8,25	**Wenig geeignet** bei Insektenstichen, weil die therapeutische Wirksamkeit nicht ausreichend nachgewiesen ist. → Seite 65
Pellit Insekten Abwehr Spray Spray	**Diethyltoluamid** 190 mg	100 ml	6,45	**Wenig geeignet** zum Schutz vor Insektenstichen, weil das Mittel die Haut reizen kann, leicht in die Haut eindringt und zu Störungen des Nervensystems führen kann. Mittel mit Bayrepel sind vorzuziehen. → Seite 63
PERYSAN Insektenschutz-Lösung Lotion	**Ethyl-3-(N-acetyl-butylamino)-propionat** 63 mg	100 ml	5,95	**Wenig geeignet** zum Schutz vor Insektenstichen, weil das Mittel die Haut reizen kann und höhere Risiken hat als Mittel mit Bayrepel, die deshalb vorzuziehen sind. → Seite 63
PERYSAN Insektenschutz-Lösung Pumpspray Pumpspray	63 mg	100 ml	6,50	
Psilo-Balsam N Gel	**Diphenhydramin-hydrochlorid** 10 mg	20 g	3,51	**Wenig geeignet** bei Insektenstichen, weil die therapeutische Wirksamkeit nicht ausreichend nachgewiesen ist. → Seite 64
Soventol Gel Gel	**Bamipinlaktat** 20 mg	20 g	3,70	**Wenig geeignet** bei Insektenstichen, weil die therapeutische Wirksamkeit nicht ausreichend nachgewiesen ist. → Seite 64
Systral Creme Creme	**Chlorphenoxamin-hydrochlorid** 15 mg	20 g	3,54	**Wenig geeignet** bei Insektenstichen, weil die therapeutische Wirksamkeit nicht ausreichend nachgewiesen ist. → Seite 64
Systral Gel Gel	15 mg	20 g	3,54	
Systral Hydrocort Lotion	**Hydrokortison** 2,5 mg	25 ml	6,25	**Geeignet** bei Insektenstichen zur zeitlich begrenzten Anwendung (nicht länger als zwei Wochen). → Seite 64
Tavegil Gel Gel	**Clemastin-hydrogenfumarat** 0,402 mg	20 g	3,54	**Wenig geeignet** bei Insektenstichen, weil die therapeutische Wirksamkeit nicht ausreichend nachgewiesen ist. → Seite 64
Vaopin N Gel	**Kampfer** 3 mg	30 g	3,06	**Mit Einschränkung geeignet** bei Insektenstichen. Der Effekt hält nur kurze Zeit an. → Seite 65

Fußpilz

Pilze finden sich auch bei gesunden Menschen auf Haut und Schleimhäuten, allerdings in so geringer Menge, dass man davon normalerweise nichts spürt und nicht erkrankt. Erst wenn der Säureschutzmantel der Haut zerstört oder die Haut durch Wasser aufgeweicht ist, können sich die Pilze stark vermehren. Besonders häufig geschieht das in den Zwischenräumen der Fußzehen, weil sich dort Feuchtigkeit sammelt. Ein feuchtwarmes Milieu und aufgequollene Haut bieten Pilzsporen einen idealen Nährboden, auf dem sie gut auskeimen können.

Anzeichen und Beschwerden

Wenn die Pilze die Haut – meist in den Zehenzwischenräumen – mit einem feinen, fädigen Geflecht durchziehen, reißt sie ein und lässt sich dann leicht abschälen. Die Stellen jucken stark und nässen, was das Wachstum der Pilze zusätzlich fördert.

Ursachen

Es gibt verschiedene Arten von Hautpilzen, Auslöser von Fußpilz sind fast immer Pilze aus der Gruppe der Dermatophyten und nur selten Hefepilze (Candida).

Vorbeugung

In Schwimmbad, Sauna und Hotelzimmern sollten Sie nicht barfuß gehen, weil dabei mit Pilzsporen behaftete Hautschuppen anderer Menschen an Ihren Füßen hängen bleiben, sodass Sie sich infizieren können. Fußduschen in Schwimmbädern spülen zwar solche Hautschuppen ab, die Desinfektionsmittel in der Sprühflüssigkeit können den Pilzen allerdings nichts anhaben. Sie müssen die Füße also trotzdem immer sehr sorgfältig abtrocknen – am besten mit einem Fön –, um zu vermeiden, dass sich Pilze an den feuchten Stellen ausbreiten.

Allgemeine Maßnahmen

Wenn Sie die Zehenzwischenräume trocken halten, finden Pilze schlechte Wachstumsbedingungen vor. Sie sollten deshalb darauf achten, dass Sie die Füße nach dem Waschen immer sorgfältig abtrocknen. Schuhe und Strümpfe sollten nicht aus synthetischen Materialien bestehen, weil die Füße darin leicht schwitzen. Dabei weicht die Haut auf, der Säureschutzmantel wird zerstört, und die Pilzsporen können auskeimen und sich ausbreiten.
Socken und Strümpfe sollten Sie täglich wechseln und bei 60 °C waschen, um daran haftende Pilze und deren Sporen abzutöten.

Wann zum Arzt?

Wenn Sie noch nie Fußpilz gehabt haben, die Symptome also noch nicht sicher kennen, sollten Sie einen Hautarzt aufsuchen. Flammt die Infektion erneut auf oder tritt sie später noch einmal in Erscheinung und sind Sie sich aufgrund der Symptome sicher, dass es sich wieder um Fußpilz handelt, können Sie die Mittel auch ohne ärztlichen Rat anwenden.
Wenn sich die Beschwerden nach zweiwöchiger konsequenter Anwendung der Pilzmittel nicht gebessert haben, sollten Sie zum Hautarzt gehen.

Behandlung mit Medikamenten

Fußpilz sollten Sie mit Breitbandpilzmitteln aus der Gruppe der Imidazole behandeln. Dazu gehören die Wirkstoffe Bifonazol, Clotrimazol, Econazol und Miconazol. Teilweise enthalten die Präparate zusätzlich Zinkoxid, das die Haut etwas austrocknet. Bei Fußpilz ist das sinnvoll.
Ebenfalls geeignet sind Mittel mit dem Breitbandpilzmittel Naftifin. Die Wirksamkeit entspricht den Mitteln aus der Gruppe der Imidazole, Naftifin wird jedoch seltener eingesetzt. Sie können es anwenden, wenn Sie Imidazole nicht vertragen.
Präparate mit dem Wirkstoff Nystatin wirken nur gegen Hefepilze und sind sinnvoll, wenn ein Arzt festgestellt hat, dass die Infektion auf Hefepilze (Candida) zurückgeht.
Der Wirkstoff Tolnaftat wirkt nur gegen Fadenpilze. Tolnaftathaltige Mittel sollten Sie deshalb nur anwenden, wenn ein Arzt festgestellt hat, dass Fadenpilze die Infektion verursacht haben.
Angeboten werden auch Mittel mit dem Wirkstoff Dequalinium, das eigentlich ein Desinfektionsmittel ist. Als Pilzmittel ist diese Substanz wenig geeignet, weil sie zu unspezifisch wirkt. Imidazolhaltige Mittel sind vorzuziehen.
Puder sollten Sie nur zur Nachbehandlung anwenden, wenn die Infektion selbst bereits abgeklungen ist. Parallel dazu können Sie den Puder einige Wochen lang in die Schuhe streuen, um dort noch vorhandene Pilzsporen abzutöten. Länger sollten Sie Antipilzmittel nicht anwenden, auch nicht, um einer Fußpilzinfektion vorzubeugen.

Grundsätzlich müssen Sie Pilzinfektionen noch etwa zwei Wochen weiter behandeln, auch wenn die Pilze schon verschwunden sind und Sie keine Beschwerden mehr spüren. Wenn Sie dies nicht berücksichtigen, flackert die Infektion immer wieder von neuem auf.

Nagelpilz

Pilze können sich auf, in und unter den Nägeln einnisten. Meist sind die Fußnägel dafür anfälliger als die Fingernägel, vor allem, wenn Sie in Ihren Schuhen häufig schwitzen und die Nägel dadurch etwas weich werden.

Anzeichen und Beschwerden

Die Nägel verfärben sich gelblichbraun, werden brüchig und reißen leicht ein. Manchmal lösen sie sich etwas vom Untergrund ab, sodass Sie den Nagelputzer tief unter den Nagel schieben können, ohne dass dies schmerzhaft wäre.

Ursachen

Wenn Nagelhaut oder -bett durch Risse oder Schnitte verletzt sind, können Pilze eindringen und sich vermehren. Auch wenn die Nägel durch zu viel Feuchtigkeit (z. B. Schweißfüße) aufquellen, finden Pilze gute Wachstumsbedingungen vor.

Allgemeine Maßnahmen

Schneiden Sie Fuß- und Fingernägel kurz und säubern Sie sie regelmäßig.

Wann zum Arzt?

Eine Nagelpilzinfektion können Sie schwer selbst erkennen und behandeln, weil das Pilzgeflecht den gesamten Nagel bis tief in das Nagelbett hinein durchziehen kann, ohne dass Sie dies sehen. Wenn Sie Anzeichen für eine Nagelpilzinfektion finden, sollten Sie besser gleich einen Hautarzt aufsuchen. Meist genügt es nicht, den Pilzbefall allein mit äußerlich anzuwendenden Mitteln zu bekämpfen. Dies gilt vor allem, wenn mehr als fünf Nägel zugleich befallen sind oder wenn der Pilz sich über mehr als ein Drittel bis über die Hälfte des Nagels ausgedehnt hat. Dann ist es sinnvoller, die Infektion mit pilztötenden Mitteln zum Einnehmen zu behandeln. Über diese rezeptpflichtigen Präparate informiert das HANDBUCH MEDIKAMENTE der STIFTUNG WARENTEST.

Behandlung mit Medikamenten

Wenn nur wenige Nägel betroffen sind – maximal fünf gleichzeitig – und Sie den Pilz zweifelsfrei und sehr frühzeitig erkennen, können Sie versuchen, ihn mit äußerlich anzuwendenden Mitteln zu bekämpfen. Allerdings ist nicht unbedingt garantiert, dass der Wirkstoff tief genug in den Nagel eindringt.
Für eine solche Behandlung eignet sich der Wirkstoff Ciclopirox, den Sie als Nagellack auftragen. Der Lack dringt gut in den Nagel ein, muss aber regelmäßig angewendet werden, damit die Wirkstoffkonzentration im Nagel ständig aufrechterhalten bleibt. Meist dauert es Monate, bis der Nagel pilzfrei nachgewachsen ist. Anschließend sollten Sie das Mittel noch weitere vier Wochen lang konsequent auftragen, damit sich nicht erneut ein Pilz einnistet. Sie können das Mittel auch in großen Abständen immer wieder einmal anwenden, um weiterem Pilzbefall vorzubeugen.
Imidazole und Naftifin sollten Sie nur im Frühstadium der Infektion anwenden. Beide Mittel werden als Creme oder Gel angeboten. Damit lassen sich jedoch die Pilznester unter dem Nagel oft nicht erreichen. Häufig wächst das Pilzgeflecht aus tief im Nagelbett befindlichen Nestern wieder nach, sodass selbst eine monatelange Anwendung nicht den erwünschten Erfolg hat.

Pilz im Windelbereich

Viele Babys haben irgendwann einmal entzündete Haut im Windelbereich (Windeldermatitis), vor allem, wenn die Windel nicht häufig genug gewechselt wird und Stoffe aus dem Urin die Haut reizen. Gelegentlich kommt es aber auch zu einer Pilzinfektion im Windelbereich. Denn die feuchtwarme Hülle einer nassen Windel bietet Pilzen, die in geringen Mengen auch auf gesunder Haut siedeln, einen idealen Nährboden. Sie können sich stark vermehren und breiten sich über den gesamten Windelbereich aus. Diese Gefahr besteht im Übrigen bei allen Menschen, die Windeln tragen müssen (z. B. wegen Inkontinenz).

Anzeichen und Beschwerden

Die Haut juckt, ist gerötet, entzündet und sehr berührungsempfindlich. Häufig bilden sich kleine Bläschen oder Krusten.

Sie anschließend weg, ebenso den Schleifstaub, der Pilzsporen enthalten kann.
Bei der Behandlung müssen Sie etwas Geduld aufbringen. Nagelpilze sind sehr hartnäckig und lassen sich nur bekämpfen, wenn Sie das Mittel konsequent und langfristig anwenden. Wenn der Pilz allerdings nach sechs bis neun Monaten immer noch nicht verschwunden ist, sollten Sie einen Arzt aufsuchen.

Hinweise

Für Schwangerschaft und Stillzeit

Über die Risiken einer Anwendung in Schwangerschaft und Stillzeit gibt es keine Erkenntnisse. Sicherheitshalber sollten Sie das Mittel daher nicht anwenden.

Für Kinder unter 14 Jahren

Bei Kindern unter zwei Jahren sollten Sie den Wirkstoff nicht anwenden.

Naftifin

Exoderil

Naftifin wirkt wie Mittel aus der Gruppe der Imidazole gegen Fadenpilze, allerdings nicht so gut gegen Hefepilze. Naftifin kann angewendet werden, wenn Imidazol-Präparate nicht vertragen werden oder wenn diese unwirksam sind. Bei Nagelpilzen dringt der Wirkstoff oft nicht tief genug ein, um die Pilzinfektion dauerhaft zu beseitigen.

Anwendung

Sie tragen Gel oder Creme ein- bis zweimal täglich auf die betroffenen Hautstellen oder Nägel auf. Das Gel eignet sich vor allem für die Nägel. Am Auge oder in der Nähe von Schleimhäuten sollten Sie das Mittel nicht anwenden, weil es Alkohol enthält, was die Schleimhäute reizt und ein unangenehmes Brennen hervorruft.
Wenn Sie sehr empfindliche Haut haben, sollten Sie statt der Creme besser Gel oder Lösung anwenden, weil diese keine Hilfsstoffe wie Cetyl- oder Stearylalkohol enthalten, die die Haut leicht reizen können.

Unerwünschte Wirkungen

Gelegentlich, aber unbedenklich

Naftifin kann die Haut austrocknen, leichtes Brennen oder Juckreiz hervorrufen. Wenn diese Beschwerden nach drei Tagen noch anhalten, sollten Sie das Mittel nicht weiter benutzen und einen Arzt aufsuchen.

Synthetischer Gerbstoff (äußerlich)

Tannolact
Tannosynt

Synthetischer Gerbstoff bewirkt, dass die an der Hautoberfläche vorhandenen Eiweißstoffe an den wunden Hautstellen gerinnen und sich eine Art künstlicher Schorf bildet. Dadurch zieht sich die Haut etwas zusammen (adstringierende Wirkung), Bakterien und Pilzen wird der Nährboden entzogen.
Der Gerbstoff wirkt also nicht direkt gegen Pilze.

Anwendung

Das Mittel sollte bei Pilzerkrankungen im Windelbereich immer nur zusätzlich zur normalen Behandlung mit Nystatin (→ Seite 71) eingesetzt werden.
Sie waschen die Haut bei jedem Wickeln mit gerbstoffhaltigem Wasser ab oder baden das Gesäß darin. Seife dürfen Sie nicht gleichzeitig verwenden, weil der Gerbstoff dann nicht mehr wirkt. Anschließend lassen Sie die Haut an der Luft trocknen oder fönen sie trocken.
Lotion und Creme verteilen Sie bei jedem Wickeln dünn auf den betroffenen Hautstellen. Die Lotion müssen Sie vor der Anwendung gut schütteln, damit sich die Wirkstoffe in der Lösung verteilen. Waschen Sie sich die Hände anschließend sorgfältig, damit Sie das Mittel nicht versehentlich ins Auge reiben.
Alle weiteren Angaben finden Sie im Kapitel Juckreiz, Ekzem unter dem Stichwort synthetischer Gerbstoff (→ Seite 42).

Tolnaftat

Tonoftal

Tolnaftat wirkt nur gegen Fadenpilze. Das Mittel kann angewendet werden, wenn ein Hautarzt festgestellt hat, dass die Infektion auf diese Pilzart zurückgeht und Tolnaftat die Pilze abtöten kann.

Anwendung

Sie tragen Lösung oder Creme ein- bis zweimal täglich auf die betroffenen Hautstellen auf. Der Puder ist niedriger dosiert als die Creme, Sie müssen ihn daher häufiger anwenden und immer nur parallel zur eigentlichen Behandlung mit den anderen Zubereitungen.
Am Auge oder in der Nähe von Schleimhäuten sollten Sie das Mittel nicht anwenden, weil es die Schleimhäute reizt und ein unangenehmes Brennen hervorruft.

Unerwünschte Wirkungen

Gelegentlich, aber unbedenklich

Wenn Sie auf einen der dem Mittel beigefügten Hilfsstoffe empfindlich reagieren, kann sich die Haut röten und jucken oder es können sich kleine Bläschen bilden. Dann sollten Sie das Mittel absetzen und einen Arzt aufsuchen.

Dequalinium

Evazol

Dequalinium ist ein desinfizierender Wirkstoff, der verschiedene Arten von Bakterien und Pilzen abtötet. Er wird auch bei Pilzinfektionen an der Haut eingesetzt, wirkt aber weniger spezifisch als andere Pilzmittel, zum Beispiel Imidazole (→ Seite 70). Diese sind bei Haut- und Fußpilzinfektionen deshalb vorzuziehen.
Alle weiteren Angaben finden Sie im Abschnitt Hautdesinfektion unter dem Stichwort Antiseptika (→ Seite 79).

Kombination

Nystatin + Zinkoxid

Multilind

Mykundex

In diesen Präparaten ist Nystatin mit Zinkoxid kombiniert, das die Haut abdeckt und etwas austrocknet. Dieser zusätzliche Effekt unterstützt das Abheilen der entzündeten Haut bei einem Windelausschlag.

Anwendung

Sie tragen die Creme bei jedem Wickeln auf die betroffenen Hautstellen auf.
Alle weiteren Informationen finden Sie unter dem Stichwort Nystatin (→ Seite 71).

Fußpilz. Nagelpilz. Pilz im Windelbereich

Handelsname Darreichungsform	Zusammensetzung pro 1 ml/1 g oder wie angegeben bzw. pro abgeteilte Einheit	Kleinste Packungsgröße	Packungspreis	Bewertung für das beanspruchte Anwendungsgebiet
Antifungol Creme	**Clotrimazol** 10 mg	25 g	3,85	**Geeignet** bei Pilzinfektionen wie Fußpilz. **Mit Einschränkung geeignet** bei pilzbedingtem Windelausschlag, weil dieser meist auf Hefepilze zurückgeht und mit Nystatin spezifischer behandelt werden kann. → Seite 70
Lösung	10 mg	20 ml	3,93	
Spray	10 mg	30 ml	4,61	
Candio-Hermal Creme	**Nystatin** 100 000 I.E.	20 g	7,10	**Geeignet** bei Pilzinfektionen im Windelbereich und anderen nystatinempfindlichen Hautpilzen. **Wenig geeignet** bei Fußpilz ohne vorherige Diagnose, weil dieser selten durch Hefepilze verursacht wird. Bei dieser Pilzinfektion sind Imidazole vorzuziehen. → Seite 71

Hinweise zu den Tabellenspalten → Seite 24, zur Auswahl der Arzneimittel → Seite 20, zur Grundlage der Bewertung → Seiten 20, 23

▶

Fußpilz. Nagelpilz. Pilz im Windelbereich Fortsetzung

Handelsname Darreichungsform	Zusammensetzung pro 1 ml/1 g oder wie angegeben bzw. pro abgeteilte Einheit	Kleinste Packungsgröße	Packungspreis	Bewertung für das beanspruchte Anwendungsgebiet
Candio-Hermal Paste	**Nystatin** 100 000 I.E.	20 g	7,10	**Geeignet** bei Pilzinfektionen im Windelbereich und anderen nystatinempfindlichen Hautpilzen. **Wenig geeignet** bei Fußpilz ohne vorherige Diagnose, weil dieser selten durch Hefepilze verursacht wird. Bei dieser Pilzinfektion sind Imidazole vorzuziehen. → Seite 71
Salbe	100 000 I.E.	20 g	7,10	
Softpaste	100 000 I.E.	20 g	7,10	**Geeignet** bei Pilzinfektionen im Windelbereich. → Seite 71
Canesten Creme	**Clotrimazol** 10 mg	20 g	5,15	**Geeignet** bei Pilzinfektionen wie Fußpilz. **Mit Einschränkung geeignet** bei Nagelpilz, weil es Mittel gibt, die besser in den Nagel eindringen (Ciclopirox). **Mit Einschränkung geeignet** bei pilzbedingtem Windelausschlag, weil dieser meist auf Hefepilze zurückgeht und mit Nystatin spezifischer behandelt werden kann. → Seite 70
Lösung	10 mg	20 ml	5,15	
Puder	10 mg	30 g	7,25	**Geeignet** zur Nachbehandlung von Fußpilz nach ausgeheilter Infektion. → Seite 70
Pumpspray	10 mg	30 ml	6,00	**Geeignet** bei Pilzinfektionen wie Fußpilz. **Mit Einschränkung geeignet** bei Nagelpilz, weil es Mittel gibt, die besser in den Nagel eindringen (Ciclopirox). **Mit Einschränkung geeignet** bei pilzbedingtem Windelausschlag, weil dieser meist auf Hefepilze zurückgeht und mit Nystatin spezifischer behandelt werden kann. → Seite 70
Canesten extra Creme	**Bifonazol** 10 mg	20 g	7,60	**Geeignet** bei Pilzinfektionen wie Fußpilz. **Mit Einschränkung geeignet** bei pilzbedingtem Windelausschlag, weil dieser meist auf Hefepilze zurückgeht und mit Nystatin spezifischer behandelt werden kann. → Seite 70
Canifug-Creme Creme	**Clotrimazol** 10 mg	20 g	3,29	**Geeignet** bei Pilzinfektionen wie Fußpilz. **Mit Einschränkung geeignet** bei pilzbedingtem Windelausschlag, weil dieser meist auf Hefepilze zurückgeht und mit Nystatin spezifischer behandelt werden kann. → Seite 70
Canifug-Lösung Lösung	10 mg	30 ml	5,57	
Clotrimazol AL 1 % Creme	**Clotrimazol** 10 mg	20 g	2,49	**Geeignet** bei Pilzinfektionen wie Fußpilz. **Mit Einschränkung geeignet** bei pilzbedingtem Windelausschlag, weil dieser meist auf Hefepilze zurückgeht und mit Nystatin spezifischer behandelt werden kann. → Seite 70
1 % Pumpspray	10 mg	30 ml	4,28	
Clotrimazol Heumann Creme	**Clotrimazol** 10 mg	20 g	3,03	**Geeignet** bei Pilzinfektionen wie Fußpilz. **Mit Einschränkung geeignet** bei pilzbedingtem Windelausschlag, weil dieser meist auf Hefepilze zurückgeht und mit Nystatin spezifischer behandelt werden kann. → Seite 70

Hinweise zu den Tabellenspalten → Seite 24, zur Auswahl der Arzneimittel → Seite 20, zur Grundlage der Bewertung → Seiten 20, 23

Fußpilz. Nagelpilz. Pilz im Windelbereich Fortsetzung

Handelsname Darreichungsform	Zusammensetzung pro 1 ml/1 g oder wie angegeben bzw. pro abgeteilte Einheit	Kleinste Packungsgröße	Packungspreis	Bewertung für das beanspruchte Anwendungsgebiet
Hinweise zu den Tabellenspalten → Seite 24, zur Auswahl der Arzneimittel → Seite 20, zur Grundlage der Bewertung → Seiten 20, 23				
Clotrimazol v. ct Creme	**Clotrimazol** 10 mg	20 g	2,93	**Geeignet** bei Pilzinfektionen wie Fußpilz. **Mit Einschränkung geeignet** bei pilzbedingtem Windelausschlag, weil dieser meist auf Hefepilze zurückgeht und mit Nystatin spezifischer behandelt werden kann. → Seite 70
Pumpspray	10 mg	40 ml	5,09	
Cutistad Puder	**Clotrimazol** 10 mg	30 g	5,85	**Geeignet** zur Nachbehandlung von Fußpilz nach ausgeheilter Infektion. → Seite 70
Creme	10 mg	20 g	3,40	**Geeignet** bei Pilzinfektionen wie Fußpilz. **Mit Einschränkung geeignet** bei pilzbedingtem Windelausschlag, weil dieser meist auf Hefepilze zurückgeht und mit Nystatin spezifischer behandelt werden kann. → Seite 70
Lösung	10 mg	15 ml	3,25	
Pumpspray	10 mg	30 ml	4,70	
Daktar Puder	**Miconazolnitrat** 20 mg	30 g	13,07	**Geeignet** zur Nachbehandlung von Fußpilz nach ausgeheilter Infektion. → Seite 70
Creme	20 mg	25 g	9,47	**Geeignet** bei Pilzinfektionen wie Fußpilz. **Mit Einschränkung geeignet** bei pilzbedingtem Windelausschlag, weil dieser meist auf Hefepilze zurückgeht und mit Nystatin spezifischer behandelt werden kann. → Seite 70
Epi-Pevaryl Puder	**Econazolnitrat** 10 mg	30 g	13,07	**Geeignet** zur Nachbehandlung von Fußpilz nach ausgeheilter Infektion. → Seite 70
Pumpspray	10 mg	30 g	12,53	**Geeignet** bei Pilzinfektionen wie Fußpilz. **Mit Einschränkung geeignet** bei pilzbedingtem Windelausschlag, weil dieser meist auf Hefepilze zurückgeht und mit Nystatin spezifischer behandelt werden kann. → Seite 70
Creme	10 mg	25 g	9,47	**Geeignet** bei Pilzinfektionen wie Fußpilz. **Mit Einschränkung geeignet** bei Nagelpilz, weil es Mittel gibt, die besser in den Nagel eindringen (Ciclopirox). **Mit Einschränkung geeignet** bei pilzbedingtem Windelausschlag, weil dieser meist auf Hefepilze zurückgeht und mit Nystatin spezifischer behandelt werden kann. → Seite 70
Lotion	10 mg	30 ml	12,53	
Evazol Creme	**Dequaliniumchlorid** 4 mg	10 g	2,97	**Wenig geeignet** bei Fuß- und Nagelpilz sowie bei Pilzinfektionen im Windelbereich, weil das Mittel zu unspezifisch wirkt und die therapeutische Wirksamkeit bei Pilzinfektionen nicht ausreichend belegt ist. → Seite 73
exoderil Creme	**Naftifinhydrochlorid** 10 mg	20 g	9,45	**Geeignet** bei Pilzinfektionen wie Fußpilz. **Mit Einschränkung geeignet** bei pilzbedingtem Windelausschlag, weil dieser meist auf Hefepilze zurückgeht und mit Nystatin spezifischer behandelt werden kann. → Seite 72
Gel	10 mg	20 g	9,45	

▶

Fußpilz. Nagelpilz. Pilz im Windelbereich Fortsetzung

Handelsname Darreichungsform	Zusammensetzung pro 1 ml/1 g oder wie angegeben bzw. pro abgeteilte Einheit	Kleinste Packungsgröße	Packungspreis	Bewertung für das beanspruchte Anwendungsgebiet
exoderil Lösung	**Naftifinhydrochlorid** 10 mg	25 ml	11,75	**Geeignet** bei Pilzinfektionen wie Fußpilz. **Mit Einschränkung geeignet** bei pilzbedingtem Windelausschlag, weil dieser meist auf Hefepilze zurückgeht und mit Nystatin spezifischer behandelt werden kann. → Seite 72
Pumpspray	10 mg	25 ml	13,60	
Fungizid-ratiopharm Creme	**Clotrimazol** 10 mg	20 g	3,25	**Geeignet** bei Pilzinfektionen wie Fußpilz. **Mit Einschränkung geeignet** bei pilzbedingtem Windelausschlag, weil dieser meist auf Hefepilze zurückgeht und mit Nystatin spezifischer behandelt werden kann. → Seite 70
Pumpspray	10 mg	40 ml	5,30	
Gilt Creme	**Clotrimazol** 10 mg	20 g	3,29	**Geeignet** bei Pilzinfektionen wie Fußpilz. **Mit Einschränkung geeignet** bei pilzbedingtem Windelausschlag, weil dieser meist auf Hefepilze zurückgeht und mit Nystatin spezifischer behandelt werden kann. → Seite 70
Lösung	10 mg	20 ml	4,06	
Pumpspray	10 mg	50 ml	8,15	
Multilind Heilpaste Paste	**Nystatin** 100 000 I.E. **+ Zinkoxid** 200 mg	25 g	7,80	**Geeignet** bei Pilzinfektionen im Windelbereich. → Seite 73
Mycospor Creme	**Bifonazol** 10 mg	20 g	7,86	**Geeignet** bei Pilzinfektionen wie Fußpilz. **Mit Einschränkung geeignet** bei pilzbedingtem Windelausschlag, weil dieser meist auf Hefepilze zurückgeht und mit Nystatin spezifischer behandelt werden kann. → Seite 70
Lösung	10 mg	20 ml	9,49	
Pumpspray	10 mg	25 ml	11,05	
Myko Cordes Creme	**Clotrimazol** 10 mg	25 g	4,70	**Geeignet** bei Pilzinfektionen wie Fußpilz. **Mit Einschränkung geeignet** bei pilzbedingtem Windelausschlag, weil dieser meist auf Hefepilze zurückgeht und mit Nystatin spezifischer behandelt werden kann. → Seite 70
Lösung	10 mg	20 ml	5,28	
Mykohaug C Creme	**Clotrimazol** 10 mg	25 g	2,85	**Geeignet** bei Pilzinfektionen wie Fußpilz. **Mit Einschränkung geeignet** bei pilzbedingtem Windelausschlag, weil dieser meist auf Hefepilze zurückgeht und mit Nystatin spezifischer behandelt werden kann. → Seite 70
Mykundex Heilsalbe Salbe	**Nystatin** 100 000 I.E. **+ Zinkoxid** 200 mg	20 g	6,64	**Geeignet** bei Pilzinfektionen im Windelbereich und anderen nystatinempfindlichen Hautpilzen. **Wenig geeignet** bei Fußpilz ohne vorherige Diagnose, weil dieser selten durch Hefepilze verursacht wird. Bei dieser Pilzinfektion sind Imidazole vorzuziehen. → Seite 73
Nagel Batrafen Lösung	**Ciclopirox** 80 mg	3 g	30,04	**Geeignet** bei Nagelpilzinfektionen. Dennoch sollten Sie das Mittel hierfür nicht anwenden, ohne dies vorher mit einem Arzt besprochen zu haben. → Seite 71

Hinweise zu den Tabellenspalten → Seite 24, zur Auswahl der Arzneimittel → Seite 20, zur Grundlage der Bewertung → Seiten 20, 23

Fußpilz. Nagelpilz. Pilz im Windelbereich Fortsetzung

Handelsname Darreichungsform	Zusammensetzung pro 1 ml/1 g oder wie angegeben bzw. pro abgeteilte Einheit	Kleinste Packungsgröße	Packungspreis	Bewertung für das beanspruchte Anwendungsgebiet
Nystaderm Creme	**Nystatin** 100 000 I.E.	20 g	6,45	**Geeignet** bei Pilzinfektionen im Windelbereich und anderen nystatinempfindlichen Hautpilzen. **Wenig geeignet** bei Fußpilz ohne vorherige Diagnose, weil dieser selten durch Hefepilze verursacht wird. Bei dieser Pilzinfektion sind Imidazole vorzuziehen. → Seite 71
Paste	100 000 I.E.	20 g	6,70	
Nystatin „Lederle" Creme	**Nystatin** 100 000 I.E.	25 g	8,31	**Geeignet** bei Pilzinfektionen im Windelbereich und anderen nystatinempfindlichen Hautpilzen. **Wenig geeignet** bei Fußpilz ohne vorherige Diagnose, weil dieser selten durch Hefepilze verursacht wird. Bei dieser Pilzinfektion sind Imidazole vorzuziehen. → Seite 71
Paste	100 000 I.E.	25 g	8,31	
Salbe	100 000 I.E.	25 g	8,31	
Ovis Neu Lösung	**Clotrimazol** 10 mg	15 ml	6,25	**Geeignet** bei Pilzinfektionen wie Fußpilz. **Mit Einschränkung geeignet** bei pilzbedingtem Windelausschlag, weil dieser meist auf Hefepilze zurückgeht und mit Nystatin spezifischer behandelt werden kann. → Seite 70
Pumpspray	10 mg	40 ml	9,00	
Tannolact Lotio 1 % Lotion	**Synthetischer Gerbstoff** 10 mg	75 g	5,15	**Geeignet** zur Unterstützung der Behandlung von Pilzinfektionen im Windelbereich, immer nur zusätzlich zu Mitteln mit Nystatin. Synthetischer Gerbstoff bekämpft nicht die Pilze, sondern wirkt leicht antientzündlich, dämpft den Juckreiz und stabilisiert die Haut. → Seite 73
Tannolact Pulver 40 % Pulver	4 g	10 Stück	9,96	
Tannosynt flüssig Bad	**Synthetischer Gerbstoff** 400 mg	100 g	7,60	**Geeignet** zur Unterstützung der Behandlung von Pilzinfektionen im Windelbereich, immer nur zusätzlich zu Mitteln mit Nystatin. Synthetischer Gerbstoff bekämpft nicht die Pilze, sondern wirkt leicht antientzündlich, dämpft den Juckreiz und stabilisiert die Haut. → Seite 72
Tannosynt Creme Creme	10 mg	20 g	4,61	
Tannosynt Puder Puder	5 mg	30 g	6,06	
Tonoftal Creme	**Tolnaftat** 10 mg	20 g	10,00	**Geeignet** bei Fußpilz, der durch Fadenpilze ausgelöst wird, aber nur nach vorhergehender ärztlicher Diagnose. → Seite 73
Lösung	10 mg	30 ml	14,80	
Puder	5 mg	25 g	7,80	**Geeignet** zur Nachbehandlung von Fußpilz, der durch Fadenpilze ausgelöst wird. → Seite 73

Hinweise zu den Tabellenspalten → Seite 24, zur Auswahl der Arzneimittel → Seite 20, zur Grundlage der Bewertung → Seiten 20, 23

Hautdesinfektion

Bei kleinen Verletzungen und verschmutzten Schürfwunden kann es sinnvoll sein, die Wunde selbst sowie die umgebende Haut zu desinfizieren. Bakterien, Pilze oder Viren aus Erde, Steinen oder Sand können dann nicht dazu führen, dass sich die Haut entzündet und schlecht verheilt. Weitere Maßnahmen zum Spülen der Wunde sind meist überflüssig und stören nur den Heilungsprozess.
Desinfektionsmittel lassen sich auch verwenden, wenn Wasser und Seife zum Reinigen der Haut nicht genügen, zum Beispiel wenn eine Spritze gegeben oder ein Verband angelegt werden soll.
Bei Neugeborenen wird häufig der Nabelschnurstummel desinfiziert, bis er an der abgeklemmten Stelle von selbst abfällt.

Wann sind Desinfektionsmittel wirklich nötig?
In Deutschland werden Desinfektionsmittel häufig unnötig eingesetzt, vor allem die Kombinationen aus Alkohol und chemischen Antiseptika. Waschbecken, Toilettenbrille, -deckel oder sonstige Gegenstände in Bad und WC müssen damit nicht abgewischt werden, denn die im häuslichen Bereich normalerweise vorhandenen Keime haben meist keinen Krankheitswert.
Auch wenn ein Kind oder eine andere Person im familiären Umfeld erkrankt ist, sind Desinfektionsmittel nicht nötig, es sei denn, es handelt sich um eine gefährlichere Infektion wie beispielsweise Hepatitis B. In allen übrigen Fällen reicht es völlig aus, wenn Sie sich möglichst oft die Hände mit Seife waschen, Handtücher und Wischlappen täglich wechseln und bei mindestens 60 °C waschen.

Allgemeine Maßnahmen
Oberflächliche Schürfwunden können Sie mit fließendem Wasser abspülen, um Erdreste und kleine Steinchen abzuwaschen. Tiefe Wunden müssen Sie bluten lassen, weil damit auch die Krankheitskeime ausgeschwemmt werden.
Um die Hände zu reinigen, genügt es meist, diese mit Wasser und Seife gründlich zu waschen.
Zur Nabelpflege bei Neugeborenen reicht meist ein sauberes Pflaster oder ein Mullverband.

Wann zum Arzt?
Wenn sich die Haut in der Umgebung einer Wunde trotz der Desinfektion entzündet, sollten Sie einen Arzt aufsuchen.

Behandlung mit Medikamenten
Zuverlässige Hautdesinfektionsmittel sind Alkohol, jodhaltige Mittel sowie chemische Antiseptika. Damit können Sie gesunde Haut in der Umgebung einer Wunde desinfizieren oder die Hände, wenn Sie einen Verband anlegen wollen.
Kombinationsmittel aus Alkohol + anderen Substanzen sind nur eingeschränkt oder wenig geeignet, weil sie nicht besser wirken als ein Wirkstoff allein und das Risiko für unerwünschte Wirkungen erhöhen.

Alkohol
Ethanol
Alkohol 70 % „Hetterich“
Isopropylalkohol
Isopropylalkohol 70 % „Hetterich“
Ethanol und Isopropylalkohol (auch Propanol genannt) sind beides Alkohole. Sie schädigen die Hülle von Bakterien, Pilzen und Viren und töten sie auf diese Weise ab. Allerdings muss der Alkohol konzentriert genug und zu bestimmten Anteilen mit Wasser vermischt sein. Bewährt hat sich eine 70-prozentige Lösung.

Anwendung
Träufeln Sie etwas Alkohol auf ein Tuch oder einen Tupfer und reiben Sie die Haut damit ab, oder sprühen Sie etwas Flüssigkeit direkt auf die Haut und verreiben Sie sie dort mit einem sauberen Tuch. Zur Händedesinfektion geben Sie den Alkohol direkt auf die Haut, verreiben ihn und lassen die Hände an der Luft trocknen.

Achtung
Alkohol dürfen Sie nicht auf offenen Wunden oder Schleimhäuten anwenden.

Unerwünschte Wirkungen
Häufig, aber unbedenklich
Isopropylalkohol entfettet die Haut, die dadurch stark austrocknet. Bei häufiger Anwendung spannt sie dann leicht.

Offene Hautstellen (Schürfwunden) brennen, wenn sie mit Alkohol in Berührung kommen.

Hinweise

Für Kinder unter 14 Jahren

Isopropylalkohol sollten Sie bei Frühgeborenen und Säuglingen nicht anwenden, weil er deren noch sehr empfindliche Haut zu stark austrocknet und irritiert.

Jodhaltige Mittel

Jodlösung

Jodtinktur Hetterich

Povidon-Jod

Betaisodona

Braunovidon

Freka-cid

Polysept

PVP-Jod-ratiopharm

Sepso J

Jod tötet Bakterien, Pilze und Viren sehr wirksam ab. Jodtinktur enthält reines Jod, bei den anderen Mitteln ist es an die Trägersubstanz Polyvinylpyrrolidon gebunden und wird dann als Povidon-Jod bezeichnet. Mit diesen Mitteln können Sie kleine und große Wunden sowie die umgebende Haut gut desinfizieren.

Anwendung

Auf intakte Haut und oberflächliche Schürfwunden können Sie Salbe, Tinktur oder Lösung direkt auftragen. Auf fettiger Haut lassen Sie das Mittel mindestens zehn Minuten einziehen, auf trockener Haut genügt eine Einwirkungszeit von einer Minute.

Für feuchte Umschläge verdünnen Sie die konzentrierte Lösung mit Wasser (ein Teil Lösung auf die doppelte, fünf- oder zehnfache Menge Wasser), tränken ein sauberes Tuch damit und legen es auf die Wunde. Sie können auch den verletzten Körperteil in der verdünnten Lösung baden.

Offene oder tiefe Wunden dürfen Sie mit dem Mittel nicht spülen, weil dabei zu viel Jod in den Körper gelangen würde. Solche Verletzungen gehören sowieso in ärztliche Behandlung.

Achtung

Jodtinktur brennt auf verletzter Haut sehr stark, Povidon-Jod wird dagegen auch auf Wunden gut vertragen.

Gegenanzeigen

Wenn Sie eine Überfunktion der Schilddrüse (Hyperthyreose) haben, dürfen Sie keine jodhaltigen Desinfektionsmittel anwenden, weil diese die Schilddrüsenfunktion noch weiter anregen.

Unerwünschte Wirkungen

Selten und unbedenklich

Die Haut kann gereizt und gerötet sein und jucken. Sind diese Beschwerden unangenehm stark, sollten Sie das Mittel absetzen und sich an einen Arzt wenden. Eventuell reagieren Sie auf Jod allergisch.

Hinweise

Für Schwangerschaft und Stillzeit

In der Schwangerschaft sollten Sie diese Mittel vor allem ab dem dritten Monat vermeiden, weil Jod durch den Mutterkuchen in den kindlichen Kreislauf gelangt und die noch unreife Schilddrüse des Kindes zu stark anregt.

In der Stillzeit dürfen Sie jodhaltige Mittel nicht anwenden, weil diese in die Muttermilch übergehen und die Schilddrüsenfunktion des Babys zu stark anregen.

Für Kinder unter 14 Jahren

Säuglinge dürfen Sie nicht mit diesen Mitteln behandeln.

Antiseptika

Chinolinol-Kaliumsulfat

Chinosol

Chlorhexidin

Chlorhexidinpuder

Clioquinol

Linola-sept

Dequalinium

Evazol

Ethacridin

Rivanol

Alle Mittel hemmen das Wachstum von Bakterien, Viren und Pilzen, in hoher Konzentration töten sie die Keime ab.

Chinolinol ist mit Kaliumsulfat versetzt, weil sich der Wirkstoff dann besser löst.

Puder mit Chlorhexidin wird oft zur Nabelpflege bei Neugeborenen verwendet oder zur Desinfektion von entzündeten Stellen auf der Haut, zum Beispiel in Falten.

Clioquinol ist ein Desinfektionsmittel, das gebundenes Jod enthält. Es hemmt das Wachstum von Bakterien und Pilzen und tötet sie ab. Clioquinol wird aber in die Haut aufgenommen und gelangt somit auch in den Blutkreislauf, was zu unerwünschten Wirkungen führen kann.

Dequalinium tötet Bakterien und Pilze ab. Das Mittel wird auch bei Entzündungen in Mund und Rachen angewendet, ebenso bei Fuß- und Hautpilzinfektionen.

Ethacridin lässt sich auch an und auf offenen Wunden anwenden oder diese können damit gespült werden, wenn sie sich mit Keimen infiziert und entzündet haben.

Anwendung

An den Augen oder in der Nähe von Schleimhäuten dürfen Sie keines der Mittel anwenden, weil sie diese stark reizen.

Wenden Sie die Mittel an, um die Hände zu desinfizieren, müssen Sie diese immer wieder gut mit Cremes oder Lotionen pflegen, damit der Säureschutzmantel der Haut nicht dauerhaft zerstört wird.

Chinosol: Für Waschungen, Umschläge, Teilbäder: Lösen Sie eine Tablette in zwei bis vier Liter Wasser auf.

Chlorhexidin: Sie pudern die betroffenen Hautstellen mehrmals täglich ein. Sie sollten Puder nicht auf feuchter Haut anwenden, weil er dann verklumpt und die Haut sich unter der Puderschicht entzünden kann.

Evazol: Sie tragen das Mittel zwei- bis dreimal täglich dünn auf. Die Anwendung ist zeitlich unbeschränkt möglich.

Linola-sept: Der Hersteller empfiehlt, das Mittel zweimal täglich dünn auf die betroffenen Hautstellen aufzutragen, bis die Haut wieder verheilt ist.

Rivanol: Lösen Sie eine Tablette in 100 Milliliter (0,1-prozentige Lösung) oder in 200 Milliliter (0,05-prozentige Lösung) warmem abgekochtem (oder destilliertem) Wasser unter ständigem Rühren auf. Für feuchte Umschläge nehmen Sie die höhere Konzentration (0,1-prozentig oder die 1-prozentige Fertiglösung), für Spülungen oder Bäder genügt eine 0,05-prozentige Lösung. Vorsicht – das Mittel färbt Stoffe und Haut gelb! Die Salbe tragen Sie dreimal täglich auf die betroffenen Hautstellen auf.

Achtung

Linola-sept: Clioquinol darf nicht großflächig angewendet werden, weil es dann schwere Nervenschäden bis hin zur Erblindung verursachen kann.

Rivanol: Wenn Sie die behandelte Haut der Sonne aussetzen, können allergische Reaktionen auftreten: Die Haut rötet sich, juckt, nässt, oft bilden sich auch kleine Bläschen. Sie sollten das Mittel in diesem Fall nicht weiter verwenden. Dann verschwinden auch die Beschwerden.

Gegenanzeigen

Unter folgenden Bedingungen dürfen Sie die Mittel nicht anwenden:

Linola-sept: Sie reagieren auf Jod allergisch oder haben eine Überfunktion der Schilddrüse. Das in Clioquinol gebundene Jod kann dann dazu führen, dass die Schilddrüse zu viel Hormon produziert, was mit starken Beschwerden verbunden ist (Herzrasen, Schweißausbrüche, Nervosität).

Wechselwirkungen mit Medikamenten

Rivanol: Sie dürfen keine anderen Arzneimittel auf der Haut anwenden, weil dann das Risiko für unerwünschte Wirkungen steigt.

Unerwünschte Wirkungen

Häufig, aber unbedenklich

Linola-sept: Nägel, oberste Hautschicht und Kleidung können sich gelblich braun verfärben. Flecken auf Stoffen lassen sich kaum herauswaschen. Verfärbungen auf Haut und Nägeln wachsen mit der Zeit heraus.

Selten und unbedenklich

Die Haut kann gereizt und gerötet sein und jucken. Sind diese Beschwerden unangenehm stark, sollten Sie das Mittel absetzen und sich an einen Arzt wenden. Eventuell reagieren Sie auf einen der Inhaltsstoffe allergisch.

Evazol: Wenn sich die Haut weißlich verfärbt, müssen Sie das Mittel absetzen und einen Arzt aufsuchen. Die Verfärbung ist ein Anzeichen dafür, dass das Mittel die Haut zu stark angreift und das Gewebe sich zersetzt (Nekrose). Am ehesten geschieht das, wenn Sie das Mittel unter den Achseln und im Genitalbereich anwenden.

Linola-sept: Weiße Haare können sich rötlich verfärben. Die Haare wachsen aber unverfärbt wieder nach.

Hinweise

Für Schwangerschaft und Stillzeit

Chinosol, Linola-sept, Rivanol: In Schwangerschaft und Stillzeit dürfen Sie diese Mittel nicht anwenden.

Für Kinder unter 14 Jahren

Linola-sept: Bei Säuglingen dürfen Sie das Mittel nicht anwenden.

Kombinationen: Alkohol + andere Substanzen

Ethanol + Isopropylalkohol

Softasept N

Isopropylalkohol + Benzalkonium

Cutasept F

Phenoxyethanol + Octenidin

Octenisept

Ethanol + Isopropylalkohol + Mecetronium

Sterillium

Isopropylalkohol + 1-Propanol + Biphenylol + Wasserstoffperoxid

Kodan Forte

Isopropylalkohol + Dibrom-dichlor-dihydroxyphenylmethan + Natrium-3,5-dibrom-4-hydroxybenzolsulfonat + Propylenglykol

Dibromol

In diesen Mitteln sind zwei Alkohole (in *Softasept N*) beziehungsweise Alkohol und verschiedene chemische Desinfektionsmittel kombiniert. Die keimtötende Wirkung soll damit verstärkt werden. Die Kombination von zwei Alkoholen wirkt jedoch nicht besser als Ethanol oder Isopropylalkohol allein. Der Alkohol Phenoxyethanol in *Octenisept* brennt auf Wunden nicht. Deshalb ist dieses Mittel besonders geeignet, um verletzte Hautstellen zu desinfizieren.

Möglicherweise können Mittel, die Alkohol und Antiseptika kombinieren, tatsächlich ein etwas größeres Spektrum an Krankheitskeimen (jedoch keine Bakterien- oder Pilzsporen) abtöten. Allerdings steigt durch den Zusatz von brom- und chlorhaltigen Substanzen (in *Dibromol*) das Risiko für Allergien. Auch Mittel, die zwei ähnlich wirkende Substanzen kombinieren (*Cutasept F, Kodan Tinktur Forte, Octenisept, Sterillium*), können Allergien auslösen.

Anwendung

Sie tragen die Mittel auf die zu desinfizierenden Hautstellen auf oder verreiben es auf den Händen und lassen es einige Minuten einwirken.

In der Umgebung der Augen dürfen Sie die Mittel nicht anwenden, weil die Inhaltsstoffe die Schleimhaut reizen. Haben Sie versehentlich etwas davon ins Auge bekommen, müssen Sie es rasch mit klarem Wasser spülen. Halten die Beschwerden an, sollten Sie einen Augenarzt aufsuchen.

Wenden Sie die Mittel an, um die Hände zu desinfizieren, müssen Sie diese immer wieder gut mit Cremes oder Lotionen pflegen, damit der Säureschutzmantel der Haut nicht dauerhaft zerstört wird.

Alle Mittel sollten Sie möglichst nicht länger als vier bis sechs Tage hintereinander benutzen.

Unerwünschte Wirkungen

Häufig, aber unbedenklich

Isopropylalkohol kann die Haut stark austrocknen.

Gelegentlich, aber unbedenklich

Die Haut kann gereizt und gerötet sein und jucken. Sind diese Beschwerden unangenehm stark, sollten Sie das Mittel absetzen und sich an einen Arzt wenden. Eventuell vertragen Sie einen der Inhaltsstoffe nicht oder reagieren darauf allergisch.

Hinweise

Für Kinder unter 14 Jahren

Säuglinge sollten Sie mit keinem dieser Mittel behandeln, weil der Alkohol die empfindliche Haut angreifen kann.

Octenisept: Kinder unter acht Jahren dürfen Sie damit nicht behandeln.

Hautdesinfektion

Handelsname Darreichungsform	Zusammensetzung pro 1 ml/1 g oder wie angegeben bzw. pro abgeteilte Einheit	Kleinste Packungsgröße	Packungspreis	Bewertung für das beanspruchte Anwendungsgebiet
Hinweise zu den Tabellenspalten → Seite 24, zur Auswahl der Arzneimittel → Seite 20, zur Grundlage der Bewertung → Seiten 20, 23				
Alkohol 70 % „Hetterich" Lösung	**Ethanol 70 %**	100 ml	ca. 4,22	**Geeignet** zur Hautdesinfektion. → Seite 78
Betaisodona Wasch-Antiseptikum Flüssigseife	**Povidon-Jod** 75 mg	100 ml	8,70	**Geeignet** zur Hautdesinfektion. → Seite 79
Betaisodona Lösung Lösung	100 mg	30 ml	3,69	**Geeignet** zur Desinfektion von Wunden und Haut. → Seite 79
Betaisodona Salbe Salbe	100 mg	30 g	5,54	
Braunovidon Salbe	**Povidon-Jod** 100 mg	20 g	4,36	**Geeignet** zur Desinfektion von Wunden und Haut. → Seite 79
Chinosol 1g Tabletten	**Chinolinolsulfat** 666 mg + **Kaliumsulfat** 286 mg	5 Stück	5,51	**Geeignet** zur Desinfektion von Wunden und Haut. → Seite 79
Chlorhexidinpuder Puder	**Chlorhexidindiglukonat** 10 mg	15 g	4,42	**Mit Einschränkung geeignet** zur Hautdesinfektion. Puder verklumpt mit Feuchtigkeit und Wundsekret. Desinfizierende Lösungen sind vorzuziehen. → Seite 79
Cutasept F Lösung	**Isopropylalkohol** 630 mg + **Benzalkoniumchlorid** 0,25 mg	50 ml	1,96	**Mit Einschränkung geeignet** zur Hautdesinfektion, weil Benzalkonium Allergien hervorrufen kann. → Seite 81
Dibromol Tinktur	**Isopropylalkohol** 550 mg + **Dibrom-dichlor-dihydroxy-diphenylmethan** 1 mg + **Natrium-3,5-dibrom-4-hydroxybenzolsulfonat** 10 mg + **Propylenglykol** 10 mg	50 ml	8,27	**Mit Einschränkung geeignet** zur Hautdesinfektion, weil die bromhaltigen Wirkstoffkomponenten Allergien hervorrufen können. → Seite 81
Evazol Creme	**Dequaliniumchlorid** 4 mg	10 g	2,97	**Mit Einschränkung geeignet** zur Hautdesinfektion. Die desinfizierende Wirksamkeit ist geringer als bei Alkohol und jodhaltigen Mitteln. Diese sind deshalb vorzuziehen. → Seite 79
Freka-Cid Puderspray Puderspray	**Povidon-Jod** 27 mg	50 ml	6,84	**Geeignet** zur Desinfektion von Haut und Wunden. → Seite 79
Freka-Cid Salbe Salbe	100 mg	20 g	4,00	
Isopropylalkohol 70 % „Hetterich" Lösung	**Isopropylalkohol** 628 mg	100 ml	ca. 1,55	**Geeignet** zur Hautdesinfektion. → Seite 78
Jodtinktur Hetterich Lösung	**Jod** 25 mg + **Kaliumjodid** 25 mg	20 ml	ca. 1,80	**Geeignet** zur Desinfektion von Haut und Wunden. → Seite 79
Kodan Tinktur Forte farblos Tinktur	**Isopropylalkohol** 450 mg + **1-Propanol** 100 mg + **Biphenylol** 2 mg + **Wasserstoffperoxidlösung 30 %**	250 ml	8,46	**Mit Einschränkung geeignet** zur Hautdesinfektion. Die Kombination von zwei verschiedenen Desinfektionsmitteln wirkt nicht besser als ein Wirkstoff allein, kann aber das Risiko für unerwünschte Wirkungen erhöhen. → Seite 81

Hautdesinfektion Fortsetzung

Handelsname Darreichungsform	Zusammensetzung pro 1 ml/1 g oder wie angegeben bzw. pro abgeteilte Einheit	Kleinste Packungsgröße	Packungspreis	Bewertung für das beanspruchte Anwendungsgebiet
Linola-sept Creme	**Clioquinol** 5 mg	15 g	4,70	**Wenig geeignet** zur Hautdesinfektion, weil der Wirkstoff in die Haut aufgenommen wird und zu unerwünschten Wirkungen führen kann. → Seite 79
Octenisept Lösung	**Phenoxyethanol** 20 mg + **Octenidin-dihydrochlorid** 1 mg	50 ml	4,27	**Geeignet** zur Desinfektion von Haut und Wunden. → Seite 81
Polysept Lösung Lösung	**Povidon-Jod** 100 mg	30 ml	3,25	**Geeignet** zur Desinfektion von Wunden und Haut. → Seite 79
Polysept Salbe Salbe	100 mg	20 g	4,00	
PVP-Jod-ratiopharm Salbe	**Povidon-Jod** 100 mg	25 g	4,70	**Geeignet** zur Desinfektion von Wunden und Haut. → Seite 79
Rivanol Lösung 1 % Lösung	**Ethacridinlaktat** 1,05 mg	100 ml	4,83	**Geeignet** zur Desinfektion von Wunden und Haut. → Seite 79
Rivanol Salbe Salbe	2 mg	25 g	6,39	
Rivanol 0,1g Tabletten	100 mg	5 Stück	4,94	
Sepso J Lösung	**Povidon-Jod** 100 mg	10 ml	1,38	**Geeignet** zur Desinfektion von Haut und Wunden. → Seite 79
Softasept N Lösung	**Ethanol** 741 mg + **Isopropylalkohol** 100 mg	250 ml	ca. 7,81	**Geeignet** zur Hautdesinfektion. → Seite 81
Sterillium Lösung	**Isopropylalkohol** 450 mg + **1-Propanol** 300 mg + **Mecetronium-etilsulfat** 2 mg	100 ml	3,08	**Mit Einschränkung geeignet** zur Hautdesinfektion. Die Kombination mehrerer Desinfektionsmittel wirkt nicht besser als ein Wirkstoff allein, kann aber das Risiko für unerwünschte Wirkungen erhöhen. → Seite 81

Hinweise zu den Tabellenspalten → Seite 24, zur Auswahl der Arzneimittel → Seite 20, zur Grundlage der Bewertung → Seiten 20, 23

Wundpflege

Die Haut wird wund, wenn sie durch zu starke Reibung gereizt wird. Bleibt der Reiz bestehen, kann sich die Stelle entzünden.
Eine Wunde an der Haut schließt sich normalerweise wieder von selbst, indem das Blut gerinnt und eine Kruste bildet, die den Heilungsprozess im Inneren abschirmt. Die neue Haut kann auf diese Weise rasch nachwachsen. Bei größeren Wunden mit Gewebezerstörungen bildet sich unter dem Schorf Granulationsgewebe aus Fress- und Faserzellen sowie Blutgefäßen. Auf diesem Gewebe können die Hautzellen von den Rändern zur Mitte der Wunde hin wachsen und diese mit der Zeit verschließen. Die Wundheilung ist also ein Vorgang, der durch die Entzündung positiv beeinflusst wird. Hemmt man die Entzündung, verzögert sich die Heilung.

Anzeichen und Beschwerden

Die Haut rötet sich und schmerzt.
Eine offene Wunde blutet, nässt und schmerzt. Infiziert sie sich, eitert sie, und es bildet sich am Wundrand oder an der infizierten Stelle ein roter Saum, der sehr berührungs- und druckempfindlich ist.
Bei stillenden Frauen kann die Brustwarze wund werden. Sie rötet sich stark, die Haut ist trocken und rissig. Jeder Stillvorgang verursacht dann starke Schmerzen.

Ursachen

Raue Oberflächen können die Haut wund scheuern. Auch wenn Haut auf Haut reibt, kann die Stelle wund werden.

Oberflächliche Schürfwunden, tiefe offene Wunden oder Risse sind meist die Folge von Unfällen.

Wunde Brustwarzen entstehen meist dadurch, dass das Kind nicht richtig angelegt wird und die Brustwarze nicht ganz erfasst. Normalerweise umschließt das Baby mit seinem Mund die gesamte Brustwarze einschließlich eines Teils des Warzenvorhofs. Hat der Säugling die Brustwarze nicht tief genug eingesaugt, gleitet sie immer wieder etwas aus dem Mund heraus und wird durch die ständige Reibung wund gescheuert.

Vorbeugung

Weiche Stoffe schützen die Haut vor dem Wundscheuern.

Damit die Brustwarzen beim Stillen nicht wund werden, sollten Sie schon vor der Geburt die Brust „abhärten", indem Sie sie täglich kalt abduschen und mit einem trockenen Waschlappen abrubbeln (gut eignen sich Frotteelappen, die Sie an der Luft trocknen, dann bleiben sie etwas rauer). Ist das Kind geboren, sollten Sie es anfangs nicht zu lang an der Brust nuckeln lassen. Das Saugbedürfnis lässt sich auch an einem Finger befriedigen. Das richtige Anlegen des Babys sollte eine Hebamme zeigen. Lassen Sie nach dem Stillen etwas Muttermilch auf der Brustwarze antrocknen, das pflegt die Haut und hält sie geschmeidig.

Allgemeine Maßnahmen

Wunde Haut können Sie mit einem Quarkwickel beruhigen. Dafür streichen Sie eine Schicht kalten Quark messerrückendick auf die Haut und decken sie mit einem Baumwolltuch ab. Sie nehmen den Quark ab, sobald er sich erwärmt hat. Den Umschlag können Sie beliebig oft wiederholen.

Verletzte Haut decken Sie mit einem Pflaster ab. Meist genügt das, um sie ausreichend vor weiteren Reizen zu schützen. Das Verbandmaterial sollte dabei nicht mit der Wundoberfläche verkleben. Vor allem offene Wunden dürfen durch den Verband nicht völlig von der Luft abgeschlossen werden, weil das Wundsekret sonst über der Wunde eine „feuchte Kammer" bildet, in der sich Bakterien besonders gut vermehren.

Tiefe Wunden müssen Sie kurz bluten lassen, weil das ausfließende Blut die Wunde reinigt. Hält die Blutung unvermindert an, müssen Sie sie mit einem Druckverband stoppen. Sie können die unverletzte Haut in der unmittelbaren Umgebung der Wunde mit Alkohol (→ Seite 78) oder jodhaltigen Mitteln (→ Seite 79) desinfizieren – allerdings ist das nicht unbedingt notwendig.

Die Wunde selbst sollten Sie nicht berühren und keinesfalls auswaschen. Nur über Schürfwunden können Sie fließendes kaltes Wasser laufen lassen, um Erdreste und Steine abzuspülen. Anschließend verbinden Sie die Wunde oder decken sie mit einem Pflaster ab.

Wenn die Brustwarzen beim Stillen wund werden, brauchen Sie nicht abzustillen, sollten aber unverzüglich eine Hebamme um Rat fragen. Sie kann Ihnen zeigen, wie Sie das Kind so anlegen, dass es nicht zum Wundwerden kommt.

Wann zum Arzt?

Wenn das Blut pulsierend aus der Wunde schießt, ist eine Arterie verletzt worden. Dann müssen Sie versuchen, das Blutgefäß abzudrücken, indem Sie über der Wunde einen Druckverband anlegen. Außerdem müssen Sie sofort einen Arzt aufsuchen beziehungsweise den Notarzt rufen. Es besteht die Gefahr, dass Sie verbluten.

Große offene Wunden und tiefe Risse sollten immer ärztlich behandelt werden. Wenn sich die Wundränder entzünden oder die Wunde stark eitert, sollten Sie ebenfalls einen Arzt aufsuchen.

Auch wenn sich eine Wunde nach einer Woche immer noch nicht schließt oder wunde Hautstellen weiterhin gerötet sind und schmerzen, sollten Sie einen Arzt zurate ziehen.

Behandlung mit Medikamenten

Wundpflegemittel sollen bei oberflächlichen Schürfwunden die Haut befeuchten und verletzte Stellen pflegen. Dazu eignen sich Mittel mit hautpflegenden Substanzen wie Dexpanthenol, Zinkoxid oder einer Kombination aus Zinkoxid und Lebertran ebenso wie pflanzliche Wundpflegemittel mit Extrakten aus Hamamelis, Kamille (auch in Kombination mit Schafgarbe), Ringelblume oder Purpursonnenhut.

Wundpuder mit dem Antibiotikum Tyrothrizin oder Bismutgallat sind bei oberflächlichen Hautverletzungen meist überflüssig. Diese schließen sich rasch von selbst. Nässende und tiefe Wunden sowie Geschwüre dürfen nicht mit Puder behandelt werden, weil dieser mit der Feuchtigkeit verklumpt und sich eine Kruste bildet, unter der sich Bakterien gut vermehren können. Bei infizierten Wunden genügen äußerlich anzuwendende Antibiotika ohnehin meist nicht, um die Entzündung einzudämmen. Dies gelingt nur mit verschreibungspflichtigen Antibiotika, die Sie als Tabletten einnehmen. In diesem Fall ist aber immer fachärztlicher Rat notwendig. Über Einzelheiten der Behandlung und über Antibiotika-Tabletten informiert das HANDBUCH MEDIKAMENTE der STIFTUNG WARENTEST.

Von einem Puder mit Bismutgallat ist abzuraten, weil seine therapeutische Wirksamkeit nicht ausreichend nachgewiesen ist.

Wundpflegemittel mit Antiseptika + anderen Substanzen sind nur mit Einschränkung oder wenig geeignet, weil Zusätze wie zum Beispiel Harnstoff und Salizylsäure meist nicht erforderlich und deshalb auch nicht sinnvoll sind.

Für ein Kombinationspräparat aus Pflanzenextrakten + anderen Substanzen (*Retterspitz äußerlich*) ist die therapeutische Wirksamkeit nicht ausreichend nachgewiesen. Ein anderes Mittel aus dieser Gruppe (*Contractubex*) soll verhindern, dass sich wulstige Narben bilden. Ob das tatsächlich gelingt, ist jedoch ebenfalls nicht ausreichend nachgewiesen.

Anthroposophische, homöopathische und traditionell angewendete Mittel

Zu den meistgekauften Mitteln gehören auch *Calendula Gel/Salbe Weleda, Calendumed, Theiss Ringelblumen Heilsalbe* sowie *Wecesin*. Bei *Calendula Gel/Salbe Weleda* und *Wecesin* handelt es sich um Präparate der anthroposophischen Therapierichtung, bei *Calendumed* und *Theiss Ringelblumen Heilsalbe* um Präparate der Homöopathie.

Ebenfalls zu den meistgekauften Mitteln gehört *Zinksalbe von ct* mit den Wirkstoffen Zinkoxid, Lebertran und Glyzerin. Dabei handelt es sich um ein Präparat, das von der Arzneimittelbehörde als „traditionell angewendet" zugelassen wurde.

All diese Mittel lassen sich nach den Grundsätzen dieses Buches nicht bewerten. Sie werden deshalb nicht näher besprochen. Allgemeine Informationen zu den genannten Therapierichtungen Anthroposophie und Homöopathie finden Sie in den Abschnitten „Anthroposophische Arzneimittel" (→ Seite 15) und „Homöopathische Arzneimittel" (→ Seite 14). Was „traditionell angewendete" Präparate sind, lesen Sie im Abschnitt „Traditionell angewendete Mittel" (→ Seite 13).

Hautpflegende Substanzen

Dexpanthenol

Bepanthen
Panthenol Chauvin
Panthenol Lichtenstein
Panthenol-ratiopharm

Zinkoxid

Desitin Puder
Mitosyl
Zinkoxidsalbe/-emulsion LAW

Zinkoxid + Lebertran

Desitin Salbe
Mirfulan

Dexpanthenol ist ein gut haut- und wundverträglicher Stoff, der von dem „Hautvitamin" Pantothensäure abgeleitet ist. Es ist nicht sicher nachgewiesen, dass Dexpanthenol die Wundheilung beschleunigt. Zur Pflege von oberflächlichen Schürfwunden und Wundrändern sind Cremes mit Dexpanthenol aber geeignet.

Präparate mit Zinkoxid decken wund geriebene oder aufgeschürfte Haut sowie Wundränder gut ab und fördern die Wundheilung, weil sie verhindern, dass die Haut austrocknet. Zinkoxid ist gut verträglich. Der Zusatz von Lebertran dient der zusätzlichen Hautpflege.

Anwendung

Sie tragen die Paste, Salbe oder Lösung bei jedem Verbandwechsel oder mehrmals täglich neu auf. Puder eignet sich nicht bei nässenden Wunden, weil er mit dem Wundsekret verklumpt und die Heilung eher verzögert.

Achtung

Wechselwirkungen mit Medikamenten

Zinkoxid kann die Wirkung anderer äußerlich aufzutragender Mittel einschränken. Wenn die Haut also noch mit anderen Wirkstoffen behandelt werden soll, müssen Sie die Salbe, Emulsion oder Reste davon vorher vollständig entfernen.

Pflanzliche Wundpflegemittel

Guajazulen
Garmastan
Hamamelis
Hametum
Kamille
Kamillin-Bad-Robugen
Kamillosan
Purpursonnenhut
Echinacin
Ringelblume
Dr. Theiss Ringelblumen-Salbe

Guajazulen ist ein halbsynthetisch hergestellter Wirkstoff, dessen Ausgangsprodukt aus dem zerkleinerten Holz des Guajakbaumes gewonnen wird und der dem Kamillen-Bestandteil Chamazulen ähnelt. Eine Salbe mit diesem entzündungshemmenden Wirkstoff soll beim Stillen wunden Brustwarzen vorbeugen. Ob dies gelingt, ist nicht ausreichend belegt. Zur Pflege kann dieses Mittel aber eingesetzt werden.

Rinde, Blätter und Zweige des Zauberstrauchs (Hamamelis) sind reich an Gerbstoffen, die auf der Haut zusammenziehend (adstringierend) und entzündungshemmend wirken.

Die ätherischen Öle der Kamille enthalten verschiedene Wirkstoffe mit entzündungshemmenden Eigenschaften, z. B. Levomenol und Chamazulen. Der Bestandteil Levomenol bremst darüber hinaus das Wachstum von Bakterien und Pilzen, Chamazulen wirkt antientzündlich und schmerzlindernd und kann auf diese Weise die Wundheilung beschleunigen.

Extrakte aus dem Kraut des Purpursonnenhuts (Echinacea) wirken ebenso antientzündlich und keimhemmend. Auf Wunden aufgetragen sollen sie die Bildung von Granulationsgewebe anregen, damit sich die Wunde rasch schließt.

Auszüge aus Ringelblumenblüten (Calendula) fördern das Wachstum kleinster Blutgefäße, sodass oberflächliche Wunden schneller zuheilen. Allerdings treten nicht selten Allergien gegen Calendula auf.

Anwendung

Salbe, Creme oder Lösung tragen Sie mehrmals täglich auf die wunden Hautstellen oder Schürfwunden auf. Gegebenenfalls decken Sie die Wunde mit etwas Mull ab. Für Bäder und Waschungen oder feuchte Auflagen lösen Sie 1 bis 30 Milliliter der Lösung in einem Liter Wasser.

Echinacin Madaus Salbe sollten Sie ohne Unterbrechung nicht länger als acht Wochen anwenden.

Garmastan: Der Hersteller empfiehlt, das Mittel nach jedem Stillen auf Brustwarzen und Warzenvorhöfe aufzutragen. Bei empfindlicher Brust soll eine sterile Mullkompresse oder eine Stilleinlage aufgelegt werden, sodass eine Art Salbenverband entsteht. Vor dem nächsten Stillen müssen Sie die Brust mit lauwarmem Wasser gründlich abwaschen, damit der Säugling das Mittel beim Trinken nicht mit aufnimmt.

Unerwünschte Wirkungen

Selten und unbedenklich

Wenn die Haut sich noch stärker rötet und juckt, reagieren Sie auf den Wirkstoff möglicherweise allergisch. Benutzen Sie die Salbe nicht weiter und suchen Sie einen Arzt auf.

Kamille: Echte Kamille verursacht selten Allergien. Diese gehen meist auf Verunreinigungen durch Hundskamille zurück. Ob ein Präparat nur echte Kamille enthält, erkennen Sie daran, dass auf der Packung oder im Beipackzettel hinter dem Inhaltsstoff Kamille die Abkürzung „(DAB)“ steht. Sie gibt an, dass die Kamille den Regeln des Deutschen Arzneibuchs entspricht. Dieses schreibt vor, dass nur echte Kamille verwendet werden darf.

Hinweise

Für Kinder unter 14 Jahren

Kamille: Für Kamillenbäder oder -umschläge bei Säuglingen verdünnen Sie 10 bis 20 Milliliter Kamillenextrakt-Lösung mit 10 bis 20 Litern Wasser.

Wundpuder

Bismutgallat
Dermatol
Tyrothrizin
Tyrosur Puder

Bismutsalze können Mikroorganismen abtöten und in Hautfalten den Schweiß binden. Auf diese Weise soll verhindert werden, dass sich die Haut bei offenen oder Brandwunden oder in Hautfalten entzündet. Nutzen und Risiko der Anwendung von Bismutsalzen auf der Haut sind allerdings nicht ausreichend untersucht.

Tyrothrizin ist ein Antibiotikum. In niedriger Dosierung hemmt es das Wachstum verschiedener Bakterienarten, in hoher tötet es sie ab. Lokal anzuwendende Antibiotika rufen leicht Allergien hervor. Es ist nicht ausreichend nachgewiesen, dass das Mittel bei infizierten Wunden überhaupt wirksam ist.

Anwendung

Dermatol: Der Hersteller empfiehlt, die betroffenen Hautstellen mehrmals täglich einzupudern. Auf nässenden oder offenen Wunden dürfen Sie den Puder nicht anwenden, weil er mit der Feuchtigkeit verklumpt und eine Kruste bildet, unter der sich Bakterien gut vermehren können.

Tyrosur Puder: Der Hersteller empfiehlt, die betroffenen Hautstellen ein- bis zweimal täglich dünn einzupudern. Auf nässenden oder offenen Wunden dürfen Sie den Puder nicht anwenden, weil er mit der Feuchtigkeit verklumpt und eine Kruste bildet, unter der sich Bakterien gut vermehren können.

Unerwünschte Wirkungen

Selten und unbedenklich

Tyrosur Puder: Wenn sich die Haut stark rötet, brennt und juckt, reagieren Sie vermutlich auf den Wirkstoff allergisch. Setzen Sie dann das Mittel ab und suchen Sie einen Arzt auf.

Hinweise

Für Schwangerschaft und Stillzeit

Tyrosur Puder: In Schwangerschaft und Stillzeit sollten Sie den Puder nur nach vorheriger Rücksprache mit einem Arzt anwenden.

Kombinationen: Antiseptika + andere Substanzen

Benzethonium + Harnstoff + Polidocanol

Brand- und Wundgel Medice N

Pyolysin + Zinkoxid + Salizylsäure

Pyolysin

Cetylpyridinium + Tyrothrizin

Tyrosur Gel

Benzethonium ist ein chemisches Desinfektionsmittel, das leicht Allergien auslösen kann. Harnstoff soll das Eindringen des Wirkstoffs in die Haut fördern, ist in diesem Mittel dafür aber zu niedrig konzentriert. Polidocanol wirkt örtlich betäubend und soll auf diese Weise Schmerzen lindern. Die Kombination dieser drei Wirkstoffe ist nicht sinnvoll.

Als Pyolysin bezeichnet die Herstellerfirma ein Filtrat aus der Kultur verschiedener Bakterienarten. Dieses Filtrat soll Stoffe enthalten, die Bakterien bekämpfen. Die therapeutische Wirksamkeit gilt jedoch trotz einer kürzlich vorgelegten, aber unkontrollierten Studie (das heißt, das Mittel wurde weder mit einem Scheinmedikament – Placebo – noch mit einer anderen erwiesenermaßen wirksamen Substanz verglichen) nicht als ausreichend bestätigt.

Cetylpyridinium ist ein chemisches Desinfektionsmittel. Es tötet Bakterien und Sporen jedoch nicht ab, gegen Viren ist es kaum wirksam. Tyrothrizin ist ein Antibiotikum. In niedriger Dosierung hemmt es das Wachstum verschiedener Bakterienarten, in hoher tötet es sie ab. Lokal anzuwendende Antibiotika rufen jedoch leicht Allergien hervor. Die Kombination beider Wirkstoffe ist nicht sinnvoll, die therapeutische Wirksamkeit nicht ausreichend nachgewiesen.

Anwendung

Brand- und Wundgel Medice N: Der Hersteller empfiehlt, das Gel dünn auf die betroffenen Hautstellen aufzutragen und antrocknen zu lassen. Es bildet sich ein dünner luft- und feuchtigkeitsdurchlässiger Film, der mit lauwarmem Wasser leicht abzuwaschen ist. In der Nähe der Augen dürfen Sie das Mittel nicht anwenden.

Pyolysin: Der Hersteller empfiehlt, die Salbe ein- bis mehrmals täglich auf die betroffenen Hautstellen aufzutragen.

Tyrosur Gel: Der Hersteller empfiehlt, das Gel nach Bedarf auf die betroffenen Hautstellen aufzutragen und antrocknen zu lassen. Ein Verband ist bei oberflächlichen Verletzungen meist nicht erforderlich.

Unerwünschte Wirkungen

Häufig, aber unbedenklich

Brand- und Wundgel Medice N: Harnstoff kann die Haut etwas reizen, was ein leichtes Brennen hervorrufen kann. Wenn sich die Haut stark rötet und juckt, reagieren Sie auf einen der Inhaltsstoffe allergisch. Sie sollten das Mittel dann absetzen und einen Arzt aufsuchen.

Selten und unbedenklich

Tyrosur Gel: Wenn sich die Haut stark rötet, brennt und juckt, reagieren Sie vermutlich auf einen der Wirkstoffe allergisch. Setzen Sie dann das Mittel ab und suchen Sie einen Arzt auf.

Hinweise

Zur Verwendung von Kondomen

Pyolysin: Wenn Sie die Salbe im Genital- oder Analbereich anwenden, können die in der Salbe enthaltenen Hilfsstoffe (Paraffin, Paraffinöl und weiße Vaseline) die Reißfestigkeit und damit die Sicherheit von Kondomen beeinträchtigen.

Für Schwangerschaft und Stillzeit

Tyrosur Gel: In Schwangerschaft und Stillzeit sollten Sie dieses Mittel grundsätzlich nur nach vorheriger Rücksprache mit einem Arzt anwenden.

Kombinationen: Pflanzenextrakte + andere Substanzen

Kamille + Schafgarbe

Kamillan plus

Zwiebelextrakt + Heparin + Allantoin

Contractubex

Alumen + Arnika + Rosmarin + Thymol + Weinsäure + Zitronensäure

Retterspitz äußerlich

Die ätherischen Öle der Kamille enthalten verschiedene Wirkstoffe mit entzündungshemmenden und schmerzlindernden Eigenschaften. Schafgarbe soll die Wundheilung ebenfalls positiv beeinflussen können.

Zwiebelextrakt soll entzündungshemmend und antiallergisch wirken und das Wachstum bestimmter Zellen (Fibroblasten) bremsen, die wulstige Narben hervorrufen. Heparin behindert die Blutgerinnung, für die Behandlung von Narben ist jedoch ausschlaggebender, dass es Entzündungen hemmen und das Zellwachstum bremsen kann. Allantoin beruhigt die Haut und fördert die Wundheilung. Die Kombination aller drei Substanzen in diesem Mittel ist nicht sinnvoll, die therapeutische Wirksamkeit nicht ausreichend nachgewiesen.

Bei *Retterspitz äußerlich* handelt es sich um eine Kombination von sechs verschiedenen Wirkstoffen in wässrigem Weingeist, also einer alkoholischen Lösung. Obwohl dieses Präparat seit über 100 Jahren als Wickel oder feuchter Umschlag angewendet wird, ist es wissenschaftlich kaum untersucht. Die Wirkstoffe sind sehr niedrig konzentriert, ein Effekt auf die Wundheilung therapeutisch nicht nachvollziehbar. Das Mittel riecht wegen der flüchtigen ätherischen Öle (Rosmarin und Thymian) angenehm, bei feuchten Umschlägen wirkt es wegen des Alkoholgehalts kühlend.

Anwendung

Kamillan plus: Für Umschläge und Waschungen verdünnen Sie einen halben bis einen Esslöffel der Lösung mit einem Liter körperwarmem Wasser, oder Sie tragen die Lösung mit einem sauberen Wattestäbchen unverdünnt auf die betroffene Hautstelle auf.

Contractubex: Der Hersteller empfiehlt, das Gel mehrmals täglich in das Narbengewebe einzumassieren, bis es davon ganz aufgenommen ist. Bei sehr wulstigen Narben können Sie das Mittel auch dick auftragen, mit einem Verband abdecken und über Nacht einwirken lassen.

Retterspitz äußerlich: Der Hersteller empfiehlt, die Flüssigkeit mit Wasser zu verdünnen und als feuchten Umschlag auf die betroffenen Hautstellen aufzulegen.

Unerwünschte Wirkungen

Selten und unbedenklich

Wenn sich die Haut stark rötet, brennt und juckt, reagieren Sie vermutlich auf einen der Wirkstoffe allergisch. Setzen Sie das Mittel dann ab und suchen Sie einen Arzt auf.

Kamillan plus: Echte Kamille verursacht selten Allergien. Diese gehen meist auf Verunreinigungen durch Hundskamille zurück. Ob ein Präparat nur echte Kamille enthält, erkennen Sie daran, dass auf der Packung oder im Beipackzettel hinter dem Inhaltsstoff Kamille die Abkürzung „(DAB)“ steht. Sie gibt an, dass die Kamille den Regeln des Deutschen Arzneibuchs entspricht. Dieses schreibt vor, dass nur echte Kamille verwendet werden darf.

Wundpflege

Handelsname Darreichungsform	Zusammensetzung pro 1 ml/1 g oder wie angegeben bzw. pro abgeteilte Einheit	Kleinste Packungsgröße	Packungspreis	Bewertung für das beanspruchte Anwendungsgebiet
Hinweise zu den Tabellenspalten → Seite 24, zur Auswahl der Arzneimittel → Seite 20, zur Grundlage der Bewertung → Seiten 20, 23				
Bepanthen Lösung	**Dexpanthenol** 50 mg	50 ml	3,91	**Geeignet** zur Wundpflege. → Seite 85
Bepanthen Wund- und Heilsalbe Salbe	50 mg	20 g	2,95	
Brand- und Wundgel Medice N Gel	**Benzethoniumchlorid** 1 mg + **Harnstoff** 70 mg + **Polidocanol** 20 mg	25 g	3,58	**Wenig geeignet** zur Wundpflege. Nicht sinnvolle Kombination. Benzethonium kann leicht Allergien auslösen. Harnstoff ist zu niedrig konzentriert und verbessert die therapeutische Wirksamkeit nicht. → Seite 87
Contractubex Gel Gel	**Auszug aus Zwiebel** 100 mg + **Allantoin** 10 mg + **Heparin-Natrium** 50 I.E.	30 g	14,23	**Wenig geeignet** zur Narbenpflege. Nicht sinnvolle Kombination aus pflanzlichen und chemischen Wirkstoffen. Die therapeutische Wirksamkeit ist nicht ausreichend nachgewiesen. → Seite 88
Dermatol Puder	**Bismutgallat** 200 mg	25 g	6,97	**Wenig geeignet** zur Wundpflege, weil die therapeutische Wirksamkeit nicht ausreichend nachgewiesen ist. → Seite 86
Desitin Puder Puder	**Zinkoxid** 110 mg	100 g	6,90	**Geeignet** zur Wundpflege. → Seite 85
Desitin Salbe Salbe	**Zinkoxid** 300 mg + **Lebertran** 130 mg	25 g	3,89	
Dr. Theiss Ringelblumen-Salbe Salbe	**Auszug aus Ringelblumenblüten** 100 mg	50 g	6,33	**Geeignet** zur Wundpflege. → Seite 86
Echinacin Salbe Madaus Salbe	**Auszug aus Purpursonnenhutkraut** 160 mg	25 g	4,37	**Geeignet** zur Wundpflege. → Seite 86
Garmastan Salbe	**Guajazulen** keine Mengenangabe	20 g	4,63	**Geeignet** zur Pflege von Brustwarzen. → Seite 86
Hametum Creme	**Auszug aus Hamamelisblättern, -zweigen** 53,5 mg	50 g	6,25	**Geeignet** zur Wundpflege. → Seite 86
Extrakt	250 mg	50 ml	4,40	
Hametum Wund- und Heilsalbe Salbe	62,5 mg	50 g	2,70	
Kamillan plus Lösung	Auszüge aus **Kamillenblüten** 120 mg + **Schafgarbenkraut** 50 mg	50 ml	4,30	**Geeignet** zur Wundpflege. → Seite 88
Kamillin-Bad-Robugen Bad	**Auszug aus Kamillenblüten** 958 mg	400 ml	8,50	**Geeignet** zur Wundpflege. → Seite 86
Kamillosan Wund- und Heilbad Bad	**Auszug aus Kamillenblüten** 1 000 mg	250 ml	11,95	**Geeignet** zur Wundpflege. → Seite 86
Kamillosan Creme Creme	20 mg	20 g	3,70	

▶

weiterhin Sekret, dieses gelangt jedoch nicht mehr an die Hautoberfläche. Da die Hautzellen sich jedoch ständig erneuern, wird mit der Zeit auch der die Pore verstopfende Pfropf aufgelöst, und der Ausgang ist wieder frei. Die Behandlung muss deshalb kontinuierlich wiederholt werden. Trichlorcarbanilid ist ein Antiseptikum, das Bakterien abtöten soll, die den Schweiß auf der Haut zersetzen und dabei den typischen unangenehmen Schweißgeruch produzieren.

Anwendung

Sie tragen die Emulsion ein- bis zweimal täglich auf, am besten abends, damit sie über Nacht einwirken kann. Auf nass geschwitzter Haut sollten Sie das Mittel nicht anwenden, weil es dann nicht ausreichend wirkt.
Wenn Sie das Mittel im Gesicht auftragen, müssen Sie darauf achten, dass es nicht in die Augen gelangt. In der Nähe von Schleimhäuten (Mund, Nase, Genitalbereich) dürfen Sie es nicht anwenden, weil es die Haut stark reizen kann.
Achten Sie darauf, dass das Mittel vollständig auf der Haut angetrocknet ist, bevor Sie zu Bett gehen oder sich anziehen (Socken, Strümpfe, Wäsche). Die Wirkstoffe können die Textilien angreifen.

Achtung

Gegenanzeigen

Wenn Sie auf Parastoffe (→ Seite 41) allergisch reagieren, dürfen Sie dieses Mittel nicht anwenden.

Unerwünschte Wirkungen

Selten und unbedenklich

Das Mittel kann die Haut reizen.

Methenamin

Antihydral

Wenn der Wirkstoff Methenamin mit Schweiß in Berührung kommt, wird Formaldehyd freigesetzt. Formaldehyd wandelt Eiweißstoffe, die natürlicherweise im Schweiß enthalten sind, um. Diese veränderten Eiweißkörper verstopfen die Ausführgänge der Schweißdrüsen, sodass kein weiterer Schweiß an die Hautoberfläche gelangt. Geschieht dies regelmäßig täglich, kann es sein, dass die Schweißdrüsen auch dauerhaft weniger Schweiß abgeben. Dass dies tatsächlich und vor allem auf Dauer geschieht, ist jedoch nicht ausreichend belegt.
Im Tierversuch wirkt das aus Methenamin freigesetzte Formaldehyd in sehr hoher Dosierung krebsfördernd. Ob dieses Risiko auch bei Menschen besteht, ist umstritten. Da das Mittel sowieso als „wenig geeignet“ bewertet wird, sollten Sie es besser nicht anwenden.

Anwendung

Der Hersteller empfiehlt, das Mittel ein- bis zweimal täglich dünn auf die Hautbezirke, an denen Sie vermehrt schwitzen (Fußsohlen, Handflächen, Achselhöhlen), aufzutragen.
Auf Blasen, nässenden Hautstellen und in der Umgebung von Schleimhäuten (Genitalbereich) dürfen Sie das Mittel nicht anwenden, weil es die Haut stark reizen kann.
Wenn die Haut durch das Mittel zu stark austrocknet (vor allem an Händen und Füßen), können Sie etwas fetthaltige Hautcreme auftragen.

Achtung

Gegenanzeigen

Wenn Sie auf Formaldehyd allergisch reagieren, dürfen Sie das Mittel nicht anwenden.

Unerwünschte Wirkungen

Selten und unbedenklich

Formaldehyd kann die Haut reizen.
Wenn sich die Haut stark rötet, juckt oder sich Blasen bilden, reagieren Sie vermutlich auf Formaldehyd allergisch. Dann sollten Sie die Behandlung abbrechen und einen Hautarzt aufsuchen.

Hinweise

Für Schwangerschaft und Stillzeit

Über die Risiken einer Anwendung in Schwangerschaft und Stillzeit gibt es keine Erkenntnisse. Da das Mittel ohnehin als „wenig geeignet“ bewertet wird, sollten Sie darauf verzichten.

Übermäßiges Schwitzen

Handelsname Darreichungsform	Zusammensetzung pro 1 ml/1 g oder wie angegeben bzw. pro abgeteilte Einheit	Kleinste Packungsgröße	Packungspreis	Bewertung für das beanspruchte Anwendungsgebiet
Ansudor Emulsion Emulsion	**Aluminiumhydroxychlorid** 147,4 mg + **Trichlorcarbanilid** 2,5 mg	50 ml	15,44	**Geeignet** bei übermäßigem Schwitzen. → Seite 91
Antihydral Salbe	**Methenamin** 130 mg	70 g	4,92	**Wenig geeignet** bei übermäßigem Schwitzen, weil die therapeutische Wirksamkeit nicht ausreichend nachgewiesen ist. → Seite 92
Tannolact Pulver 40 % Pulver	**Synthetischer Gerbstoff** 4 g	10 Stück	9,96	**Geeignet** bei übermäßigem Schwitzen. → Seite 91
Tannosynt flüssig Bad	**Synthetischer Gerbstoff** 400 mg	100 g	7,60	**Geeignet** bei übermäßigem Schwitzen. → Seite 91

Hinweise zu den Tabellenspalten → Seite 24, zur Auswahl der Arzneimittel → Seite 20, zur Grundlage der Bewertung → Seiten 20, 23

Abszess

Ein Abszess ist eine Eiterbeule, die sich häufig direkt unter der Haut bildet. Oftmals ist er vom umgebenden Gewebe abgekapselt.

Anzeichen und Beschwerden

Die Haut über der eitrigen Beule ist heiß, rot und sehr berührungs- oder druckempfindlich. Liegt der Abszess direkt unter der Haut, ist er als harter, derber Knoten fühlbar. Fieber kann, muss aber nicht auftreten. Manchmal sind die Lymphknoten in der Umgebung des Abszesses geschwollen.

Je mehr Eiter sich im Abszess ansammelt, desto größer wird der Druck auf die umgebende Kapsel. Irgendwann platzt diese auf, und der Eiter ergießt sich mitsamt den abgestorbenen Zellen und den Bakterien ins umliegende Gewebe. Wenn sich der Abszess direkt unter der Haut gebildet hat, bricht er oft nach außen durch. Vorher ist die Haut unmittelbar über der Beule extrem prall und zum Zerreißen gespannt. Kurz vor dem Durchbruch zeigt sich in der Mitte des Abszesses eine weißlich gefärbte Stelle. Dort ist die Haut so dünn, dass der Eiter erkennbar durchscheint. Kleine Abszesse heilen manchmal von selbst ab, wenn es dem Körper gelingt, die Bakterien aus eigener Kraft abzutöten und die abgestorbenen Zellen rasch abzubauen. Es kommt vor, dass anschließend ein verhärteter Knoten zurückbleibt.

Ursachen

Meist sind durch kleine Verletzungen (Stiche, Risse, Schnitte) ins Körperinnere eingedrungene Bakterien die Ursache eines Abszesses. Sie setzen sich im Gewebe fest und vermehren sich dort. Der Körper versucht, die Infektion mit weißen Blutkörperchen zu bekämpfen. Dabei gehen Blut- und Gewebezellen zugrunde, die kleine von Flüssigkeit und Eiter gefüllte Hohlräume hinterlassen. Damit sich die Entzündung nicht zu stark ausdehnt, bildet sich um den Abszessherd herum oft eine Art Kapsel. In deren Inneren schwelt die Entzündung jedoch weiter. Durch die Abkapselung ist das entzündete Gewebe nur gering durchblutet, deshalb lässt sich ein Abszess meist nicht gut mit Antibiotika behandeln.

Wann zum Arzt?

Auch wenn es zur Behandlung von Abszessen Medikamente ohne Rezept zu kaufen gibt, sollten Sie dennoch bei Anzeichen, die für diese Erkrankung sprechen, zum Arzt gehen und keine Selbstbehandlung versuchen. Größere Abszesse, die stark schmerzen und prall von Eiter gefüllt sind, sollten Sie möglichst schnell vom Arzt behandeln lassen. Er sticht den Abszess unter örtlicher Betäubung auf, damit Eiter und abgestorbene Zellen abfließen können, und reinigt die Wunde, sodass sie rasch verheilen kann.

Behandlung mit Medikamenten

Zugsalben mit Schieferöl oder Terpentin sind ohne Rezept erhältlich. Sie können dazu beitragen, einen Abszess schneller reifen zu lassen, sodass der Arzt ihn leichter öffnen kann. Solche Mittel sollten jedoch bestenfalls als überbrückende Maßnahme nach Rücksprache mit dem Arzt angewendet werden.

„Zugsalben"

Ammoniumbituminosulfonat

Ichtholan

Thiobitum

Natriumbituminosulfonat

Ichtholan T

Lärchenterpentin + Terpentinöl

Ilon Abszess-Salbe

Schieferöl- und terpentinhaltige Salben weichen die Haut über dem Abszess auf und „ziehen" so den Eiter an die Oberfläche. Der Abszess wird dann schneller reif. Sobald die Beule nicht mehr hart und geschwollen, sondern eher weich und elastisch ist, kann sie vom Arzt geöffnet werden.

Anwendung

Sie tragen die Salbe einmal täglich dick auf die Haut über dem Abszess auf und decken sie gut mit einem Verband ab. Bevor Sie neue Salbe auftragen, waschen Sie angetrocknete Salbenreste mit lauwarmem Wasser und etwas milder Waschlotion ab.

Vorsicht! Die dunklen Salben können Kleidung und Wäsche verfärben.

Hinweise

Für Kinder unter 14 Jahren

Bei Kindern und Jugendlichen sollten nur die schwächer konzentrierten Präparate (10- bis 20-prozentig) eingesetzt werden, weil kindliche Haut empfindlicher reagiert als die von Erwachsenen.

Abszess

Handelsname Darreichungsform	Zusammensetzung pro 1 ml/1 g oder wie angegeben bzw. pro abgeteilte Einheit	Kleinste Packungsgröße	Packungspreis	Bewertung für das beanspruchte Anwendungsgebiet
Ichtholan Salbe 10 %	**Ammoniumbituminosulfonat** 100 mg	40 g	7,80	**Geeignet** zur unterstützenden Behandlung von Abszessen als „Zugsalbe". Dennoch sollten Sie das Mittel hierfür nicht anwenden, ohne dies vorher mit einem Arzt besprochen zu haben. → Seite 94
20 % Salbe	200 mg	40 g	9,20	
Ichtholan T Gel	**Natriumbituminosulfonat, hell** 200 mg	20 g	8,83	
Ilon Abszess-Salbe Salbe	**Lärchenterpentin** 54 mg + **gereinigtes Terpentinöl** 72 mg	25 g	6,03	**Geeignet** zur unterstützenden Behandlung von Abszessen als „Zugsalbe". Dennoch sollten Sie das Mittel hierfür nicht anwenden, ohne dies vorher mit einem Arzt besprochen zu haben. → Seite 94
Thiobitum 20 % Salbe	**Ammoniumbituminosulfonat** 200 mg	25 g	5,09	**Geeignet** zur unterstützenden Behandlung von Abszessen als „Zugsalbe". Dennoch sollten Sie das Mittel hierfür nicht anwenden, ohne dies vorher mit einem Arzt besprochen zu haben. → Seite 94

Hinweise zu den Tabellenspalten → Seite 24, zur Auswahl der Arzneimittel → Seite 20, zur Grundlage der Bewertung → Seiten 20, 23

Hühneraugen, Warzen

Hühneraugen sind kleine schmerzhafte Ansammlungen verhornter Hautzellen von drei bis fünf Millimeter Durchmesser. Sie bilden eine verdickte Hornhaut – vornehmlich an den Zehen, besonders häufig am kleinen Zeh.
Bei Warzen ist außer der Hornschicht auch die Oberhaut verdickt. Sie können überall am Körper entstehen, vorwiegend jedoch an Händen und Füßen. Sie reichen oft tief in die Haut hinein, was äußerlich nicht zu erkennen ist (zum Beispiel bei Dornwarzen).

Anzeichen und Beschwerden

Schmerzen im Bereich der Druckstelle am Zeh sind erste Hinweise dafür, dass sich ein Hühnerauge bildet. Ist es bereits vorhanden, schmerzt es vor allem, wenn enge Schuhe Druck auf den Zeh ausüben.
Warzen zeigen sich als ein bis drei Millimeter große runde Erhebungen. Sie verursachen meist keine Beschwerden. Wenn sie allerdings in tiefere Hautschichten vordringen oder an der Fußsohle sitzen, wo sie beim Laufen ständig belastet werden, können sie sehr schmerzhaft sein.

Ursachen

Zu enge Schuhe, die vor allem seitlich und von oben auf die Zehen drücken, sind meist die Ursache, dass ein Hühnerauge entstehen kann.
Warzen bilden sich aufgrund einer Infektion mit bestimmten Viren (Papillomaviren).

Allgemeine Maßnahmen

Tragen Sie bequeme Schuhe, die den Füßen genügend Platz und Bewegungsspielraum lassen, dann schmerzen die Hühneraugen nicht, und es bilden sich auch keine neuen. Wenn Sie die Füße regelmäßig pflegen, entdecken Sie Hühneraugen oft schon so frühzeitig, dass es genügt, dem betroffenen Zeh in anderen Schuhen mehr Platz zu gönnen.
Warzen verschwinden oft von selbst wieder. Damit die Viren nicht auf andere Familienmitglieder übertragen werden, sollten Sie Ihr Handtuch nicht mit anderen teilen und täglich wechseln. Haben Sie Warzen an den Füßen, sollten Sie nicht barfuß gehen.

Wann zum Arzt?

Wenn Sie mehrere große Hühneraugen haben, sollten Sie einen Arzt zurate ziehen, ebenso wenn sich das Hühnerauge entzündet.
Hautveränderungen, die Sie nicht eindeutig als normale Hautwarzen erkennen, sollten Sie nicht selbst behandeln, sondern vom Hautarzt prüfen und dann gezielt behandeln lassen.

Behandlung mit Medikamenten

Hühneraugen und Warzen können Sie gut mit Salizylsäure behandeln. Auch die Kombination von Salizylsäure + Milchsäure ist dafür geeignet.
Chloressigsäure und Silbernitrat reizen die Haut etwas mehr. Die Kombination von Salizylsäure + Essigsäure ist nur eingeschränkt geeignet, weil die therapeutische Wirksamkeit von Essigsäure weniger gut untersucht ist und die Kombination nicht besser wirkt als Salizylsäure alleine. Der Zusatz des örtlich betäubenden Wirkstoffs Polidocanol zu Salizylsäure + Milchsäure ist nicht sinnvoll, weil Sie nicht mehr spüren, wenn Sie das Mittel versehentlich auch auf gesunde Haut auftragen, was diese stark reizen kann.
Bei allen Wirkstoffen ist nicht garantiert, dass Hühneraugen oder Warzen damit dauerhaft verschwinden. Vor allem Warzen, die aufgrund einer Virusinfektion entstehen, bilden sich häufig erneut und oft an derselben Stelle. Ihre Wurzeln können tief in die Haut hinein reichen und werden durch die hier genannten äußerlich anzuwendenden Mittel kaum erreicht.

Anthroposophische, homöopathische und traditionell angewendete Mittel

Zu den meistgekauften Mitteln gehört auch *Die Rote Tinktur* mit dem Wirkstoff Salizylsäure. Dabei handelt es sich um ein Präparat, das von der Arzneimittelbehörde als „traditionell angewendet" zugelassen wurde. Solche Präparate lassen sich nach den Grundsätzen dieses Buches nicht bewerten und werden deshalb nicht näher besprochen. Allgemeine Informationen zu derartigen Mitteln finden Sie im Abschnitt „Traditionell angewendete Mittel" (→ Seite 13).

■

Salizylsäure

Eidechse Fuss-Schälkur
Gehwohl Schälpaste
Guttaplast
Verrucid
Wurzeltod

Salizylsäure weicht stark verhornte Haut auf. Auf diese Weise können Sie Hühneraugen oder Warzen Schicht für Schicht abtragen. Die therapeutische Wirksamkeit ist belegt.

Anwendung

Waschen Sie die Füße beziehungsweise die betroffene Hautstelle gründlich mit Wasser und Seife und trocknen Sie sie sorgfältig ab. Anschließend tragen Sie das Mittel ein- bis zweimal täglich direkt auf das Hühnerauge oder die Warze auf. Die umgebende Haut decken Sie mit etwas Zinkpaste oder Vaseline ab, damit sie nicht von der Säure verätzt wird. Waschen Sie sich anschließend gründlich die Hände, damit Sie den Wirkstoff nicht auf empfindliche Haut und Schleimhäute bringen.

Wirkstoffpflaster wechseln Sie alle drei Tage. Damit das Pflaster nicht verrutscht, sollten Sie es mit reichlich Leukoplast fixieren.

Nach drei bis vier Tagen baden Sie die betroffenen Körperteile in warmem Wasser. Hat sich auf der Warze oder dem Hühnerauge ein Film gebildet, ziehen Sie den vorher ab. Anschließend können Sie die aufgeweichten Hautschichten leicht abreiben.

Meist müssen Sie die Behandlung mehrfach wiederholen. Bei hartnäckigen Warzen oder sehr dicken Hühneraugen kann die Behandlung mehrere Wochen dauern.

Mehr als zwei Gramm Salizylsäure täglich sollten Sie nicht anwenden. Müssen Sie das Mittel in diesen Dosierungen anwenden, sollten Sie dies nicht länger als eine Woche tun.

Warzen im Gesicht dürfen Sie nicht mit Salizylsäure behandeln. Auch auf verletzter Haut oder blutenden Wunden dürfen Sie die Mittel nicht anwenden.

Achtung

Wechselwirkungen mit Medikamenten

Wenn Sie Typ-2-Diabetes haben und blutzuckersenkende Tabletten mit Sulfonylharnstoffen (z. B. Glibenclamid) einnehmen, kann Salizylsäure deren Wirkung verstärken, vor allem, wenn Sie sehr viele Warzen behandeln und die Salizylsäure in den Blutkreislauf gelangt. Dann steigt das Risiko für eine Unterzuckerung. Sie sollten deshalb häufiger den Blutzucker bestimmen, solange Sie Hühneraugen oder Warzen mit Salizylsäure behandeln.

Unerwünschte Wirkungen

Häufig, aber unbedenklich

Die Haut kann beim Auftragen etwas brennen. Wenn Sie das wirkstoffhaltige Pflaster versehentlich auf gesunde Hautstellen kleben, entzünden sich diese leicht. Sie erkennen das daran, dass sich die Haut rötet und brennt.

Hinweise

Für Schwangerschaft und Stillzeit

In der Stillzeit können Sie die Mittel anwenden, sollten aber darauf achten, dass der Säugling nicht mit den behandelten Stellen in Berührung kommt oder an diesen nuckelt, beispielsweise bei Warzen an den Fingern.

Für Kinder unter 14 Jahren

Bei Kindern dürfen Sie nicht mehr als 0,2 Gramm Salizylsäure täglich verwenden und dies auch nicht länger als maximal eine Woche. Wenn Sie Pflaster anwenden, sollten es nicht mehr als fünf gleichzeitig sein.

Chloressigsäure

Acetocaustin

Chloressigsäure verätzt die Haut deutlich stärker als Salizylsäure. Die stark verhornten Hautschichten von Warzen lassen sich damit gut aufweichen und ablösen.

Bevor Sie das Mittel benutzen, sollte ein Arzt den Warzentypus bestimmen, weil das Mittel nur bei normalen Warzen angewendet werden soll.

Anwendung

Waschen Sie die betroffene Hautstelle gründlich mit Wasser und Seife und trocknen Sie sie sorgfältig ab. Anschließend tupfen Sie mit dem der Packung beiliegenden Spatel einmal wöchentlich eine kleine Menge des Mittels auf die Warze auf und lassen es antrocknen. Die umgebenden Hautschichten müssen Sie mit Zinkpaste oder Vaseline abdecken, damit sie nicht verätzt werden.

Vor der nächsten Anwendung sollten Sie die betroffenen Hautstellen warm baden und die aufgeweichten Hautschichten abtragen.

Sie können davon ausgehen, dass es mehrere Wochen dauert, bis Sie die Warze auf diese Weise Schicht für Schicht abgeschabt haben.

Achten Sie darauf, dass Sie das Mittel nicht in der Nähe von Schleimhäuten, Augen, Nase oder Mund anwenden. Auch Warzen im Genitalbereich dürfen Sie damit nicht behandeln.

Achtung

Wenn die Warze blutet oder eingerissen und verletzt ist, dürfen Sie das Mittel erst anwenden, wenn die Haut wieder verheilt ist.

Gegenanzeigen

Muttermale, Dorn-, Stech-, Flach- und Alterswarzen sowie Warzen an den Fußsohlen dürfen Sie mit dem Mittel nicht behandeln.

Wenn Ihre Haut dazu neigt, sehr wulstige Narben (Keloide) zu bilden, sollten Sie das Mittel nicht anwenden, weil Chloressigsäure diese Tendenz verstärken kann. Diese zeigen sich an den Händen als harte, erhabene Knötchen mit verhornter, grau-gelblicher Oberfläche.

Unerwünschte Wirkungen

Häufig, aber unbedenklich

Die Haut kann beim Auftragen etwas brennen, vor allem, wenn die verhornte Haut an der Warze etwas eingerissen ist.

Hinweise

Für Schwangerschaft und Stillzeit

Über die Risiken einer Anwendung in Schwangerschaft und Stillzeit gibt es keine Erkenntnisse. Sicherheitshalber sollten Sie das Mittel daher nicht anwenden.

Silbernitrat

Höllenstein-Ätzstift

Silbernitrat wirkt ätzend. Verhornte Hautstellen von Warzen lassen sich damit aufweichen und abtragen.

Anwendung

Waschen Sie die betroffene Hautstelle gründlich mit Wasser und Seife und trocknen Sie sie sorgfältig ab. Anschließend feuchten Sie den Stift etwas an und tragen den Wirkstoff dann direkt auf die Warze auf. Die umgebende Haut sollten Sie mit Zinkpaste oder Vaseline abdecken.

Kombinationen: Salizylsäure + andere Substanzen

Salizylsäure + Milchsäure

Clabin
Duofilm
efasit
Gehwohl
Lebewohl
Warzen Alldahin
W-Tropfen

Salizylsäure + Essigsäure

Gehwohl extra stark
Warz-ab N

Salizylsäure + Milchsäure + Polidocanol

Collomack

Salizylsäure, Milchsäure und Essigsäure weichen die Hornhaut auf, sodass sie besser abgetragen werden kann.

Polidocanol wirkt oberflächlich betäubend und damit schmerzlindernd. Der Zusatz dieses Wirkstoffs ist nicht sinnvoll, weil Sie dann nicht mehr spüren, ob Sie mit dem Mittel tatsächlich nur das Hühnerauge oder die Warze behandeln oder es bereits auf gesunde Haut auftragen. Darüber hinaus ist fraglich, ob der Wirkstoff durch die dicken Hornhautschichten überhaupt so weit vordringt, dass er seine Wirkung entfalten kann.

Anwendung

Waschen Sie die Füße beziehungsweise die betroffene Hautstelle gründlich mit Wasser und Seife und trocknen Sie sie sorgfältig ab. Anschließend tragen Sie das Mittel zwei- bis dreimal täglich direkt auf die Warze oder das Hühnerauge auf. Die gesunde Haut in der Umgebung sollten Sie mit Vaseline oder Zinkpaste abdecken, damit sie nicht mit verätzt wird.

Waschen Sie sich anschließend gründlich die Hände, damit Sie die Wirkstoffe nicht versehentlich auf empfindliche Haut (Augen, Schleimhäute) bringen.

Mehr als zwei Gramm Salizylsäure täglich sollten Sie nicht verwenden.

Wenn sich auf der behandelten Stelle ein Film gebildet hat, sollten Sie diesen abziehen oder abrubbeln, bevor Sie den Wirkstoff erneut auftragen.

Nach etwa vier bis sechs Wochen sollte das Hühnerauge beziehungsweise die Warze verschwunden sein.

Wenn Sie ein Pflaster verwenden, müssen Sie darauf achten, dass der wirkstoffhaltige Kern des Pflasters ausschließlich das Hühnerauge oder die Warze bedeckt und nicht etwa gesunde Haut. Wenn Sie das Pflaster nach drei Tagen abziehen, löst sich meist das ganze Hühnerauge mit ab. Bleiben Reste übrig, können Sie diese mit einem weiteren Pflaster abtragen. Zeigt sich unter den abgelösten Schichten weiche, rosige Haut, kleben Sie kein neues Pflaster mehr auf.

Achtung

Auf verletzter oder eingerissener Haut dürfen Sie die Mittel nicht anwenden.

Wechselwirkungen mit Medikamenten

Wenn Sie Typ-2-Diabetes haben und blutzuckersenkende Tabletten mit Sulfonylharnstoffen (z. B. Glibenclamid) einnehmen, kann die Salizylsäure deren Wirkung verstärken, vor allem, wenn Sie sehr viele Warzen behandeln und die Salizylsäure in den Blutkreislauf gelangt. Dann steigt das Risiko für eine Unterzuckerung. Sie sollten deshalb häufiger den Blutzucker bestimmen, solange Sie Hühneraugen oder Warzen mit Salizylsäure behandeln.

Unerwünschte Wirkungen

Häufig, aber unbedenklich

Die Haut kann beim Auftragen etwas brennen.

Gelegentlich, aber unbedenklich

Collomack: Wenn die Haut sich stark rötet, brennt, juckt oder sich Bläschen bilden, reagieren Sie eventuell auf Polidocanol allergisch. Setzen Sie das Mittel dann ab und suchen Sie einen Arzt auf.

Hinweise

Für Schwangerschaft und Stillzeit

In der Stillzeit können Sie die Mittel anwenden, sollten aber darauf achten, dass der Säugling nicht mit den behandelten Stellen in Berührung kommt oder an diesen nuckelt, beispielsweise bei Warzen an den Fingern.

Für Kinder unter 14 Jahren

Bei Kindern dürfen Sie nicht mehr als 0,2 Gramm Salizylsäure täglich verwenden, und dies auch nicht länger als maximal eine Woche.

Hühneraugen, Warzen

Handelsname Darreichungsform	Zusammensetzung pro 1 ml/1 g oder wie angegeben bzw. pro abgeteilte Einheit	Kleinste Packungsgröße	Packungspreis	Bewertung für das beanspruchte Anwendungsgebiet
Acetocaustin Lösung	**Chloressigsäure** 0,5 mg	1,8 ml	6,64	**Mit Einschränkung geeignet** bei Warzen, weil Chloressigsäure die Haut stärker reizt als Salizylsäure. → Seite 96
Clabin N	**Salizylsäure** 140 mg + **Milchsäure** 46 mg	8 g	5,54	**Geeignet** bei Hühneraugen und Warzen. → Seite 96
Clabin plus Lösung	**Salizylsäure** 167 mg + **Milchsäure** 167 mg	15 ml	5,54	**Geeignet** bei Warzen. → Seite 97
Collomack Lösung	**Salizylsäure** 200 mg + **Milchsäure** 50 mg + **Polidocanol** 20 mg	10 ml	4,85	**Mit Einschränkung geeignet** bei Hühneraugen und Warzen. Der Zusatz von Polidocanol ist nicht sinnvoll. → Seite 97
Duofilm Lösung	**Salizylsäure** 167 mg + **Milchsäure** 167 mg	15 ml	6,60	**Geeignet** bei Warzen. → Seite 97
efasit Hühneraugentinktur N Lösung	**Salizylsäure** 200 mg + **Milchsäure** 20 mg	10 ml	ca. 3,36	**Geeignet** bei Hühneraugen. → Seite 97

Hinweise zu den Tabellenspalten → Seite 24, zur Auswahl der Arzneimittel → Seite 20, zur Grundlage der Bewertung → Seiten 20, 23

Hühneraugen, Warzen Fortsetzung

Handelsname Darreichungsform	Zusammensetzung pro 1 ml/1 g oder wie angegeben bzw. pro abgeteilte Einheit	Kleinste Packungsgröße	Packungspreis	Bewertung für das beanspruchte Anwendungsgebiet
Hinweise zu den Tabellenspalten → Seite 24, zur Auswahl der Arzneimittel → Seite 20, zur Grundlage der Bewertung → Seiten 20, 23				
Eidechse Fuss-Schälkur Salbe	Salizylsäure 400 mg	20 ml	4,99	**Geeignet** bei Hühneraugen. → Seite 95
Gehwohl Schälpaste Paste	Salizylsäure 400 mg	20 ml	4,40	**Geeignet** bei Hühneraugen. → Seite 95
Gehwohl Hühneraugen-Pflaster Pflaster	Salizylsäure 20,25 mg + Milchsäure 4,2 mg	10 Stück	3,20	**Geeignet** bei Hühneraugen. → Seite 97
Gehwohl Hühneraugen-Tinktur extra stark Lösung	Salizylsäure 140 mg + Essigsäure 26 mg	15 ml	4,40	**Mit Einschränkung geeignet** bei Hühneraugen, weil Essigsäure die Haut stärker reizt als Salizylsäure. → Seite 97
Guttaplast 6x9cm Pflaster	Salizylsäure 1 390 mg	1 Stück	3,46	**Geeignet** bei Hühneraugen. → Seite 95
Höllenstein-Ätzstift Stift	Silbernitrat 530 mg	1 Stück	5,75	**Mit Einschränkung geeignet** bei Warzen, weil Silbernitrat die Haut stärker reizt als Salizylsäure. → Seite 97
Lebewohl Hühneraugen-Tinktur Lösung	Salizylsäure 105,7 mg + Milchsäure 95,1 mg	6 g	2,76	**Geeignet** bei Hühneraugen. → Seite 97
Lebewohl Hühneraugen-Pflaster Pflaster	Salizylsäure 350 mg + Milchsäure 11 mg pro 1 g Pflastermasse	3 Stück	1,25	
Verrucid Lösung	Salizylsäure 100 mg	10 ml	8,63	**Geeignet** bei Hühneraugen und Warzen. → Seite 95
W-Tropfen Lösung	Salizylsäure 120 mg + Milchsäure 49 mg	11,5 g	3,12	**Geeignet** bei Hühneraugen. → Seite 97
Warz-ab N Lösung	Salizylsäure 100 mg + Essigsäure 100 mg	10 ml	3,94	**Mit Einschränkung geeignet** bei Hühneraugen und Warzen, weil Essigsäure die Haut stärker reizt als Salizylsäure. → Seite 97
Warzen Alldahin Stift	Salizylsäure 1 715 mg + Milchsäure 245 mg	1 Stück	4,12	**Geeignet** bei Warzen. → Seite 97
Wurzeltod Hühneraugenpflaster Pflaster	Salizylsäure 37,5 mg	6 Stück	3,36	**Geeignet** bei Hühneraugen. → Seite 95

Haarausfall

Haare und Frisur prägen in hohem Maße unser äußeres Erscheinungsbild. Wenn die Haare ausfallen, kann sich dadurch also das Aussehen erheblich verändern – mit entsprechend einschneidenden Folgen für das Selbstwertgefühl. Allerdings ist ein geringer täglicher Verlust an Haaren kein Grund zur Besorgnis – die Kopfhaut bildet ständig neue Haare und stößt alte ab. So bleiben normalerweise pro Tag etwa 100 Haare in Bürste oder Kamm hängen. Ob sich das bemerkbar macht, hängt mit davon ab, wie dicht der Haarwuchs von Natur aus ist. Bei vollem Haar fällt auch ein Verlust von mehr als 100 Haaren täglich nicht sonderlich auf, während er bei sehr schütterem Haar schon klar erkennbar ist.

Anzeichen und Beschwerden

Beim Kämmen oder Bürsten gehen auf dem ganzen Kopf einzelne Haare aus (diffuser Haarausfall). Fallen die Haare büschelweise aus und lassen rund abgegrenzte kahle Stellen zurück, spricht man vom „kreisrunden Haarausfall".

Ursachen

Diffuser Haarausfall ist meist eine normale Alterserscheinung und keine Krankheit. Wenn sich bei jüngeren Männern an der Stirn „Geheimratsecken" oder auf dem Oberkopf eine Glatze bildet, ist das meist erblich bedingt.
Häufig fallen die Haare vermehrt aus, wenn sich im Leben einschneidende Veränderungen ereignen (Krankheit, Schwangerschaft, Stress, Berufswechsel, Todesfälle). Auch ein Eisenmangel (Anämie) kann vorübergehend Haarausfall verursachen.
Ebenso können Medikamente Haarausfall bedingen. Dazu gehören Medikamente bei Krebs oder Rheuma sowie Lipidsenker (bei hohen Cholesterinwerten), Betablocker (bei hohem Blutdruck) und Vitamin A (in Multivitaminpräparaten).
Bei Frauen können Hormonschwankungen dazu beitragen, dass sich die Haare lichten. Frauen, die viel männliche Geschlechtshormone (Androgene) bilden oder deren Haarwurzeln zu viele Bindestellen für männliche Hormone aufweisen, haben häufig dünnes, schütteres Haar. Das ist auch der Grund, warum bei Frauen in und nach den Wechseljahren die Haare etwas ausdünnen. Dann dominieren eher die männlichen Hormone, während die weiblichen zurückgehen, weil der Körper nur noch wenig Östrogene bildet.

Allgemeine Maßnahmen

Eine geschickt geschnittene Frisur, ein Haarteil oder eine Perücke können den Haarverlust kaschieren oder kahle Stellen verdecken.

Wann zum Arzt?

Wenn der Haarausfall wochenlang unvermindert anhält, sollten Sie einen Arzt aufsuchen.
Kreisrunden Haarausfall sollten Sie immer ärztlich behandeln lassen.

Behandlung mit Medikamenten

Haarwasser mit Östrogen soll den Haarwuchs anregen. Ob dies tatsächlich gelingt, ist jedoch noch nicht ausreichend nachgewiesen.
Die therapeutische Wirksamkeit der Kombination aus Cayennepfeffer + Kampferspiritus + Salizylsäure ist ebenfalls nicht ausreichend nachgewiesen. Auf alle drei hier besprochenen Mittel sollten Sie deshalb besser verzichten.

Anthroposophische, homöopathische und traditionell angewendete Mittel

Zu den meistgekauften Mitteln gehören auch *CRI-regen*, *H-Makol* und *Kera-Tonia*. Dabei handelt es sich um homöopathische Präparate, die sich nach den Grundsätzen dieses Buches nicht bewerten lassen und deshalb nicht näher besprochen werden. Allgemeine Informationen zu der genannten Therapierichtung finden Sie im Abschnitt „Homöopathische Arzneimittel" (→ Seite 14).

Östrogen

17-alpha-Estradiol

Ell-Cranell alpha
pantostin

Bei dem Östrogen in diesem Mittel – 17-alpha-Estradiol – handelt es sich nicht um das körpereigene weibliche Geschlechtshormon, das in verschiedenen Hormonpräparaten enthalten ist, die vorzugsweise bei Beschwerden in den Wechseljahren verordnet werden. 17-alpha-Estradiol gehört zwar zu den Östrogenen, wirkt aber nur sehr schwach hormonell. Viel dominanter ist die

Wirkung als Hemmstoff für ein bestimmtes Enzym (5-alpha-Reduktase), das die Umwandlung des männlichen Geschlechtshormons Testosteron in das wirksamere Dihydrotestosteron ermöglicht. Dihydrotestosteron, das bei Männern und Frauen gleichermaßen vorhanden ist, kann den Haarwuchs an den Haarwurzeln behindern und auf diese Weise Haarausfall fördern. Wird dieses Hormon gar nicht erst gebildet, weil 17-alpha-Estradiol dies blockiert, wachsen auch wieder mehr Haare.

Obwohl einige Studien mit diesen Mitteln vorliegen, ist die therapeutische Wirksamkeit bei Haarausfall noch nicht ausreichend nachgewiesen.

Anwendung

Die Hersteller empfehlen, täglich eine Pipettenfüllung gleichmäßig auf die Kopfhaut aufzubringen. Hat sich der Haarausfall gebessert, genügt es, das Mittel zwei- bis dreimal wöchentlich anzuwenden. Mit einer sichtbaren Wirkung können Sie frühestens nach drei Monaten rechnen.

Länger als ein Jahr sollten Sie das Mittel nicht anwenden.

Unerwünschte Wirkungen

Häufig, aber unbedenklich

Durch den Alkoholanteil des Haarwassers kann die Kopfhaut brennen und sich röten.

Hinweise

Für Schwangerschaft und Stillzeit

Über die Risiken einer Anwendung in Schwangerschaft und Stillzeit gibt es keine Erkenntnisse. Da das Mittel ohnehin als „wenig geeignet" bewertet wird, sollten Sie darauf verzichten.

Für Kinder unter 14 Jahren

Bei Kindern sollten Sie das Mittel nicht anwenden.

Kombination

Cayennepfeffer + Kampferspiritus + Salizylsäure

Spiritus crinalis „Berco"

Alle drei Inhaltsstoffe in diesem Mittel reizen die Haut und regen die Durchblutung an. Auf diese Weise soll es den Haarwuchs fördern. Eine positive Auswirkung auf den Haarwuchs ist für die einzelnen Inhaltsstoffe nicht bekannt. Die Kombination der drei Substanzen ist deshalb nicht sinnvoll, die therapeutische Wirksamkeit nicht ausreichend nachgewiesen.

Anwendung

Der Hersteller empfiehlt, das Mittel täglich auf die Kopfhaut aufzutragen und leicht einzumassieren. Waschen Sie sich anschließend sorgfältig die Hände, damit Sie die Inhaltsstoffe nicht versehentlich mit Schleimhäuten (Auge, Mund) in Berührung bringen, was unangenehm brennt und schmerzt.

Verletzte Haut oder nässende Hautbezirke dürfen Sie mit dem Mittel nicht behandeln.

Achtung

Gegenanzeigen

Wenn Ihre Nieren nicht einwandfrei funktionieren, dürfen Sie das Mittel nur nach Rücksprache mit einem Arzt anwenden.

Unerwünschte Wirkungen

Häufig, aber unbedenklich

Die Wirkstoffe können die Haut reizen, sodass sie sich rötet und eventuell auch juckt und brennt. Halten diese Beschwerden an, reagieren Sie vermutlich auf einen der Inhaltsstoffe allergisch. Setzen Sie das Mittel dann ab.

Hinweise

Für Schwangerschaft und Stillzeit

Sie sollten das Mittel nicht anwenden.

Für Kinder unter 14 Jahren

Bei Kindern dürfen Sie das Mittel nicht anwenden.

meln. Beginnen Sie mit der Behandlung außen und arbeiten Sie sich dann langsam zur Kopfmitte vor. Anschließend lassen Sie die Flüssigkeit 30 Minuten lang trocknen und waschen die Haare dann mehrmals gründlich mit normalem Shampoo aus. Damit keine Läuse oder Nissen in den Haaren hängen bleiben, kämmen Sie den ganzen Schopf anschließend Strähne für Strähne mit einem engzinkigen Kamm durch. Solche speziellen „Nissenkämme" erhalten Sie in Apotheken. Anschließend sollten Sie die Haare drei Tage lang nicht waschen, damit die in den Haaren verbliebenen Reste des Mittels die in dieser Zeit möglicherweise aus Nissenresten noch schlüpfenden Larven abtöten.

Meist genügt eine einmalige Anwendung des Präparats. Treten die Läuse dennoch wieder auf oder wollen Sie ganz sicher sein, dass Sie alle Nissen abgetötet haben, können Sie die Behandlung wiederholen. Unter Umständen ist es ratsam, dann ein Mittel mit einem anderen Wirkstoff zu wählen, falls die Läuse gegen das zuerst verwendete resistent geworden sind. Kontrollieren Sie in den Tagen danach immer wieder genau – auch bei den Kontaktpersonen –, ob wirklich alle Läuse vernichtet worden sind.

Jacutin N: Mit dem Spray sprühen Sie Strähne für Strähne sehr sorgfältig ein. Sie sollten die Flasche etwa ein bis zwei Zentimeter über der Kopfhaut halten und mit der anderen Hand den Zerstäuber etwas abdecken, damit die Tröpfchen nicht in die Augen geraten oder eingeatmet werden. Sicherheitshalber können Sie sich und der zu behandelnden Person einen Mundschutz umbinden (Baumwolltuch).

Filzläuse

Sie behandeln die gesamte behaarte Genitalregion wie bei Kopfläusen beschrieben. Wenn der gesamte Körper stark behaart ist, müssen Sie nachsehen, ob sich die Läuse auch auf Bauch, Brust, Armen, Beinen oder in den Achselhöhlen angesiedelt haben.

Achtung

Lüften Sie nach der Behandlung den Raum gründlich.

Sorgen Sie dafür, dass während der Behandlung keine Feuerquelle im Raum vorhanden ist (Elektrostrahler mit glühenden Heizstäben, Toaster, Gas-Durchlauferhitzer, Fön, Zigaretten, Kerzen). Die Mittel sind feuergefährlich, und es ist bereits vorgekommen, dass Kinder in Flammen standen, weil sich das Mittel durch Funkenflug auf dem Kopf entzündet hat.

Wenn Sie ein Aquarium oder Terrarium haben, sollten Sie Abstand dazu halten, weil die Mittel für Fische und Reptilien giftig sind.

Gegenanzeigen

Jacutin N: Wenn Sie oder das zu behandelnde Kind Husten, Asthma oder eine andere Lungenerkrankung haben, sollten Sie den Spray nicht verwenden, weil trotz aller Schutzmaßnahmen versehentlich Tröpfchen eingeatmet werden und schwere Asthmaanfälle oder Atembeschwerden auslösen können.

Wechselwirkungen mit Medikamenten

Sie dürfen nicht mehrere Läusemittel miteinander kombinieren, weil diese sich gegenseitig in ihrer Wirkung beeinträchtigen können.

Unerwünschte Wirkungen

Selten und unbedenklich

Die Haut kann jucken, brennen oder etwas gefühllos werden. Nach etwa ein bis zwei Stunden verschwinden diese Erscheinungen wieder.

Ist etwas Flüssigkeit ins Auge geraten, müssen Sie dieses sofort mit reichlich klarem Wasser spülen. Es kann sein, dass das Auge noch eine Zeit lang tränt, brennt und lichtempfindlich ist.

Schwellen die Augenlider zu oder bildet sich eine Bindehautentzündung aus, sollten Sie einen Augenarzt aufsuchen.

Selten, aber gefährlich

Pyrethroide sind Nervengifte, werden allerdings kaum über die Haut aufgenommen. Wenn unerwünschte Wirkungen auftreten, wurden die Mittel meist versehentlich eingeatmet. Bei Sprays ist das Risiko größer als bei Flüssigkeiten zum Einreiben, weil sich die Tröpfchen unkontrolliert im Raum verteilen können. Gelangen einige Tröpfchen des Mittels versehentlich in den Mund oder die Atemwege, können Schmerzen und Muskelschwäche auftreten, ebenso Taubheitsgefühle auf Zunge und Mundschleimhaut, Übelkeit, Erbrechen, Kopfschmerzen, Reizhusten, Atemnot.

Unklar ist, wie groß das Risiko von Langzeitfolgen ist. Ein Teil der fettlöslichen Stoffe könnte sich im

Gehirn festsetzen und dort bleibende Schäden auslösen. Dazu gehören Lähmungserscheinungen, Bewegungseinschränkungen der Hände, Schwindel, Zittern. Treten solche Beschwerden auf, müssen Sie unverzüglich einen Arzt aufsuchen.

Hinweise

Für Schwangerschaft und Stillzeit

Goldgeist forte und *Jacutin N*: In den ersten drei Monaten der Schwangerschaft und in der Stillzeit dürfen Sie diese Mittel nicht anwenden.

InfectoPedicul sollten Schwangere nur nach Rücksprache mit einem Arzt einsetzen. Stillende sollten sicherheitshalber eine dreitägige Stillpause einlegen.

Für Kinder unter 14 Jahren

Säuglinge dürfen mit den Mitteln nicht behandelt werden.

Bei Kleinkindern ist besondere Vorsicht geboten. Sie sollten nur unter ärztlicher Aufsicht behandelt werden.

Läuse

Handelsname Darreichungsform	Zusammensetzung pro 1 ml/1 g oder wie angegeben bzw. pro abgeteilte Einheit	Kleinste Packungsgröße	Packungspreis	Bewertung für das beanspruchte Anwendungsgebiet
Goldgeist forte Lösung	**Auszug aus Pyrethrum** 3 mg + **Chlorocresol** 9 mg + **Diethylenglykol** 400 mg + **Piperonylbutoxid** 7 mg	75 ml	7,54	**Mit Einschränkung geeignet** bei Läusen. Der Zusatz des Desinfektionsmittels Chlorocresol ist unnötig und kann Allergien auslösen. → Seite 103
InfectoPedicul Lösung	**Permethrin** 4,4 mg	50 ml	8,70	**Mit Einschränkung geeignet** bei Läusen. Das Risiko für unerwünschte Wirkungen ist größer als bei dem natürlichen Wirkstoff Pyrethrum. → Seite 103
Jacutin N Spray	**Allethrin I** 6,6 mg + **Piperonylbutoxid** 26,4 mg pro 1 g	90 g	11,31	**Wenig geeignet** bei Läusen, weil bei der Anwendung des Sprays die Wirkstoffe versehentlich eingeatmet werden und Asthmaanfälle auslösen können. → Seite 103

Hinweise zu den Tabellenspalten → Seite 24, zur Auswahl der Arzneimittel → Seite 20, zur Grundlage der Bewertung → Seiten 20, 23

Krätze

Krätze (Skabies) entsteht durch Befall mit Krätzmilben. Diese Parasiten können sich ähnlich wie Läuse auch unter einwandfreien hygienischen Bedingungen ausbreiten. Sie bohren kleine Gänge in die Haut und setzen sich dort fest. Wenn Sie die unten beschriebenen Symptome bemerken, sollten Sie nicht zögern, einen Arzt aufzusuchen.

Anzeichen und Beschwerden

Die Bohrgänge der Krätzmilben hinterlassen fadenförmige knotige Linien auf der Haut, die sehr stark jucken, vor allem in der Bettwärme. Betroffen sind bei Erwachsenen häufig Fingerzwischenräume, Handgelenke, Brustwarzen und der Genitalbereich, bei Kindern eher die Fußsohlen und -knöchel, Handteller, Fingerrücken und Gesäß.

Ursachen

Krätzmilben werden durch engen Hautkontakt übertragen. Bis der erste Juckreiz auftritt, vergehen meist einige Wochen.

Allgemeine Maßnahmen

Handtücher, Laken, Bettbezüge, Wäsche und Kleidungsstücke, mit denen Sie in Berührung gekommen sind, müssen Sie bei 60 °C waschen oder chemisch reinigen lassen. Verträgt das Material die hohen Temperaturen nicht, hängen Sie die Teile für vier bis sechs Tage an die frische Luft, klopfen sie anschließend sorgfältig aus und waschen sie dann bei der für das Wäschestück empfohlenen Wassertemperatur oder lassen es reinigen. Ohne Hautkontakt überleben die Krätzmilben nur kurze Zeit.

Wann zum Arzt?

Sobald Sie die oben beschriebenen Anzeichen entdecken, sollten Sie einen Hautarzt aufsuchen. Krätze sollten Sie nicht selbst behandeln, weil die Insektenvernichtungsmittel, mit denen sie behandelt werden muss, giftig sind.

Behandlung mit Medikamenten

Einige Medikamente gegen Krätze werden rezeptfrei angeboten, sollten aber dennoch nicht ohne ärztliche Begleitung eingesetzt werden.
Mittel mit Crotamiton sind nur eingeschränkt geeignet, weil die Wirkung zu unsicher ist.
Benzylbenzoat wirkt zwar recht sicher, brennt jedoch beim Auftragen auf die Haut.
Die Wirkstoffkombination Allethrin + Piperonylbutoxid wirkt vorwiegend bei Läusen. Da es sich bei diesem Mittel um einen Spray handelt, besteht die Gefahr, dass Sie die Wirkstoffe versehentlich einatmen, wodurch akute Asthmaanfälle ausgelöst werden können.

Crotamiton

Crotamitex

Crotamiton lindert den Juckreiz und tötet Krätzmilben ab, allerdings nicht sehr zuverlässig. Das Mittel gibt es als Gel und Salbe. Das Gel ist niedriger konzentriert als die Salbe. Deshalb sollte bei Krätze vorzugsweise die Salbe eingesetzt werden.

Anwendung

Sie tragen das Mittel ein- bis mehrmals täglich auf die befallenen Hautstellen auf.

Achtung

Auf offenen oder aufgekratzten Hautstellen dürfen Sie das Mittel nicht anwenden, weil sich die Haut dann leicht entzündet.

Unerwünschte Wirkungen

Gelegentlich, aber unbedenklich

Die Haut kann sich röten und warm werden.

Kombination
Allethrin + Piperonylbutoxid

Spregal

Allethrin ist ein stark wirksames Nervengift, das Insekten abtötet. Es wird vorwiegend als Mittel gegen Läuse eingesetzt (→ Seite 103).
Piperonylbutoxid verhindert, dass das Mittel sich unter Lichteinwirkung zersetzt und unwirksam wird.
In Kombination mit Piperonylbutoxid wirkt Allethrin stärker giftig auf die Insekten.
Das Mittel wird als Spray verwendet. Dabei besteht das Risiko, dass sich die Wirkstoffe unkontrolliert im Raum verteilen und Sie sie aus Versehen einatmen. Bei Krätze sind deshalb andere Mittel vorzuziehen.

ANWENDUNG

Der Hersteller empfiehlt, das Mittel aus etwa 20 bis 30 Zentimeter Entfernung auf die gesamte Körperoberfläche unterhalb des Halses aufzusprühen. Im Gesicht dürfen Sie den Spray nicht anwenden, weil dann die Gefahr besteht, dass Sie den Wirkstoff versehentlich einatmen oder Schleimhäute damit benetzen. Lassen Sie die Lösung antrocknen und waschen Sie sie anschließend mindestens zwölf Stunden lang nicht ab (nicht baden oder duschen). Eine einmalige Behandlung genügt oft schon. Nach acht bis zehn Tagen sollte der Arzt den Therapieerfolg kontrollieren.

Haben Sie aus Versehen etwas Spray eingeatmet, sollten Sie sofort an die frische Luft gehen. Treten Beschwerden auf, sollten Sie einen Arzt rufen oder aufsuchen.

Alle weiteren Angaben finden Sie bei Läusemitteln (→ Seite 103).

■

Benzylbenzoat

Antiscabiosum

Benzylbenzoat ist ein Nervengift, das Insekten, zu denen auch Krätzmilben gehören, sowie deren Larven und Eier abtöten soll. Für Menschen ist Benzylbenzoat nur schwach giftig, solange es nur auf der Haut angewendet wird.

Das Mittel gibt es in zwei verschiedenen Konzentrationen. Die 25-prozentige Version ist für Erwachsene, die 10-prozentige für Kinder vorgesehen.

ANWENDUNG

Folgendes Vorgehen ist zu empfehlen: Vor Therapiebeginn seifen Sie den ganzen Körper gründlich ab und waschen auch die Haare, am besten abends. Anschließend verteilen Sie ein Drittel des Flascheninhalts auf der gesamten Hautoberfläche vom Hals bis zu den Fußzehen und reiben die Flüssigkeit sorgfältig ein. Achten Sie genau darauf, dass Sie jeden Finger, jede Zehe und jede Körperfalte, auch im Genitalbereich, benetzen. Haben die Milben auch Gesicht und Kopfhaut befallen, müssen Sie diese Stellen ebenso mitbehandeln. Achten Sie darauf, dass das Mittel nicht mit Augen und Schleimhäuten in Berührung kommt, weil es diese stark reizt.

Diesen Vorgang wiederholen Sie an den darauf folgenden zwei Abenden, sodass Sie innerhalb von drei Tagen die ganze Flasche leeren. Am vierten Tag nehmen Sie ein Vollbad oder duschen von Kopf bis Fuß und seifen den ganzen Körper gründlich ab.

Die an diesen Tagen getragene Kleidung waschen Sie bei 60 °C oder hängen sie vier bis sechs Tage an die Luft, um noch verbliebene Milben oder deren Larven und Eier abzutöten.

ACHTUNG

Wechselwirkungen mit Medikamenten

Andere Mittel gegen Krätze sollten Sie nicht gleichzeitig anwenden, weil sich die Mittel in ihrer Wirkung gegenseitig behindern können.

UNERWÜNSCHTE WIRKUNGEN

Häufig, aber unbedenklich

Haut und/oder Schleimhäute können sich röten.

HINWEISE

Für Schwangerschaft und Stillzeit

In Schwangerschaft und Stillzeit dürfen Sie das Mittel nur nach Rücksprache mit einem Arzt anwenden. Stillende dürfen es nicht im Bereich der Brust auftragen.

Für Kinder unter 14 Jahren

Kinder sollten immer ärztlich behandelt werden, Säuglinge und Kleinkinder am besten stationär in der Klinik.

Krätze

Handelsname Darreichungsform	Zusammensetzung pro 1 ml/1 g oder wie angegeben bzw. pro abgeteilte Einheit	Kleinste Packungsgröße	Packungspreis	Bewertung für das beanspruchte Anwendungsgebiet
Antiscabiosum für Kinder 10 %	**Benzylbenzoat** 100 mg	200 g	12,95	**Geeignet** bei Krätze. Dennoch sollten Sie das Mittel hierfür nicht anwenden, ohne dies vorher mit einem Arzt besprochen zu haben. → Seite 107
Antiscabiosum 25 % Emulsion	250 mg	200 g	14,07	
Crotamitex Gel Gel	**Crotamiton** 50 mg	40 g	11,40	**Mit Einschränkung geeignet** bei Krätze. Die entzündete Haut wird durch das Mittel oft stark gereizt. Sie sollten das Mittel nicht anwenden, ohne dies vorher mit einem Arzt besprochen zu haben. → Seite 106
Crotamitex Salbe Salbe	100 mg	40 g	17,60	
Spregal Lösung	**Allethrin I** 6,4 mg + **Piperonylbutoxid** 50,4 mg	80 g	15,80	**Wenig geeignet** bei Krätze, weil bei der Anwendung des Sprays die Wirkstoffe versehentlich eingeatmet werden und Asthmaanfälle auslösen können. Keinesfalls sollten Sie das Mittel anwenden, ohne dies vorher mit einem Arzt besprochen zu haben. → Seite 106

Hinweise zu den Tabellenspalten → Seite 24, zur Auswahl der Arzneimittel → Seite 20, zur Grundlage der Bewertung → Seiten 20, 23

Augen

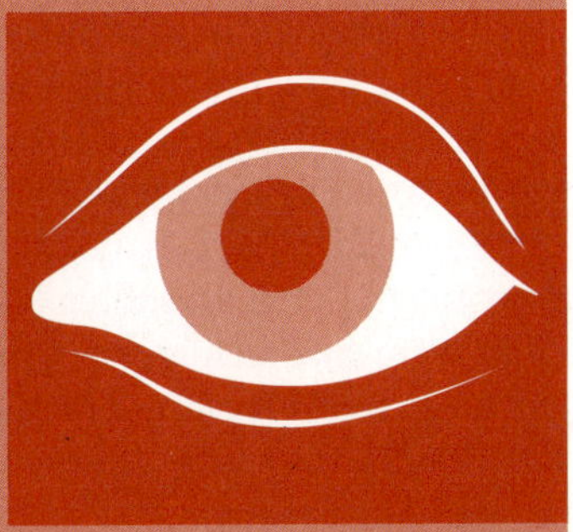

Der größte Teil des Auges ist von außen nicht sichtbar. Der Innenraum des Auges wird hauptsächlich von dem transparenten, gallertigen Glaskörper (Corpus vitreum) ausgefüllt. Er ist umgeben von der festen, weißen Lederhaut (Sclera) – dem Weißen des Auges. Direkt unter der Lederhaut liegt die Aderhaut (Choroidea), deren Blutgefäße das Auge mit Nährstoffen und Sauerstoff versorgen. Darunter befindet sich die Netzhaut (Retina); ihre lichtempfindlichen Sehzellen nehmen die Seheindrücke auf. Die Sehzellen sind mit Nervenzellen verbunden, die als Nervenfasern an einer Stelle zusammenlaufen. Dieses Bündel von Nervenfasern bildet den Sehnerv, der an einer Stelle die Lederhaut passiert und in das Gehirn zieht. Dort entsteht dann aus den Bildern, die der linke und der rechte Sehnerv getrennt übermitteln, das Gesamtbild des Gesehenen.
An der Vorderseite des Auges geht die Aderhaut in eine dünne, farbige Gewebescheibe über, die Regenbogenhaut (Iris). Sie bestimmt die Augenfarbe. In der Mitte der Regenbogenhaut befindet sich die Pupille. Lederhaut, Aderhaut und Netzhaut sind undurchsichtig. Durch sie dringt also kein Licht ins Auge hinein. Damit Sehen möglich wird, haben die drei Häute an der Vorderseite des Augapfels ein rundes „Fenster“, die Pupille. Es ist bedeckt mit der durchsichtigen Hornhaut (Cornea). Das Licht tritt durch die Pupille ins Auge ein, passiert die durchsichtige Linse und den Glaskörper und fällt auf die Netzhaut.
Der dem Auge zugewandte Teil der Augenlider ist mit einer Schleimhaut überzogen, der Bindehaut (Konjunktiva). Sie zieht sich von den Wimpern über die Innenfläche des Ober- und Unterlids, bedeckt den Augapfel und dehnt sich bis an den Rand der Hornhaut aus.

Bindehautentzündung

Auf jede Art von Reizung kann die Bindehaut mit einer Entzündung (Konjunktivitis) reagieren. In deren Folge schwellen ihre Blutgefäße an. Sie werden dann als feine rote Linien sichtbar, die das Weiße des Auges durchziehen.

Anzeichen und Beschwerden

Bei einer Bindehautentzündung werden die Augen rot, sie brennen, tränen und manchmal jucken sie. Wenn die Bindehaut anschwillt, werden die Augen

„dick“. Die entzündeten Augen sondern Sekrete ab. Diese können wässrig, dickflüssig, cremig, weißlich oder gelblich sein. Die Augenlider sind häufig „verklebt“, sie sind nur schwer zu öffnen, oft besteht eine Lichtscheu.

Ursachen

Eine Bindehautentzündung hat meistens unspezifische Ursachen: Fremdkörper, wie ein Sandkorn oder eine Fliege, sind ins Auge geraten; die Augen wurden durch Rauch, Wind oder die intensive Einwirkung von UV-Licht gereizt oder durch Chemikalien wie das Chlor in Schwimmbädern und das Ozon des Sommersmogs. Die Ursache kann auch in einer ungenügend korrigierten Fehlsichtigkeit liegen.
Eine Bindehautentzündung kann auch auf einer Allergie beruhen (allergische Bindehautentzündung → Seite 395) oder sie kann andere Allergien, wie zum Beispiel einen allergischen Schnupfen (→ Seite 396), begleiten.
Bakterien oder Viren können ebenfalls eine Bindehautentzündung verursachen.
Viele Viruserkrankungen, die den ganzen Körper betreffen, wie eine Erkältung und Masern, sind von einer Bindehautentzündung begleitet.

Vorbeugung

Tragen Sie bei Sonnenschein, im Solarium und beim Schwimmen eine Sonnen- oder Schutzbrille.
Lassen Sie einmal jährlich überprüfen, ob Ihre Brille beziehungsweise Kontaktlinsen noch die richtige Korrektur haben.
Frauen, die zu Bindehautentzündungen neigen, sollten auf Augen-Make-up verzichten. Besonders Grüntöne reizen oft die Augen. Manchmal genügt es auch, die Liste der Inhaltsstoffe zu studieren und ein anderes Produkt zu wählen: Konservierungsmittelfreie Produkte bereiten seltener Probleme.

Allgemeine Maßnahmen

Eine Kompresse mit kaltem Wasser, die auf die Augen aufgelegt wird, lindert die Beschwerden. Das gilt besonders für Kinder mit verklebten Augenlidern. Verwenden Sie keine Kamillen- oder ähnliche Kräuteraufgüsse; sie könnten eine Allergie begünstigen.
Wenn Sie vermuten, dass Ihnen ein Fremdkörper ins Auge geraten ist, kann ein Augenbad helfen.

Wann zum Arzt?

Viele, auch schwerwiegende Erkrankungen der Augen können mit Erscheinungen wie bei einer Bindehautentzündung einhergehen. Für Laien ist es kaum möglich, die Symptome und Beschwerden zweifelsfrei einer Ursache zuzuordnen. Nur wenn Sie sicher sind, dass Ihre Augenbeschwerden auf eine der beschriebenen, harmlosen Ursachen zurückgehen, dürfen Sie eine Bindehautentzündung für kurze Zeit ohne ärztlichen Rat behandeln.
Eine Augenarztpraxis sollten Sie unbedingt aufsuchen, wenn zu den Augenbeschwerden noch Schmerzen hinzukommen, Ihre Sehfähigkeit sich verschlechtert oder Sie fliegende schwarze Punkte oder Flusen vor den Augen sehen.
Wenn Sie bereits aus anderen Gründen Augentropfen anwenden müssen, sollten Sie eine zusätzlich hinzukommende Bindehautentzündung nicht eigenmächtig behandeln.
Auch eine Augenentzündung, die durch Bakterien oder Viren bedingt ist, muss ausnahmslos ärztlich behandelt werden. Wie der Arzt eine solche Entzündung behandeln kann, können Sie im HANDBUCH MEDIKAMENTE der STIFTUNG WARENTEST nachlesen.
Die hier besprochenen Augentropfen sollten Sie nicht länger als zwei bis drei Tage anwenden. Sind die Beschwerden nach dieser Zeit noch nicht abgeklungen, müssen Sie einen Augenarzt aufsuchen.

Bei Kindern

Die Behandlung von entzündeten Augen bei Säuglingen und Kleinkindern gehört immer in die Hand des Arztes.

Behandlung mit Medikamenten

Zwei bis drei Tage lang können Sie ohne ärztlichen Rat eine Augenreizung mit Mitteln behandeln, die so genannte Alpha-Sympathomimetika enthalten. Sie lindern die Beschwerden der Reizung. Nach fünf Tagen sollten Sie die Anwendung in jedem Fall beenden – auch dann, wenn der Beipackzettel eine längere Anwendungszeit angibt. Bei längerem Gebrauch können diese Medikamente die Schleimhaut der Augen austrocknen und selbst eine Bindehautentzündung hervorrufen.
Aus der Gruppe der Alpha-Sympathomimetika sind jene Wirkstoffe zu bevorzugen, die längere Zeit wirken: Naphazolin, Tetryzolin und Tramazolin. In dieser Reihenfolge nimmt ihre Wirkdauer ab. Die vierte Substanz aus dieser Reihe, Phenylephrin, wirkt nur 30 bis 90 Minuten lang.

Vorzuziehen sind Augentropfen ohne Konservierungsmittel (→ Seite 120). Auch der Wirkstoff Bibrocathol kann bei Augenreizungen erfolgreich eingesetzt werden. Er steht allerdings nur als Augensalbe zur Verfügung. Da man nach deren Anwendung durch den Salbenfilm längere Zeit verschwommen sieht, sind Augenmittel mit Bibrocathol bei einer Bindehautentzündung nicht die erste Wahl. Das ist anders, wenn eine Entzündung am Lidrand, wie ein Gerstenkorn, behandelt werden soll, bei der die Salbe nur an den Lidrand gestrichen wird.

Nur eingeschränkt empfehlenswert sind Augentropfen mit Salizylsäure, da ihre therapeutische Wirksamkeit nicht ausreichend nachgewiesen ist. Auch Augenwasser mit Zinksulfat ist nur eingeschränkt geeignet, weil es bestenfalls etwas gefäßzusammenziehend wirkt.

Die Kombinationsmittel *Ophtopur-N* mit den Wirkstoffen Naphazolin + Zinkborat und *DuraUltra* mit Naphazolin + Actinoquinol + Vitamin A sind wenig geeignet, um eine unspezifische Bindehautentzündung zu behandeln.

Ebenfalls wenig geeignet sind Augentropfen, in denen Wirkstoffe aus den beiden Substanzgruppen Alpha-Sympathomimetikum + Antihistaminikum kombiniert sind. Mit einem so genannten Antihistaminikum können allergische Erscheinungen behandelt werden. Ist die Bindehautentzündung jedoch unspezifischer Art, sind sie nicht angebracht.

Hinweise für Augenmittel

Anwendung

Die meisten Menschen schließen unwillkürlich die Augen, wenn ein Gegenstand nah an die Augen gebracht wird. Das Eintropfen gelingt am besten, wenn Sie nach oben schauen, mit der einen Hand das Unterlid ein wenig herunterziehen und mit der anderen den Tropfen von schräg oben in die im Unterlid entstandene „Tasche" geben. Auf die gleiche Weise lässt sich Salbe ins Auge bringen. Wenn Sie danach die Lider schließen und mit den Augen rollen, verteilt sich das Mittel gleichmäßig. Außerdem wirkt es länger auf die Augengewebe ein, wenn Sie die Augen nicht sofort wieder öffnen.

Es genügt, wenn Sie einen einzigen Tropfen ins Auge bringen. Schon dieser hat fast das doppelte Volumen der Tränenflüssigkeit, die das Auge fasst. Ein Überschuss des Augenmedikaments würde über die Wange laufen, aber auch durch die Nase abfließen. Auf diesem Weg gelangt das Arzneimittel dann in den Kreislauf und kann seine Wirkung im ganzen Körper entfalten.

Achten Sie darauf, dass weder der Tropfansatz noch die Tülle der Salbentube das Auge berühren. Sonst geben Sie möglicherweise mit jeder Anwendung des Medikaments Krankheitserreger weiter. Aus dem gleichen Grund sollten Augenmedikamente auch nicht von mehreren Personen benutzt werden.

Bei Kindern

Einem unruhigen Kind verabreichen Sie Augentropfen am besten, indem Sie es hinlegen und das Mittel in den inneren Lidwinkel tropfen. Selbst wenn das Kind die Augen schließt und der Tropfen auf das Lid fällt, gelangt beim Öffnen der Augen noch genug von dem Medikament auf die Horn- und Bindehaut. Vor allem Kleinkinder sind nach einer Mahlzeit ruhiger, sodass das Eintropfen dann leichter gelingt.

Zur Verkehrstüchtigkeit

Nach dem Eintropfen können Sie fünf bis zehn Minuten schlechter sehen. Mindestens eine halbe Stunde lang sehen Sie verschwommen, wenn Sie eine Salbe ins Auge gestrichen haben. In dieser Zeit dürfen Sie keine Fahrzeuge lenken, keine Maschinen bedienen und keine Arbeiten ohne sicheren Halt verrichten.

Bei Kontaktlinsen

Entfernen Sie harte Linsen vor dem Einbringen des Medikaments und setzen Sie sie frühestens nach einer Viertelstunde wieder ein.

Auf weiche Kontaktlinsen sollten Sie möglichst verzichten, wenn Sie wirkstoffhaltige Augentropfen anwenden. Das Medikament kann sich in den relativ großen Poren der Linsen einlagern und wird von dem Kunststoff „festgehalten". So bleibt es erheblich länger am Auge als erwünscht. Damit steigt das Risiko von Reizungen und anderen unerwünschten Wirkungen.

Bei Augenmitteln, die Sie lange Zeit anwenden müssen, können die Konservierungsmittel Probleme bereiten. Das Risiko steigt, wenn Sie Kontaktlinsen tragen. Darum sollten Sie bei einer Langzeittherapie nur unkonservierte Produkte verwenden – selbst wenn Ihre Kontaktlinsen aus stabilem Material sind. Solange Sie eine Augensalbe anwenden, sollten Sie auf das Tragen von Kontaktlinsen verzichten.

Alpha-Sympathomimetika

Naphazolin

Naphazolin

Proculin

Phenylephrin

Visadron

Tetryzolin

Berberil N

Ophtalmin-N

Yxin

Tramazolin

Biciron

Alpha-Sympathomimetika verengen die Blutgefäße der Augenbindehaut. Der Effekt wird schnell sichtbar: Die Augen sind nicht mehr gerötet. Das hat den Wirkstoffen den Namen „Weißmacher" eingetragen.

Da aus den verengten Blutgefäßen nicht mehr so viel Flüssigkeit austreten kann, geht auch die Schwellung zurück, die Augen tränen nicht mehr und sondern nur noch wenig Sekret ab.

Diese Effekte werden bei einer Augenentzündung als angenehm empfunden. Die Ursache, die zu der Bindehautentzündung geführt hat, beeinflussen diese Augentropfen jedoch nicht.

Anwendung

Diese Substanzen wirken zwischen einer halben Stunde und sechs Stunden lang. Dementsprechend werden die Augentropfen zwei- bis viermal täglich angewendet, jedoch nicht mehr als fünf Tropfen am Tag.

Alpha-Sympathomimetika dürfen Sie nicht länger als fünf Tage anwenden. Das hat folgenden Grund: Solange das Medikament wirkt, ist die Bindehaut schlecht durchblutet. Lässt die Wirkung nach, weiten sich die Blutgefäße wieder. Dann kann sich das Auge wieder röten und Sie können versucht sein, die Tropfen erneut anzuwenden. Tun Sie das über mehrere Tage, sind die Augenhäute zu lange Zeit unzureichend durchblutet. Das hat zur Folge, dass die Schleimhaut der Augen austrocknet und sich die Bindehaut entzünden kann.

Naphazolin: Das Produkt enthält zwar denselben Wirkstoff wie *Proculin*, aber er ist in *Naphazolin Augentropfen* dreimal so hoch dosiert wie in *Proculin*. Dennoch gibt der Hersteller von *Naphazolin Augentropfen* an, dass mehrmals täglich zwei Tropfen angewendet werden sollen, wohingegen der Hersteller von *Proculin* meint, dass dreimal täglich ein Tropfen genügt.

Da anzunehmen ist, dass bei höherer Dosierung vermehrt und stärkere unerwünschte Wirkungen auftreten, sollten Sie dem niedrig dosierten Präparat den Vorzug geben.

Achtung

Gegenanzeigen

Unter folgenden Bedingungen dürfen Sie Augentropfen mit Alpha-Sympathomimetika nicht anwenden:

- Sie haben ein „trockenes Auge" (→ Seite 118).
- Ihr Augeninnendruck ist erhöht (Engwinkelglaukom).
- Sie leiden an einer schweren Herzkrankheit.

Unter folgenden Bedingungen sollten Sie Augentropfen mit Alpha-Sympathomimetika nicht ohne ärztlichen Rat anwenden:

- Ihr Blutdruck ist erhöht.
- Sie leiden an einer Überfunktion des Nebennierenmarks (Phäochromozytom) oder der Schilddrüse (Hyperthyreose).

Wechselwirkungen mit Medikamenten

Wenn Sie noch andere Medikamente nehmen, ist zu beachten:

- In Kombination mit MAO-Hemmern wie Tranylcypromin und Moclobemid (bei Depressionen) kann der Blutdruck ansteigen. Das normalisiert sich auch dann nicht wieder, wenn Sie die Augentropfen absetzen.
- Zusammen mit anderen Mitteln bei Depressionen, wie Amitriptylin, Clomipramin, Imipramin, Lofepramin, Nortriptylin, Opipramol und Trimipramin, kann der Blutdruck ebenfalls ansteigen, doch das reguliert sich später wieder, wenn Sie die Augentropfen absetzen.

Phenylephrin: Für diese Substanz gilt noch zusätzlich, dass der Blutdruck in Kombination mit Betablockern wie Atenolol, Metoprolol und Propranolol, die eigentlich der Blutdrucksenkung dienen, ansteigen kann. Das Gleiche gilt bei der Einnahme von Blutdruckmitteln mit Guanethidin und Reserpin.

Unerwünschte Wirkungen

Häufig, aber unbedenklich

Phenylephrin: Durch diesen Wirkstoff weiten sich die Pupillen. Das schränkt die Sehfähigkeit beträchtlich ein.

Gelegentlich, aber unbedenklich

Die Augen können brennen, sich röten und sich trocken anfühlen. Dann sollten Sie die Augentropfen nicht mehr verwenden.

Selten, aber gefährlich

Der Blutdruck kann ansteigen, das Herz kann schneller oder unregelmäßig schlagen. Diese unerwünschten Wirkungen vergehen wieder, wenn Sie die Augentropfen nicht mehr anwenden und der Körper den Wirkstoff abgebaut hat.

Hinweise

Für Schwangerschaft und Stillzeit

Es ist nicht auszuschließen, dass die Wirkstoffe in den Körperkreislauf gelangen und unerwünschte Wirkungen hervorrufen. Sie sollten diese Mittel darum während der Schwangerschaft und Stillzeit nicht anwenden.

Für Kinder unter 14 Jahren

Säuglinge und Kleinkinder unter zwei Jahren dürfen keine Augentropfen mit einem Alpha-Sympathomimetikum bekommen. Der Wirkstoff wird in den Körperkreislauf aufgenommen und kann bei Kindern dieser Altersgruppe dazu führen, dass der Blutdruck gefährlich ansteigt. Außerdem können bei ihnen Benommenheit, Verwirrtheit und heftige Träume auftreten.

Bei älteren Kindern scheinen die Tropfen unbedenklich angewendet werden zu können.

Beim Tragen von Kontaktlinsen

Harte Kontaktlinsen sollten Sie vor der Anwendung dieser Augenmittel entfernen und frühestens nach einer Viertelstunde wieder einsetzen.

Weiche Kontaktlinsen sollten Sie beim Gebrauch dieser Augenmittel nicht tragen, weil sich ihr Wirkstoff im Linsenmaterial ablagern kann. Durch Tetryzolin kann zudem das Material solcher Kontaktlinsen trübe werden.

Noch besser ist es, wenn Sie, solange Sie eine Bindehautentzündung haben, ganz auf das Tragen von Kontaktlinsen verzichten.

Zur Verkehrstüchtigkeit

Nach dem Eintropfen können Sie fünf bis zehn Minuten schlechter sehen. In dieser Zeit dürfen Sie keine Fahrzeuge lenken, keine Maschinen bedienen und keine Arbeiten ohne sicheren Halt verrichten.

Phenylephrin: Da sich durch diesen Wirkstoff die Pupillen weiten, ist die Sehfähigkeit beträchtlich eingeschränkt. Am Straßenverkehr sollten Sie erst wieder teilnehmen, wenn diese Seheinschränkung vollständig zurückgegangen ist.

■

Bibrocathol

Noviform

Posiformin

Bibrocathol wirkt zwar nur relativ schwach gegen Bakterien, doch die für Bindehautentzündungen verantwortlichen Bakterien sprechen oft gut darauf an. Außerdem wirkt es gefäßzusammenziehend, sodass die Entzündungsreaktion zurückgeht. Die Substanz kann nur als Salbe angewendet werden. Das schränkt den Gebrauch bei einer Bindehautentzündung tagsüber ein, weil der Fettschleier auf dem Auge das Sehvermögen nachhaltig beeinträchtigt.

Anwendung

Drei- bis fünfmal täglich können Sie einen Strang Salbe von etwa einem halben Zentimeter Länge ins Auge einbringen.

Unerwünschte Wirkungen

Überempfindlichkeitsreaktionen. Dann rötet sich das Auge, juckt und sondert Sekret ab. Verwenden Sie die Salbe in diesem Fall nicht mehr.

Hinweise

Für Schwangerschaft und Stillzeit

Über die Anwendung von Bibrocathol in dieser Zeit gibt es keine Erkenntnisse. Da der Wirkstoff aber nicht in Wasser löslich ist, kann er sich auch nicht im Blut verteilen und es sind keine Probleme zu erwarten.

Für Kinder unter 14 Jahren

Über die Anwendung von Bibrocathol in dieser Altersgruppe gibt es keine Erkenntnisse. Da der Wirkstoff aber nicht in Wasser löslich ist, kann er sich auch nicht im Blut verteilen und es sind keine Probleme zu erwarten.

Beim Tragen von Kontaktlinsen

Solange Sie die Augensalbe anwenden, sollten Sie auf das Tragen von Kontaktlinsen verzichten. Der Fettfilm der Salbe würde sie verschmieren.

Zur Verkehrstüchtigkeit

Mindestens eine halbe Stunde lang sehen Sie verschwommen, wenn Sie die Salbe ins Auge gestrichen haben. In dieser Zeit dürfen Sie keine Fahrzeuge lenken, keine Maschinen bedienen und keine Arbeiten ohne sicheren Halt verrichten.

Salizylsäure

Sophtal-POS N

Am Auge angewendet wirkt Salizylsäure schwach gegen Bakterien und Pilze, sodass ein positiver Einfluss auf Bindehaut- und Lidrandentzündungen denkbar ist. In klinischen Studien ist das jedoch noch nicht ausreichend nachgewiesen.

Anwendung

Viermal täglich soll ein Tropfen in das erkrankte Auge eingetropft werden.
Mit der unverdünnten Lösung des Augenbades sollen die Augen mithilfe einer Augenbadewanne dreimal täglich fünf Minuten lang umspült werden.

Unerwünschte Wirkungen

Häufig, aber unbedenklich

Allergische Reaktionen: Das Auge rötet sich, juckt und sondert Sekret ab. Verwenden Sie die Tropfen oder das Augenbad dann nicht mehr.

Hinweise

Für Schwangerschaft und Stillzeit

Über die Risiken einer Anwendung in Schwangerschaft und Stillzeit gibt es keine Erkenntnisse. Da die Mittel ohnehin als „wenig geeignet" bewertet werden, sollten Sie darauf verzichten.

Für Kinder unter 14 Jahren

Über die Anwendung in dieser Altersgruppe gibt es keine Erkenntnisse. Da die Mittel ohnehin als „wenig geeignet" bewertet werden, sollten Sie darauf verzichten.

Beim Tragen von Kontaktlinsen

Harte Kontaktlinsen sollten Sie vor der Anwendung dieser Augentropfen entfernen und frühestens nach einer Viertelstunde wieder einsetzen. Weiche Kontaktlinsen sollten Sie beim Gebrauch dieser Augentropfen nicht tragen, weil sich ihr Wirkstoff im Linsenmaterial ablagern kann. Noch besser ist es, wenn Sie, solange Sie eine Bindehautentzündung haben, ganz auf das Tragen von Kontaktlinsen verzichten.

Bevor Sie ein Augenbad machen, müssen Sie Ihre Kontaktlinsen entfernen.

Zur Verkehrstüchtigkeit

Nach dem Eintropfen können Sie fünf bis zehn Minuten schlechter sehen. In dieser Zeit dürfen Sie keine Fahrzeuge lenken, keine Maschinen bedienen und keine Arbeiten ohne sicheren Halt verrichten.

Zinksulfat

Zinksulfat-Augenwasser BW

Zinksulfat wirkt zwar gegen Bakterien und Pilze. Ob es aber Augenentzündungen wirksam bekämpfen kann, ist noch nicht ausreichend nachgewiesen. Allenfalls könnte es bei leichten Augenreizungen sinnvoll sein, da es auch etwas gefäßzusammenziehend wirkt.

Anwendung

Das entzündete Auge soll ein- bis dreimal täglich mit dem Augenwasser gespült werden. Dazu füllen Sie die Augenbadewanne, die der Packung beiliegt, mit der Lösung und drücken das Auge bei gesenktem Kopf fest dagegen. Wenn Sie den Kopf dann leicht hin- und herbewegen, umspült die Flüssigkeit das Auge. Nach kurzer Zeit nehmen Sie das Gefäß vom Auge, trocknen das Auge ab und gießen die Flüssigkeit weg.

Hinweise

Für Schwangerschaft und Stillzeit

Über die Risiken einer Anwendung in Schwangerschaft und Stillzeit gibt es keine Erkenntnisse. Sicherheitshalber sollten Sie das Mittel darum nicht anwenden.

Für Kinder unter 14 Jahren

Über die Anwendung in dieser Altersgruppe gibt es keine Erkenntnisse. Sicherheitshalber sollten Sie das Mittel darum nicht anwenden.

Beim Tragen von Kontaktlinsen

Kontaktlinsen müssen Sie entfernen, bevor Sie ein Augenbad machen.

Kombinationen: Alpha-Sympathomimetikum + andere Substanzen

Naphazolin + Zinkborat

Ophtopur-N

Naphazolin + Actinoquinol + Vitamin A

duraultra

Naphazolin gehört zu den Alpha-Sympathomimetika (→ Seite 112) und ist ein gefäßzusammenziehendes Mittel, das die Symptome einer Bindehautentzündung zurückdrängen soll.

Zinkborat wirkt etwas gefäßzusammenziehend und gegen Bakterien und Pilze; ob es aber Augenentzündungen wirksam bekämpfen kann, ist nicht ausreichend nachgewiesen.

Actinoquinol wirkt als Schutzmittel vor UV-Licht. Damit könnten Augentropfen mit diesem Wirkstoff allenfalls nützlich sein, um einer Bindehautentzündung durch zu viel Sonnenlicht vorzubeugen. Ein solcher Effekt ist in der Praxis jedoch nicht nachweisbar. Bei starker UV-Strahlung ist es vielmehr erforderlich, eine geeignete Lichtschutzbrille zu tragen.

Hinweise zur Wirkung von Vitamin A am Auge finden Sie unter dem Stichwort Vitamin A (→ Seite 122).

Anwendung

Ophtopur-N: Der Hersteller gibt an, dass das entzündete Auge ein- bis zweimal täglich gespült werden soll. Dazu füllen Sie die Augenbadewanne, die der Packung beiliegt, zur Hälfte mit der Lösung und drücken das Auge bei gesenktem Kopf fest dagegen. Dann legen Sie den Kopf nach hinten und öffnen und schließen für mindestens eine halbe Minute mehrmals die Augen. Danach nehmen Sie das Gefäß vom Auge, trocknen das Auge ab und gießen die Flüssigkeit weg.

duraultra: Der Hersteller empfiehlt, zu Beginn zweimal innerhalb einer Viertelstunde einen Tropfen in das Auge zu geben, später dann alle ein bis drei Stunden.

Achtung

Gegenanzeigen

Wann Sie diese Augentropfen nicht anwenden dürfen, lesen Sie unter dem Stichwort Alpha-Sympathomimetika (→ Seite 112).

Wechselwirkungen mit Medikamenten

Was Sie bei der kombinierten Anwendung dieser Augentropfen mit anderen Arzneimitteln beachten müssen, lesen Sie im Abschnitt Alpha-Sympathomimetika (→ Seite 112).

Unerwünschte Wirkungen

Welche unerwünschten Wirkungen bei der Anwendung dieser Augentropfen auftreten können, lesen Sie unter dem Stichwort Alpha-Sympathomimetika (→ Seite 112).

Hinweise

Für Schwangerschaft und Stillzeit

Über die Risiken einer Anwendung in Schwangerschaft und Stillzeit gibt es keine Erkenntnisse. Da die Mittel ohnehin als „wenig geeignet" bewertet werden, sollten Sie darauf verzichten.

Für Kinder unter 14 Jahren

Über die Anwendung in dieser Altersgruppe gibt es keine Erkenntnisse. Da die Mittel ohnehin als „wenig geeignet" bewertet werden, sollten Sie darauf verzichten.

Beim Tragen von Kontaktlinsen

Harte Kontaktlinsen sollten Sie vor der Anwendung dieser Augenmittel entfernen und frühestens nach einer Viertelstunde wieder einsetzen. Weiche Kontaktlinsen sollten Sie beim Gebrauch eines dieser Augenmittel nicht tragen, weil sich ihr Wirkstoff im Linsenmaterial ablagern kann. Noch besser ist es, wenn Sie, solange Sie eine Bindehautentzündung haben, ganz auf das Tragen von Kontaktlinsen verzichten.

Zur Verkehrstüchtigkeit

Nach dem Eintropfen können Sie fünf bis zehn Minuten schlechter sehen. In dieser Zeit dürfen Sie keine Fahrzeuge lenken, keine Maschinen bedienen und keine Arbeiten ohne sicheren Halt verrichten.

Kombinationen: Alpha-Sympathomimetikum + Antihistaminikum

Naphazolin + Pheniramin

Konjunktival Thilo

Tetryzolin + Antazolin

Allergopos N

Spersallerg

In diesen Augentropfen sind Substanzen aus zwei verschiedenen Gruppen miteinander kombiniert: Naphazolin und Tetryzolin aus der Gruppe der Alpha-Sympathomimetika (→ Seite 112) und An-

tazolin und Pheniramin aus der Gruppe der so genannten Antihistaminika. Die Ersteren sind gefäßverengende Mittel, die die Symptome der Bindehautentzündung zurückdrängen sollen. Die Letzteren sind Substanzen, die gegen eine Allergie (→ Seite 391) gerichtet sind.
Zur Behandlung einer Bindehautentzündung, die nicht auf einer Allergie beruht, genügen die gefäßverengenden Substanzen vollkommen. Es ist nicht erwiesen, dass die Kombination mit einem Antihistaminikum demgegenüber vorteilhaft ist.
Alle Angaben zu diesen zusammengesetzten Augentropfen finden Sie im Kapitel Allergien unter Kombinationen: Alpha-Sympathomimetikum + Antihistaminikum (→ Seite 404).

Bindehautentzündung

Handelsname Darreichungsform	Zusammensetzung pro 1 ml/1 g oder wie angegeben bzw. pro abgeteilte Einheit	Kleinste Packungsgröße	Packungspreis	Bewertung für das beanspruchte Anwendungsgebiet
Hinweise zu den Tabellenspalten → Seite 24, zur Auswahl der Arzneimittel → Seite 20, zur Grundlage der Bewertung → Seiten 20, 23				
Allergopos N **Augentropfen**	**Tetryzolin-hydrochlorid** 0,5 mg + **Antazolinphosphat** 0,15 mg (Konservierungsmittel: Chlorhexidinglukonat)	10 ml	4,98	**Wenig geeignet** bei Bindehautentzündung. Kombination eines gefäßverengenden Mittels mit einem Mittel gegen Allergien. Die therapeutische Wirksamkeit einer solchen Kombination bei Bindehautentzündung ist nicht ausreichend nachgewiesen. Darüber hinaus handelt es sich um ein Produkt mit Konservierungsmittel. → Seite 115
Berberil N EDO **Einzeldosispipetten**	**Tetryzolin-hydrochlorid** 0,5 mg pro 1 ml (ohne Konservierungsmittel)	10 Stück	5,45	**Geeignet** bei Bindehautentzündung zur kurzzeitigen Anwendung. → Seite 112
Berberil N **Augentropfen**	0,5 mg (Konservierungsmittel: Benzalkoniumchlorid)	10 ml	4,00	**Auch geeignet** bei Bindehautentzündung zur kurzzeitigen Anwendung. Konservierungsmittelfreie Produkte sind vorzuziehen. → Seite 112
Biciron **Augentropfen**	**Tramazolin-hydrochlorid** 0,632 mg (Konservierungsmittel: Benzalkoniumchlorid)	10 ml	4,61	**Auch geeignet** bei Bindehautentzündung zur kurzzeitigen Anwendung. Konservierungsmittelfreie Produkte sind vorzuziehen. → Seite 112
duraultra **Augentropfen**	**Naphazolinnitrat** 0,075 mg + **Actinoquinol-natriumsalz** 5 mg + **Retinolpalmitat** 500 I.E. (Konservierungsmittel: Phenylmerkuriazetat)	10 ml	6,31	**Wenig geeignet** bei Bindehautentzündung. Die therapeutische Wirksamkeit einer solchen Kombination ist nicht ausreichend nachgewiesen. Darüber hinaus handelt es sich um ein Produkt mit Konservierungsmittel. → Seite 115
Konjunktival Thilo **Augentropfen**	**Naphazolin-hydrochlorid** 0,1 mg + **Pheniramin-hydrogenmaleat** 1 mg (Konservierungsmittel: Thiomersal)	10 ml	6,45	**Wenig geeignet** bei Bindehautentzündung. Kombination eines gefäßverengenden Mittels mit einem Mittel gegen Allergien. Die therapeutische Wirksamkeit einer solchen Kombination bei Bindehautentzündung ist nicht ausreichend nachgewiesen. Darüber hinaus handelt es sich um ein Produkt mit Konservierungsmittel. → Seite 115

Bindehautentzündung Fortsetzung

Handelsname Darreichungsform	Zusammensetzung pro 1 ml/1 g oder wie angegeben bzw. pro abgeteilte Einheit	Kleinste Packungsgröße	Packungspreis	Bewertung für das beanspruchte Anwendungsgebiet
Naphazolin Augentropfen	**Naphazolin-hydrochlorid** 1 mg (Konservierungsmittel: Chlorhexidinglukonat)	10 ml	3,61	**Auch geeignet** bei Bindehautentzündung zur kurzzeitigen Anwendung. Konservierungsmittelfreie Produkte sind vorzuziehen. → Seite 112
Noviform Augensalbe 1 %	**Bibrocathol** 10 mg (ohne Konservierungsmittel)	5 g	10,25	**Auch geeignet** bei Bindehautentzündung zur kurzzeitigen Anwendung. Die Salbe beeinträchtigt aber die Sehfähigkeit. → Seite 113
2 %	20 mg (ohne Konservierungsmittel)	5 g	10,25	
3 %	30 mg (ohne Konservierungsmittel)	5 g	11,46	
5 % Augensalbe	50 mg (ohne Konservierungsmittel)	5 g	11,46	
Ophtalmin-N Augentropfen	**Tetryzolin-hydrochlorid** 0,5 mg (Konservierungsmittel: Benzalkoniumchlorid)	10 ml	3,61	**Auch geeignet** bei Bindehautentzündung zur kurzzeitigen Anwendung. Konservierungsmittelfreie Produkte sind vorzuziehen. → Seite 112
Ophtopur-N mit Wanne Augenbad	**Naphazolin-hydrochlorid** 0,08 mg + **Zinkborat** 0,5 mg (Konservierungsmittel: Chlorobutanol)	200 ml	4,06	**Wenig geeignet** bei Bindehautentzündung. Die therapeutische Wirksamkeit einer solchen Kombination bei Bindehautentzündung ist nicht ausreichend nachgewiesen. Darüber hinaus handelt es sich um ein Produkt mit Konservierungsmittel. → Seite 115
Posiformin 2 % Augensalbe	**Bibrocathol** 20 mg (ohne Konservierungsmittel)	5 g	4,08	**Auch geeignet** bei Bindehautentzündung zur kurzzeitigen Anwendung. Die Salbe beeinträchtigt aber die Sehfähigkeit. → Seite 113
Proculin Augentropfen	**Naphazolin-hydrochlorid** 0,3 mg (Konservierungsmittel: Benzalkoniumchlorid)	10 ml	3,85	**Auch geeignet** bei Bindehautentzündung zur kurzzeitigen Anwendung. Konservierungsmittelfreie Produkte sind vorzuziehen. → Seite 112
Sophtal-POS N Augenbad Augenbad	**Salizylsäure** 1 mg (Konservierungsmittel: Chlorhexidinglukonat)	200 ml	5,37	**Mit Einschränkung geeignet** bei Bindehautentzündung zur kurzzeitigen Anwendung. Die therapeutische Wirksamkeit ist noch nicht ausreichend nachgewiesen. Darüber hinaus handelt es sich um ein Produkt mit Konservierungsmittel. → Seite 114
Sophtal-POS N Augentropfen	1 mg (Konservierungsmittel: Chlorhexidinglukonat)	10 ml	3,82	
Spersallerg Augentropfen	**Tetryzolin-hydrochlorid** 0,4 mg + **Antazolin-hydrochlorid** 0,5 mg (Konservierungsmittel: Benzalkoniumchlorid)	10 ml	12,68	**Wenig geeignet** bei Bindehautentzündung. Kombination eines gefäßverengenden Mittels mit einem Mittel gegen Allergien. Die therapeutische Wirksamkeit einer solchen Kombination bei Bindehautentzündung ist nicht ausreichend nachgewiesen. Darüber hinaus handelt es sich um ein Produkt mit Konservierungsmittel. → Seite 115

Hinweise zu den Tabellenspalten → Seite 24, zur Auswahl der Arzneimittel → Seite 20, zur Grundlage der Bewertung → Seiten 20, 23

Das Kombinationsmittel aus Weißem Vaselin + dünnflüssigem Paraffin + Wollwachsalkoholen legt einen fettartigen Film über die Augen. Über ihn können die Augenlider dann leichter hinweggleiten, wenn zum Beispiel die Hornhaut aufgrund von Verletzungen besonders empfindlich ist oder bei Augenerkrankungen Absonderungen auftreten, durch die die Lider zusammenkleben können. Auch während oder nach einer Operation kann dieses Mittel hilfreich sein, denn in diesen Situationen ist nicht sicher, dass die Augenlider richtig schließen oder die Augen durch regelmäßiges Blinzeln dafür sorgen, dass die Hornhaut immer wieder benetzt wird. Auch wenn die Augenhäute austrocknen, weil die Lider beim Schlafen den Augapfel nicht mehr komplett bedecken, kann die aufgetragene Salbe dem entgegenwirken. Augen, denen es an Tränenflüssigkeit fehlt, können eventuell gerötet sein. Dem sollte keinesfalls mit gefäßverengenden Augentropfen, den so genannten „Weißmachern", mit Wirkstoffen aus der Gruppe der Alpha-Sympathomimetika (→ Seite 112) begegnet werden.

Konservierungsmittel

Die Augen reagieren recht empfindlich auf Keime. Für entzündete oder verletzte Augen gilt das in besonderem Maße. Aus diesem Grund müssen Augentropfen und Augengels steril hergestellt werden. Trotz aller Vorsicht bei der Anwendung gelangen bereits mit dem ersten Öffnen des Gefäßes Keime in das Mittel hinein und können sich vermehren. Um diese Verkeimung zu verhindern, zumindest aber zu beschränken, werden Augentropfen und -gels, die länger als einen Tag benutzt werden, Konservierungsmittel zugesetzt. Die Konzentration des Konservierungsmittels ist so bemessen, dass seine keimtötende Wirkung etwa vier Wochen lang gewährleistet ist. Danach sollten alle angebrochenen Augenmittel weggeworfen werden. Um diesen Zeitraum nicht zu überschreiten, ist es hilfreich, auf der Packung das Datum zu notieren, an dem sie geöffnet wurde.

Da alle Konservierungsmittel die Augen schädigen können, sollte unkonservierten Mitteln der Vorzug gegeben werden. Dieses gilt ganz besonders, wenn die Mittel über lange Zeit angewendet werden. Unkonservierte Augenmittel sind so portioniert, dass sie etwa einen Tag lang reichen. Dafür ist ein erheblicher Verpackungsaufwand notwendig, der vom Standpunkt des Umweltschutzes sicherlich kritisch zu sehen ist; diese Produkte sind auch teurer als jene, die für mehrere Tage reichen. Doch der gesundheitliche Vorteil, den es bedeutet, wenn das Auge nicht ständig mit Konservierungsmitteln in Kontakt kommt, wiegt diese Nachteile eindeutig auf. Unkonservierte Augentropfen sollten 24 Stunden nach Anbruch weggeworfen werden; übertriebene Sparsamkeit kann die Augengesundheit gefährden.

In den hier besprochenen Augenmitteln finden sich sechs verschiedene Konservierungsmittel, die hinsichtlich ihres Wirkspektrums und ihres Risikos für unerwünschte Wirkungen unterschiedlich zu beurteilen sind.

Benzalkoniumchlorid

Benzalkoniumchlorid wirkt gegen die meisten Keime, die am Auge vorkommen, nicht aber gegen jene Bakterienart (Pseudomonas aeruginosa), die als Infektionsauslöser am meisten gefürchtet ist. Diese Bakterienart gilt als der „Problemkeim" am Auge, weil sie sich mit den zur Verfügung stehenden Antibiotika nur schlecht bekämpfen lässt. Gegen Viren wirkt Benzalkoniumchlorid nur schwach.

Benzalkoniumchlorid verringert die Stabilität des Tränenfilms und kann bei lang dauernder Anwendung selbst ein trockenes Auge verursachen. Es greift die Hornhaut des Auges bis in die tieferen Zellschichten hinein an und kann zu erheblichen Hornhautschäden führen. Gelegentlich treten durch Benzalkoniumchlorid Allergien auf.

Wenn eine mit Benzalkoniumchlorid konservierte Tränenersatzflüssigkeit ins Auge getropft wird und einige Zeit danach Augentropfen mit einem anderen Arzneimittel, kann dieser Wirkstoff schneller und tiefer in die Hornhaut eindringen als sonst. Auf diese Weise kann Benzalkoniumchlorid diese Substanz stärker wirken lassen und auch ihre unerwünschten Wirkungen können verstärkt auftreten. Mit Benzalkoniumchlorid konservierte Augentropfen sollten nicht über längere Zeit ohne augenärztliche Kontrolle angewendet werden, weil das die Augengesundheit erheblich gefährden kann.

Cetrimid

Das Wirkspektrum von Cetrimid umfasst nicht alle Bakterienarten, die am Auge bedeutsam sein können; auch gegen die speziellen „Problemkeime" am ▶

Auge richtet es nichts aus. Es ist aber effektiv gegenüber einigen Viren und hat auch eine gewisse Aktivität gegenüber Pilzen.
Die unerwünschten Wirkungen von Cetrimid ähneln denen von Benzalkoniumchlorid. Zusätzlich können nach dem Eintropfen von mit Cetrimid konservierten Augentropfen Geschmacksirritationen auftreten.

Chlorhexidin
In Form der Salze Chlorhexidin-Diazetat und Chlorhexidinglukonat wird dieses Konservierungsmittel in Augentropfen eingesetzt. Es wirkt gegen die meisten am Auge relevanten Bakterien, jedoch nur schwach gegen die „Problemkeime". Es hemmt die Vermehrung von einigen Virus- und Pilzarten.
Chlorhexidin kann zu allergischen Reaktionen führen.

Chlorobutanol
Chlorobutanol wirkt gegen Bakterien und Pilze. Auch gegen die „Problemkeime" ist es wirksam. Chlorobutanol beeinträchtigt die Hornhaut zwar auch, aber nicht so stark wie Benzalkoniumchlorid.

Phenylmerkuriat
Diese organische Quecksilberverbindung wirkt gegen Bakterien und Pilze.
Phenylquecksilberverbindungen können allergische Reaktionen hervorrufen. Wenn sie lange Zeit auf die Augen einwirken, können Hornhautschäden auftreten und die Substanz kann so weit ins Augeninnere eindringen, dass sie sich in der Augenlinse ablagert und diese bräunlich verfärbt. Das ist zwar harmlos und stört nicht die Sicht, bildet sich aber nicht wieder zurück.
Mit Phenylmerkuriat konservierte Augentropfen sollten nicht über längere Zeit ohne augenärztliche Kontrolle angewendet werden, weil das die Augengesundheit erheblich gefährden kann.

Thiomersal
Thiomersal ist ein weiteres quecksilberhaltiges Konservierungsmittel mit bakterien- und pilztötenden Eigenschaften.
Diese Substanz ruft relativ häufig – manchmal auch erst mit einiger Verzögerung – allergische Reaktionen hervor, die zu einer allergischen Bindehautentzündung (→ Seite 395) führen können. Auch Augenreizungen können auftreten. Als Konservierungsmittelzusatz in Hautmitteln oder Injektionslösungen hat Thiomersal so erhebliche Schäden angerichtet, dass seine Sicherheit infrage gestellt wurde. In der Folge wurde es dann auch in Augenmitteln immer seltener eingesetzt.
Mit Thiomersal konservierte Augentropfen sollten nicht über längere Zeit ohne augenärztliche Kontrolle angewendet werden, weil das die Augengesundheit erheblich gefährden kann.

Filmbildner

Carbomer
- *Liposic*
- *Vidisic*
- *Visc Ophtal*

Hydroxyethylzellulose
- *Lacrigel*

Hypromellose
- *Artelac*
- *Sic Ophtal*

Polyvinylalkohol
- *Lacrimal*
- *Liquifilm N*

Povidon
- *Arufil*
- *Lacophtal*
- *Oculotect fluid*
- *Protagent*
- *Vidirakt*
- *Vidisept*

Die verschiedenen Filmbildner unterscheiden sich vor allem dadurch, wie lange sie im Auge bleiben. Je größer diese Zeitspanne ist, desto seltener muss nachgetropft werden. Der Preis für diese Bequemlichkeit ist, dass man durch Augentropfen mit anhaltend haftenden Filmbildnern eventuell längere Zeit verschwommen sieht. Polyvinylalkohol ist schon recht bald nach dem Eintropfen wieder aus dem Auge verschwunden. Eine mittlere Haftdauer hat Povidon. Hypromellose bleibt deutlich länger im Auge, noch länger verweilt Hydroxyethylzellulose. Eine gelartige Zubereitung mit Carbomer haftet am längsten.

Anwendung

Augentropfen mit Filmbildnern wenden Sie immer dann an, wenn es notwendig ist. Welches

onsprozesse aus Erdöl gewonnen. Für die Verwendung als Medikament werden sie hochgereinigt. Beide Produkte lassen sich mit Wasser kaum mischen, was aber notwendig ist, um sie als Augenmittel einsetzen zu können. Deshalb sind als dritter Salbenbestandteil Wollwachsalkohole beigefügt, die ihrerseits viel Wasser aufnehmen können. Das macht die Mischung dann wasseraufnahmefähig.
Dieses Produkt ist keine Tränenersatzflüssigkeit wie die anderen Mittel, die beim trockenen Auge angewendet werden. Die Salbe legt einen fettartigen Film über die Augen, der das Wasser der Tränenflüssigkeit daran hindert zu verdunsten. Sie eignet sich vor allem dann, wenn sich die Lider nicht richtig schließen oder wenn der natürliche Vorgang des Blinzelns gestört ist. Dann kann sie die Binde- und Hornhaut des Auges vor dem Austrocknen schützen.

Anwendung

Das Mittel soll mehrmals täglich und zur Nacht angewendet werden und zwar so lange, wie es notwendig erscheint.

Hinweise

Für Schwangerschaft und Stillzeit

Diese Augensalbe kann ohne Bedenken angewendet werden.

Beim Tragen von Kontaktlinsen

Für Kontaktlinsenträger eignet sich dieses Mittel nicht. Die Salbe würde die Linsen anhaltend verschmieren, sodass Sie verschwommen sehen.

Zur Verkehrstüchtigkeit

Nach dem Einstreichen der Augensalbe sehen Sie eine Zeit lang verschwommen. Dann sollten Sie keine Fahrzeuge lenken, keine Maschinen bedienen und keine Arbeiten ohne sicheren Halt verrichten.

Trockene Augen

Handelsname Darreichungsform	Zusammensetzung pro 1 ml/1 g oder wie angegeben bzw. pro abgeteilte Einheit	Kleinste Packungsgröße	Packungspreis	Bewertung für das beanspruchte Anwendungsgebiet
Artelac EDO Einzeldosispipetten	**Hypromellose** 1,92 mg (ohne Konservierungsmittel)	30 Stück	10,22	**Geeignet** bei trockenen Augen. → Seite 121
Artelac Augentropfen	3,2 mg (Konservierungsmittel: Cetrimid)	10 ml	4,08	**Auch geeignet** bei trockenen Augen. Konservierungsmittelfreie Produkte sind vorzuziehen. → Seite 121
Arufil Uno Einzeldosispipetten	**Povidon** 10 mg (ohne Konservierungsmittel)	30 Stück	9,13	**Geeignet** bei trockenen Augen. → Seite 121
Arufil 2 % Augentropfen	20 mg (Konservierungsmittel: Benzalkoniumchlorid)	10 ml	2,78	**Auch geeignet** bei trockenen Augen. Konservierungsmittelfreie Produkte sind vorzuziehen. → Seite 121
Coliquifilm Augensalbe	**Weißes Vaselin** 573 mg + **dünnflüssiges Paraffin** 425 mg + **Wollwachsalkohole** 2 mg (ohne Konservierungsmittel)	3,5 g	4,61	**Auch geeignet** bei trockenen Augen. Das Mittel beeinträchtigt durch seinen Fettgehalt die Sehfähigkeit. → Seite 123
dispatenol Augentropfen	**Polyvinylalkohol** 14 mg + **Dexpanthenol** 30 mg (Konservierungsmittel: Benzalkoniumchlorid)	10 ml	4,61	**Mit Einschränkung geeignet** bei trockenen Augen. Kombination eines Filmbildners mit einer Vitamin-B-ähnlichen Substanz, deren therapeutische Wirksamkeit bei trockenen Augen nicht ausreichend nachgewiesen ist. Darüber hinaus handelt es sich um ein Produkt mit Konservierungsmittel. → Seite 123

Hinweise zu den Tabellenspalten → Seite 24, zur Auswahl der Arzneimittel → Seite 20, zur Grundlage der Bewertung → Seiten 20, 23

Trockene Augen Fortsetzung

Handelsname Darreichungsform	Zusammensetzung pro 1 ml/1 g oder wie angegeben bzw. pro abgeteilte Einheit	Kleinste Packungsgröße	Packungspreis	Bewertung für das beanspruchte Anwendungsgebiet
Isopto Naturale Augentropfen	**Hypromellose** 3 mg + **Dextran 70** 1 mg (Konservierungsmittel: Benzalkoniumchlorid)	3x10 ml	10,99	**Auch geeignet** bei trockenen Augen. Konservierungsmittelfreie Produkte sind vorzuziehen. → Seite 123
Lacophtal sine Einzeldosispipetten	**Povidon** 12 mg (ohne Konservierungsmittel)	30 Stück	9,64	**Geeignet** bei trockenen Augen. → Seite 121
Lacophtal Augentropfen	20 mg (Konservierungsmittel: Cetrimid)	10 ml	2,78	**Auch geeignet** bei trockenen Augen. Konservierungsmittelfreie Produkte sind vorzuziehen. → Seite 121
Lacrigel Augentropfen	**Hydroxyethylzellulose** 20 mg (Konservierungsmittel: Benzalkoniumchlorid)	10 ml	3,09	**Auch geeignet** bei trockenen Augen. Konservierungsmittelfreie Produkte sind vorzuziehen. → Seite 121
Lacrimal Augentropfen	**Polyvinylalkohol** 14 mg (Konservierungsmittel: Chlorobutanol)	10 ml	4,03	**Auch geeignet** bei trockenen Augen. Konservierungsmittelfreie Produkte sind vorzuziehen. → Seite 121
Lacrimal O.K. Einzeldosispipetten	**Polyvinylalkohol** 8,4 mg + **Povidon** 3,6 mg (ohne Konservierungsmittel)	30 Stück	11,08	**Geeignet** bei trockenen Augen. → Seite 123
Lacrisic SE Einzeldosispipetten	**Hypromellose** 1,2 mg + **Povidon** 12 mg + **Glyzerin** 6 mg (ohne Konservierungsmittel)	30 Stück	11,08	**Geeignet** bei trockenen Augen. → Seite 123
Lacrisic Augentropfen	**Hypromellose** 2 mg + **Povidon** 20 mg + **Glyzerin** 10 mg (Konservierungsmittel: Benzalkoniumchlorid)	10 ml	4,00	**Auch geeignet** bei trockenen Augen. Konservierungsmittelfreie Produkte sind vorzuziehen. → Seite 123
Liposic EDO Einzeldosispipetten	**Carbomer** 1,2 mg (ohne Konservierungsmittel)	30 Stück	11,08	**Geeignet** bei trockenen Augen. → Seite 121
Liposic Augengel	2 mg (Konservierungsmittel: Cetrimid)	10 g	4,08	**Auch geeignet** bei trockenen Augen. Konservierungsmittelfreie Produkte sind vorzuziehen. → Seite 121
Liquifilm N Augentropfen	**Polyvinylalkohol** 14 mg (Konservierungsmittel: Benzalkoniumchlorid)	10 ml	4,61	**Auch geeignet** bei trockenen Augen. Konservierungsmittelfreie Produkte sind vorzuziehen. → Seite 121
Liquifilm O.K. Einzeldosispipetten	**Polyvinylalkohol** 8,4 mg + **Povidon** 3,6 mg (ohne Konservierungsmittel)	30 Stück	12,26	**Geeignet** bei trockenen Augen. → Seite 123
Oculotect fluid sine Einzeldosispipetten	**Povidon** 30 mg (ohne Konservierungsmittel)	30 Stück	10,58	**Geeignet** bei trockenen Augen. → Seite 121

Hinweise zu den Tabellenspalten → Seite 24, zur Auswahl der Arzneimittel → Seite 20, zur Grundlage der Bewertung → Seiten 20, 23

▶

Trockene Augen Fortsetzung

Handelsname Darreichungsform	Zusammensetzung pro 1 ml/1 g oder wie angegeben bzw. pro abgeteilte Einheit	Kleinste Packungsgröße	Packungspreis	Bewertung für das beanspruchte Anwendungsgebiet

Hinweise zu den Tabellenspalten → Seite 24, zur Auswahl der Arzneimittel → Seite 20, zur Grundlage der Bewertung → Seiten 20, 23

Handelsname Darreichungsform	Zusammensetzung pro 1 ml/1 g oder wie angegeben bzw. pro abgeteilte Einheit	Kleinste Packungsgröße	Packungspreis	Bewertung für das beanspruchte Anwendungsgebiet
Oculotect fluid Augentropfen	**Povidon** 50 mg (Konservierungsmittel: Benzalkoniumchlorid)	10 ml	2,80	**Auch geeignet** bei trockenen Augen. Konservierungsmittelfreie Produkte sind vorzuziehen. → Seite 121
Oculotect Gel Augengel	**Vitamin A** 1 000 I.E. (Konservierungsmittel: Cetrimid)	10 g	5,12	**Auch geeignet** zur Unterstützung der Behandlung bei trockenen Augen, wenn die Beschwerden auf einen Vitamin-A-Mangel zurückzuführen sind. Konservierungsmittelfreie Produkte sind vorzuziehen. → Seite 122
Oculotect sine Einzeldosispipetten	600 I.E. (ohne Konservierungsmittel)	30 Stück	12,30	**Geeignet** zur Unterstützung der Behandlung bei trockenen Augen, wenn die Beschwerden auf einen Vitamin-A-Mangel zurückzuführen sind. → Seite 122
Oculotect Augentropfen	**Hypromellose** 4 mg + **Vitamin A** 1 000 I.E. (Konservierungsmittel: Chlorhexidin-diazetat)	10 ml	5,12	**Auch geeignet** bei trockenen Augen, wenn sie auf einen Vitamin-A-Mangel zurückzuführen sind. Konservierungsmittelfreie Produkte sind vorzuziehen. → Seite 123
Protagent SE Einzeldosispipetten	**Povidon** 14 mg (ohne Konservierungsmittel)	20 Stück	9,96	**Geeignet** bei trockenen Augen. → Seite 121
Protagent Augentropfen	20 mg (Konservierungsmittel: Benzalkoniumchlorid)	10 ml	4,98	**Auch geeignet** bei trockenen Augen. Konservierungsmittelfreie Produkte sind vorzuziehen. → Seite 121
Sic Ophtal sine Einzeldosispipetten	**Hypromellose** 1,92 mg (ohne Konservierungsmittel)	30 Stück	9,64	**Geeignet** bei trockenen Augen. → Seite 121
Sic Ophtal N Augentropfen	3,2 mg (Konservierungsmittel: Cetrimid)	10 ml	3,04	**Auch geeignet** bei trockenen Augen. Konservierungsmittelfreie Produkte sind vorzuziehen. → Seite 121
Siccaprotect Augentropfen	**Polyvinylalkohol** 14 mg + **Dexpanthenol** 30 mg (Konservierungsmittel: Benzalkoniumchlorid)	10 ml	3,34	**Mit Einschränkung geeignet** bei trockenen Augen. Kombination eines Filmbildners mit einer Vitamin-B-ähnlichen Substanz, deren therapeutische Wirksamkeit bei trockenen Augen nicht ausreichend nachgewiesen ist. Darüber hinaus handelt es sich um ein Produkt mit Konservierungsmittel. → Seite 123
Vidirakt S mit PVP Augentropfen	**Povidon** 20 mg (Konservierungsmittel: Cetrimid)	10 ml	3,34	**Auch geeignet** bei trockenen Augen. Konservierungsmittelfreie Produkte sind vorzuziehen. → Seite 121
Vidisept EDO Einzeldosispipetten	**Povidon** 12 mg (ohne Konservierungsmittel)	30 Stück	9,81	**Geeignet** bei trockenen Augen. → Seite 121
Vidisept Augentropfen	50 mg (Konservierungsmittel: Cetrimid)	10 ml	3,34	**Auch geeignet** bei trockenen Augen. Konservierungsmittelfreie Produkte sind vorzuziehen. → Seite 121

Trockene Augen Fortsetzung

Handelsname Darreichungsform	Zusammensetzung pro 1 ml/1 g oder wie angegeben bzw. pro abgeteilte Einheit	Kleinste Packungsgröße	Packungspreis	Bewertung für das beanspruchte Anwendungsgebiet
Vidisic EDO Einzeldosispipetten	**Carbomer** 2 mg (ohne Konservierungsmittel)	30 Stück	10,22	**Geeignet** bei trockenen Augen. → Seite 121
Vidisic Augengel	2 mg (Konservierungsmittel: Cetrimid)	10 g	4,08	**Auch geeignet** bei trockenen Augen. Konservierungsmittelfreie Produkte sind vorzuziehen. → Seite 121
Visc Ophtal sine Einzeldosispipetten	**Carbomer** 1,2 mg (ohne Konservierungsmittel)	30 Stück	9,64	**Geeignet** bei trockenen Augen. → Seite 121
Visc Ophtal Augengel	2 mg (Konservierungsmittel: Cetrimid)	10 g	3,04	**Auch geeignet** bei trockenen Augen. Konservierungsmittelfreie Produkte sind vorzuziehen. → Seite 121

Hinweise zu den Tabellenspalten → Seite 24, zur Auswahl der Arzneimittel → Seite 20, zur Grundlage der Bewertung → Seiten 20, 23

Ohren

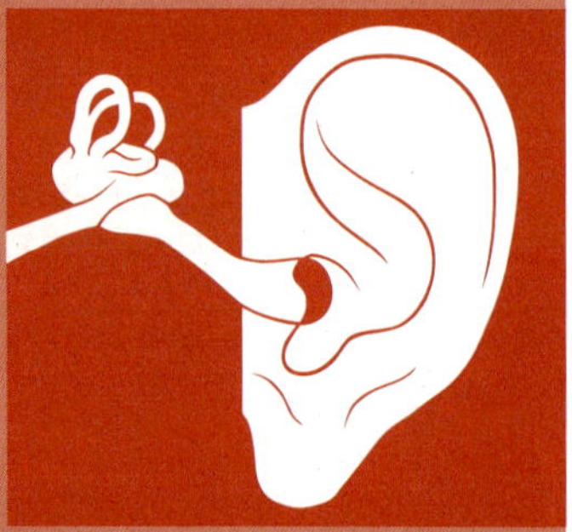

In den Ohren sind zwei Sinnesorgane vereint: der Gehörsinn und der Gleichgewichtssinn. Sichtbar sind vom Ohr die knorpelige Ohrmuschel und der Beginn des Gehörgangs. In dem äußeren knorpeligen Teil des Gehörgangs liegen die so genannten Zeruminaldrüsen, die ein Sekret absondern. Zusammen mit den Produkten der Schweiß- und Talgdrüsen, mit Hautschuppen und eingedrungenem Schmutz bildet dieses Sekret das gelblichbraune Ohrenschmalz (Zerumen).

Die Ohrmuschel fängt den Schall ein und leitet ihn durch den etwa drei Zentimeter langen Gehörgang bis zum Trommelfell weiter.

Hinter dem Trommelfell beginnt das Mittelohr mit Paukenhöhle, Nebenräumen, Warzenfortsatzzellen, Ohrtrompete (Eustachische Röhre) und Gehörknöchelchen. Die Eustachische Röhre ist jener Verbindungsgang zwischen Mittelohr und Rachenraum, durch den der Luft- und Druckausgleich zwischen dem Mittelohr und der Außenluft hergestellt wird.

An das Mittelohr schließt sich das Innenohr an – ein Labyrinth aus Gängen und Hohlräumen, in dem sich das eigentliche Hör- und Gleichgewichtsorgan befinden. Jener Teil des Labyrinths, der als Hörorgan fungiert, ist die Schnecke (Cochlea).

Geräusche, Töne und Klänge sind, physikalisch betrachtet, akustische Reize mit einer bestimmten Schallenergie. Damit das Gehirn sie als Gehörtes wahrnehmen kann, muss die Energie der Schallwellen, die das Ohr von außen erreichen, auf ihrem Weg durch das Ohr in eine andere Energieart umgewandelt werden.

Die Schallwellen passieren zunächst den Gehörgang und treffen an seinem Ende auf das Trommelfell. Dieses bringen sie zum Schwingen. Die Bewegung des Trommelfells überträgt sich auf die Gehörknöchelchen. Sie nehmen die Schwingung auf und geben sie an das Innenohr weiter. Im Innenohr übernimmt die im Labyrinth befindliche Flüssigkeit die Schallenergie – es entstehen Druckwellen. So erreicht die Schallinformation die Haarzellen in der Schnecke des Innenohrs. An diesem Ort findet nun die Umwandlung der Schallenergie statt: Die bisher mechanische Energie wird in elektrische Impulse umgewandelt. Diese können die Zellen des Gehörnerven nun als Information an das Gehirn weiterleiten. Das Gehirn verknüpft die Signale, die es vom rechten und linken Gehörnerven erhält, mit jenen Erfahrungen, die in anderen Teilen des Gehirns gespeichert sind. Auf diese Weise wird aus akustischen Signalen letztlich ein Höreindruck, durch den wir Worte verstehen, Musik erkennen oder zum Beispiel einen Zug hören.

Ohrenschmerzen

Ohrenschmerzen treten besonders häufig im Kindesalter auf. Bei Erwachsenen sind sie seltener und haben oft auch andere Ursachen. Die Schmerzen können zwar sehr heftig sein und dadurch Angst machen, vergehen aber meist nach wenigen Stunden.

Anzeichen und Beschwerden

Ein Druckgefühl im Ohr.

Ein Ohr oder beide Ohren tun weh. Manchmal scheint der Schmerz unerträglich zu sein.

Die Ohrenschmerzen können mit Schwindel, nachlassendem Hörvermögen und Ohrgeräuschen verbunden sein.

Die Schmerzen können plötzlich nachlassen und Flüssigkeit oder Blut kann aus dem Ohr rinnen. Das zeigt an, dass sich die Entzündung verschlimmert hat. Ist der Ausfluss aus dem Ohr jedoch gelblichbraun und schmierig, kann es sich um Ohrenschmalz handeln, das sich durch die bei Fieber und Entzündungen erhöhte Körpertemperatur verflüssigt und aus dem Ohr läuft.

Ein nur auf einer Seite schmerzendes Ohr kann mit einer „dicken Backe" einhergehen, bei der Wange, Ohrläppchen und Hals zu einer Fläche anschwellen.

Bei Kindern

Bei kleinen Kindern können Übelkeit, Erbrechen, Durchfall und Fieber hinzukommen.

Säuglinge und Kleinkinder, die noch nicht sprechen können, weinen oder wehren sich, wenn man bei ihnen leicht auf den äußeren Gehörgang drückt oder an der Ohrmuschel zieht.

Ursachen

Druck im Ohr, kombiniert mit noch erträglichen Ohrenschmerzen und nachlassendem Hörvermögen kann auftreten, wenn der Körper Druckunterschiede nicht ausgleichen kann. Das ist zum Beispiel beim Liftfahren, bei einer Fahrt über Berge, beim Fliegen und Tauchen der Fall, wenn die Eustachische Röhre (→ Seite 128) so verengt ist, dass sie keinen Druckausgleich mehr bewirken kann.

Eine weitere Ursache für Ohrenschmerzen kann ein Gegenstand im Ohr sein. Es ist immer wieder überraschend, was vor allem kleine Kinder alles im Gehörgang verschwinden lassen können: Bohnen, Spielzeug, Perlen und Ähnliches. Das Bemühen des Körpers, sich von diesem Fremdkörper zu befreien, führt oft zu einer schmerzhaften Entzündung.

Ohrenschmerzen, die sich verstärken, wenn man am Ohrläppchen oder an der Ohrmuschel zieht, sprechen für eine Entzündung des äußeren Gehörgangs (→ Seite 131). Bei Säuglingen kann aber auch eine Mittelohrentzündung die Ursache sein.

Plötzlich auftretende Ohrenschmerzen, die schnell sehr heftig werden können, deuten auf eine akute Mittelohrentzündung (→ Seite 130) hin. Die Schmerzen können mit Schwindel, nachlassendem Hörvermögen und Ohrgeräuschen verbunden sein.

Ein „laufendes" Ohr, begleitet von schlechtem Hören, aber nur leichten Ohrenschmerzen legt den Verdacht auf eine chronische Mittelohrentzündung (→ Seite 130) nahe.

Eine „dicke Backe" in Kombination mit Ohrenschmerzen ist das typische Zeichen einer Mumpserkrankung.

Im Bereich des Ohres können auch Schmerzen empfunden werden, die ihre Ursache in anderen Organen oder Geweben haben. Infrage kommen Nase, Nebenhöhlen, Zähne, Zahnfleisch, Kiefergelenk, Zunge, Mandeln, Rachen, Kehlkopf, Luftröhre, Speiseröhre, Speicheldrüsen.

Allgemeine Maßnahmen

Bei ungenügendem Druckausgleich können Sie die Nasenflügel zudrücken und die Luft im Innern der Nase dagegen pressen, bis es in den Ohren knackt.

Die Maßnahmen bei einer akuten oder chronischen Mittelohrentzündung finden Sie im Abschnitt Mittelohrentzündung (→ Seite 130).

Die Maßnahmen bei einer Entzündung des äußeren Gehörgangs finden Sie im Abschnitt Entzündung des äußeren Gehörgangs (→ Seite 131).

Wann zum Arzt?

Bei ungenügendem Druckausgleich: Wenn die Schmerzen nach fünf Stunden noch nicht nachgelassen haben.

Bei Ohrenschmerzen aus allen anderen Gründen ist, vor allem wenn auch noch Fieber hinzukommt, ein Arztbesuch notwendig. Jede Selbstbehandlung sollte

unterbleiben, bis eine ärztliche Diagnose erstellt worden ist. Versuchen Sie auch nicht, einen Fremdkörper aus dem Ohr zu entfernen. Selbst wenn Sie ihn sehen können, ist die Gefahr zu groß, mit den Manipulationen die zarte Haut im Innern des Ohres zu verletzen.
Bei sehr starken Schmerzen können Sie die Zeit bis zum Arztbesuch überbrücken, indem Sie ein Schmerzmittel wie Ibuprofen (→ Seite 424) einnehmen oder einem Kind Parazetamol (→ Seite 425) beziehungsweise ab dem sechsten Monat auch Ibuprofen (→ Seite 424) geben.

Behandlung mit Medikamenten

Bevor die Ursache der Ohrenschmerzen nicht eindeutig geklärt ist, sollte jede Behandlung unterbleiben. Auch Ohrentropfen, die rezeptfrei erhältlich sind und bei denen als Anwendungsgebiet unter anderem Ohrenschmerzen angegeben ist, sollten nicht verwendet werden. Das gilt vor allem auch deshalb, weil viele dieser Ohrentropfen nicht angewendet werden dürfen, wenn das Trommelfell ein Loch hat. Das aber kann nur ein Arzt feststellen.

Bei Kindern

Bei Kindern mit einem „laufenden Ohr" dürfen Ohrentropfen keinesfalls angewendet werden.

Hinweise für Ohrentropfen

Kalte Flüssigkeit im Ohr ist äußerst unangenehm, deshalb sollten Sie die Tropfen auf Körpertemperatur anwärmen, bevor Sie sie ins Ohr träufeln.
Am besten legen Sie sich auf die Seite und tropfen die Flüssigkeit in das oben liegende Ohr. Bleiben Sie etwa 15 Minuten liegen und verschließen Sie das Ohr dann mit einem Mull- oder Wattepfropfen.
Als Dosierung geben die Hersteller immer zwischen drei und sechs Tropfen an. Diese Menge ist weniger durch den Wirkstoff bestimmt als durch die Größe des Gehörgangs. Was zu viel ist, läuft aus oder in den Mullstreifen hinein.

Mittelohrentzündung

Die akute Mittelohrentzündung (Otitis media) ist jene Infektionskrankheit, die bei Kindern – vor allem in den beiden ersten Lebensjahren – am häufigsten vorkommt. Meist begleitet sie andere Infekte wie Erkältungen, eine Bronchitis und eine Reihe von Kinderkrankheiten.
Eine chronische Mittelohrentzündung ist keine verschleppte akute Entzündung, sondern eine eigenständige Krankheit.

Anzeichen und Beschwerden

Akute Mittelohrentzündung

Ohrenschmerzen treten plötzlich auf und werden schnell sehr heftig. Später kommt Fieber hinzu. Die Schmerzen können mit Schwindel, nachlassendem Hörvermögen und Ohrgeräuschen verbunden sein. Wenn die Schmerzen plötzlich nachlassen, kann Flüssigkeit oder Blut aus dem Ohr rinnen.

Bei Kindern

Bei Kleinkindern kann eine Mittelohrentzündung völlig schmerzlos verlaufen, sie kann sich aber auch durch Übelkeit, Erbrechen, Durchfall und Fieber äußern. Säuglinge und Kleinkinder, die noch nicht sprechen können, weinen und sind nur schwer abzulenken. Bei Druck auf den Gehörgang wehren sie sich oder fangen an zu weinen.

Chronische Mittelohrentzündung

Das Ohr „läuft", es sondert ständig Sekret ab. Das Hörvermögen kann sich verschlechtern. Wenn überhaupt Schmerzen auftreten, sind sie nur leicht.

Ursachen

Akute Mittelohrentzündung

Ein Infekt der oberen Luftwege schädigt den feinen Haarteppich in der Eustachischen Röhre, dem Verbindungsweg zwischen Rachen und Ohren. Dann können die Erreger nicht mehr aus der Röhre hinausbefördert werden und gelangen von dort aus ins normalerweise keimfreie Mittelohr. In der Paukenhöhle, einem Teil des Mittelohrs, rufen sie dann eine Entzündung hervor, durch die das Gewebe anschwillt und Sekret absondert. Sowohl Viren als auch Bakterien können eine akute Mittelohrentzündung auslösen. Kinder in den ersten zwei Lebensjahren leiden häufiger als ältere Kinder und Erwachsene an einer Mittelohrentzündung. Der Grund ist, dass die Eustachische Röhre bei ihnen kürzer und weiter ist und flacher verläuft. Dadurch können sich die Erreger leichter ausbreiten.

Chronische Mittelohrentzündung

Ursache ist ein kleiner Defekt im Trommelfell, durch den immer wieder Keime ins Mittelohr eindringen können.

Vorbeugung

Bei einem Kind, bei dem Mittelohrentzündungen häufiger auftreten, sollte abgeklärt werden, ob sich im Nasen-Rachen-Raum Wucherungen, so genannte Polypen (Rachenmandeln), ausgebreitet haben. Es kann sinnvoll sein, diese entfernen zu lassen, damit das Mittelohr wieder besser belüftet wird. Anzuraten ist das vor allem dann, wenn die Mittelohrentzündungen öfter als dreimal in einem Halbjahr oder häufiger als viermal in einem Jahr auftreten.
Auch wenn das Abwehrsystem des Körpers nicht genügend Antikörper bildet, sind Mittelohrentzündungen häufig.

Allgemeine Maßnahmen

Wärme kann die Schmerzen lindern. Legen Sie eine Wärmflasche, ein mit erwärmtem Öl getränktes Tuch oder einen Umschlag mit warmem Kartoffelbrei auf das Ohr. Prüfen Sie die Temperatur vorher an der Wange, damit Sie das Ohr nicht verletzen.

Bei Kindern

Für Kinder ist ein Dunstumschlag günstig, der stündlich bis zur Besserung wiederholt werden kann. Einen Dunstumschlag machen Sie, indem Sie ein feuchtes Tuch auf das Ohr legen, es mit einer Plastikfolie abdecken und das Ganze mit einem warmen Wolltuch befestigen.

Wann zum Arzt?

Eine Mittelohrentzündung sollten Sie auf keinen Fall selbst behandeln, auch wenn einige der für diesen Zweck angebotenen Medikamente frei verkäuflich sind. Suchen Sie bei starken Ohrenschmerzen, die die ersten Anzeichen für eine Mittelohrentzündung sein können, unbedingt einen Arzt auf.
Bei sehr starken Schmerzen können Sie die Zeit bis zum Arztbesuch überbrücken, indem Sie ein Schmerzmittel wie Ibuprofen (→ Seite 424) einnehmen oder einem Kind Parazetamol (→ Seite 425) beziehungsweise ab dem sechsten Monat auch Ibuprofen (→ Seite 424) geben.

Behandlung mit Medikamenten

Ohrentropfen, mit welchen Inhaltsstoffen auch immer, eignen sich nicht, um eine Mittelohrentzündung zu behandeln. Wenn das Trommelfell intakt ist, erreichen die Wirkstoffe den Entzündungsort nicht; hat es bereits ein Loch, besteht die Gefahr, dass die Wirkstoffe in das Innenohr gelangen und es schädigen. Die Verkaufszahlen der Produkte zeigen jedoch, dass Ohrentropfen, die als Indikation auch Mittelohrentzündung angeben, relativ häufig für die Selbstmedikation verkauft werden. Ohrentropfen mit Cholinsalizylat und Kombinationen eines Mittels zur örtlichen Betäubung + anderen Substanzen sind dafür jedoch wenig geeignet.

Anthroposophische, homöopathische und traditionell angewendete Mittel

Zu den meistgekauften Mitteln gehören auch *Aconit Wala, Levisticum Wala* und *Otovowen Ohrentropfen*. Bei den ersten beiden handelt es sich um anthroposophische Präparate, bei dem dritten um ein homöopathisches Mittel. All diese Mittel lassen sich nach den Grundsätzen dieses Buches nicht bewerten und werden deshalb nicht näher besprochen. Allgemeine Informationen zu den genannten Therapierichtungen finden Sie in den Abschnitten „Anthroposophische Arzneimittel" (→ Seite 15) und „Homöopathische Arzneimittel" (→ Seite 14).
Wie der Arzt eine akute oder chronische Mittelohrentzündung behandeln kann, können Sie im HANDBUCH MEDIKAMENTE der STIFTUNG WARENTEST nachlesen.

Entzündung des äußeren Gehörgangs

Drei Faktoren müssen gleichzeitig vorhanden sein, damit sich im äußeren Gehörgang eine Entzündung (Otitis externa) festsetzt: Verletzung, Feuchtigkeit und Keime.

Anzeichen und Beschwerden

Schmerzen im Ohr, die sehr heftig werden können. Diese können sich verstärken, wenn man am Ohrläppchen oder an der Ohrmuschel zieht.
Starker Juckreiz deutet auf eine Pilzinfektion hin.

Ursachen

Ausgelöst wird die Entzündung meist von Bakterien, seltener von Pilzen. Ihre Eintrittspforte sind winzige Verletzungen der Haut, wie sie zum Beispiel entstehen, wenn Sie versuchen, mit einem Gegenstand Ohrenschmalz aus dem Ohr zu entfernen, oder sich im Ohr kratzen. Wenn Wasser lange einwirkt, weicht die Haut auf. Die im Ohr zurückbleibende Feuchtigkeit schafft dann ein Klima, in dem sich Keime gut vermehren können.

Solche Entzündungen werden sehr schmerzhaft, wenn der Gehörgang an- oder sogar zuschwillt. Das kann auch geschehen, wenn ein Ohrschmalzpfropfen (→ Seite 135) durch einwirkendes Wasser aufquillt. Ein Furunkel, die bakterielle Entzündung eines Haarbalgs, entsteht im Ohr nur selten.

Vorbeugung

Halten Sie die Ohren warm und trocknen Sie sie nach jedem Kontakt mit Wasser gut aus. Wer für Ohrentzündungen empfindlich ist, kann beim Schwimmen Ohrstöpsel tragen, die das Wasser am Eindringen hindern.
Auch die Haut im Ohr hat einen Säureschutzmantel. Ist dieser intakt, können sich Infektionen schlechter ausbreiten. Sehr trockene Haut lässt auf einen gestörten Säureschutz schließen. Tragen Sie dann eine Hautlotion oder -creme auf, deren pH-Wert mit etwa 5 angegeben wird. Sie können auch einmal täglich eine 2,5-prozentige Essigsäurelösung in die Ohren einträufeln, die Sie sich in der Apotheke besorgt haben, oder Sie stellen sich selbst eine Lösung aus klarem Branntweinessig her, den Sie mit der gleichen Menge abgekochtem Wasser verdünnen.

Allgemeine Maßnahmen

Solange die Ohren entzündet sind, sollten Sie nichts ins Ohr stecken: keine Ohrstöpsel als Gehörschutz, kein Hörgerät, keine Im-Ohr-Geräte zum Abhören von Kassetten oder beim Telefonieren, kein Stethoskop.

Wann zum Arzt?

Eine Entzündung des äußeren Gehörgangs sollten Sie auf keinen Fall selbst behandeln, auch wenn einige der für diesen Zweck angebotenen Medikamente frei verkäuflich sind. Suchen Sie bei starken Ohrenschmerzen oder anderen Anzeichen für eine Entzündung des äußeren Gehörgangs unbedingt einen Arzt auf.
Wenn Flüssigkeit aus dem Ohr austritt, ist anzunehmen, dass das Trommelfell verletzt ist. Lassen Sie auch das umgehend von einem Arzt überprüfen.

Behandlung mit Medikamenten

Wie der Arzt eine Entzündung des äußeren Gehörgangs behandeln kann, können Sie im HANDBUCH MEDIKAMENTE der STIFTUNG WARENTEST nachlesen.

Bei sehr starken Schmerzen können Sie sich die Zeit bis zum Arztbesuch erleichtern, indem Sie ein Schmerzmittel wie Ibuprofen (→ Seite 424) einnehmen oder einem Kind Parazetamol (→ Seite 425) eingeben.

Cholinsalizylat

Audax

Wirksamer Bestandteil der Substanz Cholinsalizylat ist Salizylsäure. Salizylsäure wirkt als Schmerzmittel und soll die Schmerzen im Gehörgang und Mittelohr lindern.
Cholinsalizylat und ein dem Mittel zusätzlich beigefügter Hilfsstoff sollen die Feuchtigkeit binden, die die entzündeten Gewebe verdickt. Wenn das aufgequollene Trommelfell dadurch abschwillt, lässt der Schmerz nach.
Dieser Effekt ist durch aussagekräftige Studien allerdings nicht ausreichend belegt.

ANWENDUNG

Der Hersteller gibt an, dass die Tropfen drei- bis viermal täglich ins Ohr geträufelt werden sollen und das Ohr zusätzlich mit einem Wattebausch, der mit den Tropfen getränkt ist, verschlossen werden soll. Letzteres bedeutet aber nur einen höheren Verbrauch an Ohrentropfen. Für die Wirkung ist es unerheblich. Es genügt, das Ohr mit einem einfachen Wattestopfen abzudichten.
Die Wirkung soll nach fünf bis zehn Minuten einsetzen und vier bis fünf Stunden anhalten.

ACHTUNG

Gegenanzeigen

Sie dürfen diese Ohrentropfen nicht anwenden, wenn Flüssigkeit aus dem Ohr ausgetreten ist. Dann ist anzunehmen, dass das Trommelfell verletzt ist. Die Tropfen können dann bis ins Innenohr vordringen und es schädigen.
Salizylsäure ist eine Substanz, auf die viele Menschen allergisch reagieren. Wenn Sie dazu gehören, dürfen Sie diese Ohrentropfen nicht verwenden.

Wechselwirkungen mit Medikamenten

Der Wirkstoff macht die obere Hautschicht durchlässiger, sodass Arzneistoffe aus eventuell angewendeten anderen Ohrentropfen stärker wirken können.

Durch Cholinsalizylat können die Blutgerinnungshemmer Cumarin und Warfarin stärker wirken, sodass die Blutungsgefahr größer wird. Wenn Sie solche Medikamente einnehmen (bei Thrombosen, Herzinfarkt) und außerdem noch Ohrentropfen mit Cholinsalizylat anwenden, sollte der Arzt die Gerinnungszeit des Blutes öfter als sonst üblich kontrollieren.

Unerwünschte Wirkungen

Eine Überempfindlichkeitsreaktion ist möglich. Dann rötet sich die Haut und juckt. Vereinzelt kann auch eine Allergie auftreten, die sich als juckender, schuppender Ausschlag zeigt. Dann sollten die Ohrentropfen nicht mehr angewendet werden.

Hinweise

Für Schwangerschaft und Stillzeit

Es ist nicht klar, ob etwas von dem Cholinsalizylat aus Ohrentropfen in das mütterliche Blut gelangt und das Kind beeinträchtigen kann. Da das Mittel ohnehin als „wenig geeignet“ bewertet wird, sollten Sie darauf verzichten.

Für Kinder unter 14 Jahren

Insbesondere bei Kleinkindern sollten Ohrentropfen bei einer Gehörgangsentzündung nur nach ärztlicher Untersuchung angewendet werden.

Kombinationen: Mittel zur örtlichen Betäubung + andere Substanzen

Lidokain + Glyzerin + Rivanol

Otolitan N mit Rivanol

Prokain + Glyzerin + Phenazon

Otalgan

Otodolor

Lidokain und Prokain sind Mittel zur örtlichen Betäubung, so genannte „Lokalanästhetika“. Diese Wirkstoffe hemmen die Erregbarkeit der Nerven so, dass man nicht mehr spürt, wenn etwas weh tut. Bei Ohrenschmerzen ist der Erfolg allerdings gering, da nur der Ort der Entzündung betäubt wird, Schmerzen im Ohr aber auch auf andere Weise wahrgenommen werden.

Bei Prokain kommt hinzu, dass es die Haut nur geringfügig durchdringt und damit die tiefer liegenden Nerven kaum erreicht.

Glyzerin entzieht dem Gewebe Wasser. Dadurch könnte sich der Druck verringern, den die entzündliche Schwellung verursacht. Ausreichend nachgewiesen ist das jedoch nicht.

Ethacridin (Rivanol) ist ein Desinfektionsmittel. Es tötet verschiedene Bakterien und Viren ab und hemmt das Wachstum von Pilzen. Auf diese Weise sollen Wunden im äußeren Gehörgang desinfiziert werden.

Phenazon wirkt gegen Schmerzen und Entzündungen und wird in Tablettenform als Schmerzmittel gebraucht. Bei der Anwendung in Ohrentropfen ist seine therapeutische Wirksamkeit nicht ausreichend nachgewiesen.

Anwendung

Die Hersteller geben an, dass die Tropfen so lange es notwendig erscheint drei- bis viermal am Tag, bei Bedarf oder bei einer starken Entzündung auch stündlich, ins Ohr geträufelt werden sollen.

Achtung

Gegenanzeigen

Wenn das Trommelfell verletzt ist und/oder eine chronische Mittelohrentzündung besteht, dürfen diese Ohrentropfen nur angewendet werden, wenn der Arzt sie verordnet hat, und selbst dann nicht länger als eine Woche.

Lidokain und Prokain sind Substanzen, auf die eine ganze Reihe von Menschen allergisch reagiert. Wenn Sie auch dazu gehören, dürfen Sie Ohrentropfen mit diesen Inhaltsstoffen nicht anwenden.

Phenazon: Personen mit einer gestörten Blutbildung (akute intermittierende Porphyrie) dürfen Ohrentropfen mit Phenazon nicht anwenden.

Wechselwirkungen mit Medikamenten

Lidokain und Prokain: Ohrentropfen mit diesen Wirkstoffen dürfen nicht gleichzeitig mit anderen Medikamenten im Gehörgang angewendet werden; es kann sein, dass sich die Mittel gegenseitig verdünnen und dadurch an Wirkung verlieren.

Unerwünschte Wirkungen

Häufig, aber unbedenklich

Die Haut kann überempfindlich reagieren. Sie brennt, rötet sich oder es bildet sich ein schuppender und juckender Ausschlag. Dann sollten die Ohrentropfen nicht mehr benutzt werden. Die Symptome bilden sich wieder zurück.

Hinweise

Für Schwangerschaft und Stillzeit

Phenazon: Es ist unwahrscheinlich, dass Phenazon aus Ohrentropfen in den Blutkreislauf gelangt. Da das Mittel ohnehin als „wenig geeignet" bewertet wird, sollten Sie darauf verzichten.

Für Kinder unter 14 Jahren

Phenazon: Da über die Anwendung bei Kindern unter 7 Jahren nichts bekannt ist, sollten sie mit diesen Ohrentropfen nicht behandelt werden. Kinder über 7 Jahre sollten mit diesem Wirkstoff nicht ohne ärztliche Untersuchung behandelt werden.

Ohrenschmerzen. Mittelohrentzündung. Entzündung des äußeren Gehörgangs

Handelsname Darreichungsform	Zusammensetzung pro 1 ml/1 g oder wie angegeben bzw. pro abgeteilte Einheit	Kleinste Packungsgröße	Packungspreis	Bewertung für das beanspruchte Anwendungsgebiet
Audax Ohrentropfen	**Cholinsalizylat** 200 mg	10 ml	8,43	**Wenig geeignet** bei Ohrenschmerzen und -entzündungen. Bei einer Mittelohrentzündung erreicht der Wirkstoff den Entzündungsort nicht oder er kann das Innenohr schädigen. Bei einer Entzündung des äußeren Gehörgangs eignet sich der Wirkstoff nicht. Sie sollten das Mittel nicht anwenden, ohne dies vorher mit einem Arzt besprochen zu haben. → Seite 132
Otalgan Ohrentropfen	**Prokain-hydrochlorid** 10 mg + **Phenazon** 50 mg + **Glyzerin** 939,9 mg	10 g	4,36	**Wenig geeignet** bei Ohrenschmerzen und -entzündungen. Nicht sinnvolle Kombination. Für das Schmerzmittel Phenazon und für Glyzerin ist die therapeutische Wirksamkeit nicht ausreichend nachgewiesen. Bei einer Mittelohrentzündung erreichen die Wirkstoffe den Entzündungsort nicht oder sie können das Innenohr schädigen. Bei einer Entzündung des äußeren Gehörgangs wirkt das Betäubungsmittel Prokain nicht ausreichend. Sie sollten das Mittel nicht anwenden, ohne dies vorher mit einem Arzt besprochen zu haben. → Seite 133
Otodolor Ohrentropfen	**Prokain-hydrochlorid** 10 mg + **Phenazon** 50 mg + **Glyzerin** 940 mg	7 g	4,06	**Wenig geeignet** bei Ohrenschmerzen und -entzündungen. Nicht sinnvolle Kombination. Für das Schmerzmittel Phenazon und für Glyzerin ist die therapeutische Wirksamkeit nicht ausreichend nachgewiesen. Bei einer Mittelohrentzündung erreichen die Wirkstoffe den Entzündungsort nicht oder sie können das Innenohr schädigen. Bei einer Entzündung des äußeren Gehörgangs wirkt das Betäubungsmittel Prokain nicht ausreichend. Sie sollten das Mittel nicht anwenden, ohne dies vorher mit einem Arzt besprochen zu haben. → Seite 133
Otolitan N mit Rivanol Ohrentropfen	**Lidokain-hydrochlorid** 20 mg + **Ethacridinlaktat** 0,4 mg + **Glyzerin** 929,6 mg	10 g	4,87	**Wenig geeignet** bei Ohrenschmerzen und -entzündungen. Nicht sinnvolle Kombination. Für Ethacridin und Glyzerin ist die therapeutische Wirksamkeit bei bakteriellen Entzündungen, wie z. B. Mittelohrentzündungen, nicht ausreichend nachgewiesen. Bei einer Mittelohrentzündung erreichen die Wirkstoffe den Entzündungsort nicht oder sie können das Innenohr schädigen. Sie sollten das Mittel nicht anwenden, ohne dies vorher mit einem Arzt besprochen zu haben. → Seite 133

Hinweise zu den Tabellenspalten → Seite 24, zur Auswahl der Arzneimittel → Seite 20, zur Grundlage der Bewertung → Seiten 20, 23

Ohrschmalzpfropfen

Im äußeren knorpeligen Teil des Gehörgangs wird das Ohrenschmalz (→ Seite 128) gebildet. Es schützt die Haut der Gehörgänge vor einer Besiedelung mit Bakterien und Pilzen.
Ohrenschmalz ist flüssig, sodass es durch die Kaubewegungen langsam nach außen transportiert und beim Waschen entfernt werden kann.
Bei unsachgemäßer Reinigung kann das Ohrenschmalz in der Tiefe zusammengedrückt werden. Auch durch viel feinen Staub, der in das Ohr dringt, kann sich das Ohrenschmalz verfestigen. Kommt dieser Ohrschmalzpfropfen dann mit Wasser in Kontakt, kann er aufquellen und den Gehörgang blockieren.

Anzeichen und Beschwerden

Druckgefühl im Ohr. Es kann jucken, eventuell tut es weh. Das Hörvermögen kann nachlassen.

Ursachen

Das Ohrenschmalz kann nicht abfließen. Der häufigste Grund dafür ist, dass es bei dem Versuch, das Ohr zum Beispiel mit einem Wattestäbchen zu reinigen, immer tiefer ins Ohr hineingedrückt wurde. Ein anlagebedingt enger Bau des Gehörgangs ist seltener die Ursache.

Vorbeugung

Die Ohren sollten nicht mit Wattestäbchen oder Ähnlichem gereinigt werden. Grundsätzlich soll nur die äußere Ohrmuschel gesäubert werden.

Allgemeine Maßnahmen

Sie können versuchen, das Ohrenschmalz aufzuweichen, indem Sie sich zunächst einige Tropfen Olivenöl in den Gehörgang träufeln. Nach 20 bis 30 Minuten füllen Sie eine Ohrenspritze – das ist ein Gummiball mit einer verlängerten Spitze, den Sie in der Apotheke kaufen können – mit körperwarmem Wasser und spülen damit mehrmals das Ohr aus.

Wann zum Arzt?

Wenn Sie schlecht hören und den Grund in verhärtetem Ohrenschmalz vermuten, das bereits einen Pfropfen gebildet hat, ist die Anwendung von Ohrentropfen wenig Erfolg versprechend. Einen solchen Ohrschmalzpfropfen sollten Sie am besten vom Arzt entfernen lassen. Dieser spült das Ohr mit warmem Wasser oder entfernt den Klumpen mit einem kleinen Gerät.
Bei einem leichten Druckgefühl, als dessen Ursache Sie Ohrenschmalz vermuten, das Sie mit Ohrentropfen auflösen wollen, sollten Sie diese Selbstbehandlung nur dann durchführen, wenn die letzte ohrenärztliche Untersuchung noch nicht lange zurückliegt. Der Grund ist, dass die Ohrentropfen nicht angewendet werden dürfen, wenn Sie eine Entzündung im Ohr haben und/oder das Trommelfell ein Loch hat. Das aber kann nur ein Arzt feststellen.
Bei Kindern
Ohrschmalzpfropfen sollten vor allem bei Kindern in den beiden ersten Lebensjahren vom Arzt entfernt werden.

Behandlung mit Medikamenten

Sowohl mit dem Mittel mit Ölsäure-Polypeptid-Kondensat (*Cerumenex N*) als auch mit dem Kombinationsmittel aus Docusat-Natrium + Alkohol + Glyzerin (*Otowaxol*) können Sie versuchen, das fest sitzende Ohrenschmalz aufzuweichen und anschließend mit Wasser aus dem Ohr herauszuspülen. Hierzu sind allerdings keine medizinischen Ohrentropfen erforderlich, schließlich handelt es sich bei Ohrschmalzpfropfen nicht um eine Krankheit. Es reicht in solchen Fällen, das viel preiswertere Olivenöl anzuwenden, weil auch hierdurch Ohrschmalzpfropfen aufgeweicht werden können.

■

Ölsäure-Polypeptid-Kondensat

Cerumenex N

Die ölige Substanz weicht das verhärtete Ohrenschmalz auf.

ANWENDUNG

Mit der Pipette werden einige Tropfen des Mittels in den Gehörgang geträufelt und dieser anschließend mit Watte verschlossen. Nach 20 bis 30 Minuten muss das Mittel samt gelöstem Ohrenschmalz mit warmem Wasser mehrmals sorgfältig ausgespült werden. Es ist wichtig, dass keine Arzneimittelreste im Ohr bleiben, weil sie zu Reizungen führen können.
Das Mittel sollte höchstens zweimal am Tag angewendet werden, auch wenn das Ohrenschmalz

noch nicht ganz entfernt sein sollte. Bei häufigerem Gebrauch können Hautreizungen auftreten.

Achtung

Gegenanzeigen

Sie dürfen das Mittel nur anwenden, wenn Sie sicher sind, dass das Trommelfell unverletzt ist, und wenn das Ohr nicht entzündet ist.

Unerwünschte Wirkungen

Die Tropfen können den Gehörgang reizen oder ekzemartige Veränderungen hervorrufen. Das wird wahrscheinlicher, wenn Sie das Mittel zu lange oder zu oft anwenden oder es nicht gründlich genug ausspülen.

Ist bei Ihnen eine solche unerwünschte Wirkung aufgetreten, benutzen Sie das Mittel nicht mehr. Ekzemartige Veränderungen verschwinden danach wieder.

Docusat-Natrium + Alkohol + Glyzerin

Otowaxol

Alle drei Substanzen weichen verhärtetes Ohrenschmalz auf.

Anwendung

Sie geben zehn Tropfen des Mittels direkt aus der Flasche in den Gehörgang und verschließen diesen mit Watte. Nach fünf bis zehn Minuten spülen Sie das Mittel samt gelöstem Ohrenschmalz mit warmem Wasser aus dem Ohr.

Achtung

Gegenanzeigen

Sie dürfen das Mittel nur anwenden, wenn Sie sicher sind, dass das Trommelfell unverletzt ist, und wenn das Ohr nicht entzündet ist.

Unerwünschte Wirkungen

Ist der Gehörgang verletzt oder entzündet, kann die Behandlung schmerzhaft sein. Dann sollten Sie nur mit lauwarmem Wasser spülen und auf das Mittel verzichten.

Ohrschmalzpfropfen

Handelsname Darreichungsform	Zusammensetzung pro 1 ml/1 g oder wie angegeben bzw. pro abgeteilte Einheit	Kleinste Packungsgröße	Packungspreis	Bewertung für das beanspruchte Anwendungsgebiet
Cerumenex N Ohrentropfen	**Ölsäure-Polypeptid-Kondensat** 87 mg	10 ml	9,94	**Geeignet**, um Ohrschmalzpfropfen aufzulösen. Doch ist eine solche Behandlung weder medizinisch notwendig noch sinnvoll, da es sich bei Ohrschmalzpfropfen nicht um ein Krankheitssymptom handelt. → Seite 135
Otowaxol Ohrentropfen	**Docusat-Natrium** 50 mg + **Ethanol 96 %** 150 mg + **Glyzerin** 100 mg	10 ml	8,12	**Geeignet**, um Ohrschmalzpfropfen aufzulösen. Doch ist eine solche Behandlung weder medizinisch notwendig noch sinnvoll, da es sich bei Ohrschmalzpfropfen nicht um ein Krankheitssymptom handelt. → Seite 136

Hinweise zu den Tabellenspalten → Seite 24, zur Auswahl der Arzneimittel → Seite 20, zur Grundlage der Bewertung → Seiten 20, 23

Mund, Hals und Atemwege

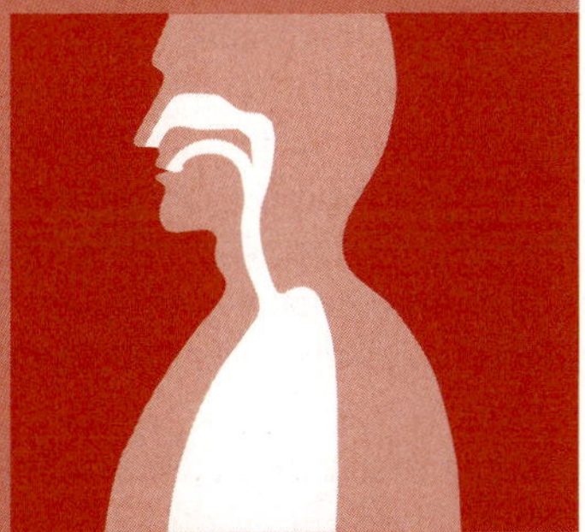

Der von den Speicheldrüsen abgegebene Speichel sorgt dafür, dass die Mundhöhle stets gut befeuchtet ist. Er verbindet sich mit der Nahrung, die somit besser geschluckt werden kann. Enzyme im Speichel spalten schon im Mund zuckerhaltige Bestandteile (Kohlenhydrate) aus der Nahrung auf, sodass die Speisen bereits etwas vorverdaut über die Speiseröhre in den Magen gelangen.
Die Mundhöhle ist von zahlreichen nützlichen Mikroorganismen besiedelt (Mundflora), die in einem biologisch sinnvollen Gleichgewicht stehen. Wird es gestört, können sich leicht Krankheitserreger ausbreiten.
Das Zahnfleisch überzieht die Kieferknochen. Der Zahnhalteapparat (Parodont) ist für die Verankerung der Zähne im Knochen verantwortlich.
Über die Nase, manchmal auch über den Mund, atmen wir ein und aus. Alle Atemwege sind mit Schleimhaut ausgekleidet. Ein Teil der Zellen dieser Schleimhaut sondert ein zähflüssiges Sekret ab, ein anderer ist mit winzig feinen Flimmerhärchen (Zilien) besetzt. Über die Schleimhaut und das Flimmerepithel wird die Atemluft gefiltert, angewärmt (oder gekühlt) und angefeuchtet.
Neben und über der Nase liegen die ebenfalls mit Schleimhaut und Flimmerhärchen ausgekleideten Keilbein-, Kiefer- und Stirnhöhlen im knöchernen Schädel, die so genannten Nebenhöhlen. Diese luftgefüllten Hohlräume dienen als Resonanzraum für die Stimme. Sie sind über fein durchlöcherte, knöcherne Siebbeine mit dem Naseninneren verbunden.
Die Luftröhre gabelt sich an ihrem unteren Ende in den rechten und linken Bronchus. Im rechten und linken Lungenflügel teilen sich die Bronchien in immer feinere Äste, bis sie in den Lungenbläschen enden. Diese sind von filigranen Blutgefäßen (Kapillaren) durchzogen, in denen der Gasaustausch stattfindet: Sauerstoff wird aus der Atemluft ins Blut aufgenommen, Kohlendioxid aus dem Blut in die Atemluft abgegeben und ausgeatmet.
Viele Krankheitserreger bleiben bereits auf dem Weg durch Nase, Rachen und Bronchien in den Flimmerhärchen hängen, werden mit schleimigem Sekret umhüllt und beim Niesen, Naseputzen und Husten ausgeschnupft oder abgehustet. Niesen und Husten sind also alltägliche und sinnvolle Reinigungsvorgänge, um die Atemwege sauber zu halten.
Schnupfen, Halsentzündungen und Husten gehören zu den häufigsten „banalen“ Infekten. Sie betreffen

Nasen-, Rachen- und Bronchialschleimhaut nacheinander oder gleichzeitig.

Entzündungen von Mundschleimhaut und Zahnfleisch

Entzündungen der Mundschleimhaut können die ganze Mundhöhle erfassen (Stomatitis) oder auf kleine Stellen in den Wangentaschen, an der Innenseite der Lippen, auf der Zunge oder am weichen Gaumen begrenzt bleiben (Aphthen).
Die Mundschleimhaut ist überaus aufnahmefähig für Arzneimittel und andere Stoffe. Die Zellen der Mundschleimhaut teilen sich rasch und häufig, sodass sich das Gewebe oft erneuert. Verletzungen heilen deshalb schnell von selbst wieder zu.
Eine Entzündung des Zahnhalteapparats (Parodontitis) beginnt an den am Zahn ansetzenden Zahnfleischrändern (Gingivitis) und breitet sich von dort in die Tiefe und über größere Flächen aus. Bei einer Parodontitis kann auch der Kieferknochen mit erfasst werden.

Anzeichen und Beschwerden

Dass die Mundschleimhaut sich entzündet hat, ist vor allem daran zu spüren, dass sie schmerzt und gerötet ist. Manchmal ist sie auch leicht geschwollen oder von Bläschen oder weißen cremigen Flecken übersät. Wenn sich das Zahnfleisch entzündet hat, blutet es häufig beim Zähneputzen, vor allem zwischen den Zähnen. Später schwellen die Zahnfleischränder an und sind stark gerötet. Das Zähneputzen wird dann meist ziemlich schmerzhaft. Bei einer fortgeschrittenen Parodontitis ist oft das gesamte Zahnfleisch schwammig aufgequollen.
Aphthen zeigen sich als einzeln stehende weißliche, rotgeränderte „Krater" in der Mundschleimhaut, die sehr schmerzempfindlich sind.

Bei Kindern

Bei schmerzhaften Aphthen wollen vor allem Kleinkinder häufig nichts essen. Wenn sie auch nicht trinken, trocknen sie schnell gefährlich aus, was mit hohem Fieber (über 39 °C) einhergeht.

Ursachen

Scharfkantige, harte Speisen (z. B. Brot mit scharf gebackener Kruste) und heiße Getränke können die Mundschleimhaut verletzen. Auch wenn man sich beim Kauen auf die Lippe oder in die Innenseite der Wange beißt, entstehen Verletzungen, die sich entzünden können. Vorstehende Zähne und überstehende Ränder an Füllungen und Kronen können ebenfalls die Mundschleimhaut verletzen.
Bakterielle Zahnbeläge (Plaque) bilden sich rasch auf der Zahnoberfläche. Wenn die Zähne nicht täglich zweimal von diesem Belag befreit werden, entsteht nach wenigen Tagen eine Gingivitis. Eine Zahnfleischentzündung ist also meist die Folge mangelhafter Mundhygiene. Darüber hinaus greift die Plaque den Zahnschmelz an, wodurch Karies entsteht.
Einen guten Nährboden für die Ausbreitung von Bakterien bildet auch Zahnstein (an Zahnrändern), der aus mineralisierter Plaque besteht.
Schlecht sitzende Zahnprothesen verursachen Druckstellen, die sich häufig entzünden. Sitzt die Prothese zu locker, können sich in Lücken und Höhlen Bakterien einnisten und Entzündungen hervorrufen. Mit der Zeit sitzt jede Prothese nicht mehr unbedingt passgenau, da beim Kauen der Druck von den künstlichen Zähnen auf den Kieferknochen übertragen wird und nicht – wie bei natürlichen Zähnen und Implantaten – in den Knochen hinein. So weicht dieser mit der Zeit etwas zurück und die Prothese muss neu angepasst werden.
Vitaminmangel, Durchblutungsstörungen, Diabetes und Hormonschwankungen im Verlauf einer Schwangerschaft können eine Entzündung zusätzlich begünstigen.
Auch infolge einer Allergie auf metall- oder kunststoffhaltige Zahnfüllungen können sich Mundschleimhaut und Zahnfleisch entzünden. Das gilt ebenso für Zahnersatz und Materialien, die bei der zahnärztlichen Behandlung eingesetzt werden (Spritzen, Latexhandschuhe, jodhaltige Materialien, Gebissabdruckmasse).
Bestimmte stark wirksame Medikamente (z. B. solche, die im Rahmen einer Chemotherapie bei Krebs gegeben werden) hemmen die Zellteilung in allen Geweben, deren Zellen sich schnell teilen. Das betrifft dann auch die Mundschleimhaut. Erneuert sich das Gewebe aber nicht rasch genug, wird es anfällig für Krankheitserreger, vor allem für Bakterien. Eine Stomatitis ist deshalb eine häufige unerwünschte Begleiterscheinung einer Chemotherapie.

Bei Kindern
Häufigste Ursache von Zahnfleisch- oder Mundschleimhautentzündungen bei Kindern ist ein kariöses Milchgebiss. Auch eine Erstinfektion mit Herpesviren kann solche Symptome verursachen.
Bei Säuglingen entzündet sich manchmal das Zahnfleisch, wenn die ersten Zähne durchbrechen.

Vorbeugung

Putzen Sie sich am besten nach jeder Mahlzeit, aber mindestens zweimal täglich gründlich die Zähne. Neigen Sie zu Zahnfleischbluten, sollten Sie eine Bürste mit weichen Borsten benutzen und damit das Zahnfleisch gründlich von „rot" nach „weiß" bürsten, also immer vom Zahnfleisch zu den Zähnen hin. Hat sich bereits viel Plaque angesammelt oder Zahnstein gebildet, sollten Sie beides bei einer professionellen Zahnreinigung beim Zahnarzt entfernen lassen. Anschließend werden die Zähne und die Zahnhälse meist mit Fluoridlack eingepinselt, der sie weniger anfällig für Bakterien und die von ihnen abgegebenen Säuren macht.
Wenn Sie eine Zahnprothese tragen, sollten Sie deren Sitz vom Zahnarzt regelmäßig kontrollieren lassen. Der Zahnarzt prüft auch, ob sich die Mundschleimhaut unter der Prothese verändert hat.
Bei einer Zahnspange ist darauf zu achten, dass keine Ecken und Kanten hervorstehen, an denen sich Zunge oder Wange aufreiben können.
Fehlstellungen der Zähne, an denen Sie sich immer wieder verletzen, sollten Sie vom Zahnarzt korrigieren lassen.

Allgemeine Maßnahmen

Bei Kindern
Zahnungsbeschwerden bei Säuglingen können Sie mit im Kühlschrank gekühlten Beißringen lindern.

Wann zum Arzt?

Wenn die Entzündung nicht innerhalb von zwei Wochen abgeklungen ist, müssen Sie einen Zahnarzt aufsuchen.
Eine Parodontitis sollten Sie immer vom Zahnarzt behandeln lassen. Er muss die sich an den Zahnfleischrändern bildenden Taschen regelmäßig säubern und gegebenenfalls Antibiotika einsetzen, um sie von Bakterien zu befreien und die Entzündung zu stoppen. Auch eine operative Behandlung kann erforderlich sein.

Bei Kindern
Eine Mundschleimhautentzündung, die als Folge einer Herpesinfektion auftritt, muss immer ärztlich behandelt werden.

Behandlung mit Medikamenten

Antiseptika und eine alkoholische Tinktur aus Myrrhe eignen sich zur Desinfektion im Mund, wenn sich Mundschleimhaut oder Zahnfleisch infolge einer bakteriellen Infektion entzündet haben oder wenn einer Infektion vorgebeugt werden soll (z. B. nach einem zahnärztlichen Eingriff). Zu berücksichtigen ist, dass auch „tote Plaque", deren Bakterien mit Antiseptika abgetötet wurden, Zahnfleischentzündungen unterhalten kann. Deshalb sollte der Zahnarzt auf jeden Fall vorher die Plaque sorgfältig entfernt haben.
Örtlich betäubende Mittel lindern Schmerzen, die das entzündete Zahnfleisch verursacht.
Die Kombinationen aus Antiseptikum + örtlich betäubendes Mittel und Antiseptikum + andere Substanzen sowie örtlich betäubendes Mittel + andere Substanzen sind nicht sinnvoll, weil sie nicht besser wirken als die Einzelwirkstoffe.
Örtlich anzuwendende Antibiotika als Lutschtabletten sind bei Mundschleimhaut- und Zahnfleischentzündungen nicht angebracht, weil sie nicht tief genug in die Furchen und Falten der Schleimhaut eindringen. Deshalb sollten Sie Mittel, die eine Kombination aus Antibiotikum + örtlich betäubendes Mittel oder Antibiotikum + Antiseptikum + örtlich betäubendes Mittel enthalten, nicht verwenden.
Präparate aus Salizylsäure + pflanzlichen Wirkstoffen sind nicht sinnvoll zusammengesetzt. Sie sollten sie deshalb ebenso wenig einsetzen wie verschiedene Pflanzenkombinationen, deren therapeutische Wirksamkeit nicht ausreichend nachgewiesen ist.

Bei Kindern
Mundspülungen und Lutschtabletten sind generell erst bei Kindern ab etwa sechs Jahren sinnvoll, weil kleinere Kinder die Lösungen oder Tabletten leicht verschlucken. Bei ihnen sollten die betroffenen Stellen nur betupft oder eingepinselt werden.

Anthroposophische, homöopathische und traditionell angewendete Mittel
Zu den meistgekauften Mitteln gehören auch *Escatitona Zahnungstropfen* und *Weleda Zahnfleischbalsam*. Bei *Weleda Zahnfleischbalsam* handelt es sich um ein Präparat der anthroposophischen Therapie-

richtung, bei *Escatitona Zahnungstropfen* um ein Präparat der Homöopathie.
Ebenfalls zu den meistgekauften Mitteln gehören *Dentinox N Zahnungshilfe* und *Dentinox-Gel N Zahnungshilfe* mit den örtlich betäubenden Wirkstoffen Lidokain, Polidocanol und Auszügen aus Kamille, *Gargarisma zum Gurgeln* mit Aluminiumchlorid, *Kamistad Gel N* mit Lidokain und Auszügen aus Kamille, *Mallebrin Konzentrat zum Gurgeln* mit dem Wirkstoff Aluminiumchlorid-hexahydrat. Dabei handelt es sich um Präparate, die von der Arzneimittelbehörde als „traditionell angewendet" zugelassen wurden.
All diese Mittel lassen sich nach den Grundsätzen dieses Buches nicht bewerten. Sie werden deshalb nicht näher besprochen. Allgemeine Informationen zu den genannten Therapierichtungen Anthroposophie und Homöopathie finden Sie in den Abschnitten „Anthroposophische Arzneimittel" (→ Seite 15) und „Homöopathische Arzneimittel" (→ Seite 14). Was „traditionell angewendete" Präparate sind, lesen Sie im Abschnitt „Traditionell angewendete Mittel" (→ Seite 13).

Antiseptika

Cetylpyridinium
- ***Dobendan***

Chlorhexidin
- ***Chlorhexamed-Fluid***
- ***CHX Dental Gel DENTSPLY DeTrey***
- ***CORSODYL***
- ***frubilurgyl***

Ethacridin
- ***NeoChinosol***

Hexetidin
- ***Doreperol N***
- ***Hexetidin-ratiopharm***
- ***Hexoral***

Povidon-Jod
- ***Betaisodona Mund-Antiseptikum***

Die in diesen Mitteln enthaltenen Wirkstoffe töten Bakterien und Pilze ab, die auf der Oberfläche der Mundschleimhaut siedeln.
Chlorhexidin wirkt auch gegen Plaque, die sich auf den Zähnen bildet, wenn sie nicht häufig und sorgfältig genug geputzt werden. Mittel mit Cetylpyridinium oder Hexetidin töten ebenso die in der Plaque enthaltenen Bakterien ab, allerdings nicht so zuverlässig wie Chlorhexidin.
Die Wirksamkeit von Povidon-Jod wird durch Speichel stark abgeschwächt.

Anwendung

Sie spülen den Mund ein- bis zweimal täglich oder nach jeder Mahlzeit etwa 30 Sekunden lang mit der unverdünnten Lösung und spucken sie danach wieder aus. Anschließend dürfen Sie den Mund nicht nachspülen (z. B. um den unangenehmen Geschmack zu vertreiben), weil die Wirkung der Mittel dadurch wieder aufgehoben wird. Gel tragen Sie direkt auf die betroffenen Stellen auf.
Povidon-Jod verdünnen Sie im Verhältnis 1:4 (ein Teil Lösung, vier Teile Wasser) und spülen den Mund damit mehrmals täglich mindestens 30 Sekunden lang.
Alle Mittel sollten Sie ohne ärztlichen Rat nicht länger als zwei Wochen anwenden.

Achtung

Betaisodona Mund-Antiseptikum enthält Alkohol. Personen mit Alkoholproblemen dürfen das Mittel nicht anwenden. Auch Leberkranke und Menschen mit Anfallleiden sollten den Alkoholgehalt berücksichtigen.
Wundflächen in Mund und Rachen, die größer sind als drei Zentimeter im Durchmesser, dürfen Sie nicht mit diesem Mittel behandeln, weil es dann die Schilddrüsenfunktion stören kann.

Gegenanzeigen

Povidon-Jod dürfen Sie unter folgenden Bedingungen nicht anwenden:
- Die Funktion Ihrer Schilddrüse ist gestört.
- Sie haben die Hautkrankheit Dermatitis herpetiformis Duhring.
- Sie reagieren auf Jod allergisch.
- Sie werden mit radioaktivem Jod behandelt (z. B. wegen einer Schilddrüsenüberfunktion) oder bekommen es im Rahmen einer Diagnosemethode.
- Sie nehmen lithiumhaltige Medikamente ein (bei Depressionen).

Unerwünschte Wirkungen

Häufig, aber unbedenklich

Vorübergehend können Geschmacksbeeinträchtigungen auftreten.

Chlorhexidin kann Zähne, Zahnfüllungen und Zahnersatz braun verfärben, gelegentlich auch die Zunge. Prothesen und Zahnspangen sollten Sie deshalb herausnehmen, bevor Sie das Mittel anwenden. Die Verfärbungen kann der Zahnarzt wieder entfernen, im Bereich der Frontzähne sind sie oft sehr störend.

Povidon-Jod kann Haut und Schleimhäute reizen. Bei längerem Gebrauch können Schmerzen, Brennen und Wärmegefühl auftreten.

Gelegentlich, aber unbedenklich

Lösungen können die Mundschleimhaut reizen und Durst hervorrufen. Lutschtabletten können Übelkeit und Magenbeschwerden auslösen.

Cetylpyridinium: Wenn Sie das Mittel sehr häufig anwenden, können sich die Zähne verfärben. Die Verfärbungen kann der Zahnarzt wieder entfernen, im Bereich der Frontzähne sind sie oft sehr störend.

Hexetidin kann auf der Mundschleimhaut brennen. Geruch- und Geschmacksinn können beeinträchtigt sein (salziger Geschmack).

Povidon-Jod färbt Zahnprothesen und -spangen bräunlich. Sie sollten diese deshalb vor der Anwendung herausnehmen. Wenn die Mundschleimhaut zu jucken beginnt, vertragen Sie vermutlich Povidon-Jod nicht. Setzen Sie das Mittel dann ab.

Selten, aber gefährlich

Povidon-Jod: Wenn Sie das Mittel aus Versehen schlucken, kann es die Schilddrüsenfunktion stören.

Hinweise

Für Schwangerschaft und Stillzeit

Povidon-Jod dürfen Sie nicht anwenden, weil es die Schilddrüse des Ungeborenen vergrößern oder zu einer Überfunktion anregen kann. Sind Sie schwanger geworden, während Sie das Mittel angewendet haben, sollten Sie mit einem Frauenarzt darüber sprechen.

Für Kinder unter 14 Jahren

Povidon-Jod dürfen Sie bei Neugeborenen und Säuglingen bis sechs Monate nicht anwenden, weil es die Schleimhaut leicht durchdringt, in den Blutkreislauf gerät und dann die Schilddrüsenfunktion stört.

Örtlich betäubende Mittel

Lidokain

Dynexan

Polidocanol

Recessan

Lidokain und Polidocanol setzen die Schmerzempfindlichkeit herab, indem sie die Reizleitung in den Nerven blockieren. Auf diese Weise wirken sie leicht betäubend. Es ist belegt, dass beide Substanzen bei Mundschleimhautentzündungen schmerzlindernd wirken.

Anwendung

Beide Mittel wenden Sie nach Bedarf an.

Hinweise

Für Schwangerschaft und Stillzeit

Sie können beide Mittel anwenden.

Für Kinder unter 14 Jahren

Beide Mittel können Sie bei Kindern anwenden, allerdings nicht häufiger als dreimal täglich.

Cholinsalizylat

Mundisal Gel

Cholinsalizylat leitet sich ab von Salizylsäure, deren schmerzstillende und entzündungshemmende Wirkung belegt ist. In der Mundhöhle sollten Salizylate jedoch nicht angewendet werden, weil sie die oberen Schleimhautschichten ablösen. Bei Entzündungen ist das nicht nötig und auch nicht sinnvoll.

Anwendung

Der Hersteller empfiehlt, mehrmals täglich etwas Gel direkt auf die betroffenen Stellen im Mund aufzutragen und leicht einzumassieren.

Hinweise

Für Schwangerschaft und Stillzeit

In der Schwangerschaft sollten Sie salizylsäurehaltige Medikamente nicht anwenden.

Für Kinder unter 14 Jahren

Kinder unter sechs Jahren sollten keine salizylsäurehaltigen Medikamente bekommen.

Lidokain und Benzokain sind örtlich betäubende Wirkstoffe, wobei Benzokain häufig schlechter vertragen wird als Lidokain.
Bei Entzündungen der Mundschleimhaut ist die Kombination dieser drei Substanzgruppen nicht sinnvoll. Zum Desinfizieren sind Monopräparate mit Chlorhexidin vorzuziehen.

Anwendung

Die Hersteller empfehlen, die Mittel mehrmals täglich anzuwenden.

Achtung

Gegenanzeigen

Dorithricin original, Lemocin: Diese Mittel dürfen Sie nicht anwenden, wenn Sie auf quarternäre Ammoniumverbindungen allergisch reagieren. Dazu gehören auch Benzalkonium und Cetrimonium.

Dorithricin original: Benzokainhaltige Mittel dürfen Sie nicht anwenden, wenn Sie auf Parastoffe allergisch reagieren (→ Seite 41).

Unerwünschte Wirkungen

Häufig, aber unbedenklich

Dorithricin original: Benzokain kann leicht allergische Reaktionen verursachen. Hinweise dafür sind geschwollene und gerötete Schleimhäute, Juckreiz und Hautausschlag. Setzen Sie das Mittel dann sofort ab.

Gelegentlich, aber unbedenklich

Die Lutschtabletten können Übelkeit und Magenbeschwerden auslösen.

Hinweise

Für Schwangerschaft und Stillzeit

Über die Risiken einer Anwendung der Mittel in Schwangerschaft und Stillzeit gibt es keine Erkenntnisse. Da sie ohnehin als „wenig geeignet" bewertet werden, sollten Sie darauf verzichten.

Für Kinder unter 14 Jahren

Lutschtabletten sollten Sie Kindern unter sechs Jahren nicht geben. Sie verschlucken die Tabletten oft, bevor sie sich aufgelöst haben. Da sie ohnehin als „wenig geeignet" bewertet werden, sollten auch ältere Kinder nicht damit behandelt werden.

Kombinationen: Salizylsäure + pflanzliche Wirkstoffe

Salizylsäure + Rhabarber

Pyralvex

Phenylsalizylat + Eugenol + Minzöl + Nelkenöl + Salbeiöl + Thymol

Parodontal F 5

Salizylsäure und Phenylsalizylat lösen die oberen Hautschichten ab und wirken entzündungshemmend und schmerzlindernd. In der Mundhöhle sollten Salizylate wegen des hautablösenden Effekts jedoch nicht angewendet werden. Bei Entzündungen ist diese Wirkung nicht nötig und auch nicht sinnvoll.
Rhabarberextrakt soll gewebestraffend und – wie auch einige ätherische Pflanzenöle – antientzündlich wirken.
Eugenol ist der wirksame Bestandteil von Nelkenöl und wirkt örtlich betäubend. Die anderen ätherischen Öle in *Parodontal F 5* sollen vorwiegend den Geschmack verbessern. Die therapeutische Wirksamkeit des Mittels ist nicht ausreichend nachgewiesen, die Kombination von sechs verschiedenen Wirkstoffen nicht sinnvoll.

Anwendung

Die Hersteller empfehlen, die Mittel mehrmals täglich anzuwenden.

Hinweise

Für Kinder unter 14 Jahren

Kinder unter sechs Jahren dürfen keine salizylsäurehaltigen Medikamente bekommen. Da die Mittel ohnehin als „wenig geeignet" bewertet werden, sollten auch ältere Kinder nicht damit behandelt werden.

Pflanzenkombinationen

Kamille + Salbei

helago-oel N

Anis + Kamille + Pfefferminze

Kamillosan Mundspray

Kamille + Nelke + Pfefferminze + Salbei

Sedative Bombastus N

Anis + Eukalyptus + Fenchel + Menthol + Nelke + Pfefferminze + Salbei + Thymol + Zimt

Salviathymol N

Die in diesen Präparaten enthaltenen ätherischen Öle sollen die Entzündung bekämpfen, Bakterien abtöten und Schmerzen lindern. Dass dies gelingt, ist allerdings nicht ausreichend nachgewiesen. Die Kombination von mehr als drei verschiedenen Wirkstoffen ist nicht sinnvoll.

Anwendung

Die Hersteller empfehlen, die Mittel mehrmals täglich anzuwenden. Danach sollten Sie mindestens 15 Minuten lang nichts essen oder trinken.

Unerwünschte Wirkungen

Selten und unbedenklich

Die ätherischen Öle können das Gewebe reizen und allergische Reaktionen auslösen.

Hinweise

Für Kinder unter 14 Jahren

Präparate mit Pfefferminzöl oder Menthol sollten Kinder unter sechs Jahren nicht bekommen, weil diese ätherischen Öle dazu führen können, dass sich die Muskulatur in den Bronchien verkrampft, was Atemnot zur Folge hat. Da diese Mittel ohnehin als „wenig geeignet" bewertet werden, sollten Sie auch bei älteren Kindern darauf verzichten.

helago-oel können Sie bei Kindern anwenden.

Entzündungen von Mundschleimhaut und Zahnfleisch

Handelsname Darreichungsform	Zusammensetzung pro 1 ml/1 g oder wie angegeben bzw. pro abgeteilte Einheit	Kleinste Packungsgröße	Packungspreis	Bewertung für das beanspruchte Anwendungsgebiet
Hinweise zu den Tabellenspalten → Seite 24, zur Auswahl der Arzneimittel → Seite 20, zur Grundlage der Bewertung → Seiten 20, 23				
Betaisodona Mund-Antiseptikum Lösung	**Povidon-Jod** 75 mg	100 ml	8,98	**Geeignet** bei Mundschleimhaut- und Zahnfleischentzündungen. → Seite 140
Chlorhexamed-Fluid Lösung	**Chlorhexidin-diglukonat** 1 mg	200 ml	6,99	**Geeignet** bei Mundschleimhaut- und Zahnfleischentzündungen. → Seite 140
CHX Dental Gel DENTSPLY DeTrey Gel	**Chlorhexidin-diglukonat** 10 mg	9 g	4,06	**Geeignet** bei Mundschleimhaut- und Zahnfleischentzündungen. → Seite 140
CORSODYL Gel	**Chlorhexidin-diglukonat** 10 mg	50 g	8,49	**Geeignet** zur Behandlung von Mundschleimhaut- und Zahnfleischentzündungen. → Seite 140
Lösung	2 mg	200 ml	6,99	**Geeignet** zur unterstützenden Behandlung von Mundschleimhaut- und Zahnfleischentzündungen. → Seite 140
Dobendan Lösung Lösung	**Cetylpyridiniumchlorid** 5 mg	200 ml	6,45	**Geeignet** bei Mundschleimhaut- und Zahnfleischentzündungen. → Seite 140
Dobendan	1,4 mg	20 Stück	4,40	
Dobendan X Pastillen	2,5 mg	20 Stück	4,45	
Dolo-Dobendan Lösung	**Cetylpyridiniumchlorid** 0,5 mg + **Benzokain** 4 mg	200 ml	7,60	**Wenig geeignet** bei Mundschleimhaut- und Zahnfleischentzündungen. Monopräparate mit Chlorhexidin sind vorzuziehen. Benzokain kann leicht Allergien hervorrufen. → Seite 142
Pastillen	**Cetylpyridiniumchlorid** 1,4 mg + **Benzokain** 10 mg	20 Stück	5,15	

►

Entzündungen von Mundschleimhaut und Zahnfleisch Fortsetzung

Handelsname Darreichungsform	Zusammensetzung pro 1 ml/1 g oder wie angegeben bzw. pro abgeteilte Einheit	Kleinste Packungsgröße	Packungspreis	Bewertung für das beanspruchte Anwendungsgebiet
Doreperol N Lösung	**Hexetidin** 1 mg	200 ml	6,45	**Geeignet** bei Mundschleimhaut- und Zahnfleischentzündungen. → Seite 140
Spray	1 mg	50 ml	6,90	
Dorithricin Limone Halstabletten	**Tyrothrizin** 0,5 mg + **Lidokain-hydrochlorid** 1 mg	20 Stück	4,70	**Wenig geeignet** bei Mundschleimhaut- und Zahnfleischentzündungen. Nicht sinnvolle Kombination aus einem Antibiotikum (Tyrothrizin) und einem örtlich betäubenden Wirkstoff (Lidokain). Das Antibiotikum wirkt nur oberflächlich und erreicht die in Schleimhautfurchen und Zahnfleischtaschen siedelnden Bakterien nicht. Um Schmerzen zu lindern, genügt ein örtlich betäubender Wirkstoff allein (Lidokain oder Polidocanol). → Seite 142
Dorithricin original Halstabletten Lutschtabletten	**Tyrothrizin** 0,5 mg + **Benzalkoniumchlorid** 1 mg + **Benzokain** 1,5 mg	20 Stück	4,70	**Wenig geeignet** bei Mundschleimhaut- und Zahnfleischentzündungen. Nicht sinnvolle Kombination eines Antiseptikums (Benzalkonium) mit einem örtlich betäubenden Wirkstoff (Benzokain) und einem Antibiotikum (Tyrothrizin), das nur oberflächlich wirkt und die in Schleimhautfurchen und Zahnfleischtaschen siedelnden Bakterien nicht erreicht. Benzokain kann leicht Allergien hervorrufen. → Seite 143
Dynexan Mundgel Gel	**Lidokain-hydrochlorid** 20 mg	10 g	5,61	**Geeignet** bei Mundschleimhaut- und Zahnfleischentzündungen als schmerzlinderndes Mittel. → Seite 141
frubilurgyl	**Chlorhexidin-diglukonat** 1,1 mg	200 ml	6,61	**Geeignet** bei Mundschleimhaut- und Zahnfleischentzündungen. → Seite 140
frubilurgyl Rachenspray Lösung	1,1 mg	30 ml	5,85	
helago-oel N Öl	Auszug aus **Kamillenblüten** 30 mg + **Salbeiblättern** 150 mg	25 g	3,93	**Wenig geeignet** bei Mundschleimhaut- und Zahnfleischentzündungen, weil die therapeutische Wirksamkeit nicht ausreichend nachgewiesen ist. Allenfalls anzuwenden zur unterstützenden Behandlung. → Seite 144
Hexetidin-ratiopharm Lösung	**Hexetidin** 1 mg	200 ml	4,15	**Geeignet** bei Mundschleimhaut- und Zahnfleischentzündungen. → Seite 140
Hexoral	**Hexetidin** 1 mg	200 ml	6,95	**Geeignet** bei Mundschleimhaut- und Zahnfleischentzündungen. → Seite 140
Hexoral Spray Lösung	2 mg	40 ml	8,20	
Hexoraletten N Lutschtabletten	**Chlorhexidin-dihydrochlorid** 5,0 mg + **Benzokain** 1,5 mg	20 Stück	4,85	**Wenig geeignet** bei Mundschleimhaut- und Zahnfleischentzündungen. Monopräparate mit Chlorhexidin sind vorzuziehen. Benzokain kann leicht Allergien hervorrufen. → Seite 142

Hinweise zu den Tabellenspalten → Seite 24, zur Auswahl der Arzneimittel → Seite 20, zur Grundlage der Bewertung → Seiten 20, 23

Entzündungen von Mundschleimhaut und Zahnfleisch Fortsetzung

Handelsname Darreichungsform	Zusammensetzung pro 1 ml/1 g oder wie angegeben bzw. pro abgeteilte Einheit	Kleinste Packungsgröße	Packungspreis	Bewertung für das beanspruchte Anwendungsgebiet
Hinweise zu den Tabellenspalten → Seite 24, zur Auswahl der Arzneimittel → Seite 20, zur Grundlage der Bewertung → Seiten 20, 23				
Kamillosan Mundspray Spray	**Auszug aus Kamillenblüten** 370,5 mg + **Anisöl** 7 mg + **Pfefferminzöl** 18,5 mg	30 ml	6,97	**Wenig geeignet** bei Mundschleimhaut- und Zahnfleischentzündungen, weil die therapeutische Wirksamkeit nicht ausreichend nachgewiesen ist. Allenfalls anzuwenden zur unterstützenden Behandlung. → Seite 144
Lemocin Lutschtabletten	**Tyrothrizin** 4 mg + **Cetrimoniumbromid** 2 mg + **Lidokain** 1 mg	20 Stück	4,70	**Wenig geeignet** bei Mundschleimhaut- und Zahnfleischentzündungen. Nicht sinnvolle Kombination eines Antiseptikums (Cetrimonium) mit einem örtlich betäubenden Wirkstoff (Lidokain) und einem Antibiotikum (Tyrothrizin), das nur oberflächlich wirkt und die in Schleimhautfurchen und Zahnfleischtaschen siedelnden Bakterien nicht erreicht. → Seite 143
Mundisal Gel Gel	**Cholinsalizylat** 87,1 mg	10 g	5,45	**Wenig geeignet** bei Mundschleimhaut- und Zahnfleischentzündungen. Salizylate sollten in der Mundhöhle nicht angewendet werden. → Seite 141
Myrrhentinktur „Hetterich“ Tinktur	**Auszug aus Myrrhe** 1 g *Enthält 84% Alkohol*	20 ml	ca. 0,99	**Mit Einschränkung geeignet** bei Mundschleimhaut- und Zahnfleischentzündungen. Die bislang vorliegenden Studien reichen noch nicht aus, um die therapeutische Wirksamkeit abschließend nachzuweisen. → Seite 142
neo-angin N Halstabletten	**Dichlorbenzylalkohol** 1,2 mg + **p-Pentyl-m-cresol** 0,6 mg + **Menthol** 5,9 mg	24 Stück	4,85	**Wenig geeignet** bei Mundschleimhaut- und Zahnfleischentzündungen. Nicht sinnvolle Kombination von zwei Antiseptika. Monopräparate mit Chlorhexidin sind vorzuziehen. → Seite 143
neo-angin N zuckerfrei Lutschtabletten	**Dichlorbenzylalkohol** 1,2 mg + **p-Pentyl-m-cresol** 0,6 mg + **Menthol** 5,72 mg	24 Stück	5,30	
NeoChinosol Gurgeltabletten	**Ethacridinlaktat** 25 mg	20 Stück	2,49	**Geeignet** bei Mundschleimhaut- und Zahnfleischentzündungen. → Seite 140
Parodontal F 5 med Lösung	**Eugenol** 2,5 mg + **Minzöl** 5 mg + **Nelkenöl** 2,5 mg + **Phenylsalizylat** 5 mg + **Salbeiöl** 5 mg + **Thymol** 3,6 mg	20 ml	4,15	**Wenig geeignet** bei Mundschleimhaut- und Zahnfleischentzündungen, weil die therapeutische Wirksamkeit nicht ausreichend nachgewiesen ist. Nicht sinnvolle Kombination aus mehr als drei Wirkstoffen. → Seite 144
Parodontal-Mundsalbe Salbe	**Auszug aus Kamillenblüten** 120 mg + **Auszug aus Salbeiblättern** 120 mg + **Lidokain** 10 mg	6 g	3,24	**Mit Einschränkung geeignet** bei Mundschleimhaut- und Zahnfleischentzündungen. Die bislang vorliegenden Studien reichen noch nicht aus, um die therapeutische Wirksamkeit abschließend nachzuweisen. → Seite 143
Pyralvex-Gel Gel	**Salizylsäure** 10 mg + **Auszug aus Rhabarberwurzel** 50 mg	15 g	8,76	**Wenig geeignet** bei Mundschleimhaut- und Zahnfleischentzündungen. Salizylate sollten in der Mundhöhle nicht angewendet werden. → Seite 144
Pyralvex-Lösung Lösung	**Salizylsäure** 10 mg + **Auszug aus Rhabarberwurzel** 50 mg	10 ml	7,16	

▶

Entzündungen von Mundschleimhaut und Zahnfleisch Fortsetzung

Handelsname Darreichungsform	Zusammensetzung pro 1 ml/1 g oder wie angegeben bzw. pro abgeteilte Einheit	Kleinste Packungsgröße	Packungspreis	Bewertung für das beanspruchte Anwendungsgebiet
Hinweise zu den Tabellenspalten → Seite 24, zur Auswahl der Arzneimittel → Seite 20, zur Grundlage der Bewertung → Seiten 20, 23				
Recessan Salbe	**Polidocanol** 30 mg	10 g	5,92	**Geeignet** bei Mundschleimhaut- und Zahnfleischentzündungen als schmerzlinderndes Mittel. → Seite 141
Salviathymol N Lösung	**Anisöl** 5 mg + **Eukalyptusöl** 2 mg + **Fenchelöl** 10 mg + **Menthol** 20 mg + **Nelkenöl** 5 mg + **Pfefferminzöl** 23 mg + **Salbeiöl** 2 mg + **Thymol** 1 mg + **Zimtöl** 2 mg	20 ml	3,79	**Wenig geeignet** bei Mundschleimhaut- und Zahnfleischentzündungen, weil die therapeutische Wirksamkeit nicht ausreichend nachgewiesen ist. Nicht sinnvolle Kombination aus mehr als drei Wirkstoffen. → Seite 144
Sedative Bombastus N Lösung	**Auszug aus Kamillenblüten** 30 mg + **Nelkenöl** 60 mg + **Pfefferminzöl** 50 mg + **Salbeiöl** 30 mg	10 ml	3,25	**Wenig geeignet** bei Mundschleimhaut- und Zahnfleischentzündungen, weil die therapeutische Wirksamkeit nicht ausreichend nachgewiesen ist. Nicht sinnvolle Kombination aus mehr als drei Wirkstoffen. → Seite 144
Solcoseryl Dental Adhäsivpaste Paste	**Dialysekonzentrat aus Kälberblut** 2,125 mg + **Polidocanol** 10 mg	5 g	5,81	**Wenig geeignet** bei Mundschleimhaut- und Zahnfleischentzündungen, weil das Mittel nicht sinnvoll zusammengesetzt ist. Extrakte aus Rinderbestandteilen sollten wegen der BSE-Gefahr in Arzneimitteln nicht mehr verwendet werden, zumal die therapeutische Wirksamkeit von Kälberblutkonzentrat nicht ausreichend nachgewiesen ist. → Seite 143
Thüringer Myrrhentinktur Tinktur	**Auszug aus Myrrhe** 1 g *Enthält 85% Alkohol*	20 ml	ca. 1,77	**Mit Einschränkung geeignet** bei Mundschleimhaut- und Zahnfleischentzündungen. Die bislang vorliegenden Studien reichen noch nicht aus, um die therapeutische Wirksamkeit abschließend nachzuweisen. → Seite 142
Trachisan Lutschtabletten	**Tyrothrizin** 0,5 mg + **Chlorhexidin-diglukonat** 1 mg + **Lidokain-hydrochlorid** 1 mg	20 Stück	4,45	**Wenig geeignet** bei Mundschleimhaut- und Zahnfleischentzündungen. Nicht sinnvolle Kombination eines Antiseptikums (Chlorhexidin) mit einem örtlich betäubenden Wirkstoff (Lidokain) und einem Antibiotikum (Tyrothrizin), das nur oberflächlich wirkt und die in Schleimhautfurchen und Zahnfleischtaschen siedelnden Bakterien nicht erreicht. → Seite 143

Halsentzündung

Eine Halsentzündung ist oft das erste Anzeichen einer Erkältung oder eines grippalen Infekts. Meist klingt sie nach wenigen Tagen ab und geht dann in Schnupfen und Husten über.

Anzeichen und Beschwerden

Der Hals kratzt und ist rau, die Stimme klingt belegt und heiser. Das Schlucken fällt schwer und ist schmerzhaft, weil die Schleimhaut im Rachen geschwollen und entzündet ist. Häufig setzen gleichzeitig Kopfschmerzen, Mattigkeit und Fieber ein. Bei Kindern kommt sehr schnell Husten hinzu.

Ursachen

Die Mehrzahl aller Halsentzündungen – etwa 90 Prozent – wird durch Viren verursacht. Bakterielle Infektionen kommen vergleichsweise selten vor.
Auf der durch die Viren vorgeschädigten Schleimhaut können sich Bakterien vermehren (vorwiegend Streptokokken) und dann eine bakterielle Entzündung auf den Mandeln auslösen (Tonsillitis, Angina).

Allgemeine Maßnahmen

Wenn Sie mit lauwarmem Salzwasser (einen Teelöffel Salz in einem halben Liter warmem Wasser lösen) gurgeln, spülen Sie die mit Viren durchsetzten Beläge von Mund- und Rachenschleimhaut ab. Auch Salbei-, Ringelblumen- und Kamillentee eignen sich dafür.
Wichtig ist, dass Sie viel Speichel produzieren. Damit wird die Rachenschleimhaut befeuchtet, was das Schlucken erleichtert und die Entzündung dämpft. Speichel enthält darüber hinaus Abwehrstoffe, die die Viren bekämpfen. Sie können die Speichelproduktion anregen, indem Sie saure Drops oder Hustenbonbons lutschen oder Kaugummi kauen.
Trockene Luft reizt entzündete Schleimhaut. Sorgen Sie für eine hohe Luftfeuchtigkeit, indem Sie feuchte Tücher über die Heizung hängen oder Wasserschalen im Raum aufstellen. Außerdem sollten Sie viel trinken (z. B. Tee).

Wann zum Arzt?

Wenn die Körpertemperatur über 38,5 °C ansteigt, das Fieber länger als ein bis zwei Tage anhält, ein ausgeprägtes Krankheitsgefühl einsetzt, die Lymphknoten am Hals stark anschwellen und sich auf den Mandeln eitrige Stippen oder ein schmieriger, gelblicher Belag zeigt, sollten Sie einen Arzt aufsuchen. Er muss klären, ob es sich um eine bakterielle Infektion handelt, die eventuell mit Antibiotika behandelt werden muss.

Bei Kindern

Wenn zu der Halsentzündung ein Hautausschlag hinzukommt, kann es sich um Scharlach handeln. Dann sollten Sie das Kind einem Arzt vorstellen.

Behandlung mit Medikamenten

Eine durch eine Virusinfektion ausgelöste Halsentzündung brauchen Sie nicht medikamentös zu behandeln. Sie heilt innerhalb weniger Tage von allein ab. Die oben genannten allgemeinen Maßnahmen tragen dazu bei, die Beschwerden zu lindern.
Desinfizierende Mittel mit Antiseptika sind gegen Viren wenig wirksam, ebenso die verschiedenen Kombinationen aus Antiseptika + örtlich betäubenden Mitteln oder Antiseptika + anderen Substanzen. Zudem fragt sich, was es zu desinfizieren gibt – jede gesunde Mund- und Rachenschleimhaut enthält Bakterien. Diese erwünschten Bakterien abzutöten wäre bei einer Halsentzündung unklug, zumal die krankmachenden unbeeinflusst bleiben, weil sie tief in den Furchen der Schleimhaut siedeln, die von den Mitteln nicht erreicht werden.
Antibiotika sind bei Virusinfektionen sinnlos, weil sie nur Bakterien bekämpfen, gegen Viren aber nicht wirksam sind. Örtlich anzuwendende Antibiotika in Lutschtabletten wirken allenfalls oberflächlich und dringen nicht tief genug in die Schleimhautfurchen ein, in denen sich die Bakterien bei einer bakteriellen Infektion festsetzen. Die Wirkstoffe zerstören eher die gesunde Bakterienflora in der Mundhöhle, die mit dazu beiträgt, die Infektion zu bekämpfen. Zudem können sie Allergien auslösen. Mittel mit Antibiotika + örtlich betäubenden Mitteln sowie Antibiotika + Antiseptika + örtlich betäubenden Mitteln sind bei Halsschmerzen deshalb nicht sinnvoll.
Ein Mittel mit einer Kombination aus Ammoniak + Kamille + Koffein + Pfefferminze ist nicht sinnvoll zusammengesetzt und deshalb bei Halsschmerzen wenig geeignet.
Die therapeutische Wirksamkeit von Mitteln aus Pflanzenkombinationen mit verschiedenen pflanzlichen Extrakten ist bei Halsschmerzen nicht ausreichend nachgewiesen.
Lutschtabletten oder Bonbons mit einem Konzentrat aus schwarzer Johannisbeere (*Grether's Blackcurrant*

Pastilles) oder Salbei und Vitamin C (*Dallmann's Salbei Bonbons*) schmecken gut und regen den Speichelfluss an. Oft bessert sich die Heiserkeit dadurch etwas. Auf die Halsentzündung haben die Mittel ansonsten keinen Einfluss.

Anthroposophische, homöopathische und traditionell angewendete Mittel

Zu den meistgekauften Mitteln gehören auch *Echinacea comp. Wala*, *Meditonsin* und *Tonsiotren*. Bei *Echinacea comp. Wala* handelt es sich um ein Präparat der anthroposophischen Therapierichtung, bei *Meditonsin* und *Tonsiotren* um Mittel der Homöopathie. Ebenfalls zu den meistgekauften Mitteln gehören *EMSER Pastillen* mit natürlichem Emser Salz. Dabei handelt es sich um ein Präparat, das von der Arzneimittelbehörde als „traditionell angewendet" zugelassen wurde.

All diese Mittel lassen sich nach den Grundsätzen dieses Buches nicht bewerten. Sie werden deshalb nicht näher besprochen. Allgemeine Informationen zu den genannten Therapierichtungen Anthroposophie und Homöopathie finden Sie in den Abschnitten „Anthroposophische Arzneimittel" (→ Seite 15) und „Homöopathische Arzneimittel" (→ Seite 14). Was „traditionell angewendete" Mittel sind, lesen Sie im Abschnitt „Traditionell angewendete Mittel" (→ Seite 13).

Antiseptika

Cetylpyridinium

Dobendan

Chlorhexidin

frubilurgyl

Hexa-urea-aluminiumchlorat

Mallebrin Lutschtabletten

Hexetidin

Doreperol N
Hexetidin-ratiopharm
Hexoral

Die Substanzen in den hier aufgeführten Präparaten wirken alle desinfizierend. Sie töten Bakterien und Pilze ab, allerdings nur oberflächlich. Bei Halsentzündungen ist das nicht erforderlich, weil diese überwiegend durch Viren verursacht werden. Gegen Viren jedoch sind Antiseptika nur lückenhaft oder gar nicht wirksam.

Die Halsschmerzen lassen oft etwas nach, wenn Sie Mittel mit dem Wirkstoff Hexetidin anwenden. Das beruht vermutlich darauf, dass Hexetidin auf die Oberfläche der Rachenschleimhaut schwach betäubend wirkt. Ausreichende Belege für diesen Effekt gibt es jedoch nicht.

Aluminiumchlorat wirkt stark zusammenziehend auf die Schleimhaut, was die Entzündung und die Halsschmerzen lindern soll.

Da die Wirkstoffe allenfalls nützliche Bakterien in der Mund- und Rachenschleimhaut abtöten, gegen die Virusinfektion, die der Halsentzündung zugrunde liegt, jedoch kaum etwas ausrichten können, sollten Sie auf diese Mittel verzichten.

Anwendung

Antiseptika werden als Spray zum Einsprühen in die Mundhöhle, als Flüssigkeit zum Gurgeln oder als Lutschtabletten angeboten. Die Hersteller empfehlen, die Mittel mehrmals täglich anzuwenden.

Achtung

Einige Mittel enthalten Alkohol. Personen mit Alkoholproblemen dürfen diese Mittel nicht anwenden. Auch Leberkranke und Menschen mit Anfallleiden sollten den Alkoholgehalt berücksichtigen.

Gegenanzeigen

Cetylpyridinium dürfen Sie nicht anwenden, wenn Sie auf quarternäre Ammoniumverbindungen allergisch reagieren.

Unerwünschte Wirkungen

Häufig, aber unbedenklich

Vorübergehend können Geschmacksbeeinträchtigungen auftreten.

Chlorhexidin kann Zähne, Zahnfüllungen und Zahnersatz braun verfärben, gelegentlich auch die Zunge. Prothesen und Zahnspangen sollten Sie deshalb herausnehmen, bevor Sie das Mittel anwenden. Die Verfärbungen kann der Zahnarzt wieder entfernen, im Bereich der Frontzähne sind sie oft sehr störend.

Gelegentlich, aber unbedenklich

Lösungen können die Mundschleimhaut reizen und Durst hervorrufen. Lutschtabletten können Übelkeit und Magenbeschwerden auslösen.

Cetylpyridinium: Wenn Sie das Mittel sehr häufig anwenden, können sich die Zähne verfärben. Die Verfärbungen kann der Zahnarzt wieder entfernen, im Bereich der Frontzähne sind sie oft sehr störend.

Hexetidin kann auf der Mundschleimhaut brennen. Geruch- und Geschmacksinn können beeinträchtigt sein (salziger Geschmack).

Hinweise

Für Schwangerschaft und Stillzeit

Bedenken Sie, dass einige dieser Mittel Alkohol enthalten. Über die Risiken einer Anwendung der Mittel in Schwangerschaft und Stillzeit gibt es keine Erkenntnisse. Da alle Präparate ohnehin als „wenig geeignet" bewertet werden, sollten Sie darauf verzichten.

Für Kinder unter 14 Jahren

Bedenken Sie, dass einige dieser Mittel Alkohol enthalten. Lutschtabletten sollten Sie Kindern unter sechs Jahren nicht geben. Sie verschlucken die Tabletten oft, bevor sie sich aufgelöst haben. Auch Gurgellösungen werden eher hinuntergeschluckt als ausgespuckt.

Verschluckt ein Kind eines der Mittel aus Versehen in größerer Menge, äußert sich die einsetzende Vergiftung in Übelkeit und Erbrechen oder Durchfall. Dann müssen Sie sofort eine Vergiftungszentrale anrufen oder einen Arzt aufsuchen.

Da alle Antiseptika als „wenig geeignet" bewertet werden, sollten Sie diese bei Kindern nicht anwenden.

Kombinationen: Antiseptika + örtlich betäubende Mittel

Cetylpyridinium + Benzokain

Dolo-Dobendan

frubizin forte

Chlorhexidin + Benzokain

Hexoraletten N

Cetylpyridinium + Dequalinium + Lidokain

Wick Sulagil

In diesen Präparaten ist ein antiseptischer Wirkstoff – Cetylpyridinium, Chlorhexidin oder Dequalinium – mit einem örtlich betäubenden Wirkstoff – Benzokain oder Lidokain – kombiniert. Antiseptika sind bei Halsentzündungen nicht sinnvoll, weil sie gegen Viren nur lückenhaft oder gar nicht wirksam sind. Benzokain und Lidokain blockieren die Weiterleitung von Impulsen in den Nervenbahnen und dämpfen auf diese Weise das Schmerzempfinden. Benzokain kann leicht Allergien hervorrufen.

Die Kombination der beiden Wirkstoffgruppen ist bei virusbedingten Halsentzündungen nicht sinnvoll.

Anwendung

Die Hersteller empfehlen, morgens und abends oder nach Bedarf mit der Lösung zu gurgeln, sie aus dem Dosierspray in den Mund zu sprühen oder eine Lutschtablette im Mund zergehen zu lassen.

Achtung

Gegenanzeigen

Wick Sulagil enthält Alkohol. Personen mit Alkoholproblemen dürfen dieses Mittel nicht anwenden. Auch Leberkranke und Personen mit Anfallleiden sollten den Alkoholgehalt berücksichtigen. Darüber hinaus kann Alkohol die Wirkung vieler Arzneimittel (z. B. Schlaf- und Beruhigungsmittel, Psychopharmaka, starke Schmerzmittel, einige Mittel bei hohem Blutdruck) verstärken.

Cetylpyridinium und Dequalinium gehören zu den quarternären Ammoniumverbindungen. Wenn Sie auf diese Substanzen allergisch reagieren, dürfen Sie *Dolo-Dobendan, frubizin forte* und *Wick Sulagil* nicht anwenden.

Benzokainhaltige Mittel dürfen Sie nicht anwenden, wenn Sie eine Allergie auf Parastoffe (→ Seite 41) haben.

Unerwünschte Wirkungen

Häufig, aber unbedenklich

Benzokain kann leicht allergische Reaktionen verursachen. Hinweise dafür sind geschwollene und gerötete Schleimhäute, Juckreiz und Hautausschlag. Setzen Sie das Mittel dann sofort ab.

Hinweise

Für Kinder unter 14 Jahren

Kinder unter sechs Jahren sollten keine Mittel zum Gurgeln und keine Lutschtabletten bekommen, weil sie diese leicht verschlucken. Da alle Zubereitungsformen dieser Mittel ohnehin als „wenig geeignet" bewertet werden, sollten Sie auch bei älteren Kindern darauf verzichten.

Wick Sulagil: Bedenken Sie, dass das Mittel Alkohol enthält.

Kombination: Antibiotikum + örtlich betäubendes Mittel

Tyrothrizin + Lidokain

Dorithricin Limone

Dieses Mittel kombiniert das Antibiotikum Tyrothrizin mit dem örtlich betäubenden Wirkstoff Lidokain. Örtlich wirkende Antibiotika sind bei virusbedingten Halsinfektionen wirkungslos. Bei bakteriellen Halsentzündungen wirken sie nicht ausreichend, weil sie die meist in den tiefen Schleimhautfurchen sitzenden Bakterien nicht erreichen (diese werden nur mit Antibiotika zum Einnehmen, die über den Blutkreislauf wirken, abgetötet). Aber selbst die oberflächlich wachsenden Bakterien werden durch die in den Lutschtabletten enthaltene Dosis von 0,5 Milligramm Tyrothricin nicht zerstört.

Lidokain dämpft als örtlich betäubendes Mittel die Halsschmerzen.

Die Kombination der beiden Wirkstoffe ist nicht sinnvoll.

Anwendung

Der Hersteller empfiehlt, mehrmals täglich eine Lutschtablette im Mund zergehen zu lassen.

Hinweise

Für Schwangerschaft und Stillzeit

Über die Risiken einer Anwendung des Mittels in Schwangerschaft und Stillzeit gibt es keine Erkenntnisse. Da es ohnehin als „wenig geeignet" bewertet wird, sollten Sie darauf verzichten.

Für Kinder unter 14 Jahren

Lutschtabletten sollten Sie Kindern unter sechs Jahren nicht geben. Sie verschlucken die Tabletten oft, bevor sie sich aufgelöst haben.

Da das Mittel ohnehin als „wenig geeignet" bewertet wird, sollten auch ältere Kinder nicht damit behandelt werden.

Kombinationen: Antibiotikum + Antiseptika + örtlich betäubendes Mittel

Tyrothrizin + Benzalkonium + Benzokain

Dorithricin original

Tyrothrizin + Cetrimonium + Lidokain

Lemocin

Tyrothrizin + Chlorhexidin + Lidokain

Trachisan

In diesem Mittel ist das Antibiotikum Tyrothricin mit den Antiseptika Benzalkonium, Cetrimonium oder Chlorhexidin sowie mit den örtlich betäubenden Mitteln Benzokain oder Lidokain kombiniert. Bei Halsschmerzen ist die Kombination dieser drei Substanzgruppen nicht sinnvoll.

Antiseptika wirken desinfizierend. Sie töten Bakterien und Pilze ab, allerdings nur oberflächlich. Bei Halsentzündungen ist das nicht erforderlich, weil diese überwiegend durch Viren verursacht werden. Gegen Viren jedoch sind Antiseptika nur lückenhaft oder gar nicht wirksam.

Örtlich anzuwendende Antibiotika sind bei virusbedingten Halsinfektionen wirkungslos. Bei bakteriellen Halsentzündungen wirken sie nicht ausreichend, weil sie die meist in den tiefen Schleimhautfurchen sitzenden Bakterien nicht erreichen (diese werden nur mit Antibiotika zum Einnehmen, die über den Blutkreislauf wirken, abgetötet). Aber selbst die oberflächlich wachsenden Bakterien werden durch die in den Lutschtabletten enthaltene Dosis von 0,5 Milligramm Tyrothricin nicht abgetötet.

Lidokain und Benzokain lindern als örtlich betäubende Mittel die Halsschmerzen. Benzokain wird häufig schlechter vertragen als Lidokain.

Anwendung

Die Hersteller empfehlen, die Mittel mehrmals täglich anzuwenden.

Achtung

Gegenanzeigen

Dorithricin original, Lemocin: Diese Mittel dürfen Sie nicht anwenden, wenn Sie auf quarternäre Ammoniumverbindungen allergisch reagieren. Dazu gehören auch Benzalkonium und Cetrimonium.

Dorithricin original: Benzokainhaltige Mittel dürfen Sie nicht anwenden, wenn Sie auf Parastoffe allergisch reagieren (→ Seite 41).

Unerwünschte Wirkungen

Häufig, aber unbedenklich

Dorithricin original: Benzokain kann leicht allergische Reaktionen verursachen. Halten die Halsschmerzen an, schwellen die Schleimhäute noch weiter an und kommen Juckreiz und Hautausschlag dazu, sollten Sie das Mittel sofort absetzen.

Gelegentlich, aber unbedenklich

Die Lutschtabletten können Übelkeit und Magenbeschwerden auslösen.

Hinweise

Für Schwangerschaft und Stillzeit

Über die Risiken einer Anwendung der Mittel in Schwangerschaft und Stillzeit gibt es keine Erkenntnisse. Da sie ohnehin als „wenig geeignet" bewertet werden, sollten Sie darauf verzichten.

Für Kinder unter 14 Jahren

Lutschtabletten sollten Sie Kindern unter sechs Jahren nicht geben. Sie verschlucken die Tabletten oft, bevor sie sich aufgelöst haben.
Da die Mittel ohnehin als „wenig geeignet" bewertet werden, sollten auch ältere Kinder nicht damit behandelt werden.

Kombinationen: Antiseptika + andere Substanzen

Cetylpyridinium + Lysozym

frubienzym

Cresol + Dichlorbenzylalkohol + Menthol

neo-angin N

Cetylpyridinium, Cresol und Dichlorbenzylalkohol sind Antiseptika, die desinfizierend wirken. Lysozym ist ein Enzym, das die Hülle von Bakterien auflösen und auf diese Weise die Mikroorganismen abtöten soll. Ob das gelingt, ist jedoch nicht ausreichend belegt und bei einer virusbedingten Halsentzündung überdies unnötig.
Menthol ist das ätherische Öl der Pfefferminze und wirkt leicht kühlend auf der entzündeten Schleimhaut, außerdem sorgt es für frischen Atem.
Die Kombination der Wirkstoffe ist nicht sinnvoll.

Anwendung

Die Hersteller empfehlen, mehrmals täglich eine Tablette zu lutschen. Weitere Angaben zu Cetylpyridinium finden Sie unter dem Stichwort Antiseptika (→ Seite 150).
Zusätzlich ist zu beachten:

Achtung

Gegenanzeigen

frubienzym: Wenn Sie Hühnereiweiß nicht vertragen, dürfen Sie dieses Mittel nicht anwenden, weil Lysozym aus Hühnereiweiß gewonnen wird. Außerdem dürfen Sie das Mittel nicht anwenden, wenn Sie auf quarternäre Ammoniumverbindungen allergisch reagieren. Dazu gehört auch Cetylpyridium.

Unerwünschte Wirkungen

Selten und unbedenklich

frubienzym: Allergische Reaktionen auf Lysozym. Hinweise dafür sind geschwollene Schleimhäute, Juckreiz und Hautausschlag. Setzen Sie das Mittel dann sofort ab.

Hinweise

Für Kinder unter 14 Jahren

Lutschtabletten sollten Sie Kindern unter sechs Jahren nicht geben. Sie verschlucken die Tabletten oft, bevor sie sich aufgelöst haben. Da beide Mittel ohnehin als „wenig geeignet" bewertet werden, sollten Sie auch bei älteren Kindern darauf verzichten.

Kombination

Ammoniak + Kampfer + Koffein + Pfefferminze

Laryngsan N

Ammoniak und Pfefferminze sollen festsitzenden Schleim lösen und das Abhusten erleichtern. Kampfer und Koffein wirken kreislaufanregend. Die therapeutische Wirksamkeit des Mittels ist weder für Halsschmerzen noch für Husten und Schnupfen nachgewiesen. Da das Mittel überdies nicht sinnvoll zusammengesetzt ist, sollten Sie es nicht anwenden.

Anwendung

Der Hersteller empfiehlt, alle zwei Stunden bis zu zehn Tropfen einzunehmen.

Achtung

Das Mittel enthält Alkohol. Personen mit Alkoholproblemen dürfen diese Mittel nicht einnehmen. Auch Leberkranke und Menschen mit Anfallleiden sollten den Alkoholgehalt berücksichtigen. Darüber hinaus kann Alkohol die Wirkung vieler Arzneimittel (z. B. Schlaf- und Beruhi-

gungsmittel, Psychopharmaka, starke Schmerzmittel, einige Mittel bei hohem Blutdruck) verstärken.
Das Mittel enthält Kampfer. Achten Sie strikt darauf, dass es für Kinderhände unerreichbar aufbewahrt wird. Kampfer kann bei versehentlicher Einnahme in größeren Mengen schwere Nervenschäden bis hin zu Krampfanfällen und Koma auslösen.

Hinweise

Für Schwangerschaft und Stillzeit

Bedenken Sie, dass das Mittel Alkohol enthält. Über die Risiken einer Anwendung in Schwangerschaft und Stillzeit gibt es keine Erkenntnisse. Da das Mittel ohnehin als „wenig geeignet" bewertet wird, sollten Sie darauf verzichten.

Für Kinder unter 14 Jahren

Bedenken Sie, dass das Mittel Alkohol enthält. Da es ohnehin als „wenig geeignet" bewertet wird, sollten Sie es Kindern nicht geben.

Pflanzenkombinationen

Kamille + Anis + Pfefferminze

Kamillosan Mundspray

Eibisch + Eichenblätter + Kamille + Löwenzahn + Schachtelhalm + Schafgarbe + Walnussblätter

Tonsilgon

Anis + Eukalyptus + Fenchel + Menthol + Nelke + Pfefferminze + Salbei + Thymol + Zimt

Salviathymol N

Die in diesen Präparaten enthaltenen ätherischen Öle sollen die Halsentzündung lindern, Bakterien abtöten und festsitzenden Schleim lösen. Dass dies gelingt, ist nicht ausreichend nachgewiesen. Auch ist die Kombination von mehr als drei verschiedenen Wirkstoffen nicht sinnvoll.

Anwendung

Die Hersteller empfehlen, mehrmals täglich den Spray anzuwenden, die Tropfen oder Dragees einzunehmen oder mit der verdünnten Lösung zu gurgeln.

Achtung

Tonsilgon Tropfen enthalten Alkohol. Personen mit Alkoholproblemen dürfen diese Mittel nicht einnehmen. Auch Leberkranke und Menschen mit Anfallleiden sollten den Alkoholgehalt berücksichtigen. Darüber hinaus kann Alkohol die Wirkung vieler Arzneimittel (z. B. Schlaf- und Beruhigungsmittel, Psychopharmaka, starke Schmerzmittel, einige Mittel bei hohem Blutdruck) verstärken.

Hinweise

Für Schwangerschaft und Stillzeit

Über die Risiken einer Anwendung der Mittel in Schwangerschaft und Stillzeit gibt es keine Erkenntnisse. Da die Mittel ohnehin als „wenig geeignet" bewertet werden, sollten Sie darauf verzichten.

Tonsilgon: Bedenken Sie, dass die Tropfen Alkohol enthalten.

Für Kinder unter 14 Jahren

Ätherische Öle sollten bei Kindern unter sechs Jahren nicht angewendet werden. Da die Mittel ohnehin als „wenig geeignet" bewertet werden, sollten Sie darauf verzichten.

Tonsilgon: Bedenken Sie, dass die Tropfen Alkohol enthalten.

Halsentzündung

Handelsname Darreichungsform	Zusammensetzung pro 1 ml/1 g oder wie angegeben bzw. pro abgeteilte Einheit	Kleinste Packungsgröße	Packungspreis	Bewertung für das beanspruchte Anwendungsgebiet
Dobendan Lösung Lösung	**Cetylpyridiniumchlorid** 5 mg	200 ml	6,45	**Wenig geeignet** bei Halsentzündungen, weil die therapeutische Wirksamkeit nicht ausreichend nachgewiesen ist. Halsentzündungen werden meist durch Viren verursacht, gegen die Antiseptika nur lückenhaft oder gar nicht wirksam sind. Bakterien in tieferen Schleimhautschichten werden nicht erreicht. → Seite 150
Dobendan	1,4 mg	20 Stück	4,40	
Dobendan X Pastillen	2,5 mg	20 Stück	4,45	
Dolo-Dobendan Lösung	**Cetylpyridiniumchlorid** 0,5 mg + **Benzokain** 4 mg	200 ml	7,60	**Wenig geeignet** bei Halsentzündungen, weil die therapeutische Wirksamkeit nicht ausreichend nachgewiesen ist. Halsentzündungen werden meist durch Viren verursacht, gegen die Antiseptika nur lückenhaft oder gar nicht wirksam sind. Bakterien in tieferen Schleimhautschichten werden nicht erreicht. Benzokain kann leicht Allergien hervorrufen. → Seite 151
Pastillen	**Cetylpyridiniumchlorid** 1,4 mg + **Benzokain** 10 mg	20 Stück	5,15	
Doreperol N Lösung	**Hexetidin** 1 mg	200 ml	6,45	**Wenig geeignet** bei Halsentzündungen, weil die therapeutische Wirksamkeit nicht ausreichend nachgewiesen ist. Halsentzündungen werden meist durch Viren verursacht, gegen die Antiseptika nur lückenhaft oder gar nicht wirksam sind. Bakterien in tieferen Schleimhautschichten werden nicht erreicht. → Seite 150
Spray	1 mg	50 ml	6,90	
Dorithricin Limone Halstabletten	**Tyrothrizin** 0,5 mg + **Lidokain-hydrochlorid** 1 mg	20 Stück	4,70	**Wenig geeignet** bei Halsentzündungen, weil die therapeutische Wirksamkeit nicht ausreichend nachgewiesen ist. Halsentzündungen werden meist durch Viren verursacht, gegen die das Lokalantibiotikum Tyrothrizin nicht wirksam ist. Bakterien in tieferen Schleimhautschichten werden nicht erreicht. → Seite 152
Dorithricin original Halstabletten Lutschtabletten	**Tyrothrizin** 0,5 mg + **Benzalkoniumchlorid** 1 mg + **Benzokain** 1,5 mg	20 Stück	4,70	**Wenig geeignet** bei Halsentzündungen, weil die therapeutische Wirksamkeit nicht ausreichend nachgewiesen ist. Halsentzündungen werden meist durch Viren verursacht, gegen die die Wirkstoffe nur lückenhaft oder gar nicht wirksam sind. Bakterien in tieferen Schleimhautschichten werden nicht erreicht. Benzokain kann leicht Allergien hervorrufen. → Seite 152
frubienzym Tabletten	**Cetylpyridiniumchlorid** 3,0 mg + **Lysozym** 5,0 mg	20 Stück	4,73	**Wenig geeignet** bei Halsentzündungen, weil die therapeutische Wirksamkeit nicht ausreichend nachgewiesen ist. Halsentzündungen werden meist durch Viren verursacht, gegen die die Wirkstoffe nur lückenhaft oder gar nicht wirksam sind. Bakterien in tieferen Schleimhautschichten werden nicht erreicht. → Seite 153

Hinweise zu den Tabellenspalten → Seite 24, zur Auswahl der Arzneimittel → Seite 20, zur Grundlage der Bewertung → Seiten 20, 23

Halsentzündung Fortsetzung

Handelsname Darreichungsform	Zusammensetzung pro 1 ml/1 g oder wie angegeben bzw. pro abgeteilte Einheit	Kleinste Packungsgröße	Packungspreis	Bewertung für das beanspruchte Anwendungsgebiet
Hinweise zu den Tabellenspalten → Seite 24, zur Auswahl der Arzneimittel → Seite 20, zur Grundlage der Bewertung → Seiten 20, 23				
frubilurgyl	**Chlorhexidin-diglukonat** 1,1 mg	200 ml	6,61	**Wenig geeignet** bei Halsentzündungen, weil die therapeutische Wirksamkeit nicht ausreichend nachgewiesen ist. Halsentzündungen werden meist durch Viren verursacht, gegen die Antiseptika nur lückenhaft oder gar nicht wirksam sind. Bakterien in tieferen Schleimhautschichten werden nicht erreicht. → Seite 150
frubilurgyl Rachenspray Lösung	1,1 mg	30 ml	5,85	
frubizin forte Pastillen	**Cetylpyridiniumchlorid** 1,0 mg + **Benzokain** 5,0 mg	16 Stück	4,28	**Wenig geeignet** bei Halsentzündungen, weil die therapeutische Wirksamkeit nicht ausreichend nachgewiesen ist. Halsentzündungen werden meist durch Viren verursacht, gegen die Antiseptika nur lückenhaft oder gar nicht wirksam sind. Bakterien in tieferen Schleimhautschichten werden nicht erreicht. Benzokain kann leicht Allergien hervorrufen. → Seite 151
Hexetidin-ratiopharm Lösung	**Hexetidin** 1 mg	200 ml	4,15	**Wenig geeignet** bei Halsentzündungen, weil die therapeutische Wirksamkeit nicht ausreichend nachgewiesen ist. Halsentzündungen werden meist durch Viren verursacht, gegen die Antiseptika nur lückenhaft oder gar nicht wirksam sind. Bakterien in tieferen Schleimhautschichten werden nicht erreicht. → Seite 150
Hexoral	**Hexetidin** 1 mg	200 ml	6,95	**Wenig geeignet** bei Halsentzündungen, weil die therapeutische Wirksamkeit nicht ausreichend nachgewiesen ist. Halsentzündungen werden meist durch Viren verursacht, gegen die Antiseptika nur lückenhaft oder gar nicht wirksam sind. Bakterien in tieferen Schleimhautschichten werden nicht erreicht. → Seite 150
Hexoral Spray Lösung	2 mg	40 ml	8,20	
Hexoraletten N Lutschtabletten	**Chlorhexidin-dihydrochlorid** 5,0 mg + **Benzokain** 1,5 mg	20 Stück	4,85	**Wenig geeignet** bei Halsentzündungen, weil die therapeutische Wirksamkeit nicht ausreichend nachgewiesen ist. Halsentzündungen werden meist durch Viren verursacht, gegen die Antiseptika nur lückenhaft oder gar nicht wirksam sind. Bakterien in tieferen Schleimhautschichten werden nicht erreicht. Benzokain kann leicht Allergien hervorrufen. → Seite 151
Kamillosan Mundspray Spray	**Auszug aus Kamillenblüten** 370,5 mg + **Anisöl** 7 mg + **Pfefferminzöl** 18,5 mg	30 ml	6,97	**Wenig geeignet** bei Halsentzündungen, weil die therapeutische Wirksamkeit nicht ausreichend nachgewiesen ist. → Seite 154
Laryngsan N Lösung	**Ammoniaklösung 25 %** 38,3 mg + **Kampfer** 63 mg + **Koffein-Natriumbenzoat** 67 mg + **Pfefferminzöl** 3 mg *Enthält 50% Alkohol*	20 ml	6,60	**Wenig geeignet** bei Halsentzündungen, weil die therapeutische Wirksamkeit nicht ausreichend nachgewiesen ist. Nicht sinnvolle Kombination von mehr als drei verschiedenen Wirkstoffen. → Seite 153

Halsentzündung Fortsetzung

Handelsname Darreichungsform	Zusammensetzung pro 1 ml/1 g oder wie angegeben bzw. pro abgeteilte Einheit	Kleinste Packungsgröße	Packungspreis	Bewertung für das beanspruchte Anwendungsgebiet
Lemocin Lutschtabletten	**Tyrothrizin** 4 mg + **Cetrimoniumbromid** 2 mg + **Lidokain** 1 mg	20 Stück	4,70	**Wenig geeignet** bei Halsentzündungen, weil die therapeutische Wirksamkeit nicht ausreichend nachgewiesen ist. Halsentzündungen werden meist durch Viren verursacht, gegen die die Wirkstoffe nur lückenhaft oder gar nicht wirksam sind. Bakterien in tieferen Schleimhautschichten werden nicht erreicht. → Seite 152
Mallebrin Lutschtabletten Tabletten	**Hexa-urea-aluminium (III)-chlorat** 25 mg	20 Stück	3,98	**Wenig geeignet** bei Halsentzündungen, weil die therapeutische Wirksamkeit nicht ausreichend nachgewiesen ist. Halsentzündungen werden meist durch Viren verursacht, gegen die Antiseptika nur lückenhaft oder gar nicht wirksam sind. → Seite 150
neo-angin N Halstabletten	**Dichlorbenzylalkohol** 1,2 mg + **p-Pentyl-m-cresol** 0,6 mg + **Menthol** 5,9 mg	24 Stück	4,85	**Wenig geeignet** bei Halsentzündungen, weil die therapeutische Wirksamkeit nicht ausreichend nachgewiesen ist. Halsentzündungen werden meist durch Viren verursacht, gegen die Antiseptika nur lückenhaft oder gar nicht wirksam sind. Bakterien in tieferen Schleimhautschichten werden nicht erreicht. → Seite 153
neo-angin N zuckerfrei Lutschtabletten	**Dichlorbenzylalkohol** 1,2 mg + **p-Pentyl-m-cresol** 0,6 mg + **Menthol** 5,72 mg	24 Stück	5,30	
Salviathymol N Lösung	**Anisöl** 5 mg + **Eukalyptusöl** 2 mg + **Fenchelöl** 10 mg + **Menthol** 20 mg + **Nelkenöl** 5 mg + **Pfefferminzöl** 23 mg + **Salbeiöl** 2 mg + **Thymol** 1 mg + **Zimtöl** 2 mg	20 ml	3,79	**Wenig geeignet** bei Halsentzündungen, weil die therapeutische Wirksamkeit nicht ausreichend nachgewiesen ist. Nicht sinnvolle Kombination von mehr als drei verschiedenen Wirkstoffen. → Seite 154
Tonsilgon Dragees	**Eibischwurzel** 8 mg + **Eichenrinde** 4 mg + **Kamillenblüten** 6 mg + **Löwenzahnkraut** 4 mg + **Schachtelhalm** 10 mg + **Schafgarbenkraut** 4 mg + **Walnussblätter** 12 mg	50 Stück	6,95	**Wenig geeignet** bei Halsentzündungen, weil die therapeutische Wirksamkeit nicht ausreichend nachgewiesen ist. Nicht sinnvolle Kombination von mehr als drei verschiedenen Wirkstoffen. → Seite 154
Tropfen	290 mg Auszug aus **Eibischwurzel** 4 mg + **Eichenrinde** 2 mg + **Kamillenblüten** 3 mg + **Löwenzahnkraut** 4 mg + **Schachtelhalm** 5 mg + **Schafgarbenkraut** 4 mg + **Walnussblättern** 4 mg *Enthält 19% Alkohol*	50 ml	6,95	
Trachisan Lutschtabletten	**Tyrothrizin** 0,5 mg + **Chlorhexidin-diglukonat** 1 mg + **Lidokain-hydrochlorid** 1 mg	20 Stück	4,45	**Wenig geeignet** bei Halsentzündungen, weil die therapeutische Wirksamkeit nicht ausreichend nachgewiesen ist. Halsentzündungen werden meist durch Viren verursacht, gegen die die Wirkstoffe nur lückenhaft oder gar nicht wirksam sind. Bakterien in tieferen Schleimhautschichten werden nicht erreicht. → Seite 152

Hinweise zu den Tabellenspalten → Seite 24, zur Auswahl der Arzneimittel → Seite 20, zur Grundlage der Bewertung → Seiten 20, 23

Ähnlich wirken auch Mittel mit Azetylsalizylsäure (→ Seite 422) oder Ibuprofen (→ Seite 424).
Die üblicherweise als Grippemittel angebotenen Präparate sind nicht sinnvoll zusammengesetzt und deshalb nicht zu empfehlen.
Ätherische Öle zum Einreiben und Inhalieren sowie Erkältungsbäder und Erkältungstees können die Krankheitsdauer nicht wesentlich beeinflussen, aber die bei Erkältungskrankheiten auftretenden Beschwerden lindern und somit die Behandlung unterstützen. Allerdings sollte die Zusammensetzung der Mittel übersichtlich bleiben – mehr als drei Kombinationspartner in einem Mittel werden nicht als sinnvoll erachtet.
Ein pflanzliches Kombinationsmittel aus Kapuzinerkresse + Meerrettich ist bei Erkältungen wenig geeignet, weil die therapeutische Wirksamkeit nicht ausreichend nachgewiesen ist.
Immunstimulantien aus Extrakten des Sonnenhuts (Echinacea) allein oder in Kombination mit anderen Wirkstoffen eignen sich allenfalls zur unterstützenden Behandlung bei Erkältungen, wobei die Gegenanzeigen wegen der möglichen unerwünschten Wirkungen vor allem der echinaceahaltigen Mittel besonders zu beachten sind.

Bei Kindern

Erkältungskrankheiten bei Kindern sollten Sie nicht medikamentös behandeln, weil die Infektion dazu beiträgt, dass sich das Abwehrsystem entwickelt. Welche Mittel bei den einzelnen Symptomen (Schnupfen, Halsschmerzen, Husten) sinnvoll sind, steht in den Kapiteln Schnupfen (→ Seite 172), Halsentzündung (→ Seite 149), Husten (→ Seite 187).
Auch Fieber bis 39,5 °C sollten Sie nicht medikamentös unterdrücken, um dem Körper Gelegenheit zu geben, die Infektion möglichst nachhaltig und rasch zu bekämpfen.

Anthroposophische, homöopathische und traditionell angewendete Mittel

Zu den meistgekauften Mitteln gehören auch *Broncholind Echinacea-Tropfen, Contramutan D, Contramutan N, Gripp-Heel, Hanotoxin N, Influex, metavirulent, Resistan, toxi-loges, toxi-loges N.* Dabei handelt es sich um Präparate der Homöopathie.
Ebenfalls zu den meistgekauften Mitteln gehören *Abtei Echinacea Kräutertabletten* mit Auszügen aus Sonnenhutwurzel, *Abtei Hustenheil Erkältungsbalsam* mit Eukalyptusöl, Kampfer, Latschenkieferöl sowie Menthol und Terpentinöl, *Abtei Hustenheil Schnupfenstift Inhalat* mit Eukalyptusöl, Kampfer, Latschenkiefern-, Thymian-, Zypressenöl sowie Menthol, *tetesept Badekonzentrat Erkältungs-Bad* mit Eukalyptusöl, Kampfer, Kiefernnadeln-, Rosmarin-, Thymian- sowie Terpentinöl, *tetesept Erkältungsmedizin Erkältungsbalsam* mit Kampfer, Eukalyptusöl, Menthol, Kiefernnadel- sowie gereinigtem Terpentinöl, *tetesept Kinderbad Erkältungs-Bad* mit Eukalyptus-, Fichtennadelöl, Kampfer, Kiefernnadel-, Pfefferminz- und Terpentinöl. Dabei handelt es sich um Präparate, die von der Arzneimittelbehörde als „traditionell angewendet" zugelassen wurden. All diese Mittel lassen sich nach den Grundsätzen dieses Buches nicht bewerten. Sie werden deshalb nicht näher besprochen.
Allgemeine Informationen zu der genannten Therapierichtung Homöopathie finden Sie im Abschnitt „Homöopathische Arzneimittel" (→ Seite 14). Was „traditionell angewendete" Mittel sind, lesen Sie im Abschnitt „Traditionell angewendete Mittel" (→ Seite 13).

Schmerz- und Fiebermittel

Parazetamol

CONTAC ERKÄLTUNGS-TRUNK

Parazetamol wirkt nachgewiesenermaßen schmerzlindernd und fiebersenkend. Bei Erkältungen ist das selten erforderlich – eventuell auftretendes Fieber steigt normalerweise nicht auf über 39 °C an.
Auf den Verlauf der Erkältung hat das Mittel keinen Einfluss.

ANWENDUNG

Sie lösen bis zu viermal täglich einen Beutel mit Parazetamol-Pulver in einem Glas Wasser auf.
Alle weiteren Informationen zu Parazetamol finden Sie im Abschnitt „Schmerzen" unter dem Stichwort Parazetamol (→ Seite 425).

Pflanzliches Mittel: Immunstimulans

Sonnenhut

Echifit
ECHINACEA STADA
ECHINACEA-ratiopharm
Echinacin
Esberitox mono
PASCOTOX MONO

Extrakte aus dem Kraut oder der Wurzel des Sonnenhuts sollen die Schleimhäute unempfindli-

cher gegenüber Krankheitserregern machen sowie die Aktivität des Immunsystems anregen und auf diese Weise Infekten, vor allem Erkältungen, vorbeugen. Dabei besteht allerdings das Risiko, dass bisher ruhende Autoimmunprozesse aktiviert werden, bei denen das Abwehrsystem körpereigene Zellen und Gewebe angreift. Schwere chronische Krankheiten, denen solche Autoimmunprozesse zugrunde liegen, könnten dann ausbrechen.
Verschiedene Studien zeigen, dass Echinacea das Immunsystem aktivieren kann – allerdings vor allem dann, wenn es nicht durch Krankheitsprozesse geschwächt ist. Es ist also nicht sinnvoll, das Mittel erst dann einzunehmen, wenn die Erkältung schon deutlich spürbar eingesetzt hat, sondern sofort bei den allerersten Krankheitsanzeichen (Kribbeln in der Nase, rauer Hals).
Bei Kindern ist die Wirkung auf das Immunsystem nicht durch Studien belegt.

Anwendung

Sie nehmen das Mittel sofort bei den ersten Krankheitsanzeichen ein.
Zur Stärkung der Abwehrkraft nehmen Sie die Mittel zwei- bis viermal jährlich ein, und zwar dann, wenn Sie sich gesund fühlen. Die Behandlung läuft in zwei Etappen: Sie nehmen das Mittel zwei bis drei Wochen lang zwei- bis dreimal täglich ein, machen dann eine Woche Pause und wiederholen die Einnahme weitere zwei bis drei Wochen lang. Länger als insgesamt acht Wochen dürfen Sie das Mittel nicht anwenden.

Achtung

Die meisten Tropfen und Lösungen enthalten Alkohol. Personen mit Alkoholproblemen dürfen diese Mittel nicht einnehmen. Auch Leberkranke und Menschen mit Anfallleiden sollten den Alkoholgehalt berücksichtigen. Darüber hinaus kann Alkohol die Wirkung vieler Arzneimittel (z. B. Schlaf- und Beruhigungsmittel, Psychopharmaka, starke Schmerzmittel, einige Mittel bei hohem Blutdruck) verstärken.

Gegenanzeigen

Wenn Sie unter einer Autoimmunerkrankung leiden, bei der das Abwehrsystem körpereigene Strukturen angreift, dürfen Sie keine Echinacea-Präparate anwenden. Zu diesen Autoimmunerkrankungen gehören Multiple Sklerose, rheumatoide Arthritis, Kollagenosen (z. B. Lupus erythematodes), Schuppenflechte (Psoriasis), Leukämie, AIDS.
Auch wenn Sie auf Korbblütlergewächse (Kamille, Ringelblume) allergisch reagieren, dürfen Sie keine echinaceahaltigen Präparate anwenden.

Unerwünschte Wirkungen

Gelegentlich und gefährlich

Wenn die Schleimhäute anschwellen, Juckreiz, Hautausschlag oder Atemnot auftritt, deutet das auf eine allergische Reaktion hin. Dann müssen Sie sofort den Notarzt rufen, weil sich die Reaktion bis hin zum lebensgefährlichen Schock steigern kann.

Hinweise

Für Schwangerschaft und Stillzeit

Bedenken Sie, dass einige Tropfen und Lösungen Alkohol enthalten. Mittel ohne Alkohol sind vorzuziehen.
Über die Risiken einer Anwendung in Schwangerschaft und Stillzeit gibt es keine Erkenntnisse. Sicherheitshalber sollten Sie das Mittel daher nicht anwenden.

Für Kinder unter 14 Jahren

Bedenken Sie, dass einige Tropfen und Lösungen Alkohol enthalten. Mittel ohne Alkohol sind vorzuziehen.

Kombinationen: „Grippemittel“

Parazetamol + Dextromethorphan
Grippostad Gute Nacht-Saft

Parazetamol + Phenylephrin
Doregrippin

Parazetamol + Norephedrin + Dextromethorphan
WICK DayMed Erkältungs-Kapseln für den Tag

Carbinoxamin + Phenylephrin + Dextromethorphan
Rhinotussal

Parazetamol + Doxylamin + Ephedrin + Dextromethorphan
WICK MediNait

Parazetamol + Phenylephrin + Guaifenesin + Vitamin C
WICK DayMed Erkältungs-Getränk für den Tag

Parazetamol + Ethenzamid + Diphenylpyralin + Vitamin C

Grippocaps sine

Parazetamol + Chlorphenamin + Koffein + Vitamin C

Grippostad C

Diese Mittel kombinieren mehrere Wirkstoffe miteinander, die gegen verschiedene Erkältungssymptome helfen sollen.

Parazetamol und Ethenzamid lindern Schmerzen, senken Fieber und dämpfen Entzündungen. Näheres zu Parazetamol → Seite 425.

Dextromethorphan bremst den Hustenreiz, was nur erforderlich und sinnvoll ist, wenn der Husten noch nicht „produktiv" ist, also noch kein Schleim abgehustet wird. Mittel mit solchen Wirkstoffen sollten nur zur Nacht eingenommen werden, wenn der Husten den Schlaf beeinträchtigt. Tagsüber können sie das Abhusten gelösten Schleims blockieren, was nicht sinnvoll ist. Weitere Informationen zu diesem Wirkstoff finden Sie im Abschnitt „Husten" unter dem Stichwort hustenstillende Mittel (→ Seite 189).

Ephedrin, Norephedrin und Phenylephrin verengen die Blutgefäße, wodurch die Schleimhaut in den Atemwegen abschwillt und eine durch Schnupfen verstopfte Nase frei wird. Diese Wirkung lässt sich durch lokal angewendete schleimhautabschwellende Mittel allerdings wesentlich besser, schonender und gezielter erreichen. Werden die Wirkstoffe eingenommen, haben sie meist starke unerwünschte Wirkungen (Herzrasen, Blutdruckanstieg, Unruhe, Nervosität). Diese Risiken stehen in keinem Verhältnis zur möglichen – aber bei Erkältungen nicht ausreichend nachgewiesenen – therapeutischen Wirksamkeit.

Carbinoxamin, Chlorphenamin, Diphenylpyralin und Doxylamin sind Antihistaminika, die normalerweise allergische Reaktionen unterdrücken. Diese Mittel unterbinden die Ausschüttung des Gewebehormons Histamin und verhindern dadurch, dass die Schleimhäute anschwellen. Ob das aber bei einem grippalen Infekt tatsächlich nötig und sinnvoll ist, ist fraglich. Außerdem wird der Schleim in den Bronchien eher zäher als flüssiger, kann also nicht so gut abgehustet werden. Auch das ist bei Erkältungen eher nachteilig. Alle hier genannten Wirkstoffe machen müde, was tagsüber sehr störend sein kann und das Reaktionsvermögen beeinträchtigt. Weitere Informationen zu Antihistaminika finden Sie im Kapitel „Allergische Erkrankungen" (→ Seite 400).

Guaifenesin erhöht das Schleimvolumen in den Bronchien und soll dadurch festsitzendes Sekret lösen. Im Vergleich zu anderen sekretlösenden Wirkstoffen ist es jedoch weniger gut untersucht. Weitere Informationen zu diesen Substanzen finden Sie im Abschnitt „Husten" unter dem Stichwort sekretlösende Mittel (→ Seite 191).

Koffein wirkt anregend und soll die Müdigkeit bekämpfen, die bei Erkältungen ein Signal für das Ruhebedürfnis des Körpers ist. In *Grippostad C* ist es aber wohl vor allem zugefügt, um die müde machende Wirkung des Antihistaminikums Chlorphenamin auszugleichen, was Koffein jedoch nicht zu leisten vermag.

Vitamin C wird zugesetzt, um den Verlauf eines schon bestehenden grippalen Infektes abzukürzen. Es ist jedoch nicht belegt, dass dies damit gelingt.

Alle hier aufgeführten Kombinationspräparate sind nicht sinnvoll zusammengesetzt, zumal die Säfte auch noch Alkohol enthalten, was zu unvorhersehbaren Wechselwirkungen führen kann. Die Symptome der Erkältung lassen sich besser mit Hausmitteln oder gezielt mit Einzelsubstanzen bekämpfen.

Anwendung

Die Hersteller empfehlen, die Mittel mehrmals täglich anzuwenden.

Achtung

Parazetamolhaltige Mittel: Die Einnahme von Parazetamol über sehr lange Zeit und in einer Menge, die die Höchstdosis überschreitet, birgt das Risiko, dass Entzugskopfschmerzen entstehen, sobald Sie das Mittel absetzen. Auch das Risiko für Schäden an den Nieren und der Leber steigt. Bei einer gestörten Leberfunktion, wie sie zum Beispiel bei Alkoholmissbrauch oder Leberentzündungen vorkommt, kann Parazetamol stärker wirken. Dann kann eine sonst ungefährliche Dosis bereits zu Vergiftungserscheinungen führen.

Eine Überfunktion der Schilddrüse kann die Parazetamolwirkung abschwächen.

Grippostad Gute-Nacht-Saft und *WICK MediNait Erkältungssaft für die Nacht* enthalten Alkohol. Personen mit Alkoholproblemen dürfen diese Mittel nicht einnehmen. Auch Leberkranke und Menschen mit Anfallleiden sollten den Alkoholgehalt berücksichtigen. Darüber hinaus kann Alkohol die Wirkung vieler Arzneimittel (z. B. Schlaf- und Beruhigungsmittel, Psychopharmaka, starke Schmerzmittel, einige Mittel bei hohem Blutdruck) verstärken.

Gegenanzeigen

Unter folgenden Bedingungen dürfen Sie die Mittel nicht anwenden:

Parazetamolhaltige Mittel: Ihre Leber arbeitet nur eingeschränkt.

Grippostad Gute-Nacht-Saft, Rhinotussal: Sie haben Asthma oder eine andere chronische Erkrankung der Atemwege.

Doregrippin, Grippocaps sine, Rhinotussal, WICK DayMed Erkältungs-Getränk für den Tag, WICK DayMed Erkältungs-Kapseln für den Tag, WICK MediNait:

- Sie haben hohen Blutdruck.
- Sie haben einen zu hohen Augeninnendruck (Glaukom).
- Sie können die Blase nicht vollständig entleeren.
- Sie haben eine koronare Herzerkrankung und/oder Herzrhythmusstörungen.

WICK DayMed Erkältungs-Getränk für den Tag, WICK DayMed Erkältungs-Kapseln für den Tag: Sie haben eine Magen-Darm-Erkrankung.

Unter folgenden Bedingungen sollten Sie die Mittel nur nach Rücksprache mit einem Arzt einnehmen:

WICK DayMed Erkältungs-Getränk für den Tag, WICK DayMed Erkältungs-Kapseln für den Tag:

- Ihre Nieren arbeiten nur eingeschränkt.
- Sie haben eine Muskelschwäche (Myasthenia gravis).

WICK MediNait: Sie haben Herzrhythmusstörungen.

Wechselwirkungen mit Medikamenten

Parazetamol: Folgende Medikamente können die Leber für die Giftwirkung von Parazetamol empfindlicher machen: Phenobarbital, Phenytoin und Carbamazepin (bei Epilepsie), Isoniazid und Rifampizin (bei Tuberkulose).

Grippostad Gute Nacht-Saft, Rhinotussal, WICK DayMed Erkältungs-Kapseln für den Tag, WICK MediNait: Bei gleichzeitiger Einnahme von Schlaf- und Beruhigungsmitteln kann deren dämpfende Wirkung verstärkt werden.

Doregrippin, Rhinotussal, WICK DayMed Erkältungs-Getränk für den Tag, WICK DayMed Erkältungs-Kapseln für den Tag, WICK MediNait: Wenn Sie diese Mittel gleichzeitig mit bestimmten Wirkstoffen zur Blutdrucksenkung (Reserpin, z. B. in *Modenol, Briserin N*) oder mit trizyklischen Antidepressiva mit Wirkstoffen wie z. B. Amitriptylin (z. B. in *Saroten*), Clomipramin (z. B. in *Anafranil*), Doxepin (z. B. in *Aponal*), Imipramin (z. B. in *Tofranil*), Nortriptylin (z. B. in *Nortrilen*), Trimmipramin (z. B. in *Stangyl*) anwenden, kann der Blutdruck ansteigen.

WICK MediNait, Grippocaps sine, Grippostad C: Bei gleichzeitiger Einnahme von Schlaf- und Beruhigungsmitteln kann deren dämpfende Wirkung verstärkt werden, ebenso die Wirkung von Substanzen, die auf das zentrale Nervensystem wirken, zum Beispiel kodeinhaltige Hustenmittel, Neuroleptika (bei Depressionen, z. B. Fluspirilen in z. B. *Fluspi, Imap*, Sulpirid in z. B. *Dogmatil*), reserpinhaltige Mittel gegen hohen Blutdruck (z. B. *Modenol, Briserin N*). In Kombination mit trizyklischen Antidepressiva mit Wirkstoffen wie z. B. Amitriptylin (z. B. in *Saroten*), Clomipramin (z. B. in *Anafranil*), Doxepin (z. B. in *Aponal*), Imipramin (z. B. in *Tofranil*), Nortriptylin (z. B. in *Nortrilen*), Trimmipramin (z. B. in *Stangyl*, alle bei Depressionen) können sich deren unerwünschte Wirkungen (Harnverhalt, Sehstörungen, Mundtrockenheit) verstärken.

WICK DayMed Erkältungs-Getränk für den Tag: Wenn Sie dieses Mittel gemeinsam mit Schlaf- und Beruhigungsmitteln einnehmen, kann sich deren Wirkung verstärken.

Wechselwirkungen mit Speisen und Getränken

Parazetamolhaltige Mittel: Bei Personen, die öfter mehr als drei Gläser Alkohol am Tag trinken, kann die Leber bereits empfindlicher für die Giftwirkung von Parazetamol sein. Sie sollten dann besser ein anderes Schmerz- oder Fiebermittel wählen.

Unerwünschte Wirkungen

Gelegentlich, aber unbedenklich

Grippostad Gute-Nacht-Saft: Schwindelgefühl, Magen-Darm-Beschwerden, Erbrechen.

Grippocaps sine, Grippostad C Rhinotussal, Wick MediNait: Müdigkeit, Mundtrockenheit. Wenn Sehstörungen auftreten (die Augen können sich nicht mehr gut auf nahes und fernes Sehen einstellen), sollten Sie das Mittel absetzen.

WICK MediNait: Nervosität.

Selten und unbedenklich

Doregrippin, WICK MediNait: Herzklopfen.

WICK DayMed Erkältungs-Getränk für den Tag, WICK DayMed Erkältungs-Kapseln für den Tag: Müdigkeit, Magen-Darm-Beschwerden.

Selten, aber gefährlich

Parazetamolhaltige Mittel: Leberschäden. Schon wenn die Höchstdosis Parazetamol nur um Weniges überschritten wird, können schwere Leberzellschäden entstehen.
Missachten Personen mit einer Leberfunktionsstörung die Warnung vor der Einnahme von Parazetamol, können bereits die üblichen Dosierungen die Leber weiter schädigen.
Nach jahrelangem Dauergebrauch von Parazetamol können Nierenschäden auftreten, die zum Nierenversagen führen können.

Doregrippin: Herzrhythmusstörungen, Gefühl der Herzenge (Angina pectoris). Der Blutdruck kann ansteigen.

Wick MediNait: Herzrhythmusstörungen.

Hinweise

Für Schwangerschaft und Stillzeit

Grippostad Gute-Nacht-Saft und *WICK MediNait Erkältungssaft für die Nacht*: Bedenken Sie, dass diese Mittel Alkohol enthalten. Da alle „Grippemittel" ohnehin als „wenig geeignet" bewertet werden, sollten Sie darauf verzichten.

Für Kinder unter 14 Jahren

Grippostad Gute-Nacht-Saft und *WICK MediNait Erkältungssaft für die Nacht*: Bedenken Sie, dass diese Mittel Alkohol enthalten.
Kindern sollten Sie keines der Grippemittel geben, zumal sie alle als „wenig geeignet" bewertet werden.

Zur Verkehrstüchtigkeit

Grippocaps sine, Grippostad C, Rhinotussal, Wick MediNait: Die in diesen Mitteln enthaltenen müde machenden Antihistaminika können Ihre Reaktionsfähigkeit beeinträchtigen. Wenn Sie diese Präparate einnehmen, sollten Sie keine Fahrzeuge lenken, keine Maschinen bedienen und keine Arbeiten ohne sicheren Halt verrichten.

Pflanzenkombination: Immunstimulans

Lebensbaum + Sonnenhut + Wilder Indigo

Esberitox N

Lebensbaum (Thuja occidentalis) enthält ätherisches Öl sowie Gerbstoffe und Harz, die schweiß- und wassertreibend wirken.
Extrakte aus Sonnenhut sollen das Abwehrsystem aktivieren. Die Inhaltsstoffe sollen darüber hinaus die Schleimhäute unempfindlicher gegenüber Krankheitserregern machen. Ähnliches soll Wilder Indigo bewirken.
Die therapeutische Wirksamkeit als abwehrstärkendes Mittel bei Erkältungen ist nicht ausreichend nachgewiesen.

Anwendung

Der Hersteller empfiehlt, das Mittel mehrmals täglich anzuwenden.
Alle weiteren Angaben zu Präparaten mit Sonnenhutextrakten finden Sie unter dem Stichwort Immunstimulans (→ Seite 160).

Pflanzenkombination

Kapuzinerkresse + Meerrettich

ANGOCIN

Kapuzinerkresse und Meerrettich enthalten Senföle. Nach der Einnahme werden Senföle über die Lunge wieder ausgeatmet und sollen dabei keimtötend wirken. Die therapeutische Wirksamkeit ist jedoch nicht ausreichend nachgewiesen.

Anwendung

Der Hersteller empfiehlt, das Mittel mehrmals täglich einzunehmen.

Achtung

Gegenanzeigen

Wenn Sie eine akute Nierenentzündung haben, dürfen Sie das Mittel nicht anwenden.

Unerwünschte Wirkungen

Gelegentlich, aber unbedenklich

Verdauungsstörungen. Dann sollten Sie die Dosis verringern oder das Mittel ganz absetzen.

Hinweise

Für Schwangerschaft und Stillzeit

Sie sollten das Mittel nicht anwenden.

Für Kinder unter 14 Jahren

Kinder unter vier Jahren dürfen das Mittel nicht bekommen.

Ätherische Öle zum Einreiben und Inhalieren

Cineol

Soledum

Eukalyptusöl

Broncholind

Eukalyptusöl + Fichtennadelöl

Babix-Inhalat

Eukalyptusöl + Kiefernnadelöl

Eucabal
Pinimenthol S
Sanopinwern
stas Erkältungssalbe mild
Transpulmin Kinderbalsam S

Kampfer + Menthol

WICK Inhalierstift

Cineol + Kampfer + Menthol

Transpulmin Balsam/Inhalator

Eukalyptusöl + Kampfer + Kiefernnadelöl

stas Erkältungssalbe

Eukalyptusöl + Fichtennadelöl + Pfefferminze

Bronchoforton Salbe/Inhalator

Eukalyptusöl + Kiefernnadelöl + Menthol

Pinimenthol

Eukalyptusöl + Kampfer + Menthol + Terpentinöl

WICK VapoRub

Anisöl + Eukalyptusöl + Kampfer + Koniferenöl + Thymianöl + Thymol

Pulmotin

Die in diesen Präparaten enthaltenen leicht flüchtigen ätherischen Pflanzenöle regen die Tätigkeit der Flimmerhärchen in der Nasen- und Bronchialschleimhaut an. Außerdem setzen sie die Oberflächenspannung in den Lungenbläschen herab, was dazu führt, dass Sauerstoff und Kohlendioxid besser ausgetauscht und Schleim leichter abtransportiert werden können.
Werden die Mittel auf die Haut aufgetragen oder in heißem Wasser gelöst, verdunsten die ätherischen Öle rasch und reichern sich in der Raumluft an. Bei Erkältungen, vor allem bei Schnupfen und Husten, kann das das Atmen erleichtern. Auf den Verlauf der Erkältung haben diese Mittel ansonsten keinen Einfluss.

Anwendung

Sie reiben morgens und abends oder nach Bedarf eine kirschgroße Portion Salbe auf Brust und Rücken. Ziehen Sie ein Baumwoll-T-Shirt und einen Wollpulli darüber oder wickeln Sie einen Wollschal um den Oberkörper, um die Haut gut warm zu halten.

Unerwünschte Wirkungen

Gelegentlich, aber unbedenklich

Die ätherischen Öle können die Haut etwas reizen.

Hinweise

Für Kinder unter 14 Jahren

Bei Kindern genügt eine erbsengroße Portion Salbe.

Cineol-, kampfer-, pfefferminzöl- und mentholhaltige Präparate dürfen Sie bei Säuglingen und Kleinkindern keinesfalls im Bereich von Nase und Mund anwenden, weil sie Verkrampfungen der Stimmritze, des Kehlkopfs und der Atemwege und damit eine lebensbedrohliche Atemnot auslösen können. Deshalb dürfen Kinder mit den Mitteln auch nicht inhalieren.

Erkältungsbäder

Eukalyptusöl

Klosterfrau Erkältung Medizinal Bad

Eukalyptusöl + Kampfer + Menthol

Pinimenthol Erkältungsbad

Eukalyptusöl + Fichtennadelöl + Thymianöl

tetesept Bademedizin Erkältungs Intensivbad N

Die in diesen Präparaten enthaltenen leicht flüchtigen ätherischen Pflanzenöle regen die Tätigkeit der Flimmerhärchen in der Nasen- und Bronchialschleimhaut an, wodurch die Selbstreinigungskraft von Nase und Atemwegen steigt. Außerdem setzen sie die Oberflächenspannung in den Lungenbläschen herab, was dazu führt, dass Sauerstoff und Kohlendioxid besser ausgetauscht und Schleim leichter abtransportiert werden können.
Im heißen Badewasser gelöst verdunsten die Öle rasch und reichern sich in der Atemluft an. Außerdem werden sie über die gesamte Hautoberfläche aufgenommen. Bei Erkältungen, vor allem bei Schnupfen und Husten, können sie das Atmen erleichtern. Auf den Verlauf der Erkältung haben diese Mittel ansonsten keinen Einfluss.

Anwendung

Sie geben die vorgeschriebene Menge Öl direkt ins heiße Badewasser. Länger als 20 Minuten sollten Sie sich nicht im Wasser aufhalten.

Achtung

Pinimenthol Erkältungsbad enthält Kampfer. Achten Sie strikt darauf, dass dieses Präparat für Kinderhände unerreichbar aufbewahrt wird. Kampfer kann bei versehentlicher Einnahme in großen Mengen schwere Nervenschäden bis hin zu Krampfanfällen und Koma auslösen.

Hinweise

Für Kinder unter 14 Jahren

Pinimenthol Erkältungsbad dürfen Sie bei Säuglingen nicht anwenden, weil die ätherischen Öle aus Kampfer und Menthol Verkrampfungen der Stimmritze, des Kehlkopfs und der Atemwege und damit eine lebensbedrohliche Atemnot auslösen können. Bei Kleinkindern ist die Anwendung vertretbar, da die Konzentration der ätherischen Öle in der Badezimmerraumluft relativ gering ist.

Erkältungstees

Lindenblüten

Bad Heilbrunner Lindenblüten Tee
H&S Lindenblüten
Sidroga Lindenblüten

Lindenblüten + Weidenrinde

Bad Heilbrunner Erkältungs-Tee N

Primelwurzel + Quendelkraut

Sidroga Erkältungstee neu

Lindenblüten wirken schweißtreibend. Primelwurzel und Quendelkraut sollen den Auswurf fördern, Quendelkraut soll zusätzlich noch Krämpfe lösen. Weidenrinde enthält Salizylate, die schmerzlindernd wirken sollen.
Zur therapeutischen Wirksamkeit der Tees liegen keine Studien vor. Sie sichern aber die nötige Flüssigkeitszufuhr.

Anwendung

Sie trinken mehrmals täglich eine Tasse heiß aufgebrühten Tee.

Achtung

Gegenanzeigen

Bad Heilbrunner Erkältungs-Tee N: Wenn Sie Asthma haben, sollten Sie diesen Tee wegen der salizylathaltigen Weidenrinde nicht trinken.

Hinweise

Für Schwangerschaft und Stillzeit

Bad Heilbrunner Erkältungs-Tee N: Tees mit Weidenrinde sollten Sie in der Schwangerschaft nicht trinken.

Für Kinder unter 14 Jahren

Von den hier genannten Tees sollte bei Kindern lediglich der Lindenblütentee angewendet werden. Die anderen Tees, in denen Primelwurzel und Weidenrinde enthalten sind, sollten Kindern aufgrund des unangenehmen Geschmacks und der Gerbstoffe aus Weidenrinde nicht gegeben werden.

Erkältung

Handelsname Darreichungsform	Zusammensetzung pro 1 ml/1 g oder wie angegeben bzw. pro abgeteilte Einheit	Kleinste Packungsgröße	Packungspreis	Bewertung für das beanspruchte Anwendungsgebiet

Hinweise zu den Tabellenspalten → Seite 24, zur Auswahl der Arzneimittel → Seite 20, zur Grundlage der Bewertung → Seiten 20, 23

Handelsname Darreichungsform	Zusammensetzung pro 1 ml/1 g oder wie angegeben bzw. pro abgeteilte Einheit	Kleinste Packungsgröße	Packungspreis	Bewertung für das beanspruchte Anwendungsgebiet
ANGOCIN Anti-Infekt N Filmtabletten	**Kapuzinerkressenkraut** 200 mg + **Meerrettichwurzel** 80 mg	50 Stück	8,50	**Wenig geeignet** bei Atemwegserkrankungen und grippalen Infekten, weil die therapeutische Wirksamkeit nicht ausreichend nachgewiesen ist. → Seite 164
Babix-Inhalat N Inhalat	**Eukalyptusöl** 286 mg + **Fichtennadelöl** 714 mg	5 ml	3,51	**Mit Einschränkung geeignet** bei Atemwegserkrankungen und grippalen Infekten. Die bislang vorliegenden Studien reichen noch nicht aus, um die therapeutische Wirksamkeit abschließend nachzuweisen. → Seite 165
Bad Heilbrunner LindenblütenTee	**Lindenblüten** 2 g	8 Stück	ca. 1,58	**Mit Einschränkung geeignet** bei Erkältungen. Die bislang vorliegenden Studien reichen noch nicht aus, um die therapeutische Wirksamkeit abschließend nachzuweisen. → Seite 166
Bad Heilbrunner Erkältungs-Tee N Filterbeutel	**Lindenblüten** 400 mg + **Weidenrinde** 1,2 g	8 Stück	ca. 1,58	
Bronchoforton Salbe Salbe	**Eukalyptusöl** 100 mg + **Fichtennadelöl** 100 mg + **Pfefferminzöl** 50 mg	40 g	6,25	**Mit Einschränkung geeignet** bei Erkältungen. Die bislang vorliegenden Studien reichen noch nicht aus, um die therapeutische Wirksamkeit abschließend nachzuweisen. → Seite 165
Bronchoforton Salbe mit Inhalator und VaPor Salbe und Inhalator	**Eukalyptusöl** 100 mg + **Fichtennadelöl** 100 mg + **Pfefferminzöl** 50 mg	100 g	14,95	
Broncholind Erkältungs-Balsam flüssig F Balsam	**Eukalyptusöl** 50 mg	20 ml	ca. 4,16	**Mit Einschränkung geeignet** bei Erkältungen. Die bislang vorliegenden Studien reichen noch nicht aus, um die therapeutische Wirksamkeit abschließend nachzuweisen. → Seite 165
CONTAC ERKÄLTUNGS-TRUNK Pulverbeutel	**Parazetamol** 600 mg	10 Stück	8,20	**Geeignet** bei Erkältungen als schmerzlinderndes und fiebersenkendes Mittel. → Seite 160
Doregrippin Filmtabletten	**Parazetamol** 500 mg + **Phenylephrin-hydrochlorid** 10 mg	20 Stück	6,00	**Wenig geeignet** bei Erkältungen, weil das Mittel nicht sinnvoll zusammengesetzt ist. Um Schmerzen zu lindern und Fieber zu senken, genügt Parazetamol allein. → Seite 161
Echifit Tropfen	**Auszug aus Purpursonnenhutkraut** 0,76 ml *Enthält 22% Alkohol*	50 ml	4,58	**Mit Einschränkung geeignet** zur unterstützenden Behandlung bei häufig wiederkehrenden Atemwegsinfekten. Die bislang vorliegenden Studien reichen noch nicht aus, um die therapeutische Wirksamkeit abschließend nachzuweisen. → Seite 160
ECHINACEA STADA Tropfen Lösung	**Auszug aus Purpursonnenhutkraut** 800 mg *Enthält 22% Alkohol*	50 ml	5,77	**Mit Einschränkung geeignet** zur unterstützenden Behandlung bei häufig wiederkehrenden Atemwegsinfekten. Die bislang vorliegenden Studien reichen noch nicht aus, um die therapeutische Wirksamkeit abschließend nachzuweisen. → Seite 160
ECHINACEA STADA Lutschtabletten Lutschtabletten	60–120 mg	20 Stück	5,19	
ECHINACEA STADA Junior Saft	800 mg	50 ml	5,85	

▶

Erkältung Fortsetzung

Handelsname Darreichungsform	Zusammensetzung pro 1 ml/1 g oder wie angegeben bzw. pro abgeteilte Einheit	Kleinste Packungsgröße	Packungspreis	Bewertung für das beanspruchte Anwendungsgebiet
ECHINACEA-ratiopharm Liquid Lösung	**Auszug aus Purpursonnenhutkraut** 800 mg *Enthält 22% Alkohol*	50 ml	5,45	**Mit Einschränkung geeignet** zur unterstützenden Behandlung bei häufig wiederkehrenden Atemwegsinfekten. Die bislang vorliegenden Studien reichen noch nicht aus, um die therapeutische Wirksamkeit abschließend nachzuweisen. → Seite 160
ECHINACEA-ratiopharm	**Auszug aus Sonnenhutwurzel** 8 mg	50 Stück	2,60	**Mit Einschränkung geeignet** zur unterstützenden Behandlung bei grippalen Infekten. Die bislang vorliegenden Studien reichen noch nicht aus, um die therapeutische Wirksamkeit abschließend nachzuweisen. → Seite 160
100 Tabletten	**Auszug aus Purpursonnenhutkraut** 100 mg	20 Stück	4,70	**Mit Einschränkung geeignet** zur unterstützenden Behandlung bei häufig wiederkehrenden Atemwegsinfekten. Die bislang vorliegenden Studien reichen noch nicht aus, um die therapeutische Wirksamkeit abschließend nachzuweisen. → Seite 160
Echinacin Madaus Liquidum Liquidum	**Auszug aus Purpursonnenhutkraut** 800 mg *Enthält 22% Alkohol*	50 ml	8,07	**Mit Einschränkung geeignet** zur unterstützenden Behandlung bei häufig wiederkehrenden Atemwegsinfekten. Die bislang vorliegenden Studien reichen noch nicht aus, um die therapeutische Wirksamkeit abschließend nachzuweisen. → Seite 160
Echinacin Saft Lösung	23,4 mg	100 ml	10,13	
Echinacin Madaus Capsetten Pastillen	88,5 mg	20 Stück	8,07	
Esberitox mono Tabletten Tabletten	**Auszug aus Purpursonnenhutkraut** 50–60 mg	50 Stück	10,25	**Mit Einschränkung geeignet** zur unterstützenden Behandlung bei häufig wiederkehrenden Atemwegsinfekten. Die bislang vorliegenden Studien reichen noch nicht aus, um die therapeutische Wirksamkeit abschließend nachzuweisen. → Seite 160
Esberitox N Lösung	Auszüge aus **Lebensbaumspitzen** 4 mg + **Purpursonnenhutwurzel/Sonnenhutwurzel 1:1** 15 mg + **Wilder Indigo** 20 mg *Enthält 29% Alkohol*	20 ml	4,85	**Wenig geeignet** zur Behandlung von Atemwegsinfekten, weil die therapeutische Wirksamkeit nicht ausreichend nachgewiesen ist. → Seite 164
Tabletten	Auszüge aus **Lebensbaumspitzen** 2 mg + **Purpursonnenhutwurzel/Sonnenhutwurzel 1:1** 7,5 mg + **Wilder Indigo** 10 mg	50 Stück	6,00	

Hinweise zu den Tabellenspalten → Seite 24, zur Auswahl der Arzneimittel → Seite 20, zur Grundlage der Bewertung → Seiten 20, 23

Erkältung Fortsetzung

Handelsname Darreichungsform	Zusammensetzung pro 1 ml/1 g oder wie angegeben bzw. pro abgeteilte Einheit	Kleinste Packungsgröße	Packungspreis	Bewertung für das beanspruchte Anwendungsgebiet
Eucabal-Balsam S Emulsion	**Eukalyptusöl** 100 mg + **Kiefernnadelöl** 30 mg	25 ml	2,58	**Mit Einschränkung geeignet** zur unterstützenden Behandlung von Atemwegsinfekten. Die bislang vorliegenden Studien reichen noch nicht aus, um die therapeutische Wirksamkeit abschließend nachzuweisen. → Seite 165
Eucabal-Balsam S + Inhalator Emulsion und Inhalator	**Eukalyptusöl** 100 mg + **Kiefernnadelöl** 30 mg	40 ml	11,40	
Grippocaps sine Kapseln	**Parazetamol** 100 mg + **Ethenzamid** 100 mg + **Diphenylpyralin-hydrochlorid** 2 mg + **Vitamin C** 50 mg	20 Stück	5,90	**Wenig geeignet** bei Erkältungen und grippalen Infekten, weil das Mittel nicht sinnvoll zusammengesetzt ist. Um Schmerzen zu lindern und Fieber zu senken, genügt Parazetamol allein. → Seite 162
Grippostad C Kapseln	**Parazetamol** 200 mg + **Chlorphenamin-hydrogenmaleat** 2,5 mg + **Koffein** 25 mg + **Vitamin C** 150 mg	20 Stück	6,95	**Wenig geeignet** bei Erkältungen, weil das Mittel nicht sinnvoll zusammengesetzt ist. Um Schmerzen zu lindern und Fieber zu senken, genügt Parazetamol allein. → Seite 162
Grippostad Gute Nacht-Saft Saft	**Parazetamol** 600 mg + **Dextromethorphanhydrobromid** 15 mg *Enthält 18% Alkohol*	90 ml	6,25	**Wenig geeignet** bei Erkältungen und grippalen Infekten, weil das Mittel nicht sinnvoll zusammengesetzt ist. Um Schmerzen zu lindern und Fieber zu senken, genügt Parazetamol allein. → Seite 161
H&S Lindenblüten Nr. 22 Filterbeutel	**Lindenblüten** 1,5 g	20 Stück	2,15	**Mit Einschränkung geeignet** zur unterstützenden Behandlung von Erkältungen. Die bislang vorliegenden Studien reichen noch nicht aus, um die therapeutische Wirksamkeit abschließend nachzuweisen. → Seite 166
Klosterfrau Erkältung Medizinal Bad Badezusatz	**Eukalyptuslöl** 257,7 mg	100 ml	ca. 6,25	**Mit Einschränkung geeignet** zur unterstützenden Behandlung von Atemwegsinfekten. Die bislang vorliegenden Studien reichen noch nicht aus, um die therapeutische Wirksamkeit abschließend nachzuweisen. → Seite 165
PASCOTOX MONO Tabletten Tabletten	**Auszug aus Sonnenhutwurzel** 9 mg	20 Stück	4,52	**Mit Einschränkung geeignet** zur unterstützenden Behandlung bei grippalen Infekten. Die bislang vorliegenden Studien reichen noch nicht aus, um die therapeutische Wirksamkeit abschließend nachzuweisen. → Seite 160
Pinimenthol Liquidum Inhalationskapseln	**Eukalyptusöl** 153,1 mg + **Kiefernnadelöl** 136,1 mg + **Menthol** 20,8 mg	20 Stück	7,80	**Mit Einschränkung geeignet** bei Erkältungen. Die bislang vorliegenden Studien reichen noch nicht aus, um die therapeutische Wirksamkeit abschließend nachzuweisen. → Seite 165
Liquidum	**Eukalyptusöl** 153,1 mg + **Kiefernnadelöl** 136,1 mg + **Menthol** 20,8 mg	100 ml	11,95	
Pinimenthol Erkältungssalbe Salbe	**Eukalyptusöl** 200 mg + **Kiefernnadelöl** 177,8 mg + **Menthol** 27,2 mg	20 g	4,15	
Pinimenthol Inhalierset Salbe und Inhalator	**Eukalyptusöl** 200 mg + **Kiefernnadelöl** 177,8 mg + **Menthol** 27,2 mg	100 g	14,30	

Hinweise zu den Tabellenspalten → Seite 24, zur Auswahl der Arzneimittel → Seite 20, zur Grundlage der Bewertung → Seiten 20, 23

▶

Erkältung Fortsetzung

Handelsname Darreichungsform	Zusammensetzung pro 1 ml/1 g oder wie angegeben bzw. pro abgeteilte Einheit	Kleinste Packungs-größe	Packungs-preis	Bewertung für das beanspruchte Anwendungsgebiet
Pinimenthol Erkältungsbad Badezusatz	**Eukalyptusöl** 133,5 mg + **Kampfer** 21,5 mg + **Menthol** 6,5 mg	125 ml	ca. 5,29	**Mit Einschränkung geeignet** zur unterstützenden Behandlung von Erkältungen. Die bislang vorliegenden Studien reichen noch nicht aus, um die therapeutische Wirksamkeit abschließend nachzuweisen. → Seite 165
Pinimenthol S Erkältungsbalsam Balsam	**Eukalyptusöl** 142 mg + **Kiefernnadelöl** 108 mg	20 g	4,15	**Mit Einschränkung geeignet** bei Erkältungen. Die bislang vorliegenden Studien reichen noch nicht aus, um die therapeutische Wirksamkeit abschließend nachzuweisen. → Seite 165
Pulmotin N Salbe	**Anisöl** 15 mg + **Eukalyptusöl** 50 mg + **Kampfer** 20 mg + **Koniferenöl** 12,5 mg + **Thymianöl** 3 mg + **Thymol** 3 mg	25 g	3,58	**Wenig geeignet** bei Erkältungen. Nicht sinnvolle Kombination von sechs verschiedenen ätherischen Ölen. Präparate mit höchstens drei ätherischen Ölen sind vorzuziehen. → Seite 165
Rhinotussal Kapseln	**Carbinoxamin-hydrogenmaleat** 4 mg + **Phenylephrin-hydrochlorid** 20 mg + **Dextromethorphanhydrobromid** 20 mg	10 Stück	6,95	**Wenig geeignet** bei Erkältungen, weil das Mittel nicht sinnvoll zusammengesetzt ist. Die einzelnen Erkältungssymptome sollten besser getrennt behandelt werden. → Seite 161
Sanopinwern Inhalationslösung	**Eukalyptusöl** 500 mg + **Kiefernnadelöl** 500 mg	20 ml	5,15	**Mit Einschränkung geeignet** bei Erkältungen. Die bislang vorliegenden Studien reichen noch nicht aus, um die therapeutische Wirksamkeit abschließend nachzuweisen. → Seite 165
Sidroga Lindenblüten *Sidroga Erkältungstee neu* Filterbeutel	**Lindenblüten** 1,8 g **Primelwurzel** 300 mg + **Quendelkraut** 1,3 g	20 Stück 20 Stück	2,39 3,29	**Mit Einschränkung geeignet** bei Erkältungen. Die bislang vorliegenden Studien reichen noch nicht aus, um die therapeutische Wirksamkeit abschließend nachzuweisen. → Seite 166
Soledum Balsam Balsam	**Cineol** 150 mg	20 ml	5,00	**Mit Einschränkung geeignet** bei Atemwegsinfekten. Die bislang vorliegenden Studien reichen noch nicht aus, um die therapeutische Wirksamkeit abschließend nachzuweisen. → Seite 165
stas Erkältungssalbe *stas Erkältungssalbe mild* Salbe	**Eukalyptusöl** 30 mg + **Kampfer** 40 mg + **Kiefernnadelöl** 30 mg **Eukalyptusöl** 30 mg + **Kiefernnadelöl** 30 mg	20 g 20 g	3,70 3,70	**Mit Einschränkung geeignet** bei Erkältungen. Die bislang vorliegenden Studien reichen noch nicht aus, um die therapeutische Wirksamkeit abschließend nachzuweisen. → Seite 165
tetesept Bademedizin Erkältungs Intensivbad N Badezusatz	**Eukalyptusöl** 190 mg + **Fichtennadelöl** 90 mg + **Thymianöl** 15 mg	125 ml	ca. 7,84	**Mit Einschränkung geeignet** bei Erkältungen. Die bislang vorliegenden Studien reichen noch nicht aus, um die therapeutische Wirksamkeit abschließend nachzuweisen. → Seite 165

Hinweise zu den Tabellenspalten → Seite 24, zur Auswahl der Arzneimittel → Seite 20, zur Grundlage der Bewertung → Seiten 20, 23

Erkältung Fortsetzung

Handelsname Darreichungsform	Zusammensetzung pro 1 ml/1 g oder wie angegeben bzw. pro abgeteilte Einheit	Kleinste Packungsgröße	Packungspreis	Bewertung für das beanspruchte Anwendungsgebiet
Hinweise zu den Tabellenspalten → Seite 24, zur Auswahl der Arzneimittel → Seite 20, zur Grundlage der Bewertung → Seiten 20, 23				
Transpulmin Balsam Creme	**Cineol** 100 mg + **Kampfer** 25 mg + **Menthol** 50 mg	40 g	6,25	**Mit Einschränkung geeignet** bei Atemwegsinfekten und Erkältungen. Die bislang vorliegenden Studien reichen noch nicht aus, um die therapeutische Wirksamkeit abschließend nachzuweisen. → Seite 165
Transpulmin Inhalator Creme und Inhalator	**Cineol** 100 mg + **Kampfer** 25 mg + **Menthol** 50 mg	100 g	14,95	**Mit Einschränkung geeignet** bei Atemwegsinfekten. Die bislang vorliegenden Studien reichen noch nicht aus, um die therapeutische Wirksamkeit abschließend nachzuweisen. → Seite 165
Transpulmin Kinderbalsam S Creme	**Eukalyptusöl** 100 mg + **Kiefernnadelöl** 30 mg	20 g	4,30	**Mit Einschränkung geeignet** bei Erkältungen. Die bislang vorliegenden Studien reichen noch nicht aus, um die therapeutische Wirksamkeit abschließend nachzuweisen. → Seite 165
WICK DayMed Erkältungs-Getränk für den Tag Pulverbeutel	**Parazetamol** 500 mg + **Phenylephrin-hydrochlorid** 10 mg + **Guaifenesin** 100 mg + **Vitamin C** 50 mg	5 Stück	8,41	**Wenig geeignet** bei grippalen Infekten, weil das Mittel nicht sinnvoll zusammengesetzt ist. Die einzelnen Erkältungssymptome sollten besser getrennt behandelt werden. → Seite 161
WICK DayMed Erkältungs-Kapseln für den Tag Kapseln	**Parazetamol** 325,0 mg + **Norephedrin-hydrochlorid** 12,5 mg + **Dextromethorphan-hydrobromid** 10,0 mg	20 Stück	8,96	
WICK Inhalierstift N Stift	**Kampfer** 415 mg + **Menthol** 415 mg pro 1 g	1 Stück	3,79	**Mit Einschränkung geeignet** bei verstopfter Nase. Die bislang vorliegenden Studien reichen noch nicht aus, um die therapeutische Wirksamkeit abschließend nachzuweisen. → Seite 165
WICK MediNait Erkältungs-Saft für die Nacht Saft	**Parazetamol** 20 mg + **Doxylamin-succinat** 0,25 mg + **Ephedrin** 0,21mg + **Dextromethorphan-hydrobromid** 0,5 mg *Enthält 18% Alkohol*	90 ml	7,99	**Wenig geeignet** bei grippalen Infekten, weil das Mittel nicht sinnvoll zusammengesetzt ist. Die einzelnen Erkältungssymptome sollten besser getrennt behandelt werden. → Seite 161
WICK VapoRub Salbe	**Eukalyptusöl** 13,5 mg + **Kampfer** 54,6 mg + **Menthol** 28,2 mg + **Terpentinöl** 47,1 mg	25 g	5,42	**Wenig geeignet** bei Erkältungen. Nicht sinnvolle Kombination von vier verschiedenen ätherischen Ölen. Präparate mit höchstens drei ätherischen Ölen sind vorzuziehen. → Seite 165

Schnupfen

Schnupfen gehört zu den häufigsten „banalen" Infekten. Jeder Erwachsene erkrankt im Durchschnitt etwa dreimal jährlich daran, Kinder noch wesentlich häufiger. Infolge einer Virusinfektion entzündet sich die Nasenschleimhaut (Rhinitis) und sondert vermehrt Sekret ab, in dem die Flimmerhärchen der Schleimhautzellen förmlich „ertrinken". Ihrer Reinigungsfunktion können sie dann nicht mehr gerecht werden.

Anzeichen und Beschwerden

Ein Schnupfen beginnt meist mit Kribbeln in der Nase und verstärktem Niesreiz. Durch vermehrtes Niesen versucht der Körper, die Krankheitserreger wieder abzustoßen. Auch Fieber trägt dazu bei, das Abwehrsystem zu aktivieren und die Viren rasch wieder loszuwerden.

Innerhalb von ein bis zwei Tagen schwillt die Nasenschleimhaut an und bildet vermehrt Flüssigkeit. Beides führt dazu, dass sich die Nase „verstopft" anfühlt und nicht mehr gut durch die Nase eingeatmet werden kann.

Gleichzeitig nimmt der Geschmacksinn ab, auch Gerüche werden nicht mehr gut wahrgenommen.

Bei Kindern

Bei Kindern kommt häufig als Begleitsymptom noch Husten hinzu.

Ursachen

Schnupfen wird durch Viren ausgelöst.

Vorbeugung

Wer täglich die Nase mit einer Salzlösung spült, bekommt seltener einen Schnupfen. Dafür lösen Sie einen Teelöffel Kochsalz in einem Liter lauwarmem Wasser und füllen die Flüssigkeit in eine Nasendusche (erhältlich in Apotheken). Setzen Sie den Stutzen der Kanne an das linke Nasenloch, beugen den Kopf über dem Waschbecken schräg nach rechts, heben die Kanne etwas an und öffnen den Mund. Dabei fließt die Flüssigkeit durch den Stutzen in das linke Nasenloch hinein, hinter der Nasenscheidewand zur anderen Seite und durch das rechte Nasenloch wieder hinaus. Wenn Sie den Mund dabei ständig offen halten, fließt die Flüssigkeit nicht oder nur in sehr geringen Mengen in den Rachen. Anschließend putzen Sie die Nase und wiederholen den Vorgang auf der anderen Seite. Die Salzlösung müssen Sie täglich frisch zubereiten, weil sich sonst Krankheitserreger darin vermehren.

Kleinkindern können Sie die Nase spülen, indem Sie die Salzlösung mit einer Tropfpipette mehrmals täglich in die Nase träufeln.

Solche Nasenspülungen waschen den mit Viren besiedelten Schleim heraus und lösen verkrustete Borken. Außerdem wird die Nasenschleimhaut befeuchtet.

Allgemeine Maßnahmen

Wenn die Raumluft nicht so trocken ist, kann man auch mit verstopfter Nase leichter atmen. Um die Luft anzufeuchten, können Sie Wasserschalen im Raum aufstellen oder feuchte Tücher über die Heizung hängen. Zimmerpflanzen sorgen ebenfalls für ein besseres Raumklima.

Lüften Sie gründlich (täglich zwei- bis viermal fünf Minuten), auch dadurch wird die Luft meist etwas feuchter.

Trinken Sie viel (zwei bis drei Liter täglich), dann löst sich der Schleim leichter.

Festsitzender Schleim löst sich mit einem Kopfdampfbad. Danach kann das Sekret besser abfließen. Lösen Sie dafür in einer Schüssel einen Teelöffel Kochsalz in einem Liter kochendem Wasser, decken Sie Kopf und Schultern mit einem großen Frotteehandtuch ab und atmen Sie die aufsteigenden Dämpfe mit geschlossenen Augen möglichst heiß durch die Nase tief ein.

Nase putzen – aber richtig!

Triefende Schniefnasen müssen geputzt werden, aber richtig: Halten Sie immer ein Nasenloch zu und schnauben Sie das Sekret durch das andere aus. Lautstarkes „Trompeten" ist beim Naseputzen eher schädlich. Durch den kurzen, aber starken Druck wird der Schleim mitsamt den Viren nach oben und in die Nebenhöhlen hinein gepresst. Das fördert dort den Sekretrückstau, was besonders problematisch ist, weil der Schleim aus den Nebenhöhlen schlechter abfließen kann als aus der Nase selbst. Staut sich der Schleim jedoch in den Nebenhöhlen, bildet er einen guten Nährboden für Bakterien. So kann aufgrund falscher Schnäuztechnik aus einem harmlosen Schnupfen unter Umständen eine langwierige Nebenhöhlenentzündung werden.

Wann zum Arzt?

Wenn der Schnupfen nach einer Woche immer noch nicht abgeklungen ist, Fieber (über 38,5 °C) anhält und länger als fünf Tage Schmerzen hinter der Stirn oder den Wangenknochen bestehen, sollten Sie einen Arzt aufsuchen. Dann besteht der Verdacht auf eine bakterielle Nebenhöhlenentzündung, die ärztlich behandelt werden sollte.

Behandlung mit Medikamenten

„Ohne Medikamente dauert ein Schnupfen sieben Tage, mit ihnen eine Woche", sagt der Volksmund. Zu Recht, denn gegen Schnupfenviren gibt es noch kein wirksames Mittel. Alle Medikamente, die Sie bei Schnupfen einsetzen können, lindern die Symptome allenfalls vorübergehend und auch das nicht immer zuverlässig. Den Verlauf des Schnupfens beeinflussen sie nicht und kürzen ihn auch nicht ab.
Salzhaltige Lösungen, wie wir sie im Abschnitt „Vorbeugung" empfohlen haben, gibt es auch fertig zu kaufen. Sie befeuchten die Nasenschleimhaut und erleichtern so das Atmen.
Schleimhautabschwellende Mittel verengen die Blutgefäße in der Nasenschleimhaut, wodurch diese abschwillt und die Nase wieder frei wird. Diese Mittel dürfen Sie aber nur wenige Tage anwenden, weil sonst die Nasenschleimhaut Schaden nehmen kann.
Alle anderen Mittel sind aus verschiedenen Wirkstoffen zusammengesetzt und bei Schnupfen nicht sinnvoll.
Bei den verschiedenen pflanzlichen Mitteln ist die Wirksamkeit nicht ausreichend nachgewiesen.
Präparate mit einer Kombination aus schleimhautabschwellendem Mittel + Antihistaminikum als Nasenspray und -gel oder zum Einnehmen sind nicht sinnvoll zusammengesetzt und deshalb abzulehnen.
Bei allen Nasensprays und -tropfen sollten Sie solche ohne Konservierungsmittel vorziehen, weil Konservierungsmittel (wie zum Beispiel Benzalkoniumchlorid) die Bewegung der Flimmerhärchen in der Nasenschleimhaut behindern. Dadurch verringert sich die Selbstreinigungskraft der Nase, was bei Schnupfen nachteilig ist.

Nebenhöhlenentzündung

In unmittelbarer Nachbarschaft der Nase liegen die Nebenhöhlen im knöchernen Schädel. Sie sind über siebartig durchlöcherte Kammern mit dem Naseninneren verbunden.

Anzeichen und Beschwerden

Eine Nebenhöhlenentzündung (Sinusitis) macht anfangs die gleichen Beschwerden wie ein Schnupfen: verstopfte Nase durch geschwollene Schleimhäute. Nisten sich auf der durch die Schnupfenviren geschädigten Schleimhaut jedoch Bakterien ein, werden die Beschwerden deutlich schwerer und unangenehmer: Starke Kopfschmerzen und ein anhaltendes unangenehmes Druckgefühl in Stirn, Wangen und Kiefer treten auf, ebenso Fieber (über 38,5 °C). Häufig verstärken sich die Schmerzen morgens beim Aufstehen oder wenn Sie sich bücken.
Bei Kindern
Bei Kleinkindern sind die Nebenhöhlen noch nicht voll entwickelt, können sich aber trotzdem entzünden. Anzeichen dafür sind hohes Fieber, Trinkunlust und eitriger Schnupfen mit gelbgrün gefärbtem Sekret.

Ursachen

Aus den Nebenhöhlen kann das Sekret der Nasenschleimhaut schlechter abfließen als aus der Nase, außerdem werden die Nebenhöhlen bei stark geschwollenen Schleimhäuten nicht ausreichend belüftet. Beides bietet Bakterien einen guten Nährboden, zumal die Schleimhaut durch die Viren bereits vorgeschädigt ist. Auf diese Weise kann sich die Entzündung verstärken und eventuell sogar chronisch werden.

Allgemeine Maßnahmen

Wie bei einem Schnupfen ist es sinnvoll, dafür zu sorgen, dass sich der Schleim rasch verflüssigt und ausgeschnäuzt werden kann (siehe „Vorbeugung" (→ Seite 172) und „Allgemeine Maßnahmen" (→ Seite 172) im Abschnitt „Schnupfen"). Dann bleiben auch die Nebenhöhlen eher frei, und das Sekret fließt besser ab.

Wann zum Arzt?

Halten die oben genannten Beschwerden (Druckgefühl, Kopfschmerzen, Fieber) länger als fünf Tage an, sollten Sie einen Arzt aufsuchen. Dann besteht der Verdacht, dass in den Nebenhöhlen eine bakterielle Infektion aufgetreten ist.

Behandlung mit Medikamenten

Schleimhautabschwellende Mittel können einer Nebenhöhlenentzündung vorbeugen und sind auch sinnvoll, wenn diese bereits aufgetreten ist. Allerdings müssen Sie beachten, dass Sie die Mittel nicht zu lange anwenden (siehe „Vorsicht: Nasentropfen-Nase!" → Seite 175).

Außerdem können Sie myrtolhaltige Mittel einsetzen. Sie tragen dazu bei, dass sich das Sekret in den Nebenhöhlen verflüssigt und besser abfließen kann. Informationen zu diesen Präparaten finden Sie im Kapitel „Husten" unter dem Stichwort pflanzliche sekretlösende Mittel (→ Seite 193).

Innerlich anzuwendende pflanzliche Mittel mit mehreren Wirkstoffen sind nicht sinnvoll zusammengesetzt und deshalb wenig geeignet.

Anthroposophische, homöopathische und traditionell angewendete Mittel

Zu den meistgekauften Mitteln gehören auch *Euphorbium comp.* und *Sinusitis Hevert*. Dabei handelt es sich um homöopathische Präparate, die sich nach den Grundsätzen dieses Buches nicht bewerten lassen und deshalb nicht näher besprochen werden. Allgemeine Informationen zu der genannten Therapierichtung finden Sie im Abschnitt „Homöopathische Mittel" (→ Seite 14).

■ Salzlösungen

Emser Salz

EMSER NASENSALBE/ -SPRAY

EMSER Salz/ Lösung

Meerwasser

Rhinomer

Meersalz + Dexpanthenol

mar plus

Natürliches Emser Salz wird aus der Thermalquelle in Bad Ems gewonnen und enthält neben Mineralstoffen noch einige Spurenelemente. Meerwasser wird steril aufbereitet, sodass es nicht mehr durch Mikroorganismen verunreinigt ist, die Mineralstoffe und Spurenelemente aber erhalten bleiben.

Dexpanthenol soll die durch den Schnupfen angegriffene Nasenschleimhaut pflegen und schützen.

Alle salzhaltigen Lösungen, Sprays und Nasensalben befeuchten die Nasenschleimhaut. Sie machen das Nasensekret alkalischer. Dadurch wird der Schleim dünnflüssiger und fließt leichter ab. Auch verkrustete Borken auf der entzündeten Schleimhaut lösen sich besser.

Anwendung

Sie bringen mehrmals täglich sowie vor dem Schlafengehen eine kleine Menge Salbe in jedes Nasenloch ein oder sprühen das Mittel in jedes Nasenloch. Das Salz lösen Sie in Wasser auf, um daraus eine Lösung für die Nasendusche (siehe Abschnitt „Vorbeugung" → Seite 172) herzustellen.

Unerwünschte Wirkungen

Gelegentlich, aber unbedenklich

Die Salbe kann auf stark entzündeter Nasenschleimhaut etwas brennen.

■ Schleimhautabschwellende Mittel

Naphazolin

Rhinex

Oxymetazolin

Nasivin

WICK Sinex

Tetryzolin

Rhinopront Spray

Tramazolin

Rhinospray

Xylometazolin

Imidin

Nasenspray AL

Nasenspray Heumann

NasenSpray/ -Tropfen ratiopharm

Olynth

Otriven

schnupfen endrine

stas

Alle hier genannten Wirkstoffe gehören zur Gruppe der Alpha-Sympathomimetika und sind in ihrer Wirkung vergleichbar. Sie verengen die Blutgefäße in der Nasenschleimhaut, wodurch diese abschwillt und weniger Sekret bildet. Die Folge ist, dass die Nase und ebenso die Zugänge zu den Nebenhöhlen wieder frei werden. Krankheitserreger können sich dort dann nicht so leicht vermehren, der Schleim fließt besser ab.

Die Mittel wirken vor allem lokal und werden nur geringfügig ins Blut aufgenommen.
Bei manchen Präparaten ist der Anwendungsbereich „allergischer Schnupfen" angegeben, was nahe legt, dass die Mittel bedenkenlos über längere Zeit angewendet werden können. Das ist jedoch nicht richtig: Alle schleimhautabschwellenden Mittel dürfen nicht länger als höchstens fünf bis sieben Tage lang eingesetzt werden (siehe Anwendung).
Konservierungsmittel wie Benzalkoniumchlorid beeinträchtigen die Bewegungen der Flimmerhärchen und damit die Selbstreinigung der Nasenschleimhaut. Präparate ohne Konservierungsstoffe sind deshalb vorzuziehen.

Anwendung

Tropfen Sie ein- bis dreimal täglich nach dem Naseputzen ein bis zwei Tropfen des Mittels in jedes Nasenloch oder sprühen Sie einen Stoß aus dem Dosierspray hinein. Von Salben und Gelen streichen Sie einen zirka 0,5 Zentimeter langen Strang in jedes Nasenloch.
Innerhalb einer viertel bis einer halben Stunde wird die Nase frei.
Alle schleimhautabschwellenden Mittel dürfen Sie keinesfalls häufiger als dreimal täglich und höchstens fünf bis sieben Tage lang anwenden.

Vorsicht: Nasentropfen-Nase!

Abschwellende Nasentropfen werden oft zu lange und zu häufig angewendet. Benutzen Sie sie mehr als dreimal täglich oder länger als fünf bis sieben Tage, besteht das Risiko, dass die Schleimhaut wieder anschwillt, sobald Sie die Mittel absetzen. Dann benutzen Sie die Mittel erneut, weil Sie meinen, der Schnupfen sei noch nicht überstanden. So geraten Sie zwangsläufig in einen Teufelskreis, der es kaum noch erlaubt, das Mittel abzusetzen.
Ist die Schleimhaut aber so oft und so lange den Wirkstoffen ausgesetzt, bleiben die Blutgefäße dauerhaft eng gestellt. Die Schleimhaut beginnt zu schrumpfen und sondert kaum noch Sekret ab, sodass die Nasenschleimhaut trocken bleibt. Auch die Flimmerhärchen, die normalerweise Krankheitserreger und störende Fremdkörper (z. B. Staubkörnchen) nach draußen befördern, sind dann dauerhaft in ihrer Funktion gestört. Dadurch wird die Nase erst recht anfällig für Viren und Bakterien und entzündet sich ständig erneut. Dieses Krankheitsbild wird „Nasentropfen-Nase" genannt.
Sie sollten die schleimhautabschwellenden Mittel deshalb nur dann anwenden, wenn Sie sie unbedingt brauchen (z. B. abends zum Einschlafen) und andere unproblematische Mittel (z. B. Salzlösungen) nicht ausreichen, um die Nase frei zu machen. Dies gilt vor allem auch für Kinder.
Nasenöl (*Coldastop*) soll die Nasenschleimhaut pflegen, wenn sie durch eine zu lang dauernde Behandlung mit schleimhautabschwellenden Mitteln geschädigt worden ist. Ob die in dem Öl enthaltenen Vitamine A und E einen Beitrag zur Wirksamkeit des Mittels leisten, ist jedoch eher zweifelhaft. Das Öl kann die Funktion der Flimmerhärchen einschränken. Wenn winzige Fetttröpfchen aus Versehen eingeatmet werden, droht eine Lungenentzündung (Lipidpneumonie).

Achtung

Gegenanzeigen

Unter folgenden Bedingungen dürfen Sie die Mittel nicht anwenden:

- Ihre Nasenschleimhaut ist trocken.
- Sie haben ein Engwinkelglaukom (grüner Star).
- Sie haben schwere Herz-Kreislauf-Erkrankungen (Herzinfarkt, Schlaganfall, sehr hohen Blutdruck, Herzrhythmus- oder Durchblutungsstörungen).

Wechselwirkungen mit Medikamenten

Wenn Sie bei Depressionen Mittel aus der Gruppe der trizyklischen Antidepressiva mit Wirkstoffen wie z. B. Amitriptylin (z. B. in *Saroten*), Clomipramin (z. B. in *Anafranil*), Doxepin (z. B. in *Aponal*), Imipramin (z. B. in *Tofranil*), Nortriptylin (z. B. in *Nortrilen*), Trimmipramin (z. B. in *Stangyl*) oder MAO-Hemmer mit Wirkstoffen wie z. B. Moclobemid (z. B. in *Aurorix*) anwenden, kann der Blutdruck ansteigen. Diese Präparate dürfen Sie deshalb auf keinen Fall gleichzeitig mit den Schnupfenmitteln anwenden.

Unerwünschte Wirkungen

Häufig, aber unbedenklich

Wenn die Nasenschleimhaut bei Beginn der Behandlung noch stärker anschwillt und/oder juckt, vertragen Sie möglicherweise das Konservierungsmittel nicht, mit dem die meisten

Mittel haltbar gemacht werden (z. B. Benzalkoniumchlorid). Dann müssen Sie das Mittel absetzen. Präparate ohne Konservierungsstoffe sollten Sie deshalb bevorzugen.

Selten und unbedenklich

Wenn die Wirkstoffe in nennenswertem Umfang in den Blutkreislauf gelangen, können sie die Blutgefäße im ganzen Körper verengen. Dann kann es sein, dass Herzklopfen, Schlafstörungen und Unruhe auftreten und/oder der Blutdruck ansteigt.

Selten, aber gefährlich

Wenn Sie die Mittel zu oft anwenden, lässt die Wirkung rasch nach und die Nasenschleimhaut trocknet dauerhaft aus (siehe „Vorsicht: Nasentropfen-Nase" → Seite 175).

Hinweise

Für Schwangerschaft und Stillzeit

Über die Risiken einer Anwendung in Schwangerschaft und Stillzeit gibt es keine Erkenntnisse. Sicherheitshalber sollten Sie die Mittel daher nicht oder nur nach Rücksprache mit einem Arzt anwenden.

Für Kinder unter 14 Jahren

Schulkinder bekommen die gleiche Dosis wie Erwachsene.

Für Säuglinge und Kleinkinder unter sechs Jahren gibt es spezielle Präparate mit schwächer konzentriertem Wirkstoffgehalt. Bei ihnen sollten Sie die Mittel nur anwenden, wenn dies wirklich zwingend erforderlich ist, zum Beispiel am Abend, damit die Kinder einschlafen können. Bei Säuglingen kann es sinnvoll sein, das Mittel vor dem Stillen oder Füttern zu geben, damit sie gut trinken können.

Für Personen über 60 Jahre

Ältere Menschen spüren häufiger unerwünschte Wirkungen auf Herz und Kreislauf.

Kombination: Schleimhautabschwellendes Mittel + Antihistaminikum (äußerlich)

Phenylephrin + Dimetinden

Vibrocil

In diesem Mittel sind ein schleimhautabschwellender Wirkstoff (Phenylephrin) und ein müde machendes Antihistaminikum (Dimetinden) miteinander kombiniert. Dies ist nicht sinnvoll. Antihistaminika werden normalerweise bei allergischem Schnupfen eingesetzt, bei Erkältungsschnupfen sind sie wirkungslos. Schleimhautabschwellende Wirkstoffe dürfen höchstens fünf bis sieben Tage angewendet werden.

Anwendung

Der Hersteller empfiehlt, das Mittel bis zu dreimal täglich anzuwenden. Länger als fünf bis sieben Tage dürfen Sie das aber auf keinen Fall tun, sonst droht eine Nasentropfen-Nase (→ Seite 175).

Alle weiteren Angaben finden Sie unter dem Stichwort schleimhautabschwellende Mittel (→ Seite 174). Zusätzlich ist zu beachten:

Unerwünschte Wirkungen

Gelegentlich, aber unbedenklich

Müdigkeit, Mundtrockenheit.

Hinweise

Zur Verkehrstüchtigkeit

Das Mittel enthält ein müde machendes Antihistaminikum, das über die Nasenschleimhaut auch ins Blut gelangt. Wenn Sie davon schläfrig oder etwas benommen werden, sollten Sie keine Fahrzeuge lenken, keine Maschinen bedienen und keine Arbeiten ohne sicheren Halt verrichten.

Kombination: Schleimhautabschwellendes Mittel + Antihistaminikum (innerlich)

Phenylephrin + Carbinoxamin

Rhinopront Kapseln

Phenylpropanolamin + Carbinoxamin

Rhinopront Saft

In diesen Mitteln zum Einnehmen sind ein schleimhautabschwellender Wirkstoff (Phenylephrin beziehungsweise Phenylpropanolamin) und ein müde machendes Antihistaminikum (Carbinoxamin) miteinander kombiniert.

Antihistaminika werden normalerweise bei allergischem Schnupfen eingesetzt, bei Erkältungs-

schnupfen sind sie wirkungslos. Außerdem macht Carbinoxamin müde, was tagsüber sehr störend ist.
Schleimhautabschwellende Wirkstoffe sind lokal aufgebracht wirksamer und dürfen höchstens fünf bis sieben Tage lang angewendet werden. Bei innerlicher Anwendung haben sie oft unerwünschte Wirkungen auf Herz und Kreislauf: Sie erhöhen den Blutdruck und beschleunigen den Herzschlag.
Darüber hinaus wird Phenylpropanolamin seit kurzem mit gravierenden unerwünschten Wirkungen bis hin zum Schlaganfall in Zusammenhang gebracht. Daher ist dieser Bestandteil in *Rhinopront Saft* nicht mehr akzeptabel.
Beide Mittel sollten Sie bei Schnupfen nicht anwenden.

Anwendung

Der Hersteller empfiehlt, Saft oder Kapseln morgens und abends einzunehmen.

Achtung

Gegenanzeigen

Unter folgenden Bedingungen dürfen Sie die Mittel nicht anwenden:

- Sie haben einen erhöhten Blutdruck.
- Sie haben ein Engwinkelglaukom (Grünen Star).
- Ihre Prostata ist vergrößert.
- Sie können die Harnblase nicht vollständig entleeren.
- Sie haben Asthma.
- Sie haben Diabetes.
- Ihre Schilddrüse gibt zu viel Hormon ab (Schilddrüsenüberfunktion, Hyperthyreose).
- Ihr Magenausgang ist verengt.
- Sie haben einen Tumor im Nebennierenmark.

Wechselwirkungen mit Medikamenten

Wenn Sie noch andere Medikamente anwenden, ist zu beachten:

- Die Schnupfenmittel verstärken die Wirkung von Schlaf- und Beruhigungsmitteln sowie von Betablockern (bei hohem Blutdruck, Wirkstoffe z. B. Propranolol, Metoprolol).
- Nehmen Sie bei Depressionen gleichzeitig Mittel aus der Gruppe der MAO-Hemmer mit Wirkstoffen wie Meclobamid (z. B. in *Aurorix*), kann der Blutdruck stark ansteigen, außerdem können Erregungszustände und hohes Fieber auftreten. Beide Mittel dürfen Sie deshalb auf keinen Fall gleichzeitig anwenden.
- Wenn Sie bei Depressionen trizyklische Antidepressiva mit Wirkstoffen wie z. B. Amitriptylin (z. B. in *Saroten*), Clomipramin (z. B. in *Anafranil*), Doxepin (z. B. in *Aponal*), Imipramin (z. B. in *Tofranil*), Nortriptylin (z. B. in *Nortrilen*), Trimipramin (z. B. in *Stangyl*) einnehmen, können diese die Wirkung und die unerwünschten Wirkungen der Schnupfenmittel verstärken.

Wechselwirkungen mit Speisen und Getränken

Wenn Sie Alkohol trinken, wirken die Mittel stärker und das Risiko für unerwünschte Wirkungen erhöht sich.

Unerwünschte Wirkungen

Häufig, aber unbedenklich

Kopfschmerzen.

Häufig und gefährlich

Der Blutdruck kann ansteigen.

Gelegentlich, aber unbedenklich

Müdigkeit, Mundtrockenheit. Wenn Sehstörungen auftreten und die Augen sich nicht mehr gut auf nahes und fernes Sehen einstellen können, sollten Sie das Mittel absetzen.

Selten, aber gefährlich

Herzrhythmusstörungen, beschleunigter Herzschlag, Durchblutungsstörungen in den Beinen.

Rhinopront Saft: Bei Einnahme von Mitteln mit dem Wirkstoff Phenylpropanolamin besteht ein erhöhtes Risiko für einen Schlaganfall aufgrund einer Hirnblutung.

Hinweise

Für Schwangerschaft und Stillzeit

Über die Risiken einer Anwendung in Schwangerschaft und Stillzeit gibt es keine Erkenntnisse. Da beide Mittel ohnehin als „wenig geeignet“ bewertet werden, sollten Sie auf sie verzichten.

Für Kinder unter 14 Jahren

Kinder unter zwölf Jahren dürfen diese Mittel nicht einnehmen. Da sie ohnehin als „wenig geeignet“ bewertet werden, sollten Sie sie auch älteren Kindern nicht geben.

Zur Verkehrstüchtigkeit

Alle Mittel können Ihre Reaktionsfähigkeit beeinträchtigen. Sie sollten deshalb keine Fahrzeuge lenken, keine Maschinen bedienen und keine Arbeiten ohne sicheren Halt verrichten.

Schnupfen, Nebenhöhlenentzündung Fortsetzung

Handelsname Darreichungsform	Zusammensetzung pro 1 ml/1 g oder wie angegeben bzw. pro abgeteilte Einheit	Kleinste Packungsgröße	Packungspreis	Bewertung für das beanspruchte Anwendungsgebiet
NasenTropfen E ratiopharm	**Xylometazolin-hydrochlorid** 1 mg (Konservierungsmittel: Benzalkoniumchlorid)	10 ml	2,80	**Auch geeignet** bei Schnupfen für Schulkinder und Erwachsene als schleimhautabschwellendes Mittel zur kurzfristigen Anwendung. Präparate ohne Konservierungsstoffe sind vorzuziehen. → Seite 174
K ratiopharm Nasentropfen	0,5 mg (Konservierungsmittel: Benzalkoniumchlorid)	10 ml	1,89	**Auch geeignet** bei Schnupfen für Kinder von 2 bis 6 Jahren als schleimhautabschwellendes Mittel zur kurzfristigen Anwendung. Präparate ohne Konservierungsstoffe sind vorzuziehen. **Mit Einschränkung geeignet** bei Nebenhöhlenentzündung zur kurzfristigen Anwendung. Das Mittel kann den Sekretabfluss unterstützen. Dennoch sollten Sie das Mittel nicht anwenden, ohne dies mit einem Arzt besprochen zu haben. Die bislang vorliegenden Studien reichen noch nicht aus, um die therapeutische Wirksamkeit abschließend nachzuweisen. → Seite 174
Nasenspray AL Nasenspray	**Xylometazolin-hydrochlorid** 1 mg (Konservierungsmittel: Benzalkoniumchlorid)	10 ml	2,32	**Auch geeignet** bei Schnupfen für Schulkinder und Erwachsene als schleimhautabschwellendes Mittel zur kurzfristigen Anwendung. Präparate ohne Konservierungsstoffe sind vorzuziehen. → Seite 174
Nasenspray Heumann Nasenspray	**Xylometazolin-hydrochlorid** 1 mg (Konservierungsmittel: Benzalkoniumchlorid)	10 ml	2,51	**Auch geeignet** bei Schnupfen für Schulkinder und Erwachsene als schleimhautabschwellendes Mittel zur kurzfristigen Anwendung. Präparate ohne Konservierungsstoffe sind vorzuziehen. → Seite 174
Nasivin sanft 0,025 %	**Oxymetazolin-hydrochlorid** 0,25 mg (ohne Konservierungsmittel)	15 ml	4,61	**Geeignet** bei Schnupfen für Kleinkinder über 1 Jahr als schleimhautabschwellendes Mittel zur kurzfristigen Anwendung. **Mit Einschränkung geeignet** bei Nebenhöhlenentzündung zur kurzfristigen Anwendung. Das Mittel kann den Sekretabfluss unterstützen. Dennoch sollten Sie das Mittel nicht anwenden, ohne dies mit einem Arzt besprochen zu haben. Die bislang vorliegenden Studien reichen noch nicht aus, um die therapeutische Wirksamkeit abschließend nachzuweisen. → Seite 174
0,05 % Dosierspray	**Xylometazolin-hydrochlorid** 0,5 mg (ohne Konservierungsmittel)	15 ml	5,15	**Geeignet** bei Schnupfen für Schulkinder und Erwachsene als schleimhautabschwellendes Mittel zur kurzfristigen Anwendung. **Mit Einschränkung geeignet** bei Nebenhöhlenentzündung zur kurzfristigen Anwendung. Das Mittel kann den Sekretabfluss unterstützen. Dennoch sollten Sie das Mittel nicht anwenden, ohne dies mit einem Arzt besprochen zu haben. Die bislang vorliegenden Studien reichen noch nicht aus, um die therapeutische Wirksamkeit abschließend nachzuweisen. → Seite 174

Hinweise zu den Tabellenspalten → Seite 24, zur Auswahl der Arzneimittel → Seite 20, zur Grundlage der Bewertung → Seiten 20, 23

Schnupfen, Nebenhöhlenentzündung Fortsetzung

Handelsname Darreichungsform	Zusammensetzung pro 1 ml/1 g oder wie angegeben bzw. pro abgeteilte Einheit	Kleinste Packungsgröße	Packungspreis	Bewertung für das beanspruchte Anwendungsgebiet
Hinweise zu den Tabellenspalten → Seite 24, zur Auswahl der Arzneimittel → Seite 20, zur Grundlage der Bewertung → Seiten 20, 23				
Nasivin sanft 0,01 % Dosiertropfen	**Oxymetazolin-hydrochlorid** 0,1 mg (ohne Konservierungsmittel)	5 ml	4,61	**Geeignet** bei Schnupfen für Säuglinge unter 1 Jahr als schleimhautabschwellendes Mittel zur kurzfristigen Anwendung. **Mit Einschränkung geeignet** bei Nebenhöhlenentzündung zur kurzfristigen Anwendung. Das Mittel kann den Sekretabfluss unterstützen. Dennoch sollten Sie das Mittel nicht anwenden, ohne dies mit einem Arzt besprochen zu haben. Die bislang vorliegenden Studien reichen noch nicht aus, um die therapeutische Wirksamkeit abschließend nachzuweisen. → Seite 174
Nasivin gegen Schnupfen-0,05 % Dosierspray	0,5 mg (Konservierungsmittel: Benzalkoniumchlorid)	10 ml	4,94	**Auch geeignet** bei Schnupfen für Schulkinder und Erwachsene als schleimhautabschwellendes Mittel zur kurzfristigen Anwendung. Präparate ohne Konservierungsstoffe sind vorzuziehen. **Mit Einschränkung geeignet** bei Nebenhöhlenentzündung zur kurzfristigen Anwendung. Das Mittel kann den Sekretabfluss unterstützen. Dennoch sollten Sie das Mittel nicht anwenden, ohne dies mit einem Arzt besprochen zu haben. Die bislang vorliegenden Studien reichen noch nicht aus, um die therapeutische Wirksamkeit abschließend nachzuweisen. → Seite 174
0,05 % Nasentropfen	0,5 mg (Konservierungsmittel: Benzalkoniumchlorid)	10 ml	3,79	
0,05 % Spray	0,5 mg (Konservierungsmittel: Benzalkoniumchlorid)	10 ml	4,25	
Olynth 0,05 % Nasengel	**Xylometazolin-hydrochlorid** 0,5 mg (Konservierungsmittel: Benzalkoniumchlorid)	10 g	1,93	**Auch geeignet** bei Schnupfen für Kinder zwischen 2 und 6 Jahren als schleimhautabschwellendes Mittel zur kurzfristigen Anwendung. Präparate ohne Konservierungsstoffe sind vorzuziehen. → Seite 174
0,1 % Nasenspray	1 mg (Konservierungsmittel: Benzalkoniumchlorid)	10 ml	3,25	**Auch geeignet** bei Schnupfen für Schulkinder und Erwachsene als schleimhautabschwellendes Mittel zur kurzfristigen Anwendung. Präparate ohne Konservierungsstoffe sind vorzuziehen. → Seite 174
0,025 %	0,25 mg (Konservierungsmittel: Benzalkoniumchlorid)	10 ml	1,31	**Auch geeignet** bei Schnupfen für Säuglinge und Kinder bis 2 Jahre als schleimhautabschwellendes Mittel zur kurzfristigen Anwendung. Präparate ohne Konservierungsstoffe sind vorzuziehen. → Seite 174
0,05 %	**Xylometazolin-hydrochlorid** 0,5 mg (Konservierungsmittel: Benzalkoniumchlorid)	10 ml	1,93	**Auch geeignet** bei Schnupfen für Kinder zwischen 2 und 6 Jahren als schleimhautabschwellendes Mittel zur kurzfristigen Anwendung. Präparate ohne Konservierungsstoffe sind vorzuziehen. → Seite 174
0,1 % Nasentropfen	1 mg (Konservierungsmittel: Benzalkoniumchlorid)	10 ml	2,85	**Auch geeignet** bei Schnupfen für Schulkinder und Erwachsene als schleimhautabschwellendes Mittel zur kurzfristigen Anwendung. Präparate ohne Konservierungsstoffe sind vorzuziehen. → Seite 174

▶

Schnupfen, Nebenhöhlenentzündung Fortsetzung

Handelsname Darreichungsform	Zusammensetzung pro 1 ml/1 g oder wie angegeben bzw. pro abgeteilte Einheit	Kleinste Packungsgröße	Packungspreis	Bewertung für das beanspruchte Anwendungsgebiet
Olynth 0,05 %	**Xylometazolin-hydrochlorid** 0,5 mg (Konservierungsmittel: Benzalkoniumchlorid)	10 ml	1,93	**Auch geeignet** bei Schnupfen für Kinder zwischen 2 und 6 Jahren als schleimhautabschwellendes Mittel zur kurzfristigen Anwendung. Präparate ohne Konservierungsstoffe sind vorzuziehen. **Mit Einschränkung geeignet** bei Nebenhöhlenentzündung zur kurzfristigen Anwendung. Das Mittel kann den Sekretabfluss unterstützen. Dennoch sollten Sie das Mittel nicht anwenden, ohne dies mit einem Arzt besprochen zu haben. Die bislang vorliegenden Studien reichen noch nicht aus, um die therapeutische Wirksamkeit abschließend nachzuweisen. → Seite 174
0,1 % Dosierspray	1 mg (Konservierungsmittel: Benzalkoniumchlorid)	10 ml	3,57	**Auch geeignet** bei Schnupfen für Schulkinder und Erwachsene als schleimhautabschwellendes Mittel zur kurzfristigen Anwendung. Präparate ohne Konservierungsstoffe sind vorzuziehen. **Mit Einschränkung geeignet** bei Nebenhöhlenentzündung zur kurzfristigen Anwendung. Das Mittel kann den Sekretabfluss unterstützen. Dennoch sollten Sie das Mittel nicht anwenden, ohne dies mit einem Arzt besprochen zu haben. Die bislang vorliegenden Studien reichen noch nicht aus, um die therapeutische Wirksamkeit abschließend nachzuweisen. → Seite 174
Otriven gegen Schnupfen-0,05 % Dosierspray ohne Konservierungsstoffe	**Xylometazolin-hydrochlorid** 0,5 mg (ohne Konservierungsmittel)	10 ml	1,93	**Geeignet** bei Schnupfen für Kinder ab 2 Jahren als schleimhautabschwellendes Mittel zur kurzfristigen Anwendung. → Seite 174
Otriven 0,1 % Dosierspray ohne Konservierungsstoffe Dosierspray	1 mg (ohne Konservierungsmittel)	10 ml	3,76	**Geeignet** bei Schnupfen für Schulkinder und Erwachsene als schleimhautabschwellendes Mittel zur kurzfristigen Anwendung. **Mit Einschränkung geeignet** bei Nebenhöhlenentzündung zur kurzfristigen Anwendung. Das Mittel kann den Sekretabfluss unterstützen. Dennoch sollten Sie das Mittel nicht anwenden, ohne dies mit einem Arzt besprochen zu haben. Die bislang vorliegenden Studien reichen noch nicht aus, um die therapeutische Wirksamkeit abschließend nachzuweisen. → Seite 174

Hinweise zu den Tabellenspalten → Seite 24, zur Auswahl der Arzneimittel → Seite 20, zur Grundlage der Bewertung → Seiten 20, 23

Schnupfen, Nebenhöhlenentzündung Fortsetzung

Handelsname Darreichungsform	Zusammensetzung pro 1 ml/1 g oder wie angegeben bzw. pro abgeteilte Einheit	Kleinste Packungsgröße	Packungspreis	Bewertung für das beanspruchte Anwendungsgebiet
Otriven gegen Schnupfen-0,1 % Nasengel Nasengel	**Xylometazolin-hydrochlorid** 1 mg (Konservierungsmittel: Benzalkoniumchlorid)	10 g	3,25	**Auch geeignet** bei Schnupfen für Schulkinder und Erwachsene als schleimhautabschwellendes Mittel zur kurzfristigen Anwendung. Präparate ohne Konservierungsstoffe sind vorzuziehen. **Mit Einschränkung geeignet** bei Nebenhöhlenentzündung zur kurzfristigen Anwendung. Das Mittel kann den Sekretabfluss unterstützen. Dennoch sollten Sie das Mittel nicht anwenden, ohne dies mit einem Arzt besprochen zu haben. Die bislang vorliegenden Studien reichen noch nicht aus, um die therapeutische Wirksamkeit abschließend nachzuweisen. → Seite 174
0,1 % Dosierspray Menthol-frisch	1 mg (Konservierungsmittel: Benzalkoniumchlorid)	10 ml	4,52	
0,025 % Nasentropfen	0,25 mg (Konservierungsmittel: Benzalkoniumchlorid)	10 ml	1,31	**Auch geeignet** bei Schnupfen für Säuglinge bis zu 1 Jahr als schleimhautabschwellendes Mittel zur kurzfristigen Anwendung. Präparate ohne Konservierungsstoffe sind vorzuziehen. **Mit Einschränkung geeignet** bei Nebenhöhlenentzündung zur kurzfristigen Anwendung. Das Mittel kann den Sekretabfluss unterstützen. Dennoch sollten Sie das Mittel nicht anwenden, ohne dies mit einem Arzt besprochen zu haben. Die bislang vorliegenden Studien reichen noch nicht aus, um die therapeutische Wirksamkeit abschließend nachzuweisen. → Seite 174
0,05 % Nasentropfen	0,5 mg (Konservierungsmittel: Benzalkoniumchlorid)	10 ml	1,93	**Auch geeignet** bei Schnupfen für Kinder zwischen 2 und 6 Jahren als schleimhautabschwellendes Mittel zur kurzfristigen Anwendung. Präparate ohne Konservierungsstoffe sind vorzuziehen. **Mit Einschränkung geeignet** bei Nebenhöhlenentzündung zur kurzfristigen Anwendung. Das Mittel kann den Sekretabfluss unterstützen. Dennoch sollten Sie das Mittel nicht anwenden, ohne dies mit einem Arzt besprochen zu haben. Die bislang vorliegenden Studien reichen noch nicht aus, um die therapeutische Wirksamkeit abschließend nachzuweisen. → Seite 174
0,1 % Nasentropfen Nasentropfen	1 mg (Konservierungsmittel: Benzalkoniumchlorid)	10 ml	2,97	**Auch geeignet** bei Schnupfen für Schulkinder und Erwachsene als schleimhautabschwellendes Mittel zur kurzfristigen Anwendung. Präparate ohne Konservierungsstoffe sind vorzuziehen. **Mit Einschränkung geeignet** bei Nebenhöhlenentzündung zur kurzfristigen Anwendung. Das Mittel kann den Sekretabfluss unterstützen. Dennoch sollten Sie das Mittel nicht anwenden, ohne dies mit einem Arzt besprochen zu haben. Die bislang vorliegenden Studien reichen noch nicht aus, um die therapeutische Wirksamkeit abschließend nachzuweisen. → Seite 174

Hinweise zu den Tabellenspalten → Seite 24, zur Auswahl der Arzneimittel → Seite 20, zur Grundlage der Bewertung → Seiten 20, 23

Schnupfen, Nebenhöhlenentzündung Fortsetzung

Handelsname Darreichungsform	Zusammensetzung pro 1 ml/1 g oder wie angegeben bzw. pro abgeteilte Einheit	Kleinste Packungsgröße	Packungspreis	Bewertung für das beanspruchte Anwendungsgebiet
Rhinex K Nasenspray 0,05 % Nasenspray	**Naphazolin-hydrochlorid** 0,5 mg (Konservierungsmittel: Benzalkoniumchlorid)	10 ml	2,75	**Auch geeignet** bei Schnupfen für Schulkinder und Erwachsene als schleimhautabschwellendes Mittel zur kurzfristigen Anwendung. Präparate ohne Konservierungsstoffe sind vorzuziehen. **Mit Einschränkung geeignet** bei Nebenhöhlenentzündung zur kurzfristigen Anwendung. Das Mittel kann den Sekretabfluss unterstützen. Dennoch sollten Sie das Mittel nicht anwenden, ohne dies mit einem Arzt besprochen zu haben. Die bislang vorliegenden Studien reichen noch nicht aus, um die therapeutische Wirksamkeit abschließend nachzuweisen. → Seite 174
S Nasentropfen für Säuglinge Nasentropfen	0,2 mg (Konservierungsmittel: Benzalkoniumchlorid)	10 ml	2,75	**Auch geeignet** bei Schnupfen für Säuglinge und Kinder bis 2 Jahre als schleimhautabschwellendes Mittel zur kurzfristigen Anwendung. Präparate ohne Konservierungsstoffe sind vorzuziehen. **Mit Einschränkung geeignet** bei Nebenhöhlenentzündung zur kurzfristigen Anwendung. Das Mittel kann den Sekretabfluss unterstützen. Dennoch sollten Sie das Mittel nicht anwenden, ohne dies mit einem Arzt besprochen zu haben. Die bislang vorliegenden Studien reichen noch nicht aus, um die therapeutische Wirksamkeit abschließend nachzuweisen. → Seite 174
Rhinomer Nasenspray Nasenspray	**Meerwasser** 1 ml (ohne Konservierungsmittel)	15 ml	5,06	**Geeignet** bei Schnupfen, um die Nasenschleimhaut zu befeuchten und zu pflegen. → Seite 174
Rhinopront Spray Nasenspray	**Tetryzolin-hydrochlorid** 1 mg (Konservierungsmittel: Benzalkoniumchlorid)	10 ml	3,85	**Auch geeignet** bei Schnupfen für Schulkinder und Erwachsene als schleimhautabschwellendes Mittel zur kurzfristigen Anwendung. Präparate ohne Konservierungsstoffe sind vorzuziehen. **Mit Einschränkung geeignet** bei Nebenhöhlenentzündung zur kurzfristigen Anwendung. Das Mittel kann den Sekretabfluss unterstützen. Dennoch sollten Sie das Mittel nicht anwenden, ohne dies mit einem Arzt besprochen zu haben. Die bislang vorliegenden Studien reichen noch nicht aus, um die therapeutische Wirksamkeit abschließend nachzuweisen. → Seite 174
Rhinopront Kapseln Kapseln	**Phenylephrin-hydrochlorid** 20 mg + **Carbinoxamin-hydrogenmaleat** 4 mg	10 Stück	5,30	**Wenig geeignet** bei Schnupfen und Nebenhöhlenentzündung. Nicht sinnvolle Kombination aus einem schleimhautabschwellenden Mittel und einem Antihistaminikum. → Seite 176

Hinweise zu den Tabellenspalten → Seite 24, zur Auswahl der Arzneimittel → Seite 20, zur Grundlage der Bewertung → Seiten 20, 23

Schnupfen, Nebenhöhlenentzündung Fortsetzung

Handelsname Darreichungsform	Zusammensetzung pro 1 ml/1 g oder wie angegeben bzw. pro abgeteilte Einheit	Kleinste Packungsgröße	Packungspreis	Bewertung für das beanspruchte Anwendungsgebiet
Hinweise zu den Tabellenspalten → Seite 24, zur Auswahl der Arzneimittel → Seite 20, zur Grundlage der Bewertung → Seiten 20, 23				
Rhinopront Saft Saft	**Phenylpropanolamin** 3 mg **+ Carbinoxamin** 0,24 mg	100 g	5,30	**Wenig geeignet** bei Schnupfen und Nebenhöhlenentzündung. Nicht sinnvolle Kombination aus einem schleimhautabschwellenden Mittel, das in Verdacht steht, gravierende unerwünschte Wirkungen auszulösen (Hirnblutungen), und einem Antihistaminikum. → Seite 176
Rhinospray sensitiv bei Schnupfen	**Tramazolin-hydrochlorid** 1,264 mg (ohne Konservierungsmittel)	10 ml	4,85	**Geeignet** bei Schnupfen für Schulkinder und Erwachsene als schleimhautabschwellendes Mittel zur kurzfristigen Anwendung. **Mit Einschränkung geeignet** bei Nebenhöhlenentzündung zur kurzfristigen Anwendung. Das Mittel kann den Sekretabfluss unterstützen. Dennoch sollten Sie das Mittel nicht anwenden, ohne dies mit einem Arzt besprochen zu haben. Die bislang vorliegenden Studien reichen noch nicht aus, um die therapeutische Wirksamkeit abschließend nachzuweisen. → Seite 174
Rhinospray plus bei Schnupfen Dosierspray	1,264 mg (Konservierungsmittel: Benzalkoniumchlorid)	10 ml	4,25	**Auch geeignet** bei Schnupfen für Schulkinder und Erwachsene als schleimhautabschwellendes Mittel zur kurzfristigen Anwendung. Präparate ohne Konservierungsstoffe sind vorzuziehen. **Mit Einschränkung geeignet** bei Nebenhöhlenentzündung zur kurzfristigen Anwendung. Das Mittel kann den Sekretabfluss unterstützen. Dennoch sollten Sie das Mittel nicht anwenden, ohne dies mit einem Arzt besprochen zu haben. Die bislang vorliegenden Studien reichen noch nicht aus, um die therapeutische Wirksamkeit abschließend nachzuweisen. → Seite 174
Rhinospray bei Schnupfen Nasenspray	1,264 mg (Konservierungsmittel: Benzalkoniumchlorid)	12 ml	4,15	
schnupfen endrine Spray-0,1 % Nasenspray	**Xylometazolin-hydrochlorid** 1 mg (Konservierungsmittel: Benzalkoniumchlorid)	10 ml	2,97	**Auch geeignet** bei Schnupfen für Schulkinder und Erwachsene als schleimhautabschwellendes Mittel zur kurzfristigen Anwendung. Präparate ohne Konservierungsstoffe sind vorzuziehen. → Seite 174
schnupfen endrine Tropfen-0,05 %	0,5 mg (Konservierungsmittel: Benzalkoniumchlorid)	10 ml	1,98	
0,1 % Nasentropfen	1 mg (Konservierungsmittel: Benzalkoniumchlorid)	10 ml	3,29	
Sinuforton Kapseln Kapseln	**Anisöl** 30 mg **+ Auszug aus Primelwurzel** 60 mg **+ Thymiankraut** 100 mg	20 Stück	6,45	**Mit Einschränkung geeignet** bei Schnupfen und Nebenhöhlenentzündung. Dennoch sollten Sie das Mittel bei Nebenhöhlenentzündung nicht anwenden, ohne dies mit einem Arzt besprochen zu haben. Die bislang vorliegenden Studien reichen noch nicht aus, um die therapeutische Wirksamkeit abschließend nachzuweisen. → Seite 178

Eine chronische Bronchitis ist die Folge einer anhaltend gereizten Bronchialschleimhaut, zum Beispiel durch Zigarettenrauch. Die Reizstoffe schädigen die Flimmerhärchen in den Bronchien. Diese können eingedrungene Fremdkörper dann nicht mehr nach oben zum Rachen hin befördern, was das Abhusten erschwert und den ständigen Hustenreiz erklärt. Hinzu kommt, dass die geschädigte Schleimhaut vermehrt Schleim produziert und so den Hustenreiz zusätzlich unterstützt.

Bei chronischem Sodbrennen können die vor allem nachts im Liegen aus dem Magen aufsteigenden und eingeatmeten Säuretröpfchen die Bronchien schädigen und krampfartige Hustenanfälle auslösen.

Darüber hinaus kann Husten im Zusammenhang mit einer Herzschwäche auftreten.

Außerdem kann er als unerwünschte Wirkung von Arzneimitteln vorkommen, zum Beispiel von ACE-Hemmern mit Wirkstoffen wie zum Beispiel Captopril, Enalalpril, Fosinopril, Lisinopril (bei hohem Blutdruck). Dieser Husten ist aber immer „unproduktiv", das heißt, es wird nicht vermehrt Schleim gebildet und abgehustet, sondern es besteht nur ein Hustenreiz.

Auch Tumoren in Lunge oder Bronchien sowie Tuberkulose können anhaltenden Husten provozieren.

Bei Kindern

Trockener Reizhusten, der vor allem nachts auftritt, weist darauf hin, dass das Kind über die Nase nicht ausreichend Luft bekommt. Es kann aber auch ein erstes Anzeichen für eine Asthmaerkrankung sein. Tritt zusätzlich Erbrechen auf, kann ein Keuchhusten dahinter stecken.

Bei einer Erkältung kommt es häufig vor, dass der Kehlkopf entzündlich gereizt ist, was einen rauen, bellenden Husten zur Folge hat („Krupp-Husten").

Allgemeine Maßnahmen

Am wichtigsten ist, dass Sie viel trinken, zwei bis drei Liter Flüssigkeit täglich. Der Schleim kann sich dann leichter verflüssigen und lässt sich besser abhusten. Ratsam sind heiße Getränke (z. B. Tee).

Sorgen Sie dafür, dass die Raumluft nicht zu trocken ist. Sie können sie anfeuchten, indem Sie nasse Tücher über die Heizung hängen oder Wasserschalen aufstellen. Auch Zimmerpflanzen sorgen für eine höhere Luftfeuchtigkeit.

Heiße Dämpfe fördern die Durchblutung in den Schleimhäuten, befeuchten die Atemwege und tragen dazu bei, dass sich der Schleim verflüssigt. Gießen Sie kochendes Wasser in eine große Schüssel, decken Sie Kopf und Schultern mit einem großen Frotteehandtuch ab und atmen Sie die aufsteigenden Dämpfe mit geschlossenen Augen durch die Nase ein.

Kindern und Erwachsenen gleichermaßen helfen warme Wickel mit Lavendelöl oder Zitrone. Sie verbessern die Durchblutung in den Bronchien, lösen den Schleim und dämpfen den Hustenreiz. Kinder können mit einem solchen Wickel über Nacht häufig ruhig schlafen.

Dass Sie aufhören sollten zu rauchen, versteht sich von selbst, insbesondere, wenn Ihr Kind krank ist.

Bei Kindern

Sie müssen besonders darauf achten, dass das Kind genügend trinkt. Häufige kleine Mengen vertragen sie besser als wenige große, die bei starkem Husten leicht Erbrechen auslösen können.

Ein warmer Heublumensack auf der Brust lässt hustende Kinder ruhig schlafen.

Wann zum Arzt?

Wenn der Husten länger als zwei Wochen anhält, sollten Sie einen Arzt aufsuchen. Dann besteht die Gefahr, dass sich eine bakterielle Infektion auf die Virusinfektion aufgesetzt hat, und ein Arzt sollte über die weitere Behandlung entscheiden.

Eine chronische Bronchitis muss immer ärztlich behandelt werden.

Auch ältere Menschen und chronisch Kranke sollten bei Husten besser einen Arzt aufsuchen.

Bei Kindern

Wenn während eines akuten Hustens Fieber auftritt oder bereits vorhandenes Fieber ansteigt, sollten Sie das Kind sofort ärztlich untersuchen lassen, um eine Lungenentzündung auszuschließen.

Behandlung mit Medikamenten

Husten brauchen Sie nicht medikamentös zu behandeln. Er heilt von selbst oder mithilfe von Hausmitteln (siehe Abschnitt „Allgemeine Maßnahmen") innerhalb von vier bis sieben Tagen ab.

Hustenstillende Mittel (Antitussiva) dämpfen den Hustenreiz, vor allem bei trockenem Reizhusten. Diese Mittel sollten Sie vorzugsweise abends anwenden, damit Sie nachts ruhig schlafen können. Sie sind allerdings nur sinnvoll, solange sich der Schleim noch nicht löst, weil sie sonst das Abhusten verhindern.

Sobald der Husten „produktiv“ wird, sollten Sie auf hustenstillende Mittel verzichten.
Sekretlösende Mittel (Expektorantien, Mukolytika) und pflanzliche sekretlösende Mittel können dazu beitragen, dass sich der Schleim verflüssigt, sodass er sich besser abhusten lässt. Pflanzliche Kombinationen aus dieser Wirkstoffgruppe mit mehreren sekretlösenden Inhaltsstoffen wirken nicht besser.
Dass Husten mit sekretlösenden Mitteln schneller vergeht, ist bisher allerdings noch nicht ausreichend nachgewiesen. Solange der Husten noch nicht „produktiv“ ist, wenden Sie diese Mittel am besten tagsüber an.
Die Kombination hustenstillendes Mittel + sekretlösendes Mittel + pflanzliches sekretlösendes Mittel ist nicht sinnvoll. Diese Wirkstoffe miteinander zu kombinieren ist ein Widerspruch, weil sich die Substanzen in ihrer Wirkung gegenseitig blockieren. Diese Mittel sollten Sie bei Husten deshalb nicht anwenden.
Wenn Sie täglich zwei bis drei Liter trinken, wird der Husten schneller „produktiv“ und der oft schmerzhafte trockene Reizhusten lässt nach. Heiß getrunkene Husten- und Bronchialtees können diesen Vorgang unterstützen. Mehr als drei bis vier Bestandteile sollte der Tee allerdings nicht haben.
Hustenanfälle, die aufgrund von chronischem Sodbrennen entstehen, können die oben genannten Mittel nicht bessern. Sie verschwinden nur, indem das Sodbrennen konsequent behandelt wird. Was Sie darüber wissen sollten, steht im Abschnitt „Sodbrennen“ (→ Seite 210).

Anthroposophische, homöopathische und traditionell angewendete Mittel

Zu den meistgekauften Mitteln gehören auch *Monapax* Saft, Tropfen und Kinderzäpfchen. Dabei handelt es sich um homöopathische Präparate.
Ebenfalls zu den meistgekauften Mitteln gehören *Abtei HUSTENHEIL Tropfen* mit Anis-, Eukalyptus-, Fenchel-, Pfefferminz- und Salbeiöl, *Bronchicum Hustenpastillen* mit Auszügen aus *Thymian, Dr. Soldan Salmiakpastillen* mit Extrakten aus der Süßholzwurzel, Anisöl und Ammoniumchlorid, *KNEIPP Husten- und Bronchialtee* mit Fenchelfrüchten, Primelblüten, Spitzwegerich und Thymian, *tetesept Erkältungsmedizin Husten Lindinetten C* mit Anis-, Fenchel-, Pfefferminzöl und Vitamin C sowie *tetesept Erkältungsmedizin Bronchial-activ Bonbons N* mit Anis-, Fenchel-, Kiefernnadel-, Pfefferminzöl, Vitamin C und Honig. Dabei handelt es sich um Präparate, die von der Arzneimittelbehörde als „traditionell angewendet“ zugelassen wurden.
Diese Mittel lassen sich nach den Grundsätzen dieses Buches nicht bewerten und werden deshalb nicht näher besprochen. Allgemeine Informationen zu der genannten Therapierichtung Homöopathie finden Sie im Abschnitt „Homöopathische Mittel“ (→ Seite 14). Was „traditionell angewendete“ Präparate sind, lesen Sie im Abschnitt „Traditionell angewendete Mittel“ (→ Seite 13).

Hustenstillende Mittel

Clobutinol

Silomat

stas-Hustenstiller

Dextromethorphan

Wick formel 44 plus

Dropropizin

Larylin Husten-Stiller

Pentoxyverin

Sedotussin

Clobutinol und Dextromethorphan unterdrücken den Hustenreiz, indem sie den Hustenreflex im Hustenzentrum im Stammhirn beeinflussen. Die therapeutische Wirksamkeit beider Substanzen ist gut belegt. Allerdings ist Dextromethorphan in *Wick Formel 44 plus Hustenpastillen* relativ niedrig dosiert. Um den Wirkstoff in ausreichender Menge einzunehmen, müssen Sie täglich mindestens zehn Pastillen lutschen.
Dropropizin setzt die Reizschwelle für bestimmte Nervenbindestellen in den Bronchien („Hustenrezeptoren“) herab und blockiert auch diese Rezeptoren, sodass der Hustenreflex unterbrochen wird. Die therapeutische Wirksamkeit dieses Mittels ist nicht ausreichend nachgewiesen. Mittel mit Clobutinol sind deshalb vorzuziehen.
Pentoxyverin wirkt vermutlich über beide Mechanismen. Auch bei diesem Mittel ist die therapeutische Wirksamkeit weniger gut belegt. Mittel mit Clobutinol sind deshalb vorzuziehen.
Die Wirkung aller Mittel setzt innerhalb einer Stunde ein und hält etwa vier bis sechs Stunden vor.

Anwendung

Alle Mittel sollten Sie vorzugsweise abends anwenden und zwar nur, solange der Husten noch nicht „produktiv" ist, also noch kein Schleim abgehustet werden kann, sonst sammelt sich das Sekret in den Bronchien. Zum einen bildet es dann einen guten Nährboden für Bakterien, zum anderen behindert es die Atmung.

Wenn Sie die Mittel abends vor dem Schlafengehen oder in der Nacht anwenden wollen, sollten Sie darauf achten, dass sie zuckerfrei sind, sonst können sie Karies fördern.

Achtung

Einige Tropfen und Säfte enthalten Alkohol. Personen mit Alkoholproblemen dürfen diese Mittel nicht einnehmen. Auch Leberkranke und Menschen mit Anfallleiden sollten den Alkoholgehalt berücksichtigen. Darüber hinaus kann Alkohol die Wirkung vieler Arzneimittel (z. B. Schlaf- und Beruhigungsmittel, Psychopharmaka, starke Schmerzmittel, einige Mittel bei hohem Blutdruck) verstärken.

Gegenanzeigen

Clobutinol dürfen Sie nicht anwenden, wenn Ihre Nieren nur eingeschränkt arbeiten. Auch wenn Sie zu Krampfanfällen neigen, sollten Sie darauf verzichten.

Dextromethorphan dürfen Sie nicht anwenden, wenn die Funktion Ihrer Leber gestört ist.

Dextromethorphan und Pentoxyverin dürfen Sie nicht anwenden, wenn Sie Asthma oder andere Atemwegserkrankungen haben oder wenn Sie oder das Kind, das diese Mittel bekommen soll, zu Krampfanfällen neigen (z. B. Fieberkrämpfe, Anfallleiden).

Wechselwirkungen mit Medikamenten

Wenn Sie noch andere Medikamente nehmen, ist zu beachten:

Dextromethorphan:

- Mittel mit diesem Wirkstoff dürfen Sie nicht gleichzeitig mit Medikamenten aus der Gruppe der MAO-Hemmer mit Substanzen wie Moclobemid (z. B. in *Aurorix*) anwenden, weil dann Erregungszustände und hohes Fieber auftreten können.
- Wenn Sie gleichzeitig den Wirkstoff Fluoxetin (z. B. in *Fluctin*, bei Depressionen) einnehmen, können Sie Halluzinationen bekommen.
- Dextromethorphan verstärkt die Wirkung von Barbituraten (bei Epilepsie) mit Wirkstoffen wie Barbexaclon (z. B. in *Maliasin*), Phenobarbital (z. B. in *Luminaletten*), Primidon (z. B. in *Liskantin*) sowie von Schlaf- und Beruhigungsmitteln und von Mitteln mit dem Wirkstoff Hydroxyzin (z. B. in *AH3 N*, *Atarax*, bei Allergien).
- Die Wirkstoffe Chinidin (z. B. in *Cordichin*) und Amiodaron (z. B. in *Cordarex*, beide bei Herzrhythmusstörungen) verstärken die unerwünschten Wirkungen von Dextromethorphan.

Dropropizin kann die Wirkung von blutdrucksenkenden Mitteln verstärken.

Pentoxyverin kann die Wirkung von Schlaf- und Beruhigungsmitteln verstärken.

Wechselwirkungen mit Speisen und Getränken

Wenn Sie Alkohol trinken, machen alle Mittel stärker müde. Bei Pentoxyverin ist dieser Effekt besonders ausgeprägt.

Unerwünschte Wirkungen

Gelegentlich, aber unbedenklich

Dextromethorphan, Dropropizin, Pentoxyverin: Übelkeit, Erbrechen, Müdigkeit, Schwindel.

Selten und unbedenklich

Clobutinol: Fingerzittern, Schwindel, Übelkeit, Schläfrigkeit, aber auch Schlaflosigkeit. Wenn Hautausschlag und Juckreiz auftreten, sollten Sie das Mittel sofort absetzen. Solche Beschwerden zeigen an, dass Sie den Wirkstoff nicht vertragen.

Selten, aber gefährlich

Pentoxyverin: Atemstörungen, vor allem bei Kindern.

Hinweise

Für Schwangerschaft und Stillzeit

Bedenken Sie, dass einige Säfte und Tropfen Alkohol enthalten. Alkoholfreie Mittel sind vorzuziehen.

Dextromethorphan, Dropropizin und Pentoxyverin dürfen Sie in der Schwangerschaft nicht anwenden.

Clobutinol dürfen Sie in den ersten drei Schwangerschaftsmonaten nicht einnehmen. Im weiteren Verlauf der Schwangerschaft sollten Sie das Mittel nicht ohne Rücksprache mit einem Arzt anwenden.

In der Stillzeit sollten Sie keines der Mittel einnehmen, weil alle Wirkstoffe in die Muttermilch übergehen und beim Säugling Atemstörungen auslösen können.

Für Kinder unter 14 Jahren

Bedenken Sie, dass einige Säfte und Tropfen Alkohol enthalten. Mittel ohne Alkohol sind vorzuziehen.

Beachten Sie unbedingt die Dosierungsangaben für Kinder im Beipackzettel.

Dextromethorphan dürfen Sie bei Kindern unter einem Jahr nur anwenden, wenn der Arzt dies ausdrücklich befürwortet hat.

Dropropizin dürfen Sie bei Kindern unter zwölf Jahren nicht anwenden.

Pentoxyverin dürfen Sie bei Kindern in den ersten sechs Lebensmonaten nicht einsetzen, bei Kindern unter zwei Jahren nur nach vorheriger Rücksprache mit einem Arzt, weil es sein kann, dass der Wirkstoff die Atmung beeinträchtigt. Länger als zwei Wochen dürfen Sie das Mittel auf keinen Fall anwenden. Kinder, die zu Krampfanfällen neigen, sollten während der Anwendung genau beobachtet werden.

Zur Verkehrstüchtigkeit

Alle hier aufgeführten Wirkstoffe können die Konzentrationsfähigkeit beeinträchtigen und müde machen. Sie sollten deshalb keine Fahrzeuge lenken, keine Maschinen bedienen und keine Arbeiten ohne sicheren Halt verrichten.

Sekretlösende Mittel

Ambroxol

Ambroxol-ratiopharm

Mucosolvan

Azetylzystein

ACC akut

NAC-ratiopharm

Bromhexin

Bisolvon

Bromhexin

Guaifenesin

Fagusan

Wick Formel 44 Husten-Löser

Alle sekretlösenden Mittel sollen dazu beitragen, dass sich der festsitzende Schleim in den Bronchien löst und leichter abgehustet werden kann. Das geschieht bei den verschiedenen Wirkstoffen auf unterschiedliche Art und Weise:

Ambroxol regt die Drüsenzellen der Bronchialschleimhaut an, mehr Sekret zu bilden. Dadurch ist der Schleim nicht mehr so klebrig und kann besser abgehustet werden.

Azetylzystein verflüssigt das Sekret, indem es über chemische Prozesse den Schleim weniger zäh macht.

Bromhexin wird im Körper zu Ambroxol abgebaut, das dann die eigentlich wirksame Substanz ist. Da es Ambroxol selbst als Medikament gibt, gilt Bromhexin als Wirkstoff heute als überholt, zumal Ambroxol besser vertragen wird.

Guaifenesin erhöht das Schleimvolumen und soll dadurch das festsitzende Sekret lösen. In hoher Dosis wirkt es auch beruhigend und macht müde. Im Vergleich zu den anderen sekretlösenden Mitteln ist dieser Wirkstoff weniger gut untersucht.

Bei allen sekretlösenden Substanzen ist die therapeutische Wirksamkeit noch nicht ausreichend nachgewiesen. Zwar gibt es eine Reihe von Studien zu diesen Mitteln, die Datenlage ist jedoch noch relativ unklar. Dass der Husten damit tatsächlich schneller abklingt als ohne diese Medikamente, ist nicht genügend belegt. Mehr als eine unterstützende Wirkung bei Husten ist von diesen Mitteln nach dem jetzigen Kenntnisstand nicht zu erwarten – nur bei chronisch-obstruktiven Lungenerkrankungen sieht die Datenlage besser aus. Diese Krankheiten müssen jedoch ärztlich behandelt werden.

Unklar ist, ob die Wirkstoffe überhaupt in die Bronchien gelangen, wenn sie eingenommen werden. Auch das Inhalieren der in heißem Wasser gelösten Tropfen oder Lösung ist keine Garantie dafür, dass die Wirkstoffe die Bronchialschleimhaut erreichen. Davon ist nur auszugehen, wenn ein leistungsstarker elektrischer Vernebler benutzt wird. Solche Geräte gibt es normalerweise nicht für den Hausgebrauch, sie stehen vorwiegend in Arztpraxen.

Werden die Mittel für ein Kopfdampfbad in einer Schüssel mit heißem Wasser gelöst oder aus einem haushaltüblichen Gerät inhaliert, bleiben die Wirkstoffe vorwiegend am Boden des Gefäßes. Sie haben einen anderen Siedepunkt als Wasser und verbinden sich deshalb nicht mit den aufsteigenden Dämpfen. Nur die sichtbaren Nebeltröpfchen enthalten auch die Wirkstoffe. Dieser Nebel gelangt aber nur in geringem Umfang in die Bronchien.

Mittel mit Ambroxol sind den anderen Wirkstoffen vorzuziehen, weil diese Substanz am besten untersucht ist.

Anwendung

Sekretlösende Mittel gibt es in vielen verschiedenen Zubereitungen: als Brause- und Filmtabletten, Kapseln, Retardkapseln (mit verzögerter Wirkstofffreisetzung), Granulat, Saft, Tropfen, Sirup, Lösung zum Inhalieren, Zäpfchen. Alle Mittel wenden Sie zwei- bis viermal täglich an, anfangs auch häufiger.

Wenn sich der Husten nach acht bis zehn Tagen noch nicht löst, sollten Sie die Mittel nicht weiter verwenden und einen Arzt aufsuchen.

Wenn Sie die Mittel in den ersten Tagen mit einem hustenstillenden Wirkstoff (z. B. Clobutinol, z. B. in *Silomat, stas-Hustenstiller*) kombinieren, dürfen Sie die sekretlösenden Mittel nur bis zum Nachmittag anwenden. Nehmen Sie sie später ein oder am Abend, blockieren Sie mit den hustenstillenden Mitteln, die Sie vorzugsweise abends oder vor dem Schlafengehen einnehmen, das Abhusten schon gelösten Schleims, der sich dann in den Bronchien staut und Bakterien einen guten Nährboden bietet.

Ambroxol muss hoch genug dosiert werden, damit es wirkt. In den ersten zwei bis drei Tagen sollten Sie täglich insgesamt 120 Milligramm davon einnehmen, anschließend können Sie die Dosis verringern.

Guaifenesin sollten Sie nicht länger als zwei Wochen hintereinander einnehmen und nicht mehr als sechs Messbecher täglich. Keinesfalls dürfen Sie die maximale Tagesdosis von zwölf Messbechern überschreiten, sonst wirkt das Mittel stark beruhigend.

Achtung

Einige Tropfen, Sirupe und Säfte enthalten Alkohol. Personen mit Alkoholproblemen dürfen diese Mittel nicht einnehmen. Auch Leberkranke und Menschen mit Anfallleiden sollten den Alkoholgehalt berücksichtigen. Darüber hinaus kann Alkohol die Wirkung vieler Arzneimittel (z. B. Schlaf- und Beruhigungsmittel, Psychopharmaka, starke Schmerzmittel, einige Mittel bei hohem Blutdruck) verstärken.

Gegenanzeigen

Wenn Sie Asthma haben, dürfen Sie die Mittel nicht inhalieren, weil sich die Bronchien dabei verkrampfen können, was Atemnot auslöst.

Manche Mittel enthalten Konservierungs- und Hilfsstoffe. Achten Sie bei der Angabe der Inhalts- und Hilfsstoffe auf die Bezeichnung Parabene oder (P-)Para-amino-benzoesäure-ethyl- oder -methyl-ester. Wenn Sie eine Allergie auf Parastoffe (→ Seite 41) haben, dürfen Sie diese Präparate nicht anwenden.

Guaifenesin dürfen Sie nicht einnehmen, wenn Ihre Nieren nur eingeschränkt arbeiten.

Wechselwirkungen mit Medikamenten

Guaifenesin: Wenn Sie dieses Mittel gleichzeitig mit Beruhigungsmitteln anwenden, kann sich deren Wirkung verstärken.

Unerwünschte Wirkungen

Selten und unbedenklich

Ambroxol: Übelkeit, Bauchschmerzen.

Azetylzystein: Entzündung der Mundschleimhaut, Kopfschmerzen, Ohrgeräusche (Tinnitus). Wenn Sie das Mittel absetzen, verschwinden diese Beschwerden wieder.

Bromhexin: Schwindel, Kopfschmerzen.

Guaifenesin: Übelkeit, Bauchschmerzen, Schwindel, Kopfschmerzen.

Selten, aber gefährlich

Bromhexin: Wenn Sie früher einmal ein Magen- oder Zwölffingerdarmgeschwür hatten, kann Bromhexin dieses wieder aktivieren.

Guaifenesin: Verwirrung, verlangsamter Herzschlag, Krampfanfälle in den Bronchien mit Atemnot.

Hinweise

Für Schwangerschaft und Stillzeit

Bedenken Sie, dass einige Tropfen, Sirupe und Säfte Alkohol enthalten. Mittel ohne Alkohol sind vorzuziehen.

Über die Risiken einer Anwendung in Schwangerschaft und Stillzeit gibt es keine Erkenntnisse. Sicherheitshalber sollten Sie die Mittel daher nicht oder nur nach Rücksprache mit einem Arzt anwenden.

Für Kinder unter 14 Jahren

Bedenken Sie, dass einige Tropfen, Sirupe und Säfte Alkohol enthalten. Mittel ohne Alkohol sind vorzuziehen.

Von den meisten Präparaten gibt es spezielle Zubereitungen für Kinder. Inhalieren sollten Kinder diese Mittel jedoch nicht, weil der Sekretfluss dann zu stark werden und Atemnot auslösen kann.

Azetylzystein dürfen Sie bei Kindern unter einem Jahr nicht anwenden. Achten Sie darauf, dass Sie die im Beipackzettel empfohlene Dosis korrekt einhalten.

Bromhexin und Guaifenesin dürfen Sie bei Kindern unter zwei Jahren nicht anwenden. Da die Mittel ohnehin als „wenig geeignet" bewertet werden, sollten Sie darauf verzichten.

Pflanzliche sekretlösende Mittel

Cineol

Soledum Kapseln

Efeu

PROSPAN

Fenchel

Abtei Fenchelhonig

Isländisch Moos

Isla-Mint

Isla-Moos

Myrtol

Gelomyrtol

Primel

ipalat Halspastillen

Spitzwegerich

Broncholind Hustensaft

tetesept Erkältungsmedizin Husten Saft/Tropfen

Thymian

Aspecton

Soledum Hustensaft

tetesept Erkältungsmedizin Erkältungskapseln

Tussamag

Die Inhaltsstoffe in diesen pflanzlichen Mitteln wirken auf verschiedene Weise, haben aber alle das gleiche Ziel: den Hustenreiz zu lindern und das Abhusten festsitzenden Schleims zu erleichtern.

Die ätherischen Öle in Fenchel, Salbei und Thymian regen die Tätigkeit der sekretabgebenden Zellen in den Bronchien an und aktivieren die Flimmerhärchen. Auf diese Weise verflüssigt sich der Schleim und lässt sich besser abhusten. Darüber hinaus wirkt Thymian krampflösend, was den Hustenreiz lindert.

Bestimmte Inhaltsstoffe (Saponine) in Efeu und Primel fördern zusätzlich den Auswurf, indem sie die Schleimhaut etwas reizen. Efeu hat auch eine antiasthmatische Wirkung, was unter anderem bei Säuglingen und Kleinkindern mit Bronchitis von Bedeutung ist.

Schleimdrogen wie Isländisch Moos und Spitzwegerich wirken eher hustenstillend, indem sie auf Schleimhäuten eine schützende Schicht bilden, die äußere Reize von der Schleimhaut fernhält und auf diese Weise den Hustenreiz lindert.

Cineol ist Hauptbestandteil von Eukalyptusöl. Es löst und verflüssigt den Schleim in den Bronchien, außerdem stimuliert es die Aktivität der Flimmerhärchen in den Bronchien, was das Abhusten erleichtert.

Fenchelöl gilt als mildes sekretlösendes Mittel. In Honig gelöst schmeckt es besonders angenehm und regt – wie auch andere ätherische Öle (z. B. Pfefferminzöl) und Süßstoffe wie Honig, Zucker und Süßholzwurzel – die Speichelsekretion an. Dadurch schluckt man häufiger, was dazu beiträgt, den Hustenreiz zu lindern.

Myrtol ist ein ätherisches Öl, das unter anderem zu je 25 Prozent aus Cineol und Limonen besteht. Zur botanischen Herkunft der Bestandteile liegen keine Angaben vor. Für „Myrtol-standardisierte" Zubereitungen liegen zwei Studien vor, die bei akuter Bronchitis und auch bei Nebenhöhlenentzündung eine Besserung der Beschwerden zeigten. Bei Husten können diese Mittel auch alternativ zu Mitteln mit dem sekretlösenden Wirkstoff Ambroxol (→ Seite 191) eingesetzt werden.

Anwendung

Alle Mittel wenden Sie mehrmals täglich an.

Achtung

Einige Tropfen und Säfte enthalten Alkohol. Personen mit Alkoholproblemen dürfen diese Mittel nicht einnehmen. Auch Leberkranke und Menschen mit Anfallleiden sollten den Alkoholgehalt berücksichtigen. Darüber hinaus kann Alkohol die Wirkung vieler Arzneimittel (z. B. Schlaf- und Beruhigungsmittel, Psychopharmaka, starke Schmerzmittel, einige Mittel bei hohem Blutdruck) verstärken.

Gegenanzeigen

Wenn Sie Asthma haben, sollten Sie pflanzliche Mittel, die ätherische Öle enthalten (das ist nicht der Fall bei *Prospan* und *Isla-Moos*), zurückhaltend anwenden. Je höher der Gehalt an ätherischen Ölen, desto größer ist die Gefahr, dass sie Krämpfe in den Atemwegen (Bronchospasmen) auslösen können.

Wechselwirkungen mit Medikamenten

Cineol und Myrtol: Wenn Sie diese Wirkstoffe zusätzlich zu anderen Medikamenten einnehmen, kann sich der Abbau der anderen Mittel in der Leber beschleunigen. Dadurch verringert oder verkürzt sich die Wirkung der anderen Medikamente. Dies ist besonders zu berücksichtigen, wenn ein Organ transplantiert worden ist, weil durch diese Wechselwirkung eine Abstoßungsreaktion einsetzen kann.

Unerwünschte Wirkungen

Selten und unbedenklich

Myrtol: Bauchschmerzen, Übelkeit. Wenn Sie Gallen- oder Nierensteine haben, können diese ihre Lage verändern.

Hinweise

Für Schwangerschaft und Stillzeit

Bedenken Sie, dass einige Tropfen und Säfte Alkohol enthalten. Mittel ohne Alkohol sind vorzuziehen.

Für die meisten Mittel gibt es über die Risiken einer Anwendung in Schwangerschaft und Stillzeit keine Erkenntnisse. Sicherheitshalber sollten Sie die Mittel daher nicht oder nur nach Rücksprache mit einem Arzt anwenden.

Cineol können Sie in Schwangerschaft und Stillzeit anwenden. In den ersten drei Schwangerschaftsmonaten sollten Sie jedoch sicherheitshalber vorher Rücksprache mit einem Arzt halten. In die Muttermilch tritt der Wirkstoff nicht über.

Myrtol: Sie müssen damit rechnen, dass der Wirkstoff in die Muttermilch übergeht.

Für Kinder unter 14 Jahren

Bedenken Sie, dass einige Tropfen und Säfte Alkohol enthalten. Mittel ohne Alkohol sind vorzuziehen.

Bei Säuglingen und Kleinkindern unter zwei Jahren dürfen Sie keine ätherischen Öle anwenden, weil diese Krämpfe in den Atemwegen (Bronchospasmen) hervorrufen können.

Pflanzliche Kombinationen: Sekretlösende Mittel

Efeu + Thymian

Bronchipret

Eukalyptus + Pfefferminze + Thymian

Broncholind Husten-Tropfen N

Kampfer + Menthol + Pfefferminze

Optipect

Quebrachorinde + Seifenkrautwurzel + Thymian

Bronchicum Tropfen N

Alle Pflanzenextrakte und ätherischen Öle in diesen Mitteln sollen dazu beitragen, dass sich der festsitzende Schleim in den Bronchien verflüssigt und dann besser abhusten lässt.

Seifenkrautwurzelextrakt enthält Saponine, die den Auswurf fördern.

Die Rinde des Quebrachobaums ist reich an Gerbstoffen, die sich auf der Oberfläche der Schleimhäute mit Eiweißstoffen verbinden und so eine Art Schutzschicht bilden, die die Schleimhaut vor äußeren Reizen schützt.

Um Husten zu lösen, genügt es, ein Mittel mit beispielsweise Efeu- oder Thymianextrakt allein anzuwenden. Die Kombination mehrerer pflanzlicher Inhaltsstoffe wirkt nicht besser. Die therapeutische Wrksamkeit dieser Mittel ist noch nicht ausreichend nachgewiesen.

Anwendung

Sie nehmen die Mittel mehrmals täglich ein.

Alle weiteren Angaben zu diesen Mitteln finden Sie unter dem Stichwort pflanzliche sekretlösende Mittel (→ Seite 193).

Zusätzlich ist zu beachten:

Achtung

Optipect enthält Kampfer. Achten Sie strikt darauf, dass kampferhaltige Mittel für Kinderhände unerreichbar aufbewahrt werden. Kampfer kann bei versehentlicher Einnahme in großen Mengen schwere Nervenschäden bis hin zu Krampfanfällen und Koma auslösen.

Husten- und Bronchialtees

Anis + Lindenblüten + Thymian

Bad Heilbrunner Husten- und BronchialTee N

Anis + Eibisch + Spitzwegerich + Thymian

H&S Husten- und Bronchialtee Nr. 8

Fenchel + Isländisch Moos + Spitzwegerich + Thymian

Sidroga Husten- und Bronchialtee

Anis + Eibisch + Primel + Süßholz + Thymian

Heumann Bronchialtee Solubifix novo

Wenn Sie bei Husten viel heiße Flüssigkeit trinken, verflüssigt und löst sich der festsitzende Schleim in den Bronchien besser und kann leichter abgehustet werden. Die in den Tees enthaltenen pflanzlichen Inhaltsstoffe und ätherischen Öle sollen diese Wirkung unterstützen. Allerdings sind die Wirkstoffe in den Tees meist zu niedrig dosiert, um tatsächlich sekretlösend wirken zu können. Entscheidend ist vielmehr die Flüssigkeitszufuhr.

Teemischungen wirken nicht besser als einzelne Kräutertees (z. B. Lindenblüten, Thymian). Mehr als drei bis vier Wirkstoffe sollte ein Hustentee nicht enthalten.

Anwendung

Trinken Sie täglich mehrere Tassen heißen Hustentee.

Kombination: hustenstillendes Mittel + sekretlösendes Mittel + pflanzliches sekretlösendes Mittel

Natriumdibunat + Guaifenesin + Thymian

Cito-Guakalin

In diesem Präparat sind ein chemisches (Guaifenesin) und ein pflanzliches sekretlösendes Mittel (Thymian) mit einem hustenstillenden Wirkstoff (Natriumdibunat) kombiniert. Das ist nicht sinnvoll, weil sich die Wirkungen der Substanzen gegenseitig blockieren. Wenn der festsitzende Schleim mit sekretlösenden Mitteln verflüssigt wird, muss er auch abgehustet werden können. Dies wird durch das hustenstillende Mittel aber verhindert.

Darüber hinaus sollten pflanzliche und chemische Wirkstoffe grundsätzlich nicht miteinander kombiniert werden. Die therapeutische Wirksamkeit des Mittels ist nicht ausreichend nachgewiesen.

Anwendung

Der Hersteller empfiehlt, das Mittel mehrmals täglich anzuwenden. Mehr als vier Teelöffel täglich dürfen Sie nicht einnehmen.

Achtung

Das Mittel enthält Alkohol. Personen mit Alkoholproblemen dürfen es nicht einnehmen. Auch Leberkranke und Menschen mit Anfallleiden sollten den Alkoholgehalt berücksichtigen. Darüber hinaus kann Alkohol die Wirkung vieler Arzneimittel (z. B. Schlaf- und Beruhigungsmittel, Psychopharmaka, starke Schmerzmittel, einige Mittel bei hohem Blutdruck) verstärken.

Hinweise

Für Schwangerschaft und Stillzeit

Bedenken Sie, dass das Mittel Alkohol enthält. Mittel ohne Alkohol sind vorzuziehen. Da das Präparat ohnehin als „wenig geeignet" bewertet wird, sollten Sie darauf verzichten.

Für Kinder unter 14 Jahren

Bedenken Sie, dass das Mittel Alkohol enthält. Mittel ohne Alkohol sind vorzuziehen. Da das Präparat ohnehin als „wenig geeignet" bewertet wird, sollten Sie es Kindern nicht geben.

Husten

Handelsname Darreichungsform	Zusammensetzung pro 1 ml/1 g oder wie angegeben bzw. pro abgeteilte Einheit	Kleinste Packungsgröße	Packungspreis	Bewertung für das beanspruchte Anwendungsgebiet
Abtei Fenchelhonig Sirup zum Einnehmen Sirup	**Fenchelöl** 0,5 mg	350 g	4,17	**Mit Einschränkung geeignet** bei Atemwegsinfektionen. Die hustenlösende Wirkung ist gering. → Seite 193
ACC akut Hustenlöser junior	**Azetylzystein** 100 mg	20 Stück	2,95	**Mit Einschränkung geeignet** bei Husten als sekretlösendes Mittel. Die bislang vorliegenden Studien reichen noch nicht aus, um die therapeutische Wirksamkeit abschließend nachzuweisen. → Seite 191
200	200 mg	20 Stück	4,40	
600 Brausetabletten	600 mg	10 Stück	4,40	
Ambroxol-ratiopharm Hustenlöser 75 Retardkapseln	**Ambroxol-hydrochlorid** 75 mg	20 Stück	7,54	**Mit Einschränkung geeignet** bei Husten als sekretlösendes Mittel. Die bislang vorliegenden Studien reichen noch nicht aus, um die therapeutische Wirksamkeit abschließend nachzuweisen. → Seite 191
Ambroxol-ratiopharm Hustensaft Saft	3 mg	100 ml	2,70	
Ambroxol-ratiopharm Hustenlöser 30	30 mg	20 Stück	3,12	
60 Tabletten	60 mg	20 Stück	5,15	
Ambroxol-ratiopharm Hustentropfen Tropfen	7,5 mg	50 ml	3,09	
Aspecton Hustensaft Saft	**Auszug aus Thymian** 167 mg	100 ml	5,60	**Mit Einschränkung geeignet** bei Husten als sekretlösendes Mittel. Die bislang vorliegenden Studien reichen noch nicht aus, um die therapeutische Wirksamkeit abschließend nachzuweisen. → Seite 193
Aspecton Hustentropfen Tropfen	1 060 mg	30 ml	6,60	
Bad Heilbrunner Husten- und BronchialTee N Filterbeutel	**Anisfrüchte** 550 mg + **Lindenblüten** 700 mg + **Thymiankraut** 550 mg	8 Stück	ca. 1,58	**Mit Einschränkung geeignet** bei trockenem Reizhusten. Ob die Inhaltsstoffe des Tees die hustenlösende Wirkung verstärken, ist noch nicht ausreichend nachgewiesen. Eine hohe Flüssigkeitszufuhr ist bei Husten immer sinnvoll. → Seite 195
Bisolvon Hustensaft Saft	**Bromhexin-hydrochlorid** 1,6 mg *Enthält 4,7% Alkohol*	100 ml	5,90	**Wenig geeignet** bei Husten als sekretlösendes Mittel. Bromhexin wird im Körper zu Ambroxol abgebaut. Präparate mit Ambroxol sind deshalb vorzuziehen, wenn ein sekretlösendes Mittel eingesetzt werden soll. → Seite 191
Bisolvon Hustentropfen Tropfen	2 mg	50 ml	5,15	

Hinweise zu den Tabellenspalten → Seite 24, zur Auswahl der Arzneimittel → Seite 20, zur Grundlage der Bewertung → Seiten 20, 23

Husten Fortsetzung

Handelsname Darreichungsform	Zusammensetzung pro 1 ml/1 g oder wie angegeben bzw. pro abgeteilte Einheit	Kleinste Packungsgröße	Packungspreis	Bewertung für das beanspruchte Anwendungsgebiet

Hinweise zu den Tabellenspalten → Seite 24, zur Auswahl der Arzneimittel → Seite 20, zur Grundlage der Bewertung → Seiten 20, 23

Handelsname Darreichungsform	Zusammensetzung pro 1 ml/1 g oder wie angegeben bzw. pro abgeteilte Einheit	Kleinste Packungsgröße	Packungspreis	Bewertung für das beanspruchte Anwendungsgebiet
Bromhexin 12-Dragees Dragees	**Bromhexin-hydrochlorid** 12 mg	20 Stück	2,52	**Wenig geeignet** bei Husten als sekretlösendes Mittel. Bromhexin wird im Körper zu Ambroxol abgebaut. Präparate mit Ambroxol sind deshalb vorzuziehen, wenn ein sekretlösendes Mittel eingesetzt werden soll. → Seite 191
Bromhexin-Inhalat Inhalationslösung	2 mg *Enthält 24,5% Alkohol*	50 ml	3,09	
Bromhexin 8-Hustensaft Saft	0,8 mg	100 ml	3,74	
Bromhexin 8-Tabletten Tabletten	8 mg	20 Stück	2,70	
Bromhexin 8-Tropfen N	8 mg *Enthält 41% Alkohol*	30 ml	3,00	
Bromhexin 12-Tropfen Tropfen	12 mg	30 ml	3,00	
Bronchicum Tropfen N Lösung	Auszüge aus **Quebrachorinde** 140 ml + **Seifenkrautwurzel** 190 ml + **Thymiankraut** 220 ml *Enthält 29,5% Alkohol*	30 ml	5,15	**Mit Einschränkung geeignet** bei Atemwegsinfekten. Die bislang vorliegenden Studien reichen noch nicht aus, um die therapeutische Wirksamkeit abschließend nachzuweisen. → Seite 194
Bronchipret Saft	Auszüge aus **Efeublättern** 15 mg + **Thymiankraut** 150 mg *Enthält 7% Alkohol*	50 ml	4,00	**Mit Einschränkung geeignet** bei Husten als sekretlösendes Mittel. Die bislang vorliegenden Studien reichen noch nicht aus, um die therapeutische Wirksamkeit abschließend nachzuweisen. → Seite 194
Bronchipret Tropfen Tropfen	Auszüge aus **Efeublättern** 150 mg + **Thymiankraut** 500 mg *Enthält 19% Alkohol*	50 ml	4,45	
Broncholind Hustensaft	**Auszug aus Spitzwegerichkraut** 120 mg *Enthält 3,04% Alkohol*	200 ml	ca. 6,61	**Mit Einschränkung geeignet** bei trockenem Husten. Die bislang vorliegenden Studien reichen noch nicht aus, um die therapeutische Wirksamkeit abschließend nachzuweisen. → Seite 193
Broncholind Hustensaft zuckerfrei Lösung	120 mg *Enthält 3,04% Alkohol*	200 ml	ca. 7,69	
Broncholind Husten-Tropfen N Tropfen	Auszüge aus **Eukalyptusblättern** 343,3 mg + **Pfefferminzblättern** 1 006,3 mg + **Thymiankraut** 167 mg *Enthält 70% Alkohol*	20 ml	ca. 4,70	**Mit Einschränkung geeignet** bei Husten als sekretlösendes Mittel. Die bislang vorliegenden Studien reichen noch nicht aus, um die therapeutische Wirksamkeit abschließend nachzuweisen. → Seite 194
Cito-Guakalin Hustensaft Saft	**Auszug aus Thymiankraut** 12 mg + **Guaifenesin** 10 mg + **Natriumdibunat** 2 mg *Enthält 2,2% Alkohol*	100 ml	5,75	**Wenig geeignet** bei Husten, weil hustenstillende und sekretlösende Wirkstoffe sich gegenseitig blockieren. Nicht sinnvolle Kombination. → Seite 195

▶

Husten Fortsetzung

Handelsname Darreichungsform	Zusammensetzung pro 1 ml/1 g oder wie angegeben bzw. pro abgeteilte Einheit	Kleinste Packungsgröße	Packungspreis	Bewertung für das beanspruchte Anwendungsgebiet

Hinweise zu den Tabellenspalten → Seite 24, zur Auswahl der Arzneimittel → Seite 20, zur Grundlage der Bewertung → Seiten 20, 23

Handelsname Darreichungsform	Zusammensetzung pro 1 ml/1 g oder wie angegeben bzw. pro abgeteilte Einheit	Kleinste Packungsgröße	Packungspreis	Bewertung für das beanspruchte Anwendungsgebiet
Fagusan Lösung Lösung	**Guaifenesin** 13,3 mg *Enthält 10% Alkohol*	200 ml	6,03	**Wenig geeignet** bei Husten als sekretlösendes Mittel, weil die therapeutische Wirksamkeit nicht ausreichend nachgewiesen ist. Mittel mit Ambroxol sind vorzuziehen, wenn ein sekretlösendes Mittel eingesetzt werden soll. → Seite 191
Gelomyrtol	**Myrtol** 120 mg	20 Stück	4,00	**Mit Einschränkung geeignet** bei Husten und Nebenhöhlenentzündung als sekretlösendes Mittel. Die bislang vorliegenden Studien reichen noch nicht aus, um die therapeutische Wirksamkeit abschließend nachzuweisen. → Seite 193
forte Kapseln	300 mg	20 Stück	5,82	
H&S Husten- und Bronchialtee Nr. 8 Filterbeutel	**Anisfrüchte** 400 mg + **Eibischwurzel** 600 mg + **Spitzwegerichkraut** 500 mg + **Thymiankraut** 500 mg	20 Stück	1,58	**Mit Einschränkung geeignet** bei trockenem Husten. Ob alle Inhaltsstoffe des Tees die hustenlösende Wirkung verstärken, ist nicht ausreichend nachgewiesen. Eine hohe Flüssigkeitszufuhr ist bei Husten immer sinnvoll. → Seite 195
Heumann Bronchialtee Solubifix novo Instant-Tee	**Auszug aus Eibischwurzel** 54,1 mg + **Auszug aus Primelwurzel** 8,3 mg + **Auszug aus Süßholzwurzel** 100 mg + **Anisöl** 3 mg + **Thymianöl** 1 mg	30 g	5,30	**Mit Einschränkung geeignet** bei trockenem Husten. Ob alle Inhaltsstoffe des Tees die hustenlösende Wirkung verstärken, ist nicht ausreichend nachgewiesen. Eine hohe Flüssigkeitszufuhr ist bei Husten immer sinnvoll. → Seite 195
ipalat Halspastillen	**Auszug aus Primelwurzel** 7,5 mg	40 Stück	3,85	**Mit Einschränkung geeignet** bei Husten als sekretlösendes Mittel. Die bislang vorliegenden Studien reichen noch nicht aus, um die therapeutische Wirksamkeit abschließend nachzuweisen. → Seite 193
ipalat Halspastillen zuckerfrei Pastillen	7,5 mg	40 Stück	3,85	
Isla-Mint Pastillen	**Auszug aus Isländisch Moos** 100 mg	30 Stück	3,40	**Mit Einschränkung geeignet** bei Husten als sekretlösendes Mittel. Die bislang vorliegenden Studien reichen noch nicht aus, um die therapeutische Wirksamkeit abschließend nachzuweisen. → Seite 193
Isla-Moos Pastillen	**Auszug aus Isländisch Moos** 80 mg	30 Stück	3,40	**Mit Einschränkung geeignet** bei Husten als sekretlösendes Mittel. Die bislang vorliegenden Studien reichen noch nicht aus, um die therapeutische Wirksamkeit abschließend nachzuweisen. → Seite 193
Larylin Husten-Stiller Pastillen	**Dropropizin** 20 mg	24 Stück	4,45	**Wenig geeignet** bei Reizhusten, weil die therapeutische Wirksamkeit nicht ausreichend nachgewiesen ist. Mittel mit Clobutinol sind vorzuziehen. → Seite 189
Sirup	3 mg *Enthält 1,25% Alkohol*	200 ml	7,96	

Husten Fortsetzung

Hinweise zu den Tabellenspalten → Seite 24, zur Auswahl der Arzneimittel → Seite 20, zur Grundlage der Bewertung → Seiten 20, 23

Handelsname Darreichungsform	Zusammensetzung pro 1 ml/1 g oder wie angegeben bzw. pro abgeteilte Einheit	Kleinste Packungsgröße	Packungspreis	Bewertung für das beanspruchte Anwendungsgebiet
Mucosolvan Brausetabletten 60 mg Brausetabletten	**Ambroxol-hydrochlorid** 60 mg	20 Stück	6,79	**Mit Einschränkung geeignet** bei Husten als sekretlösendes Mittel. Die bislang vorliegenden Studien reichen noch nicht aus, um die therapeutische Wirksamkeit abschließend nachzuweisen. → Seite 191
Mucosolvan Filmtabletten 60 mg Filmtabletten	60 mg	20 Stück	6,79	
Mucosolvan Inhalationslösung 15 mg/2 ml Inhalationslösung	7,5 mg	100 ml	7,18	
Mucosolvan Lutschpastillen 15 mg Lutschpastillen	15 mg	20 Stück	4,40	
Mucosolvan Retardkapseln 75 mg Retardkapseln	75 mg	20 Stück	8,02	
Mucosolvan Kindersaft 15 mg/5 ml	3 mg	100 ml	2,82	
Mucosolvan S 30 mg/5 ml Saft	6 mg	100 ml	4,67	
Mucosolvan Tabletten 30 mg Tabletten	30 mg	20 Stück	4,06	
Mucosolvan Tropfen 30 mg/2 ml Tropfen	15 mg	50 ml	5,19	
NAC-ratiopharm akut Hustenlöser 200	**Azetylzystein** 200 mg	10 Stück	2,75	**Mit Einschränkung geeignet** bei Husten als sekretlösendes Mittel. Die bislang vorliegenden Studien reichen noch nicht aus, um die therapeutische Wirksamkeit abschließend nachzuweisen. → Seite 191
600 Brausetabletten	600 mg	10 Stück	4,40	
Optipect Neo Lutschdragees	**Kampfer** 0,1 mg **+ Menthol** 3,2 mg **+ Pfefferminzöl** 2,8 mg	50 Stück	5,09	**Mit Einschränkung geeignet** bei Husten als sekretlösendes Mittel. Die bislang vorliegenden Studien reichen noch nicht aus, um die therapeutische Wirksamkeit abschließend nachzuweisen. → Seite 194
Optipect N Tropfen	**Kampfer** 5 mg **+ Menthol** 8,3 mg **+ Pfefferminzöl** 3,3 mg *Enthält 48,5% Alkohol*	30 ml	5,09	
Prospan akut Hustenbrausetabletten Brausetabletten	**Auszug aus Efeublättern** 65 mg	10 Stück	4,70	**Mit Einschränkung geeignet** bei Husten als sekretlösendes Mittel. Die bislang vorliegenden Studien reichen noch nicht aus, um die therapeutische Wirksamkeit abschließend nachzuweisen. → Seite 193
PROSPAN Filmtabletten	25 mg	40 Stück	5,00	
PROSPAN Hustensaft für Kinder Saft	7 mg	100 ml	5,85	

▶

Husten Fortsetzung

Handelsname Darreichungsform	Zusammensetzung pro 1 ml/1 g oder wie angegeben bzw. pro abgeteilte Einheit	Kleinste Packungsgröße	Packungspreis	Bewertung für das beanspruchte Anwendungsgebiet
PROSPAN Hustenzäpfchen für Kinder Suppositorien	**Auszug aus Efeublättern** 80 mg	10 Stück	7,25	**Mit Einschränkung geeignet** bei Reizhusten. Die bislang vorliegenden Studien reichen noch nicht aus, um die therapeutische Wirksamkeit abschließend nachzuweisen. Mittel mit Clobutinol sind vorzuziehen. → Seite 189
PROSPAN Hustentropfen Tropfen	20 mg *Enthält 47% Alkohol*	20 ml	5,00	
Sedotussin 50 mg Filmtabletten	**Pentoxyverin** 32 mg	20 Stück	6,60	**Mit Einschränkung geeignet** bei Reizhusten. Die bislang vorliegenden Studien reichen noch nicht aus, um die therapeutische Wirksamkeit abschließend nachzuweisen. Mittel mit Clobutinol sind vorzuziehen. → Seite 189
75 forte Kapseln	48 mg	10 Stück	4,45	
Sedotussin Hustenstiller Saft zuckerfrei Saft	1,35 mg	100 ml	3,54	
Sedotussin Hustenstiller Tropfen Tropfen	19 mg	30 ml	6,91	
Sedotussin 8 mg	8 mg	12 Stück	7,51	**Mit Einschränkung geeignet** bei Reizhusten bei Kleinkindern. Die bislang vorliegenden Studien reichen noch nicht aus, um die therapeutische Wirksamkeit abschließend nachzuweisen. Mittel mit Clobutinol sind vorzuziehen. → Seite 189
20 mg Zäpfchen	20 mg	12 Stück	8,50	**Mit Einschränkung geeignet** bei Reizhusten. Die bislang vorliegenden Studien reichen noch nicht aus, um die therapeutische Wirksamkeit abschließend nachzuweisen. Mittel mit Clobutinol sind vorzuziehen. → Seite 189
Sidroga Husten- und Bronchialtee Filterbeutel	**Fenchelfrüchte** 437,5 mg + **Isländisch Moos** 437,5 mg + **Spitzwegerichkraut** 350 mg + **Thymiankraut** 350 mg	20 Stück	3,29	**Mit Einschränkung geeignet** bei trockenem Reizhusten. Ob alle Inhaltsstoffe des Tees die hustenlösende Wirkung verstärken, ist nicht ausreichend nachgewiesen. Eine hohe Flüssigkeitszufuhr ist bei Husten immer sinnvoll. → Seite 195
Silomat Dragees	**Clobutinol-hydrochlorid** 40 mg	20 Stück	4,98	**Geeignet** bei Reizhusten. → Seite 189
Saft	4 mg	100 ml	4,64	
Tropfen	59,7 mg *Enthält 12% Alkohol*	15 ml	4,98	
Soledum Hustensaft Saft	**Auszug aus Thymiankraut** 150 mg *Enthält 5,8% Alkohol*	100 ml	5,85	**Mit Einschränkung geeignet** bei Husten als sekretlösendes Mittel. Die bislang vorliegenden Studien reichen noch nicht aus, um die therapeutische Wirksamkeit abschließend nachzuweisen. → Seite 193
Soledum Kapseln Kapseln	**Cineol** 100 mg	50 Stück	6,95	

Hinweise zu den Tabellenspalten → Seite 24, zur Auswahl der Arzneimittel → Seite 20, zur Grundlage der Bewertung → Seiten 20, 23

Husten Fortsetzung

Handelsname Darreichungsform	Zusammensetzung pro 1 ml/1 g oder wie angegeben bzw. pro abgeteilte Einheit	Kleinste Packungsgröße	Packungspreis	Bewertung für das beanspruchte Anwendungsgebiet
stas-Hustenstiller Saft N Saft	**Clobutinol-hydrochlorid** 4 mg	100 ml	4,70	**Geeignet** bei Reizhusten. → Seite 189
stas-Hustenstiller Tropfen N Tropfen	43 mg *Enthält 16,5% Alkohol*	20 ml	4,70	
tetesept Erkältungsmedizin Erkältungskapseln Kapseln	**Thymiankraut** 500 mg	40 Stück	4,99	**Mit Einschränkung geeignet** bei Husten als sekretlösendes Mittel. Die bislang vorliegenden Studien reichen noch nicht aus, um die therapeutische Wirksamkeit abschließend nachzuweisen. → Seite 193
tetesept Erkältungsmedizin Husten Saft Sirup	**Auszug aus Spitzwegerichkraut** 100 mg *Enthält 2,5% Alkohol*	150 g	4,49	
tetesept Erkältungsmedizin Husten Tropfen Tropfen	1 000 mg *Enthält 25% Alkohol*	20 ml	3,79	
Tussamag Hustensaft N	**Auszug aus Thymian** 90 mg *Enthält 4% Alkohol*	200 g	5,07	**Mit Einschränkung geeignet** bei Husten als sekretlösendes Mittel. Die bislang vorliegenden Studien reichen noch nicht aus, um die therapeutische Wirksamkeit abschließend nachzuweisen. → Seite 193
Tussamag Hustensaft N zuckerfrei Saft	90 mg *Enthält 4% Alkohol*	175 g	4,52	
Tussamag Hustentropfen N Tropfen	**Auszug aus Thymiankraut** 500 mg *Enthält 19% Alkohol*	20 g	2,47	
Wick Formel 44 Husten-Löser Sirup	**Guaifenesin** 13,3 mg *Enthält 5% Alkohol*	120 ml	7,44	**Wenig geeignet** bei Husten als sekretlösendes Mittel, weil die therapeutische Wirksamkeit nicht ausreichend nachgewiesen ist. Mittel mit Ambroxol sind vorzuziehen, wenn ein sekretlösendes Mittel eingesetzt werden soll. → Seite 191
Wick Formel 44 plus Husten-Pastillen S Lutschpastillen	**Dextromethorphan** 7,33 mg	18 Stück	7,44	**Geeignet** bei Reizhusten. → Seite 189

Hinweise zu den Tabellenspalten → Seite 24, zur Auswahl der Arzneimittel → Seite 20, zur Grundlage der Bewertung → Seiten 20, 23

Magen. Darm

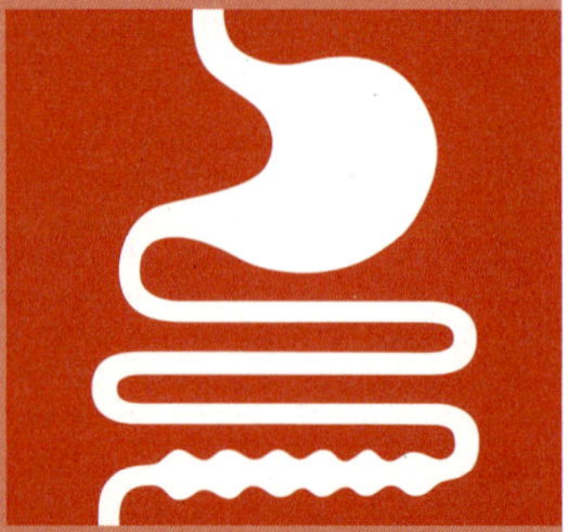

Magen und Darm sind die wichtigsten Verdauungsorgane unseres Körpers.
Der Magen ist ein sackförmiger, kräftiger Muskelschlauch von etwa 1,5 Liter Fassungsvermögen. Er nimmt den durchgekauten Nahrungsbrei auf, der ihn über Mund und Speiseröhre erreicht. Die Kohlenhydrate (z. B. aus Brot, Getreide, Gemüse, Kuchen, Süßspeisen) werden im Mund bereits vorverdaut, im Magen weiter aufgespalten und für die Aufnahme ins Blut vorbereitet.
Der Magen ist ständig in Bewegung, sodass der Speisebrei kräftig durchgemischt wird. Die Nahrungsbestandteile werden dabei weiter zerkleinert und intensiv mit Magensaft durchsetzt. Zahllose Drüsen in der das Mageninnere auskleidenden Schleimhaut geben täglich etwa zwei bis drei Liter Magensaft ab. Er enthält Pepsin und Salzsäure. Letztere wirkt auch desinfizierend. In dem stark sauren Milieu können viele mit der Nahrung aufgenommene Krankheitserreger nicht überleben.
Damit der Magen sich nicht selbst verdaut, sondert die Magenschleimhaut einen zähen Schleim ab, der das Mageninnere überzieht. Auf diese Weise kommt der Magensaft nicht mit der Magenwand in Berührung.
Zum Dünndarm hin ist der Magen durch einen ringförmigen Muskel (Pylorus) verschlossen. Sobald der direkt an den Magen anschließende Zwölffingerdarm (Duodenum) leer ist, öffnet sich der Schließmuskel und schiebt eine Portion des im Magen vorverdauten Speisebreis in diesen etwa 30 Zentimeter langen obersten Darmabschnitt.
An den Zwölffingerdarm schließt sich der vier bis fünf Meter lange Dünndarm (Jejunum) an, der das zentrale Organ für die Verdauung darstellt. In ihm werden mithilfe von Enzymen und Verdauungssäften aus Gallenblase und Bauchspeicheldrüse sowie aus Drüsen im Darm die verwertbaren Anteile der Nahrung aufgespalten. Danach können sie als Eiweiß-, Kohlenhydrat- und Fettbausteine in den Blutkreislauf aufgenommen werden. Die Schleimhaut im Inneren des Dünndarms ist stark gefaltet und bildet zahllose Zotten, die in den Darmschlauch hineinragen. Zusammen mit feinen Zellfortsätzen vergrößert dies die Oberfläche des Dünndarms auf rund 200 Quadratmeter. Über den Zellbesatz der Zotten werden Nährstoffe ebenso wie Arzneistoffe in das Blut eingeschleust.

Die Muskulatur des Dünndarms zieht sich immer wieder zusammen und entspannt sich, sodass der Nahrungsbrei gut durchmischt und innerhalb des Darmes zügig weiterbefördert wird.
Im ein bis zwei Meter langen Dickdarm (Colon) wird der Speisebrei eingedickt. Seine Schleimhaut ist von zahlreichen Bakterien besiedelt (der sogenannten Darmflora), die Speisereste aufspalten und vergären. Dadurch können weitere Nährstoffe in den Kreislauf aufgenommen werden. Der unverdauliche Rest des Speisebreis wird über den Enddarm (Rektum) und den After ausgeschieden.
Normalerweise dauert es rund 48 Stunden, bis die Nahrung den gesamten Verdauungstrakt durchlaufen hat. Bei schwer verdaulicher oder ballaststoffarmer Kost kann es auch mehrere Tage dauern.

Übelkeit, Erbrechen, Reisekrankheit

Übelkeit ist selbst keine Krankheit, sondern ein Warnsignal des Körpers. Er zeigt damit an, dass er etwas nicht verträgt.
Übelkeit und ebenso das meist folgende Erbrechen werden von einer speziellen Region im Hirnstamm, dem Brechzentrum, gesteuert. Dieses wird unmittelbar über Reize aus dem Magen oder – bei Reisekrankheit – über Signale aus dem Gleichgewichtsorgan des Innenohrs stimuliert.

Anzeichen und Beschwerden

Ein flaues Gefühl im Magen ist das typische Anzeichen von Übelkeit. Häufig bricht gleichzeitig kalter Schweiß aus und ein Schwindelgefühl setzt ein, weil der Blutdruck abfällt. Das Gesicht ist auffallend blass. Müdigkeit, Kopfschmerzen und Angstgefühle können hinzukommen. Erbrechen verschafft dann häufig Erleichterung, insbesondere wenn die Übelkeit durch Nahrungsmittel verursacht ist.
Typisch für die Reisekrankheit ist, dass sie sich durch Erbrechen nicht bessert. Erst wenn wieder fester Boden erreicht ist, legt sich die Übelkeit langsam.
Bei Kindern
Bei vier- bis zehnjährigen Kindern treten häufig gleichzeitig mit der Übelkeit krampfartige Leibschmerzen (Nabelkoliken) und Durchfall auf, die dem Erbrechen vorausgehen.

Ursachen

Reizauslöser im Magen können verdorbene Nahrungsmittel oder Giftstoffe (z. B. aus Pilzen) sein, ebenso ein Übermaß von Fett im Essen.
Auch Schlafmangel, Hunger, abgestandene Luft, ekelerregende Gerüche, niedriger Blutdruck, Nervosität und eine Magenschleimhautentzündung oder ein Magengeschwür können Übelkeit auslösen. Sie ist auch oft das erste Anzeichen für einen Migräneanfall.
Morgendliche Übelkeit bei Frauen ist eine häufige Begleiterscheinung in den ersten drei Monaten einer Schwangerschaft. Wenn der vierte Monat erreicht ist, legt sich das meistens wieder.
Wenn Kummer „auf den Magen drückt“ oder ein Schock noch nicht „verdaut“ ist, kann beides anhaltende Übelkeit verursachen. Sie hält meist so lange an, bis das Problem gelöst ist.
Außerdem können viele Medikamente (z. B. bei Husten, Herz-Kreislauf-Erkrankungen, Pilz- und Harnweginfektionen), die Pille und starke Schmerzmittel Übelkeit hervorrufen.
Übelkeit ist oft auch Vorbote eines Herzinfarkts. Treten gleichzeitig Schmerzen im Oberkörper und/oder in den Armen auf, müssen Sie unverzüglich den Notarzt rufen.
Bei der Reisekrankheit wird das Gleichgewichtsorgan im Innenohr stark gereizt, zum Beispiel durch Schiffsbewegungen bei Wellengang, Gerüttel im Flugzeug bei Turbulenzen, Autofahrten auf kurvenreicher Strecke. Der schwankende und sich ständig verändernde Untergrund vermittelt dem Gleichgewichtssinn im Innenohr keine einheitlichen Informationen. Wenn die gesamte Umgebung in Bewegung ist, haben auch die Augen keinen Fixpunkt mehr. Die Reize, die dann im Nervensystem ankommen und weitergeleitet werden, können das Brechzentrum aktivieren und Übelkeit auslösen.
Säuglinge im ersten Lebenshalbjahr können nicht reisekrank werden, weil sie sich noch nicht mit den Augen im Raum orientieren können.
Bei Kindern
Nach einem Magen-Darm-Infekt besteht bei Kindern etwa noch weitere vier Wochen lang eine erhöhte Bereitschaft für Reisekrankheit.

Vorbeugung

Wenn Sie leicht reisekrank werden, sollten Sie auf die Platzwahl achten. Im Flugzeug liegen die ruhigsten

Zonen über den Tragflächen, auf dem Schiff in der Mitte, im Bus unmittelbar hinter der Vorderachse, im Auto ist es der Beifahrersitz. Wenn Sie vor Reiseantritt eine Kleinigkeit essen, vertragen Sie die Fahrt meist besser als mit nüchternem Magen.

Bei Kindern

Unterbrechen Sie lange Autofahrten regelmäßig, damit sich die Kinder bewegen können.

Wenn Kindern im Auto oder Flugzeug leicht übel wird, sollten Sie Bahnreisen vorziehen.

Allgemeine Maßnahmen

Rührt die Übelkeit vom Magen her, mögen Sie meist nichts essen. Folgen Sie diesem Impuls oder essen Sie nur das, worauf Sie Lust haben, aber nichts Fettreiches. Leicht verdaulich und bekömmlich sind Haferflockensuppe, Kartoffelbrei und fettarme Brühe. Magenschonende Getränke sind stilles Mineralwasser und Kräutertee.

Wenn Ihnen auf einem Schiff übel ist, sollten Sie aufs Oberdeck an die frische Luft gehen und einen festen Punkt, der sich nicht bewegt (z. B. den Horizont), ins Auge fassen. Ist der Wellengang zu stark, legen Sie sich in der Kabine flach hin. Dann empfinden Sie die Schaukelbewegungen nicht ganz so heftig.

Wann zum Arzt?

Wenn die Übelkeit länger als zwei bis drei Tage anhält und sich durch Erbrechen nicht bessert, sollten Sie einen Arzt aufsuchen (Ausnahme: Reisekrankheit). Auch sehr heftiges Schwangerschaftserbrechen, bei dem der Magen kaum noch Speisen und Getränke verträgt, müssen Sie ärztlich behandeln lassen.

Bei Kindern

Ist nicht eindeutig, worauf die Übelkeit basiert, oder tritt Fieber über 38,5 °C auf, sollten Sie das Kind einem Arzt vorstellen.

Behandlung mit Medikamenten

Übelkeit, die vom Magen ausgeht, brauchen Sie normalerweise nicht medikamentös zu behandeln. Sie vergeht von allein wieder, wenn der Körper die Übelkeit auslösenden Stoffe verarbeitet oder ausgeschieden hat.

Reisekrankheit können Sie mit Antihistaminika vorbeugen oder bekämpfen. Diese Mittel werden normalerweise auch bei Allergien eingesetzt. Da sie aber stark müde machen, sollten Sie nur dann dazu greifen, wenn Sie sich selbst nicht ans Steuer setzen müssen. Die Kombination von Antihistaminika + anderen Substanzen ist nicht sinnvoll.

Präparate mit Ingwer sind bei Reisekrankheit geeignet. Sie wirken etwas schwächer als Antihistaminika, haben aber keine unerwünschten Wirkungen.

Anthroposophische, homöopathische und traditionell angewendete Mittel

Zu den meistgekauften Mitteln gehören auch *HEVERTIGON*, *Vertigoheel Mischung* und *Vertigoheel Tabletten*. Dabei handelt es sich um homöopathische Präparate, die sich nach den Grundsätzen dieses Buches nicht bewerten lassen und deshalb nicht näher besprochen werden. Allgemeine Informationen zu der genannten Therapierichtung finden Sie im Abschnitt „Homöopathische Arzneimittel" (→ Seite 14).

Antihistaminika

Dimenhydrinat

Dimen
SUPERPEP
Reisegold tabs
Reisetabletten Retorta
REISETABLETTEN STADA
Reisetabletten-ratiopharm
Vomacur
Vomex A

Diphenhydramin

Emesan

Dimenhydrinat und Diphenhydramin sind Antihistaminika, die üblicherweise bei Allergien eingesetzt werden. Die Wirkstoffe behindern Nervenschaltungen, die Impulse – unter anderem vom Gleichgewichtsorgan im Innenohr – zum Brechzentrum weiterleiten.

Dimenhydrinat setzt sich etwa zu gleichen Teilen aus zwei Bestandteilen zusammen: zum einen aus dem Antihistaminikum Diphenhydramin, zum anderen aus 8-Chlortheophyllin. In diese Anteile wird Dimenhydrinat auch sofort nach der Einnahme im Körper aufgespalten. Der eigentliche Wirkstoff ist das Antihistaminikum Diphenhydramin. 8-Chlortheophyllin trägt zur Wirkung des Antihistaminikums nichts bei und ist als Zusatz unnötig, hat allerdings auch keine nennenswerten unerwünschten Wirkungen.

Die Annahme, dass 8-Chlortheophyllin als „Muntermacher" den müde machenden Effekt des Antihistaminikums aufheben kann, hat sich in der

Praxis nicht bestätigt. Dimenhydrinat und Diphenhydramin machen gleichermaßen müde. Bei Reisekrankheit kann das erwünscht sein – um beispielsweise während einer Schiffsreise eine ruhige Nacht zu verbringen oder im Flugzeug oder Bus schlafen zu können.

Anwendung

Beide Mittel gibt es in verschiedenen Zubereitungen. Speziell die Kaudragees werden verstärkt als besonders schnell wirksam beworben, allerdings ist das bisher nicht ausreichend belegt.
Um Reisekrankheit vorzubeugen, genügt bei beiden Mitteln eine Dosis von 50 Milligramm, die Sie eine Stunde vor der Abfahrt einnehmen. Die Wirkung setzt innerhalb einer Stunde ein. Dauert die Reise länger als acht Stunden, können Sie die Einnahme nach vier bis sechs Stunden wiederholen.
Wenn Sie morgendliches Schwangerschaftserbrechen unterdrücken wollen, müssen Sie das Mittel abends vor dem Schlafengehen einnehmen.
Von Diphenhydramin sollten Sie nicht mehr als 200 Milligramm pro Tag schlucken, von Dimenhydrinat nicht mehr als 400 Milligramm.

Achtung

Vomex A Sirup: Das Mittel enthält Alkohol. Personen mit Alkoholproblemen dürfen es nicht einnehmen. Auch Leberkranke und Menschen mit Anfallleiden sollten den Alkoholgehalt berücksichtigen. Darüber hinaus kann Alkohol die Wirkung vieler Arzneimittel (z. B. Schlaf- und Beruhigungsmittel, Psychopharmaka, starke Schmerzmittel, einige Mittel bei hohem Blutdruck) verstärken.

Gegenanzeigen

Unter folgenden Bedingungen dürfen Sie Dimenhydrinat und Diphenhydramin nicht anwenden:

- Sie haben grünen Star (Glaukom).
- Sie leiden unter Epilepsie.
- Ihre Prostata ist vergrößert und Sie können die Blase nicht vollständig entleeren.
- Sie haben einen akuten Asthmaanfall.
- Sie sind alkoholabhängig.
- Sie haben einen Tumor in der Nebenniere.
- Sie haben einen Magen-Darm-Verschluss.
- Sie haben eine Erweiterung des Dickdarms, die mit chronischer Verstopfung verbunden ist (Megakolon).
- Sie wollen einen Allergietest machen lassen. Antihistaminika können die Testergebnisse verfälschen.

Wechselwirkungen mit Medikamenten

Wenn Sie noch andere Medikamente anwenden, ist zu beachten:

- Trizyklische Antidepressiva mit Wirkstoffen wie Amitriptylin, Clomipramin, Doxepin, Imipramin, Nortriptylin oder Trimipramin (Präparate z. B. *Saroten*, *Anafranil*, *Aponal*, *Tofranil*, *Nortrilen*, *Stangyl*) und so genannte MAO-Hemmer mit Wirkstoffen wie Moclobemid (Präparat z. B. *Aurorix*), die bei Depressionen verordnet werden, verstärken die teilweise gefährlichen unerwünschten Wirkungen der Antihistaminika (Mundtrockenheit, Schwierigkeiten beim Wasserlassen, Sehstörungen).
- Beide Wirkstoffe dürfen Sie nicht zusammen mit Antibiotika anwenden, weil sie die unerwünschten Wirkungen der Antibiotika verschleiern können.

Unerwünschte Wirkungen

Häufig und gefährlich

Müdigkeit, Schläfrigkeit, Benommenheit, Muskelschwäche.

Gelegentlich, aber unbedenklich

Mundtrockenheit, Gefühl der verstopften Nase.

Gelegentlich und gefährlich

Schwierigkeiten beim Wasserlassen, Erhöhung der Herzschlagfrequenz (Tachykardie).

Selten, aber gefährlich

Unruhe, Erregung, Schlaflosigkeit, Stimmungsveränderungen (Euphorie oder Depression), Bewegungsstörungen, Schwindel, Krampfanfälle. Sehstörungen. Wenn sich das Auge rötet und schmerzt, sich die Pupille weitet und bei Lichteinfall nicht mehr richtig verengt oder wenn der Augapfel steinhart wird, müssen Sie umgehend den Notarzt rufen. Das sind Anzeichen für einen Glaukomanfall, bei dem sich der Augeninnendruck gefährlich erhöht. Wird dieser nicht sofort behandelt, können Sie erblinden.
Sehr selten können die Mittel eine Autoimmunkrankheit (Lupus erythematodes) oder Störungen der Blutbildung auslösen.

Hinweise

Für Schwangerschaft und Stillzeit

In der Schwangerschaft sollten Sie beide Wirkstoffe nicht ohne ärztlichen Rat einnehmen. Im letzten Schwangerschaftsdrittel dürfen Sie die Mittel nicht anwenden, weil sie vorzeitige Wehen auslösen können.

In der Stillzeit können Sie die Mittel anwenden, wenn Sie sie nur aus einem bestimmten Anlass brauchen, zum Beispiel um eine Schiffspassage zu überstehen. Bei längerer Anwendung können sie sich störend auf die Körperfunktionen des Säuglings auswirken, weil beide Wirkstoffe in die Muttermilch übertreten.

Für Kinder unter 14 Jahren

Kinder bekommen ein bis zwei Milligramm der Wirkstoffe pro Kilogramm Körpergewicht. Ein sechsjähriges Kind mit 20 Kilogramm Körpergewicht erhält demnach 20 bis 40 Milligramm pro Tag, also morgens und abends jeweils zehn bis 20 Milligramm.

Wenn Kinder erbrechen müssen, sollten Sie Zäpfchen anwenden.

Vomex A Sirup: Bedenken Sie, dass das Mittel Alkohol enthält. Mittel ohne Alkohol sind vorzuziehen.

Zur Verkehrstüchtigkeit

Beide Wirkstoffe machen müde und schränken die Reaktionsfähigkeit ein. Sie sollten deshalb keine Fahrzeuge lenken, keine Maschinen bedienen und keine Arbeiten ohne festen Halt verrichten.

Pflanzliches Mittel

Ingwer

ZINTONA

Pulverisierte Ingwerwurzel kann die typischen Symptome einer Reisekrankheit wie Übelkeit, Schwindel und Kaltschweißigkeit abschwächen. Allerdings ist die Datenlage noch nicht ausreichend.

Anwendung

Das Mittel muss genügend hoch dosiert werden, damit die erwünschte Wirkung eintritt. Die klinischen Studien legen nahe, eine halbe Stunde vor Reiseantritt etwa ein Gramm Ingwerpulver einzunehmen. Dauert die Fahrt länger als vier Stunden, können Sie die Einnahme in dieser Dosis wiederholen.

Hinweise

Für Kinder unter 14 Jahren

Bei Kindern unter vier Jahren sollten Sie das Mittel nicht anwenden. Kinder von vier bis sechs Jahren bekommen 350 Milligramm Ingwerpulver. Kinder ab sechs Jahren erhalten die Hälfte der Erwachsenendosis (= 500 Milligramm).

Kombinationen: Antihistaminikum + andere Substanzen

Chlorphenoxamin + 8-Chlortheophyllin + Koffein

Rodavan

Diphenhydramin + 8-Chlortheophyllin + Koffein + Vitamin B_6

Reisegold

Chlorphenoxamin ist wie Diphenhydramin ein müde machendes Antihistaminikum. Zusätzlich zu diesen Wirkstoffen enthalten diese Mittel 8-Chlortheophyllin und Koffein, um den müde machenden Effekt aufzuheben. Das gelingt mit diesen Zusätzen allerdings nicht, sodass die Kombination dieser Wirkstoffe nicht sinnvoll ist. Ob sich Vitamin B_6 positiv auf Übelkeit auswirken kann, ist nicht ausreichend nachgewiesen.

Anwendung

Die Hersteller empfehlen, die Mittel vor Reiseantritt einzunehmen.

Was Sie über die Anwendung von Antihistaminika bei Reisekrankheit wissen sollten, lesen Sie unter dem Stichwort Antihistaminika (→ Seite 204). Zusätzlich ist zu beachten:

Achtung

Gegenanzeigen

Unter folgenden Bedingungen dürfen Sie diese Mittel nicht anwenden:

- Ihr Herz schlägt zu schnell (Tachykardie).
- Sie haben einen erhöhten Blutdruck (über 140/90 mm Hg).
- Sie haben eine Magen-Darm-Erkrankung (z. B. Magenschleimhautentzündung, Magengeschwür).

Unerwünschte Wirkungen

Gelegentlich, aber unbedenklich

Magenbeschwerden, Erregung, Nervosität.

Selten, aber gefährlich

Der Blutdruck kann ansteigen, das Herz schneller schlagen.

Hinweise

Für Schwangerschaft und Stillzeit

Wegen des Koffeingehalts sollten Sie diese Mittel nicht anwenden.

Für Kinder unter 14 Jahren

Wegen des Koffeingehalts sollten Kinder diese Mittel nicht bekommen.

Zur Verkehrstüchtigkeit

Beide Mittel machen müde und schränken die Reaktionsfähigkeit ein. Sie sollten deshalb keine Fahrzeuge lenken, keine Maschinen bedienen und keine Arbeiten ohne festen Halt verrichten.

Übelkeit, Erbrechen, Reisekrankheit

Handelsname Darreichungsform	Zusammensetzung pro 1 ml/1 g oder wie angegeben bzw. pro abgeteilte Einheit	Kleinste Packungsgröße	Packungspreis	Bewertung für das beanspruchte Anwendungsgebiet
Dimen 50 Heumann Tabletten	**Dimenhydrinat** 50 mg	20 Stück	4,52	**Mit Einschränkung geeignet** zur Vorbeugung und Behandlung von Übelkeit und Reisekrankheit. Dimenhydrinat besteht aus Diphenhydramin und 8-Chlortheophyllin. Monopräparate mit Diphenhydramin sind vorzuziehen. → Seite 204
Emesan Tabletten Tabletten	**Diphenhydramin-hydrochlorid** 50 mg	20 Stück	3,40	**Geeignet** bei Übelkeit und Erbrechen. Müde machendes Antihistaminikum. → Seite 204
Emesan S Säuglingszäpfchen	10 mg	5 Stück	3,85	**Geeignet** zur Behandlung von Übelkeit und Erbrechen bei Säuglingen. Müde machendes Antihistaminikum. → Seite 204
K Kinderzäpfchen	20 mg	5 Stück	3,85	**Geeignet** zur Behandlung von Übelkeit und Erbrechen bei Kindern zwischen 1 und 12 Jahren. Müde machendes Antihistaminikum. → Seite 204
E Erwachsenenzäpfchen Zäpfchen	50 mg	10 Stück	7,90	**Geeignet** zur Behandlung von Übelkeit und Erbrechen bei Kindern ab 12 Jahren und Erwachsenen. Müde machendes Antihistaminikum. → Seite 204
Reisegold tabs Tabletten	**Dimenhydrinat** 50 mg	10 Stück	5,30	**Mit Einschränkung geeignet** zur Vorbeugung und Behandlung von Reisekrankheit. Dimenhydrinat besteht aus Diphenhydramin und 8-Chlortheophyllin. Monopräparate mit Diphenhydramin sind vorzuziehen. → Seite 204
Reisegold Dragees	**Koffein** 50 mg + **Diphenhydramin-hydrochlorid** 30 mg + **8-Chlortheophyllin** 20 mg + **Vitamin B_6** 5 mg	10 Stück	5,30	**Wenig geeignet** zur Vorbeugung und Behandlung von Reisekrankheit. Nicht sinnvolle Kombination. Koffein und 8-Chlortheophyllin können die müde machende Wirkung des Antihistaminikums nicht aufheben. Monopräparate mit Diphenhydramin sind vorzuziehen. → Seite 206
Reisetabletten Retorta Tabletten	**Dimenhydrinat** 50 mg	10 Stück	3,00	**Mit Einschränkung geeignet** bei Reisekrankheit. Dimenhydrinat besteht aus Diphenhydramin und 8-Chlortheophyllin. Monopräparate mit Diphenhydramin sind vorzuziehen. → Seite 204

Hinweise zu den Tabellenspalten → Seite 24, zur Auswahl der Arzneimittel → Seite 20, zur Grundlage der Bewertung → Seiten 20, 23

Übelkeit, Erbrechen, Reisekrankheit Fortsetzung

Handelsname Darreichungsform	Zusammensetzung pro 1 ml/1 g oder wie angegeben bzw. pro abgeteilte Einheit	Kleinste Packungsgröße	Packungspreis	Bewertung für das beanspruchte Anwendungsgebiet
REISETABLETTEN STADA Tabletten	**Dimenhydrinat** 50 mg	10 Stück	4,00	**Mit Einschränkung geeignet** zur Vorbeugung und Behandlung von Reisekrankheit, Übelkeit und Erbrechen. Dimenhydrinat besteht aus Diphenhydramin und 8-Chlortheophyllin. Monopräparate mit Diphenhydramin sind vorzuziehen. → Seite 204
Reisetabletten-ratiopharm Tabletten	**Dimenhydrinat** 50 mg	20 Stück	3,70	**Mit Einschränkung geeignet** zur Vorbeugung und Behandlung von Reisekrankheit, Übelkeit und Erbrechen. Dimenhydrinat besteht aus Diphenhydramin und 8-Chlortheophyllin. Monopräparate mit Diphenhydramin sind vorzuziehen. → Seite 204
Rodavan Dragees	**Koffein** 50 mg + **Chlorphenoxamin-hydrochlorid** 30 mg + **8-Chlortheophyllin** 20 mg	10 Stück	3,36	**Wenig geeignet** zur Vorbeugung und Behandlung von Reisekrankheit. Nicht sinnvolle Kombination. Koffein und 8-Chlortheophyllin können die müde machende Wirkung des Antihistaminikums nicht aufheben. Monopräparate mit Diphenhydramin sind vorzuziehen. → Seite 206
SUPERPEP Reise-Kaugummi-Dragées	**Dimenhydrinat** 10 mg	10 Stück	5,75	**Mit Einschränkung geeignet** zur Vorbeugung und Behandlung von Übelkeit, Erbrechen und Reisekrankheit. Dimenhydrinat besteht aus Diphenhydramin und 8-Chlortheophyllin. Monopräparate mit Diphenhydramin sind vorzuziehen. → Seite 204
SUPERPEP forte Reise-Kaugummi-Dragées Kaudragees	20 mg	10 Stück	6,25	**Mit Einschränkung geeignet** zur Vorbeugung und Behandlung von Reisekrankheit. Dimenhydrinat besteht aus Diphenhydramin und 8-Chlortheophyllin. Monopräparate mit Diphenhydramin sind vorzuziehen. → Seite 204
SUPERPEP Tabletten 50 mg Tabletten	50 mg	10 Stück	5,00	**Mit Einschränkung geeignet** zur Vorbeugung und Behandlung von Übelkeit, Erbrechen und Reisekrankheit. Dimenhydrinat besteht aus Diphenhydramin und 8-Chlortheophyllin. Monopräparate mit Diphenhydramin sind vorzuziehen. → Seite 204
Vomacur Filmtabletten	**Dimenhydrinat** 50 mg	20 Stück	3,54	**Mit Einschränkung geeignet** zur Vorbeugung und Behandlung von Reisekrankheit, Übelkeit und Erbrechen. Dimenhydrinat besteht aus Diphenhydramin und 8-Chlortheophyllin. Monopräparate mit Diphenhydramin sind vorzuziehen. → Seite 204
40 Zäpfchen	40 mg	5 Stück	3,29	**Mit Einschränkung geeignet** zur Vorbeugung und Behandlung von Reisekrankheit, Übelkeit und Erbrechen bei Säuglingen und Kindern. Dimenhydrinat besteht aus Diphenhydramin und 8-Chlortheophyllin. Monopräparate mit Diphenhydramin sind vorzuziehen. → Seite 204

Hinweise zu den Tabellenspalten → Seite 24, zur Auswahl der Arzneimittel → Seite 20, zur Grundlage der Bewertung → Seiten 20, 23

Übelkeit, Erbrechen, Reisekrankheit Fortsetzung

Handelsname Darreichungsform	Zusammensetzung pro 1 ml/1 g oder wie angegeben bzw. pro abgeteilte Einheit	Kleinste Packungsgröße	Packungspreis	Bewertung für das beanspruchte Anwendungsgebiet
Vomacur 70 Zäpfchen	**Dimenhydrinat** 70 mg	5 Stück	4,06	**Mit Einschränkung geeignet** zur Vorbeugung und Behandlung von Reisekrankheit, Übelkeit und Erbrechen bei Kindern ab 6 Jahren und Erwachsenen. Dimenhydrinat besteht aus Diphenhydramin und 8-Chlortheophyllin. Monopräparate mit Diphenhydramin sind vorzuziehen. → Seite 204
Vomex A Dragees N Dragees	**Dimenhydrinat** 50 mg	20 Stück	5,92	**Mit Einschränkung geeignet** bei Übelkeit und Erbrechen. Dimenhydrinat besteht aus Diphenhydramin und 8-Chlortheophyllin. Monopräparate mit Diphenhydramin sind vorzuziehen. → Seite 204
Vomex A Retardkapseln N Retardkapseln	150 mg	20 Stück	13,15	
Vomex A Sirup Sirup	3,3 mg *Enthält 3,4% Alkohol*	100 ml	7,89	**Mit Einschränkung geeignet** zur Behandlung von Erbrechen bei Kindern. Dimenhydrinat besteht aus Diphenhydramin und 8-Chlortheophyllin. Monopräparate mit Diphenhydramin sind vorzuziehen. → Seite 204
Vomex A Kinder-Suppositorien 40 mg	40 mg	10 Stück	5,17	**Mit Einschränkung geeignet** zur Behandlung von Erbrechen bei Kindern ab 6 Jahren. Dimenhydrinat besteht aus Diphenhydramin und 8-Chlortheophyllin. Monopräparate mit Diphenhydramin sind vorzuziehen. → Seite 204
70 mg forte	70 mg	10 Stück	6,28	
Vomex A Suppositorien 150 mg Zäpfchen	150 mg	10 Stück	8,20	**Mit Einschränkung geeignet** zur Behandlung von Übelkeit und Erbrechen bei Jugendlichen und Erwachsenen. Dimenhydrinat besteht aus Diphenhydramin und 8-Chlortheophyllin. Monopräparate mit Diphenhydramin sind vorzuziehen. → Seite 204
ZINTONA Kapseln	**Ingwerwurzelstockpulver** 250 mg	10 Stück	4,91	**Mit Einschränkung geeignet** zur Vorbeugung von Reisekrankheit. Die bislang vorliegenden Studien reichen jedoch noch nicht aus, um die therapeutische Wirksamkeit abschließend nachzuweisen. → Seite 206

Hinweise zu den Tabellenspalten → Seite 24, zur Auswahl der Arzneimittel → Seite 20, zur Grundlage der Bewertung → Seiten 20, 23

Sodbrennen

Sodbrennen ist eine der häufigsten Beschwerden im Verdauungstrakt, vor allem bei älteren Menschen. Jeder Fünfte hat mindestens einmal pro Woche saures Aufstoßen, jeder Zehnte bis Zwanzigste leidet täglich daran.

Ein gewisser Rückfluss des Speisebreis aus dem Magen ist natürlich und schadet nicht. Gelangen jedoch ständig größere Mengen des sauren Gemischs in die Speiseröhre (Ösophagus), verätzt dieses die empfindliche Schleimhaut, sodass sie sich entzündet (Refluxösophagitis). Bleibt die Entzündung über Jahre bestehen, kann sich daraus im Laufe der Zeit Krebs entwickeln. Es ist also sinnvoll, Sodbrennen nicht als Bagatelle abzutun, sondern konsequent zu behandeln.

Anzeichen und Beschwerden

Sodbrennen macht sich mit einem unangenehmen Druckgefühl sowie brennenden Schmerzen hinter dem Brustbein, wo die Speiseröhre verläuft, bemerkbar. Die Beschwerden beginnen meist nach dem Essen in der Magengrube und gehen oft mit unangenehmem, saurem Aufstoßen einher, wobei kleine Mengen der zuvor geschluckten Speisen hochkommen können. Im Liegen und beim Bücken verstärkt sich das Sodbrennen meist.

Die vor allem nachts im Liegen aus dem Magen aufsteigenden Säuretröpfchen lösen oft Heiserkeit und krampfhafte Hustenanfälle aus.

Ursachen

Normalerweise verhindert der Schließmuskel am Mageneingang (Ösophagussphinkter), dass der Mageninhalt in die Speiseröhre zurückfließt. Ist der Muskel jedoch erschlafft, sinkt der Druck im unteren Bereich der Speiseröhre oder erhöht er sich im Mageninneren, können Magensaft und angedauter Speisebrei in die Speiseröhre aufsteigen.

Es gibt einige Faktoren, die diesen Vorgang begünstigen:

- Erhebliches Übergewicht, die stark vergrößerte Gebärmutter im letzten Drittel der Schwangerschaft sowie ein Zwerchfellbruch lassen den Druck im Magen ansteigen.
- Fettreiche Speisen, Alkohol und Rauchen lassen den Druck im unteren Teil der Speiseröhre absinken.
- Alkohol, Kaffee und kohlensäurehaltige Getränke regen die Magenschleimhaut an, verstärkt Säure zu produzieren, was saures Aufstoßen und Sodbrennen fördert. Auch bei Stress, Hetze, Konflikten und anhaltender Überforderung bildet der Magen besonders viel Magensaft.

Häufig aber bleibt die Ursache für den gestörten Verschlussmechanismus zwischen Speiseröhre und Magen ungeklärt.

Vorbeugung

- Vermeiden Sie, sich nach dem Essen mit vollem Magen hinzulegen (z. B. um einen Mittagsschlaf zu halten). Im Liegen fließt der Mageninhalt leichter in die Speiseröhre zurück als im Stehen oder Sitzen.
- Essen Sie nach 20 Uhr nichts mehr und halten Sie die Abendmahlzeit klein. Dann ist der Magen nahezu leer, wenn Sie zu Bett gehen.
- Nehmen Sie lieber fünfmal täglich eine kleine Mahlzeit zu sich statt dreimal eine große. Dann ist der Magen nicht so voll.
- Essen Sie möglichst zu gleich bleibenden Zeiten, um den Magen an einen bestimmten Rhythmus zu gewöhnen. Je unregelmäßiger die Mahlzeiten sind, desto größer ist das Risiko, dass der Magen zu viel Säure bildet.
- Fettarme, eiweißreiche Kost ist bekömmlicher und wird schneller verdaut als fettreiche.
- Verzichten Sie auf alkoholische und kohlensäurehaltige Getränke, Zigaretten, Zucker und Süßigkeiten.
- Bevorzugen Sie bei Kaffee die säurearmen oder koffeinfreien Sorten.
- Vermeiden Sie eiskalte Speisen und Getränke, weil sie die Bewegungen der Speiseröhre verringern.

Allgemeine Maßnahmen

Alle Maßnahmen, die im Abschnitt Vorbeugung aufgeführt sind, sind auch sinnvoll, wenn das Sodbrennen bereits besteht.

Sie können ausprobieren, ob sich die Beschwerden bessern, wenn Sie Kräutertee (z. B. Kamille, Malve, Eibisch), ein Glas stilles Mineralwasser oder rohen Kartoffelsaft (aus geraspelten und ausgedrückten Kartoffeln) trinken. Manchmal hilft es auch, bestimmte Speisen und Getränke, die leicht Sodbrennen auslösen (z. B. Schokolade, Tomatensauce, Wein, Obstsaft), zu meiden. Auch der beim Kauen von Kaugummi vermehrt gebildete Speichel kann die Magensäure verdünnen und Sodbrennen lindern.

Milde breiige Speisen wie zum Beispiel Karotten-, Kartoffel-, Grieß- und Reisbrei binden die Magensäure und können auf diese Weise Sodbrennen bessern.

Schlafen Sie nachts mit etwas erhöhtem Kopfteil (dickes Kissen, Keil unter die Matratze legen) oder drehen Sie sich zum Einschlafen auf die linke Seite. Schlafen Sie nämlich auf der rechten Seite, kann der Mageninhalt – anatomisch bedingt – leichter in die Speiseröhre zurückfließen.

Wann zum Arzt?

Wenn sehr plötzlich Schmerzen in der Speiseröhre oder im Magenbereich auftreten oder wenn das Sodbrennen länger als vier Wochen anhält, sollten Sie einen Arzt aufsuchen. Zum einen muss ausgeschlossen werden, dass ein Magengeschwür oder eine andere ernsthafte Erkrankung vorliegt. Zum anderen kann der Arzt stärker wirkende Medikamente verordnen, mit denen Sodbrennen noch wirksamer behandelt werden kann (z. B. Protonenpumpenhemmer). Was Sie über diese Mittel wissen müssen, steht im HANDBUCH MEDIKAMENTE der STIFTUNG WARENTEST.

Behandlung mit Medikamenten

Säurehemmende Mittel (H_2-Blocker) bremsen die Produktion von saurem Magensaft in der Magenschleimhaut und sind bei Sodbrennen gut wirksam. Vorübergehend auftretendes Sodbrennen können Sie auch mit Antazida behandeln. Das sind Substanzen, die überschüssige Magensäure binden oder neutralisieren. Allerdings ist der Effekt nur von kurzer Dauer. Präparate, die Antazida mit anderen Wirkstoffen kombinieren, wirken nicht besser als Antazida allein und sind deshalb nicht zu empfehlen. Sie sind nicht sinnvoll zusammengesetzt. Dazu gehören die Kombinationen Antazida + Entschäumer sowie Antazida + pflanzliche Mittel.

Anthroposophische, homöopathische und traditionell angewendete Mittel

Zu den meistgekauften Mitteln gehören auch *Bullrich Salz Magentabletten/Pulver* mit Natriumhydrogenkarbonat, *Luvos Heilerde Kapseln* mit naturreinem Löss sowie *Zirkulin Magen-Pastillen* mit Kalziumkarbonat. Dabei handelt es sich um Präparate, die von der Arzneimittelbehörde als „traditionell angewendet" zugelassen wurden. Solche Präparate lassen sich nach den Grundsätzen dieses Buches nicht bewerten und werden deshalb nicht näher besprochen. Allgemeine Informationen zu derartigen Mitteln finden Sie im Abschnitt „Traditionell angewendete Mittel" (→ Seite 13).

Säurehemmende Mittel

Famotidin

Pepcid

Ranitidin

Zantic

Famotidin und Ranitidin besetzen Bindestellen für das Gewebehormon Histamin (H_2-Rezeptoren) im Magen. Diese steuern die Säureproduktion. Sind die Bindestellen blockiert, gibt die Magenschleimhaut weniger Säure ab. Aufgrund dieser Eigenschaften werden die Mittel auch als H_2-Blocker bezeichnet.

Beide Substanzen sind gleichermaßen wirksam und erprobt. Sobald die Mittel jedoch abgesetzt werden, produziert der Magen erneut Säure.

ANWENDUNG

Sie nehmen die Mittel einmal täglich ein, und zwar vorzugsweise abends, weil H_2-Blocker nur nachts wirken. *Pepcid akut* zerfällt auf der Zunge und wirkt deshalb innerhalb von wenigen Minuten, während die Wirkung von *Zantic* etwa nach einer halben Stunde einsetzt; bei beiden Mitteln hält sie etwa vier bis sechs Stunden vor. Von Famotidin dürfen Sie nicht mehr als zwei Tabletten, von Ranitidin höchstens vier Tabletten täglich einnehmen.

ACHTUNG

Gegenanzeigen

Wenn Ihre Leberfunktion stark eingeschränkt ist oder Ihr Herz sehr langsam schlägt, sollten Sie H_2-Blocker nicht oder nur nach Rücksprache mit einem Arzt anwenden.

Wechselwirkungen mit Medikamenten

H_2-Blocker schwächen die Wirkung von Itraconazol (z. B. in *Sempera*) und Ketoconazol (z. B. in *Nizoral*), die häufig bei Nagelpilzinfektionen als Tabletten eingesetzt werden. Wenn Sie diese Mittel einnehmen müssen, sollten Sie die H_2-Blocker im Abstand von zwei Stunden schlucken. Probenecid (bei Gicht) verringert die Ausscheidung von Famotidin. Dadurch wirkt dieses länger.

Sucralfat (z. B. in *Ulcogant*, bei Magen- und Zwölffingerdarmgeschwüren) verringert die Wirkung von Ranitidin.

Unerwünschte Wirkungen

Gelegentlich, aber unbedenklich

Durchfall, Kopfschmerzen, Müdigkeit, Schwindel, Verstopfung.

Selten und unbedenklich

Tritt ein Hautausschlag auf, vertragen Sie vermutlich den Wirkstoff nicht. Setzen Sie das Mittel dann ab und suchen Sie einen Arzt auf.

Hinweise

Für Schwangerschaft und Stillzeit

In der Schwangerschaft sollten Sie H_2-Blocker nur nach Rücksprache mit einem Arzt anwenden. Mit Ranitidin liegen die längsten Erfahrungen vor. Beide Wirkstoffe treten in die Muttermilch über, Famotidin jedoch nur in sehr geringer Menge. In der Stillzeit ist deshalb diese Substanz zu bevorzugen.

Für Kinder unter 14 Jahren

Kinder sollten diese Mittel nicht bekommen.

Antazida

Almasilat

Simagel

Aluminium-Magnesiumsilikat

Gelusil

Aluminiumoxid (Algeldrat) + Kalziumkarbonat

Solugastril

Aluminiumoxid + Magnesiumhydroxid

Maalox

Maaloxan

Aluminiumverbindung + Natriumkarbonat (Carbaldrat)

Kompensan

Hydrotalcit

Talcid

Talidat

Magaldrat

Magaldrat-ratiopharm

Marax

Riopan

Magnesiumtrisilikat

Gastrimint N

Gastrobin

Magnesiumkarbonat + Kalziumkarbonat

Rennie

Aluminium- und/oder magnesiumhaltige Verbindungen binden den säurehaltigen Magensaft. Beide Stoffe werden häufig kombiniert, weil sie sich in ihren Eigenschaften ergänzen. Magnesium wirkt schneller, aber nicht so lange wie Aluminium, und es kann die Säure etwas besser binden. Es hat darüber hinaus leicht abführende Effekte, während Aluminium eher stopfend wirkt. Kalzium-, Magnesium- und Natriumkarbonat neutralisieren die Magensäure und machen sie auf diese Weise unschädlich.

Almasilat ist die Abkürzung für synthetisches Aluminium-Magnesium-Silikathydrat, Calbadrat steht für die Verbindung aus Aluminium und Natriumkarbonat.

Hydrotalcit und Magaldrat gehören zu den so genannten Schichtgitter-Antazida. Aluminium und Magnesium sind dabei gitterartig miteinander vernetzt. Das hat den Vorteil, dass die Verbindung besonders stabil ist und kaum Aluminium freigesetzt wird. Auch hält die Wirkung dieser Mittel länger an als die der anderen Antazida.

Anwendung

Sie wenden die Mittel nach Bedarf an und zwar sofort oder eine Stunde nach dem Essen. Die Wirkung setzt innerhalb weniger Minuten ein, hält allerdings nur etwa 20 Minuten vor. Wenn Sie die Mittel nach dem Essen einnehmen, verlängert sich die Wirkdauer auf etwa zwei bis drei Stunden.

Kautabletten müssen Sie sorgfältig im Mund zerkauen, damit sie im Magen ihre Wirkung entfalten können. Der dabei vermehrt gebildete Speichel trägt zusätzlich dazu bei, die überschüssige Säure zu neutralisieren.

Flüssige Antazida (Suspensionen, Gele) oder Kautabletten wirken etwas besser als Tabletten. Um Sodbrennen in der Nacht zu vermeiden, nehmen Sie die letzte Portion unmittelbar vor dem Schlafengehen ein.

Gastrimint: Dieses Mittel sollten Sie nicht länger als eine Woche einnehmen, die anderen Antazida nicht länger als vier Wochen.

Solugastril: Von diesem Mittel dürfen Sie nicht mehr als 14 Tabletten täglich einnehmen.

ACHTUNG

Gegenanzeigen

Wenn Ihre Nieren eingeschränkt arbeiten oder Sie regelmäßig an die künstliche Niere (Dialyse) angeschlossen werden müssen, dürfen Sie Antazida nur nach Rücksprache mit einem Arzt einnehmen.

Simagel, Solugastril: Wenn Sie zu Verstopfung neigen, sollten Sie diese Mittel nicht einnehmen.

Rennie, Solugastril: Wenn Sie Nierensteine haben oder hatten, sollten Sie diese kalziumkarbonathaltigen Mittel nicht einnehmen.

Wechselwirkungen mit Medikamenten

Aluminiumhaltige Antazida beeinträchtigen die Wirkung fast aller anderen Medikamente, weil sie nicht nur Säure binden, sondern auch die Wirkstoffe dieser Mittel. Andere Medikamente sollten Sie deshalb zwei bis drei Stunden vor oder vier bis fünf Stunden nach diesen Antazida einnehmen. Außerdem ist zu beachten:

- Zitronensäure (Zusatzstoff in vielen Brausetabletten) und Vitamin C (in fast allen Vitaminpräparaten, teilweise auch in Schmerzmitteln) erhöhen die unerwünschte Aufnahme von Aluminium aus dem Darm.
- Mittel aus der Gruppe der Anticholinergika mit Wirkstoffen wie Biperiden (z. B. in *Akineton*), Bornaprin (z. B. in *Sormodren*), Metixen (z. B. in *Tremarit*) und Trihexyphenidyl (z. B. in *Parkopan*, alle bei Parkinson-Krankheit) können die Aufnahme von Magnesium aus dem Darm erhöhen, weil sie die Darmbewegungen verringern. Wenn gleichzeitig die Nieren nur eingeschränkt arbeiten, wird das überschüssige Magnesium nicht genügend ausgeschieden. Wenn Sie dann Antazida hoch dosiert und/oder langfristig anwenden, kann der Magnesiumgehalt des Blutes gefährlich ansteigen. Anzeichen hierfür sind Schläfrigkeit und Muskelschwäche. Sie sollten die Antazida dann absetzen. Treten zusätzlich weitere Symptome auf (Übelkeit, Erbrechen, Atemprobleme), sollten Sie sofort einen Arzt aufsuchen.

Wechselwirkungen mit Speisen und Getränken

Zitrusfrüchte und Getränke mit Extrakten aus Zitrusfrüchten sollten Sie meiden, weil die darin enthaltene Zitronensäure die Aufnahme von Aluminium aus dem Darm fördert.

UNERWÜNSCHTE WIRKUNGEN

Häufig, aber unbedenklich

Weiche, breiige Stühle, möglicherweise auch Durchfall. Bei Schichtgitterantazida kommt diese unerwünschte Wirkung nicht oder nur sehr selten vor.

Almasilat: Verstopfung, Blähungen, Völlegefühl.

Selten, aber gefährlich

Gastrimint N, Gastrobin, Gelusil: Bei langfristiger und hoch dosierter Einnahme von Magnesiumsilikaten können sich Nierensteine bilden, vor allem, wenn Sie bereits einmal Nierensteine hatten.

Rennie, Solugastril: Bei langfristiger und hoch dosierter Einnahme können die Kalziumspiegel im Blut zu hoch ansteigen. Als Folge davon kann sich Kalzium in den Nieren ablagern und deren Funktion einschränken oder es können sich Nierensteine bilden.

HINWEISE

Für Schwangerschaft und Stillzeit

Sie können Antazida anwenden, allerdings nur kurzfristig und in niedriger Dosierung. Ist eine langfristige Einnahme nötig, sollte der Arzt den Aluminiumgehalt im Blut kontrollieren. Da aus Schichtgitterantazida (Hydrotalcit und Magaldrat) die geringste Menge Aluminium in den Körper aufgenommen wird, sollten Sie diese Wirkstoffe bevorzugen.

Für Kinder unter 14 Jahren

Säuglinge und Kleinkinder sollten keine Antazida bekommen.

Für Personen über 60 Jahre

Da die Nierenleistung mit zunehmendem Alter nachlässt, sollten Sie Antazida besser nicht anwenden.

■ Kombination: Antazida + Entschäumer

Aluminium-Natriumkarbonat + Dimeticon

Kompensan-S

Kalziumkarbonat + Magnesiumkarbonat + Simethicon

Rennie Defarin

Diese Mittel enthalten zusätzlich zu den Antazida die Wirkstoffe Dimeticon und Simethicon. Diese erhöhen die Oberflächenspannung von blasig aufgetriebenem Darminhalt und können auf diese Weise viele kleine Gasblasen in mehrere größere Blasen umwandeln. Diese platzen leich-

ter und gehen als Gas ab. Auf diese Weise können sich Blähungen bessern.
Weder Dimeticon noch Simethicon beeinflussen Sodbrennen. Wenn das Sodbrennen nicht mit Blähungen einhergeht, ist die Beigabe von Entschäumern also nicht sinnvoll. Darüber hinaus sind beide Entschäumer in den Mitteln viel zu niedrig dosiert, um Blähungen bessern zu können.
Alle Angaben zu Antazida → Seite 212. Alle Angaben zu Dimeticon und Simethicon finden Sie unter dem Stichwort Entschäumer (→ Seite 228).

Anwendung

Die Hersteller empfehlen, die Mittel mehrmals täglich anzuwenden.

Kombination: Antazida + pflanzliche Mittel

Basisches Bismutgallat + Basisches Bismutnitrat + Kalziumkarbonat + Kondurangorinde + Magnesiumkarbonat + Natriumhydrogenkarbonat + Schöllkraut

Nervogastrol N

Basische Bismutverbindungen wurden früher häufig in Magenmitteln verwendet. Heute sind sie überholt, weil es wirksamere und besser untersuchte Substanzen gibt, zumal unklar ist, ob und wie diese Wirkstoffe Sodbrennen tatsächlich bessern können. Außerdem gibt es kaum Untersuchungen über die unerwünschten Wirkungen. Bismut verweilt sehr lange im Körper. Es wird noch mehrere Monate nach Absetzen des Mittels ausgeschieden.
Kondurangorinde soll den Appetit, Schöllkraut den Gallefluss anregen. Schöllkraut kann die Leber schädigen und sollte deshalb in Arzneimitteln nicht mehr eingesetzt werden. Ein appetitanregendes Mittel ist bei Sodbrennen nicht erforderlich.
Kalzium-, Magnesium- und Natriumhydrogenkarbonat neutralisieren die Magensäure.
Die therapeutische Wirksamkeit des Mittels bei Sodbrennen ist nicht ausreichend nachgewiesen, die Kombination der verschiedenen Wirkstoffe nicht sinnvoll. Chemische und pflanzliche Wirkstoffe sollten in einem Arzneimittel generell nicht miteinander vermischt werden.

Anwendung

Der Hersteller empfiehlt, das Mittel mehrmals täglich einzunehmen.
Bismuthaltige Mittel sollten Sie auch in normaler Dosierung keinesfalls länger als acht Wochen einnehmen (siehe die Angaben unter „Unerwünschte Wirkungen"). Anschließend dürfen Sie acht bis zwölf Wochen keine bismuthaltigen Medikamente anwenden.
Alle weiteren Angaben finden Sie unter dem Stichwort Antazida (→ Seite 212). Zusätzlich ist zu beachten:

Unerwünschte Wirkungen

Häufig, aber unbedenklich

Übelkeit, Erbrechen. Der Stuhl färbt sich schwarz, weil Bismutnitrat im Darm zu Bismutsulfid umgewandelt wird.

Selten, aber gefährlich

Wenn Sie bismuthaltige Mittel länger als acht Wochen und in hoher Dosierung einnehmen, steigt das Risiko für eine Nervenerkrankung. Außerdem können die Knochen unmerklich erweichen.

Hinweise

Für Schwangerschaft und Stillzeit

Über die Risiken einer Anwendung in Schwangerschaft und Stillzeit gibt es keine Erkenntnisse. Da das Mittel ohnehin als „wenig geeignet" bewertet wird, sollten Sie darauf verzichten.

Für Kinder unter 14 Jahren

Kinder sollten dieses Mittel nicht bekommen.

Sodbrennen

Handelsname Darreichungsform	Zusammensetzung pro 1 ml/1 g oder wie angegeben bzw. pro abgeteilte Einheit	Kleinste Packungsgröße	Packungspreis	Bewertung für das beanspruchte Anwendungsgebiet
Gastrimint N MagenTabletten Tabletten	**Magnesium-trisilikat** 500 mg	60 Sück	ca. 4,40	**Geeignet** bei Sodbrennen. Die Wirkung hält nur kurze Zeit vor. → Seite 212
Gastrobin Magentabletten Tabletten	**Magnesium-trisilikathydrat** 500 mg	30 Stück	ca. 3,24	**Geeignet** bei Sodbrennen. Die Wirkung hält nur kurze Zeit vor. → Seite 212
Gelusil Lac Pulver Pulver	**Aluminiummagnesium-silikathydrat** 156 mg	150 g	15,10	**Geeignet** bei Sodbrennen. Die Wirkung hält nur kurze Zeit vor. → Seite 212
Pulverbeutel	1,014 g	10 Stück	8,85	
Gelusil Liquid Suspensionsbeutel	2,064 g	20 Stück	11,40	
Gelusil Lac Tabletten	500 mg	20 Stück	4,15	
Kompensan Suspension	**Aluminiumnatrium-karbonat-dihydroxid** 60 mg	150 ml	11,00	**Geeignet** bei Sodbrennen. Die Wirkung hält nur kurze Zeit vor. → Seite 212
Suspensionsbeutel	300 mg	20 Stück	11,00	
Tabletten	300 mg	20 Stück	4,13	
Kompensan-S Suspension Suspensionsbeutel	**Aluminiumnatrium-karbonat-dihydroxid** 300 mg + **Dimeticon** 100 mg	20 Stück	12,30	**Wenig geeignet** bei Sodbrennen, weil die Kombination mit einem Entschäumer nicht sinnvoll ist. Monopräparate mit Antazida oder säurehemmende Mittel sind vorzuziehen. → Seite 213
Kompensan-S Tabletten	**Aluminiumnatrium-karbonat-dihydroxid** 300 mg + **Dimeticon** 30 mg	20 Stück	4,70	
Maalox 70 mVal Suspension Suspension	**Aluminiumoxid** 90 mg + **Magnesiumhydroxid** 60 mg	250 ml	15,80	**Geeignet** bei Sodbrennen. Die Wirkung hält nur kurze Zeit vor. → Seite 212
70 mVal Suspension Suspensionsbeutel	**Aluminiumoxid** 900 mg + **Magnesiumhydroxid** 600 mg	20 Stück	14,60	
Maaloxan 25 mVal Kautablette Kautabletten	**Aluminiumoxid** 200 mg + **Magnesiumhydroxid** 400 mg	20 Stück	5,00	**Geeignet** bei Sodbrennen. Die Wirkung hält nur kurze Zeit vor. → Seite 212
25 mVal Suspension Suspensionsbeutel	**Aluminiumoxid** 230 mg + **Magnesiumhydroxid** 400 mg	20 Stück	11,46	
Magaldrat-ratiopharm Gel-Beutel Gel	**Magaldrat** 800 mg	20 Stück	5,85	**Geeignet** bei Sodbrennen. Die Wirkung hält nur kurze Zeit vor. → Seite 212
Magaldrat-ratiopharm 800 Tabletten	800 mg	20 Stück	3,70	
Marax 800 Suspension Suspensionsbeutel	**Magaldrat** 800 mg	20 Stück	5,97	**Geeignet** bei Sodbrennen. Die Wirkung hält nur kurze Zeit vor. → Seite 212
800 Tabletten Tabletten	800 mg	20 Stück	4,15	

Hinweise zu den Tabellenspalten → Seite 24, zur Auswahl der Arzneimittel → Seite 20, zur Grundlage der Bewertung → Seiten 20, 23

▶

Sodbrennen Fortsetzung

Handelsname Darreichungsform	Zusammensetzung pro 1 ml/1 g oder wie angegeben bzw. pro abgeteilte Einheit	Kleinste Packungsgröße	Packungspreis	Bewertung für das beanspruchte Anwendungsgebiet
Nervogastrol N Tabletten	**Schöllkraut** 150 mg + **Basisches Bismutgallat** 50,0 mg + **Basisches Bismutnitrat** 50,0 mg + **Kalziumkarbonat** 100,0 mg + **Kondurangorinde** 25 mg + **Magnesiumkarbonat** 100,0 mg + **Natrium-hydrogenkarbonat** 100,0 mg	20 Stück	4,70	**Wenig geeignet** bei Sodbrennen, weil die therapeutische Wirksamkeit nicht ausreichend nachgewiesen ist. Bismuthaltige Wirkstoffe sind überholt, Schöllkraut kann die Leber schädigen. Nicht sinnvolle Kombination chemischer und pflanzlicher Wirkstoffe. → Seite 214
Pepcid akut Filmtabletten	**Famotidin** 10 mg	6 Stück	5,09	**Geeignet** bei Sodbrennen. → Seite 211
Rennie	**Kalziumkarbonat** 680 mg + **Magnesiumkarbonat** 80 mg	24 Stück	3,94	**Geeignet** bei Sodbrennen. Die Wirkung hält nur kurze Zeit vor. → Seite 212
Rennie Defarin Tabletten	**Kalziumkarbonat** 680 mg + **Magnesiumkarbonat** 80 mg + **Simethicon** 25 mg	18 Stück	3,79	**Wenig geeignet** bei Sodbrennen, weil die Kombination mit einem Entschäumer nicht sinnvoll ist. Monopräparate mit Antazida oder säurehemmende Mittel sind vorzuziehen. → Seite 213
Riopan Magen Gel Gelbeutel	**Magaldrat** 1,6 g	10 Stück	6,03	**Geeignet** bei Sodbrennen. Die Wirkung hält nur kurze Zeit vor. → Seite 212
Simagel Kautabletten	**Almasilat** 430 mg	20 Stück	3,70	**Geeignet** bei Sodbrennen. Die Wirkung hält nur kurze Zeit vor. → Seite 212
Solugastril Gelbeutel	**Aluminiumoxid** 435 mg + **Kalziumkarbonat** 600 mg	20 Stück	11,40	**Geeignet** bei Sodbrennen. Die Wirkung hält nur kurze Zeit vor. → Seite 212
Tabletten	**Aluminiumoxid** 100 mg + **Kalziumkarbonat** 300 mg	20 Stück	4,85	
Talcid	**Hydrotalcit** 500 mg	20 Stück	4,30	**Geeignet** bei Sodbrennen. Die Wirkung hält nur kurze Zeit vor. → Seite 212
Talcid forte Kautabletten	1 000 mg	20 Stück	6,00	
Talcid Suspension Suspensionsbeutel	1 000 mg	20 Stück	6,67	
Talidat	**Hydrotalcit** 500 mg	20 Stück	3,94	**Geeignet** bei Sodbrennen. Die Wirkung hält nur kurze Zeit vor. → Seite 212
Talidat mint Kaupastillen	500 mg	20 Stück	3,94	
Zantic 75 mg Magentabletten Filmtabletten	**Ranitidin-hydrochlorid** 84 mg	6 Stück	5,51	**Geeignet** bei Sodbrennen. → Seite 211

Hinweise zu den Tabellenspalten → Seite 24, zur Auswahl der Arzneimittel → Seite 20, zur Grundlage der Bewertung → Seiten 20, 23

Verdauungsbeschwerden

Am Verdauungsvorgang sind mehrere Organe beteiligt: Schon im Mund wird die Nahrung zerkleinert, anverdaut und durch die Speiseröhre in den Magen befördert. Dort wird der Speisebrei mit saurem Magensaft durchmischt und portionsweise in den Zwölffingerdarm geschoben, wo enzymhaltige Verdauungssäfte aus der Bauchspeicheldrüse und Galleflüssigkeit aus der Leber hinzukommen. Im Dünndarm erfolgt die Aufnahme der mithilfe dieser Stoffe in kleinste Teile aufgespaltenen Nahrung ins Blut. Im Dickdarm wird den Nahrungsresten Wasser entzogen, die unverdaulichen Rückstände werden über den Enddarm ausgeschieden.
Auf diesem Weg durch Mund, Magen und Darm kann es zu diversen Störungen kommen, die Verdauungsbeschwerden verschiedenster Art nach sich ziehen können.

Anzeichen und Beschwerden

Magendrücken, Bauchschmerzen und Völlegefühl (Dyspepsie, dyspeptische Beschwerden) sind typische Anzeichen dafür, dass mit der Verdauung etwas nicht stimmt. Auch Blähungen, Durchfall und Verstopfung sind Hinweise dafür. Da es dafür aber spezifisch wirkende Mittel gibt, werden diese Verdauungsbeschwerden in gesonderten Kapiteln abgehandelt.
Schmerzen im linken Oberbauch sowie Auflagen von unverdautem, erstarrtem Fett im Stuhl deuten auf eine Funktionsstörung oder Entzündung der Bauchspeicheldrüse hin.

Bei Kindern

Säuglinge haben in den ersten sechs Lebensmonaten häufig Bauchschmerzen oder Koliken, die sich mit zunehmender Anpassung an die (angemessene) Ernährung bessern. Was Sie darüber wissen sollten, steht im Kapitel „Blähungen“ (→ Seite 226).
Bei Klein- und Schulkindern treten manchmal kolikartige Schmerzen um den Nabel herum auf.

Ursachen

Wenn Sie zu viel, zu fett oder zu spät abends gegessen haben, bleiben die Speisen oft wie ein Stein im Magen liegen. Fettreiche Nahrungsmittel verzögern die Entleerung des Magens.
Auch wenn Sie zu schnell essen und nicht sorgfältig kauen, bleiben die Speisen oft lange im Magen liegen und verursachen Völlegefühl und Magendrücken oder -schmerzen.
Anhaltender Stress kann „auf den Magen schlagen“ und die Verdauung stören.
Wenn die Bauchspeicheldrüse zu wenig Enzyme abgibt, ist die Eiweiß- und Fettverdauung gestört. Das geschieht oft bei einer chronischen Bauchspeicheldrüsenentzündung (Pankreatitis), die immer ärztlich behandelt werden muss.

Bei Kindern

Bei Kindern treten Verdauungsbeschwerden oft ohne erkennbare Ursache auf. Manchmal reagieren sie damit auf zu viel Anspannung oder Aufregung.
Wenn Babys zu häufig angelegt werden und somit zu viel Nahrung verdauen müssen, kann das den Darm belasten und krampfartige Schmerzen auslösen.
Auch Würmer können Bauchschmerzen und Verdauungsbeschwerden verursachen. Was Sie darüber wissen sollten, steht im Kapitel „Wurmerkrankungen“ (→ Seite 261).

Allgemeine Maßnahmen

Sorgen Sie für eine ausgewogene Ernährung mit gesunder Mischkost (viel Gemüse, Obst, Vollkornprodukte, Fisch, Geflügel; wenig Fleisch und tierische Fette). Nehmen Sie das Abendessen bis spätestens 20 Uhr ein und essen Sie danach nichts schwer Verdauliches mehr.
Essen Sie langsam und kauen Sie die Speisen sorgfältig.
Achten Sie darauf, die Mahlzeiten täglich möglichst zur gleichen Zeit einzunehmen. Alle Verdauungsorgane arbeiten in bestimmten Rhythmen. Ein einigermaßen gleich bleibender Rhythmus beim Essen trägt dazu bei, dass die Verdauung ungestört ablaufen kann.
Feuchte Wärme bessert Krämpfe und Verspannungen im Bauchraum. Nehmen Sie ein heißes Bad, legen Sie einen feuchtheißen Leibwickel an. Auch eine Wärmflasche auf dem Bauch wirkt entspannend.
Bewegen Sie sich viel, um die Darmtätigkeit anzuregen. Tägliches Spazierengehen kann genügen, um Verdauungsbeschwerden dauerhaft zu beseitigen.

Bei Kindern

Babys haben oft eher Durst als Hunger. Wenn das Kind also zwischen zwei Mahlzeiten unruhig wird und weint, probieren Sie erst einmal aus, ihm ein Fläschchen mit warmem Tee (z. B. Fenchel- oder Kümmeltee, ungesüßt) anzubieten.

Kleinkinder sollten Sie nicht zum Essen zwingen, wenn sie keinen Appetit haben.
Sorgen Sie dafür, dass das Kind genügend Ruhe hat, gegebenenfalls durch Bettruhe, verbunden mit einem warmen Leibwickel.
Dass Kinder regelmäßig frühstücken, ein warmes Mittagessen und ein nicht zu schwer verdauliches Abendessen zu sich nehmen sollten, versteht sich von selbst. Oft bessern sich Verdauungsbeschwerden schon dadurch, dass die Mahlzeiten rhythmisch, also immer etwa zur gleichen Zeit, eingenommen werden. Kleine Zwischenmahlzeiten am Vor- und Nachmittag (Obst, belegtes Brot, Vollkornkekse) sind zusätzlich sinnvoll.

Wann zum Arzt?

Wenn Bauchschmerzen länger als drei Tage anhalten oder wenn sich der Bauch sehr hart und verspannt anfühlt, sollten Sie einen Arzt aufsuchen. Treten Koliken auf oder besteht der Verdacht auf eine Funktionsstörung der Bauchspeicheldrüse, müssen Sie sich unverzüglich in ärztliche Behandlung begeben.
Bleiben die Verdauungsbeschwerden trotz der allgemeinen und/oder medikamentösen Maßnahmen länger als zwei bis drei Wochen bestehen, sollten Sie sich ärztlich untersuchen lassen.

Bei Kindern

Krampfartige Bauchschmerzen sollten sich innerhalb eines Tages legen, andere Verdauungsbeschwerden sollten mit allgemeinen Maßnahmen im Lauf einer Woche verschwinden – andernfalls sollten Sie das Kind einem Arzt vorstellen.

Behandlung mit Medikamenten

Die meisten Verdauungsbeschwerden müssen nicht medikamentös behandelt werden, sie verschwinden mit den genannten allgemeinen Maßnahmen von selbst.
Enzyme sind nur dann sinnvoll, wenn die Bauchspeicheldrüse in ihrer Funktion gestört ist. Das lässt sich nur mit einer ärztlichen Untersuchung herausfinden. Ohne eine solche Diagnose brauchen Sie keine Enzyme einzunehmen, weil die von der Bauchspeicheldrüse normalerweise abgegebenen völlig ausreichen. Verdauungsbeschwerden infolge von zu reichlichem, zu fettem oder zu spät abends eingenommenem Essen lassen sich mit enzymhaltigen Medikamenten im Allgemeinen weder verhindern noch bessern.
Pflanzliche Mittel mit Galgant oder Pomeranze sowie Wermuttee oder Tees mit Anis, Fenchel und Kümmel können allenfalls unterstützend dazu beitragen, dass sich Verdauungsbeschwerden bessern.
Bei den Pflanzenkombinationen sollten Sie darauf achten, dass sie nicht mehr als drei verschiedene Extrakte enthalten. Zwar ist auch bei diesen Mitteln die therapeutische Wirksamkeit nicht ausreichend nachgewiesen, sie können jedoch unterstützend angewendet werden. Alle anderen Mittel sind nicht sinnvoll zusammengesetzt und deshalb wenig geeignet. Das gilt für die Kombinationen Enzyme + Entschäumer sowie Enzyme + pflanzliche Mittel, ebenso für Pepsin + Zitronensäure und einen Tee aus fünf verschiedenen Inhaltsstoffen.

Anthroposophische, homöopathische und traditionell angewendete Mittel

Zu den meistgekauften Mitteln gehört auch *Cosmochema Magen-Darmtropfen S Nux-Vomica Cosmoplex*. Dabei handelt es sich um ein homöopathisches Präparat.
Ebenfalls zu den meistgekauften Mitteln gehören *Angurate Magentee aus Peru* mit dem Wirkstoff Angurate, *Dreierlei Tropfen* mit Baldrian und Minzöl, *Enzynorm forte* mit Extrakten aus der Magenschleimhaut vom Schwein, Aminosäuren und Salzsäure, *Pepsin-Wein Blücher-Schering* mit Pepsin und Pomeranze sowie *Schwedentrunk Elixier* mit Auszügen aus Kardamom, Zimtrinde, Angelika-, Enzian- und Baldrianwurzel. Dabei handelt es sich um Präparate, die von der Arzneimittelbehörde als „traditionell angewendet“ zugelassen wurden.
All diese Mittel lassen sich nach den Grundsätzen dieses Buches nicht bewerten und werden deshalb nicht näher besprochen. Allgemeine Informationen zu der genannten Therapierichtung finden Sie im Abschnitt „Homöopathische Arzneimittel“ (→ Seite 14). Was „traditionell angewendete Präparate“ sind, lesen Sie im Abschnitt „Traditionell angewendete Mittel“ (→ Seite 13).

■ Enzyme

Pankreatin

Kreon
Mezym
OYPAN
Pankreon

Pankreatin besteht aus Extrakten von Säugetier-Bauchspeicheldrüsen, meist vom Schwein. Es enthält vor allem die Enzyme Amylase (spaltet Kohlenhydrate), Trypsin (spaltet Eiweiß) und Lipase (spaltet Fett). Wenn die Bauchspeicheldrüse zu wenig Enzyme in den Dünndarm abgibt, können von außen zugeführte Enzyme die Nahrungsbestandteile zusätzlich aufspalten und damit dem Darm verfügbar machen. Dann können auch die Nährstoffe in ausreichendem Maße ins Blut aufgenommen werden, Fettstühle verschwinden.

Anwendung

Sie nehmen die Mittel unzerkaut mit etwas Flüssigkeit zum Essen ein. Entscheidend für die Dosierung ist der Lipasegehalt des Mittels. Oft reicht es, wenn Sie zu jeder Mahlzeit 40 000 Lipase-Einheiten einnehmen, damit die Fettstühle verschwinden. Bei manchen Mitteln lässt sich diese Dosis nur erreichen, wenn Sie mehrere Kapseln, Tabletten oder Beutel schlucken.

Bei Pulverpräparaten müssen Sie darauf achten, sie schnell genug hinunterzuschlucken, sonst wirken die Enzyme vorzeitig schon im Mund und können die Mundschleimhaut angreifen.

Die Beschwerden sollten nach ein bis zwei Tagen deutlich nachlassen.

Achtung

Pankreatin kann die Aufnahme von Eisen und Folsäure aus dem Darm beeinträchtigen.

Gegenanzeigen

Bei einer akuten Bauchspeicheldrüsenentzündung oder wenn Sie kein Schweinefleisch vertragen, dürfen Sie keine enzymhaltigen Medikamente anwenden.

Wechselwirkungen mit Medikamenten

Wenn Sie noch andere Medikamente anwenden, ist zu beachten:

- Pankreatin verringert die Wirkung von Acarbose (in *Glucobay*) und Miglitol (in *Diastabol*, beide bei Typ-2-Diabetes).
- Kalziumhaltige Antazida (z. B. *Solugastril, Rennie*, bei Sodbrennen) sowie Mittel mit Pepsin (bei Verdauungsbeschwerden) und Tannin (bei Durchfall) schwächen die Wirkung von Pankreatin ab.
- Omeprazol (z. B. in *Antra MUPS*, bei Sodbrennen, Magengeschwüren) verstärkt die Wirkung von Pankreatin.

Unerwünschte Wirkungen

Selten und unbedenklich

Bei hoher Dosierung: Magenkrämpfe und Durchfall. Diese unerwünschten Wirkungen bilden sich zurück, wenn das Mittel niedriger dosiert wird.

Wenn ein Hautausschlag auftritt oder die Schleimhäute anschwellen, reagieren Sie vermutlich auf Pankreatin allergisch. Setzen Sie das Mittel dann sofort ab und suchen Sie einen Arzt auf.

Hinweise

Für Schwangerschaft und Stillzeit

Wenn Sie während der Schwangerschaft enzymhaltige Arzneimittel einnehmen müssen, sollten Sie darauf achten, dass Sie zusätzlich Präparate mit Folsäure und Eisen in besonders hoher Dosierung schlucken, weil Enzyme die Aufnahme dieser Stoffe aus dem Darm stören.

Für Kinder unter 14 Jahren

Kinder brauchen in aller Regel keine enzymhaltigen Medikamente.

Pflanzliche Mittel

Galgant

Galganttabletten

Pomeranze

Carvomin

Galgantwurzel enthält ätherische Öle, Scharfstoffe und Flavonoide. Diese sollen krampflösend, entzündungshemmend und antibakteriell wirken.

Pomeranze ist eine aromatische Bitterdroge. Sie riecht würzig und soll den Appetit anregen und die Abgabe von Magensaft fördern. Verdauungsbeschwerden gehen allerdings nicht zwangsläufig mit einer zu geringen Produktion von Magensaft einher.

Für beide Mittel ist die therapeutische Wirksamkeit bei allgemeinen Verdauungsbeschwerden nicht ausreichend nachgewiesen. Sie können allenfalls zur unterstützenden Behandlung eingesetzt werden.

Anwendung

Die Hersteller empfehlen, die Mittel mehrmals täglich einzunehmen.

Achtung

Carvomin: Das Mittel enthält Alkohol. Personen mit Alkoholproblemen dürfen es nicht einnehmen. Auch Leberkranke und Menschen mit Anfallleiden sollten den Alkoholgehalt berücksichtigen. Darüber hinaus kann Alkohol die Wirkung vieler Arzneimittel (z. B. Schlaf- und Beruhigungsmittel, Psychopharmaka, starke Schmerzmittel, einige Mittel bei hohem Blutdruck) verstärken.
Wenn Sie sehr hellhäutig sind und *Carvomin* über lange Zeit einnehmen, kann es sein, dass Ihre Haut noch empfindlicher als sonst auf UV-Strahlen reagiert. Cremen Sie die Haut mit Sunblocker oder Sonnenschutzmitteln mit sehr hohem Lichtschutzfaktor ein, wenn Sie sich bei Sonnenschein im Freien aufhalten, und meiden Sie Solarien, solange Sie das Mittel anwenden.

Hinweise

Für Schwangerschaft und Stillzeit

Carvomin: Bedenken Sie, dass das Mittel Alkohol enthält. Mittel ohne Alkohol sind vorzuziehen.
Über die Risiken einer Anwendung in Schwangerschaft und Stillzeit gibt es keine Erkenntnisse. Da die Mittel ohnehin als „wenig geeignet" bewertet werden, sollten Sie darauf verzichten.

Für Kinder unter 14 Jahren

Carvomin: Bedenken Sie, dass das Mittel Alkohol enthält. Da das Mittel ohnehin als „wenig geeignet" bewertet wird, sollten Sie es Kindern nicht geben.

Pflanzliches Mittel: Wermuttee

Wermut

Bombastus Arzneitee 26 Wermutkraut
H&S Wermutkraut
Sidroga Wermut

Die Wermutpflanze enthält Bitterstoffe, die den Appetit anregen sowie die Abgabe von Gallenflüssigkeit und damit die Verdauung fördern sollen.
Die therapeutische Wirksamkeit bei Verdauungsbeschwerden ist nicht ausreichend nachgewiesen. Der Tee kann allenfalls zur unterstützenden Behandlung eingesetzt werden.

Anwendung

Die Hersteller empfehlen, zweimal täglich eine Tasse Wermuttee nach dem Essen zu trinken.
Achten Sie darauf, dass Sie den Tee nicht zu stark ansetzen, sonst wird er ungenießbar. Mehr als einen Filterbeutel oder einen knappen Teelöffel Wermutkraut pro Tasse (= 0,25 Liter) sollten Sie nicht verwenden. Süßen Sie den Tee mit Honig oder Zucker, sonst entwickeln Sie bei langfristiger Anwendung leicht eine Abneigung dagegen.

Unerwünschte Wirkungen

Gelegentlich, aber unbedenklich

Wenn Sie den Tee zu stark angesetzt haben, können Kopfschmerzen, Brechreiz und Erbrechen auftreten.

Hinweise

Für Kinder unter 14 Jahren

Für Kinder kommt Wermuttee wegen des Geschmacks nicht infrage.

Kombinationen: Enzyme + Entschäumer

Pankreatin + Dimeticon

Enzym-Lefax

Pankreatin + Simethicon

Meteozym

Diese Mittel enthalten Enzyme, die aus tierischen Bauchspeicheldrüsen (meist vom Schwein) gewonnen werden und die Verdauung anregen sollen, sowie die entschäumenden Wirkstoffe Dimeticon und Simethicon, die Blähungen lindern sollen.
Die Kombination beider Wirkstoffe in diesen Mitteln ist bei Verdauungsbeschwerden nicht sinnvoll. Enzyme sind nur erforderlich, wenn eine nachgewiesene Funktionsstörung der Bauchspeicheldrüse vorliegt. Schwer Verdauliches wird durch die zusätzliche Einnahme von Enzymen nicht leichter verdaulich. Zur Behandlung von Blähungen reichen die entschäumenden Substanzen allein aus.

Anwendung

Die Hersteller empfehlen, die Mittel mehrmals täglich einzunehmen.
Um Blähungen zu lindern, sollten Dimeticon und Simethicon mit 500 Milligramm täglich dosiert werden.
Alle weiteren Angaben zu Pankreatin finden Sie unter dem Stichwort Enzyme (→ Seite 218).

Kombination

Pepsin + Zitronensäure

Pepzitrat

Pepsin ist ein Enzym, das Eiweißstoffe (Proteine) aufspaltet. Im Magen werden jedoch nur 10 bis 15 Prozent der Proteine angedaut, im wesentlichen geschieht das erst im Dünndarm, wobei dann vor allem Enzyme aus der Bauchspeicheldrüse eine Rolle spielen. Die zusätzliche Gabe von Pepsin ist bei Verdauungsbeschwerden nicht nötig und auch nicht sinnvoll.

Zitronensäure soll einen Mangel an saurem Magensaft ausgleichen. Da die Salzsäure im Magensaft jedoch wesentlich stärker als Zitronensäure ist, wären große Mengen Zitronensäure nötig, um diesen Effekt erreichen zu können.

Beide Wirkstoffe wurden miteinander kombiniert, um die Eiweißverdauung im Magen zu fördern und die Säureproduktion im Magen anzuregen beziehungsweise einen Säuremangel auszugleichen. Dass dies mit dem Mittel gelingt und Verdauungsbeschwerden sich bessern, ist jedoch nicht ausreichend nachgewiesen.

ANWENDUNG

Der Hersteller empfiehlt, das Mittel mehrmals täglich unmittelbar vor dem Essen einzunehmen.

ACHTUNG

Wechselwirkungen mit Medikamenten

Antazida (bei Sodbrennen) dürfen Sie nicht gleichzeitig anwenden, weil sich beide Mittel in ihrer Wirkung gegenseitig abschwächen oder aufheben.

Pflanzenkombinationen

Angelika + Benediktenkraut + Pfefferminze

Carvomin forte

Fenchel + Kamille + Pfefferminze

Gastricholan-L

Jamboulrinde + Kondurango + Mariendistel + Sarsaparilla

Pankreaplex Neu

Fenchel + Kamille + Kümmel + Pfefferminze + Pomeranze

Carminativum-Hetterich N

Fenchel + Kamille + Kondurango + Kümmel + Mariendistel

PASCOPANKREAT NOVO-Tropfen

Angelika + Arnika + Artischocke + Enzian + Fenchel + Gänsefingerkraut + Ingwer + Kardamom + Pomeranze + Schafgarbe + Süßholz + Tausendgüldenkraut + Wacholder

Afra Balsam mild

Diese Mittel kombinieren pflanzliche Bitterstoffe (Benediktenkraut, Enzian, Kondurangorinde, Pomeranze, Schafgarbe) mit verschiedenen anderen Pflanzenextrakten, deren ätherische Öle und Inhaltsstoffe die Verdauung anregen sowie schmerzhafte Bauchkrämpfe und Blähungen lindern sollen.

Die therapeutische Wirksamkeit aller Mittel ist nicht ausreichend nachgewiesen. Aufgrund ihrer Zusammensetzung können jedoch *Carminativum Hetterich*, *Carvomin forte* und *Gastricholan* unterstützend bei Verdauungsbeschwerden eingesetzt werden. Das darin enthaltene Pfefferminzöl aus Pfefferminzblättern führt zu einem Druckausgleich zwischen Magen und Speiseröhre und kann den Gallefluss anregen sowie krampflösend wirken.

Darüber hinaus kann *Carminativum Hetterich* bei Säuglingen dazu beitragen, dass sich darmbedingte Dreimonatskoliken bessern.

Afra Balsam mild enthält 13 verschiedene Pflanzenextrakte und ist wegen dieser unübersichtlichen Zusammensetzung wenig geeignet. Arnika sollte nicht mehr innerlich angewendet werden, weil es starke allergische Reaktionen und Herz-Kreislauf-Beschwerden auslösen kann.

ANWENDUNG

Die Hersteller empfehlen, die Mittel mehrmals täglich einzunehmen.

ACHTUNG

Die meisten Mittel enthalten Alkohol. Personen mit Alkoholproblemen dürfen diese Mittel nicht einnehmen. Auch Leberkranke und Menschen mit Anfallleiden sollten den Alkoholgehalt berücksichtigen. Darüber hinaus kann Alkohol die Wirkung vieler Arzneimittel (z. B. Schlaf- und Beruhigungsmittel, Psychopharmaka, starke Schmerzmittel, einige Mittel bei hohem Blutdruck) verstärken.

Carminativum-Hetterich N, Carvomin forte: Wenn Sie sehr hellhäutig sind und das Mittel über lange Zeit einnehmen, können die Wirkstoffe aus Angelikawurzel oder Pomeranzenschalen die Haut lichtempfindlicher für UV-Strahlen machen. Solange Sie die Mittel anwenden, sollten Sie daher die Haut mit Sunblocker schützen, wenn Sie sich bei Sonnenschein im Freien aufhalten. Auf längere Sonnenbäder und Aufenthalte in Solarien sollten Sie in dieser Zeit verzichten.

Gegenanzeigen

Carminativum-Hetterich N, Carvomin forte, Gastricholan und *PASCOPANKREAT NOVO-Tropfen* dürfen Sie nicht anwenden, wenn Sie auf Korbblütler allergisch reagieren, da Kamille und Benediktinenkraut zu dieser Pflanzenart gehört.

Carminativum-Hetterich N, Carvomin forte und *Gastricholan* dürfen Sie nicht anwenden, wenn Sie Gallensteine haben.

Unerwünschte Wirkungen

Selten und unbedenklich

Afra Balsam mild: Herz-Kreislauf-Beschwerden, allergische Reaktionen (Hautausschlag, Schwellungen der Schleimhäute) aufgrund des Arnika-Anteils. Wenn solche Beschwerden auftreten, müssen Sie das Mittel absetzen und sofort einen Arzt aufsuchen.

Carminativum-Hetterich N, Gastricholan und *PASCOPANKREAT NOVO-Tropfen*: Haut und Atemwege können auf das in diesen Mitteln enthaltene Fenchelöl überempfindlich reagieren. Typische Hinweise dafür sind Hautausschlag, Juckreiz im Rachen und/oder geschwollene Schleimhäute. Treten solche Beschwerden auf, sollten Sie die Mittel sofort absetzen.

Carvomin forte: Das in diesem Mittel enthaltene Benediktinenkraut kann allergische Reaktionen auslösen. Wenn ein Hautausschlag auftritt oder die Schleimhäute anschwellen, müssen Sie das Mittel sofort absetzen und einen Arzt aufsuchen.

Gastricholan: Verunreinigungen mit Hundskamille können allergische Reaktionen auslösen. Wenn ein Hautausschlag auftritt oder die Schleimhäute anschwellen, müssen Sie das Mittel sofort absetzen und einen Arzt aufsuchen.

Hinweise

Für Schwangerschaft und Stillzeit

Bedenken Sie, dass die meisten dieser Mittel Alkohol enthalten. Mittel ohne Alkohol sind vorzuziehen.

Carminativum-Hetterich N, Gastricholan, PASCOPANKREAT NOVO-Tropfen: Das in ätherischem Fenchelöl enthaltene Fenchon kann in hoher Dosierung und bei langer Anwendungsdauer bewirken, dass sich die Gebärmutter zusammenzieht und somit vorzeitige Wehen einsetzen. Wenn Sie die Mittel über einen längeren Zeitraum und in hoher Dosierung einnehmen wollen, sollten Sie deshalb vorher Rücksprache mit einem Arzt halten.

Für Kinder unter 14 Jahren

Bedenken Sie, dass die meisten dieser Mittel Alkohol enthalten. Mittel ohne Alkohol sind vorzuziehen.

Carminativum Hetterich N: Bevor Sie das Mittel bei Säuglingen anwenden, sollten Sie Rücksprache mit einem Arzt halten.

Pflanzenkombinationen: Tees

Anis + Fenchel + Kümmel

Anis-Fenchel-Kümmel Bombastus

H&S Fenchel-Anis-Kümmel

Anis + Fenchel + Kamille + Kümmel + Schafgarbe

H&S Magen- und Darmtee

Die pflanzlichen Inhaltsstoffe in diesen Tees sollen die Verdauung anregen und krampflösend wirken. Die therapeutische Wirksamkeit bei Verdauungsbeschwerden ist jedoch nicht ausreichend nachgewiesen. Zur unterstützenden Behandlung können die Tees aus Anis, Fenchel und Kümmel jedoch eingesetzt werden.

H&S Magen- und Darmtee enthält unnötig viele verschiedene Bestandteile und kann deshalb nicht empfohlen werden.

Anwendung

Die Hersteller empfehlen, mehrmals täglich eine Tasse Tee zu trinken.

Achtung

Gegenanzeigen

H&S Magen- und Darmtee: Wenn Sie auf Korbblütlergewächse allergisch reagieren, dürfen Sie diesen Tee nicht trinken, da Schafgarbe und Kamille zu dieser Pflanzenart gehören.

Hinweise

Für Schwangerschaft und Stillzeit

Fenchelhaltige Tees sollten Schwangere nicht über mehrere Wochen hinweg trinken, weil das in ätherischem Fenchelöl enthaltene Fenchon in hoher Dosierung und bei langfristiger Anwendung bewirken kann, dass sich die Gebärmutter zusammenzieht und somit vorzeitige Wehen ausgelöst werden.

Verdauungsbeschwerden

Handelsname Darreichungsform	Zusammensetzung pro 1 ml/1 g oder wie angegeben bzw. pro abgeteilte Einheit	Kleinste Packungsgröße	Packungspreis	Bewertung für das beanspruchte Anwendungsgebiet
Afra Balsam mild Balsam	Auszüge aus **Angelikawurzel** 0,6 mg + **Arnikablüten** 1,75 mg + **Artischockenkraut** 0,4 mg + **Enzianwurzel** 2,0 mg + **Fenchel** 0,36 mg + **Gänsefingerkraut** 0,4 mg + **Ingwer** 1,7 mg + **Kardamom** 0,22 mg + **Pomeranzenschalen** 2,2 mg + **Schafgarbenkraut** 1,2 mg + **Süßholzwurzel** 5,2 mg + **Tausendgüldenkraut** 0,25 mg + **Wacholdermus** 3,8 mg *Enthält 37% Alkohol*	20 ml	0,86	**Wenig geeignet** bei Verdauungsbeschwerden. Nicht sinnvolle Kombination aus 13 verschiedenen pflanzlichen Extrakten. Die therapeutische Wirksamkeit ist nicht ausreichend nachgewiesen. → Seite 221
Bombastus Arzneitee 26 Wermutkraut	**Wermutkraut** 1,5 g	20 Stück	2,10	**Wenig geeignet** bei Verdauungsbeschwerden, weil die therapeutische Wirksamkeit nicht ausreichend nachgewiesen ist. Allenfalls anzuwenden zur unterstützenden Behandlung. → Seite 220
Anis-Fenchel-Kümmel Bombastus Filterbeutel	**Anisfrüchte** 600 mg + **Fenchelfrüchte** 1 g + **Kümmelfrüchte** 400 mg	20 Stück	2,10	**Wenig geeignet** bei Verdauungsbeschwerden, weil die therapeutische Wirksamkeit nicht ausreichend nachgewiesen ist. Allenfalls anzuwenden zur unterstützenden Behandlung. → Seite 222
Carminativum-Hetterich N Tropfen	Auszüge aus **Fenchelfrüchten** 60 mg + **Kamillenblüten** 50 mg + **Kümmelfrüchten** 65 mg + **Pfefferminzblättern** 55 mg + **Pomeranzenschalen** 70 mg *Enthält 34% Alkohol*	30 ml	3,79	**Wenig geeignet** bei Verdauungsbeschwerden, weil die therapeutische Wirksamkeit nicht ausreichend nachgewiesen ist. Allenfalls anzuwenden zur unterstützenden Behandlung bei Völlegefühl. **Mit Einschränkung geeignet** bei darmbedingten Dreimonatskoliken bei Säuglingen. Die bislang vorliegenden Studien reichen noch nicht aus, um die therapeutische Wirksamkeit abschließend nachzuweisen. → Seite 221
Carvomin Lösung	**Auszug aus Pomeranzen** 740 mg *Enthält 61% Alkohol*	25 ml	5,86	**Wenig geeignet** bei Verdauungsbeschwerden, weil die therapeutische Wirksamkeit nicht ausreichend nachgewiesen ist. Allenfalls anzuwenden zur unterstützenden Behandlung. → Seite 219

Hinweise zu den Tabellenspalten → Seite 24, zur Auswahl der Arzneimittel → Seite 20, zur Grundlage der Bewertung → Seiten 20, 23

▶

Verdauungsbeschwerden Fortsetzung

Handelsname Darreichungsform	Zusammensetzung pro 1 ml/1 g oder wie angegeben bzw. pro abgeteilte Einheit	Kleinste Packungsgröße	Packungspreis	Bewertung für das beanspruchte Anwendungsgebiet
Hinweise zu den Tabellenspalten → Seite 24, zur Auswahl der Arzneimittel → Seite 20, zur Grundlage der Bewertung → Seiten 20, 23				
Carvomin forte Lösung	Auszüge aus **Angelikawurzel** 26 mg + **Benediktenkraut** 87 mg + **Pfefferminzblättern** 87 mg *Enthält 58% Alkohol*	20 ml	3,85	**Wenig geeignet** bei Verdauungsbeschwerden, weil die therapeutische Wirksamkeit nicht ausreichend nachgewiesen ist. Allenfalls anzuwenden zur unterstützenden Behandlung. → Seite 221
Enzym-Lefax forte Kapseln	**Pankreatin** 93,04 mg – 139,56 mg (= **Lipase** 10 500 I.E. + **Amylase** 6 000 I.E. + **Proteasen** 600 I.E.) + **Dimeticon** 40 mg	20 Stück	6,99	**Mit Einschränkung geeignet** bei Verdauungsbeschwerden aufgrund verminderter Enzymbildung in der Bauchspeicheldrüse. Der Zusatz von Dimeticon ist in diesem Anwendungsbereich unnötig. → Seite 220
Galganttabletten 0,1 JURA Tabletten	**Galgantwurzelstockpulver** 108 mg	100 Stück	5,09	**Wenig geeignet** bei Verdauungsbeschwerden, weil die therapeutische Wirksamkeit nicht ausreichend nachgewiesen ist. Allenfalls anzuwenden zur unterstützenden Behandlung. → Seite 219
Gastricholan-L Tropfen	Auszüge aus **Fenchel** 60 mg + **Kamillenblüten** 75 mg + **Pfefferminzblättern** 55 mg *Enthält 32% Alkohol*	30 ml	4,28	**Wenig geeignet** bei Verdauungsbeschwerden, weil die therapeutische Wirksamkeit nicht ausreichend nachgewiesen ist. Allenfalls anzuwenden zur unterstützenden Behandlung. → Seite 221
H&S Wermutkraut	**Wermutkraut** 1,5 g	20 Stück	2,15	**Wenig geeignet** bei Verdauungsbeschwerden, weil die therapeutische Wirksamkeit nicht ausreichend nachgewiesen ist. Allenfalls anzuwenden zur unterstützenden Behandlung. → Seite 220
H&S Fenchel-Anis-Kümmel	**Anisfrüchte** 800 mg + **Fenchelfrüchte** 800 mg + **Kümmelfrüchte** 400 mg	20 Stück	2,15	**Wenig geeignet** bei Verdauungsbeschwerden, weil die therapeutische Wirksamkeit nicht ausreichend nachgewiesen ist. Allenfalls anzuwenden zur unterstützenden Behandlung. → Seite 222
H&S Magen- und Darmtee mild Nr. 10 Filterbeutel	**Anisfrüchte** 400 mg + **Fenchelfrüchte** 400 mg + **Kamillenblüten** 200 mg + **Kümmelfrüchte** 400 mg + **Schafgarbenkraut** 600 mg	10 Stück	1,58	
Kreon Granulatbeutel	**Pankreatin** 750 mg (= **Triacylglycerollipase** 20 800 I.E. + **Amylase** 20 800 I.E. + **Proteasen** 1 250 I.E.)	50 Stück	26,36	**Geeignet** bei Verdauungsbeschwerden aufgrund verminderter Enzymbildung in der Bauchspeicheldrüse. → Seite 218
10 000	**Pankreatin** 150 mg (= **Lipase** 10 000 I.E. + **Amylase** 8 000 I.E. + **Proteasen** 600 I.E.)	50 Stück	14,45	
25 000 Kapseln	**Pankreatin** 300 mg (= **Triacylglycerollipase** 25 000 I.E. + **Amylase** 18 000 I.E. + **Proteasen** 1 000 I.E.)	50 Stück	30,66	

Verdauungsbeschwerden Fortsetzung

Handelsname Darreichungsform	Zusammensetzung pro 1 ml/1 g oder wie angegeben bzw. pro abgeteilte Einheit	Kleinste Packungsgröße	Packungspreis	Bewertung für das beanspruchte Anwendungsgebiet
Kreon für Kinder Pellets	**Pankreatin** 603,6 mg (= **Triacylglycerollipase** 50 000 I.E. + **Amylase** 36 000 I.E. + **Proteasen** 2 000 I.E.)	20 g	24,50	**Geeignet** bei Verdauungsbeschwerden aufgrund verminderter Enzymbildung in der Bauchspeicheldrüse. → Seite 218
Meteozym Filmtabletten	**Simethicon** 100 mg + **Pankreatin** 500 mg (= **Triacylglycerollipase** 15 000 I.E. + **Amylase** 11 000 I.E. + **Proteasen** 900 I.E.)	20 Stück	6,80	**Mit Einschränkung geeignet** bei Verdauungsbeschwerden aufgrund verminderter Enzymbildung in der Bauchspeicheldrüse. Der Zusatz von Simethicon ist in diesem Anwendungsbereich unnötig. → Seite 220
Mezym F Filmtabletten	**Pankreatin** 300 mg (= **Triacylglycerollipase** 10 000 I.E. + **Amylase** 7 500 I.E. + **Proteasen** 375 I.E.)	20 Stück	5,09	**Geeignet** bei Verdauungsbeschwerden aufgrund verminderter Enzymbildung in der Bauchspeicheldrüse. → Seite 218
OYPAN-Filmtabletten Filmtabletten	**Pankreatin** 400 mg (= **Triacylglycerollipase** 20 000 I.E.)	60 Stück	35,53	**Geeignet** bei Verdauungsbeschwerden aufgrund verminderter Enzymbildung in der Bauchspeicheldrüse. → Seite 218
Pankreaplex Neu Dragees	Auszüge aus **Jamboulrinde** 10 mg + **Kondurangorinde** 12,5 mg + **Mariendistelfrüchten** 2,5 mg + **Sarsaparillawurzel** 12,5 mg	50 Stück	5,30	**Wenig geeignet** bei Verdauungsbeschwerden, weil die therapeutische Wirksamkeit nicht ausreichend nachgewiesen ist. → Seite 221
Lösung	Auszüge aus **Jamboulrinde** 0,2 ml + **Kondurangorinde** 0,25 ml + **Mariendistelfrüchten** 0,15 ml + **Sarsaparillawurzel** 0,25 ml *Enthält 25% Alkohol*	20 ml	4,45	
Pankreon forte 28 000 Filmtabletten	**Pankreatin** 700 mg (= **Triacylglycerollipase** 28 000 I.E. + **Amylase** 22 000 I.E. + **Proteasen** 1 500 I.E.)	50 Stück	24,52	**Geeignet** bei Verdauungsbeschwerden aufgrund verminderter Enzymbildung in der Bauchspeicheldrüse. → Seite 218
Granulatbeutel	**Pankreatin** 980 mg (= **Triacylglycerollipase** 36 000 I.E. + **Amylase** 27 000 I.E. + **Proteasen** 2 400 I.E.)	50 Stück	31,41	

Hinweise zu den Tabellenspalten → Seite 24, zur Auswahl der Arzneimittel → Seite 20, zur Grundlage der Bewertung → Seiten 20, 23

►

Verdauungsbeschwerden Fortsetzung

Handelsname Darreichungsform	Zusammensetzung pro 1 ml/1 g oder wie angegeben bzw. pro abgeteilte Einheit	Kleinste Packungsgröße	Packungspreis	Bewertung für das beanspruchte Anwendungsgebiet
PASCOPANKREAT NOVO-Tropfen Tropfen	**Auszug aus Fenchelfrüchten** 100 mg + **Kamillenöl** 5 mg + **Auszug aus Kondurangorinde** 100 mg + **Kümmelöl** 10 mg + **Auszug aus Mariendistelfrüchten** 100 mg *Enthält 27% Alkohol*	20 ml	8,98	**Wenig geeignet** bei Verdauungsbeschwerden, weil die therapeutische Wirksamkeit nicht ausreichend nachgewiesen ist. → Seite 221
Pepzitrat Dragees	**Pepsin** 12,6 mg + **Zitronensäure** 91,4 mg	20 Stück	2,51	**Wenig geeignet** bei Verdauungsbeschwerden, weil die therapeutische Wirksamkeit nicht ausreichend nachgewiesen ist. → Seite 221
Sidroga Wermut Filterbeutel	**Wermutkraut** 1,5 g	20 Stück	2,39	**Wenig geeignet** bei Verdauungsbeschwerden, weil die therapeutische Wirksamkeit nicht ausreichend nachgewiesen ist. Allenfalls anzuwenden zur unterstützenden Behandlung. → Seite 220

Hinweise zu den Tabellenspalten → Seite 24, zur Auswahl der Arzneimittel → Seite 20, zur Grundlage der Bewertung → Seiten 20, 23

Blähungen

Blähungen gehören zu den häufigsten Verdauungsbeschwerden. Eine gewisse Gasbildung im Darm, vor allem von Kohlendioxid, ist allerdings normal. Es wird im Dünndarm ins Blut aufgenommen und über die Lunge ausgeatmet. Erst wenn sich übermäßig viel Gas bildet, wird der Darm schmerzhaft gebläht.
Der Hauptanteil der Darmgase ist geruchlos und besteht aus Kohlendioxid, Sauerstoff, Wasserstoff und Stickstoff. Der unangenehme Geruch kommt zustande, wenn Darmbakterien Pflanzenfasern abbauen und bei diesem Gärprozess Spuren von Schwefelwasserstoff, flüchtige Fettsäuren (Buttersäure u. a.) und andere Gase entstehen.

Anzeichen und Beschwerden

Die Darmgase können den Bauch schmerzhaft auftreiben. Häufig gehen vermehrt Winde ab.
Bei Kindern
Darmbedingte Dreimonatskoliken bei Babys beginnen meist um die achte Lebenswoche herum und können bis zum sechsten Lebensmonat anhalten.

Ursachen

Vielerlei Ursachen können mit dazu beitragen, dass sich im Darm vermehrt Gas bildet:

- Bestimmte Lebensmittel können Blähungen fördern. Dazu gehören Hülsenfrüchte, Kohl (Blumenkohl, Weiß-/Rotkohl, Sauerkraut), Zwiebeln sowie Ballaststoffe (z. B. in Vollkornprodukten, Gemüse, Obst) und kohlensäurehaltige Getränke.
- Zuckeraustauschstoffe wie Fruktose, Sorbit und Xylit (z. B. in Kaugummi, Diät-Fertiggerichten, Diabetiker-Spezialprodukten) verursachen häufig Blähungen.
- Hastig gegessene Speisen rufen leichter Blähungen hervor als sorgfältig und in Ruhe gekaute.
- Stress und zu wenig Bewegung fördern Blähungen.
- Wenn ein angeborener Mangel an milchzuckerspaltenden Enzymen vorliegt (Laktasemangel), wird Milchzucker (Laktose) nicht vertragen, was sich unter anderem durch Blähungen bemerkbar machen kann.
- Die Aufnahmefähigkeit des Darmes für bei der Verdauung gebildete Gase kann verringert sein, oft in Folge einer Herzschwäche (Rechtsherzinsuffizienz) oder einer Behandlung mit Antibiotika.

- Wenn die Darmbewegung (Peristaltik) vermindert ist, kommt es häufig zu Blähungen, vor allem im Rahmen eines Reizdarmsyndroms (Colon irritabile).

Bei Kindern
Bei Säuglingen beruhen Blähungen in den ersten Wochen nach der Geburt meist auf Anpassungsschwierigkeiten an das neue Leben außerhalb des Mutterleibs und die veränderte Ernährung.
Die etwas später auftretenden darmbedingten Dreimonatskoliken sind häufig Folge eines Überangebots an Nahrung, wenn der kindliche Darm damit überfordert ist, die Milch zu verarbeiten. Bei gestillten Kindern kommen sie seltener vor.

Vorbeugung

- Essen Sie möglichst regelmäßig und zu etwa gleich bleibenden Zeiten.
- Kauen Sie die Speisen sorgfältig und schlingen Sie das Essen nicht hastig hinunter.
- Verzichten Sie auf blähende Nahrungsmittel und kohlensäurehaltige Getränke.
- Machen Sie einen Verdauungsspaziergang. Die Bewegung hilft mit, die Darmtätigkeit anzuregen.
- Wenn Sie viel sitzen müssen, sollten Sie täglich 30 Minuten laufen oder schnell gehen oder auf andere Weise für Bewegung sorgen.
- Sorgen Sie dafür, dass Sie sich nach einem anstrengenden Arbeitstag entspannen können.

Bei Kindern
Denken Sie daran, dass Babys häufig weniger Hunger als vielmehr Durst haben. Wenn Sie das Kind nicht stillen, sollten Sie ihm zwischendurch, wenn es unruhig wird, ein Fläschchen mit warmem Tee anbieten und Milch nur zu den regelmäßigen Fütterzeitpunkten.

Allgemeine Maßnahmen

Alle vorbeugenden Maßnahmen sind auch sinnvoll, wenn Blähungen auftreten, zumal eine medikamentöse Behandlung meist weniger Erfolg versprechend ist. Vor allem Bewegung trägt dazu bei, dass Gase, die sich im Darm aufgestaut haben, abgehen können.
Bei schmerzhaften Blähungen sind feuchtwarme Umschläge oder kreisend im Uhrzeigersinn ausgeführte Bauchmassagen hilfreich.
Bei einem Laktasemangel müssen Sie konsequent auf milchzuckerhaltige Lebensmittel verzichten. Nur Jogurt enthält sehr wenig Laktose und wird meist gut vertragen.

Bei Kindern
Massieren Sie den Bauch des Säuglings bei jedem Wickeln mit einem einfachen Massageöl (Mandelöl, Olivenöl, Kümmelöl) mit sanftem Druck im Uhrzeigersinn. Dadurch wird die Darmbewegung angeregt, Blähungen lösen sich. Ähnlich hilfreich wirkt auch eine Massage des Afters. Der Darm wird dadurch stimuliert, Stuhl und Gase abzugeben.
Enger Körperkontakt beruhigt und entkrampft auch den Darm: Tragen Sie das Baby in einem Tragetuch möglichst dicht am Körper. Auf diese Weise fühlt es sich gehalten und geborgen, Verspannungen können sich lösen.
Säuglinge sollten mindestens sechs bis neun Monate lang gestillt werden. Muttermilch verträgt und verdaut der kindliche Darm am besten.

Wann zum Arzt?

Wenn die Blähungen trotz der genannten allgemeinen Maßnahmen länger als zwei bis drei Wochen anhalten und sich die Schmerzen noch verstärken, sollten Sie einen Arzt aufsuchen.

Behandlung mit Medikamenten

Eine medikamentöse Behandlung von Blähungen ist nur sinnvoll, wenn die oben genannten vorbeugenden und allgemeinen Maßnahmen nicht ausreichend wirken. Bei den meisten Arzneimitteln ist der Effekt jedoch gering.
Entschäumer können kleine Gasblasen in großvolumigere umwandeln. Manchmal gehen die Winde dann leichter ab. Ob diese Mittel Blähungen tatsächlich bessern können, ist jedoch umstritten. Bei Säuglingen sollten allgemeine Maßnahmen vorgezogen werden.
Nicht sinnvoll sind Kombinationspräparate aus Entschäumer + Antazida, da die Antazida nur überschüssige Magensäure binden, was bei Blähungen nicht erforderlich ist. Zudem ist in diesen Mitteln der Anteil des Entschäumers zu niedrig dosiert, um Blähungen mildern zu können.
Vergleichbares gilt für Kombinationspräparate aus Entschäumer + Enzymen. Enzyme haben auf Blähungen keinen Einfluss und sind deshalb entbehrlich.
Die therapeutische Wirksamkeit einer Pflanzenkombination aus fünf verschiedenen pflanzlichen Extrakten ist nicht ausreichend nachgewiesen. Auch dieses Mittel ist bei Blähungen nicht zu empfehlen. Allenfalls kann das Mittel dazu beitragen, dass sich darm-

bedingte Dreimonatskoliken bei Säuglingen bessern. Tees aus Anis, Fenchel und Kümmel können lediglich unterstützend eingesetzt werden, um Blähungen zu mildern. Die verdauungsfördernden Eigenschaften der ätherischen Öle in diesen Pflanzensamen kommen jedoch meist eher zur Geltung, wenn Sie einen Teelöffel der Körner nach dem Essen sorgfältig im Mund zerkauen und schlucken.

Anthroposophische, homöopathische und traditionell angewendete Mittel

Zu den meistgekauften Mitteln gehören auch *Carum carvi Zäpfchen*. Dabei handelt es sich um ein Präparat der anthroposophischen Therapierichtung.

Ebenfalls zu den meistgekauften Mitteln gehört *Windsalbe* mit den Wirkstoffen Kümmel-, Lorbeer- und Spiköl. Dabei handelt es sich um ein Präparat, das von der Arzneimittelbehörde als „traditionell angewendet" zugelassen wurde.

All diese Mittel lassen sich nach den Grundsätzen dieses Buches nicht bewerten und werden deshalb nicht näher besprochen. Allgemeine Informationen zur anthroposophischen Therapierichtung finden Sie im Abschnitt „Anthroposophische Arzneimittel" (→ Seite 15). Was „traditionell angewendete" Präparate sind, finden Sie im Abschnitt „Traditionell angewendete Mittel" (→ Seite 13).

Entschäumer

Dimeticon

Espumisan Kautabletten
sab simplex Kautabletten

Simethicon

Espumisan Emulsion
Lefax
sab simplex Suspension

Dimeticon und Simethicon verringern die Oberflächenspannung von blasig aufgetriebenem Darminhalt und können auf diese Weise viele kleine Gasblasen in mehrere größere Blasen umwandeln. Diese platzen leichter und gehen dann als Gas ab. Auf diese Weise lassen sich Gasansammlungen im Darm zwar nicht verhindern, aber möglicherweise gehen die Winde dann schneller ab und blähen den Bauch nicht so sehr auf. Allerdings ist darauf zu achten, dass die Mittel hoch genug dosiert werden. Beide Wirkstoffe werden nicht in den Blutkreislauf aufgenommen.

Die therapeutische Wirksamkeit beider Substanzen ist umstritten. In klinischen Studien zeigten sich unterschiedliche Ergebnisse. Nach bisherigem Wissen steigern beide Wirkstoffe nicht die Aufnahmefähigkeit des Darmes für Gase. Auch die Abgabe der Gase über verstärkte Darmbewegungen lässt sich mit Dimeticon und Simethicon nur wenig fördern.

Blähungen bei Säuglingen sollten vorzugsweise mit allgemeinen Maßnahmen behandelt werden, da die therapeutische Wirksamkeit der Entschäumer auch bei ihnen nicht ausreichend belegt ist.

Anwendung

Um die erwünschten Effekte zu erzielen, sollten Dimeticon und Simethicon mit 500 Milligramm täglich dosiert werden. Diese Menge sollten Sie in mehreren Portionen über den Tag verteilt möglichst zu oder nach den Mahlzeiten einnehmen.

Hinweise

Für Schwangerschaft und Stillzeit

Beide Wirkstoffe können Sie in Schwangerschaft und Stillzeit anwenden, da sie vom Darm nicht resorbiert werden.

Für Kinder unter 14 Jahren

Kautabletten sollten Sie Kindern erst ab dem sechsten Lebensjahr geben. Suspensionen können auch Säuglinge bekommen.

Kombination: Entschäumer + Antazida

Simethicon + Aluminiumhydroxid

Paractol Kautabletten

Simethicon + Aluminiumhydroxid + Magnesiumhydroxid

Paractol-flüssig

In diesen Mitteln ist der Entschäumer Simethicon mit säurebindenden Mitteln kombiniert. Solche Antazida werden vorwiegend bei Sodbrennen eingesetzt und binden überschüssigen Magensaft. Bei Blähungen sind sie unnötig, weil eine vermehrte Gasbildung im Darm nicht darauf zurückzuführen ist, dass der Magen zu viel säurehaltigen Magensaft abgibt. Eine Kombination beider Wirkstoffe ist deshalb nicht sinnvoll, zumal Simethicon in Verbindung mit Antazida nicht besser wirkt denn als Monosubstanz.

Anwendung

Der Hersteller empfiehlt, die Mittel viermal täglich vor den Mahlzeiten einzunehmen. Simethicon sollte mit 500 Milligramm täglich dosiert werden. Diese Menge sollten Sie in mehreren Portionen über den Tag verteilt einnehmen. Was Sie bei der Anwendung von Antazida beachten müssen, finden Sie unter diesem Stichwort (→ Seite 212).

Hinweise

Für Schwangerschaft und Stillzeit

Paractol-flüssig dürfen Sie in Schwangerschaft und Stillzeit nicht anwenden, da aluminiumhaltige Verbindungen in Tierversuchen schädigende Wirkungen zeigten.

Paractol Kautabletten: Über die Anwendung dieses Mittels in Schwangerschaft und Stillzeit liegen keine Erkenntnisse vor. Da die Mittel ohnehin als „wenig geeignet" bewertet werden, sollten Sie darauf verzichten.

Für Kinder unter 14 Jahren

Säuglinge dürfen nicht mit der Suspension behandelt werden. Kautabletten sollten Sie Kindern erst ab dem sechsten Lebensjahr geben. Da das Mittel jedoch als „wenig geeignet" bewertet wird, sollten Sie Präparate mit Entschäumern allein vorziehen.

■ Kombination: Entschäumer + Enzyme

Simethicon + Pankreatin

Enzym-Lefax

Meteozym

Diese Mittel enthalten zusätzlich zu dem entschäumenden Wirkstoff Simethicon den Wirkstoff Pankreatin. Dieser besteht aus Extrakten von Säugetier-Bauchspeicheldrüsen, meist vom Schwein. Pankreatin enthält vor allem die Enzyme Amylase (spaltet Kohlenhydrate), Trypsin (spaltet Eiweiß) und Lipase (spaltet Fett).

Die Kombination von Enzymen und Entschäumern ist nicht sinnvoll, weil zur Behandlung von Blähungen die entschäumenden Substanzen allein ausreichen. Enzyme sind nur erforderlich, wenn eine nachgewiesene Funktionsstörung der Bauchspeicheldrüse vorliegt. Auf Blähungen haben sie keinen Einfluss.

Enzymhaltige Kautabletten sind aus einem weiteren Grund nicht zu empfehlen: Die Wirkstoffe werden beim Zerkauen bereits in der Mundhöhle freigesetzt, was die Mundschleimhaut angreifen kann. Außerdem werden Enzyme im Magen durch säurehaltigen Magensaft inaktiviert. Da, wo sie wirken sollen – im Darm – kommen sie also gar nicht erst an.

Anwendung

Die Hersteller empfehlen, die Mittel mehrmals täglich einzunehmen. Um Blähungen zu lindern, sollte Simethicon mit 500 Milligramm täglich dosiert werden.

Achtung

Pankreatin kann die Aufnahme von Eisen und Folsäure aus dem Darm beeinträchtigen.

Gegenanzeigen

Bei einer akuten Bauchspeicheldrüsenentzündung oder wenn Sie kein Schweinefleisch vertragen, dürfen Sie keine enzymhaltigen Medikamente anwenden.

Wechselwirkungen mit Medikamenten

Wenn Sie noch andere Medikamente anwenden, ist zu beachten:

- Pankreatin verringert die Wirkung von Acarbose (in *Glucobay*) und Miglitol (in *Diastabol*, beide bei Typ-2-Diabetes).
- Kalziumhaltige Antazida (z. B. *Solugastril, Rennie*, bei Sodbrennen) sowie Mittel mit Pepsin (bei Verdauungsbeschwerden) und Tannin (bei Durchfall) schwächen die Wirkung von Pankreatin ab.
- Omeprazol (z. B. in *Antra MUPS*, bei Sodbrennen, Magengeschwüren) verstärkt die Wirkung von Pankreatin.

Unerwünschte Wirkungen

Selten und unbedenklich

Bei hoher Dosierung: Magenkrämpfe und Durchfall. Diese unerwünschten Wirkungen bilden sich zurück, wenn das Mittel niedriger dosiert wird. Wenn ein Hautausschlag auftritt oder die Schleimhäute anschwellen, reagieren Sie vermutlich auf Pankreatin allergisch. Setzen Sie das Mittel dann sofort ab und suchen Sie einen Arzt auf.

Hinweise

Für Schwangerschaft und Stillzeit

Wenn Sie während der Schwangerschaft enzymhaltige Arzneimittel einnehmen müssen, sollten Sie darauf achten, dass Sie zusätzlich Präparate mit Folsäure und Eisen in besonders hoher Dosierung schlucken, weil Enzyme die Aufnahme dieser Stoffe aus dem Darm stören.

Pflanzenkombination

Fenchel + Kamille + Kümmel + Pfefferminze + Pomeranze

Carminativum-Hetterich N

Die in diesem Mittel enthaltenen fünf pflanzlichen Extrakte sollen die Verdauung erleichtern (Fenchel, Kamille, Kümmel, Pfefferminze) und den Appetit anregen (Pomeranze). Der Begriff „Carminativum" leitet sich aus dem lateinischen Wort „carminare" = reinigen ab.

Bei Säuglingen kann das Mittel dazu beitragen, dass sich darmbedingte Dreimonatskoliken bessern.

Für Erwachsene liegen keine kontrollierten klinischen Studien vor, die zeigen, dass das Mittel tatsächlich in der Lage ist, Blähungen zu bessern. Die therapeutische Wirksamkeit für die Anwendung in dieser Indikation bei Erwachsenen ist demnach nicht ausreichend nachgewiesen.

Anwendung

Der Hersteller empfiehlt, das Mittel dreimal täglich zum Essen einzunehmen.

Achtung

Die Tropfen enthalten Alkohol. Personen mit Alkoholproblemen dürfen sie deshalb nicht einnehmen. Auch Leberkranke und Menschen mit Anfallleiden sollten den Alkoholgehalt berücksichtigen. Darüber hinaus kann Alkohol die Wirkung vieler Arzneimittel (z. B. Schlaf- und Beruhigungsmittel, Psychopharmaka, starke Schmerzmittel, einige Mittel bei hohem Blutdruck) verstärken.

Wenn Sie sehr hellhäutig sind und das Mittel über lange Zeit einnehmen, können die in diesem Mittel enthaltenen Wirkstoffe aus Pomeranzenschalen die Haut lichtempfindlicher für UV-Strahlen machen. Solange Sie das Mittel anwenden, sollten Sie daher die Haut mit Sunblocker schützen, wenn Sie sich bei Sonnenschein im Freien aufhalten. Auf Sonnenbäder und Aufenthalte in Solarien sollten Sie in dieser Zeit verzichten.

Gegenanzeigen

Wenn Sie Gallensteine haben, sollten Sie das Mittel nicht anwenden.

Unerwünschte Wirkungen

Selten und unbedenklich

Haut und Atemwege können auf das in diesem Mittel enthaltene Fenchelöl überempfindlich reagieren. Typische Hinweise dafür sind Hautausschlag, Juckreiz im Rachen und/oder geschwollene Schleimhäute. Treten solche Beschwerden auf, sollten Sie das Mittel sofort absetzen.

Hinweise

Für Schwangerschaft und Stillzeit

Bedenken Sie, dass dieses Mittel Alkohol enthält. Mittel ohne Alkohol sind vorzuziehen.

Das in ätherischem Fenchelöl enthaltene Fenchon kann in hoher Dosierung und bei langer Anwendungsdauer bewirken, dass sich die Gebärmutter zusammenzieht und somit vorzeitige Wehen einsetzen. Wenn Sie das Mittel über einen längeren Zeitraum einnehmen oder hoch dosieren wollen, sollten Sie deshalb vorher Rücksprache mit einem Arzt halten.

Für Kinder unter 14 Jahren

Bedenken Sie, dass dieses Mittel Alkohol enthält. Mittel ohne Alkohol sind vorzuziehen.

Bevor Sie das Mittel bei Säuglingen anwenden, sollten Sie Rücksprache mit einem Arzt halten.

Pflanzenkombination: Tees

Anis + Fenchel + Kümmel

Anis-Fenchel-Kümmel Bombastus
H&S Fenchel-Anis-Kümmel

Die Samen von Anis, Fenchel und Kümmel enthalten ätherische Öle, die die Verdauung fördern sollen. Bisher ist jedoch noch nicht nachgewiesen worden, dass dies auch gelingt. Zur unterstützenden Behandlung bei Blähungen können die Tees jedoch eingesetzt werden.

Anwendung

Die Hersteller empfehlen, mehrmals täglich eine Tasse Tee zu trinken.

Hinweise

Für Schwangerschaft und Stillzeit

Fenchelhaltige Tees sollten Schwangere nicht über mehrere Wochen hinweg trinken, weil das in ätherischem Fenchelöl enthaltene Fenchon in hoher Dosierung und bei langfristiger Anwendung bewirken kann, dass sich die Gebärmutter zusammenzieht und somit vorzeitige Wehen ausgelöst werden.

Blähungen

Handelsname Darreichungsform	Zusammensetzung pro 1 ml/1 g oder wie angegeben bzw. pro abgeteilte Einheit	Kleinste Packungsgröße	Packungspreis	Bewertung für das beanspruchte Anwendungsgebiet
Anis-Fenchel-Kümmel Bombastus Filterbeutel	**Anisfrüchte** 600 mg + **Fenchelfrüchte** 1 g + **Kümmelfrüchte** 400 mg	20 Stück	2,10	**Wenig geeignet** bei Blähungen, weil die therapeutische Wirksamkeit nicht ausreichend nachgewiesen ist. Allenfalls anzuwenden zur unterstützenden Behandlung. → Seite 230
Carminativum-Hetterich N Tropfen	Auszüge aus **Fenchelfrüchten** 60 mg + **Kamillenblüten** 50 mg + **Kümmelfrüchten** 65 mg + **Pfefferminzblättern** 55 mg + **Pomeranzenschalen** 70 mg *Enthält 34 % Alkohol*	30 ml	3,79	**Wenig geeignet** bei Blähungen, weil die therapeutische Wirksamkeit nicht ausreichend nachgewiesen ist. **Mit Einschränkung geeignet** bei darmbedingten Dreimonatskoliken bei Säuglingen. Die bislang vorliegenden Studien reichen noch nicht aus, um die therapeutische Wirksamkeit abschließend nachzuweisen. → Seite 230
Enzym-Lefax Kautabletten	**Simethicon** 41,2 mg + **Pankreatin** 50 mg (= **Triacylglycerollipase** 2 200 I.E. + **Amylase** 1 800 I.E. + **Proteasen** 100 I.E.)	20 Stück	5,90	**Wenig geeignet** bei Blähungen. Nicht sinnvolle Kombination. Die therapeutische Wirksamkeit von Simethicon ist noch nicht ausreichend nachgewiesen. Der Zusatz von Enzymen ist in diesem Anwendungsbereich unnötig. → Seite 229
Espumisan Emulsion Emulsion	**Simethicon** 40 mg	30 ml	4,23	**Mit Einschränkung geeignet** bei Blähungen. Die therapeutische Wirksamkeit ist noch nicht ausreichend nachgewiesen. Auf eine ausreichend hohe Dosierung ist zu achten. → Seite 228
Espumisan Kautabletten Kautabletten	**Dimeticon** 40 mg	20 Stück	3,58	
H&S Fenchel-Anis-Kümmel Filterbeutel	**Anisfrüchte** 800 mg + **Fenchelfrüchte** 800 mg + **Kümmelfrüchte** 400 mg	20 Stück	2,15	**Wenig geeignet** bei Blähungen, weil die therapeutische Wirksamkeit nicht ausreichend nachgewiesen ist. Allenfalls anzuwenden zur unterstützenden Behandlung. → Seite 230
Lefax Kautabletten	**Simethicon** 42 mg	20 Stück	3,94	**Mit Einschränkung geeignet** bei Blähungen. Die therapeutische Wirksamkeit ist noch nicht ausreichend nachgewiesen. Auf eine ausreichend hohe Dosierung ist zu achten. → Seite 228
Lefax S Kautabletten Kautabletten	105 mg	20 Stück	3,94	
Lefax liquid	8,24 mg	200 ml	6,00	
Lefax Tropfen Suspension	41,2 mg	50 ml	7,60	

Hinweise zu den Tabellenspalten → Seite 24, zur Auswahl der Arzneimittel → Seite 20, zur Grundlage der Bewertung → Seiten 20, 23

▶

Blähungen Fortsetzung

Handelsname Darreichungsform	Zusammensetzung pro 1 ml/1 g oder wie angegeben bzw. pro abgeteilte Einheit	Kleinste Packungsgröße	Packungspreis	Bewertung für das beanspruchte Anwendungsgebiet
Meteozym Filmtabletten	Simethicon 100 mg + Pankreatin 500 mg (= Triacylglycerollipase 15 000 I.E. + Amylase 11 000 I.E. + Proteasen 900 I.E.)	20 Stück	6,80	**Wenig geeignet** bei Blähungen. Nicht sinnvolle Kombination. Die therapeutische Wirksamkeit von Simethicon ist noch nicht ausreichend nachgewiesen. Der Zusatz von Enzymen ist in diesem Anwendungsbereich unnötig. → Seite 229
Paractol Kautabletten	Simethicon 263 mg + Aluminiumhydroxid-Gel 500 mg	20 Stück	7,22	**Wenig geeignet** bei Blähungen. Nicht sinnvolle Kombination. Die therapeutische Wirksamkeit von Simethicon ist noch nicht ausreichend nachgewiesen. Der Zusatz eines säurebindenden Mittels ist in diesem Anwendungsbereich unnötig. → Seite 228
Paractol-flüssig Suspension	Simethicon 26,32 mg + Aluminiumhydroxid-Gel 84 mg + Magnesiumhydroxid 20 mg	200 ml	8,47	
sab simplex Kautabletten Kautabletten	Dimeticon 80 mg	20 Stück	3,79	**Mit Einschränkung geeignet** bei Blähungen. Die therapeutische Wirksamkeit ist noch nicht ausreichend nachgewiesen. Auf eine ausreichend hohe Dosierung ist zu achten. → Seite 228
sab simplex Suspension Suspension	Simethicon 69,19 mg	30 ml	7,30	

Hinweise zu den Tabellenspalten → Seite 24, zur Auswahl der Arzneimittel → Seite 20, zur Grundlage der Bewertung → Seiten 20, 23

Durchfall

Durchfall (Diarrhoe) ist ein Symptom, das anzeigt, dass der Darm die ihm über die Nahrung zur Verfügung gestellten Nährstoffe nicht richtig aufnehmen und dem Speisebrei im Dickdarm nicht genügend Wasser entziehen kann. Diese Reaktion ist an sich noch kein Grund zur Sorge: Der Darm reinigt sich damit von krankmachenden Keimen. Erst wenn Durchfall anhält und der Körper damit viel Wasser verliert, ist er behandlungsbedürftig.
Jeder Erwachsene hat durchschnittlich zweimal jährlich Durchfall, Kinder weitaus häufiger, da ihr Darm in den ersten Lebensjahren noch nicht über die für eine gute Abwehr von Krankheitserregern nötige bakterielle Darmflora verfügt. Diese bildet sich erst im Lauf der Zeit heraus.

Anzeichen und Beschwerden

Der Darm gibt über mehrere Tage hinweg häufiger als dreimal täglich sehr flüssigen oder schleimigen Stuhl ab. Bauchkrämpfe können, müssen aber nicht gleichzeitig auftreten.

Bei Kindern
Der Durchfall ist häufig von Beginn an von Erbrechen begleitet. Beides führt zu einem sehr raschen Flüssigkeitsverlust. Die Kinder werden unruhig, benommen und ihre Schleimhäute sind trocken.

Ursachen

Wenn bestimmte Viren oder Bakterien über den Verzehr von Nahrungsmitteln in den Darm gelangen, beeinträchtigen die von ihnen abgegebenen Giftstoffe den Transport von Salzen und Wasser durch die Darmwand. Diese werden dann nicht mehr aus dem Darm aufgenommen, sondern in das Darminnere ausgeschieden. Dadurch verflüssigt sich der Stuhl und die Darmmuskulatur verstärkt ihre Bewegungen, was sich mit Krämpfen bemerkbar machen kann.
Häufig ist Durchfall eine Begleiterscheinung einer Therapie mit Antibiotika. Diese stark wirksamen Medikamente töten nicht nur krankheitserregende Bakterien ab, sondern auch gesunde Mikroorganismen, die den Darm besiedeln und eine gute Verdauung garantieren.

Auch andere Medikamente können Durchfall auslösen, beispielsweise magnesiumhaltige säurebindende Mittel (bei Sodbrennen), Eisenpräparate (bei Blutarmut) und Zellgifte (so genannte Zytostatika, bei Krebs und rheumatoider Arthritis).
Ortswechsel und veränderte Ernährungsgewohnheiten (Reise, Umzug) führen bei vielen Menschen zu Durchfall.
Seelische Belastungen und Stress können Durchfall auslösen.
Durchfall kann auch im Zusammenhang mit einem Reizdarmsyndrom auftreten.
Setzt der Durchfall erst nach der Rückkehr von einer Reise in die Tropen oder in Länder mit mangelhaften hygienischen Bedingungen ein, beruht er meist auf einer Infektion durch dort häufig vorkommende Amöben oder Bakterien. Solche Infektionen dürfen Sie nicht selbst behandeln.

Bei Kindern

Bei nicht gestillten Babys kann Durchfall darauf beruhen, dass der Darm das Kuhmilcheiweiß aus der Flaschenkost nicht verträgt.
Bei Säuglingen ist Durchfall oft Begleiterscheinung einer anderen Krankheit (z. B. Mittelohrentzündung, Harnweginfekt).
Bei Klein- und Schulkindern sind harmlose Virusinfektionen, die rasch von allein wieder abklingen, die häufigste Ursache für Durchfall.

Vorbeugung

„Peel it, boil it, or leave it" (schälen, abkochen oder meiden) – das ist ein immer noch gültiger Rat, wenn es darum geht, Darminfektionen durch verunreinigte Lebensmittel zu vermeiden, vor allem in Gebieten, deren hygienische Bedingungen zu wünschen übrig lassen. Konkret bedeutet das:

- Essen Sie frisches Obst nur geschält und vor allem keine bereits geschnittenen Stücke von Wassermelonen, weil diese oft mit Leitungswasser gespritzt werden, um das Gewicht und damit den Verkaufspreis zu erhöhen. Die Qualität des Leitungswassers vor Ort können Sie kaum beurteilen.
- Essen Sie keine Rohkost (Gemüse, Salat), kein rohes oder nicht durchgegartes Fleisch und keine rohen Meeresfrüchte. Beim Kochen und Braten werden Krankheitserreger abgetötet.
- Vorsicht bei aufgewärmten oder warmgehaltenen Speisen! Stehen diese länger als ein bis zwei Stunden in der Wärme, können sich Viren und Bakterien darin explosionsartig vermehren.
- Einige Speisen sollten Sie gänzlich meiden: Eiscreme (enthält rohes Ei und damit möglicherweise Salmonellen), mit rohem Eigelb zubereitete Nachspeisen (z. B. Tiramisu, Zabaione), frisch gepresste Obstsäfte, Eiswürfel (sie werden häufig aus Leitungswasser zubereitet, das nicht unbedingt keimfrei ist).
- Getränke sollten Sie nur aus industriell abgefüllten Flaschen trinken, die vor Ihren Augen geöffnet wurden, also nicht etwa schon offen auf den Tisch kommen.
- Bei Verdacht auf unreines Leitungswasser sollten Sie auch zum Zähneputzen Mineralwasser benutzen.

Allgemeine Maßnahmen

Die wichtigste Maßnahme bei Durchfall – gleich welcher Ursache – besteht darin, Wasser und Mineralsalze rasch zu ersetzen, also viel zu trinken, und zwar mehr als sonst: drei bis vier Liter täglich sollten es sein, um zu vermeiden, dass der Körper zu sehr austrocknet. Geeignet sind dafür insbesondere alle leicht gesüßten Tees und Säfte, die zur Hälfte mit abgekochtem Wasser oder Mineralwasser verdünnt werden. Ratsam ist es, dazu etwas Salzgebäck zu essen, da Salz in Verbindung mit Zucker vom Darm besser aufgenommen werden kann. Auch Brühe und stilles Mineralwasser mit einer Prise Zucker ersetzen die beim Durchfall im Übermaß ausgeschiedenen Mineralsalze. Eine selbst gemischte Zucker-Salz-Lösung (siehe „Elektrolytlösung – selbst gemischt" → Seite 234) hat eine ähnliche Zusammensetzung wie die in Apotheken erhältlichen Elektrolytmischungen.
Auch ein Aufguss aus getrockneten Heidelbeeren, mit Wasser verdünnter Heidelbeersaft, eine Karottensuppe aus passierten Möhren und Brühe, ein mit Brühe zubereiteter Haferschleim, eine zerquetschte Banane oder ein geriebener Apfel können Durchfall bessern.
Feuchtwarme Leibwickel können Bauchkrämpfe lindern.
Meist sind ein bis zwei Tage Bettruhe sinnvoll.

Bei Kindern

Bei Kindern müssen Sie ganz besonders darauf achten, dass der Flüssigkeits- und Mineralsalzverlust rasch ausgeglichen wird, weil der kindliche Organismus nur über geringe Flüssigkeitsreserven verfügt. Wenn Kleinkinder und Säuglinge gleichzeitig erbrechen, sollten Sie ihnen die Flüssigkeit mit dem Löffel in kleinen Portionen, dafür aber umso häufiger, einflößen.

Elektrolytlösung – selbst gemischt
Eine im richtigen Verhältnis gemischte Zucker-Salz-Lösung gibt dem Körper rasch die nötigen Mineralstoffe zurück, die er für wichtige Stoffwechselvorgänge braucht. Geben Sie in einen halben Liter stilles Mineralwasser (oder abgekochtes kaltes Leitungswasser) einen Teelöffel Kochsalz, sieben bis acht Teelöffel Traubenzucker (ersatzweise Haushaltzucker) und einen halben Liter Orangensaft. Mischen Sie alles gründlich durch und trinken Sie über den Tag verteilt insgesamt zwei Liter der jeweils frisch zubereiteten Lösung. Anstelle von Orangensaft können Sie auch andere Fruchtsäfte, Kräuter- oder Früchtetee verwenden.

Wann zum Arzt?

Unter folgenden Bedingungen sollten Sie Durchfall nicht (mehr) selbst behandeln:

- Der Durchfall hält länger als drei Tage an.
- Sie haben Fieber über 39 °C mit oder ohne Schüttelfrost und Kopfschmerzen.
- Sie müssen erbrechen.
- Der Stuhl ist blutig und schleimig.
- Der Bauch ist aufgetrieben und fühlt sich hart an (Hinweis für eine Darmlähmung).
- Sie haben eine chronisch entzündliche Darmerkrankung (Colitis ulcerosa, Morbus Crohn), Diabetes oder eine andere chronische Krankheit.
- Sie sind schwanger.
- Sie sind gerade von einer Reise zurückgekehrt und es besteht der Verdacht, dass der Durchfall auf eine Infektion mit Bakterien oder Amöben zurückgeht, die Sie während dieser Reise bekommen haben.

Bei Kindern
Kinder unter zwei Jahren sollten generell ärztlich behandelt werden, weil sie bei Durchfall schnell zu viel Wasser verlieren und austrocknen. Ältere Kinder sollten Sie dem Arzt vorstellen, wenn sie nicht genügend trinken wollen.

Behandlung mit Medikamenten

Hält der Durchfall nur ein bis zwei Tage an, brauchen Sie ihn gar nicht medikamentös zu behandeln – dann reichen die oben genannten allgemeinen Maßnahmen. Alle für die Selbstmedikation verfügbaren Medikamente behandeln nicht die Ursachen des Durchfalls, sondern nur dessen Begleiterscheinungen.

Elektrolytmischungen sind – vor allem bei Kindern – die wichtigsten Mittel, um rasch die nötigen Zucker und Salze zu ersetzen, die der Körper mit dem zu flüssigen Stuhl in großer Menge verliert. Die Pulver sind exakt so zusammengesetzt, dass der Darm die Stoffe leicht aufnehmen kann, auch wenn der Durchfall noch eine Zeit lang anhält. Auf die Ursachen des Durchfalls haben die Präparate keinen Einfluss.
Mittel mit dem Wirkstoff Loperamid hemmen die Darmbewegungen und stellen den Darm ruhig, sodass schmerzhafte Krämpfe nachlassen. Das bedeutet aber gleichzeitig, dass schädliche Stoffe, wie zum Beispiel die giftigen Stoffwechselprodukte von Bakterien und Viren, die den Durchfall ausgelöst haben können, länger im Darm verbleiben. Präparate mit Loperamid sollen deshalb nur kurze Zeit angewendet werden und wenn der Durchfall von sehr schmerzhaften Darmkrämpfen begleitet ist.
Loperamid + Dimeticon miteinander zu kombinieren, ist nicht sinnvoll, weil bei Durchfall meist keine Blähungen auftreten, die Dimeticon als entschäumender Wirkstoff lindern könnte.
Präparate mit Hefe sind sinnvoll, wenn der Durchfall Folge einer Antibiotika-Behandlung ist oder wenn Reisedurchfall vorgebeugt werden soll. Schon eingetretene Durchfälle lassen sich jedoch nicht beeinflussen.
Smektit bindet Wasser und Giftstoffe sowie Mikroorganismen im Darm. Der Stuhl wird dadurch fester. Die Wirkung ist allerdings weniger sicher als bei Loperamid und die therapeutische Wirksamkeit nicht ausreichend nachgewiesen. Unterstützend kann Smektit bei Durchfall jedoch eingesetzt werden. Die Kombination aus Smektit + Antazida ist dagegen nicht sinnvoll und bei Durchfall nicht zu empfehlen.
Bei allen anderen Präparaten ist die therapeutische Wirksamkeit nicht ausreichend nachgewiesen. Das gilt sowohl für medizinische Kohle als auch für die Wirkstoffe Ethacridin oder Tanninalbuminat und ebenso für ein pflanzliches Mittel mit einem Extrakt aus der Uzarawurzel sowie für Kombinationspräparate aus Tannin + Ethacridin oder Pektin + andere Substanzen, die beide nicht sinnvoll zusammengesetzt sind. Alle diese Mittel sind bei Durchfall nicht zu empfehlen.

Bei Kindern
Kinder sollten nach den Richtlinien der Weltgesundheitsorganisation WHO nur mit Elektrolytmischungen behandelt werden. Darüber hinaus haben neuere

Studien ergeben, dass Hefe-Präparate einen im Zusammenhang mit einer Antibiotikabehandlung auftretenden Durchfall gut lindern können. Alle anderen Medikamente sind bei Kindern entbehrlich.

Elektrolytmischungen

Glukose + Kaliumchlorid + Natriumchlorid + Natriumzitrat

Elotrans
Oralpädon

Glukose + Kaliumchlorid + Natriumchlorid + Natriumhydrogenkarbonat

Milupa GES

Diese fertigen Mischungen aus Zucker und Mineralsalzen (Elektrolyte) ersetzen die bei Durchfall mit der Flüssigkeit vermehrt ausgeschiedenen Elektrolyte. Die Inhaltsstoffe sind so zusammengestellt und dosiert, dass der Darm sie optimal aufnehmen kann.

Die Mittel enthalten Salze und Zucker gleichzeitig, weil beide Stoffe dann besser über den Darm ins Blut aufgenommen werden können. Anschließend können die Zellen auch wieder vermehrt Wasser aus dem Nahrungsbrei aufnehmen.

Die beim Durchfall im Übermaß ausgeschiedenen Elektrolyte wieder zu ersetzen, ist besonders wichtig, weil Zucker und Mineralsalze für zahlreiche Stoffwechselvorgänge benötigt werden. Auf den Durchfall selbst haben die Elektrolytmischungen keinen Einfluss.

Anwendung

Sie lösen das in einem Beutel enthaltene Pulver in 200 Milliliter abgekochtem und abgekühltem Wasser oder Tee auf. Die vorgeschriebene Menge müssen Sie genau einhalten, weil die Lösung sonst nicht die nötige Konzentration aufweist und schlechter wirkt. Bei Raumtemperatur bleibt die Flüssigkeit etwa eine Stunde lang frisch; wenn Sie sie in den Kühlschrank stellen, bis zu 24 Stunden. Länger sollten Sie sie nicht aufbewahren, sonst können sich darin Krankheitsbakterien vermehren.

Tritt gleichzeitig Erbrechen auf, sollten Sie die Flüssigkeit häufig, aber nur löffelweise zu sich nehmen.

Über den Tag verteilt können Sie bis zu vier Liter dieser Lösung trinken. Länger als drei Tage sollten Sie die Mittel nicht einnehmen. Hat sich der Durchfall in dieser Zeit noch nicht gebessert, sollten Sie einen Arzt aufsuchen.

Bei Kindern

Kinder, die noch gestillt werden, bekommen zuerst die Trinklösung und werden dann gestillt, bis sie satt sind. Kleinkinder sollten Sie damit nicht länger als ein bis zwei Tage behandeln. Hat sich der Durchfall dann nicht deutlich gebessert, sollten Sie einen Arzt aufsuchen.

Achtung

Wenn Sie Diabetes haben, müssen Sie beachten, dass die Mittel Glukose enthalten.

Gegenanzeigen

Unter folgenden Bedingungen dürfen Sie die Elektrolytmischungen nicht anwenden:

- Die Nieren arbeiten nicht richtig, sodass sehr wenig Urin ausgeschieden wird.
- Es treten Bewusstseinsstörungen oder ein Schock auf.

Unter folgenden Bedingungen sollten Sie das Mittel nicht ohne ärztlichen Rat anwenden:

- Sie haben eine Herzschwäche.
- Ihr Blutdruck ist zu hoch.
- Sie nehmen entwässernde Medikamente ein (Diuretika).

Wechselwirkungen mit Medikamenten

Die Elektrolytmischungen können die Wirkung von Digitalis-Wirkstoffen wie Digitoxin, Digoxin (Präparate z. B. *Novodigal, Digimerck, Lanicor, Lanitop*, bei Herzschwäche) herabsetzen. Wenn Sie solche Medikamente einnehmen, sollte der Arzt den Kaliumspiegel im Blut überwachen, solange Sie die Elektrolytmischungen einnehmen.

Loperamid

Imodium akut
Lopedium
Loperamid akut Heumann
Loperamid STADA

Loperamid gehört zu den opiumähnlichen Wirkstoffen (Opioiden). Bei Durchfall wird eine der sonst unerwünschten Wirkungen dieser Substanzen genutzt: der lähmende Effekt auf die glatte Muskulatur des Darms. Die Darmbewegungen werden stark gehemmt, Krämpfe treten dann nicht mehr auf. Flüssigkeit und Nährstoffe können wieder besser aufgenommen werden, weil der Darminhalt nicht so schnell ausgeschieden wird.

Das hat allerdings auch Nachteile. Liegt dem Durchfall eine Infektion mit Viren oder Bakterien zugrunde, die giftige Stoffwechselprodukte ausscheiden, bleiben auch die Keime und deren schädliche Stoffe länger im Darm und können stärker wirken.

Aus diesem Grund sollten Sie diese Mittel nur kurzfristig anwenden, wenn der Durchfall von starken Darmkrämpfen begleitet ist.

Anwendung

Sie nehmen das Mittel mehrmals täglich ein, aber nicht länger als zwei Tage. Mehr als zwölf Milligramm täglich (das entspricht sechs Kapseln, Kautabletten oder Tabletten) sollten Sie nicht einnehmen.

Hält der Durchfall trotz der Einnahme des Mittels länger als zwei Tage unvermindert an, sollten Sie einen Arzt aufsuchen.

Achtung

Gegenanzeigen

Wenn Ihr Bauch aufgetrieben ist und sich hart anfühlt (Hinweis für eine Darmlähmung), dürfen Sie Loperamid nicht einnehmen.

Auch wenn Sie Fieber über 38,5 °C haben und der Stuhl blutig und sehr schleimig ist, sollten Sie das Mittel nicht anwenden.

Wenn Ihre Leber nur eingeschränkt arbeitet, sollten Sie das Mittel nicht ohne Rücksprache mit einem Arzt einnehmen.

Wechselwirkungen mit Medikamenten

Wenn Sie gleichzeitig Medikamente mit dem Wirkstoff Cotrimoxazol (bei Blasenentzündungen) einnehmen müssen, wirkt Loperamid wahrscheinlich stärker und sollte deshalb niedriger dosiert werden.

Unerwünschte Wirkungen

Gelegentlich, aber unbedenklich

Kopfschmerzen.

Selten und unbedenklich

Bauchschmerzen, Blähungen, Übelkeit, Erbrechen, Benommenheit, Schwindel, Mundtrockenheit.

Verstopfung sowie Schläfrigkeit und Teilnahmslosigkeit zeigen an, dass Sie zu viel Loperamid eingenommen haben. Setzen Sie das Mittel dann ab.

Selten, aber gefährlich

Wenn der Bauch stark aufgetrieben und hart ist und Sie sich sehr unwohl fühlen, sind das Hinweise für eine durch Loperamid ausgelöste Darmlähmung. Dann müssen Sie sofort einen Arzt aufsuchen.

Hinweise

Für Schwangerschaft und Stillzeit

Über die Risiken einer Anwendung in der Schwangerschaft gibt es keine Erkenntnisse. Sicherheitshalber sollten Sie das Mittel daher nicht anwenden.

In der Stillzeit dürfen Sie Loperamid nicht einnehmen, weil es in die Muttermilch übergeht.

Für Kinder unter 14 Jahren

Kinder unter zwölf Jahren dürfen diese Mittel nicht bekommen. Sie sollten nur mit Elektrolytmischungen behandelt werden. Kinder bis zu 14 Jahren dürfen täglich nicht mehr als acht Milligramm Loperamid einnehmen.

Hefe

Saccharomyces boulardii

Perenterol
Perocur
Santax

Die Kapseln dieser Mittel enthalten Trockenhefe mit lebensfähigen Zellen von Saccharomyces boulardii. Das ist eine Wildhefeart, die das Wachstum schädlicher Mikroorganismen im Darm behindert und somit auch die Wirkung der bakteriellen Giftstoffe auf die Darmschleimhaut hemmt. Außerdem sollen sie das im Darm befindliche Immunsystem anregen und so dazu beitragen, dass sich die gesunde Darmflora nach einer Infektion oder Antibiotikatherapie rasch regeneriert beziehungsweise widerstandsfähiger wird.

Die bisher vorliegenden Studien haben gezeigt, dass die Hefepräparate Durchfall mildern können, vor allem, wenn er im Zusammenhang mit einer Antibiotikabehandlung auftritt.

Umstritten ist, ob die Mittel auch Reisedurchfall vorbeugen können. Hat der Durchfall bereits eingesetzt, bessert er sich mit den Hefepräparaten allein meist nicht.

Anwendung

Um Reisedurchfall vorzubeugen, beginnen Sie fünf Tage vor der Abreise mit der Einnahme des Mittels und hören erst drei bis fünf Tage nach der Rückkehr wieder auf.
Bei akutem Durchfall während einer Reise oder im Zusammenhang mit einer Antibiotikabehandlung nehmen Sie das Mittel noch drei bis fünf Tage nach Abklingen der Beschwerden ein.
Hält der Durchfall trotz der Einnahme des Mittels länger als zwei Tage unvermindert an, sollten Sie einen Arzt aufsuchen.

Achtung

Gegenanzeigen

Wenn Sie Hefe nicht vertragen, dürfen Sie diese Mittel nicht einnehmen. Auch wenn Sie Fieber haben oder der Stuhl blutig und sehr schleimig ist, dürfen Sie sie nicht anwenden.

Wechselwirkungen mit Medikamenten

Tabletten gegen Pilzinfektionen (Wirkstoffe z. B. Itraconazol, Ketoconazol, Präparate z. B. *Sempera, Nizoral*) machen Hefepräparate unwirksam, weil sie Hefe abtöten.
Wenn Sie Mittel aus der Gruppe der MAO-Hemmer (bei Depressionen, z. B. *Aurorix*) gleichzeitig mit Hefepräparaten einnehmen, kann der Blutdruck ansteigen.

Wechselwirkungen mit Speisen und Getränken

Sie dürfen die Mittel nicht zusammen mit Alkohol oder heißen Speisen einnehmen, weil beides Hefe unwirksam macht.

Unerwünschte Wirkungen

Gelegentlich, aber unbedenklich

Blähungen.

Selten und unbedenklich

Hautausschlag und/oder anschwellende Schleimhäute sind Hinweise für eine allergische Reaktion. Dann sollten Sie das Mittel sofort absetzen.

Hinweise

Für Kinder unter 14 Jahren

Kinder ab zwei Jahren können die gleiche Dosis wie Erwachsene bekommen.

Smektit

Colina

Smektit ist ein Bestandteil von Tonerde und besteht aus Aluminium-Magnesium-Schichtgittersilikat. Es wird nicht in den Blutkreislauf aufgenommen. Smektit bindet Flüssigkeit und Giftstoffe sowie Mikroorganismen im Darm. Der Stuhl wird dadurch fester. Dennoch müssen Flüssigkeit und Salze, die bei Durchfall verloren gehen, ersetzt werden.
Die therapeutische Wirksamkeit von Smektit bei Durchfall ist nicht ausreichend nachgewiesen.

Anwendung

Der Hersteller empfiehlt, je nach Bedarf drei- bis viermal täglich einen Beutel Smektitpulver in einem Glas Wasser zu verrühren und die Flüssigkeit zu trinken. Wenn der Durchfall sehr stark ist, können Sie bei der ersten Einnahme zwei Beutel verwenden.
Während der Behandlung mit Smektit müssen Sie täglich drei bis vier Liter trinken, damit der Darminhalt nicht zusammenklumpt und sich festsetzt.
Hält der Durchfall trotz der Einnahme des Mittels länger als zwei Tage unvermindert an, sollten Sie einen Arzt aufsuchen.

Achtung

Gegenanzeigen

Wenn Sie Fieber haben oder der Stuhl blutig und sehr schleimig ist, dürfen Sie das Mittel nicht anwenden.

Wechselwirkungen mit Medikamenten

Da Smektit die Wirkstoffe anderer Arzneimittel bindet und somit in ihrer Wirkung behindert, sollten Sie diese im Abstand von zwei Stunden einnehmen.

Hinweise

Für Kinder unter 14 Jahren

Bei Kindern unter drei Jahren sollte Smektit nicht angewendet werden. Sie sollten nur Elektrolytlösungen bekommen.

Für Personen über 60 Jahre

Sie müssen besonders darauf achten, genügend zu trinken.

Medizinische Kohle

Kohle-Compretten
Kohle-Hevert

Medizinische Kohle besteht aus fein vermahlenen, verkohlten Pflanzenmaterialien, deren feinporige Oberfläche die ausgeprägte Fähigkeit hat, chemische Substanzen zu binden. Das ist vor allem bei Vergiftungen nützlich, bei Durchfall jedoch eher von untergeordneter Bedeutung. Die therapeutische Wirksamkeit ist nicht ausreichend nachgewiesen.

Anwendung

Die Hersteller empfehlen, die Kohletabletten in Wasser aufzulösen und das Gemisch zu trinken. Die Dosis kann auf bis zu insgesamt 50 Tabletten täglich erhöht werden. Allerdings müssen Sie darauf achten, drei bis vier Liter Flüssigkeit pro Tag zu trinken, damit der Darminhalt nicht verklumpt und sich festsetzt.
Hält der Durchfall trotz der Einnahme der Mittel länger als zwei Tage unvermindert an, sollten Sie einen Arzt aufsuchen.

Achtung

Gegenanzeigen

Wenn Sie Fieber haben oder der Stuhl blutig und sehr schleimig ist, dürfen Sie die Mittel nicht anwenden.

Wechselwirkungen mit Medikamenten

Kohle bindet die Wirkstoffe anderer Medikamente und verringert damit deren Wirkung. Sie sollten diese Mittel deshalb im Abstand von zwei Stunden einnehmen.

Unerwünschte Wirkungen

Häufig, aber unbedenklich

Der Stuhl verfärbt sich schwarz, weil Kohle nicht vom Darm aufgenommen, sondern unverändert wieder ausgeschieden wird.

Gelegentlich, aber unbedenklich

Wenn Sie Verstopfung bekommen, haben Sie zu viel Kohle eingenommen.

Selten, aber gefährlich

Wenn Sie nicht genügend trinken, klumpt der Stuhl im Darm zusammen, was zu einem Darmverschluss führen kann.

Hinweise

Für Kinder unter 14 Jahren

Sie erhalten die Hälfte der für Erwachsene vorgesehenen Dosis, sollten aber besser nur mit Elektrolytmischungen behandelt werden.

Für Personen über 60 Jahre

Sie müssen besonders darauf achten, genügend zu trinken.

Ethacridin

Metifex

Ethacridin tötet einige Bakterienarten ab und soll Krämpfe lindern. Durchfall soll es vorbeugen, indem es die Oberfläche der Darmschleimhaut zusammenzieht und somit den Flüssigkeitsverlust begrenzt. Antibakteriell wirkende Substanzen sind bei Durchfall jedoch meist nicht erforderlich, zumal sie auch die nützlichen Darmbakterien abtöten. Außerdem löst Ethacridin leicht Allergien aus. Die therapeutische Wirksamkeit ist nicht ausreichend nachgewiesen.

Anwendung

Der Hersteller empfiehlt, das Mittel mehrere Tage lang jeweils nach dem Essen einzunehmen.
Hält der Durchfall trotz der Einnahme des Mittels länger als zwei Tage unvermindert an, sollten Sie einen Arzt aufsuchen.

Achtung

Gegenanzeigen

Wenn Sie Fieber haben und der Stuhl blutig und sehr schleimig ist, dürfen Sie das Mittel nicht anwenden.

Unerwünschte Wirkungen

Häufig, aber unbedenklich

Der Stuhl kann sich gelb färben.

Selten und unbedenklich

Druckgefühl im Oberbauch, Übelkeit, Erbrechen.

Hinweise

Für Schwangerschaft und Stillzeit

Über die Risiken einer Anwendung in Schwangerschaft und Stillzeit gibt es keine Erkenntnisse. Da das Mittel ohnehin als „wenig geeignet" bewertet wird, sollten Sie darauf verzichten.

Für Kinder unter 14 Jahren

Kinder sollten dieses Mittel nicht bekommen.

Tanninalbuminat

Tannalbin

Tannine sind Gerbsäuren, die mit Eiweißstoffen unlösliche Verbindungen eingehen. Bei Durchfall sollen diese die Darmschleimhaut abdichten und somit den Flüssigkeitsverlust begrenzen. Die Bindung von Tannin an das Eiweiß Albumin (= Tanninalbuminat) verhindert, dass Tannin bereits in Mund und Magen auf Nahrungseiweiße und Verdauungsenzyme sowie Eiweißbestandteile der Schleimhäute einwirkt.

Das Mittel soll vor allem Reisedurchfall vorbeugen. Die therapeutische Wirksamkeit ist jedoch nicht ausreichend nachgewiesen.

Anwendung

Der Hersteller empfiehlt, das Mittel bis zu viermal täglich einzunehmen.

Hält der Durchfall trotz der Einnahme des Mittels länger als zwei Tage unvermindert an, sollten Sie einen Arzt aufsuchen.

Achtung

Gegenanzeigen

Wenn Sie Fieber haben oder der Stuhl blutig und sehr schleimig ist, dürfen Sie das Mittel nicht anwenden.

Wechselwirkungen mit Medikamenten

Tannin kann die Aufnahme von Arzneimitteln aus dem Darm behindern (z. B. von herzwirksamen Digitalis-Glykosiden, die bei Herzschwäche eingesetzt werden).

Unerwünschte Wirkungen

Selten und unbedenklich

Hautausschlag und/oder anschwellende Schleimhäute sind Hinweise für eine allergische Reaktion (vermutlich auf den in dem Mittel enthaltenen Eiweißstoff Albumin). Dann sollten Sie das Mittel sofort absetzen.

Hinweise

Für Schwangerschaft und Stillzeit

Über die Risiken einer Anwendung in Schwangerschaft und Stillzeit gibt es keine Erkenntnisse. Da das Mittel ohnehin mit „wenig geeignet" bewertet wird, sollten Sie darauf verzichten.

Für Kinder unter 14 Jahren

Kinder sollten dieses Mittel nicht bekommen.

Pflanzliches Mittel

Uzarawurzel

UZARA

Extrakte aus der Uzarawurzel sollen die Darmmuskulatur erschlaffen lassen. Dadurch lösen sich Krämpfe und der Durchfall lässt nach. Die therapeutische Wirksamkeit ist jedoch nicht ausreichend nachgewiesen.

Anwendung

Der Hersteller empfiehlt, das Mittel mehrmals täglich einzunehmen.

Hält der Durchfall trotz der Einnahme des Mittels länger als zwei Tage unvermindert an, sollten Sie einen Arzt aufsuchen.

Achtung

Gegenanzeigen

Wenn Sie Fieber haben oder der Stuhl blutig und sehr schleimig ist, dürfen Sie das Mittel nicht anwenden.

Wechselwirkungen mit Medikamenten

Wenn Sie Digitalis-Wirkstoffe wie Digitoxin, Digoxin (Präparate z. B. *Novodigal, Digimerck, Lanicor, Lanitop*, bei Herzschwäche) einnehmen, sollten Sie *Uzara* nur nach Rücksprache mit einem Arzt anwenden, weil es die Wirkung der Digitalis-Wirkstoffe möglicherweise verstärken kann.

Hinweise

Für Kinder unter 14 Jahren

Kinder unter zwölf Jahren sollten dieses Mittel nicht bekommen.

Kombination

Loperamid + Dimeticon

Imodium akut plus

In diesem Mittel ist das opiumähnlich wirkende Loperamid mit dem Entschäumer Dimeticon kombiniert. Loperamid stellt die Darmbewegungen ruhig, Dimeticon soll Blähungen lindern. Die Kombination dieser beiden Wirkstoffe ist nicht sinnvoll, weil Durchfall selten mit Blähungen einhergeht. Außerdem muss Dimeticon sehr hoch dosiert werden, um die erwünschten Wirkungen zu entfalten, was bei dem vorliegenden Kombinationspräparat dazu führt, dass eine zu hohe Dosis Loperamid eingenommen wird.

Anwendung

Der Hersteller empfiehlt, die Tabletten mehrmals täglich zu zerkauen.
Hält der Durchfall trotz der Einnahme des Mittels länger als zwei Tage unvermindert an, sollten Sie einen Arzt aufsuchen.
Alle weiteren Angaben finden Sie unter dem Stichwort Loperamid (→ Seite 235).

Hinweise

Für Schwangerschaft und Stillzeit

Über die Risiken einer Anwendung in Schwangerschaft und Stillzeit gibt es keine Erkenntnisse. Da das Mittel ohnehin als „wenig geeignet" bewertet wird, sollten Sie darauf verzichten.

Für Kinder unter 14 Jahren

Kinder sollten dieses Mittel nicht bekommen.

Kombination
Tanninalbuminat + Ethacridin

Tannacomp

Dieses Mittel kombiniert den Gerbstoff Tannin mit dem antibakteriell wirkenden Ethacridin. Beide sollen vor allem bewirken, dass der Darm nicht so viel Flüssigkeit ausscheidet. Ethacridin und Albumin können leicht Allergien auslösen. Die Kombination der beiden Wirkstoffe ist nicht sinnvoll, die therapeutische Wirksamkeit bei Durchfall nicht ausreichend nachgewiesen.

Anwendung

Der Hersteller empfiehlt, das Mittel zweimal täglich einzunehmen.
Hält der Durchfall trotz der Einnahme des Mittels länger als zwei Tage unvermindert an, sollten Sie einen Arzt aufsuchen.

Achtung

Gegenanzeigen

Wenn Sie Fieber haben oder der Stuhl blutig und sehr schleimig ist, dürfen Sie das Mittel nicht anwenden.

Wechselwirkungen mit Medikamenten

Tannin kann die Aufnahme von Arzneimitteln aus dem Darm behindern (z. B. von herzwirksamen Digitalis-Glykosiden, die bei Herzschwäche eingesetzt werden).

Unerwünschte Wirkungen

Selten und unbedenklich

Druckgefühl im Oberbauch, Übelkeit, Erbrechen. Hautausschlag und/oder anschwellende Schleimhäute sind Hinweise für eine allergische Reaktion. Dann sollten Sie das Mittel sofort absetzen.

Kombination: Smektit + Antazida
Smektit + Aluminiumhydroxid-Magnesiumkarbonat

Colina Spezial

In diesem Mittel ist Smektit mit einem weiteren säurebindenden Mittel kombiniert. Die therapeutische Wirksamkeit bei Durchfall soll sich damit verbessern. Das ist allerdings nicht ausreichend nachgewiesen.

Anwendung

Der Hersteller empfiehlt, das Mittel mehrmals täglich einzunehmen.
Hält der Durchfall trotz der Einnahme des Mittels länger als zwei Tage unvermindert an, sollten Sie einen Arzt aufsuchen.
Was Sie sonst noch bei der Einnahme von Antazida beachten sollten, lesen Sie im Kapitel „Sodbrennen" (→ Seite 212). Zusätzlich ist zu beachten:

Achtung

Gegenanzeigen

Wenn Sie Fieber haben oder der Stuhl blutig und sehr schleimig ist, dürfen Sie das Mittel nicht anwenden.

Wechselwirkungen mit Medikamenten

Da Smektit und Antazida die Wirkstoffe anderer Arzneimittel binden und somit in ihrer Wirkung behindern, sollten Sie diese im Abstand von zwei Stunden einnehmen.

Hinweise

Für Schwangerschaft und Stillzeit

Über die Anwendung in Schwangerschaft und Stillzeit gibt es keine Erkenntnisse. Da das Mittel ohnehin als „wenig geeignet" bewertet wird, sollten Sie darauf verzichten.

Für Kinder unter 14 Jahren

Kinder sollten dieses Mittel nicht bekommen.

Kombinationen: Pektin + andere Substanzen

Pektin + Kamille

Diarrhoesan

Pektin + Kaolin

KAOPROMPT-H

Pektin ist ein pflanzlicher Quellstoff, der das Stuhlvolumen erhöht und den Darminhalt festigt. Kamillenextrakt wirkt entzündungshemmend. Kaolin ist ein Bestandteil von Tonerde und wirkt ähnlich wie Smektit (→ Seite 237).

Die therapeutische Wirksamkeit der Mittel bei Durchfall ist nicht ausreichend nachgewiesen.

Anwendung

Die Hersteller empfehlen, die Mittel mehrmals täglich einzunehmen.

Hält der Durchfall trotz der Einnahme der Mittel länger als zwei Tage unvermindert an, sollten Sie einen Arzt aufsuchen.

Achtung

Gegenanzeigen

Wenn Sie Fieber haben oder der Stuhl blutig und sehr schleimig ist, dürfen Sie das Mittel nicht anwenden.

KAOPROMPT-H enthält als Konservierungsmittel Parabene. Wenn Sie auf diese Stoffe allergisch reagieren, dürfen Sie das Mittel nicht anwenden. Nähere Angaben dazu finden Sie unter „Allergie auf Parastoffe" (→ Seite 41).

Wechselwirkungen mit Medikamenten

Da Pektin und Kaolin die Wirkstoffe anderer Arzneimittel binden und somit in ihrer Wirkung behindern, sollten Sie diese im Abstand von zwei Stunden einnehmen.

Unerwünschte Wirkungen

Selten und unbedenklich

Diarrhoesan: Ein Hautausschlag oder anschwellende Schleimhäute deuten darauf hin, dass Sie auf Kamille allergisch reagieren. Meist ist das auf Verunreinigungen durch Hundskamille zurückzuführen. Setzen Sie das Mittel dann ab.

Hinweise

Für Schwangerschaft und Stillzeit

Über die Risiken einer Anwendung in Schwangerschaft und Stillzeit gibt es keine Erkenntnisse. Da die Mittel ohnehin als „wenig geeignet" bewertet werden, sollten Sie darauf verzichten.

Für Kinder unter 14 Jahren

Kinder sollten diese Mittel nicht bekommen.

Durchfall

Handelsname Darreichungsform	Zusammensetzung pro 1 ml/1 g oder wie angegeben bzw. pro abgeteilte Einheit	Kleinste Packungsgröße	Packungspreis	Bewertung für das beanspruchte Anwendungsgebiet
Colina	**Smektit** 3 g	10 Stück	7,10	**Wenig geeignet** bei Durchfall, weil die therapeutische Wirksamkeit nicht ausreichend nachgewiesen ist. Allenfalls anzuwenden zur unterstützenden Behandlung. → Seite 237
Colina Spezial Beutel	**Smektit** 3 g + **Aluminiumhydroxid-Magnesiumkarbonat** 125 mg	20 Stück	12,20	**Wenig geeignet** bei Durchfall, weil die Kombination mit einem säurebindenden Mittel nicht sinnvoll ist. → Seite 240
Diarrhoesan Lösung	**Apfelpektin** 32 mg + **Auszug aus Kamille** 25 g	200 ml	7,31	**Wenig geeignet** bei Durchfall, weil die therapeutische Wirksamkeit nicht ausreichend nachgewiesen ist. → Seite 241

Hinweise zu den Tabellenspalten → Seite 24, zur Auswahl der Arzneimittel → Seite 20, zur Grundlage der Bewertung → Seiten 20, 23

Durchfall Fortsetzung

Handelsname Darreichungsform	Zusammensetzung pro 1 ml/1 g oder wie angegeben bzw. pro abgeteilte Einheit	Kleinste Packungsgröße	Packungspreis	Bewertung für das beanspruchte Anwendungsgebiet
Elotrans Beutel	**Glukose** 4,0 g + **Kaliumchlorid** 300 mg + **Natriumchlorid** 700 mg + **Natriumzitrat** 590 mg	10 Stück	4,61	**Geeignet** bei Durchfall zum Ausgleich des Elektrolytverlusts. → Seite 235
Imodium akut Kapseln	**Loperamid-hydrochlorid** 2 mg	6 Stück	4,06	**Geeignet** bei Durchfall zur kurzfristigen Anwendung. → Seite 235
Imodium akut plus Kautabletten	**Loperamid-hydrochlorid** 2 mg + **Polydimethylsiloxan** 125 mg	6 Stück	4,73	**Wenig geeignet** bei Durchfall, weil die Kombination mit einem Entschäumer nicht sinnvoll ist. Monopräparate mit Loperamid sind vorzuziehen. → Seite 239
KAOPROMPT-H Suspension	**Pektin** 4,4 mg + **Kaolin** 197,2 mg	180 ml	9,00	**Wenig geeignet** bei Durchfall, weil die therapeutische Wirksamkeit nicht ausreichend nachgewiesen ist. → Seite 241
Kohle-Compretten Tabletten	**Medizinische Kohle** 250 mg	30 Stück	6,95	**Wenig geeignet** bei Durchfall, weil die therapeutische Wirksamkeit nicht ausreichend nachgewiesen ist. → Seite 238
Kohle-Hevert Tabletten	**Medizinische Kohle** 250 mg	20 Stück	2,95	**Wenig geeignet** bei Durchfall, weil die therapeutische Wirksamkeit nicht ausreichend nachgewiesen ist. → Seite 238
Lopedium Kapseln	**Loperamid-hydrochlorid** 2 mg	10 Stück	2,85	**Geeignet** bei Durchfall zur kurzfristigen Anwendung. → Seite 235
Lopedium T Tabletten	2 mg	10 Stück	2,85	
Loperamid akut Heumann Tabletten	**Loperamid-hydrochlorid** 2 mg	10 Stück	3,54	**Geeignet** bei Durchfall zur kurzfristigen Anwendung. → Seite 235
Loperamid STADA akut Kapseln	**Loperamid-hydrochlorid** 2 mg	10 Stück	3,34	**Geeignet** bei Durchfall zur kurzfristigen Anwendung. → Seite 235
Metifex Dragees	**Ethacridinlaktat** 200 mg	20 Stück	7,60	**Wenig geeignet** zur Vorbeugung und Behandlung von Durchfall, weil die therapeutische Wirksamkeit nicht ausreichend nachgewiesen ist. → Seite 238
Milupa GES 60 Beutel	**Glukose** 3,93 g + **Kaliumchlorid** 290 mg + **Natriumchlorid** 350 mg + **Natrium-hydrogenkarbonat** 500 mg	8 Stück	4,04	**Geeignet** bei Durchfall zum Ausgleich des Elektrolytverlusts. → Seite 235
Oralpädon 240 Erdbeere	**Glukose-monohydrat** 3,56 g + **Kaliumchlorid** 300 mg + **Natriumchlorid** 470 mg + **Dinatrium-hydrogenzitrat** 530 mg	10 Stück	4,61	**Geeignet** bei Durchfall zum Ausgleich des Elektrolytverlusts. → Seite 235
240 Neutral Beutel	**Glukose-monohydrat** 3,56 g + **Kaliumchlorid** 300 mg + **Natriumchlorid** 470 mg + **Dinatrium-hydrogenzitrat** 530 mg	10 Stück	4,61	

Hinweise zu den Tabellenspalten → Seite 24, zur Auswahl der Arzneimittel → Seite 20, zur Grundlage der Bewertung → Seiten 20, 23

Durchfall Fortsetzung

Handelsname Darreichungsform	Zusammensetzung pro 1 ml/1 g oder wie angegeben bzw. pro abgeteilte Einheit	Kleinste Packungsgröße	Packungspreis	Bewertung für das beanspruchte Anwendungsgebiet
Perenterol 250 mg Pulver Beutel	**Trockenhefe aus Saccharomyces boulardii** 250 mg	10 Stück	5,34	**Auch geeignet** zur Vorbeugung und Behandlung von Durchfall (Reisediarrhoe, Behandlung mit Antibiotika). Weitere Nachweise zur therapeutischen Wirksamkeit sind erforderlich. → Seite 236
50 mg Kapseln	50 mg	20 Stück	7,15	
forte 250 mg Kapseln Kapseln	250 mg	10 Stück	4,96	
Perocur forte Kapseln	**Trockenhefe aus Saccharomyces boulardii** 250 mg	10 Stück	4,61	**Auch geeignet** zur Vorbeugung und Behandlung von Durchfall (Reisediarrhoe, Behandlung mit Antibiotika). Weitere Nachweise zur therapeutischen Wirksamkeit sind erforderlich. → Seite 236
Santax S Kapseln	**Trockenhefe aus Saccharomyces boulardii** 250 mg	10 Stück	5,34	**Auch geeignet** zur Vorbeugung und Behandlung von Durchfall (Reisediarrhoe, Behandlung mit Antibiotika). Weitere Nachweise zur therapeutischen Wirksamkeit sind erforderlich. → Seite 236
Tannacomp Filmtabletten	**Tanninalbuminat** 500 mg + **Ethacridinlaktat** 50 mg	20 Stück	7,30	**Wenig geeignet** zur Vorbeugung und Behandlung von Durchfall, weil die therapeutische Wirksamkeit nicht ausreichend nachgewiesen ist. → Seite 240
Tannalbin Kapseln	**Tanninalbuminat** 250 mg	20 Stück	5,60	**Wenig geeignet** bei Durchfall, weil die therapeutische Wirksamkeit nicht ausreichend nachgewiesen ist. → Seite 239
Tabletten	500 mg	20 Stück	5,30	**Wenig geeignet** zur unterstützenden Behandlung bei Durchfall, weil die therapeutische Wirksamkeit nicht ausreichend nachgewiesen ist. → Seite 239
UZARA Dragees	**Auszug aus Uzarawurzel** 45–55 mg	20 Stück	5,19	**Wenig geeignet** bei Durchfall, weil die therapeutische Wirksamkeit nicht ausreichend nachgewiesen ist. → Seite 239

Hinweise zu den Tabellenspalten → Seite 24, zur Auswahl der Arzneimittel → Seite 20, zur Grundlage der Bewertung → Seiten 20, 23

Verstopfung

Verstopfung (Obstipation) ist eine weit verbreitete Verdauungsstörung, vor allem bei älteren Menschen über 60 Jahre. Unter ihnen klagt jeder dritte – Frauen zwei- bis dreimal häufiger als Männer – darüber, zu selten Stuhlgang zu haben. Ob dies aber tatsächlich behandlungsbedürftig ist, hängt ganz vom Einzelfall ab. Menschen, die ihren Darm normalerweise täglich entleeren, fühlen sich schon verstopft, wenn ihnen dies zwei Tage hintereinander nicht möglich ist. Andere, die nur dreimal wöchentlich Stuhlgang haben, sprechen erst dann von einer Verstopfung, wenn sie an drei bis vier Tagen hintereinander keinen Stuhl absetzen können. Bei Säuglingen kann die Zeitspanne zwischen zwei Darmentleerungen noch größer sein.

Nach medizinischen Kriterien liegt eine chronische Verstopfung dann vor, wenn der Stuhlgang selten möglich und sehr hart ist und/oder der Stuhl nur unter starkem Pressen abgegeben werden kann und/oder das Gefühl besteht, den Darm nicht vollständig entleert zu haben.

Häufig kommt es auch vor, dass sich der Stuhl im Enddarm sammelt und dort verhältnismäßig lange liegen bleibt.

Anzeichen und Beschwerden

Sie haben weniger als dreimal in der Woche Stuhlgang. Häufig tritt gleichzeitig ein unangenehmes Völlegefühl im Bauch auf, der sich oft auch aufgetrieben und prall anfühlt. Kann Stuhl abgesetzt werden, ist dieser meist recht hart, was die Darmentleerung zusätzlich erschwert und oft auch schmerzhaft macht.

Ursachen

Verstopfung kann sehr verschiedene Ursachen haben:

- Sie bewegen sich zu wenig. Dann wird auch der Darm träge.
- Sie trinken zu wenig. Je weniger Flüssigkeit dem Darm zur Verfügung steht, desto schlechter kann er den Speisebrei verarbeiten.
- Sie essen viel Weißbrot, Schokolade oder andere Süßigkeiten. Diese Lebensmittel enthalten zu wenig Ballaststoffe und regen die Darmtätigkeit zu wenig an.
- Sie haben den Stuhldrang immer wieder unterdrückt.
- Kummer und Stress können die Darmtätigkeit verlangsamen.
- Veränderte klimatische Bedingungen durch einen Ortswechsel sowie ein Wechsel in den Lebens- und Ernährungsgewohnheiten (Reise, Umzug) sind für den Darm gewöhnungsbedürftig und es kann sein, dass er vorübergehend etwas träge wird.
- In der Schwangerschaft wird die Darmtätigkeit häufig durch die stark vergrößerte Gebärmutter eingeschränkt.
- Ist der Beckenboden geschwächt (z. B. nach einer Geburt), sackt oft ein Stück des Mastdarms in die Scheide hinein. In dieser Vorstülpung kann der Stuhl lange liegen bleiben und austrocknen, was den Stuhlgang erschwert und verzögert.
- Ausstülpungen aus der Darmwand (Divertikel) können eine Verstopfung fördern.
- Sie leiden unter einem Reizdarmsyndrom (Colon irritabile).
- Sie nehmen Medikamente ein, die auch stopfend wirken können, zum Beispiel säurebindende Mittel (bei Sodbrennen), Mittel aus der Gruppe der Anticholinergika mit Wirkstoffen wie Biperiden, Bornaprin, Metixen, Trihexyphenidyl (Präparate z. B. *Akineton, Sormodren, Tremarit, Parkopan*, bei Parkinson-Krankheit), Beruhigungs- und Schlafmittel, blutdrucksenkende Mittel, Schmerzmittel aus der Gruppe der Opioide mit den Wirkstoffen Morphin, Dihydrocodein, Tramadol (Präparate z. B. *MSI/MST Mundipharma, DHC Mundipharma, Amadol, Tramundin*) sowie codeinhaltige Hustenmittel.

Vorbeugung

- Treiben Sie Sport oder machen Sie jeden Tag einen halbstündigen Spaziergang.
- Trinken Sie täglich mindestens zwei Liter Flüssigkeit (Wasser, Tee, verdünnte Säfte). Nur wenn Sie eine Herzschwäche haben, sollten Sie nicht mehr als 1,5 Liter täglich trinken.
- Essen Sie genügend Ballaststoffe in Form von Vollkornbrot und -produkten, rohem Gemüse, frischem Obst mit Schale. Die unverdaulichen Pflanzenfasern binden Wasser und regen die Darmtätigkeit an.
- Natürliche Quellstoffe sind Leinsamen und Weizenkleie, die Sie am besten mit Jogurt vermischt zu sich nehmen. Sie quellen im Darm auf, binden dabei erhebliche Mengen Wasser und tragen so dazu bei, dass der Darminhalt weich bleibt und zügig weiter befördert wird.
- Gehen Sie täglich zur gleichen Zeit zur Toilette (z. B. morgens nach dem Aufstehen), um den Darm an einen bestimmten Rhythmus zu gewöhnen, und nehmen Sie sich dafür ausreichend Zeit.

Allgemeine Maßnahmen

Alle im Abschnitt Vorbeugung genannten Maßnahmen sind auch sinnvoll, wenn Verstopfung vorliegt. Ein Glas lauwarmes Wasser, Orangen- oder Grapefruitsaft, am Morgen auf nüchternen Magen getrunken, regt die Darmentleerung zusätzlich an. Auch Sauerkraut – als Gemüse oder Saft – sowie frisches oder getrocknetes Obst (z. B. Pflaumen, Feigen, eventuell mit Jogurt gemischt) wirken abführend.
Alle diese Maßnahmen erfordern jedoch etwas Ausdauer und Geduld. Der Erfolg stellt sich nicht unmittelbar, sondern erst nach einigen Tagen ein.

Wann zum Arzt?

Bleibt der Stuhlgang trotz der vorbeugenden und allgemeinen Maßnahmen länger als vier Tage aus, sollten Sie einen Arzt aufsuchen. Auch wenn Sie den Darm trotz eines Abführmittels länger als zwei Tage nicht entleeren können, sollten Sie sich ärztlich behandeln lassen.

Behandlung mit Medikamenten

Normalerweise kommt der Darm mit den oben genannten vorbeugenden und allgemeinen Maßnahmen innerhalb von ein bis zwei Wochen wieder in Schwung. Medikamentöse Abführhilfen (Laxantien) sollten Sie nur unter folgenden Bedingungen anwenden:

- Sie sind längere Zeit bettlägerig und können sich nicht ausreichend bewegen.
- Sie dürfen beim Stuhlgang nicht stark pressen, zum Beispiel nach einem Herzinfarkt, Leistenbruch oder nach einer Thrombose.
- Sie haben Divertikel, die die Darmtätigkeit massiv behindern.

Wasserbindende Abführmittel vergrößern das Stuhlvolumen und regen so die Darmbewegung an. Eine akute Verstopfung lässt sich damit gut beheben. Diese Mittel sind auch angebracht, um den Stuhl weich zu machen, wenn starkes Pressen vermieden werden soll.

Harte Kotballen im Enddarm lassen sich am besten mit mineralhaltigen Mischungen oder Gleitmitteln erweichen, die als Klistiere oder Zäpfchen angewendet werden.

Darmreizende Abführmittel sollten Sie nur kurzfristig anwenden, weil sie rasch dazu führen, dass der Darm sich an den Reiz gewöhnt und so eine Abhängigkeit von dem Abführmittel eintritt.

Pflanzliche Abführmittel aus Sennesblättern oder -früchten reizen ebenso die Darmwand und dürfen nur kurzfristig angewendet werden. Diese sollten Sie den aloehaltigen Präparaten vorziehen, weil Aloe die Darmwand sehr stark reizt.

Abführtees sind sinnvoll, wenn sie Sennesblätter oder -früchte und nicht mehr als zwei Wirkstoffe enthalten. Andere Pflanzenkombinationen sind nicht sinnvoll zusammengesetzt und wenig geeignet, um eine Verstopfung zu beheben.

Bei Kindern

Verstopfung bei Kindern sollten Sie möglichst ohne Abführmittel behandeln. Ist der Stuhl sehr hart und kann nur unter Schmerzen abgegeben werden, können Sie ihn am ehesten mit einem Gleitmittel oder Klistier weich machen. Anschließend sollten allgemeine und vorbeugende Maßnahmen dafür sorgen, dass der Darm wieder regelmäßig entleert werden kann.

Abführmittel nur kurze Zeit anwenden!

Alle Abführmittel sollten Sie nur ein bis zwei Wochen lang anwenden, nicht länger und keinesfalls ständig. Das gilt insbesondere für alle darmreizenden Wirkstoffe. Quellmittel (Flohsamenschalen, Leinsamen, Weizenkleie) und Osmolaxantien (z. B. Laktulose) können Sie auch länger als zwei Wochen anwenden, wenn dies medizinisch geboten ist – allerdings nicht ohne Rücksprache mit einem Arzt. Wenn Sie die Mittel regelmäßig täglich einnehmen, verliert der Körper zu viel Wasser und vor allem zu viele Mineralsalze (Elektrolyte). Das lässt den Darm noch träger werden und führt Sie innerhalb kurzer Zeit in einen regelrechten Teufelskreis. Denn der Darm gewöhnt sich daran, nur noch mithilfe dieser Mittel zu funktionieren. Mit der Zeit braucht er dann immer größere Mengen, damit die gewünschte Reaktion einsetzt. Viele Menschen werden auf diese Weise regelrecht „abhängig" von den Medikamenten – ohne sie klappt es mit dem Stuhlgang überhaupt nicht mehr.

Zu warnen ist auch vor dem Irrglauben, mit Abführmitteln ließe sich abnehmen. Das trifft sicher nicht zu und Sie schaden Ihrer Gesundheit, wenn Sie die Mittel ständig einnehmen.

Wasserbindende Abführmittel

Laktulose

Bifiteral
Lactulose-ratiopharm
Lactulose Stada

Magnesiumsulfat (Bittersalz)

F.X. Passage SL

Laktulose ist ein synthetischer Zucker, Magnesiumsulfat ist auch als Bittersalz bekannt. Aufgrund des Konzentrationsgefälles zwischen Laktulose beziehungsweise Bittersalz und Darminhalt werden erhebliche Mengen Wasser gebunden (die Wirkstoffe werden deshalb auch als Osmolaxantien bezeichnet). Dadurch wird der Stuhl weich und nimmt an Volumen zu. Das dehnt den Darm und regt ihn an, den Inhalt rascher auszuscheiden.

Bittersalz wirkt stärker abführend als Laktulose. Der Darm lässt sich damit gut einmalig komplett entleeren (z. B. vor einer Fastenkur). Bei längerer Anwendung kann Bittersalz den Mineralstoffhaushalt empfindlich stören.

Anwendung

Laktulose nehmen Sie nach Bedarf ein- bis mehrmals täglich ein. Die Wirkung setzt – in Abhängigkeit von der Dosis – nach zwei bis zehn Stunden ein.

Bittersalz lösen Sie in Wasser auf und trinken die Flüssigkeit morgens nüchtern oder abends vor dem Schlafengehen. Die Wirkung setzt etwa zehn Stunden später ein, bei hoher Dosierung schon früher. Länger als ein bis drei Tage hintereinander sollten Sie das Mittel nicht anwenden.

Achtung

Gegenanzeigen

Laktulose dürfen Sie nicht einnehmen, wenn Sie den Zucker Galaktose (Bestandteil von Milchzucker) nicht vertragen und eine galaktosearme Kost einhalten müssen.

Bittersalz dürfen Sie nicht anwenden, wenn die Funktion Ihrer Nieren eingeschränkt ist oder wenn Sie eine chronisch-entzündliche Darmerkrankung haben (Colitis ulcerosa, Morbus Crohn).

Wechselwirkungen mit Medikamenten

Wenn Sie noch andere Medikamente anwenden, ist zu beachten:

- In hoher Dosierung verstärken beide Wirkstoffe den Verlust von Kalium. Das Risiko für dadurch bedingte Herzrhythmusstörungen steigt, wenn Sie entwässernde Mittel (Diuretika, bei hohem Blutdruck) oder kortisonhaltige Präparate (bei Entzündungen) einnehmen. Diese erhöhen den Kaliumverlust zusätzlich.
- Ein so bedingter Kaliummangel kann die unerwünschten Wirkungen von Digitalis-Wirkstoffen (bei Herzschwäche) verstärken oder hervorrufen.
- Bittersalz kann die Wirkung einer bestimmten Sorte von Antibiotika (Tetrazykline, z. B. Doxycyclin) abschwächen.
- Wenn Sie Insulin spritzen (bei Diabetes), müssen Sie eventuell die Insulindosis anpassen.

Unerwünschte Wirkungen

Häufig, aber unbedenklich

Bauchschmerzen, Blähungen. Bei Überdosierung: Übelkeit, Erbrechen, Durchfall.

Selten, aber gefährlich

Bei langfristiger Einnahme und hoher Dosierung kann der Kaliumverlust den Herzrhythmus stören und die Nierenfunktion beeinträchtigen.

Bittersalz: Bei langfristiger Anwendung und hoher Dosierung kann es zu einer Vergiftung mit Magnesium kommen. Anzeichen dafür sind Muskelschwäche, Müdigkeit sowie Herzrhythmusstörungen.

Hinweise

Für Personen über 60 Jahre

Achten Sie darauf, dass Sie mindestens zwei Liter täglich trinken, es sei denn, Sie haben eine Herzschwäche und dürfen deshalb nicht so viel Flüssigkeit zu sich nehmen.

Gleitmittel

Glyzerin

Glycilax

Glyzerin-Zäpfchen weichen die im Enddarm liegenden harten Kotballen auf, die sich dann leichter ausscheiden lassen. Der Wirkstoff wird nicht ins Blut aufgenommen und eignet sich deshalb auch gut für die Behandlung von Kindern und Schwangeren.

Anwendung

Sie wenden die Zäpfchen nach Bedarf an.

Unerwünschte Wirkungen

Gelegentlich, aber unbedenklich

Wenn die Schleimhaut im Enddarm durch harte Kotballen gereizt oder leicht verletzt ist, kann das Mittel ein leichtes Brennen verursachen.

Selten, aber gefährlich

Bei langfristiger Einnahme und hoher Dosierung kann der Kaliumverlust den Herzrhythmus stören und die Nierenfunktion beeinträchtigen.

Darmreizende Abführmittel

Bisacodyl

Bekunis

Dulcolax

Natriumpicosulfat

Agiolax Pico

Dulcolax NP

Laxoberal

Bisacodyl und Natriumpicosulfat reizen die Darmwand. Diese reagiert darauf mit verstärkten Bewegungen. Der Speisebrei wird dadurch schneller befördert und die Reste demzufolge auch zügig ausgeschieden.

Die therapeutische Wirksamkeit beider Substanzen bei Verstopfung ist belegt.

Anwendung

Tabletten oder Tropfen nehmen Sie einmal täglich ein, vorzugsweise abends. Die Wirkung setzt nach etwa zehn Stunden ein.

Alle darmreizenden Abführmittel dürfen Sie keinesfalls länger als ein bis zwei Wochen anwenden, weil sich der Darm sonst an sie gewöhnt und ohne den Reiz nicht mehr von selbst abführt. Näheres dazu lesen Sie unter „Abführmittel nur kurze Zeit anwenden!“ (→ Seite 245).

Achtung

Gegenanzeigen

Wenn Sie eine chronisch-entzündliche Darmerkrankung haben (Colitis ulcerosa, Morbus Crohn), dürfen Sie diese Mittel nicht anwenden.

Wechselwirkungen mit Medikamenten

Wenn Sie noch andere Medikamente anwenden, ist zu beachten:

- Wenn Sie gleichzeitig Antazida einnehmen (bei Sodbrennen), können Magenbeschwerden auftreten. Nehmen Sie die Antazida deshalb im Abstand von etwa einer halben Stunde ein.
- Antibiotika schwächen die Wirkung von Natriumpicosulfat ab.
- In hoher Dosierung verstärken beide Wirkstoffe den Verlust von Kalium. Das Risiko für dadurch bedingte Herzrhythmusstörungen steigt, wenn Sie entwässernde Mittel (Diuretika, bei hohem Blutdruck) oder kortisonhaltige Präparate (bei Entzündungen) einnehmen. Diese erhöhen den Kaliumverlust zusätzlich.
- Ein so bedingter Kaliummangel kann die unerwünschten Wirkungen von Digitalis-Wirkstoffen (bei Herzschwäche) verstärken oder hervorrufen.
- Wenn Sie Insulin spritzen (bei Diabetes), sollten Sie den Blutzucker häufiger kontrollieren, weil sich durch den erhöhten Kaliumverlust die Wirkung des Insulins verringern kann. Dann müssen Sie mehr Insulin als gewohnt spritzen, um den Blutzucker ausreichend zu senken.

Wechselwirkungen mit Speisen und Getränken

Sie dürfen die Mittel nicht mit Milch oder Milchprodukten (Jogurt, Quark, Käse) einnehmen, weil diese die Wirksamkeit beeinträchtigen.

Unerwünschte Wirkungen

Häufig, aber unbedenklich

Durchfall oder Bauchkrämpfe zeigen an, dass Sie die Mittel zu hoch dosiert oder zu häufig eingenommen haben.

Selten, aber gefährlich

Bei langfristiger Einnahme und hoher Dosierung kann der Kaliumverlust den Herzrhythmus stören und die Nierenfunktion beeinträchtigen.

Hinweise

Für Schwangerschaft und Stillzeit

In der Schwangerschaft sollten Sie diese Mittel nicht anwenden.

In der Stillzeit können Sie beide Wirkstoffe anwenden.

Für Kinder unter 14 Jahren

Kinder unter zwei Jahren dürfen kein Bisacodyl, Kinder unter vier Jahren kein Natriumpicosulfat bekommen.

Pflanzliches Abführmittel

Sennesblätter/-früchte

Alasenn
Dragees 19 Senna
Jacobus Schwedenkräuter-N
Midro Abführ Tabletten
Neda
Ramend Abführ-Tabletten
Regulax N

Die Inhaltsstoffe von Sennesblättern und -früchten reizen die Darmwand. Auf diese Weise regen sie den Darm an, sich häufiger zusammenzuziehen. Der Speisebrei wird schneller befördert und Wasser im Darm zurück gehalten.

Anwendung

Sie wenden die Mittel nach Bedarf an. Achten Sie strikt auf die im Beipackzettel angegebene Menge und erhöhen Sie die Dosis nicht eigenmächtig.

Alle darmreizenden Abführmittel dürfen Sie keinesfalls länger als ein bis zwei Wochen anwenden, weil sich der Darm sonst an sie gewöhnt und ohne den Reiz nicht mehr von selbst abführt. Näheres dazu lesen Sie unter „Abführmittel nur kurze Zeit anwenden!“ (→ Seite 245).

Jacobus Schwedenkräuter-N werden mit einem halben Liter Korn oder Wacholderschnaps zubereitet und stellen eine Art Kräuterlikör dar. Wegen des hohen Alkoholgehalts sind Präparate in Dragee- oder Tablettenform vorzuziehen.

Achtung

Jacobus Schwedenkräuter-N: Der fertige Trunk enthält Alkohol. Personen mit Alkoholproblemen dürfen ihn nicht einnehmen. Auch Leberkranke und Menschen mit Anfallleiden sollten den Alkoholgehalt berücksichtigen. Darüber hinaus kann Alkohol die Wirkung vieler Arzneimittel (z. B. Schlaf- und Beruhigungsmittel, Psychopharmaka, starke Schmerzmittel, einige Mittel bei hohem Blutdruck) verstärken.

Wechselwirkungen mit Medikamenten

Wenn Sie noch andere Medikamente anwenden, ist zu beachten:

- In hoher Dosierung verstärken Sennesblätter und -früchte den Verlust von Kalium. Das Risiko für dadurch bedingte Herzrhythmusstörungen steigt, wenn Sie entwässernde Mittel (Diuretika, bei hohem Blutdruck) oder kortisonhaltige Präparate (bei Entzündungen) einnehmen. Sie erhöhen den Kaliumverlust zusätzlich.
- Ein so bedingter Kaliummangel kann die unerwünschten Wirkungen von Digitalis-Wirkstoffen (bei Herzschwäche) verstärken oder hervorrufen.
- Wenn Sie Insulin spritzen (bei Diabetes), sollten Sie den Blutzucker häufiger kontrollieren, weil sich durch den erhöhten Kaliumverlust die Wirkung des Insulins verringern kann. Dann müssen Sie mehr Insulin als gewohnt spritzen, um den Blutzucker ausreichend zu senken.

Unerwünschte Wirkungen

Selten, aber gefährlich

Bei langfristiger Einnahme und hoher Dosierung kann der Kaliumverlust den Herzrhythmus stören und die Nierenfunktion beeinträchtigen.

Hinweise

Für Schwangerschaft und Stillzeit

In Schwangerschaft und Stillzeit sollten Sie diese Mittel nicht anwenden.

Für Kinder unter 14 Jahren

Kinder sollten diese Mittel nicht bekommen.

Kombinationen: Mineralhaltige Mischungen

Natriumhydrogenphosphat + Natriummonohydrogenphosphat

Practo-Clyss

Natriumzitrat + Natriumlaurylsulfoazetat

Microklist

Diese mineralhaltigen Mischungen binden Wasser und lassen dadurch im Enddarm verhärteten Stuhl aufquellen. Derart weich gemacht, lässt er sich besser ausscheiden. Beide Mittel werden als Klistiere angewendet.

Anwendung

Sie führen bei Bedarf die Plastiktülle des Klistiers in den Enddarm ein und drücken den Inhalt heraus.

Hinweise

Für Kinder unter 14 Jahren

Practo-Clyss: Bei Kindern unter zwei Jahren darf das Mittel nicht angewendet werden.

Pflanzenkombinationen

Aloe + Schöllkraut

Chol-Kugeletten

Flohsamenschalen + Sennesfrüchte

Agiolax

Aloe + Benediktenkraut + Enzian + Faulbaumrinde + Fenchel + Knoblauch + Kümmel + Leinsamen + Löwenzahn + Meerrettich + Schafgarbe + Schlehe + Seifenwurzel + Sennesblätter + Tausendgüldenkraut + Wermutkraut + Zichorie

Wörishofener Darmtabletten

Aloe und Sennesfrüchte oder -blätter reizen die Darmwand und regen auf diese Weise den Darm an, sich häufiger zusammenzuziehen. Dadurch wird der Speisebrei schneller befördert und Wasser im Darm zurück gehalten. Bei Aloe ist die Wirkung sehr viel drastischer als bei Sennesblättern und -früchten.

Flohsamenschalen (Plantago ovata) gehören zu den Quellmitteln und können bis zum 200fachen ihres Gewichts an Wasser aufnehmen. Derart aufgequollen, erhöhen sie das Stuhlvolumen und erleichtern die Darmentleerung.

Schöllkraut regt den Gallefluss an und soll dadurch verdauungsfördernd wirken. Inzwischen sind jedoch leberschädigende Wirkungen von Schöllkraut bekannt geworden. Daher sollte

dieser Wirkstoff in Arzneimitteln nicht mehr angewendet werden.
Wörishofener Darmtabletten enthalten insgesamt 17 Pflanzenextrakte. Eine derart unübersichtliche Kombination verschiedener Wirkstoffe ist nicht sinnvoll, die therapeutische Wirksamkeit bei Verstopfung darüber hinaus nicht ausreichend nachgewiesen.

Anwendung

Die Hersteller der Mittel empfehlen, die Mittel abends anzuwenden.

Achtung

Gegenanzeigen

Wenn Sie eine chronisch-entzündliche Darmerkrankung haben (Colitis ulcerosa, Morbus Crohn), dürfen Sie diese Mittel nicht anwenden.

Chol-Kugeletten dürfen Sie nicht anwenden, wenn Ihre Leberfunktion eingeschränkt ist.

Wechselwirkungen mit Medikamenten

Wenn Sie noch andere Medikamente anwenden, ist zu beachten:

- In hoher Dosierung verstärken die Wirkstoffe den Verlust von Kalium. Das Risiko für dadurch bedingte Herzrhythmusstörungen steigt, wenn Sie entwässernde Mittel (Diuretika, bei hohem Blutdruck) oder kortisonhaltige Präparate (bei Entzündungen) einnehmen. Sie erhöhen den Kaliumverlust zusätzlich.
- Ein so bedingter Kaliummangel kann die unerwünschten Wirkungen von Digitalis-Wirkstoffen (bei Herzschwäche) verstärken oder hervorrufen.
- Wenn Sie Insulin spritzen (bei Diabetes), sollten Sie den Blutzucker häufiger kontrollieren, weil sich durch den erhöhten Kaliumverlust die Wirkung des Insulins verringern kann. Dann müssen Sie mehr Insulin als gewohnt spritzen, um den Blutzucker ausreichend zu senken.

Unerwünschte Wirkungen

Häufig, aber unbedenklich

Blähungen, Völlegefühl.

Aloe: Der Urin kann sich rot färben.

Selten, aber gefährlich

Bei langfristiger Einnahme und hoher Dosierung kann der Kaliumverlust den Herzrhythmus stören und die Nierenfunktion beeinträchtigen. Schöllkraut kann die Leber schädigen.

Hinweise

Für Schwangerschaft und Stillzeit

In Schwangerschaft und Stillzeit sollten Sie diese Mittel nicht anwenden.

Für Kinder unter 14 Jahren

Kinder unter zehn Jahren dürfen *Chol-Kugeletten* nicht bekommen.

Abführtees

Sennesblätter

Bad Heilbrunner Abführ Tee N
Midro Tee

Kümmel + Sennesblätter/-früchte

H&S Abführtee

Anis + Fenchel + Koriander + Mate + Sennesblätter/-früchte

Ramend Kräuter-Abführtee

Sennesblätter und -früchte reizen die Darmwand und regen den Darm an, sich häufiger zusammenzuziehen. Dadurch wird der Speisebrei schneller befördert und Wasser im Darm zurückgehalten.
Kümmel, Anis, Fenchel und Koriander regen die Verdauung an. Auf Verstopfung haben sie keinen Einfluss.
Mate ist ein leicht anregendes koffeinhaltiges Kraut, das als Abführmittel keine Bedeutung hat.

Anwendung

Alle Abführtees trinken Sie am besten abends vor dem Schlafengehen, dann wirken sie am nächsten Morgen.

Achtung

Wechselwirkungen mit Medikamenten

Wenn Sie noch andere Medikamente anwenden, ist zu beachten:

- In hoher Dosierung verstärken die Wirkstoffe den Verlust von Kalium. Das Risiko für dadurch bedingte Herzrhythmusstörungen steigt, wenn Sie entwässernde Mittel (Diuretika, bei hohem Blutdruck) oder kortisonhaltige Präparate (bei Entzündungen) einnehmen. Sie erhöhen den Kaliumverlust zusätzlich.
- Ein so bedingter Kaliummangel kann die unerwünschten Wirkungen von Digitalis-Wirkstoffen (bei Herzschwäche) verstärken oder hervorrufen.
- Wenn Sie Insulin spritzen (bei Diabetes), sollten Sie den Blutzucker häufiger kontrollieren, weil

sich durch den erhöhten Kaliumverlust die Wirkung des Insulins verringern kann. Dann müssen Sie mehr Insulin als gewohnt spritzen, um den Blutzucker ausreichend zu senken.

Unerwünschte Wirkungen

Selten, aber gefährlich

Bei langfristiger Einnahme und hoher Dosierung kann der Kaliumverlust den Herzrhythmus stören und die Nierenfunktion beeinträchtigen.

Hinweise

Für Schwangerschaft und Stillzeit

In Schwangerschaft und Stillzeit sollten Sie diese Tees nicht trinken.

Für Kinder unter 14 Jahren

Kinder sollten diese Tees nicht bekommen.

Verstopfung

Handelsname Darreichungsform	Zusammensetzung pro 1 ml/1 g oder wie angegeben bzw. pro abgeteilte Einheit	Kleinste Packungsgröße	Packungspreis	Bewertung für das beanspruchte Anwendungsgebiet
Agiolax Pico Pastillen	**Natriumpicosulfat** 5 mg	10 Stück	1,89	**Geeignet** bei Verstopfung zur kurzfristigen Anwendung. → Seite 246
Agiolax Granulat	**Sennesfrüchte** 100–132 mg + **Flohsamen** 520 mg + **Flohsamenschalen** 22 mg	100 g	4,51	**Mit Einschränkung geeignet** bei Verstopfung zur kurzfristigen Anwendung. Kombination aus wasserbindenden Quellstoffen (Flohsamen/-schalen) und darmreizenden Sennesfrüchten. Wasserbindende Mittel allein sind vorzuziehen. → Seite 248
Alasenn Kräutergranulat Granulat	**Sennesblätter** 579 mg + **Tinnevelly-Sennesfrüchte** 385,3 mg	20 g	4,87	**Geeignet** bei Verstopfung zur kurzfristigen Anwendung. → Seite 247
Bad Heilbrunner Abführ Tee N Filterbeutel	**Sennesblätter** 1,7 g	8 Stück	1,54	**Geeignet** bei Verstopfung zur kurzfristigen Anwendung. → Seite 249
Bekunis Dragees	**Bisacodyl** 5 mg	10 Stück	1,95	**Geeignet** bei Verstopfung zur kurzfristigen Anwendung. → Seite 246
Bifiteral Beutel	**Laktulose** 1 g	10 Stück	6,00	**Geeignet** bei Verstopfung. → Seite 245
Pulver	1 g	200 g	8,50	
Sirup	667 mg	200 ml	5,43	
Chol-Kugeletten Neu Dragees	Auszüge aus **Schöllkraut** 50 mg + **Aloe** 50 mg	30 Stück	10,99	**Wenig geeignet** bei Verstopfung. Nicht sinnvolle Kombination aus einem darmreizenden, drastisch wirkenden Abführmittel (Aloe) und einem Gallemittel (Schöllkraut). Schöllkraut kann die Leber schädigen. → Seite 248
Dragees 19 Senna Dragees	**Auszug aus Sennesblättern** 155,6–200,0 mg	28 Stück	4,30	**Geeignet** bei Verstopfung zur kurzfristigen Anwendung. → Seite 247
Dulcolax Dragees	**Bisacodyl** 5 mg	10 Stück	1,95	**Geeignet** bei Verstopfung zur kurzfristigen Anwendung. → Seite 246
Zäpfchen	10 mg	6 Stück	4,25	
Dulcolax NP Tropfen	**Natriumpicosulfat-monohydrat** 7,5 mg	15 ml	6,00	

Hinweise zu den Tabellenspalten → Seite 24, zur Auswahl der Arzneimittel → Seite 20, zur Grundlage der Bewertung → Seiten 20, 23

Verstopfung Fortsetzung

Hinweise zu den Tabellenspalten → Seite 24, zur Auswahl der Arzneimittel → Seite 20, zur Grundlage der Bewertung → Seiten 20, 23

Handelsname Darreichungsform	Zusammensetzung pro 1 ml/1 g oder wie angegeben bzw. pro abgeteilte Einheit	Kleinste Packungsgröße	Packungspreis	Bewertung für das beanspruchte Anwendungsgebiet
F.X. Passage SL Pulver	**Magnesiumsulfat** 300 mg	200 g	7,74	**Geeignet** bei Verstopfung zur kurzfristigen Anwendung. → Seite 245
Glycilax für Kinder	**Glyzerin** 0,75 g	6 Stück	2,70	**Geeignet** bei Verstopfung, vor allem zur Entleerung des Enddarms. → Seite 246
für Erwachsene Zäpfchen	1 g	6 Stück	3,25	
H&S Abführtee Filterbeutel	**Kümmel** 495 mg + **Sennesfrüchte** 510 mg + **Sennesblätter** 495 mg	10 Stück	1,58	**Geeignet** bei Verstopfung zur kurzfristigen Anwendung. → Seite 249
Jacobus Schwedenkräuter-N Pulver	**Tinnevelly-Sennesfrüchte** 637,5 mg	40 g	4,70	**Wenig geeignet** bei Verstopfung. Obwohl das Mittel eine abführende Wirkung hat, ist die Zubereitungsform mit hochprozentigem Alkohol abzulehnen. Wenn überhaupt, sind Mittel ohne Alkohol vorzuziehen. → Seite 247
Lactulose Stada Granulatbeutel	**Laktulose** 1 g	20 Stück	10,00	**Geeignet** bei Verstopfung. → Seite 245
Sirup	667 mg	200 ml	4,87	
Lactulose-ratiopharm Sirup	**Laktulose** 667 mg	200 ml	4,85	**Geeignet** bei Verstopfung. → Seite 245
Laxoberal Tabletten	**Natriumpicosulfat** 5 mg	20 Stück	5,00	**Geeignet** bei Verstopfung zur kurzfristigen Anwendung. → Seite 246
Tropfen	7,5 mg	15 ml	6,00	
Microklist Klistier	**Natriumzitrat** 450 mg + **Natrium-laurylsulfoazetat** 45 mg + **Sorbit** 3,125 mg	4 Stück	6,90	**Geeignet** bei Verstopfung, vor allem zur Entleerung des Enddarms. → Seite 248
Midro Abführ Tabletten Tabletten	**Sennesfrüchte** 250–318 mg	100 Stück	3,46	**Geeignet** bei Verstopfung zur kurzfristigen Anwendung. → Seite 247
Midro Tee Tee	**Sennesblätter** 625–750 mg	48 g	3,06	**Geeignet** bei Verstopfung zur kurzfristigen Anwendung. → Seite 249
Neda Früchtewürfel Würfel	**Sennesblätter** 0,5 g + **Tinnevelly-Sennesfrüchte** 0,5 g	6 Stück	2,30	**Geeignet** bei Verstopfung zur kurzfristigen Anwendung. → Seite 247
Practo-Clyss Klistier	**Natrium-dihydrogenphosphat** 16 g + **Natrium-monohydrogenphosphat** 6 g	1 Stück	2,31	**Geeignet** bei Verstopfung, vor allem zur Entleerung des Enddarms. → Seite 248
Ramend Abführ-Tabletten-20 mg Tabletten	**Auszug aus Alexandriner-Sennesfrüchten** 76,19–101,5 mg	20 Stück	3,42	**Geeignet** bei Verstopfung zur kurzfristigen Anwendung. → Seite 247

▶

Verstopfung Fortsetzung

Handelsname Darreichungsform	Zusammensetzung pro 1 ml/1 g oder wie angegeben bzw. pro abgeteilte Einheit	Kleinste Packungsgröße	Packungspreis	Bewertung für das beanspruchte Anwendungsgebiet
Ramend Kräuter-Abführtee Tee	**Anis** 80 mg + **Fenchel** 80 mg + **Korianderfrüchte** 80 mg + **Mateblätter** 80 mg + **Sennesblätter** 250 mg + **Alexandriner-Sennesfrüchte** 200 mg + **Tinnevelly-Sennesfrüchte** 200 mg	40 g	3,19	**Wenig geeignet** bei Verstopfung. Nicht sinnvolle Kombination von darmreizenden Wirkstoffen (Sennesblätter und -früchte) mit vier anderen pflanzlichen Bestandteilen, deren therapeutische Wirksamkeit bei Verstopfung nicht ausreichend nachgewiesen ist. → Seite 249
Regulax N Würfel	**Sennesfrüchte** 0,56–1,01 g	6 Stück	1,98	**Geeignet** bei Verstopfung zur kurzfristigen Anwendung. → Seite 247
Wörishofener Darmtabletten Tabletten	**Kap-Aloe** 45 mg + **Benediktenkraut** 2,25 mg + **Enzianwurzel** 2,25 mg + **Faulbaumrinde** 81,5 mg + **Fenchel** 1,35 mg + **Knoblauch** 3,38 mg + **Kümmel** 2,70 mg + **Leinsamen** 9 mg + **Löwenzahnwurzel mit Kraut** 2,25 mg + **Meerrettichwurzel** 29,7 mg + **Schafgarbenkraut** 1,80 mg + **Schlehdornblüten** 2,25 mg + **Seifenwurzel** 0,90 mg + **Sennesblätter** 45 mg + **Tausendgüldenkraut** 0,90 mg + **Wermutkraut** 0,90 mg + **Zichorienwurzel** 2,25 mg + **Pfefferminzblätter** 0,45 mg + **Pomeranzenschale** 0,45 mg + **Thymian** 0,45 mg + **Wacholderbeeren** 0,45 mg	42 Stück	3,63	**Wenig geeignet** bei Verstopfung. Nicht sinnvolle Kombination von zwei stark darmreizenden Wirkstoffen (Aloe, Sennesblätter) mit 19 verschiedenen pflanzlichen Substanzen. Die therapeutische Wirksamkeit ist nicht ausreichend nachgewiesen. → Seite 248

Hinweise zu den Tabellenspalten → Seite 24, zur Auswahl der Arzneimittel → Seite 20, zur Grundlage der Bewertung → Seiten 20, 23

Hämorrhoiden

Innerhalb des Enddarms (Rektum), in und über dem ringförmigen Afterschließmuskel, befinden sich mit arteriellem Blut gefüllte Schwellkörper. Sie bilden eine Art Polster, das gefüllt und entleert werden kann und dazu beiträgt, dass der Enddarm gut schließt. Wird der Darm entleert und der Schließmuskel dabei gedehnt, fließt das Blut aus den Schwellkörpern ab; zieht sich der After zusammen, strömt es wieder ein und dichtet den Analkanal ab.

Als Hämorrhoiden werden vergrößerte Blutgefäße bezeichnet, die sich unter der Hautoberfläche ausgedehnt haben. Das geschieht, wenn das Gefäßpolster längere Zeit nicht entleert wird, zum Beispiel, weil eine Verstopfung vorliegt oder der Stuhldrang unterdrückt wird. Da die Hämorrhoiden direkt unter der Hautoberfläche liegen, entzünden sie sich leicht oder reißen ein, vor allem wenn der Darminhalt sehr hart ist. Wenn beim Stuhlgang stark gepresst werden muss, können sie aus dem After hervortreten. Hämorrhoiden werden entsprechend ihrer Ausdehnung, Größe und der Intensität der Beschwerden in vier Stadien eingeteilt:

- Stadium I: Die Schwellkörper im Enddarm sind vergrößert.
- Stadium II: Schmerzen und Blutungen mehren sich. Die Hämorrhoiden treten beim Pressen am Afterrand hervor, ziehen sich aber wieder in den Enddarm zurück, wenn der Darminhalt abgesetzt ist.
- Stadium III: Die Hämorrhoiden ziehen sich nach dem Stuhlgang nicht mehr von selbst in den Enddarm zurück, können aber mit dem Finger wieder hineingeschoben werden. Häufig entsteht das Gefühl, dass der Darm nicht vollständig entleert ist. Manchmal schließt der Aftermuskel nicht mehr dicht genug, sodass unkontrolliert etwas Stuhl abgeht.
- Stadium IV: Die Hämorrhoiden bleiben dauerhaft außerhalb des Enddarms und lassen sich mit dem Finger nicht mehr zurückschieben.

Nicht verwechseln

Im Analkanal rund um den After befinden sich auch venöse Gefäßpolster. Sie schwellen ebenfalls an und erweitern sich, wenn auf sie Druck ausgeübt wird. Häufig geschieht das im Zusammenhang mit einer Schwangerschaft oder Geburt sowie bei starkem und langem Pressen bei Verstopfung oder hartem Stuhlgang.

Solche erweiterten Venen sind keine Hämorrhoiden, allerdings können sie ähnliche Beschwerden machen wie diese, insbesondere, wenn sich in den Venen kleine Blutgerinnsel (Perianalthrombosen) bilden. Beim Sitzen verursacht die prall gestaute Vene dann meist sehr starke Schmerzen. Die Gerinnsel werden innerhalb einiger Tage vom Körper abgebaut, und die Vene erschlafft wieder. Bei starken Beschwerden kann der Arzt die angeschwollene Vene mit einem kleinen Skalpellschnitt öffnen und den Blutpropf entfernen. Schmerzen und Druckgefühl lassen dann sofort nach.

Obwohl es sich um Thrombosen handelt, stellen Perianalthrombosen – anders als Blutgerinnsel in den Beinvenen – keine Gefahr für eine Embolie dar. Aus den oberflächlich liegenden Venen kann der Blutpfropf nicht über die Verbindungsadern zu anderen Venen weggeschwemmt werden. Nur von diesen tieferen Venen jedoch könnte er durch die untere Hohlvene in die Lungenarterie gelangen und in der Lunge eine Embolie verursachen.

Anzeichen und Beschwerden

Hämorrhoiden liegen dicht unter der Haut im Analkanal. Die dünne Innenhaut des Enddarms wird durch den Stuhl leicht gereizt und sondert dann vermehrt Schleim ab, der sich im Afterbereich sammelt und sehr starken Juckreiz auslöst. Manchmal nässen und brennen die Stellen auch. Wenn sie sich entzünden, schwillt das umgebende Gewebe an und schmerzt, vor allem beim Sitzen und beim Stuhlgang. Meist ist dann auch die Darmentleerung behindert. Mit dem Stuhl austretendes oder dem Stuhl aufliegendes hellrotes Blut ist ein Hinweis darauf, dass Hämorrhoiden eingerissen sind. Sie verheilen aber schnell von selbst.

Ursachen

Hämorrhoiden bilden sich meist aufgrund einer erblichen Veranlagung. Gefördert werden sie außerdem durch Bewegungsmangel und ballaststoffarme Ernährung, die häufig Verstopfung und harten Stuhl nach sich ziehen. Starkes Pressen, langes Sitzen, Übergewicht oder die vergrößerte Gebärmutter bei einer Schwangerschaft drücken vermehrt auf den Enddarm und damit auch auf die Hämorrhoiden.

Abführmittel können dazu beitragen, dass sich Hämorrhoiden entwickeln, vor allem, wenn sie häufig eingenommen werden. Dann bleibt der Stuhl meist dünnflüssig, was dazu führt, dass die Schwellkörper im Enddarm nicht mehr regelmäßig entleert werden und sich in die Umgebung ausdehnen.

Vorbeugung

Wenn Sie mit der Nahrung ausreichend Ballaststoffe zu sich nehmen, wird der Darm nicht träge und der Stuhl nicht hart. Ballaststoffe sind unverdauliche Nahrungsbestandteile. Dazu gehören Quellstoffe in Obstschalen und Gemüse sowie die Reste der Getreidekornhülle in Vollkornprodukten. Ballaststoffe regen die Darmbewegung an, indem sie Wasser binden und den Speisebrei aufquellen lassen. Dieser wird zügig befördert und rasch ausgeschieden. Eine Verstopfung kann so gar nicht entstehen. Der Stuhl ist weich und erfordert kein langes und starkes Pressen. Wichtig ist, dass Sie täglich mindestens zwei Liter trinken, um dem Darm genügend Wasser zur Verfügung zu stellen.

Jede Art von Bewegung regt die Darmtätigkeit zusätzlich an und verhindert, dass sich Hämorrhoiden bilden.

Eine „Schließmuskelgymnastik" fördert die Durchblutung im Analkanal und beugt auf diese Weise der Ausdehnung der Hämorrhoidalpolster vor: Kneifen Sie dazu den Schließmuskel mehrmals täglich 30mal hintereinander zusammen.

Allgemeine Maßnahmen

Alle unter Vorbeugung genannten Maßnahmen sind auch bei bereits vorhandenen Hämorrhoiden sinnvoll.

Damit sich Hämorrhoiden nicht entzünden, sollten Sie auf eine sorgfältige Analhygiene achten:

- Reinigen Sie den Darmausgang nach dem Stuhlgang mit einem Waschlappen und lauwarmem Wasser, ersatzweise mit feuchten Toiletten- oder Baby-Öltüchern. Benutzen Sie kein hartes, raues Toilettenpapier und wischen Sie nicht zu grob über den After, sonst wird die Haut gereizt und reißt leicht ein.
- Verwenden Sie keine Seifen und Kosmetika im Analbereich. Sie reizen die Haut und fördern Entzündungen und Allergien.

Wann zum Arzt?

Wenn sich die Beschwerden nach einer Woche nicht bessern oder wenn Hämorrhoiden des Stadiums IV vorliegen, sollten Sie einen Arzt aufsuchen. Spezialisten für Enddarmerkrankungen werden als Proktologen bezeichnet.

Bei Kindern

Wenn Kinder Beschwerden im Analbereich haben, sollten Sie diese nicht selbst behandeln, sondern grundsätzlich einen Arzt aufsuchen.

Behandlung mit Medikamenten

Alle hier aufgeführten Medikamente können Hämorrhoiden nicht ursächlich behandeln, sondern nur die damit verbundenen Beschwerden bessern.

Örtlich betäubende Mittel lindern Juckreiz und Schmerzen. Die in einem Extrakt aus Blättern und Rinde von Hamamelis enthaltenen Gerbstoffe ziehen die Hautoberfläche zusammen und wirken auf diese Weise entzündungshemmend und juckreizstillend. Von Präparaten, in denen örtlich betäubende Mittel + andere Substanzen vorkommen, ist nur die Kombination von Polidocanol oder Lidokain mit Bismutsalz, Hamamelis oder Zinkoxid sinnvoll. Das Lokalanästhetikum Benzokain und die entzündungshemmende Substanz Bufexamac können leicht Allergien hervorrufen, ein desinfizierender Wirkstoff wie Hexylresorzin oder ein gerinnungshemmender Blutegelextrakt ist bei Hämorrhoiden nicht erforderlich. Eine Zubereitung aus Bakterien ist bei Hämorrhoiden nicht sinnvoll. Salbe oder Zäpfchen mit Haifischleberöl + Hefe sollen verhindern, dass der Stuhl im Enddarm verhärtet. Das wird jedoch allein durch die Salben- oder Zäpfchengrundlage erreicht, der Zusatz von Haifischleberöl ist dafür unnötig. Abzuraten ist auch von Präparaten mit einer Kombination aus Hamamelis + Rosskastanie. Rosskastaniensamenextrakt wird normalerweise bei Venenschwäche eingesetzt. Hämorrhoiden sind jedoch arterielle Blutgefäße. Ein Mittel aus Bismutkomplex + Perubalsam + Zinkoxid ist wegen seines Gehalts an Perubalsam abzulehnen, da dieser Wirkstoff häufig Allergien hervorruft.

Örtlich betäubende Mittel

Lidokain

LidoPosterine

Polidocanol

Europuran

Quinisokain

Haenal

Örtlich betäubende Mittel setzen die Schmerzempfindlichkeit herab, indem sie die Aufnahme und Weiterleitung von Reizen in den Nerven hemmen. Auf diese Weise stillen sie auch den Juckreiz. Die therapeutische Wirksamkeit ist nachgewiesen.

Anwendung

Wenden Sie Salbe oder Zäpfchen vorwiegend nach jedem Stuhlgang an und reinigen Sie den After vorher mit einem feuchten Tuch. Zäpfchen führen Sie in den Analkanal ein, Salbe tragen Sie dünn auf oder bringen Sie sie mit Hilfe des der Packung beiliegenden Applikators in den Enddarm ein. Bei Bedarf können Sie die Salbe zwei- bis dreimal täglich anwenden. Durch die Körperwärme kann sich die Salbe etwas verflüssigen und die Wäsche verschmutzen. Mit einer 60-Grad-Wäsche lassen sich die Salbenreste aber gut wieder entfernen.

Die Wirkung des Mittels ist schon nach wenigen Minuten spürbar und hält mehrere Stunden vor. Schmerzen und Juckreiz lassen deutlich nach. Reinigen Sie den Applikator nach Gebrauch, indem Sie etwas Salbe durch die Öffnungen drücken und die Oberfläche mit einem Papiertuch abwischen. Nehmen Sie die Applikatorvorrichtung nicht ab, sondern setzen Sie anschließend nur die Verschlusskappe auf, damit die Salbe nicht austrocknet.

Damit die Salbe gut streichfähig ist, bewahren Sie sie am besten bei Zimmertemperatur auf. Zäpfchen lagern Sie dagegen besser im Kühlschrank, damit sie fest bleiben.

Länger als eine Woche sollten Sie die Mittel nicht anwenden. Haben sich die Beschwerden dann noch nicht gebessert, sollten Sie einen Arzt aufsuchen.

Achtung

Gegenanzeigen

Haenal dürfen Sie nicht anwenden, wenn Sie eine Allergie auf Parastoffe (→ Seite 41) haben.

Unerwünschte Wirkungen

Selten und unbedenklich

Wenn der Juckreiz anhält oder nach der Anwendung des Mittels verstärkt auftritt, reagieren Sie überempfindlich auf den Wirkstoff. Bei Polidocanol kommt das häufiger vor als bei Lidokain und Quinisokain. Setzen Sie das Mittel dann ab.

Hinweise

Zur Verwendung von Kondomen

Die Salben- oder Zäpfchengrundlage (Vaseline, Paraffin) kann die Reißfestigkeit und damit die Sicherheit von Kondomen beeinträchtigen.

Für Schwangerschaft und Stillzeit

Wenn Sie die Mittel in der Schwangerschaft anwenden, sind keine unerwünschten Wirkungen auf das Ungeborene zu befürchten, da die Wirkstoffe nur sehr wenig über Haut oder Schleimhaut in den Blutkreislauf gelangen. Dennoch sollten Sie die Mittel nur nach Rücksprache mit einem Arzt anwenden.

Pflanzliches Mittel

Hamamelis

Tampositorien H

Blätter und Rinde der Zaubernuss (Hamamelis) enthalten Gerbstoffe, die die Oberfläche von Schleimhäuten zusammenziehen (adstringieren) und feine Blutgefäße (Kapillaren) abdichten. Außerdem wirken Gerbstoffe leicht örtlich betäubend und juckreizstillend.

Anwendung

Sie führen morgens und abends oder nach jedem Stuhlgang ein Zäpfchen in den Enddarm ein. Vorher reinigen Sie die Analregion mit einem feuchten Tuch.

Unerwünschte Wirkungen

Selten und unbedenklich

Wenn der Juckreiz anhält oder nach der Anwendung des Mittels verstärkt auftritt, reagieren Sie überempfindlich auf den Wirkstoff. Setzen Sie das Mittel dann ab.

Hinweise

Zur Verwendung von Kondomen

Das in den Zäpfchen enthaltene Paraffin kann die Reißfestigkeit und damit die Sicherheit von Kondomen beeinträchtigen.

Zubereitung aus Bakterien

Escherichia coli

Posterisan

Escherichia coli-Bakterien kommen natürlicherweise im Darm vor. Diese Salbe enthält abgetötete Coli-Bakterien und deren Stoffwechselprodukte. Sie sollen die Immunabwehr stimulieren und auf diese Weise die Schleimhaut stabilisieren sowie das Abheilen von Hautrissen fördern. Die therapeutische Wirksamkeit ist nicht ausreichend nachgewiesen.

Anwendung

Der Hersteller empfiehlt, die Salbe zwei- oder mehrmals täglich nach Bedarf, möglichst nach dem Stuhlgang, anzuwenden. Vorher reinigen Sie den After mit einem feuchten Tuch.

Unerwünschte Wirkungen

Selten und unbedenklich

Wenn der Juckreiz anhält oder nach der Anwendung des Mittels verstärkt auftritt, reagieren Sie vermutlich auf einen Konservierungsstoff (z. B. Phenol) überempfindlich. Setzen Sie das Mittel dann ab.

Hinweise

Zur Verwendung von Kondomen

Die Salbengrundlage (Vaseline) kann die Reißfestigkeit und damit die Sicherheit von Kondomen beeinträchtigen.

Kombinationen: Örtlich betäubendes Mittel + andere Substanzen

Benzokain + Zinkoxid
Rectosellan H Hämorrhoiden-Zäpfchen
Lidokain + Bismutsalz
Eulatin N
Polidocanol + Hexylresorzin
Hexamon
Polidocanol + Zinkoxid
Rectosellan H Hämorrhoiden-Salbe
Benzokain + Bismutsalz + Hamamelis
Eulatin NN
Benzokain + Bismutsalz + Zinkoxid
Anusept
Polidocanol + Allantoin + Blutegelextrakt
HAEMO-Exhirud
Lidokain + Bismutsalz + Bufexamac + Titandioxid
Faktu
Hämoagil plus
Hämo-ratiopharm
Mastu

In diesen Präparaten ist ein örtlich betäubendes Mittel (Benzokain, Lidokain oder Polidocanol) mit verschiedenen anderen Wirkstoffen kombiniert. Benzokain kann leichter Allergien hervorrufen als Lidokain und Polidocanol, und Polidocanol wiederum häufiger als Lidokain. Mittel mit Lidokain sind deshalb vorzuziehen.

Bismutsalz wirkt schwach blutstillend und entzündungshemmend.

Hexylresorzin wirkt desinfizierend.

Zinkoxid bindet das von der Schleimhaut vermehrt abgegebene Sekret und zieht ebenso wie Hamamelis die Hautoberfläche etwas zusammen, wodurch sich Juckreiz und Schmerzen etwas lindern.

Bufexamac gehört zu den Wirkstoffen aus der Gruppe der nichtsteroidalen Antirheumatika (→ Seite 424). Es dämpft Entzündungen, bessert den Juckreiz und lindert Schmerzen. In den vergangenen Jahren hat die Häufigkeit von Allergien gegen Bufexamac jedoch so zugenommen, dass dieser Wirkstoff nicht mehr angewendet werden sollte.

Allantoin soll die Wundheilung anregen.

Blutegelextrakt enthält Hirudin, das die Blutgerinnung hemmt. Bei Hämorrhoiden soll damit der Blutfluss verbessert, bei Perianalthrombosen das Blutgerinnsel abgebaut werden.

Natriumoleat soll die Wundheilung von Schleimhautrissen im Enddarm beschleunigen.

Titandioxid dient als Farb- und Trägerstoff und hat wie Zinkoxid einen abdeckenden Effekt.

Zur Behandlung der Beschwerden bei Hämorrhoiden genügen Monopräparate mit örtlich betäubenden Wirkstoffen (vorzugsweise Lidokain). Lediglich der Zusatz von Zinkoxid kann sinnvoll sein. Alle sonstigen Kombinationen mit anderen Substanzen bringen keinen weiteren therapeutischen Vorteil, die therapeutische Wirksamkeit ist nicht ausreichend nachgewiesen.

Anwendung

Salben oder Zäpfchen werden nach Bedarf nach dem Stuhlgang angewendet. Die Analregion reinigen Sie vorher mit einem feuchten Tuch.

Achtung

Gegenanzeigen

Wenn die Hämorrhoiden bluten, dürfen Sie keines der Mittel anwenden.

Benzokainhaltige Mittel dürfen Sie nicht anwenden, wenn Sie eine Allergie auf Parastoffe (→ Seite 41) haben.

Unerwünschte Wirkungen

Häufig, aber unbedenklich

Bufexamac kann die Haut stark austrocknen. Wenn der Juckreiz anhält oder nach der Anwendung des Mittels verstärkt auftritt, reagieren Sie überempfindlich auf den Wirkstoff. Setzen Sie das Mittel dann ab.

Hexylresorzin wird oft schlecht vertragen und kann Haut und Schleimhaut stark reizen.

Gelegentlich, aber unbedenklich

Benzokain kann leicht allergische Reaktionen hervorrufen. Wenn der Juckreiz anhält oder nach der Anwendung des Mittels verstärkt auftritt, reagieren Sie vermutlich überempfindlich auf den Wirkstoff. Setzen Sie das Mittel dann ab.

Hinweise

Zur Verwendung von Kondomen

Die Salben- oder Zäpfchengrundlage (Vaseline, Paraffin) kann die Reißfestigkeit und damit die Sicherheit von Kondomen beeinträchtigen.

Für Schwangerschaft und Stillzeit

Alle Mittel sollten Sie in Schwangerschaft und

Stillzeit nicht ohne Rücksprache mit einem Arzt anwenden.

Kombination
Haifischleberöl + Hefe
Sperti

Mittel mit Haifischleberöl, das viel Vitamin A und Vitamin D enthält, sollen als Weichmacher genutzt werden, um die Reizungen am After durch zu festen Stuhl zu verringern. Dies wird jedoch bereits allein durch die Salben- und Zäpfchengrundlage erreicht. Der Zusatz von Haifischleberöl ist unnötig.

Medizinische Hefe enthält Vitamine aus der B-Gruppe, die hautpflegend wirken sollen. Zur therapeutischen Wirksamkeit dieses Mittels bei Hämorrhoiden liegen bisher keine ausreichend aussagefähigen klinischen Studien vor.

Anwendung

Der Hersteller empfiehlt, Salbe oder Zäpfchen morgens und abends sowie nach jedem Stuhlgang anzuwenden. Vorher reinigen Sie den After mit einem feuchten Tuch.

Hinweise

Zur Verwendung von Kondomen

Die Salben- oder Zäpfchengrundlage (Vaseline, Paraffin) kann die Reißfestigkeit und damit die Sicherheit von Kondomen beeinträchtigen.

Pflanzenkombination
Hamamelis + Rosskastanie
Hametum

Blätter und Rinde der Zaubernuss (Hamamelis) enthalten Gerbstoffe, die die Oberfläche von Schleimhäuten zusammenziehen (adstringieren) und feine Blutgefäße (Kapillaren) abdichten. Außerdem wirken Gerbstoffe leicht örtlich betäubend und juckreizstillend.

In diesem Mittel ist den Hamamelisextrakten noch ein Trockenextrakt aus Rosskastaniensamen beigemischt, der Venen abdichten und abschwellend wirken soll. Bei Hämorrhoiden handelt es sich jedoch um arterielle Blutgefäße. Ob Rosskastaniensamenextrakt auch bei Hämorrhoiden wirksam ist, ist nicht ausreichend belegt. Die Kombination der beiden Wirkstoffe ist nicht sinnvoll.

Anwendung

Der Hersteller empfiehlt, Salbe oder Zäpfchen morgens und abends sowie nach jedem Stuhlgang einzuführen. Vorher reinigen Sie den After mit einem feuchten Tuch.

Hinweise

Zur Verwendung von Kondomen

Die Salben- oder Zäpfchengrundlage (Vaseline, Paraffin) kann die Reißfestigkeit und damit die Sicherheit von Kondomen beeinträchtigen.

Kombination
Bismutkomplex + Perubalsam + Zinkoxid
Anusol

Bismutverbindungen und Zinkoxid ziehen die Hautoberfläche etwas zusammen und wirken so juckreiz- und entzündungshemmend. Perubalsam soll die Wundheilung fördern, ruft aber sehr häufig Allergien hervor. Perubalsam sollte deshalb in Arzneimitteln nicht mehr verwendet werden.

Anwendung

Der Hersteller empfiehlt, die Zäpfchen morgens und abends sowie nach jedem Stuhlgang einzuführen. Vorher reinigen Sie den After mit einem feuchten Tuch.

Achtung

Gegenanzeigen

Wenn Sie eine Bereitschaft zu allergischen Reaktionen haben, sollten Sie dieses Mittel wegen der stark allergisierenden Wirkung von Perubalsam nicht anwenden.

Unerwünschte Wirkungen

Häufig, aber unbedenklich

Wenn der Juckreiz anhält und die Haut anschwillt oder sich stark rötet, reagieren Sie wahrscheinlich auf Perubalsam allergisch. Setzen Sie das Mittel dann sofort ab.

Hinweise

Zur Verwendung von Kondomen

Die Salben- oder Zäpfchengrundlage (Vaseline, Paraffin) kann die Reißfestigkeit und damit die Sicherheit von Kondomen beeinträchtigen.

Hämorrhoiden

Handelsname Darreichungsform	Zusammensetzung pro 1 ml/1 g oder wie angegeben bzw. pro abgeteilte Einheit	Kleinste Packungsgröße	Packungspreis	Bewertung für das beanspruchte Anwendungsgebiet
Hinweise zu den Tabellenspalten → Seite 24, zur Auswahl der Arzneimittel → Seite 20, zur Grundlage der Bewertung → Seiten 20, 23				
Anusept Salbe Salbe	**Benzokain** 20 mg + **Basisches Bismutnitrat** 10 mg + **Zinkoxid** 80 mg	40 g	8,79	**Wenig geeignet** bei Hämorrhoiden, weil Benzokain leicht Allergien hervorrufen kann. → Seite 256
Anusept Kombipackung Lichtenstein Salbe und Zäpfchen	**Benzokain** 20 mg + **Basisches Bismutnitrat** 10 mg + **Zinkoxid** 80 mg und **Benzokain** 40 mg + **Basisches Bismutnitrat** 120 mg + **Zinkoxid** 100 mg	40 g und 10 Stück	11,28	
Anusept Suppos Zäpfchen	**Benzokain** 40 mg + **Basisches Bismutnitrat** 120 mg + **Zinkoxid** 100 mg	10 Stück	5,92	
Anusol Salbe Salbe	**Bismut-Komplexverbindung** 17 mg + **Perubalsam** 25 mg + **Zinkoxid** 140 mg	30 g	7,90	**Wenig geeignet** bei Hämorrhoiden, weil Perubalsam häufig Allergien auslöst. → Seite 257
Anusol Zäpfchen Zäpfchen	**Bismut-Komplexverbindung** 54 mg + **Perubalsam** 66 mg + **Zinkoxid** 454 mg	10 Stück	7,90	
Eulatin N Zäpfchen Zäpfchen	**Lidokain** 30 mg + **Basiches Bismutgallat** 100 mg	10 Stück	9,05	**Geeignet** bei Hämorrhoiden, um Juckreiz und Schmerzen zu lindern. → Seite 256
Eulatin NN Hämorrhoidal-Salbe Salbe	**Benzokain** 30 mg + **Basiches Bismutgallat** 50 mg + **Auszug aus Hamamelisrinde** 30 mg	30 g	6,25	**Wenig geeignet** bei Hämorrhoiden, weil Benzokain leicht Allergien hervorrufen kann. → Seite 256
Europuran Salbe	**Polidocanol** 50 mg	25 g	6,00	**Geeignet** bei Hämorrhoiden, um Juckreiz und Schmerzen zu lindern. → Seite 254
Europuran Zäpfchen Zäpfchen	10 mg	10 Stück	6,00	
Faktu akut Salbe	**Lidokain-hydrochlorid** 5 mg + **Basisches Bismutgallat** 50 mg + **Bufexamac** 50 mg + **Titandioxid** 50 mg	30 g	9,56	**Wenig geeignet** bei Hämorrhoiden, weil Bufexamac häufig Allergien auslöst. → Seite 256
Zäpfchen	**Lidokain-hydrochlorid** 10 mg + **Basisches Bismutgallat** 100 mg + **Bufexamac** 250 mg + **Titandioxid** 100 mg	10 Stück	7,31	

Hämorrhoiden Fortsetzung

Handelsname Darreichungsform	Zusammensetzung pro 1 ml/1 g oder wie angegeben bzw. pro abgeteilte Einheit	Kleinste Packungsgröße	Packungspreis	Bewertung für das beanspruchte Anwendungsgebiet
Hinweise zu den Tabellenspalten → Seite 24, zur Auswahl der Arzneimittel → Seite 20, zur Grundlage der Bewertung → Seiten 20, 23				
HAEMO-Exhirud	**Polidocanol** 30 mg + **Allantoin** 5 mg + **Blutegelextrakt** 5,6 mg	100 g	28,50	**Wenig geeignet** bei Hämorrhoiden, weil Allantoin und Blutegelextrakt die therapeutische Wirksamkeit nicht verbessern. Monopräparate mit Polidocanol sind vorzuziehen. → Seite 256
HAEMO-Exhirud mit Haemolator Salbe	**Polidocanol** 30 mg + **Allantoin** 5 mg + **Blutegelextrakt** 5,6 mg	30 g	9,80	
Hämo-ratiopharm Creme N Creme	**Lidokain-hydrochlorid** 5 mg + **Basisches Bismutgallat** 50 mg + **Bufexamac** 50 mg + **Titandioxid** 50 mg	30 g	6,60	**Wenig geeignet** bei Hämorrhoiden, weil Bufexamac häufig Allergien auslöst. → Seite 256
Hämo-ratiopharm Zäpfchen N Zäpfchen	**Lidokain-hydrochlorid** 10 mg + **Basisches Bismutgallat** 100 mg + **Bufexamac** 250 mg + **Titandioxid** 100 mg	10 Stück	4,00	
Hämoagil plus Creme Creme	**Lidokain-hydrochlorid** 5 mg + **Bismutdihydroxid-tri-hydroxybenzoat** 50 mg + **Bufexamac** 50 mg + **Titandioxid** 50 mg	20 g	7,64	**Wenig geeignet** bei Hämorrhoiden, weil Bufexamac häufig Allergien auslöst. → Seite 256
Hämoagil plus Zäpfchen Zäpfchen	**Lidokain-hydrochlorid** 10 mg + **Bismutdihydroxid-tri-hydroxybenzoat** 100 mg + **Bufexamac** 250 mg + **Titandioxid** 100 mg	10 Stück	7,64	
Haenal Salbe	**Quinisokain-hydrochlorid** 50 mg	25 g	8,40	**Geeignet** bei Hämorrhoiden, um Juckreiz und Schmerzen zu lindern. → Seite 254
Hametum/Hametum-N Kombinationspackung Salbe und Zäpfchen	**Auszug aus Hamamelis** 62,5 mg und Auszüge aus **Hamamelis** 50 mg + **Rosskastanie** 6 mg	20 g und 10 Stück	11,41	Zäpfchen: **Wenig geeignet** bei Hämorrhoiden. Nicht sinnvolle Kombination von Hamamelis mit Rosskastaniensamenextrakt, der normalerweise bei Venenerkrankungen eingesetzt wird. Monopräparate mit Hamamelis sind vorzuziehen. Salbe: Die Salbe in der Packung enthält nur Hamamelis allein und ist zur Linderung der Beschwerden bei Hämorrhoiden **geeignet**. Die Kombinationspackung ist also nicht sinnvoll zusammengesetzt. → Seite 257
Hametum-N Zäpfchen	Auszüge aus **Hamamelis** 50 mg + **Rosskastanie** 6 mg	10 Stück	6,90	**Wenig geeignet** bei Hämorrhoiden. Nicht sinnvolle Kombination von Hamamelis mit Rosskastaniensamenextrakt, der normalerweise bei Venenerkrankungen eingesetzt wird. Monopräparate mit Hamamelis sind vorzuziehen. → Seite 257

▶

Hämorrhoiden Fortsetzung

Handelsname Darreichungsform	Zusammensetzung pro 1 ml/1 g oder wie angegeben bzw. pro abgeteilte Einheit	Kleinste Packungsgröße	Packungspreis	Bewertung für das beanspruchte Anwendungsgebiet
Hexamon Salbe	**Polidocanol** 30,0 mg + **Hexylresorzin** 2,5 mg	20 g	5,17	**Wenig geeignet** bei Hämorrhoiden, weil der Zusatz des desinfizierenden Wirkstoffs Hexylresorzin unnötig ist und die Haut stark reizen kann. → Seite 256
Hexamon Kombipackung Salbe und Zäpfchen	**Polidocanol** 30 mg + **Hexylresorzin** 2,5 mg und **Polidocanol** 80 mg + **Hexylresorzin** 5 mg	20 g und 12 Stück	15,17	
Hexamon Zäpfchen	**Polidocanol** 80 mg + **Hexylresorzin** 5 mg	12 Stück	6,39	
LidoPosterine Salbe Einmaltuben	**Lidokain** 125 mg	10 Stück	13,72	**Geeignet** bei Hämorrhoiden, um Juckreiz und Schmerzen zu lindern. → Seite 254
LidoPosterine Salbe	50 mg	25 g	12,17	
LidoPosterine Salbe mit Analdehner Salbe	50 mg	25 g	14,43	
LidoPosterine Haemotamp	60 mg	10 Stück	15,95	
LidoPosterine Zäpfchen Zäpfchen	60 mg	10 Stück	7,10	
Mastu S Salbe	**Lidokain-hydrochlorid** 5 mg + **Basisches Bismutgallat** 50 mg + **Bufexamac** 50 mg + **Titandioxid** 50 mg	20 g	5,60	**Wenig geeignet** bei Hämorrhoiden, weil Bufexamac häufig Allergien auslöst. → Seite 256
forte Zäpfchen	**Lidokain-hydrochlorid** 10 mg + **Basisches Bismutgallat** 100 mg + **Bufexamac** 250 mg + **Titandioxid** 100 mg	10 Stück	6,61	
Posterisan Salbe in Einmaltuben Einmaltuben	**Escherichia coli-Zubereitung** 166,7 mg	10 Stück	9,23	**Wenig geeignet** bei Hämorrhoiden, weil die therapeutische Wirksamkeit nicht ausreichend nachgewiesen ist. → Seite 255
Posterisan	166,7 mg	25 g	8,25	
Posterisan Salbe mit Analdehner Salbe	166,7 mg	25 g	10,42	
Posterisan Kombi-Packung Salbe und Zäpfchen	166,7 mg und 387,1 mg	25 g und 10 Stück	13,10	
Posterisan Haemotamp	387,1 mg	10 Stück	15,31	
Posterisan Zäpfchen Zäpfchen	387,1 mg	10 Stück	6,06	

Hinweise zu den Tabellenspalten → Seite 24, zur Auswahl der Arzneimittel → Seite 20, zur Grundlage der Bewertung → Seiten 20, 23

Hämorrhoiden Fortsetzung

Handelsname Darreichungsform	Zusammensetzung pro 1 ml/1 g oder wie angegeben bzw. pro abgeteilte Einheit	Kleinste Packungsgröße	Packungspreis	Bewertung für das beanspruchte Anwendungsgebiet
Rectosellan H Hämorrhoiden-Salbe Salbe	**Polidocanol** 30 mg + **Zinkoxid** 70 mg	20 g	6,00	**Geeignet** bei Hämorrhoiden, um Juckreiz und Schmerzen zu lindern. → Seite 256
Rectosellan H Hämorrhoiden-Zäpfchen Zäpfchen	**Benzokain** 20,0 mg + **Zinkoxid** 100 mg	10 Stück	6,60	**Wenig geeignet** bei Hämorrhoiden, weil Benzokain leicht Allergien hervorrufen kann. → Seite 256
Sperti Präparation H Salbe	**Haifischleberöl** 30 mg + **Hefe-Dickextrakt** 10 mg	25 g	7,40	**Wenig geeignet** bei Hämorrhoiden, weil als Weichmacher für zu harten Stuhl die Salbengrundlage allein genügt. Schmerzen und Juckreiz können mit diesen Wirkstoffen nicht gelindert werden. → Seite 257
Sperti Präparation H Kombipackung Salbe und Zäpfchen	**Haifischleberöl** 30 mg + **Hefe-Dickextrakt** 10 mg und **Haifischleberöl** 69 mg + **Hefe-Dickextrakt** 23 mg	25 g und 10 Stück	13,60	
Sperti Präparation H Zäpfchen	**Haifischleberöl** 69 mg + **Hefe-Dickextrakt** 23 mg	10 Stück	7,80	
Tampositorien H Zäpfchen	Auszüge aus **Hamamelisblättern** 125 mg + **Hamamelisrinde** 125 mg	5 Stück	4,61	**Geeignet** bei Hämorrhoiden, um Juckreiz und Schmerzen zu lindern. → Seite 255

Hinweise zu den Tabellenspalten → Seite 24, zur Auswahl der Arzneimittel → Seite 20, zur Grundlage der Bewertung → Seiten 20, 23

Wurmerkrankungen

Würmer (Helminthen) sind Schmarotzer, die einen Wirt oder Zwischenwirt brauchen, um zu leben und sich zu vermehren. In Europa kommen Rund- und Bandwürmer am häufigsten vor. Andere Wurmarten sind eher ein „Souvenir" aus Urlaubsländern, sie dürfen nicht selbst behandelt werden.

Maden- und Spulwürmer

Diese Wurmarten gehören zu den Rundwürmern. Sie sind vor allem bei Kindern weit verbreitet. Jedes fünfte hat irgendwann einmal Würmer. Maden- und Spulwürmer besiedeln den Darm.

Bandwurm

Ein Bandwurm besteht aus vielen einzelnen Gliedern, die jeweils einen halben bis einen Zentimeter lang sind (beim Zwergbandwurm nur zirka einen Millimeter). Ein ausgewachsener Bandwurm kann bis zu zehn Meter lang werden (Zwergbandwurm: ein bis vier Zentimeter).

Es gibt Rinder-, Schweine-, Hunde-, Fuchs-, Zwerg- und Fischbandwürmer (Echinokokken). Die Eier von Hunde- und Fuchsbandwurm haften an niedrig wachsenden Waldfrüchten (z. B. an Pilzen, Heidelbeeren, Himbeeren, Walderdbeeren) und gelangen von dort in den menschlichen Darm. Rinder-, Schweine- und Fischbandwurm werden als Larven (Finnen) mit dem befallenen Fleisch oder Fisch aufgenommen. Zwergbandwürmer sind überall in der Umwelt vorhanden. Sie können insbesondere Kinder befallen, die sich beim Spielen infizieren.

Bandwurminfektionen sind relativ selten geworden, seit rohes Fleisch und Fisch streng kontrolliert werden.

Beim Rinder-, Zwerg- und Fischbandwurm ist der Mensch der Endwirt. Die Larven besiedeln den Darm. Gelangen Eier des Schweinebandwurms in den menschlichen Körper, entwickeln sich die Larven außerhalb des Magen-Darm-Trakts und befallen Muskulatur, zentrales Nervensystem und Augen – der Mensch ist für diesen Bandwurm nur Zwischenwirt. Hunde- und Fuchsbandwurm setzen sich in der Leber, seltener in der Lunge oder im zentralen Nervensystem in flüssigkeitsgefüllten Hohlräumen (Zysten)

fest, die sich abkapseln und im Frühstadium keine Beschwerden machen. Ein Befall mit Hunde- und Fuchsbandwurm wird meist zufällig entdeckt, wenn die Organe aus anderen Gründen geröntgt oder mit Ultraschall untersucht werden. Komplikationen treten auf, wenn das befallene Organ – zum Beispiel die Leber – ganz zerstört wird oder eine Zyste mit den darin befindlichen Echinokokken platzt (Superinfektion). Fuchsbandwürmer können auch von Hunden und Katzen übertragen werden.
Da Hunde- und Fuchsbandwurm unbedingt ärztlich behandelt werden müssen, wird im Folgenden in erster Linie auf den Befall mit Schweine-, Rinder-, Zwerg- oder Fischbandwurm eingegangen.

Anzeichen und Beschwerden

Madenwürmer
Starker Juckreiz am After, vor allem abends und nachts, wenn die Weibchen den Darm verlassen, um in den Falten rund um den After ihre Eier abzulegen. Die Würmer sind als feine weiße, etwa einen halben bis einen Zentimeter lange, sich bewegende Fäden zu erkennen. Auch im Stuhl sind sie sichtbar. Bei Mädchen können sich Schamlippen und Vagina entzünden.
Spulwürmer
Bauchschmerzen oder Verdauungsbeschwerden. Im Stuhl sind 15 bis 20 Zentimeter lange helle Würmer zu sehen.
Bandwurm
Starker Gewichtsverlust unerklärlicher Ursache sowie Bauchschmerzen, -grummeln oder ein Blähbauch können Hinweise für eine Bandwurminfektion sein. Beim Zwergbandwurm können auch Durchfall und Kopfschmerzen auftreten. Es kann aber auch sein, dass gar keine Beschwerden vorkommen. Mit dem Stuhl gehen Teile des Wurms ab, die wie breite Nudeln auf dem Stuhl aufliegen. Auch in der Bett- oder Körperwäsche können sie vorkommen.

Ursachen

Maden- und Spulwürmer
Aus wurmeierhaltigem Staub, Erde, über Händeschütteln oder durch Kontakt mit Tierkot gelangen die Wurmeier in den Mund und von dort in den Darm. Wurmeier haften oft auch an mit Fäkalien gedüngten Lebensmitteln (z. B. Salat), die nicht ausreichend gewaschen oder abgekocht wurden. Kratzen sich die infizierten Kinder am meist heftig juckenden After, nehmen sie erneut Wurmeier auf, die vor allem unter den Nägeln hängen bleiben und von dort wiederum in den Mund gelangen.
Bandwurm
Sind Rind- oder Schweinefleisch oder Fisch mit Bandwurmfinnen infiziert und wird es roh in Form von Mett, Tartar, Carpaccio, Sushi oder nicht durchgebratenem Steak verzehrt, gelangen die Finnen in den Darm und entwickeln sich dort zum ausgewachsenen Wurm. Der Bandwurm gibt fortwährend einzelne Glieder ab, die Eier enthalten. Solange der Bandwurmkopf im Darm bleibt, bildet er ständig neue Körperglieder. Mit dem Stuhl gelangen die Eier wieder in die Umwelt, wo sie von Tieren aufgenommen werden. Rinder, Schweine oder Fische dienen dabei als Zwischenwirt (beim Schweinebandwurm kann auch der Mensch als Zwischenwirt fungieren). In ihnen entwickeln sich aus den Eiern Bandwurmlarven (Finnen), die ins Fleisch wandern. Erst im Mensch wächst dann aus den Finnen der Bandwurm heran, und so schließt sich der Kreislauf.
Zwergbandwürmer werden über nicht sorgfältig genug gereinigte Nahrungsmittel aufgenommen und besiedeln den Dünndarm. Die Eier der Finnen entwickeln sich in den Dünndarmzotten und werden mit dem Stuhl ausgeschieden.

Vorbeugung

Maden- und Spulwürmer
Kinder sollten sich nach dem Spielen immer sorgfältig die Hände waschen. Unter kurz geschnittenen Fingernägeln können Wurmeier schlechter haften.
Bandwurm
Essen Sie kein rohes Fleisch und keine rohen Süßwasserfische. Wenn Sie unsicher sind, ob das Schlachtfleisch streng kontrolliert wird, sollten Sie auch Steaks nur durchgebraten verzehren.
Wilde Waldfrüchte sollten Sie nur gekocht (Marmelade, Kompott) oder gebraten (Pilze) zu sich nehmen.

Allgemeine Maßnahmen

- Waschen Sie sich nach jedem Stuhlgang die Hände sorgfältig mit Wasser und Seife.
- Schneiden Sie die Fingernägel sehr kurz und bürsten Sie sie bei jedem Händewaschen ab.
- Wechseln Sie Unter- und Nachtwäsche täglich und waschen Sie sie kochend heiß (95 °C), bis die Würmer vernichtet sind.

- Wechseln Sie auch die Bettwäsche möglichst häufig und waschen Sie sie ebenfalls als Kochwäsche.

Wann zum Arzt?

Alle Wurmerkrankungen sollten Sie nicht selbst behandeln, zumal die Mittel, die tatsächlich zuverlässig wirken, durchweg verschreibungspflichtig sind. Bei Madenwürmern sind das Mittel mit den Wirkstoffen Mebendazol oder Pyrantel, bei Bandwürmern Mittel mit Praziquantel.

Behandlung mit Medikamenten

Wenn Sie den Wurmbefall feststellen und es Ihnen nicht möglich ist, innerhalb kurzer Zeit einen Arzt aufzusuchen, um die Würmer diagnostizieren und das passende Medikament verordnen zu lassen, können Sie notfalls die Behandlung mit frei verkäuflichen Mitteln beginnen. Allerdings sollten Sie sich dennoch so schnell wie möglich in ärztliche Behandlung begeben, damit die Würmer effektiv bekämpft werden können.

Mit Pyrvinium lassen sich Madenwürmer beseitigen. Allerdings ist die Wirkung nicht immer zuverlässig.

Niclosamid wirkt gegen Rinder-, Schweine-, Zwerg- und Fischbandwürmer. Die Larven des Schweinebandwurms werden damit jedoch nicht abgetötet. Auch deshalb sind die therapeutisch wirksameren rezeptpflichtigen Mittel vorzuziehen.

Die therapeutische Wirksamkeit von Papain ist bei Wurmerkrankungen nicht ausreichend nachgewiesen. Dieses Präparat sollten Sie deshalb nicht anwenden.

Pyrvinium

Molevac
Pyrcon

Pyrvinium tötet Madenwürmer, indem es bestimmte Stoffwechselfunktionen der Würmer hemmt. Allerdings ist die Wirkung nicht sicher.

Anwendung

Die Dosis errechnet sich nach dem Körpergewicht: Pro zehn Kilogramm sollen 50 Milligramm Pyrvinium eingenommen werden, möglichst als Einmaldosis und unabhängig von den Mahlzeiten. Wenn die einzunehmende Menge sehr groß ist, können Sie sie auch auf mehrere Portionen verteilen und dann am besten während und nach dem Essen schlucken.

Mehr als acht Dragees oder 40 Milliliter Suspension sollten Sie nicht einnehmen. Reicht das nicht aus, um die Würmer abzutöten, können Sie die Behandlung nach zwei bis vier Wochen wiederholen.

Achtung

Pyrvinium färbt den Mageninhalt und Stuhl hellrot. Wird Wäsche durch Erbrochenes oder Stuhl verschmutzt, lassen sich die Flecken nicht mehr herauswaschen.

Molevac Suspension, *Pyrcon*: Diese Mittel enthalten Alkohol. Personen mit Alkoholproblemen dürfen sie nicht einnehmen. Auch Leberkranke und Menschen mit Anfallleiden sollten den Alkoholgehalt berücksichtigen. Darüber hinaus kann Alkohol die Wirkung vieler Arzneimittel (z. B. Schlaf- und Beruhigungsmittel, Psychopharmaka, starke Schmerzmittel, einige Mittel bei hohem Blutdruck) verstärken.

Gegenanzeigen

Molevac Suspension, *Pyrcon*: Die Suspension enthält Zuckeraustauschstoffe (Saccharose, Fruktose). Wenn Sie diese nicht vertragen oder Traubenzucker (Glukose) und Galaktose (Bestandteil von Milchzucker) nicht verarbeiten können, dürfen Sie das Mittel nicht einnehmen.

Pyrcon sind außerdem Konservierungsstoffe aus der Gruppe der Parabene zugesetzt. Wenn Sie eine Allergie auf Parastoffe (→ Seite 41) haben, dürfen Sie dieses Mittel nicht anwenden.

Wechselwirkungen mit Medikamenten

Wenn Sie Diabetes haben und Insulin spritzen, müssen Sie bei der Berechnung der Insulinmenge den Gehalt an Glukose und Zuckeraustauschstoffen berücksichtigen.

Unerwünschte Wirkungen

Selten und unbedenklich

Magen-Darmbeschwerden wie Übelkeit, Erbrechen, Magenkrämpfe, Blähungen, Durchfall, Verstopfung.

Hinweise

Für Schwangerschaft und Stillzeit

Bei Schwangeren wird für die Bemessung der Dosis das Körpergewicht vor der Schwangerschaft zugrunde gelegt.

Molevac Suspension, Pyrcon: Bedenken Sie, dass diese Mittel Alkohol enthalten.

Für Kinder unter 14 Jahren

Kinder unter vier Jahren sollten keine Dragees, Kinder unter drei Monaten keine Suspension bekommen.

Molevac Suspension, *Pyrcon*: Die Mittel enthalten Alkohol. Mittel ohne Alkohol sind vorzuziehen.

Niclosamid

Yomesan

Niclosamid ist ein Wirkstoff, mit dem Bandwürmer abgetötet werden können, vor allem auch deren Kopf. Das ist besonders wichtig, denn von ihm ausgehend bilden sich ständig neue Wurmglieder nach. Niclosamid lähmt die Atmung des Wurms. Die abgestorbenen Glieder und der Kopf können sich im Darm nicht mehr halten und werden mit dem Stuhl ausgeschieden.

Das Mittel wirkt gegen Rinder-, Schweine-, Zwerg- und Fischbandwürmer. Die Larven des Schweinebandwurms werden damit jedoch nicht abtötet.

Anwendung

Sie nehmen vier Tabletten des Mittels auf einmal ein, am besten nach dem Frühstück. Alle Tabletten müssen Sie im Mund vollständig zerkauen und dann mit etwas Flüssigkeit schlucken.

Damit der Bandwurm so schnell und komplett wie möglich ausgeschieden wird, können Sie zusätzlich ein Abführmittel einnehmen. Geeignet sind dafür die recht drastisch wirkenden Mittel Glauber- oder Bittersalz (→ Seite 245), die Sie zwei Stunden nach den Wurmtabletten in Wasser aufgelöst trinken. Der dadurch ausgelöste Durchfall ist erwünscht, weil der Darm damit gereinigt wird.

Zwar tötet Niclosamid die Larven des Schweinebandwurms nicht ab, bei durchfallartigem Stuhlgang kann es jedoch sein, dass auch diese Wurmstadien mit ausgeschieden werden und nicht etwa in den Magen wandern. Allerdings sind das alles keine verlässlichen Maßnahmen. Es ist nicht sicher, dass Sie den Bandwurm damit tatsächlich loswerden.

Achtung

Wechselwirkungen mit Speisen und Getränken

Unter dem Einfluss von Niclosamid wirkt Alkohol stärker. Sie sollten deshalb keine alkoholhaltigen Speisen oder Getränke zu sich nehmen, während Sie das Mittel anwenden.

Unerwünschte Wirkungen

Häufig, aber unbedenklich

Kopfschmerzen, Appetitlosigkeit.

Gelegentlich, aber unbedenklich

Übelkeit, Brechreiz, Bauchschmerzen, Müdigkeit.

Wenn ein Hautausschlag auftritt, vertragen Sie den Wirkstoff nicht. Nehmen Sie dann keine weiteren Tabletten mehr ein und suchen Sie einen Arzt auf.

Hinweise

Für Schwangerschaft und Stillzeit

Niclosamid wird nicht in den Blutkreislauf aufgenommen und kann deshalb auch in der Schwangerschaft angewendet werden. Trotzdem sollten Sie das Mittel nicht ohne ärztlichen Rat einnehmen. Stark wirksame Abführmittel dürfen Sie in der Schwangerschaft nicht anwenden.

Für Kinder unter 14 Jahren

Kinder von zwei bis sechs Jahren nehmen einmalig zwei Tabletten. Kinder unter zwei Jahren erhalten insgesamt eine Tablette.

Papain

VERMIzym

Papain ist ein Enzymsystem, das einige Eiweißstoffe aufspalten kann. Auf diese Weise soll das Mittel die eiweißhaltige Hülle der Würmer angreifen, sodass diese absterben. Diese Wirkung kommt jedoch nur zu Stande, wenn vor und während der Behandlung gar keine oder nur sehr wenige eiweißhaltigen Lebensmittel und Getränke konsumiert werden (Fisch, Fleisch, Käse, Milch, Quark, Butter, Eier, Sahne). Erlaubt sind Obst, Brot, Marmelade, Reis, Kartoffeln, Süßspeisen, Salate, Fruchtsäfte, Tee.

Es gibt keine ausreichenden Belege für die therapeutische Wirksamkeit dieses Mittels bei Wurmerkrankungen.

Anwendung

Der Hersteller empfiehlt, morgens auf nüchternen Magen fünf Dragees einzunehmen und dann jeweils weitere fünf Dragees im Abstand von einer, zwei, drei und vier Stunden nach dem Frühstück (also insgesamt 25 Dragees). Schon am Vorabend soll ein Abführmittel eingenommen werden, damit die Würmer am nächsten Tag vollständig ausgeschieden werden.

Bei starkem Wurmbefall soll die Behandlung weitere zwei Tage fortgeführt werden.

Unerwünschte Wirkungen

Selten und unbedenklich

Wenn ein Hautausschlag auftritt, reagieren Sie auf Papain allergisch. Setzen Sie das Mittel dann ab und suchen Sie einen Arzt auf.

Selten, aber gefährlich

Papain ist ein eiweißspaltendes Enzym. In Einzelfällen wurde beobachtet, dass das Mittel in hoher Dosierung die Schleimhaut in der Speiseröhre stark schädigen kann.

Hinweise

Für Kinder unter 14 Jahren

Obwohl das Mittel bei Kindern angewendet werden kann, sollten diese nicht damit behandelt werden. Da fraglich ist, ob die Würmer damit überhaupt abgetötet werden können, besteht die Gefahr, dass die Wurmerkrankung unnötig verschleppt wird.

Wurmerkrankungen

Handelsname Darreichungsform	Zusammensetzung pro 1 ml/1 g oder wie angegeben bzw. pro abgeteilte Einheit	Kleinste Packungsgröße	Packungspreis	Bewertung für das beanspruchte Anwendungsgebiet
Hinweise zu den Tabellenspalten → Seite 24, zur Auswahl der Arzneimittel → Seite 20, zur Grundlage der Bewertung → Seiten 20, 23				
Molevac Dragees	**Pyrvinium-embonat** 75,25 mg	8 Stück	21,40	**Mit Einschränkung geeignet** bei Befall mit Madenwürmern. Allerdings ist die Wirkung nicht sicher. → Seite 263
Suspension	15,05 mg	25 ml	16,81	
Pyrcon Suspension	**Pyrvinium-embonat** 15 mg	25 ml	12,98	**Mit Einschränkung geeignet** bei Befall mit Madenwürmern. Allerdings ist die Wirkung nicht sicher. → Seite 263
VERMIzym Dragees	**Papain** 205,24 mg	25 Stück	8,40	**Wenig geeignet** bei Wurmerkrankungen, weil die therapeutische Wirksamkeit nicht ausreichend nachgewiesen ist. → Seite 264
Yomesan Tabletten	**Niclosamid** 500 mg	4 Stück	12,13	**Geeignet** bei Fisch-, Zwerg- und Rinderbandwurmbefall. **Mit Einschränkung geeignet** bei Schweinebandwurmbefall. Die Larven werden durch den Wirkstoff nicht abgetötet. → Seite 264

Leber, Gallenblase

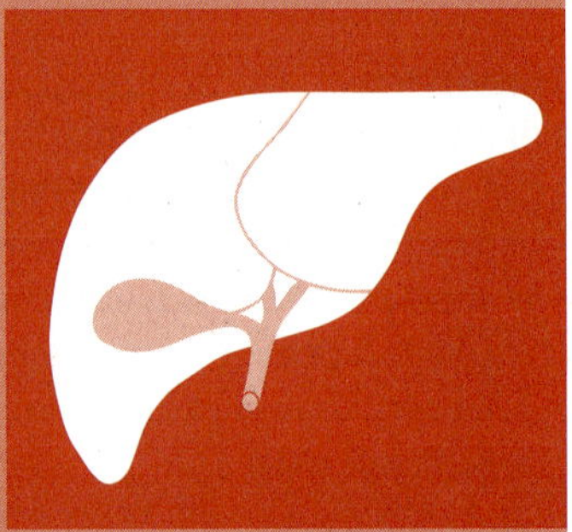

Die Leber ist normalerweise etwa 1,5 Kilogramm schwer und liegt in der rechten Seite des Oberbauchs hinter und oberhalb der Rippen. Sie besteht aus vielen einzelnen Leberläppchen, die zusammen zwei Leberlappen bilden. Jede Leberzelle wird von einem Blutgefäß versorgt, was bedeutet, dass die Leber besonders gut durchblutet ist. Das ist auch notwendig, denn die Leber ist zuständig für zahllose Stoffwechselprozesse und Entgiftungsvorgänge, außerdem ist sie ein wichtiges Speicherorgan. So baut sie zum Beispiel verbrauchte rote Blutkörperchen ab, entgiftet das Blut von Schadstoffen (z. B. Alkohol, Nikotin), verarbeitet die über die Nahrung aufgenommenen Eiweißstoffe und filtert Cholesterin aus dem Blut heraus, das sie zur Herstellung von Gallensäuren braucht. Die Leber lagert Zucker in Form von Stärke (Glykogen) als Energiereserve ein und gibt ihn bei Bedarf wieder an das Blut ab. Sie speichert darüber hinaus eine Reihe von Vitaminen und produziert die Ausgangsstoffe für zahlreiche Hormone.

Die von der Leber hergestellte Gallenflüssigkeit wird über den Gallengang in den Zwölffingerdarm abgegeben, wo mithilfe der Galle Fette aus der Nahrung in kleinere Teile zerlegt und ins Blut aufgenommen werden. Die an der Unterseite der Leber liegende Gallenblase ist eine Ausstülpung des Gallengangs. In ihr wird Gallenflüssigkeit gespeichert und eingedickt. So hat die aus der Gallenblase abgegebene „Blasengalle“ eine ungefähr zehnmal höhere Konzentration an Inhaltsstoffen als die aus der Leber stammende „Lebergalle“.

Täglich sondert die Leber bis zu einem Liter Gallenflüssigkeit ab, in der Gallenblase wird dieser auf etwa 50 bis 70 Milliliter konzentriert. Sobald die Darmwand mit Fett in Berührung kommt, zieht sich die Gallenblase zusammen und gibt Gallenflüssigkeit in den Dünndarm ab.

In der Leber werden auch die meisten Medikamente abgebaut. Bei manchen Mitteln ist dieser „First-pass-Effekt“ zwingend notwendig, damit die Substanzen in den eigentlichen Wirkstoff überführt werden. Diese Abbauprozesse können die Leber aber auch überfordern, sodass sie ihre eigentlichen Aufgaben nicht mehr ausreichend wahrnehmen kann. Solche Leberfunktionsstörungen oder -schäden lassen sich anhand der Leberwerte im Blut erkennen.

Leber- und Gallenbeschwerden

Wenn die Leber überfordert ist und/oder zu wenig Gallensäuren abgibt, können Beschwerden im Oberbauch und Verdauungsstörungen (dyspeptische Beschwerden) entstehen. Sie beruhen vor allem darauf, dass das mit der Nahrung aufgenommene Fett nicht ausreichend abgebaut wird und den Dünndarm belastet.

Anzeichen und Beschwerden

Krampfartige Schmerzen, Appetitlosigkeit, Völlegefühl und ein unangenehmer Druck im rechten Oberbauch sind typische Anzeichen für eine gestörte Funktion der Leber und/oder eine zu niedrige Produktion von Gallenflüssigkeit. Auch Blähungen können auftreten.

Ursachen

Wenn die Leber mit dem Abbau von schädlichen Stoffen (Alkohol, Arzneimittel, Nikotin) überfordert ist, kann sie die eigentlich notwendigen Stoffwechselprozesse nicht mehr ausreichend ausführen. Dann kommt es vor, dass sie auch zu wenig Gallenflüssigkeit produziert, was die Fettverdauung beeinträchtigt.

Steine können die Abgabe von Gallenflüssigkeit aus der Gallenblase behindern und den Gallengang blockieren.

Allgemeine Maßnahmen

Wenn Sie fettarm essen, wird auch weniger Gallenflüssigkeit benötigt. Eine angegriffene Leber sollten Sie nicht zusätzlich mit Giftstoffen wie Alkohol und Nikotin belasten.

Wann zum Arzt?

Starke, kolikartige Schmerzen sind ein Hinweis für eine Gallenblasenentzündung und/oder Gallensteine. Dann sollten Sie sich sofort in ärztliche Behandlung begeben.

Verfärbt sich der Urin dunkelbraun und fühlen Sie sich ständig müde und erschöpft, besteht der Verdacht auf eine Leberentzündung. Auch diese müssen Sie unbedingt ärztlich behandeln lassen.

Behandlung mit Medikamenten

Extrakte aus der Artischocke können den Gallenfluss anregen. Allerdings sind noch weitere Untersuchungen erforderlich, um die therapeutische Wirksamkeit abschließend nachzuweisen.

Andere Präparate mit Hymecromon, Extrakten aus Rindergallenblase, Mariendistel sowie Pflanzenkombinationen aus mehreren Inhaltsstoffen oder Leber-Gallentees sind wenig zu empfehlen. Bei allen diesen Mitteln ist die therapeutische Wirksamkeit nicht ausreichend nachgewiesen. Mittel, die Schöllkraut enthalten, können die Leber sogar schädigen.

Anthroposophische, homöopathische und traditionell angewendete Mittel

Zu den meistgekauften Mitteln gehören auch *Abtei Galle-Dragee mit Artischocke*, *florabio Artischocke*, *GESUNDFORM Galle-Dragee mit Artischocke* und *Sanhelios Galle-Dragee mit Artischocke* mit einem Auszug aus Artischockenblättern, *KNEIPP Löwenzahn Pflanzensaft* mit einem Auszug aus Löwenzahn, *KNEIPP Löwenzahn Tabletten Hepar-Kneipp* mit Auszügen aus Löwenzahnkraut und -wurzel, *Rowachol* mit Menthol, alpha-Pinen, Menthon, Borneol, Kampfer, beta-Pinen und Cineol, *Sanhelios Leberschutz-Dragees* mit einem Auszug aus Mariendistelfrüchten sowie *Wurzelsepp Artischocke Kräutertabletten* mit einem Auszug aus Artischockenblättern und Artischockenpulver. Dabei handelt es sich um Präparate, die von der Arzneimittelbehörde als „traditionell angewendet“ zugelassen wurden. Solche Präparate lassen sich nach den Grundsätzen dieses Buches nicht bewerten und werden deshalb nicht näher besprochen. Allgemeine Informationen zu derartigen Mitteln finden Sie im Abschnitt „Traditionell angewendete Mittel“ (→ Seite 13).

■

Hymecromon

CHOLSPASMIN

Hymecromon lässt, wenn es in die Vene oder direkt in den Gallengang gespritzt wird, die glatte Muskulatur in den Gallengängen erschlaffen. Dann erweitern sich diese und die Gallenflüssigkeit fließt besser ab. Ob diese Wirkung auch bei der Einnahme von Tabletten eintritt und sich die Fettverdauung damit verbessert, ist jedoch nicht ausreichend nachgewiesen.

ANWENDUNG

Der Hersteller empfiehlt, zwei- bis dreimal täglich eine Tablette einzunehmen.

ACHTUNG

Gegenanzeigen

Unter folgenden Bedingungen dürfen Sie das Mittel nicht anwenden:

- Der Gallengang ist durch Steine verstopft.
- Der Darm ist entzündet.
- Die Nieren arbeiten nicht richtig.

UNERWÜNSCHTE WIRKUNGEN

Gelegentlich, aber unbedenklich

Völlegefühl, Verstopfung, Magendrücken. Bei längerer Anwendung in höherer Dosierung kann Durchfall auftreten. Hautveränderungen sind Zeichen einer Überempfindlichkeitsreaktion. Sie sollten das Mittel dann absetzen.

HINWEISE

Für Schwangerschaft und Stillzeit

Über die Risiken einer Anwendung in Schwangerschaft und Stillzeit gibt es keine Erkenntnisse. Da das Mittel ohnehin als „wenig geeignet" bewertet wird, sollten Sie darauf verzichten.

Rindergallenblasentrockensubstanz

Cholecysmon

Rindergallenblasentrockensubstanz enthält Gallensäuren, die leicht abführend wirken und die Fettverdauung fördern sollen. Ob dies gelingt, ist nicht ausreichend nachgewiesen.

ANWENDUNG

Der Hersteller empfiehlt, ein- bis zweimal täglich zwei Dragees einzunehmen.

ACHTUNG

Gegenanzeigen

Unter folgenden Bedingungen dürfen Sie das Mittel nicht anwenden:

- Die Leberfunktion ist erheblich gestört.
- Die Gallenwege sind blockiert.
- Sie haben eine akute Erkrankung der Gallenwege (Entzündung, Steine).
- Es liegt ein Darmverschluss vor.
- Sie haben eine akute Bauchspeicheldrüsenentzündung.

Pflanzliches Mittel

Artischocke

Hepar-SL
Heparstad
Valverde

Extrakte aus Artischockenblättern sollen den Gallenfluss anregen und somit die Fettverdauung fördern. Darüber hinaus lassen Tierversuche vermuten, dass die Pflanzenextrakte Leberzellen schützen und die Leberfunktion unterstützen können. In den bislang vorliegenden Studien konnten diese Wirkungen jedoch noch nicht ausreichend belegt werden. Weitere klinische Studien sind erforderlich, um die therapeutische Wirksamkeit abschließend nachzuweisen.

ANWENDUNG

Sie nehmen die Mittel dreimal täglich ein, sodass insgesamt sechs Gramm Blätter oder ein Gramm Trockenextrakt erreicht werden.

ACHTUNG

Gegenanzeigen

Wenn die Gallenblase Steine enthält oder der Gallengang durch Steine blockiert ist, sollten Sie die Mittel nicht ohne Rücksprache mit einem Arzt anwenden.

HINWEISE

Für Schwangerschaft und Stillzeit

Über die Risiken einer Anwendung in Schwangerschaft und Stillzeit gibt es keine Erkenntnisse. Sicherheitshalber sollten Sie die Mittel daher nicht anwenden.

Für Kinder unter 14 Jahren

Bei Kindern unter zwölf Jahren sollten die Mittel nicht angewendet werden, weil keine Erkenntnisse dazu vorliegen.

Pflanzliches Mittel

Mariendistel

HepaBesch S
Legalon

Mariendistel enthält Silymarin, ein Gemisch aus verschiedenen pflanzlichen Inhaltsstoffen (z. B. Flavonoide). Verschiedene Versuche, vor allem an Tieren, zeigen, dass Silymarin die Regeneration der Leberzellen anregen und die Produktion von Eiweißstoffen in der Zelle erhöhen kann, was für eine gute Leberfunktion nötig ist. Präparate aus Mariendistel werden deshalb häufig als „Leberschutzmittel" bezeichnet. Allerdings ist bisher noch nicht ausreichend nachgewiesen, dass eine solche Schutzwirkung tatsächlich eintritt oder dass Mariendistelextrakt bei bereits bestehenden Leberschäden das Organ vor weiterem Schaden bewahren kann.

Anwendung

Sie nehmen zwei- bis dreimal täglich ein bis zwei Kapseln ein, sodass insgesamt eine Dosis von 200 bis 400 Milligramm Silymarin erreicht wird.

Hinweise

Für Schwangerschaft und Stillzeit

Über die Risiken einer Anwendung in Schwangerschaft und Stillzeit gibt es keine Erkenntnisse. Sicherheitshalber sollten Sie die Mittel daher nicht anwenden.

Für Kinder unter 14 Jahren

Über die Anwendung bei Kindern unter zwölf Jahren gibt es keine Erkenntnisse. Sicherheitshalber sollten Sie die Mittel bei ihnen nicht anwenden.

Pflanzenkombinationen

Gelbwurz + Pfefferminze

Divalol W

Gelbwurz + Schöllkraut

Cholagogum F Nattermann

Gelbwurz + Pfefferminze + Schöllkraut

Cholagogum N Nattermann

Extrakte aus Gelbwurz (Curcuma), Pfefferminze und Schöllkraut sollen den Gallenfluss anregen, indem sie krampflösend wirken und die Gallengänge etwas weiten. Die therapeutische Wirksamkeit dieser Mittel ist jedoch nicht ausreichend nachgewiesen.

Inzwischen hat sich außerdem gezeigt, dass Schöllkraut die Leber schädigen kann. Es sollte in Arzneimitteln nicht mehr eingesetzt werden.

Anwendung

Die Hersteller empfehlen, die Mittel mehrmals täglich einzunehmen.

Achtung

Divalol W und *Cholagogum N Nattermann* enthalten Alkohol. Personen mit Alkoholproblemen dürfen diese Mittel nicht einnehmen. Auch Leberkranke und Menschen mit Anfallleiden sollten den Alkoholgehalt berücksichtigen. Darüber hinaus kann Alkohol die Wirkung vieler Arzneimittel (z. B. Schlaf- und Beruhigungsmittel, Psychopharmaka, starke Schmerzmittel, einige Mittel bei hohem Blutdruck) verstärken.

Gegenanzeigen

Unter folgenden Bedingungen dürfen Sie die Mittel nur nach Rücksprache mit einem Arzt anwenden:

- Die Gallenblase hat sich entzündet.
- Sie haben Gallenkoliken.
- Sie haben Gallensteine.
- Die Leberfunktion ist beeinträchtigt.

Divalol W, Cholagogum N Nattermann: Pfefferminzölhaltige Mittel sollten Sie nicht anwenden, wenn Sie Sodbrennen oder eine Speiseröhrenentzündung haben.

Unerwünschte Wirkungen

Häufig, aber unbedenklich

Divalol W, Cholagogum N Nattermann: Wenn Sie auf Pfefferminzöl empfindlich reagieren, können Magenbeschwerden auftreten.

Hinweise

Für Schwangerschaft und Stillzeit

Divalol W , Cholagogum N Nattermann: Bedenken Sie, dass diese Mittel Alkohol enthalten. Da über die Risiken einer Anwendung in Schwangerschaft und Stillzeit keine Erkenntnisse vorliegen und die Mittel ohnehin als „wenig geeignet" bewertet werden, sollten Sie darauf verzichten.

Für Kinder unter 14 Jahren

Divalol W , Cholagogum N Nattermann: Bedenken Sie, dass diese Mittel Alkohol enthalten. Da die Mittel ohnehin als „wenig geeignet" bewertet werden, sollten Sie diese bei Kindern nicht anwenden.

Nieren und ableitende Harnwege

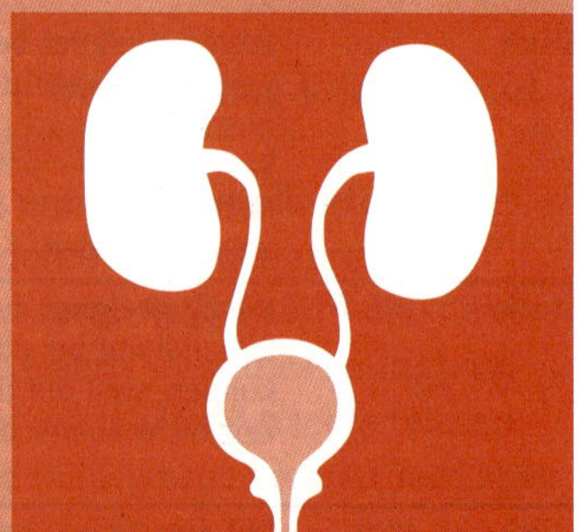

Etwa in Taillenhöhe liegen links und rechts der Wirbelsäule die Nieren, die das Blut filtern. Stoffe, die der Körper noch verwerten kann, beispielsweise Eiweiße und Zucker, halten sie zurück, andere Stoffwechselprodukte scheiden sie aus. Sie regulieren den Salzhaushalt, indem sie so viel Natriumchlorid (Kochsalz), Kaliumchlorid und andere Salze ausscheiden, wie notwendig ist, um im Körper die normalen Verhältnisse aufrecht zu erhalten. Weil diese Salze aber zugleich Wasser binden, steuern die Nieren auf diese Weise auch den Wasserhaushalt.

Der Urin, den die Nieren produzieren, fließt durch die Harnleiter (Ureter) in die Blase. Die Verbindung der Harnleiter zur Blase ist mit einer Art „Ventil" versehen, sodass der Urin normalerweise nicht von der Blase in die Nieren zurückfließen kann (Reflux).

In der Blase sammelt sich der Urin. Er wird durch die Harnröhre (Urethra) ausgeschieden. Bei der Frau ist die Harnröhre etwa drei bis fünf Zentimeter lang, beim Mann etwa 20 bis 25 Zentimeter.

Die Blase eines Erwachsenen fasst etwa einen Liter; das Gefühl, zur Toilette gehen zu müssen, setzt aber bereits ein, wenn sie 150 bis 300 Milliliter Urin enthält. Den Verschluss der Blase sichern Muskelschichten: ein innerer und ein äußerer Schließmuskel an der Stelle, an der die Blase in die Harnröhre übergeht. Das komplizierte Zusammenspiel der beiden Muskelgruppen geschieht automatisch. Steuerungsmechanismen im Zentralnervensystem sorgen dafür, dass die Blase „dicht" bleibt.

Blasenbeschwerden

Über Beschwerden beim Wasserlassen klagen viele Menschen. Die einen quält häufiger Harndrang, bei dem nur wenig ausgeschieden wird, andere leiden zusätzlich unter Brennen und Schmerzen. Vor allem Frauen kennen das Problem und bei vielen sind es immer wiederkehrende Beschwerden.

Meist handelt es sich um eine Entzündung in den unteren Harnwegen, vornehmlich der Blase. Die Betroffenen haben eine Blasenentzündung (Zystitis) oder einen Blasenkatarrh oder – allgemeiner – einen Harnweginfekt. Harnweginfekte sind überwiegend durch Bakterien verursacht, die sich im Urin nachweisen lassen. Seltener erfasst die Infektion auch die weiter oben liegenden Abschnitte der Harnwege, also die Harnleiter und Nieren.

Mediziner unterscheiden unkomplizierte und komplizierte Harnweginfekte, wobei die letzteren immer genauer untersucht werden müssen und ihre Behandlung strenger überwacht werden soll. Welche Harnweginfekte als kompliziert angesehen werden, steht bei „Wann zum Arzt?“ (→ Seite 274).
All diese Beschwerden können auch auftreten, ohne dass sich eine Entzündung nachweisen lässt. Dann spricht man von einer „Reizblase“.
Viele Männer ab etwa 50 Jahren bemerken, dass sich beim Wasserlassen etwas verändert. Meist beruhen diese Beschwerden auf einer vergrößerten Prostata.

Anzeichen und Beschwerden

Menschen mit einem Harnweginfekt müssen häufig und oft sehr dringend zur Toilette, scheiden aber nur wenig Urin aus. Beim Wasserlassen kann es brennen und sehr stark schmerzen. Manchmal ist der Urin blutig und riecht unangenehm. Schmerzen im unteren Bauchraum können hinzukommen.
Fieber und Schmerzen in der Taillengegend legen den Verdacht nahe, dass sich die Entzündung in die oberen Harnwege ausgebreitet hat.
Bei Säuglingen ist Fieber, das sich auf keine andere mögliche Infektion zurückführen lässt, immer ein Grund, an eine Entzündung der oberen Harnwege zu denken.
Bei Kindern und älteren Menschen sind die Symptome manchmal nur gering ausgeprägt. Sie klagen eher über ein allgemeines Krankheitsgefühl, Fieber, Bauchschmerzen, unfreiwilligen und häufigen Urinabgang bei Tag und Einnässen bei Nacht.
Die gleichen Beschwerden wie bei einem Harnweginfekt können auch bei einer Reizblase auftreten. Meist sind sie dabei aber weniger heftig.
Die typischen Beschwerden bei einer vergrößerten Prostata sind, dass man häufiger zur Toilette muss – auch nachts –, es länger dauert, bis die Blase entleert ist, und es nachtröpfeln kann. Oft stellt sich das Gefühl ein, dass man die Blase nicht mehr ganz entleeren kann.

Ursachen

Bei Frauen

Unkomplizierte Harnweginfekte bei Frauen sind fast immer durch Bakterien aus dem Darm oder der Scheide verursacht. Da die Ausgänge von Darm, Scheide und Harnröhre dicht beieinander liegen, wandern die Keime zum Beispiel bei der Toilettenhygiene leicht vom Darm oder der Scheide über die Harnröhre in die Blase. Dass die Harnröhre bei Frauen relativ kurz ist, begünstigt die Ausbreitung der Bakterien. Hinzu kommt, dass viele Frauen nur wenig trinken und ihre Blase dementsprechend selten entleeren. Je länger der Urin jedoch in der Blase steht, desto mehr Zeit haben die Bakterien, sich darin zu vermehren.
Eine Reihe von Faktoren erhöht bei Frauen das Risiko für einen Harnweginfekt. Beim Geschlechtsverkehr können Keime leicht in die Harnröhre gelangen. Spermientötende Mittel zur Empfängnisverhütung können die Schleimhaut reizen, sodass Infektionen leichter Fuß fassen können. Bei Frauen nach den Wechseljahren kann sich durch die verringerte Östrogenwirkung die Schleimhaut im Genitalbereich so verändern, dass Harnweginfektionen begünstigt werden. Zwei bis vier Wochen nach der Einnahme von Antibiotika kann das Risiko für Harnweginfekte ebenfalls erhöht sein; der Grund liegt möglicherweise darin, dass die Mittel die Scheidenflora verändern und Krankheitskeimen eher Raum bieten.
Zu den komplizierten Harnweginfekten siehe „Wann zum Arzt?“ (→ Seite 274).
Beschwerden beim Wasserlassen können auch auf einer Entzündung des Muttermunds beruhen oder es kann die Harnröhre betroffen sein.
Bei einer Reizblase wird zwar über die gleichen Beschwerden wie beim Harnweginfekt geklagt, es findet sich aber kein Anhaltspunkt für eine Infektion. Als Erklärung für dieses Phänomen gibt es bislang nur Vermutungen: psychische Faktoren, schwache Entzündungen mit schlecht nachweisbaren Keimen, eine Fehlfunktion der Beckenbodenmuskulatur.

Bei Mädchen

Da die Harnwege bei ihnen noch kürzer sind, ist das Eindringen von Keimen noch leichter möglich.

Bei Männern

An den Harnweginfekten von Männern ist oft die Prostata beteiligt; auch die Harnröhre kann entzündet sein.
Die Beschwerden der vergrößerten Prostata beruhen auf altersbedingten Veränderungen der Drüse.

Vorbeugung

- Trinken Sie mindestens zwei Liter Flüssigkeit am Tag – es sei denn, der Arzt hat Ihnen davon abgeraten, wie zum Beispiel bei einer unzureichenden Herzleistung (Herzinsuffizienz).

- Gehen Sie häufig zur Toilette und entleeren Sie dabei die Blase so vollständig wie möglich. Je länger der Urin in der Blase steht, desto mehr Bakterien enthält er.
- Halten Sie die unteren Körperpartien, vor allem die Füße, warm.

Frauen sollten zusätzlich beachten:

- Gewöhnen Sie sich bei der Toilettenhygiene daran, von „vorn" nach „hinten" zu wischen statt umgekehrt. So reiben Sie die Darmkeime nicht über die Öffnung von Scheide und Harnröhre.
- Leeren Sie nach dem Geschlechtsverkehr möglichst bald Ihre Blase. Eventuell eingedrungene Bakterien werden dann schnell wieder herausgespült.
- Verzichten Sie auf vaginal anzuwendende chemische Verhütungsmittel, Scheidenspülungen, Intimsprays und parfümierte Seife. Sie schwächen den natürlichen Schutz der Haut.

Allgemeine Maßnahmen

Bei Unterleibschmerzen tut Wärme wohl, zum Beispiel in Form einer Wärmflasche auf dem Bauch oder am Rücken, bei Kindern auch als Sitzbäder.
Reichlich Flüssigkeit zu sich zu nehmen, unterstützt eine Behandlung, wenn die Bakterien abgetötet werden sollen. Ob Sie medizinische Tees oder Mineralwasser trinken, ist unerheblich. Auch schwarzer Tee eignet sich, da er Theophyllin enthält, eine Substanz, die die Durchblutung der Nieren verbessert und sie anregt, für kurze Zeit mehr Urin auszuscheiden, mit dem dann möglicherweise Keime ausgespült werden.

Wann zum Arzt?

Blasenbeschwerden müssen, wenn sie zum ersten Mal auftreten, ärztlich abgeklärt werden. Nur so lässt sich die Ursache bestimmen und eine geeignete Therapie finden.
Auch eine Frau, die die Symptome bereits kennt und annehmen kann, dass es sich erneut um einen unkomplizierten Harnweginfekt handelt, kommt um den Weg in die Praxis nicht herum, denn die für die Behandlung geeigneten Medikamente aus der Gruppe der Antibiotika muss der Arzt verordnen.
Schwangere Frauen sollten sich mit jedem Harnweginfekt in ärztliche Behandlung begeben. Bei ihnen besteht die Gefahr, dass sich eine an sich harmlose Blasenentzündung in die Nieren ausbreitet. Eine solche Nierenbeckenentzündung kann sehr schwer verlaufen und die Funktion der Nieren beeinträchtigen.
Auch Menschen mit Diabetes sollten sich mit Beschwerden beim Wasserlassen an ihren Arzt wenden. Ihr Immunsystem ist oft geschwächt und wird mit den Erregern meist nicht allein fertig. Außerdem können Veränderungen in der Funktion der Nerven (diabetische Neuropathie) zu einem gestörten Harnabfluss führen.
Darüber hinaus gehört jeder komplizierte Harnweginfekt in ärztliche Hand. Bei Männern werden Harnweginfekte grundsätzlich als kompliziert angesehen, weil bei ihnen das Spektrum der Erreger sehr viel schlechter abzuschätzen ist als bei Frauen und oftmals die Prostata an dem Geschehen beteiligt ist. Ist die Prostata vergrößert, muss der Arzt entscheiden, welche Behandlung sich am besten eignet.
Ohne ärztlichen Rat sollten Sie höchstens Maßnahmen durchführen, die die Therapie unterstützen, also zum Beispiel viel Tee oder andere Flüssigkeiten trinken.
Hat der Arzt Ihre Beschwerden hinreichend abgeklärt und keine behandelbare Ursache gefunden, wird er Ihnen wahrscheinlich sagen, Sie hätten eine „Reizblase". Was Sie dann tun können, müssen Sie mit dem Arzt besprechen.
Bei starken Schmerzen und Fieber können Sie die Zeit, bis die ärztlich verordneten Medikamente wirken, überbrücken, indem Sie ein Schmerzmittel wie Parazetamol (→ Seite 425) einnehmen.

Bei Kindern

Säuglinge, die ohne erkennbare Ursache Fieber haben, müssen immer ärztlich untersucht werden, da häufig ein Harnweginfekt der Grund sein kann. Darüber hinaus müssen Säuglinge und Kinder, die unter wiederkehrenden Beschwerden leiden, immer sehr sorgfältig untersucht werden, um auf Fehlbildungen oder Fehlfunktionen im Harntrakt aufmerksam zu werden.

Behandlung mit Medikamenten

Die Behandlung eines unkomplizierten Harnweginfekts soll vor allem die Beschwerden beseitigen. Den Urin keimfrei zu machen, ist nicht unbedingt das Ziel. Dennoch bekämpfen nur Antibiotika eine solche Entzündung sicher. Nähere Informationen zu diesen Arzneimitteln finden Sie im HANDBUCH MEDIKAMENTE der STIFTUNG WARENTEST.
Alle hier besprochenen, weil meistgekauften Produkte sind Pflanzenmittel, die zwar aufgrund positiver Erfahrungsberichte häufig bei Harnweginfekten

eingesetzt werden, aber in wissenschaftlich akzeptierten Studien bisher nicht ausreichend auf ihre therapeutische Wirksamkeit hin untersucht wurden. Mit ihnen allein lässt sich ein Harnweginfekt nicht angemessen behandeln. Das gilt für Fertigpräparate mit dem Extrakt von Bärentraubenblättern ebenso wie für Tees mit Brennnessel und Schachtelhalm (Zinnkraut). Auch die Pflanzenkombination mit dem Extrakt aus Bärentraubenblättern + Birke + echter Goldrute + Schachtelhalm ist dafür wenig geeignet, ebenso wenig sind es die Tees mit mehreren Bestandteilen. Die Tees können die Behandlung mit Antibiotika allenfalls unterstützen oder erneuten Infektionen vorbeugen, weil damit die Flüssigkeitszufuhr erhöht wird. Sie tragen also zur Durchspülungstherapie (→ Seite 275) bei.
Auch bei einer Reizblase ist die therapeutische Wirksamkeit dieser Pflanzenmittel nicht ausreichend nachgewiesen.

Anthroposophische, homöopathische und traditionell angewendete Mittel

Zu den meistgekauften Mitteln gehören auch *Abtei Prostata Kürbis-Kapseln S, Granu Fink Kürbiskerne, Granu Fink Kürbiskerngranulat, Granu Fink Kürbiskern-Kapseln N, KNEIPP Petersilie Tabletten N* und *Zirkulin Entwässerungs-Tabletten mit Goldrute.* Dabei handelt es sich um Präparate, die von der Arzneimittelbehörde als „traditionell angewendet" zur Unterstützung der Organfunktion oder zur Stärkung und Kräftigung der Blasenfunktion zugelassen wurden. Teilweise machen bereits der Name oder andere Informationen der Hersteller deutlich, dass diese Arzneimittel bei verschiedenen Problemen und Beschwerden der Prostata, Harnwege oder Nieren verwendet werden sollen. Solche Präparate lassen sich nach den Grundsätzen dieses Buches nicht bewerten und werden deshalb nicht näher besprochen. Allgemeine Informationen zu derartigen Mitteln finden Sie im Abschnitt „Traditionell angewendete Mittel" (→ Seite 13).

Durchspülungstherapie

Es ist eine weit verbreitete Gewohnheit, bei Blasenproblemen einen Blasen- und Nierentee zu trinken. Er enthält getrocknete Pflanzen, denen eine wasserausschwemmende (diuretische) Wirkung nachgesagt wird. Diese soll entweder dadurch zustande kommen, dass Pflanzeninhaltsstoffe die Durchblutung der Nieren anregen, oder sie soll auf dem hohen Gehalt dieser Pflanzen an Mineralsalzen beruhen, die, wenn sie über die Nieren ausgeschieden werden, viel Wasser an sich binden.
Der Urin, der durch die Harnwege läuft, soll Keime und Entzündungsprodukte von der Schleimhaut abspülen. Eine große Urinmenge kann also dazu beitragen, die Symptome erträglicher zu machen und die Entzündung schneller zu beenden. Obwohl langjährige Erfahrungen diesen Effekt immer wieder bestätigen, ist eine solche wasserausschwemmende Wirkung bisher für keine der entsprechenden Pflanzen sicher nachgewiesen worden. Es ist denkbar, dass sie vornehmlich auf der Flüssigkeit beruht, die mit dem Tee zugeführt wird.
Nimmt man aber an, dass die Pflanzeninhaltsstoffe etwas zur Wirkung beitragen, muss das Produkt, aus dem der Tee aufgebrüht wird, natürlich genügend Pflanzenmaterial enthalten und der Tee muss ausreichend häufig getrunken werden. Das frühere Bundesgesundheitsamt hat beispielsweise acht bis zwölf Gramm Brennnesselkraut oder sechs Gramm Schachtelhalmkraut pro Tag empfohlen. Das Fassungsvermögen der meisten Filterbeutel ist jedoch so bemessen, dass eine solche Menge mit drei Beuteln pro Tag nicht zu erreichen ist.

Pflanzliches Mittel

Bärentraubenblätter

Arctuvan
Cystinol akut
Uvalysat S Bürger

Erfahrungen und einige wenige Untersuchungen sprechen dafür, dass die getrockneten Blätter der Bärentraube (Arctostaphylos uva-ursi) bei Harnweginfektionen nützlich sein können. Dementsprechend hat die für Pflanzen zuständige Kommission des ehemaligen Bundesgesundheitsamts sie akzeptiert, um die Behandlung von Blasen- und Nierenkatarrhen zu unterstützen. Allgemein anerkannte klinische Studien, die die therapeutische Wirksamkeit von Bärentraubenblätterextrakt bei Harnweginfekten ausreichend nachweisen, fehlen jedoch. Auch auf die Frage, worauf die Wirkung beruhen könnte, gibt es bisher nur Vermutungen.
Bärentraubenblätterextrakt enthält Arbutin, eine Substanz, die im Körper so umgebaut wird, dass

der antibakteriell wirksame Wirkstoff Hydrochinon entsteht. Diese Freisetzung von Hydrochinon wird mit dem Einwirken bakterieller Stoffwechselprodukte in Verbindung gebracht, welche bei Harnweginfektionen eine Rolle spielen. Von noch weiteren Inhaltsstoffen der Bärentraubenblätter wird vermutet, dass sie bakterientötend wirken können. Aber auch bei ihnen ist das nicht untersucht. Eine mögliche wasserausschwemmende Wirkung von Bärentraubenblättern ist ebenfalls nicht untersucht und kann daher nicht beurteilt werden.

Anwendung

Der Hersteller von *Cystinol akut* empfiehlt, dreimal täglich zwei Dragees einzunehmen, der von *Arctuvan N* rät zu viermal täglich drei bis fünf Dragees. Bei *Uvalysat S* lautet die Empfehlung viermal täglich 40 bis 90 Tropfen.

Wenn mit diesen Mitteln eine Durchspülungstherapie (→ Seite 275) beabsichtigt ist, müssen Sie zusätzlich viel trinken. Die Mittel allein liefern die nötige Flüssigkeitsmenge nicht.

Mittel mit Bärentraubenblättern sollten Sie nicht länger als eine Woche und nicht öfter als fünfmal im Jahr anwenden. Diese Begrenzung wurde als Schutz formuliert, weil das teilweise entstehende Hydrochinon im Verdacht steht, Krebs zu erregen und das Erbgut zu verändern.

Achtung

Uvalysat S: Personen mit Alkoholproblemen dürfen die Tropfen nicht einnehmen. Auch Leberkranke und Menschen mit Anfallleiden sollten den Alkoholgehalt berücksichtigen. Darüber hinaus kann Alkohol die Wirkung vieler Arzneimittel (z. B. Schlaf- und Beruhigungsmittel, Psychopharmaka, starke Schmerzmittel, einige Mittel bei hohem Blutdruck) verstärken.

Gegenanzeigen

Uvalysat S Dragees dürfen Sie nicht anwenden, wenn Sie Medikamente einnehmen, die das Immunsystem unterdrücken sollen, z. B. nach Organtransplantationen (siehe „Rote Liste 2002").

Wechselwirkungen mit Medikamenten

Im Beipackzettel wird teilweise geraten, nicht gleichzeitig Medikamente einzunehmen, die den Harn ansäuern. Dieser Hinweis beruht auf der Vorstellung, dass in alkalisch reagierendem Harn mehr Hydrochinon gebildet wird. Überzeugende Beweise für diese Annahme fehlen jedoch.

Unerwünschte Wirkungen

Übelkeit und Erbrechen.

Hinweise

Für Schwangerschaft und Stillzeit

Bärentraubenblätter sollten in dieser Zeit nicht angewendet werden. Für Hydrochinon besteht der Verdacht, dass es das Erbgut verändern kann. Ob die Pflanzeninhaltsstoffe in die Muttermilch übergehen, ist nicht untersucht.

Uvalysat S: Bedenken Sie, dass die Tropfen Alkohol enthalten.

Für Kinder unter 14 Jahren

Kinder unter zwölf Jahren sollen nicht mit Bärentraubenblättern behandelt werden.

Uvalysat S: Bedenken Sie, dass das Mittel Alkohol enthält. Bei Kindern sind Mittel ohne Alkohol vorzuziehen.

Pflanzliches Mittel

Brennnessel

H&S Brennnesselkraut

Die getrockneten Blätter der Brennnessel (Urtica dioica) werden volksmedizinisch bei vielerlei Störungen eingesetzt; auch eine wasserausschwemmende (diuretische) Wirkung wird ihnen zugesprochen. Durch klinische Studien ist das jedoch nicht belegt. Es ist auch nicht bekannt, welche Inhaltsstoffe diese Wirkung tragen sollen. Dennoch soll Brennnesselkraut gemäß einer allgemein formulierten Zulassung angewendet werden können, um die Harnmenge zu erhöhen und die Behandlung von Beschwerden beim Wasserlassen zu unterstützen.

Bei diesem Präparat handelt es sich um Filterbeutel. Diese enthalten deutlich weniger Brennnesselkraut als die vom ehemaligen Bundesgesundheitsamt eingesetzte Kommission zum Aufbrühen einer Tasse Tee angegeben hat. Die empfohlene Dosierung kann damit nicht erreicht werden.

Anwendung

Der Hersteller gibt an, dass drei- bis viermal täglich eine Tasse Tee getrunken werden soll.

ACHTUNG

Gegenanzeigen

Personen mit einer Herzinsuffizienz in fortgeschrittenem Stadium dürfen ihr Herz nicht noch dadurch zusätzlich belasten, dass es viel Flüssigkeit bewältigen muss. Für sie ist eine Durchspülungstherapie (→ Seite 275), wie sie unter Umständen mit diesem Tee durchgeführt wird, nicht geeignet. Das Gleiche gilt für Menschen mit deutlich eingeschränkter Nierenfunktion.

Pflanzliches Mittel

Schachtelhalm

Sidroga Zinnkraut

Zinnkraut ist eine alte Bezeichnung für das getrocknete Kraut des Ackerschachtelhalms (Equisetum arvense). Sie rührt daher, dass mit diesem Kraut Zinngeschirr blank geputzt werden kann. Ein Tee aus Schachtelhalm dient seit alters her dazu, vermehrt Wasser aus dem Körper auszuschwemmen. Man nimmt an, dass diese Wirkung auf dem Gehalt des Schachtelhalms an so genannten Flavonoiden beruht. Die für Pflanzen zuständige Kommission des ehemaligen Bundesgesundheitsamts hat Schachtelhalm als Mittel anerkannt, das zur Durchspülung bei bakteriellen und entzündlichen Erkrankungen der ableitenden Harnwege und bei Nierengrieß dienen kann. Klinische Studien, die diese Anwendung ausreichend belegen, fehlen jedoch.

ANWENDUNG

Der Hersteller empfiehlt, dreimal täglich eine Tasse Schachtelhalmtee zu trinken.

ACHTUNG

Gegenanzeigen

Personen mit einer Herzinsuffizienz in fortgeschrittenem Stadium dürfen ihr Herz nicht noch dadurch zusätzlich belasten, dass es viel Flüssigkeit bewältigen muss. Für sie ist eine Durchspülungstherapie (→ Seite 275), wie sie unter Umständen mit diesem Tee durchgeführt wird, nicht geeignet. Das Gleiche gilt für Menschen mit deutlich eingeschränkter Nierenfunktion.

Pflanzenkombination

Bärentraubenblätter + Birke + echte Goldrute + Schachtelhalm

Cystinol Lösung

In dem Mittel sind die Extrakte verschiedener Pflanzen kombiniert, die bei Blasenbeschwerden häufig eingesetzt werden: Bärentraubenblätter, die gegen Bakterien wirken sollen, und Birke, echte Goldrute und Schachtelhalm mit wasserausschwemmender Wirkung.

Bärentraubenblätter: Die Angaben hierzu finden Sie im Abschnitt „Bärentraubenblätter" (→ Seite 275).

Birke: Getrocknete Birkenblätter (Betula pendula, Betula pubescens) werden volksmedizinisch eingesetzt, um Wasser aus dem Körper auszuschwemmen. Es wird vermutet, dass diese Wirkung auf dem hohen Gehalt der Birkenblätter an Flavonoiden beruht; bestätigt wurde das aber bisher nicht.

Die für Pflanzen zuständige Kommission des ehemaligen Bundesgesundheitsamts hat zwar akzeptiert, dass Birkenblätter unter anderem zur Durchspülung bei bakteriellen und entzündlichen Erkrankungen der ableitenden Harnwege anzuwenden sind, doch klinische Untersuchungen, die diese Wirkung ausreichend bestätigen, liegen nicht vor.

Echte Goldrute: Das Kraut der echten Goldrute (Solidago virgaurea) wirkt gemäß Erfahrungsberichten entwässernd und in Tierversuchen schwach entzündungshemmend. Sie einzunehmen, soll sich auf Harnweginfekte positiv auswirken. Klinische Studien, die das ausreichend belegen, gibt es allerdings nicht. Auch ist nicht abschließend geklärt, welche Inhaltsstoffe für diese Wirkung verantwortlich sein könnten.

Schachtelhalm: Die Angaben hierzu finden Sie im Abschnitt „Schachtelhalm" (→ linke Spalte).

Ausreichende Belege, dass dieses Kombinationsmittel bei Harnweginfekten oder den anderen genannten Indikationen wirksam ist, gibt es nicht. Allenfalls könnte es zur Durchspülungstherapie (→ Seite 275) dienen. Doch auch dafür ist die therapeutische Wirksamkeit nicht ausreichend nachgewiesen.

Anwendung

Der Hersteller empfiehlt, von dem Mittel dreimal täglich fünf Milliliter einzunehmen. Wenn damit eine Durchspülungstherapie (→ Seite 275) beabsichtigt ist, müssen Sie zusätzlich viel trinken. Das Mittel allein liefert die nötige Flüssigkeitsmenge nicht.

Mittel mit Bärentraubenblättern sollten Sie nicht länger als eine Woche und nicht öfter als fünfmal im Jahr anwenden. Diese Begrenzung wurde als Schutz formuliert, weil das aus der Pflanze teilweise entstehende Hydrochinon im Verdacht steht, Krebs zu erregen und das Erbgut zu verändern.

Achtung

Personen mit Alkoholproblemen dürfen das Mittel nicht einnehmen. Auch Leberkranke und Menschen mit Anfallleiden sollten den Alkoholgehalt berücksichtigen. Darüber hinaus kann Alkohol die Wirkung vieler Arzneimittel (z. B. Schlaf- und Beruhigungsmittel, Psychopharmaka, starke Schmerzmittel, einige Mittel bei hohem Blutdruck) verstärken.

Hinweise

Für Schwangerschaft und Stillzeit

Mittel mit Bärentraubenblättern sollten in dieser Zeit nicht angewendet werden. Für Hydrochinon besteht der Verdacht, dass es das Erbgut verändern kann. Ob die Pflanzeninhaltsstoffe in die Muttermilch übergehen, ist nicht untersucht. Bedenken Sie darüber hinaus, dass das Mittel Alkohol enthält.

Für Kinder unter 14 Jahren

Kinder unter zwölf Jahren sollen nicht mit Bärentraubenblättern behandelt werden.

Bedenken Sie darüber hinaus, dass das Mittel Alkohol enthält und bei Kindern Mittel ohne Alkohol vorzuziehen sind.

Pflanzenkombinationen: Tees

Hauhechel + Orthosiphon

Bad Heilbrunner Nieren- und Blasentee N

Bärentraubenblätter + Birke + Quecke

Bombastus Blasen- und Nierentee

Birke + Goldrute + Orthosiphon

Bad Heilbrunner Harntee

Bärentraubenblätter + Birke + Bohnenhülsen + Schachtelhalm

Abtswinder Blasen- und Nierentee N

H&S Blasen- und Nierentee

Bärentraubenblätter + Birke + Orthosiphon + Schachtelhalm

Sidroga Nieren- und Blasentee neu

Birke + Fenchel + Goldrute + Orthosiphon

Heumann Blasen- und Nierentee Solubitrat N

Birke + Goldrute + Hauhechel + Schachtelhalm

KNEIPP Blasen- und Nieren-Tee

Bärentraubenblätter + Birke + Bohnenhülsen + Fenchel + Goldrute + Hauhechel + Orthosiphon + Quecke + Ringelblume + Schachtelhalm + Süßholz + Wacholder

Harntee 400

Diese Teemischungen sind als so genannte Blasen- und Nierentees sehr gebräuchlich, um Beschwerden beim Wasserlassen zu erleichtern. In den hier besprochenen Produkten sind zwei bis zwölf verschiedene Pflanzen miteinander kombiniert. Bei Tees mit mehr als drei Bestandteilen können die einzelnen Kräuter verschiedenen Zwecken dienen: Einige sollen Hauptträger der Wirkung sein, andere sollen sie unterstützen, die dritten sollen den Tee besser aussehen und/oder angenehmer schmecken lassen. Eine medizinische Wirkung wird von diesen nicht erwartet. Fenchel, Ringelblume und Süßholz haben in den nachfolgend besprochenen Tees keine medizinische Wirkung. Überzeugende Belege, dass die Kombination dieser Bestandteile sinnvoll und nützlich ist, um Blasenprobleme zu kurieren, fehlen.

Blasen- und Nierentees sollen vornehmlich die Harnausscheidung der Nieren erhöhen und auf diese Weise die Harnwege „spülen". Die langjährigen Erfahrungen mit diesen Tees sprechen dafür, dass eine solche Durchspülungstherapie (→ Seite 275) die Behandlung von Harnweginfekten unterstützen kann. Wissenschaftliche Studien, die die therapeutische Wirksamkeit dieser Anwendung ausreichend belegen, gibt es jedoch nicht.

Mischungen, die Bärentraubenblätter enthalten, sollen darüber hinaus noch Bakterien abtöten. Für diesen Zweck sind sie jedoch wenig geeignet. Zu den in den Teemischungen enthaltenen Pflanzen im Einzelnen:

Bärentraubenblätter: Die Angaben hierzu finden Sie im Abschnitt „Bärentraubenblätter" (→ Seite 275).
Birke: Die Angaben hierzu finden Sie im Abschnitt „Birke" (→ Seite 277).
Bohnenhülsen: Die Hülsen der Gartenbohne (Phaseolus vulgaris) werden volksmedizinisch zur Entwässerung eingesetzt. Durch klinische Studien ist ihre Anwendung jedoch nicht ausreichend belegt.
Goldrute: Die Hersteller geben nicht immer eindeutig an, ob sie in den Tees echte Goldrute (Solidago virgaurea) oder Riesengoldrute (Solidago canadensis, Solidago gigantea) verwendet haben. Die Inhaltsstoffe der beiden Pflanzenarten unterscheiden sich sowohl in Art als auch Menge. Gemäß den Erfahrungsberichten soll auch die Riesengoldrute entwässernd wirken. Es ist aber weder bekannt, welche Wirkstoffe dafür verantwortlich sind, noch gibt es klinische Studien, die die Wirkung ausreichend belegen.
Hauhechel: Die Wurzel des Hauhechels (Ononis spinosa) wirkt nachgewiesenermaßen gering wasserausschwemmend. Welcher Inhaltsstoff dafür verantwortlich sein könnte, ließ sich aber bisher nicht ausmachen.
Orthosiphon: Getrocknete Orthosiphonblätter (Orthosiphon aristatus), auch als „indischer Nierentee" bezeichnet, wirken entwässernd, wobei – anders als bei den meisten anderen Pflanzen – nicht nur Wasser, sondern auch Salze ausgeschieden werden. Allerdings ließ sich die Wirkung bisher keinem der Inhaltsstoffe zuordnen. Die Anwendung von Orthosiphonblättern beruht bisher ausschließlich auf Erfahrung; klinische Studien belegen die therapeutische Wirksamkeit nicht ausreichend.
Quecke: Der Wurzelstock der Quecke (Agropyron repens) wird volksmedizinisch als wassertreibende Pflanze bei Blasenentzündungen eingesetzt. Es gibt jedoch keine Untersuchungen, die eine solche Anwendung rechtfertigen.
Schachtelhalm: Die Angaben hierzu finden Sie im Abschnitt „Schachtelhalm" (→ Seite 277).
Wacholder: Die Angaben hierzu finden Sie im Abschnitt „Wacholder" (→ Seite 283).
Über die nicht ausreichend belegte Wirkung hinaus ist besonders bei den Produkten mit vielen Mischungsbestandteilen und bei den in Filterbeuteln abgepackten zu kritisieren, dass allein von den jeweiligen Mengen der einzelnen Pflanzen her eine arzneiliche Wirkung nicht zu erwarten ist.

Anwendung

Die meisten Hersteller empfehlen, drei bis vier Tassen Tee am Tag zu trinken.

Abtswinder Blasen- und Nierentee N, Bombastus Blasen- und Nierentee, H&S Blasen- und Nierentee Nr. 2, Harntee 400, Sidroga Nieren- und Blasentee neu: Diese Produkte enthalten Bärentraubenblätter. Sie sollten sie nicht länger als eine Woche und nicht öfter als fünfmal im Jahr anwenden. Diese Begrenzung wurde als Schutz formuliert, weil das aus der Pflanze teilweise entstehende Hydrochinon im Verdacht steht, Krebs zu erregen und das Erbgut zu verändern.

Achtung

Gegenanzeigen

Personen mit einer Herzinsuffizienz in fortgeschrittenem Stadium dürfen ihr Herz nicht noch dadurch zusätzlich belasten, dass es viel Flüssigkeit bewältigen muss. Für sie ist eine Durchspülungstherapie (→ Seite 275), wie sie unter Umständen mit diesen Tees durchgeführt wird, nicht geeignet. Das Gleiche gilt für Menschen mit deutlich eingeschränkter Nierenfunktion.

Harntee 400: Dieses Produkt enthält Wacholderbeeren, die bei akuten oder chronischen entzündlichen Nierenerkrankungen nicht eingenommen werden sollen, weil das ätherische Öl von Wacholderbeeren nierenschädigende Substanzen enthalten kann. Allerdings kann eine solche unerwünschte Wirkung nur zum Tragen kommen, wenn der Tee über lange Zeit und in erheblicher Menge getrunken wird.

Unerwünschte Wirkungen

Harntee 400: Das Mittel enthält Wacholderbeeren, bei deren lang dauernder Anwendung oder zu hoher Dosierung Nierenschäden nicht ausgeschlossen werden können.

Hinweise

Für Schwangerschaft und Stillzeit

Abtswinder Blasen- und Nierentee N, Bombastus Blasen- und Nierentee, H&S Blasen- und Nierentee Nr. 2,

Harntee 400, Sidroga Nieren- und Blasentee neu: Diese Produkte enthalten Bärentraubenblätter und sollten in dieser Zeit nicht angewendet werden. Für Hydrochinon besteht der Verdacht, dass es das Erbgut verändern kann. Ob die Pflanzeninhaltsstoffe in die Muttermilch übergehen, ist nicht untersucht.

Harntee 400: Das Mittel enthält Wacholderbeeren, die in der Schwangerschaft nicht eingenommen werden sollten, da sie die Gebärmutter zu Kontraktionen anregen können.

Für Kinder unter 14 Jahren

Abtswinder Blasen- und Nierentee N, Bombastus Blasen- und Nierentee, H&S Blasen- und Nierentee Nr. 2, Harntee 400, Sidroga Nieren- und Blasentee neu: Diese Produkte enthalten Bärentraubenblätter. Kinder unter zwölf Jahren sollten damit nicht behandelt werden.

Blasenbeschwerden

Handelsname Darreichungsform	Zusammensetzung pro 1 ml/1 g oder wie angegeben bzw. pro abgeteilte Einheit	Kleinste Packungsgröße	Packungspreis	Bewertung für das beanspruchte Anwendungsgebiet
Hinweise zu den Tabellenspalten → Seite 24, zur Auswahl der Arzneimittel → Seite 20, zur Grundlage der Bewertung → Seiten 20, 23				
Abtswinder Blasen- und Nierentee N Filterbeutel	**Bärentraubenblätter** 840 mg + **Birkenblätter** 210 mg + **Bohnenhülsen** 420 mg + **Schachtelhalmkraut** 315 mg	20 Stück	2,55	**Wenig geeignet** zur Unterstützung der Behandlung von Harnweginfekten. Nicht sinnvolle Kombination, die therapeutische Wirksamkeit ist nicht ausreichend nachgewiesen. Bei einer Langzeitbehandlung mit Bärentraubenblättern sind krebserregende und erbgutverändernde Wirkungen nicht sicher auszuschließen. → Seite 278
Arctuvan Bärentraubenblätter Filmtabletten	**Auszug aus Bärentraubenblättern** 425,25–519,75 mg	60 Stück	10,10	**Wenig geeignet** bei Harnweginfekten. Die therapeutische Wirksamkeit ist nicht ausreichend nachgewiesen. Bei einer Langzeitbehandlung mit Bärentraubenblättern sind krebserregende und erbgutverändernde Wirkungen nicht sicher auszuschließen. → Seite 275
Bad Heilbrunner Harntee	**Birkenblätter** 800 mg + **Goldrutenkraut** 450 mg + **Orthosiphonblätter** 450 mg	8 Stück	ca. 1,58	**Wenig geeignet** zur Durchspülung bei Harnweginfekten. Nicht sinnvolle Kombination, die therapeutische Wirksamkeit ist nicht ausreichend nachgewiesen. → Seite 278
Bad Heilbrunner Nieren- und Blasentee N Filterbeutel	**Hauhechelwurzel** 675 mg + **Orthosiphonblätter** 675 mg	8 Stück	ca. 1,58	
Bombastus Blasen- und Nierentee Filterbeutel	**Bärentraubenblätter** 860 mg + **Birkenblätter** 500 mg + **Queckenwurzelstock** 500 mg	20 Stück	2,50	**Wenig geeignet** zur Unterstützung der Behandlung von Harnweginfekten. Nicht sinnvolle Kombination, die therapeutische Wirksamkeit ist nicht ausreichend nachgewiesen. Bei einer Langzeitbehandlung mit Bärentraubenblättern sind krebserregende und erbgutverändernde Wirkungen nicht sicher auszuschließen. → Seite 278
Cystinol akut Dragees Dragees	**Auszug aus Bärentraubenblättern** (entsprechend 70 mg Arbutin)	60 Stück	10,89	**Wenig geeignet** bei Harnweginfekten Die therapeutische Wirksamkeit ist nicht ausreichend nachgewiesen. Bei einer Langzeitbehandlung mit Bärentraubenblättern sind krebserregende und erbgutverändernde Wirkungen nicht sicher auszuschließen. → Seite 275

Blasenbeschwerden Fortsetzung

Handelsname Darreichungsform	Zusammensetzung pro 1 ml/1 g oder wie angegeben bzw. pro abgeteilte Einheit	Kleinste Packungsgröße	Packungspreis	Bewertung für das beanspruchte Anwendungsgebiet
Cystinol Lösung Lösung	Auszüge aus **Bärentraubenblättern** 0,2 ml + **Birkenblättern** 0,1 ml + **Echtem Goldrutenkraut** 0,1 ml + **Schachtelhalmkraut** 0,1 ml *Enthält 20% Alkohol*	100 ml	7,60	**Wenig geeignet** bei Harnweginfekten und Reizblase, auch nicht zur Unterstützung der Behandlung. Nicht sinnvolle Kombination, die therapeutische Wirksamkeit ist nicht ausreichend nachgewiesen. Bei einer Langzeitbehandlung mit Bärentraubenblättern sind krebserregende und erbgutverändernde Wirkungen nicht sicher auszuschließen. → Seite 277
H&S Brennnesselkraut	**Brennnesselkraut** 1 800 mg	10 Stück	1,35	**Wenig geeignet** zur Unterstützung der Behandlung bei Blasenbeschwerden. Die therapeutische Wirksamkeit ist nicht ausreichend nachgewiesen. → Seite 276
H&S Blasen- und Nierentee Filterbeutel	**Bärentraubenblätter** 700 mg + **Birkenblätter** 300 mg + **Bohnenhülsen** 400 mg + **Schachtelhalm** 400 mg	20 Stück	2,90	**Wenig geeignet** zur Unterstützung der Behandlung von Harnweginfekten. Nicht sinnvolle Kombination, die therapeutische Wirksamkeit ist nicht ausreichend nachgewiesen. Bei einer Langzeitbehandlung mit Bärentraubenblättern sind krebserregende und erbgutverändernde Wirkungen nicht sicher auszuschließen. → Seite 278
Harntee 400 tassenfertiger Tee	Auszüge aus **Bärentraubenblättern** 6,05 mg + **Birkenblättern** 5,1 mg + **Bohnenschalen** 4,25 mg + **Fenchel** 2,1 mg + **Goldrutenkraut** 5,1 mg + **Hauhechelwurzel** 4,25 mg + **Orthosiphonblätter** 3,75 mg + **Queckenwurzelstock** 4,7 mg + **Ringelblumenblüten** 2,35 mg + **Schachtelhalmkraut** 4,7 mg + **Süßholzwurzel** 4,7 mg + **Wacholderbeeren** 5,15 mg	200 ml	6,25	**Wenig geeignet** zur Durchspülung bei Harnweginfekten. Nicht sinnvolle Kombination, die therapeutische Wirksamkeit ist nicht ausreichend nachgewiesen. Bei einer Langzeitbehandlung mit Bärentraubenblättern sind krebserregende und erbgutverändernde Wirkungen nicht sicher auszuschließen. → Seite 278
Heumann Blasen- und Nierentee Solubitrat N Instant-Tee	Auszüge aus **Birkenblättern** 66,7 mg + **Fenchelfrüchten** 3,3 mg + **Goldrutenkraut** 50 mg + **Orthosiphonblättern** 33,3 mg	30 g	5,30	**Wenig geeignet** zur Durchspülung bei Harnweginfekten. Nicht sinnvolle Kombination, die therapeutische Wirksamkeit ist nicht ausreichend nachgewiesen. → Seite 278
KNEIPP Blasen- und Nieren-Tee Filterbeutel	**Birkenblätter** 300 mg + **Goldrutenkraut** 375 mg + **Hauhechelwurzel** 150 mg + **Schachtelhalmkraut** 450 mg	10 Stück	ca. 1,34	**Wenig geeignet** zur Unterstützung der Behandlung von Harnweginfekten. Nicht sinnvolle Kombination, die therapeutische Wirksamkeit ist nicht ausreichend nachgewiesen. → Seite 278

Hinweise zu den Tabellenspalten → Seite 24, zur Auswahl der Arzneimittel → Seite 20, zur Grundlage der Bewertung → Seiten 20, 23

▶

Blasenbeschwerden Fortsetzung

Handelsname Darreichungsform	Zusammensetzung pro 1 ml/1 g oder wie angegeben bzw. pro abgeteilte Einheit	Kleinste Packungsgröße	Packungspreis	Bewertung für das beanspruchte Anwendungsgebiet
Sidroga Zinnkraut	**Schachtelhalmkraut** 2 g	20 Stück	2,39	**Wenig geeignet** zur Unterstützung der Behandlung bei Blasenbeschwerden. Die therapeutische Wirksamkeit ist nicht ausreichend nachgewiesen. → Seite 277
Sidroga Nieren- und Blasentee neu Filterbeutel	**Bärentraubenblätter** 525 mg + **Birkenblätter** 225 mg + **Orthosiphonblätter** 450 mg + **Schachtelhalmkraut** 225 mg	20 Stück	3,29	**Wenig geeignet** zur Durchspülung bei Harnweginfekten. Nicht sinnvolle Kombination, die therapeutische Wirksamkeit ist nicht ausreichend nachgewiesen. Bei einer Langzeitbehandlung mit Bärentraubenblättern sind krebserregende und erbgutverändernde Wirkungen nicht sicher auszuschließen. → Seite 278
Uvalysat S Bürger Tropfen	**Auszug aus Bärentraubenblättern** 1 040 mg *Enthält 22% Alkohol*	30 ml	4,61	**Wenig geeignet** bei Harnweginfekten. Die therapeutische Wirksamkeit ist nicht ausreichend nachgewiesen. Bei einer Langzeitbehandlung mit Bärentraubenblättern sind krebserregende und erbgutverändernde Wirkungen nicht sicher auszuschließen. → Seite 275

Hinweise zu den Tabellenspalten → Seite 24, zur Auswahl der Arzneimittel → Seite 20, zur Grundlage der Bewertung → Seiten 20, 23

Entwässerung, Entschlackung

In vielen Völkern und Kulturen gibt es die Vorstellung, dass sich im Körper „Schlacken" ansammeln – Endprodukte des Stoffwechsels, die sich angeblich in Organen und Geweben ablagern. Es wird angenommen, dass der Organismus regelmäßig von diesen Ablagerungen befreit werden muss und der Mensch krank wird, wenn dieser Reinigungsprozess gestört ist. Mittel, die die Ausscheidungsfunktionen des Körpers verstärken, sollen sich für diesen Prozess einsetzen lassen. Abführend wirkende und/oder wasserausschwemmende Mittel werden dann mit dem Zusatz zur „Blutreinigung", zur „Entwässerung" oder zur „Entschlackung" versehen.

Derartige „Schlacken" existieren bisher jedoch nur in der Theorie. Sie haben sich weder im Mikroskop noch bei Laboruntersuchungen oder sonst wie auffinden lassen. Auch der Gedanke, das Innere des Körpers von Zeit zu Zeit „reinigen" zu müssen, entbehrt jeder wissenschaftlichen Grundlage. Die Endprodukte des Stoffwechsels, die der Körper nicht mehr verwertet, scheidet er aus, ohne dass es der Hilfe von außen bedarf.

Mit diesen Mitteln wird darüber hinaus die Vorstellung geweckt, sie würden „schlank" machen. Und in der Tat können die häufigeren Stuhlentleerungen und/oder die größere Urinmenge für kurze Zeit das Gewicht verringern. Das ist jedoch nur ein vorübergehender Effekt, da kein Fett abgebaut wird.

Behandlung mit Medikamenten

Die ausgeschiedene Urinmenge lässt sich durch Wacholder möglicherweise erhöhen. Welchem Zweck eine solche „Entwässerung" dienen soll, bleibt jedoch offen.

Die besprochenen Tees tragen teilweise Begriffe wie „Blutreinigung", „Entschlackung" und/oder „Entwässerung". Sie zu trinken, erhöht lediglich die Harnmenge, was aber nicht auf den Kräutern beruhen muss, sondern auch der erhöhten Flüssigkeitszufuhr zugeschrieben werden kann. Eine „Blutreinigung" oder „Entschlackung" ist nicht möglich, weil es solche Prozesse nicht gibt.

Die Wirkungen der im Folgenden besprochenen Mittel ähneln denen, die zur Durchspülung eingesetzt werden. Informationen über derartige Pflanzen finden Sie im Abschnitt „Blasenbeschwerden" (→ Seite 272).

Anthroposophische, homöopathische und traditionell angewendete Mittel

Zu den meistgekauften Mitteln gehört auch *Vollmers-Tee* mit Brennnesselkraut, Frauenmantelkraut, Grünem Hafer und Johanniskraut. Dabei handelt es sich um ein Präparat, das von der Arzneimittelbehörde als „traditionell angewendet", unter anderem um die Entwässerung zu unterstützen, zugelassen wurde. Ein solches Mittel lässt sich nach den Grundsätzen dieses Buches nicht bewerten und wird deshalb nicht näher besprochen. Allgemeine Informationen zu derartigen Mitteln finden Sie im Abschnitt „Traditionell angewendete Mittel" (→ Seite 13).

■ Pflanzliches Mittel

Wacholder

Roleca

Von Wacholder (Juniperus communis) werden die Beeren oder das ätherische Öl der Beeren arzneilich genutzt. Sie sollen unter anderem wasserausschwemmend wirken. Eine Anwendung zu diesem Zweck hat die für Pflanzen zuständige Kommission des ehemaligen Bundesgesundheitsamts aber nicht akzeptiert, weil es Berichte gab, dass bestimmte Inhaltsstoffe der Wacholderbeeren die Nieren reizen können. Diese Angaben stammen jedoch aus dem 19. Jahrhundert und sind möglicherweise mit verunreinigten Produkten erzielt worden. Neue klinische Untersuchungen, die diese unerwünschte Wirkung bestätigen, gibt es nicht.

Grundsätzlich kann Wacholderbeeröl aufgrund des Herstellungsprozesses einen hohen Anteil an nierenreizenden Stoffen aufweisen. Neuere Untersuchungen von Produkten, deren Öl aus Beeren mit dem richtigen Reifegrad gewonnen wurde, haben zwar im Tierversuch gezeigt, dass sie unschädlich sind. Nierenprobleme durch Wacholderbeeröl lassen sich aber nach wie vor nur dann sicher ausschließen, wenn der Hersteller nachweist, dass sein Produkt keine nierenreizenden Inhaltsstoffe enthält.

Die entwässernde Wirkung von Wacholderbeeren und ihrem ätherischen Öl ist durch klinische Studien nicht ausreichend belegt.

Anwendung

Der Hersteller nennt als Dosierung täglich eine Kapsel. Nach sieben bis acht Wochen sollten Sie die Einnahme für einen Monat unterbrechen, um die Gefahr von Nierenreizungen zu verringern.

Achtung

Gegenanzeigen

Da nicht sicher ausgeschlossen werden kann, dass das Mittel nierenreizende Substanzen enthält, sollten Personen mit akuten oder chronischen entzündlichen Nierenerkrankungen es nicht einnehmen.

Unerwünschte Wirkungen

Bei lang dauernder Anwendung und Überdosierung können Nierenschäden auftreten.

Hinweise

Für Schwangerschaft und Stillzeit

In der Schwangerschaft sollten keine Wacholderbeeren eingenommen werden, da sie die Gebärmutter zu Kontraktionen anregen können.

■ Pflanzenkombinationen: Tees

Birke + Schachtelhalm

Bad Heilbrunner Entschlackungstee N

Birke + Pfefferminze + Wacholder

KNEIPP Entschlackungs-Tee

Fenchel + Hauhechel + Löwenzahn + Pfefferminze + Quecke + Schafgarbe + Stiefmütterchen + Süßholz

Bad Heilbrunner Blutreinigungstee N

In diesen Teemischungen sind zwei, drei oder sogar acht verschiedene Pflanzen miteinander kombiniert. Birke (→ Seite 277) und Schachtelhalm (→ Seite 277) sollen entwässernd wirken. Das Gleiche gilt für Birke (→ Seite 277) und Wacholder (→ linke Spalte). Der Zusatz von Pfefferminze soll den Tee lediglich wohlschmeckend machen.

In der Acht-Kräuter-Mischung gehören nur Hauhechel (→ Seite 278), Löwenzahn und Quecke (→ Seite 278) zu den schwach entwässernd wirkenden Pflanzen. Die anderen sollen dem Tee einen besseren Geschmack geben.

Überzeugende Belege, dass die Kombination dieser Bestandteile sinnvoll und nützlich ist, um die Urinausscheidung zu erhöhen, fehlen. Es kann

zwar sein, dass man öfter zur Toilette muss, doch muss das nicht auf den Kräutern beruhen, sondern kann an der erhöhten Flüssigkeitszufuhr durch das Getränk liegen. Eine „Blutreinigung“ oder „Entschlackung“ ist nicht möglich, weil es solche Prozesse nicht gibt.
Es kommt hinzu, dass die Teemischungen in Filterbeutel abgefüllt sind. Deren Fassungsvermögen ist so begrenzt, dass sie von den einzelnen Pflanzen nicht genügend enthalten, um bei der von den Herstellern empfohlenen Dosierung eine arzneiliche Wirkung zu erzielen.

Anwendung

Die meisten Hersteller empfehlen, drei bis vier Tassen Tee am Tag zu trinken.

Achtung

Gegenanzeigen

Personen mit einer Herzinsuffizienz in fortgeschrittenem Stadium dürfen ihr Herz nicht noch dadurch zusätzlich belasten, dass es viel Flüssigkeit bewältigen muss. Für sie ist eine Durchspülungstherapie (→ Seite 275), wie sie unter Umständen mit diesem Tee durchgeführt wird, nicht geeignet. Das Gleiche gilt für Menschen mit deutlich eingeschränkter Nierenfunktion.

Entwässerung, Entschlackung

Handelsname Darreichungsform	Zusammensetzung pro 1 ml/1 g oder wie angegeben bzw. pro abgeteilte Einheit	Kleinste Packungsgröße	Packungspreis	Bewertung für das beanspruchte Anwendungsgebiet
Bad Heilbrunner Blutreinigungstee N	**Fenchel** 229 mg + **Hauhechelwurzel** 229 mg + **Löwenzahnkraut** 229 mg + **Pfefferminzblätter** 229 mg + **Queckenwurzel** 229 mg + **Schafgarbenkraut** 114 mg + **Stiefmütterchenkraut** 229 mg + **Süßholzwurzel** 114 mg	8 Stück	ca. 1,58	**Wenig geeignet** zur Entwässerung und Entschlackung. Nicht sinnvolle Kombination, die therapeutische Wirksamkeit ist nicht ausreichend nachgewiesen. → Seite 283
Bad Heilbrunner Entschlackungstee N Filterbeutel	**Birkenblätter** 875 mg + **Schachtelhalm** 656 mg	8 Stück	ca. 1,58	
KNEIPP Entschlackungs-Tee Filterbeutel	**Birkenblätter** 320 mg + **Pfefferminzblätter** 960 mg + **Wacholderbeeren** 320 mg	10 Stück	ca. 1,34	**Wenig geeignet** zur Entwässerung und Entschlackung. Nicht sinnvolle Kombination, die therapeutische Wirksamkeit ist nicht ausreichend nachgewiesen. Bei einer Langzeitbehandlung mit Wacholderbeeren ist eine Nierenschädigung nicht sicher auszuschließen. → Seite 283
Roleca-Wacholder 50 mg	**Wacholderbeeröl** 50 mg	50 Stück	8,25	**Wenig geeignet** zur Entwässerung. Die therapeutische Wirksamkeit ist nicht ausreichend nachgewiesen. Bei einer Langzeitbehandlung mit Wacholderbeeren ist eine Nierenschädigung nicht sicher auszuschließen. → Seite 283
Roleca-Wacholder Extra stark 100 mg Kapseln	100 mg	50 Stück	10,95	

Hinweise zu den Tabellenspalten → Seite 24, zur Auswahl der Arzneimittel → Seite 20, zur Grundlage der Bewertung → Seiten 20, 23

Geschlechtsorgane der Frau

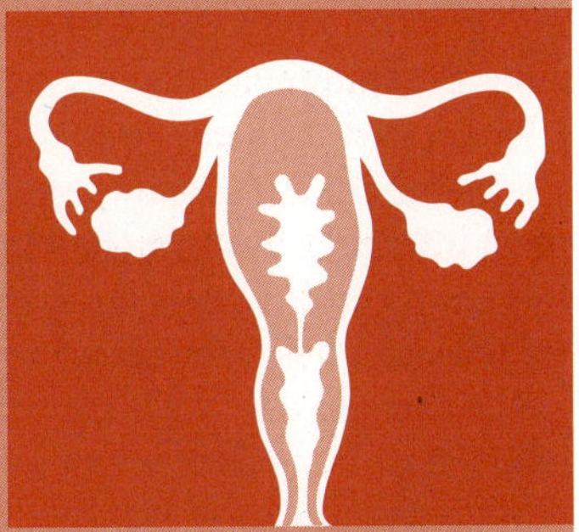

Brust, Venuslippen und Klitoris sind die äußerlich sichtbaren Sexualorgane der Frau. Die meisten der an der Fortpflanzung beteiligten Organe liegen im Körperinneren. Im unteren Bauchraum befinden sich die beiden Eierstöcke (Ovarien), in denen bereits vor der Geburt eine große Zahl Eier angelegt ist. Die Eierstöcke sind über die Eileiter (Tuben) mit der Gebärmutter (Uterus) verbunden. Der Gebärmutterkörper (Korpus) geht in den Gebärmutterhals (Zervix) über und schließt mit dem Muttermund (Portio) ab. Dieser wölbt sich in die Scheide (Vagina) hinein und ist von der Scheide her mit dem Finger zu tasten.

Die Eileiter und die gesamte Gebärmutter sind mit einer Schleimhaut ausgekleidet. Das Innere der Scheide ist von einem Sekret überzogen. Bestandteile dieses Sekrets verarbeiten die Bakterien, mit denen jede gesunde Scheide besiedelt ist, zu Milchsäure. Dadurch wird das Scheidenmilieu sauer, was die Ansiedlung von Bakterien und Pilzen erschwert.

Augenfälligstes Zeichen der weiblichen Fortpflanzungsfähigkeit ist der monatliche Menstruationszyklus. Er wird von den Hormonen Östrogen und Progesteron gesteuert, die in den Eierstöcken entstehen; die Bildung von Östrogen und Progesteron wiederum wird von Steuerungshormonen angeregt, die ihrerseits von Drüsen im Gehirn ausgeschüttet werden. Störungen im Zyklusgeschehen können ihre Ursache also auf zwei verschiedenen Ebenen haben: auf der der Steuerungshormone im Gehirn und auf der der Hormonproduktion in den Eierstöcken.

Zu Beginn eines jeden Menstruationszyklus werden die Eibläschen in den Eierstöcken angeregt, sich weiter zu entwickeln und Östrogen zu bilden. Eines dieser Eibläschen wächst so weit heran, dass in ihm eine Eizelle reift (Follikel). Etwa am 14. Tag des Zyklus löst sich dieses herangereifte Eibläschen auf (Ovulation) und entlässt die Eizelle auf ihren Weg durch den Eileiter in die Gebärmutter. Das zurückgebliebene Gewebe des Eibläschens baut sich um. Aus ihm entsteht nach drei bis vier Tagen der Gelbkörper (Corpus luteum), der viel Progesteron produziert. In dieser ersten Hälfte des Zyklus hat das Östrogen dafür gesorgt, dass sich die Gebärmutterschleimhaut (Endometrium) verdickt, sodass sich in ihr ein befruchtetes Ei einnisten kann. Später trägt auch das Progesteron dazu bei, die Gebärmutterschleimhaut auf eine Schwangerschaft vorzubereiten. Ist das Ei nicht befruchtet worden, trocknet der Gelbkörper nach etwa zehn Tagen ein, seine Hormonproduktion stoppt. Der

Blutspiegel von Progesteron und Östrogen fällt ab. Dadurch löst sich die Gebärmutterschleimhaut ab und wird mit der Menstruation ausgestoßen.

Empfängnisverhütung

Paare können für die Familienplanung aus einer Vielzahl von Verhütungsmethoden die für sie am besten geeignete auswählen: „natürliche Verhütung" durch Messen der Temperatur und Prüfen des Scheidensekrets, „Barrieremethoden" mit Kondom, Diaphragma und spermientötenden Gels und Scheidenzäpfchen, „Spirale", unter die Haut gepflanzte Hormonstäbchen, Depotspritze, Pille, für den Notfall die „Pille danach" und als endgültigen Entschluss die Sterilisation von einem der beiden Partner.

Da die Methoden – abgesehen von Kondom und Sterilisation – alle von der Frau angewendet werden, muss vor allem sie sich mit der getroffenen Wahl wohl fühlen. Wie positiv sie der gewählten Verhütungsmethode gegenübersteht, beeinflusst ganz entscheidend die Sicherheit der Methode. Eine Frau, der die tägliche Einnahme einer Pille heftig widerstrebt, wird diese häufiger vergessen als diejenige, die diese Verhütungsmethode als Segen empfindet. Nicht zuletzt dadurch erklärt sich die große Schwankungsbreite beim Pearl-Index (→ „Sicherheit").

Von Zeit zu Zeit sollte jede Frau überprüfen, ob die einmal getroffene Entscheidung für eine Verhütungsmethode noch „passt": Eine veränderte Lebenssituation, zunehmendes Alter und hinzukommende Krankheiten können es sinnvoll erscheinen lassen, sie zu revidieren. Ganz besonders, wenn es sich um die Pille oder die Spirale handelt, sollte das bedacht werden.

Folgende Fragen sind bei der Wahl der Verhütungsmethode zu beantworten:

- Wie groß ist der Anspruch an die Verhütungssicherheit? Die sichersten Methoden (Sterilisation, Pille, Spirale) greifen am stärksten in den Körper ein.
- Welchen Stellenwert hat die Forderung, bald nach dem Absetzen der Methode ein Kind bekommen zu können? Die Temperatur-, Schleim- und Barrieremethoden erfüllen diese am besten.
- Wie groß ist die Bereitschaft, durch die unerwünschten Wirkungen der Methode ein gesundheitliches Risiko einzugehen? In dieser Hinsicht sind die hormonellen Mittel (Pille, hormonhaltige Spirale, Stäbchen) am stärksten belastet.
- Wie viel Initiative besteht, sich mit den Verhütungsmethoden auseinander zu setzen? Für die natürlichen Methoden muss die Frau mit ihrem Körper sehr vertraut sein, seine Zeichen gut wahrnehmen und deuten können. Ihre Durchführung muss erlernt und geübt werden; das Gleiche gilt für den Gebrauch eines Diaphragmas.
- Ist der Partner bereit, die Verhütung verlässlich zu übernehmen? Dafür steht, wenn eine Sterilisation nicht infrage kommt, nur das Kondom zur Verfügung. Der Coitus interruptus („Aufpassen") ist zu unsicher und belastet das Liebesleben.
- Wie geregelt oder wechselhaft ist das Alltagsleben? Die Pille ist nur sicher, wenn sie verlässlich eingenommen wird. Ganz besondere Disziplin muss bei der so genannten Minipille, die nur das Hormon Gestagen enthält, eingehalten werden. Wenn ein Diaphragma benutzt werden soll, müssen Sie daran denken, es mitzunehmen; da es individuell angepasst ist, lässt sich nicht überall schnell Ersatz beschaffen.
- Wie häufig kommt es durchschnittlich zum Sex? Eine kontinuierliche Verhütung (Pille, Spirale) könnte unnötig sein, wenn es selten etwas zu verhüten gibt.

Sicherheit

Wie sicher sich mit einer Methode eine Schwangerschaft verhüten lässt, wird in der Medizin mit dem „Pearl-Index" (PI) angegeben. Diese Zahl bezeichnet, wie viele von 100 Frauen schwanger werden, wenn sie die jeweilige Verhütungsmethode ein Jahr lang anwenden. Je niedriger der PI, desto sicherer die Methode.

- Ohne Verhütungsmittel: PI 60–80
- Kalendermethode: PI 14–35
- Coitus interruptus: PI 10–38
- Scheidenzäpfchen, -gel: PI 5–42
- Kondome: PI 3–4
- Diaphragma: PI 2,0–2,5
- Spirale: PI 0,8–6
- Temperaturmessen/Schleimbeobachtung: PI 0,5–3
- Minipille: PI 0,4–4,3
- Sterilisation: PI 0,05–0,3
- Pille (Kombinationspräparate): PI 0,03–0,1

Die verschiedenen Verhütungsmethoden

Kalender- oder Rhythmusmethode nach Knaus-Ogino („Tage zählen"): Hierbei wird versucht, die fruchtbare Zeit auf der Basis der vergangenen Zyklen rechnerisch zu ermitteln. Doch selbst ein regelmäßiger Zyklus unterliegt immer wieder Schwankungen. Das macht die Methode sehr unsicher.

Temperaturmessen/Schleimbeobachtung („natürliche Familienplanung“): Zur Zeit des Eisprungs, also etwa in der Mitte des Menstruationszyklus, steigt die Körpertemperatur (Basaltemperatur) von etwa 36,5 °C auf etwa 37 °C. Bis zur nächsten Blutung bleibt sie erhöht, dann sinkt sie wieder ab.

Im Voraus lässt sich der Eisprung mit dieser Methode nicht bestimmen, erst nach der Temperaturerhöhung ist klar, wann er stattgefunden hat. Um diesen Zeitpunkt eher absehen zu können, hilft die Schleimbeobachtung.

Kurz nach der Regel ist kaum Ausfluss aus der Scheide zu spüren oder zu sehen. Nach einigen Tagen beginnt sich weißlicher, zäher oder cremiger Schleim zu bilden. Kurz vor dem Eisprung entsteht im Gebärmutterhals dann so viel Schleim, dass er die Scheide herabfließt. Dieser ist dünnflüssig und durchsichtig klar. Einige Tage später ist die Scheide wieder trockener.

Die fruchtbaren Tage beginnen, wenn zum ersten Mal im Zyklus der natürliche Ausfluss spürbar wird; sie enden vier Tage nach der dünnflüssigen Schleimabsonderung. Von dem Tag bis zur nächsten Regel ist eine Schwangerschaft unwahrscheinlich.

Kombiniert man diese beiden Verfahren, ist die Verhütungssicherheit relativ hoch.

Coitus interruptus („Aufpassen“): Kurz vor dem Samenerguss zieht sich der Mann zurück. Da dennoch immer unbemerkt Samenflüssigkeit in die Scheide gelangen kann, ist die Schwangerschaftsrate hoch.

Scheidenzäpfchen: Sie werden vor dem Verkehr in die Scheide eingeführt und entwickeln dort einen zähen Schaum. Dieser soll die Spermien daran hindern, den Muttermund zu erreichen. Zudem wirken die in den Zäpfchen enthaltenen chemischen Substanzen spermientötend.

Kondom (Präservativ): Kondome sind ein relativ sicheres Mittel zur Empfängnisverhütung, wenn sie richtig benutzt werden. Von Vorteil ist, dass sie überall erhältlich und – nachdem man es einmal gelernt hat – leicht anzuwenden sind und als einziges Mittel auch vor sexuell übertragbaren Krankheiten schützen.

Diaphragma: Hierbei handelt es sich um eine gewölbte Membran aus Gummi mit einem elastischen Ring am Rand. Das Diaphragma wird mit spermientötendem Gel bestrichen und so in die Scheide eingesetzt, dass es den Muttermund verschließt. Damit versperrt es dem Sperma den Weg in die Gebärmutter.

Damit das Diaphragma korrekt sitzt, muss es fachgerecht angepasst werden. In der Wachstumszeit während der Pubertät, bei Gewichtsveränderungen von mehr als drei Kilogramm und nach einer Geburt muss jeweils erneut eine Anpassung vorgenommen werden.

Spirale: Ein mit Kupfer umwickelter oder mit einem Hormon imprägnierter Kunststoffdraht wird in die Gebärmutter eingesetzt und verhindert dort, dass ein Ei befruchtet wird oder dass sich in der Gebärmutter ein befruchtetes Ei einnisten kann. Nähere Informationen dazu können Sie im HANDBUCH MEDIKAMENTE der STIFTUNG WARENTEST nachlesen.

Pille: Das kombinierte Mittel aus den Hormonen Östrogen und Gestagen verhindert unter anderem den Eisprung. Die so genannte Minipille, die nur das Hormon Gestagen enthält, wirkt vornehmlich dadurch, dass es den Spermien den Weg in die Gebärmutter versperrt. Nähere Informationen dazu können Sie im HANDBUCH MEDIKAMENTE der STIFTUNG WARENTEST nachlesen.

Basaltemperatur und Vaginalschleim

Basaltemperatur bestimmen

Die Basaltemperatur muss morgens vor dem Aufstehen, möglichst immer zur gleichen Zeit, gemessen werden. Am besten eignet sich dafür ein Spezialthermometer, dessen Skala besonders weit gespreizt ist. Verwenden Sie immer dasselbe Thermometer und schütteln Sie es schon am Vorabend hinunter. Reinigen Sie es mit lauwarmem Wasser.

Mit diesem Thermometer messen Sie im After oder in der Scheide mindestens fünf Minuten lang die Temperatur. Die Aussage ist nur dann verlässlich, wenn Sie vor dem Messen wenigstens sechs Stunden geschlafen haben. Neben der Schlafdauer beeinflusst eine Reihe weiterer Faktoren die morgendliche Temperatur: Alkoholkonsum, körperliche und psychische Belastungen, fieberhafte Erkrankungen, Medikamenteneinnahme.

Die abgelesene Temperatur tragen Sie in ein Kurvenblatt ein. Wenn Ihre Temperatur dreimal hintereinander mindestens 0,2 °C über der liegt, die sechs Tage zuvor gemessen wurde, können Sie davon ausgehen, dass der Eisprung am Tag der Temperatur- ►

erhöhung stattgefunden hat. In der Zeit danach ist eine Schwangerschaft unwahrscheinlich.

Vaginalschleim beobachten

Im Allgemeinen ist der Schleim an der Scheidenöffnung spürbar. Dort sollten Sie ihn abnehmen und seine Konsistenz prüfen. Dazu nehmen Sie ein wenig Schleim zwischen Daumen und Zeigefinger und ziehen die Finger dann auseinander. Wenn er sich zu einem kleinen Faden spannen lässt, können Sie davon ausgehen, dass jetzt die Zeit des Eisprungs ist.
Das Schleimsymptom ist nur bei gesundem Scheidenmilieu zur Empfängnisverhütung verwertbar. Der Gebrauch von Intimsprays, Vaginalduschen, Verhütungszäpfchen und -gels, aber auch Entzündungen verändern den Vaginalschleim und machen ihn untauglich, um daraus brauchbare Informationen für die Empfängnisverhütung abzuleiten.

Allgemeine Maßnahmen

Wenn Sie mit wechselnden Partnern Sex haben, sollten Sie in jedem Fall Kondome zum Schutz vor Infektionskrankheiten verwenden. Auf die Wirkung von Scheidenzäpfchen oder -gel sollten Sie sich nicht verlassen.

Wann zum Arzt?

Wenn Sie eine sicherere oder bequemere Methode der Empfängnisverhütung wünschen, als Sie bisher praktizieren, wenn sich Ihr Lebensstil ändert und die Häufigkeit des Geschlechtsverkehrs, kann eine ärztliche Beratung helfen, eine den neuen Bedürfnissen besser entsprechende Verhütungsmethode zu finden.
Haben Sie berechtigten Grund zu der Sorge, dass die von Ihnen praktizierte Empfängnisverhütungsmethode versagt haben könnte, sollten Sie innerhalb der nächsten zwölf Stunden Ärztin oder Arzt oder eine Pro-Familia-Beratungsstelle aufsuchen. Sie können Ihnen die „Pille danach" verschreiben, mit der Sie eine ungewollte Schwangerschaft verhindern können, wenn Sie das Medikament spätestens 48 Stunden nach dem Sex einnehmen. Nähere Informationen dazu können Sie im HANDBUCH MEDIKAMENTE der STIFTUNG WARENTEST nachlesen.

Behandlung mit Medikamenten

Die einzigen Verhütungsmedikamente, die Sie ohne ärztliche Verordnung kaufen können, sind Scheidenzäpfchen und -gels. Die im Folgenden besprochenen Zäpfchen enthalten Nonoxinol 9 + andere Substanzen.

Anthroposophische, homöopathische und traditionell angewendete Mittel

Zu den meistgekauften Mitteln gehören auch *Patentex Gel* und *Patentex oval N* mit dem Wirkstoff Nonoxinol. Dabei handelt es sich um Präparate, die von der Arzneimittelbehörde als „traditionell angewendet" zugelassen wurden. Solche Präparate lassen sich nach den Grundsätzen dieses Buches nicht bewerten und werden deshalb nicht näher besprochen. Allgemeine Informationen zu derartigen Mitteln finden Sie im Abschnitt „Traditionell angewendete Mittel" (→ Seite 13).

Kombinationen: Nonoxinol 9 + andere Substanzen

Nonoxinol 9 + Milchsäure

Lady

Nonoxinol 9 + Zellulose-trischwefelsäureester

a-gen 53

Nonoxinol 9 + Docusat-Natrium + Milchsäure

Contraceptivum E

Nonoxinol 9 ist der Wirkstoff, auf dem die empfängnisverhütende Wirkung vornehmlich beruht. Er greift die äußere Zellschicht der Gewebe an, mit denen er in Kontakt kommt. Spermien werden auf diese Weise abgetötet. Die Annahme, dass dieser Effekt auch Bakterien und Viren betreffen könnte, hat sich bisher in Prüfungen am Menschen nicht bestätigen lassen. Stattdessen ließ sich nachweisen, dass Nonoxinol bei häufiger Anwendung das Scheidenmilieu verändern und die Scheidenhaut schädigen kann, was wiederum Infektionen begünstigen kann.
Milchsäure verstärkt das saure Milieu in der Scheide, das die natürliche Bakterienflora für ihr Wachstum braucht. Denkbar ist, dass dieser Zusatz hilft, Reizungen durch Nonoxinol und Infektionen der Scheide vorzubeugen. Einen ausreichenden Nachweis, dass das gelingt, gibt es dafür jedoch nicht.
Docusat-Natrium sorgt dafür, dass aus den Umgebungsgeweben mehr Flüssigkeit in die Scheide übertritt. Dadurch kann sich das eingeführte

Scheidenzäpfchen möglicherweise leichter auflösen.
Zellulose-trischwefelsäureester kann die Beweglichkeit der Spermien einschränken.

Anwendung

Das Scheidenzäpfchen (Ovulum) müssen Sie mindestens zehn Minuten vor dem Sex tief in die Scheide einführen. So lange dauert es, bis es sich aufgelöst und den Schaum entwickelt hat. Die Wirkung hält etwa zwei Stunden an; hat jedoch innerhalb einer Stunde kein Verkehr stattgefunden, sollten Sie ein weiteres Zäpfchen einführen. Auch jeder erneute Verkehr macht ein neues Zäpfchen und zehn Minuten Wartezeit erforderlich.
Mit einer Scheidenspülung sollten Sie nach der Anwendung der Zäpfchen mindestens sechs bis acht Stunden warten, um die Verhütungssicherheit nicht zu beeinträchtigen.

Achtung

A-gen: Dieses Produkt kann die Reißfestigkeit von Kondomen beeinträchtigen. Beides gemeinsam anzuwenden, kann zwar die Verhütungssicherheit gegenüber der alleinigen Anwendung von Schaumzäpfchen erhöhen, wenn Sie jedoch auf die größtmögliche Sicherheit Wert legen, sollten Sie die Schaumzäpfchen besser zusammen mit einem Diaphragma anwenden.

Wechselwirkungen mit Medikamenten

Am selben Tag sollten Sie keine Medikamente vaginal anwenden, da das die Sicherheit des Verhütungsmittels beeinträchtigen kann.

Unerwünschte Wirkungen

Nach dem Einführen kann sich eine unangenehme Wärme entwickeln, die aber bald vergeht. Der Wirkstoff kann die Scheidenhaut reizen. Besonders wenn Sie das Verhütungsmittel mehrmals am Tag anwenden, kann das die gesunde Scheidenflora beeinträchtigen und Entzündungen und Infektionen Vorschub leisten. Bei Beschwerden sollten Sie dann ärztliche Hilfe suchen.

Empfängnisverhütung

Handelsname Darreichungsform	Zusammensetzung pro 1 ml/1 g oder wie angegeben bzw. pro abgeteilte Einheit	Kleinste Packungsgröße	Packungspreis	Bewertung für das beanspruchte Anwendungsgebiet
a-gen 53 Ovula	**Nonoxinol 9** 230 mg + **Zellulose-trischwefelsäureester** 100 mg	12 Stück	ca. 10,05	**Mit Einschränkung geeignet** zur Empfängnisverhütung, wenn gleichzeitig andere Maßnahmen angewendet werden (Diaphragma, Kondom). Allein angewendet ist die Verhütungssicherheit nur gering (PI 5–42). → Seite 288
Contraceptivum E Ovula	**Nonoxinol 9** 24 mg + **Docusat-Natrium** 36 mg + **Milchsäure** 6 mg	10 Stück	8,30	**Mit Einschränkung geeignet** zur Empfängnisverhütung, wenn gleichzeitig andere Maßnahmen angewendet werden (Diaphragma, Kondom). Allein angewendet ist die Verhütungssicherheit nur gering (PI 5–42). → Seite 288
Lady Anti-Baby-Zäpfchen Ovula	**Nonoxinol 9** 120 mg + **Milchsäure** 12 mg	10 Stück	7,65	**Mit Einschränkung geeignet** zur Empfängnisverhütung, wenn gleichzeitig andere Maßnahmen angewendet werden (Diaphragma, Kondom). Allein angewendet ist die Verhütungssicherheit nur gering (PI 5–42). → Seite 288

Hinweise zu den Tabellenspalten → Seite 24, zur Auswahl der Arzneimittel → Seite 20, zur Grundlage der Bewertung → Seiten 20, 23

Prämenstruelles Syndrom

Der Menstruationszyklus ist ein Prozess, in welchem sich die Konzentrationen von Hormonen im Blut fortwährend verändern und auf ein immer wieder neues Gleichgewicht einpendeln. Diese ständigen Veränderungen beeinflussen nicht nur das körperliche Befinden, sondern das Befinden insgesamt, also auch die Stimmung. Für diese Veränderungen, über die Frauen berichten, wurde in der Medizin der Name „Prämenstruelles Syndrom" (PMS) geprägt. Damit ist aber nicht notwendigerweise gesagt, dass Frauen „unter zyklischen Beschwerden leiden", sodass sie dann auch behandelt werden müssen.

Anzeichen und Beschwerden

Bei Befragungen zu Studienzwecken nannten Frauen annähernd 200 verschiedene Symptome, die sie im Verlauf des Zyklus bemerkten. Die wichtigsten davon: Brustschmerzen oder das Gefühl, dass die Brust spannt, Völlegefühl, Übelkeit und Aufgetriebensein, Wassereinlagerung im Gewebe (Ödeme) und dadurch Gewichtszunahme, Kopfschmerzen, depressive, missmutige Stimmung, Reizbarkeit, Angstzustände, Konzentrationsschwierigkeiten, veränderte Lust auf Sex und ungewöhnliches Essverhalten.
Die Beschwerden beginnen sieben bis zehn Tage vor der Menstruation und hören mit dem Einsetzen der Blutung meist schlagartig auf. Junge Frauen kennen die Symptome kaum; typischerweise treten sie erst zwischen dem 30. und 40. Lebensjahr auf.

Ursachen

Obwohl die Beschwerden im Rahmen des Menstruationszyklus beschrieben werden, gibt es bisher keine plausible Erklärung, wie beides zusammenhängt. Die Regel selbst ist jedenfalls nicht die Voraussetzung dafür, dass sich ein PMS entwickelt. Denn es kann sogar bei Frauen bestehen bleiben, deren Gebärmutter entfernt wurde, solange nur die Eierstöcke funktionstüchtig sind und ein hormoneller Zyklus abläuft. Naheliegend ist, die verschiedenen Hormone für das PMS verantwortlich zu machen. Behandlungsversuche, bei denen die jeweils am Zyklus beteiligten Hormone eingesetzt wurden, haben jedoch keine schlüssigen Ergebnisse erbracht, aus denen sich ableiten ließe, dass das PMS mit der gezielten Gabe spezieller Hormone zu beeinflussen wäre.

Allgemeine Maßnahmen

Hilfreich kann es sein, ein Tagebuch zu führen, in dem Sie zwei Monate lang jeden Tag (!) protokollieren, welche Beschwerden wie häufig und wie stark auftreten. Dort tragen Sie auch ein, was Sie dagegen unternehmen und wie sich das auswirkt.
Regelmäßiger Ausdauersport wie Walking, Langlaufen oder Schwimmen kann die Beschwerden bessern.

Wann zum Arzt?

Suchen Sie Ihren Gynäkologen auf, wenn Sie das Missbefinden sehr beeinträchtigt und Sie bereit sind, eine Behandlung mit verschreibungspflichtigen Medikamenten, wie der Pille, einzelnen Hormonen oder möglicherweise Psychopharmaka, zu versuchen.

Behandlung mit Medikamenten

Alle Studien zur Wirksamkeit von Medikamenten beim PMS zeigen eines ausnahmslos: die außerordentlich große Wirksamkeit einer Scheinbehandlung. Sie liegt zwischen 50 und 90 Prozent. Näheres dazu lesen Sie im Abschnitt „Plazebo" (→ Seite 21). Die therapeutische Wirksamkeit einer Behandlung mit Keuschlammextrakt ist nicht ausreichend erwiesen.

Zyklusstörungen

Nur selten hält sich der Zyklus einer Frau an die in medizinischen Lehrbüchern angegebene Dauer von 28 Tagen. Eine Schwankungsbreite zwischen 21 und 35 Tagen ist durchaus normal. Erst wenn die Länge des Zyklus häufiger erheblich davon abweicht, ohne dass das durch beginnende Wechseljahre bedingt ist, spricht man von Zyklusstörungen.
Zu den Zyklusstörungen werden auch solche Störungen gerechnet, bei denen die Stärke und/oder die Dauer der Monatsblutung deutlich vom Üblichen abweichen.
Auch Schmerzen und Krämpfe, wie sie in der Zeit der Regel vorkommen können, sind den Zyklusstörungen zuzurechnen.

Anzeichen und Beschwerden

Der Abstand zwischen zwei Blutungen ist kürzer als 25 Tage (Polymenorrhoe).
Der Abstand zwischen zwei Blutungen beträgt mehr als 35, aber weniger als 45 Tage (Oligomenorrhoe).

Die Blutungen sind öfter als dreimal hintereinander ausgeblieben, ohne dass eine Schwangerschaft vorliegt (Amenorrhoe).
Die Blutung dauert länger als sieben Tage (Menorrhagie) und ist so stark (Hypermenorrhoe), dass mehr als fünf Binden oder Tampons am Tag nötig sind oder pro Blutung mehr als 20 Stück. Meist sind Blutungen, die sehr lange dauern, auch besonders stark; die beiden Erscheinungen treten also gemeinsam auf.
Ziehende Rücken- und Bauchschmerzen, teilweise sogar Bauchkrämpfe (Dysmenorrhoe), können besonders zu Beginn der Blutung auftreten. Mit diesen Beschwerden haben vor allem Mädchen und junge Frauen zu kämpfen; später verliert sich das meistens, wenn es keine organischen Ursachen dafür gibt, wie zum Beispiel die Krankheit Endometriose.

Ursachen

In den ersten Jahren nach Einsetzen der Monatsblutung sind Zyklusunregelmäßigkeiten ganz normal, denn das hormonelle Geschehen muss sich erst einmal einspielen.
Etwa ein Viertel der Zyklusstörungen hat seine Ursache in Veränderungen der Gebärmutter und ihrer Schleimhaut. Auch Erkrankungen wie Endometriose und Zysten an den Eierstöcken können das Zyklusgeschehen stören.
Eine Reihe von Arzneimitteln kann den Zyklus unregelmäßig werden lassen. Vor allem die Pille und die Spirale können noch einige Monate, nachdem sie abgesetzt beziehungsweise entfernt worden sind, auf diese Weise nachwirken.
Es gibt Hinweise darauf, dass einige Substanzen, die sich unter dem Begriff „Umweltgifte" zusammenfassen lassen, den Menstruationszyklus beeinträchtigen können. Dazu zählen organische Lösungsmittel wie Benzol, Toluol und Xylenol, das Formaldehyd, mit dem Holzprodukte imprägniert werden, der Giftstoff Dioxin und synthetische Hormone, mit denen die Frauen bei der industriellen Arbeit in Kontakt kommen. Auch Tabakrauch gehört dazu.
Das Zyklusgeschehen spiegelt außerdem sehr intensiv das seelische Befinden wider. Konflikte in der Partnerschaft, Störungen im Sexualleben, ein unerfüllter Kinderwunsch, Probleme mit dem Frausein – all das kann sich auswirken.
Darüber hinaus greift körperliche Beanspruchung in den Zyklusablauf ein: harte Arbeit, Leistungssport, starker Gewichtsverlust, ständiger Wechsel der Tag-Nacht-Rhythmen, wie er zum Beispiel bei Schichtarbeit und Nachtdiensten notwendig ist.

Vorbeugung

Je regelmäßiger und unbelasteter die Lebensumstände sind, desto regelmäßiger und beschwerdeärmer ist auch die Blutung.
Wenn irgend möglich, sollten Sie die oben genannten Umweltgifte meiden. Sind sie Teil Ihrer Arbeitssituation, brauchen Sie dafür wohl die Hilfe des betrieblichen Arbeitsschutzes. Ihren Konsum von Alkohol und Nikotin haben Sie hingegen selbst in der Hand.

Allgemeine Maßnahmen

Feuchte Wärme lindert Regelschmerzen: ein Bad, eine Wärmflasche, ein warmer Wickel. Das Gleiche gilt für alle Maßnahmen, die der Entspannung dienen: Atemübungen, Autogenes Training, Yoga.

Wann zum Arzt?

Sind die Blutungen sehr stark und/oder so schmerzhaft, dass sie das Alltagsleben einschränken, sollten Sie Ihren Gynäkologen aufsuchen.
Wenn die Blutungen ausbleiben, nachdem sie eine Zeit lang regelmäßig gewesen sind, ist es angebracht, die Ursache dafür ärztlich abklären zu lassen. Ob Sie sich dann auch einer Behandlung unterziehen, können Sie unabhängig davon entscheiden. Gründe für eine Therapie können sein, dass Sie sich einen planbareren Monatsrhythmus wünschen oder schwanger werden wollen. Eine ärztliche Behandlung mit Hormonen ist erforderlich, wenn starke, lang anhaltende oder häufige Blutungen eine Blutarmut hervorgerufen haben. Das Gleiche gilt, wenn die Gefahr besteht, dass sich aufgrund der fehlenden Östrogene – was sich in ausbleibenden Blutungen bemerkbar macht – eine Osteoporose entwickelt.

Behandlung mit Medikamenten

Wie Sie Schmerzen im Zusammenhang mit der Regel bekämpfen können, lesen Sie im Abschnitt „Regelschmerzen" (→ Seite 418).
Bei unregelmäßigem Zyklus oder ausbleibenden Blutungen ein Pflanzenmittel mit dem Extrakt von Keuschlamm drei bis sechs Monate lang einzunehmen, kann bestenfalls als Behandlungsversuch gelten. Diesen sollte aber in jedem Fall der Arzt veranlasst haben. Eine Selbstbehandlung mit Keuschlamm ohne ärztlichen Rat sollte unterbleiben.

Anthroposophische, homöopathische und traditionell angewendete Mittel

Zu den meistgekauften Mitteln gehört auch *Phyto-Hypophyson L.* Dabei handelt es sich um ein homöopathisches Präparat, das sich nach den Grundsätzen dieses Buches nicht bewerten lässt und deshalb nicht näher besprochen wird. Allgemeine Informationen zu der genannten Therapierichtung finden Sie im Abschnitt „Homöopathische Arzneimittel" (→ Seite 14).

Pflanzliches Mittel

Keuschlamm

Agnolyt
Agnucaston
Kytta-Femin

Untersuchungen an Tieren und isolierten Geweben weisen darauf hin, dass der Extrakt von Agnus castus (Keuschlamm oder Mönchspfeffer) die Wirkung des Hormons Prolaktin im Gehirn hemmt. Damit könnten sich Zyklusstörungen beeinflussen lassen, denn dieses Hormon ist am Zyklusgeschehen beteiligt. Auf das PMS könnte Keuschlamm einwirken, weil bei einigen Frauen unter anderem überhöhte Prolaktinspiegel die Ursache für das Gefühl von Brustspannen sind. Welcher Inhaltsstoff des Extrakts für eine Wirkung verantwortlich sein könnte, ist bisher ungeklärt. Darum muss man derzeit davon ausgehen, dass eine in Studien beobachtete Wirkung nur für speziell diesen Extrakt oder für dieses Arzneimittel gilt, mit dem die Studie durchgeführt wurde. Ein anderes Produkt, das von einer anderen Firma zwar aus der gleichen Pflanze, aber wahrscheinlich auf andere Weise hergestellt wurde, muss nicht notwendigerweise genauso wirken. Solange das Wirkprinzip nicht bekannt ist, muss jedes Produkt seine Wirksamkeit in jeweils eigenen Studien nachweisen.

In der bisher einzigen kontrollierten Studie zur klinischen Wirksamkeit von Agnus-castus-Extrakt bei prämenstruellem Syndrom meinten 52 Prozent der Frauen, die mit dem Keuschlammextrakt behandelt wurden, dass sich ihre Beschwerden gebessert hätten. Bei den Frauen, die ein Scheinmedikament erhielten, waren es 24 Prozent. Die Untersuchung wurde aber mit einem hierzulande nicht zugelassenen Extrakt durchgeführt, sodass die Ergebnisse der Studie nicht unbedingt auf die hier erhältlichen Produkte übertragbar sind.

Anwendung

Die Hersteller nennen als Dosierung ein bis zwei Tabletten am Tag beziehungsweise 40 Tropfen täglich.

Bevor eine Wirkung überhaupt zu beurteilen ist, müssen Sie die Mittel mindestens zwei bis drei Wochen lang einnehmen. Die Hersteller raten zu einer drei- bis sechsmonatigen Behandlung. Eine solche Langzeitbehandlung sollten Sie jedoch vom Arzt begleiten lassen.

Achtung

Frauen mit Alkoholproblemen dürfen die Tropfen nicht einnehmen. Auch Frauen mit Lebererkrankungen und mit Anfallleiden sollten den Alkoholgehalt berücksichtigen. Darüber hinaus kann Alkohol die Wirkung vieler Arzneimittel (z. B. Schlaf- und Beruhigungsmittel, Psychopharmaka, starke Schmerzmittel, einige Mittel bei hohem Blutdruck) verstärken.

Wechselwirkungen mit Medikamenten

Wenn Sie gleichzeitig Keuschlammextrakt und Medikamente bei Psychosen einnehmen, wie zum Beispiel Haloperidol oder Chlorpromazin, ist zu beachten, dass sich die jeweiligen Wirkungen abschwächen können.

Unerwünschte Wirkungen

Gelegentlich, aber unbedenklich

Es kann sich ein juckender Hautausschlag mit Bläschen bilden.

Hinweise

Für Schwangerschaft und Stillzeit

In der Schwangerschaft gibt es keinen Grund, dieses Arzneimittel einzunehmen. Sollten Sie allerdings in der Zeit schwanger geworden sein, als Sie das Mittel verwendet haben, brauchen Sie sich deshalb um die Gesundheit Ihres Kindes keine Sorgen zu machen.

Auch während der Stillzeit gibt es keinen Grund, den Zyklus zu regulieren und dieses Mittel dafür einzusetzen.

Bedenken Sie darüber hinaus, dass die Tropfen Alkohol enthalten.

PMS. Zyklusstörungen

Handelsname Darreichungsform	Zusammensetzung pro 1 ml/1 g oder wie angegeben bzw. pro abgeteilte Einheit	Kleinste Packungsgröße	Packungspreis	Bewertung für das beanspruchte Anwendungsgebiet
Agnolyt Kapseln	**Auszug aus Keuschlammfrüchten** 3,85 mg	30 Stück	10,71	**Wenig geeignet** bei Zyklusstörungen. Die therapeutische Wirksamkeit ist nicht ausreichend nachgewiesen. Sie sollten das Mittel nicht anwenden, ohne dies vorher mit einem Arzt besprochen zu haben. Beim prämenstruellen Syndrom sind für eine abschließende Bewertung weitere Studien erforderlich. → Seite 292
Tropfen	90 mg *Enthält 58% Alkohol*	50 ml	9,45	
Agnucaston Filmtabletten	**Auszug aus Keuschlammfrüchten** 3,2–4,8 mg	30 Stück	7,05	**Wenig geeignet** bei Zyklusstörungen. Die therapeutische Wirksamkeit ist nicht ausreichend nachgewiesen. Sie sollten das Mittel nicht anwenden, ohne dies vorher mit einem Arzt besprochen zu haben. Beim prämenstruellen Syndrom sind für eine abschließende Bewertung weitere Studien erforderlich. → Seite 292
Lösung	1,92–2,88 mg *Enthält 19% Alkohol*	50 ml	7,05	
Kytta-Femin Kapseln	**Auszug aus Keuschlammfrüchten** 1,2 mg	30 Stück	5,49	**Wenig geeignet** bei Zyklusstörungen. Die therapeutische Wirksamkeit ist nicht ausreichend nachgewiesen. Sie sollten das Mittel nicht anwenden, ohne dies vorher mit einem Arzt besprochen zu haben. Beim prämenstruellen Syndrom sind für eine abschließende Bewertung weitere Studien erforderlich. → Seite 292

Hinweise zu den Tabellenspalten → Seite 24, zur Auswahl der Arzneimittel → Seite 20, zur Grundlage der Bewertung → Seiten 20, 23

Beschwerden in den Wechseljahren

Die Wechseljahre (Klimakterium) treten in der Zeit zwischen 40 und 60 Jahren auf, in der die Eierstöcke nach und nach ihre Tätigkeit einstellen. Die Produktion der weiblichen Sexualhormone Östrogen und Gestagen verringert sich. Die letzte Regelblutung heißt in der Medizin Menopause.

Nach den Wechseljahren produziert der Körper nur noch wenig Östrogen, den größten Teil davon im Fettgewebe. Der Anteil des männlichen Hormons, das der Körper der Frau nach wie vor bildet, bleibt jedoch gleich. Aus diesem verschobenen hormonellen Gleichgewicht resultiert eine Reihe von körperlichen Veränderungen.

50 bis 80 Prozent der Frauen bemerken zwar die typischen Veränderungen, empfinden sie jedoch nicht als so belastend, dass sie sie behandeln müssten. 10 bis 25 Prozent der Frauen suchen medizinische Hilfe.

Anzeichen und Beschwerden

Die Zeit der Wechseljahre ist durch unregelmäßige Blutungen gekennzeichnet, die manchmal stärker, manchmal schwächer sind. Immer seltener baut sich in der Gebärmutter so viel Schleimhaut auf, dass sie mit einer Blutung abgestoßen wird.

Die Beschwerden, die sich während der Wechseljahre einstellen können, sind von Frau zu Frau verschieden und belasten sie verschieden stark und unterschiedlich lange. Etwa zwei Drittel der Frauen klagen über Hitzewallungen, Schweißausbrüche, Hautrötungen, Schwindel und Herzjagen. Hinzu kommen Unruhe, depressive Stimmungen, Schlafstörungen und in der Folge Müdigkeit.

Mit der geringeren Östrogenproduktion verändert sich die Haut im Genitalbereich. Dann kann sich die Scheide trocken anfühlen, in den Harnwegen können häufig Infektionen auftreten, auch Inkontinenz kann sich einstellen.

Wenn sich nach dem Wechsel der Einfluss des männlichen Hormons stärker zeigt als bisher, können die Stimme dunkler und das Haar dünner werden. Das Aussehen kann sich verändern.
Durch die abnehmende Östrogenproduktion verringert sich die Knochenmasse. Die Spätfolge kann eine Osteoporose sein, die im hohen Alter zu Knochenbrüchen und schmerzhaften Skelettveränderungen führen kann.
Die auch bei Frauen nach den Wechseljahren ansteigende Zahl der Herz-Kreislauf-Erkrankungen und die erhöhte Rate an tödlichen Herzinfarkten werden inzwischen ebenfalls mit dem fehlenden Östrogen in Verbindung gebracht.

Ursachen

Der Menstruationszyklus und die mit ihm verbundene Hormonproduktion in den Eierstöcken werden von Drüsen im Gehirn gesteuert. Irgendwann reagieren die Eierstöcke altersbedingt nicht mehr wie gewohnt auf die Signale der Gehirnhormone. Zunächst wird weniger Progesteron gebildet, das Hormon, das den Eisprung auslöst. Ohne Eisprung entsteht auch kein Gelbkörper. Dadurch verkürzen sich die Zyklen. Wenn dann auch die Östrogenspiegel fallen, bleibt die Menstruation aus.
Diese Veränderungen ergeben sich ganz allmählich. Nur Frauen, deren Eierstöcke operativ entfernt oder zur Behandlung einer Krankheit gezielt funktionsunfähig gemacht wurden, kommen abrupt in die Wechseljahre.

Vorbeugung

Frauen mit einem stabilen Selbstwertgefühl, die mit ihrer Partnerschaft und ihrem Berufsleben zufrieden sind, empfinden die Wechseljahre deutlich seltener belastend als andere.
Alles, was die körperliche und seelische Stabilität fördert, kann dazu beitragen, gut durch die Wechseljahre zu kommen. Dazu gehören unter anderem sportliche Betätigung, vor allem Ausdauersportarten, wie Langlaufen, Walking und Schwimmen, regelmäßige Entspannung (Autogenes Training, Yoga), Kaltwasseranwendungen, Sauna und gesunde Ernährung.

Allgemeine Maßnahmen

Die Bereitschaft zu Hitzewallungen können Sie zum Beispiel durch morgendliche Wechselduschen verringern. Tagsüber können Sie Ihren Puls unter kaltes Wasser halten.
Auf Alkohol und Kaffee sollten Sie weitgehend verzichten.
Der trockener und empfindlicher werdenden Haut sollten Sie mit einer intensivierten Pflege begegnen: Weniger duschen und baden, um die Haut nicht noch stärker zu entfetten, stattdessen gut cremen und fetten.

Sojaprodukte gegen Wechseljahrsbeschwerden?

Die Beobachtung, dass nur etwa ein Viertel der Japanerinnen über Wechseljahrsbeschwerden klagt, in den USA jedoch 85 Prozent der Frauen, hat die Frage aufgeworfen, inwieweit die unterschiedlichen Ernährungsformen Einfluss haben könnten. Es fiel auf, dass in der japanischen Küche reichlich Sojaprodukte verwendet werden. Soja enthält Substanzen, die dem Östrogen ähneln und als „pflanzliche Östrogene“ bezeichnet werden. Darum wird nun auch westlichen Frauen empfohlen, verstärkt Sojaprodukte in ihre Ernährung einzubeziehen. Wissenschaftliche Überprüfungen konnten bisher aber keinen nennenswerten Einfluss auf Wechseljahrsbeschwerden bestätigen. Auch ist unklar, ob die Unterschiede im Empfinden des Wechseljahrsgeschehens bei asiatischen und amerikanischen Frauen allein auf die unterschiedlichen Ernährungsgewohnheiten zurückzuführen sind.

Wann zum Arzt?

Wenn Sie sich durch die Wechseljahrsbeschwerden nachhaltig beeinträchtigt fühlen, Ihr Alltagsleben zu bewältigen, sollten Sie ein ärztliches Beratungsgespräch suchen.
Frauen, die vorzeitig, also etwa bevor sie 45 Jahre alt sind, in die Wechseljahre kommen, sollten unbedingt mit ihrem Gynäkologen über die eventuelle Einnahme von Hormonen sprechen.
Ein Besuch in der Arztpraxis ist auch immer dann notwendig, wenn nach einer längeren blutungsfreien Zeit erneut Blutungen auftreten. Dann muss abgeklärt werden, ob es in der Gebärmutter ein krankhaftes Schleimhautwachstum gibt.

Behandlung mit Medikamenten

Wechseljahrsbeschwerden werden vielfach auf „sanfte“ Art, mit Pflanzenmitteln, behandelt. In erster Linie dient dazu Traubensilberkerze (oder Schlangenwurzel, Cimicifuga racemosa). Einen sicheren und ausreichenden Beleg, dass Produkte mit diesem Pflanzenextrakt therapeutisch wirksam sind, gibt es jedoch nicht.

Auch über die Kombination von Traubensilberkerze + Johanniskraut lässt sich nichts Positiveres sagen.

Viele Frauen, die wegen der Wechseljahre etwas einnehmen, meinen, damit allen Folgen zu begegnen, die aufgrund der nachlassenden Östrogenproduktion eintreten können. Deshalb soll hier noch einmal darauf hingewiesen werden: Alle hier besprochenen Medikamente eignen sich nicht, um einer Osteoporose vorzubeugen. In den Beipackzetteln ist dieser Zweck darum auch nicht aufgeführt. Die Mittel, die einer Osteoporose effektiv vorbeugen können, sind alle verschreibungspflichtig.

Näheres zur Osteoporose sowie zur Behandlung von Wechseljahrsbeschwerden mit Hormonen können Sie im HANDBUCH MEDIKAMENTE der STIFTUNG WARENTEST nachlesen.

Was Sie bei Nervosität und Unruhe tun können, finden Sie im Abschnitt „Nervosität und Unruhe“ (→ Seite 339).

Was bei einer depressiven Störung angezeigt ist, finden Sie im Abschnitt „Depressive Störung“ (→ Seite 343).

Wie Sie Schlafstörungen begegnen können, finden Sie im Abschnitt „Schlafstörungen“ (→ Seite 340).

Anthroposophische, homöopathische und traditionell angewendete Mittel

Zu den meistgekauften Mitteln gehören auch *Cefakliman, Femaplus spezial Dr. Hagedorn* und *Klimaktoplant H*. Dabei handelt es sich um homöopathische Präparate, die sich nach den Grundsätzen dieses Buches nicht bewerten lassen und deshalb nicht näher besprochen werden. Allgemeine Informationen zu der genannten Therapierichtung finden Sie im Abschnitt „Homöopathische Arzneimittel“ (→ Seite 14).

Pflanzliche Mittel

Traubensilberkerze

Cimisan
Jinda
Klimadynon
Remifemin

Es gibt Hinweise darauf, dass Extrakte aus der Traubensilberkerze (oder Schlangenwurzel, Wanzenkraut, Cimicifuga racemosa) in die hormonelle Regulation eingreifen. Nach der derzeitigen Datenlage scheint es so, dass die Inhaltsstoffe ihre Wirkung nur im zentralen Nervensystem und an den Knochen entfalten und weder das Wachstum der Gebärmutterschleimhaut noch das von Brustkrebszellen fördern.

Die bisherigen Untersuchungen legen nahe, dass Traubensilberkerzeextrakt bei Wechseljahrsbeschwerden bis zu einem gewissen Grad wirksam sein kann. Dennoch ist seine therapeutische Wirksamkeit nicht sicher erwiesen.

Wie sich eine Langzeitanwendung von Traubensilberkerzeextrakt auswirken kann, ist nur unzureichend untersucht. Da das Mittel aber mehrere Monate bis Jahre eingenommen werden soll, bedeutet dieses unvollständige Wissen ein nicht kalkulierbares Risiko.

ANWENDUNG

Je nach Produkt geben die Hersteller an, dass ein- oder zweimal täglich eine Tablette – möglichst immer zur gleichen Tageszeit – eingenommen werden soll. Etwa nach zwei Wochen sollten Sie merken, ob das Mittel wirkt.

Wenn Sie das Mittel länger als drei Monate einnehmen wollen, sollten Sie das mit einem Arzt besprechen.

ACHTUNG

Frauen mit Alkoholproblemen dürfen die Tropfen der jeweiligen Mittel nicht einnehmen. Auch Frauen mit Lebererkrankungen und mit Anfallleiden sollten den Alkoholgehalt berücksichtigen. Darüber hinaus kann Alkohol die Wirkung vieler Arzneimittel (z. B. Schlaf- und Beruhigungsmittel, Psychopharmaka, starke Schmerzmittel, einige Mittel bei hohem Blutdruck) verstärken.

Gegenanzeigen

Sie dürfen Traubensilberkerzeextrakt nicht einnehmen, wenn Sie einen Tumor haben oder hatten, der unter dem Einfluss von Östrogen wächst. Dazu gehören manche Arten von Brustkrebs und der Gebärmutterschleimhautkrebs, eventuell auch ein Krebs der Eierstöcke.

Unerwünschte Wirkungen

Gelegentlich, aber unbedenklich

Magenschmerzen, Gewichtszunahme.

Pflanzenkombination

Traubensilberkerze + Johanniskraut

Remifemin plus

In dem Mittel ist ein Extrakt aus Traubensilberkerze, der allgemein bei Wechseljahrsbeschwerden wirken soll, mit einem aus Johanniskraut kombiniert. Der Zusatz von Johanniskraut soll die Wirkung des Mittels insbesondere dann verbessern, wenn gleichzeitig eine depressive Störung vorliegt. Eine kontrollierte Untersuchung, die exakt diese Kombination als sinnvoll ausweist, fehlt.

Alle Angaben zu Traubensilberkerze → Seite 295.
Alle Angaben zu Johanniskraut → Seite 347.

Anwendung

Der Hersteller gibt an, dass morgens und abends ein Dragee geschluckt werden soll, bei Bedarf jeweils zwei Dragees.

Wenn Sie das Mittel länger als drei Monate einnehmen wollen, sollten Sie das mit einem Arzt besprechen.

Achtung

Das in dem Mittel enthaltene Johanniskraut kann die Empfindlichkeit für Sonnenlicht erhöhen. Das gilt vor allem für hellhäutige Frauen, die dadurch schneller einen Sonnenbrand bekommen können.

Gegenanzeigen

Sie dürfen das Mittel nicht einnehmen, wenn Sie einen Tumor haben oder hatten, der unter dem Einluss von Östrogen wächst. Dazu gehören manche Arten von Brustkrebs und der Gebärmutterschleimhautkrebs, eventuell auch ein Krebs der Eierstöcke.

Wechselwirkungen mit Medikamenten

Der Johanniskrautbestandteil in dem Mittel kann die Wirkung anderer Medikamente abschwächen, so zum Beispiel die von Phenprocoumon (zur „Blutverdünnung"), Ciclosporin (nach Organtransplantationen), Digoxin (bei Herzschwäche), Theophyllin (bei Asthma) und von Mitteln bei Depressionen.

Wenn Sie gerinnungshemmende Mittel einnehmen, dürfen Sie *Remifemin plus* nur dann anwenden, wenn es ärztlich verordnet wurde.

Beschwerden in den Wechseljahren

Handelsname Darreichungsform	Zusammensetzung pro 1 ml/1 g oder wie angegeben bzw. pro abgeteilte Einheit	Kleinste Packungsgröße	Packungspreis	Bewertung für das beanspruchte Anwendungsgebiet
Cimisan Filmtabletten	**Auszug aus Traubensilberkerze-Wurzelstock** 6–10 mg	50 Stück	11,18	**Wenig geeignet**, um Wechseljahrsbeschwerden wie Hitzewallungen und Ähnliches zu behandeln. Die therapeutische Wirksamkeit ist nicht ausreichend nachgewiesen. Es ist auch nicht ausreichend nachgewiesen, ob die Anwendung des Mittels über lange Zeit unbedenklich ist. → Seite 295
Jinda Tabletten	**Auszug aus Traubensilberkerze-Wurzelstock** 4,5 mg	30 Stück	6,89	**Wenig geeignet**, um Wechseljahrsbeschwerden wie Hitzewallungen und Ähnliches zu behandeln. Die therapeutische Wirksamkeit ist nicht ausreichend nachgewiesen. Es ist auch nicht ausreichend nachgewiesen, ob die Anwendung des Mittels über lange Zeit unbedenklich ist. → Seite 295

Hinweise zu den Tabellenspalten → Seite 24, zur Auswahl der Arzneimittel → Seite 20, zur Grundlage der Bewertung → Seiten 20, 23

Beschwerden in den Wechseljahren Fortsetzung

Handelsname Darreichungsform	Zusammensetzung pro 1 ml/1 g oder wie angegeben bzw. pro abgeteilte Einheit	Kleinste Packungsgröße	Packungspreis	Bewertung für das beanspruchte Anwendungsgebiet
Klimadynon Filmtabletten	**Auszug aus Traubensilberkerze-Wurzelstock** 1,66–2,86 mg	60 Stück	7,60	**Wenig geeignet**, um Wechseljahrsbeschwerden wie Hitzewallungen und Ähnliches zu behandeln. Die therapeutische Wirksamkeit ist nicht ausreichend nachgewiesen. Es ist auch nicht ausreichend nachgewiesen, ob die Anwendung des Mittels über lange Zeit unbedenklich ist. → Seite 295
Lösung	120 mg *Enthält 38% Alkohol*	50 ml	7,60	
Remifemin Lösung	**Auszug aus Traubensilberkerze-Wurzelstock** 12 ml pro 100 ml *Enthält 50% Alkohol*	50 ml	9,45	**Wenig geeignet**, um Wechseljahrsbeschwerden wie Hitzewallungen und Ähnliches zu behandeln. Die therapeutische Wirksamkeit ist nicht ausreichend nachgewiesen. Es ist auch nicht ausreichend nachgewiesen, ob die Anwendung des Mittels über lange Zeit unbedenklich ist. → Seite 295
Tabletten	0,018–0,026 ml	60 Stück	7,10	
Remifemin plus Dragees	Auszüge aus **Johanniskraut** (entspricht Hypericin 0,25 mg) + **Traubensilberkerze-Wurzelstock** (entspricht Deoxyactein 1 mg)	60 Stück	13,35	**Wenig geeignet**, um Wechseljahrsbeschwerden wie Hitzewallungen und Ähnliches zu behandeln. Die therapeutische Wirksamkeit der Kombination ist nicht ausreichend nachgewiesen. Es ist auch nicht ausreichend nachgewiesen, ob die Anwendung des Mittels über lange Zeit unbedenklich ist. → Seite 296

Hinweise zu den Tabellenspalten → Seite 24, zur Auswahl der Arzneimittel → Seite 20, zur Grundlage der Bewertung → Seiten 20, 23

Ausfluss

Die Scheidenhaut ist von einem dünnen, schleimhaltigen Flüssigkeitsfilm überzogen, der von der Scheide sowie den Drüsen im Gebärmutterhals gebildet wird. Menge und Konsistenz des Scheidensekrets ändern sich mit den rhythmischen Abläufen des Menstruationszyklus.
Auf der Scheidenhaut siedeln Bakterien, die aus Bestandteilen des Sekrets Milchsäure bilden. Dadurch entsteht ein saures Milieu, das verhindert, dass sich Bakterien und Pilze ansiedeln können. Ein gesundes Sekret ist eine weißlich zähe oder dünnflüssig klare, leicht säuerlich riechende Absonderung. Diese Art von „Ausfluss" (Fluor vaginalis) ist also völlig normal. Bei einer Infektion in der Scheide oder im Gebärmutterhals verändert sich das Scheidensekret auf charakteristische Weise. Die Beschaffenheit des Ausflusses gibt dem Arzt Hinweise auf die Art der Infektion.

Anzeichen und Beschwerden

Absonderungen aus der Scheide, die gelblich, bröckelig oder krümelig sind, deuten auf eine Pilzinfektion hin. Meist gibt es dann im Bereich der Vulva weißliche Beläge und es kann brennen und jucken. Bei Infektionen mit anderen Keimen kann der Ausfluss dünnflüssig, schaumig oder klebrig sein und/oder unangenehm riechen. Zusätzlich kann es im Genitalbereich brennen und schmerzen.

Ursachen

Die Scheide, aber auch die Gebärmutter selbst können mit verschiedenen Keimen oder Pilzen infiziert sein. Die Entzündungsprodukte verändern dann Beschaffenheit, Aussehen und Geruch des Scheidensekrets. Manchmal kann auch ein Fremdkörper in der Scheide, wie zum Beispiel ein vergessener Tampon oder ein Fetzen Toilettenpapier, Ursache des Ausflusses sein.

Vitamin C

Vagi-C

Vitamin C (Askorbinsäure) ist ein bekannter Nahrungsbestandteil. Bei der vaginalen Anwendung soll es das Scheidenmilieu ansäuern. Das verbessert die Lebensbedingungen der normalen, gesunden Scheidenflora, verschlechtert aber das „Überleben" von krankmachenden Keimen – mit Ausnahme der Hefepilze, die zu einer Candida-Infektion führen können.
Der Hersteller gibt aber an, dass mit dem Mittel unter anderem bakteriell bedingte Scheidenentzündungen behandelt werden sollen. Die therapeutische Wirksamkeit einer solchen Maßnahme bei bakteriellen Infekten ist allerdings nicht belegt. Vitamin C als alleinige Maßnahme ist nicht geeignet, um solche Infektionen zu beseitigen. Bestenfalls können diese Vaginaltabletten mithelfen, ein gesundes Scheidenmilieu wieder aufzubauen, nachdem die Infektion mit einem spezifisch wirkenden Mittel erfolgreich bekämpft wurde.

Anwendung

Der Hersteller rät, sechs Tage lang je eine Vaginaltablette einzuführen. Wenn nötig, soll die Behandlung auch länger fortgeführt werden können. Einen größeren Heilungserfolg verspricht man sich, wenn die Behandlung nach der nächsten Regelblutung wiederholt wird.
Wenn sich die Vaginaltablette schlecht einführen lässt, weil die Scheide sehr trocken ist, kann das Medikament vorher mit ein wenig Wasser angefeuchtet werden.
Es kann sinnvoll sein, in der Zeit der Behandlung Slipeinlagen zu verwenden, um einen eventuellen wässrigen Ausfluss aufzufangen.

Achtung

Gegenanzeigen

Sie dürfen das Mittel nicht anwenden, wenn Sie eine Pilzinfektion im Genitalbereich haben. Das bedeutet, dass Sie mit der Anwendung sehr zurückhaltend sein sollten, denn krankhafter Ausfluss beruht meistens auf einer Infektion mit Pilzen.

Wechselwirkungen mit Medikamenten

Bei Scheidentabletten mit Vitamin C müssen Sie beachten, dass durch sie Mittel zur Blutverdünnung schwächer wirken können.

Unerwünschte Wirkungen

Bei etwa 10 Prozent der Frauen ist die Scheide mit Hefepilzen besiedelt, ohne dass sich das durch Beschwerden bemerkbar macht. Infizieren dann zusätzlich noch Bakterien die Scheide, verändern diese das Scheidenmilieu so, dass das Wachstum der Hefepilze gehemmt ist. Wenn nun das Vitamin C in dem Medikament das Scheidenmilieu ansäuert, fällt diese Wachstumshemmung weg. Dann bekommen einige Frauen eine akute Pilzinfektion (→ Seite 302). Diese muss gezielt mit Pilzmitteln behandelt werden.

Hinweise

Für Schwangerschaft und Stillzeit

Während der Schwangerschaft ist es besonders wichtig, Scheideninfektionen genau zu diagnostizieren und spezifisch zu behandeln. Dafür eignet sich dieses Mittel nicht.
Einwände gegen die Anwendung von Vitamin C in der Schwangerschaft, die auf dem Inhaltsstoff beruhen, gibt es jedoch nicht. Allerdings sollten Sie die Vaginaltabletten nicht mit einem Applikator einführen. Diese Manipulation birgt das Risiko, eine Fehlgeburt auszulösen.

Dequalinium

Fluomycin N

Dequalinium ist gebräuchlich als Desinfektionsmittel zum Beispiel für die Hände. Es tötet eine Reihe von Bakterienarten ab und hemmt das Wachstum von Pilzen. Diese Wirkung ist jedoch so unspezifisch, dass sich die Substanz nicht eignet, um Infektionen gezielt zu behandeln. Die Wirksamkeit von Dequalinium bei Scheideninfektionen mit Bakterien oder Trichomonaden ist nicht ausreichend belegt.

Anwendung

Der Hersteller rät, vier bis sechs Tage lang vor dem Schlafengehen eine Tablette in die Scheide einzuführen. Nach der nächsten Regel kann die Behandlung wiederholt werden.

Unerwünschte Wirkungen

Dequalinium kann, wenn die Scheidenhaut schon vor der Anwendung sehr empfindlich oder stark entzündet war, blutende Wunden hervorrufen. Allerdings kommt das nur selten vor. Die Verletzung zeigt sich dann an einem dunkel gefärbten Ausfluss. In diesem Fall sollten Sie das Mittel absetzen.

Hinweise

Für Schwangerschaft und Stillzeit

Während der Schwangerschaft ist es besonders wichtig, Scheideninfektionen genau zu diagnostizieren und spezifisch zu behandeln. Dafür eignet sich dieses Mittel nicht.

Einwände gegen die Anwendung von Dequalinium in der Schwangerschaft, die auf dem Inhaltsstoff beruhen, gibt es jedoch nicht. Allerdings sollten Sie die Vaginaltabletten nicht mit einem Applikator einführen. Diese Manipulation birgt das Risiko, eine Fehlgeburt auszulösen.

Ausfluss

Handelsname Darreichungsform	Zusammensetzung pro 1 ml/1 g oder wie angegeben bzw. pro abgeteilte Einheit	Kleinste Packungsgröße	Packungspreis	Bewertung für das beanspruchte Anwendungsgebiet
Döderlein Med Vaginalkapseln	**Lactobacillus gasseri-Kulturen** 20 mg	10 Stück	11,05	**Wenig geeignet** zur Wiederherstellung der normalen Scheidenflora. Die therapeutische Wirksamkeit ist nicht ausreichend nachgewiesen. → Seite 298
Eubiolac Verla Vaginaltabletten	**Kalziumlaktat** 61 mg	10 Stück	8,07	**Wenig geeignet** zur Wiederherstellung der normalen Scheidenflora. Die therapeutische Wirksamkeit ist nicht ausreichend nachgewiesen. → Seite 299
Fluomycin N Vaginaltabletten	**Dequaliniumchlorid** 10,0 mg	6 Stück	13,55	**Wenig geeignet** zur Wiederherstellung der normalen Scheidenflora. Die therapeutische Wirksamkeit ist nicht ausreichend nachgewiesen. → Seite 300
Vagi-C Vaginaltabletten	**Vitamin C** 250 mg	6 Stück	7,30	**Wenig geeignet** zur Wiederherstellung der normalen Scheidenflora. Die therapeutische Wirksamkeit ist nicht ausreichend nachgewiesen. → Seite 300
Vagiflor Vaginalzäpfchen	**Lactobacillus acidophilus-Kulturen** 1 g	6 Stück	9,30	**Wenig geeignet** zur Wiederherstellung der normalen Scheidenflora. Die therapeutische Wirksamkeit ist nicht ausreichend nachgewiesen. → Seite 298
Vagisan Vaginalzäpfchen	**Milchsäure** 167 mg + **Natriumlaktat-Lösung 50 %** 100 mg	7 Stück	8,14	**Wenig geeignet** zur Wiederherstellung der normalen Scheidenflora. Die therapeutische Wirksamkeit ist nicht ausreichend nachgewiesen. → Seite 299

Hinweise zu den Tabellenspalten → Seite 24, zur Auswahl der Arzneimittel → Seite 20, zur Grundlage der Bewertung → Seiten 20, 23

Pilzinfektionen der Scheide

Die Scheide ist immer mit Bakterien, aber auch mit Pilzen besiedelt. Doch in einem gesunden, leicht sauer reagierenden Milieu können sie sich nicht stark vermehren. Zu einer Pilzinfektion (Candidiasis), die Beschwerden verursacht, kommt es erst dann, wenn das gesunde Gleichgewicht der Bakterien in der Scheidenflora gestört ist.
Viele Frauen haben immer wieder mit vaginalen Pilzinfektionen zu kämpfen, obwohl es zunächst so aussieht, als hätte eine gezielte Behandlung die Erreger vertrieben. Für diese wiederkehrenden Infektionen kann es viele Gründe geben. Zum einen können sich Männer und Frauen beim Sex immer wieder gegenseitig infizieren, wenn bei einem die Erreger noch vorhanden sind. Zum anderen haben manche Frauen offenbar Zellen in ihrer Scheidenhaut, an die sich die Pilzzellen besonders leicht anhängen können. Infektionen treten auch bei jenen Frauen leichter wieder auf, deren Immunabwehr geschwächt ist, die Antibiotika einnehmen, mittels Pille verhüten oder Diabetikerinnen sind. Und letztlich tötet die übliche Dosis Pilzmittel nicht immer alle Pilzarten sicher ab.

Anzeichen und Beschwerden

Der äußere Genitalbereich ist gerötet, geschwollen, juckt heftig und ist mit einem weißlichen Belag überzogen. Es tritt gelblicher, bröckeliger oder krümeliger Ausfluss auf.

Ursachen

Infektion mit Hefepilzen (Candida albicans). Andere Pilzarten sind viel seltener die Ursache.

Vorbeugung

Der Körper hält seine Bedingungen für ein gesundes Scheidenmilieu selbst aufrecht. Je weniger Sie eingreifen, desto besser. Auch spezielle Maßnahmen zur Hygiene sind nicht erforderlich. Der Intimbereich braucht weder besonders oft, noch besonders gründlich, noch auf besondere Art gereinigt zu werden.

- Nach dem Stuhlgang immer von vorn nach hinten abwischen, damit Darmkeime nicht über den Genitalbereich gerieben werden.
- Wenn Sie während der Menstruation Tampons benutzen, sollten diese nicht zu häufig gewechselt werden – das kann die Scheide austrocknen.
- Durch den Einfluss von Hormonen verändert sich die Scheidenhaut so, dass Pilzinfektionen leichter wiederkehren können. Wenn Sie mit der Pille verhüten, ist zu überlegen, ob Sie zu einer nichthormonellen Methode wechseln wollen, um die Kette der Infektionen zu durchbrechen. Allerdings sind auch Kondome, Scheidenzäpfchen, -gels und Diaphragma nicht sonderlich gut geeignet. Die spermientötenden Chemikalien, die in ihnen enthalten beziehungsweise mit denen die meisten Kondomsorten imprägniert sind, können die Scheidenflora schädigen. Das wiederum leistet Pilzinfektionen Vorschub.
- Eine Reihe medizinischer Bedingungen begünstigt ebenfalls das häufige Auftreten von Pilzinfektionen. Dazu gehört die Einnahme von Antibiotika (bei Infektionen) und von Medikamenten, die das Immunsystem unterdrücken (z. B. bei Rheuma, Krebs oder nach Organtransplantationen). Auch sehr beleibte Frauen klagen über häufige Pilzinfektionen. Wenn Sie diese möglichen Bedingungen abklären und gegebenenfalls verändern wollen, brauchen Sie ärztliche Hilfe.

Allgemeine Maßnahmen

- Benutzen Sie während einer Infektion keine Tampons. Sie trocknen die Scheide aus.
- Wenn Sie dazu beitragen wollen, dass sich nach der erfolgreichen Behandlung der Pilzinfektion das gesunde Scheidenmilieu rasch wieder stabilisiert, können Sie abends Jogurt mit lebenden Milchsäurebakterien in die Scheide einführen (siehe Kasten „Jogurt – vaginal angewendet“ → Seite 298).
- Sie können versuchen, ob Ihnen eine Ernährungsumstellung hilft. Es gibt Berichte von Frauen, die sich bewusst milchreich und zuckerarm ernähren, dass sie so die Zahl der Infektionen verringern konnten. Aussagekräftige Untersuchungen dazu fehlen jedoch.

Wann zum Arzt?

Wenn Sie noch nie eine Pilzinfektion der Scheide gehabt haben, die Symptome also noch nicht sicher kennen, ist eine ärztliche Untersuchung notwendig, um die Infektion zu bestimmen und den zur Behandlung geeigneten Wirkstoff auszusuchen.
Wenn die Entzündung erneut aufflammt oder später noch einmal auftritt und Sie sich aufgrund der Symptome sicher sind, dass es sich um dieselbe Ursache handelt, können Sie das Pilzmittel Clotrimazol oder Miconazol auch ohne ärztlichen Rat anwenden.

Sie sollten sich wieder an den Arzt wenden, wenn

- die erste Behandlung die Beschwerden nicht eindeutig gebessert hat.
- die selbst gekaufte Packung Pilzmittel aufgebraucht ist, ohne dass die Infektion beseitigt ist.
- die Haut stark juckt und gerötet ist. Dann reagieren Sie eventuell allergisch auf das Pilzmittel und der Arzt muss eine andere Behandlungsform finden.
- Sie öfter als viermal im Jahr eine Pilzinfektion haben.

Das Pilzmittel Nystatin sollten Sie in jedem Fall nur nach einer ärztlichen Untersuchung anwenden, weil es nur gegen bestimmte Pilze wirksam ist.

Frauen unter 18 Jahren

Bei Frauen unter 18 Jahren sollte keine Selbstbehandlung erfolgen und zwar auch dann nicht, wenn die Symptome nahe legen, dass es sich um eine – erneute – Pilzinfektion handelt.

Behandlung mit Medikamenten

Gegen Pilzinfektionen gibt es sicher und verlässlich wirkende Medikamente. Erste Wahl sind Wirkstoffe aus der Gruppe der so genannten Imidazole, von denen hier Clotrimazol und Miconazol besprochen sind. Sie bekämpfen alle Pilzarten, die als Erreger von Scheideninfektionen infrage kommen, und zusätzlich noch einige Bakterienarten. Meist genügt dafür eine einmalige Anwendung.

Erst in zweiter Linie kommt zur Behandlung von Pilzinfektionen Nystatin in Betracht. Der Grund ist, dass es nur gegen Hefepilze ausreichend wirkt, nicht jedoch gegen eventuell noch beteiligte andere Pilzarten. Da Sie aber ohne ärztliche Untersuchung nicht wissen können, welche Pilzart Ihre Infektion verursacht, müssen Sie vor der Anwendung von Nystatin den Arzt aufsuchen.

Mehrmals im Jahr wiederkehrende Pilzinfektionen sind sehr belastend. Deshalb sollten Sie auch Ihren Partner zu einer Behandlung zu veranlassen. Männer können die Pilzerreger an der Eichel und unter der Vorhaut tragen, ohne durch Symptome darauf aufmerksam zu werden. Wenn Ihr Partner eine Woche lang regelmäßig diese Regionen mit einer Creme bestreicht, die das Pilzmittel enthält, das Sie vaginal anwenden, steigt die Chance, dass Sie sich nicht mehr fortwährend gegenseitig anstecken.

Wie der Arzt darüber hinaus wiederkehrende Pilzinfektionen behandeln kann, können Sie im HANDBUCH MEDIKAMENTE der STIFTUNG WARENTEST nachlesen.

■ Imidazole

Clotrimazol

Antifungol
Canesten gyn
Canifug
Clotrimazol AL
Fungizid-ratiopharm
KadeFungin
Mykofungin
Mykohaug

Miconazol

Gyno-Mykotral

Beide Wirkstoffe, Clotrimazol und Miconazol, wirken gleich gut gegen viele Pilz- und einige Bakterienarten. Abhängig davon, wie hoch die Mittel dosiert sind, hemmen sie das Pilzwachstum nur oder sie töten die Pilze ab. Die Produkte, die zur Kurzzeitanwendung über ein oder drei Tage bestimmt sind, enthalten eine Substanzmenge, die genügt, um das Pilzwachstum noch vier Tage über den Anwendungszeitraum hinaus zu bremsen.

Ob Sie Vaginalzäpfchen oder -creme einsetzen, ist gleich. Beide weisen eine Heilungsrate von 85 bis 90 Prozent auf. Allerdings eignet sich die Creme für Frauen mit einer trockenen Scheide besonders gut; die Vaginaltabletten lösen sich manchmal schlecht auf.

ANWENDUNG

Antifungol 1, Canesten gyn 1: Die Pilzbehandlung mit diesen Mitteln ist eine Kurztherapie, die entweder einen Tag dauert oder über drei Tage geht. Sie führen eine Tablette oder eine Applikatorfüllung Creme in die Scheide ein.

Alle anderen hier besprochenen Produkte sind für eine Drei-Tage-Behandlung konzipiert. Sie führen also an drei aufeinander folgenden Tagen entweder eine Tablette oder eine Applikatorfüllung Creme in die Scheide ein.

Mit einer Creme, die den Wirkstoff in einprozentiger Konzentration enthält, können Sie zusätzlich die Vulva und eventuell den Damm und Afterausgang bestreichen, wenn dort der Juckreiz besonders stark ist. In aller Regel verschwinden diese Symptome aber ohnehin im Zuge der vaginalen Pilzbehandlung.

Die Scheidenmittel wenden Sie am besten abends vor dem Schlafengehen an; dann kann sich der

Wirkstoff während der Nacht gut verteilen. Tagsüber ist das nicht unbedingt gewährleistet, weil möglicherweise viel von dem Mittel aus der Scheide herausläuft.
Warten Sie mit der Behandlung möglichst, bis Ihre Menstruation vorüber ist. In der Zeit der Blutung spricht die Therapie schlechter an.
Beachten Sie auch, dass besonders nach der Ein-Tages-Behandlung die Symptome noch einige Tage lang bestehen bleiben können. Der Wirkstoff entfaltet seine ganze Kraft erst nach und nach.

Achtung

Wechselwirkungen mit Medikamenten

Verwenden Sie Scheidenmittel mit Clotrimazol oder Miconazol nicht gleichzeitig mit anderen vaginalen Pilzmitteln, die Amphoterizin oder Nystatin enthalten. Sie würden sich gegenseitig in ihrer Wirkung beeinträchtigen.

Unerwünschte Wirkungen

Gelegentlich, aber unbedenklich

Die Haut kann gereizt und gerötet sein und jucken. Sind diese Beschwerden unangenehm stark, sollten Sie das Mittel absetzen und sich an den Arzt wenden. Eventuell reagieren Sie auf einen der Inhaltsstoffe allergisch.

Hinweise

Zur Verwendung von Kondomen

Antifungol 3 Vaginalcreme, Canesten Creme, Canesten gyn 1 und *3 Vaginaltabletten* und *-creme, Gyno-Mykotral, Mykohaug C3 Vaginalcreme*: Kondome oder ein Diaphragma eignen sich während der Behandlungszeit nicht immer als Verhütungsmittel. Einige Zubereitungen dieser Pilzmittel enthalten Hilfsstoffe, welche die Reißfestigkeit von Kondomen verringern und beim Diaphragma die Membran angreifen können.

Für Schwangerschaft und Stillzeit

Während der Schwangerschaft ist es besonders wichtig, Scheideninfektionen genau zu diagnostizieren und spezifisch zu behandeln. Darum ist eine ärztliche Betreuung sehr zu empfehlen.
Die meisten Hersteller geben in dem Beipackzettel zu ihrem Medikament an, dass es im ersten Drittel der Schwangerschaft nicht angewendet werden soll. Dem widersprechen jedoch die Empfehlungen internationaler Fachleute. Sie meinen, dass ein durch Clotrimazol oder Miconazol zwar denkbares, aber noch nie beobachtetes Risiko für das Kind zu vernachlässigen sei gegenüber dem sehr guten Heilungserfolg, wie er mit anderen Wirkstoffen nicht zu erreichen ist.
Nach dem dritten Schwangerschaftsmonat ist die Anwendung bedenkenlos möglich.
In der Schwangerschaft ist eine Sechs-Tage-Therapie mit den niedrig dosierten Mitteln sicherer als eine Kurzbehandlung. Diese Mittel sind jedoch verschreibungspflichtig.
Während der gesamten Zeit sollten Sie die Vaginalmittel nicht mit einem Applikator einführen. Diese Manipulation birgt das Risiko, eine Fehlgeburt auszulösen. Daraus ergibt sich, dass Sie nur Vaginaltabletten verwenden können – allerdings ohne Benutzen eines Applikators. Um eine Creme in der Scheide zu platzieren, brauchen Sie auf jeden Fall einen Applikator.
Verzichten Sie in jedem Fall auf eine Selbstbehandlung, wenn Sie aufgrund von Beschwerden und Symptomen vermuten, dass Ihre Scheidenhaut erheblich verletzt oder verwundet ist. Dann kann zu viel von dem Wirkstoff in das Blut übertreten.

Nystatin

Biofanal
Nystatin „Lederle"

Abhängig von der eingesetzten Konzentration hemmt Nystatin das Wachstum von Hefepilzen und einigen anderen Hautpilzarten oder tötet diese ab. Allerdings erreicht seine Wirksamkeit nur etwa 75 bis 80 Prozent; damit ist Nystatin etwas weniger zuverlässig als die Substanzen der Imidazol-Gruppe (→ Seite 303). Nystatin wird immer dann eingesetzt, wenn Clotrimazol und die anderen Wirkstoffe der Gruppe nicht infrage kommen.

Anwendung

Sie haben die Wahl: Entweder Sie führen drei Tage lang jeden Abend zwei Tabletten in die Scheide ein oder an zwölf aufeinander folgenden Tagen jeweils eine Tablette. Nach der Zwölf-Tage-Behandlung sollte in einer ärztlichen Untersuchung kontrolliert werden, ob die Behandlung erfolgreich war. War sie es nicht, können Sie die Behandlung fortsetzen.

Mit der Creme, die in der Kombinationspackung enthalten ist, können Sie zusätzlich zweimal täglich die Vulva und eventuell den Damm und Afterausgang bestreichen, wenn dort der Juckreiz besonders stark ist.
Die Scheidentabletten wenden Sie am besten abends vor dem Schlafengehen an; dann kann sich der Wirkstoff während der Nacht gut verteilen. Tagsüber ist das nicht unbedingt gewährleistet, weil möglicherweise viel von dem Mittel aus der Scheide herausläuft.
Warten Sie mit der Behandlung möglichst, bis Ihre Menstruation vorüber ist. In der Zeit der Blutung spricht die Therapie schlechter an.

Unerwünschte Wirkungen

Gelegentlich, aber unbedenklich

Die Haut kann gereizt und gerötet sein und jucken. Sind diese Beschwerden unangenehm stark, sollten Sie das Mittel absetzen und sich an den Arzt wenden. Eventuell reagieren Sie auf einen der Inhaltsstoffe allergisch.

Hinweise

Zur Verwendung von Kondomen

Biofanal Salbe: Kondome oder ein Diaphragma eignen sich während der Behandlungszeit nicht als Verhütungsmittel. Die Salbe enthält Hilfsstoffe, welche die Reißfestigkeit von Kondomen verringern und beim Diaphragma die Membran angreifen können.

Für Schwangerschaft und Stillzeit

Während der Schwangerschaft ist es besonders wichtig, Scheideninfektionen genau zu diagnostizieren und spezifisch zu behandeln. Darum ist eine ärztliche Betreuung sehr zu empfehlen.
Da Nystatin nach der Anwendung in der Scheide nicht ins Blut übertritt, ist seine Verwendung in der Schwangerschaft unbedenklich. Lange war es deshalb das Mittel der Wahl, um Pilzinfektionen in dieser Zeit zu behandeln. Mittlerweile hat sich jedoch gezeigt, dass der Heilungserfolg mit Clotrimazol oder Miconazol deutlich größer ist. Darum sollte diesen Mitteln der Vorzug gegeben werden.
Während der gesamten Zeit sollten Sie die Vaginalmittel nicht mit einem Applikator einführen. Diese Manipulation birgt das Risiko, eine Fehlgeburt auszulösen. Daraus ergibt sich, dass Sie nur Vaginaltabletten verwenden können – allerdings ohne Benutzen eines Applikators. Um eine Creme in der Scheide zu platzieren, brauchen Sie auf jeden Fall einen Applikator.

Pilzinfektionen der Scheide

Handelsname Darreichungsform	Zusammensetzung pro 1 ml/1 g oder wie angegeben bzw. pro abgeteilte Einheit	Kleinste Packungsgröße	Packungspreis	Bewertung für das beanspruchte Anwendungsgebiet
Antifungol 3 Vaginalcreme	**Clotrimazol** 20 mg (3-Tage-Beh.)	20 g	6,21	**Geeignet** bei Pilzinfektionen der Scheide. → Seite 303
Antifungol 1 Vaginaltablette	500 mg (1-Tages-Beh.)	1 Stück	6,75	
Antifungol 3 Vaginaltabletten	200 mg (3-Tage-Beh.)	3 Stück	6,22	
Biofanal Kombinationspackung 6 Salbe und Vaginaltabletten	**Nystatin** 100 000 I.E. und 100 000 I.E. (3-Tage-Beh.)	25 g und 6 Stück	9,96	**Geeignet** bei Pilzinfektionen der Scheide, wenn nachgewiesen ist, dass es sich um Hefepilze handelt. Dazu ist aber eine ärztliche Untersuchung notwendig. → Seite 304
Biofanal Vaginaltabletten	100 000 I.E. (3-Tage-Beh.)	6 Stück	4,85	

Hinweise zu den Tabellenspalten → Seite 24, zur Auswahl der Arzneimittel → Seite 20, zur Grundlage der Bewertung → Seiten 20, 23

►

Pilzinfektionen der Scheide Fortsetzung

Handelsname Darreichungsform	Zusammensetzung pro 1 ml/1 g oder wie angegeben bzw. pro abgeteilte Einheit	Kleinste Packungsgröße	Packungspreis	Bewertung für das beanspruchte Anwendungsgebiet
Hinweise zu den Tabellenspalten → Seite 24, zur Auswahl der Arzneimittel → Seite 20, zur Grundlage der Bewertung → Seiten 20, 23				
Canesten gyn 1/ Canesten Kombipackung Creme und Vaginaltablette	**Clotrimazol** 10 mg und 500 mg (1-Tages-Beh.)	20 g und 1 Stück	10,25	**Geeignet** bei Pilzinfektionen der Scheide. → Seite 303
Canesten gyn 3/ Canesten Kombipackung Creme und Vaginaltabletten	10 mg und 200 mg (3-Tage-Beh.)	20 g und 3 Stück	10,25	
Canesten gyn 3	20 mg (3-Tage-Beh.)	20 g	7,60	
Canesten gyn 1 Vaginalcreme	100 mg (1-Tages-Beh.)	5 g	7,60	
Vaginaltablette	500 mg (1-Tages-Beh.)	1 Stück	7,60	
Canesten gyn 3 Vaginaltabletten	200 mg (3-Tage-Beh.)	3 Stück	7,60	
Canifug Cremolum 200 Kombi Creme und Vaginalsuppositorien	**Clotrimazol** 20 mg und 200 mg (3-Tage-Beh.)	20 g und 3 Stück	7,19	**Geeignet** bei Pilzinfektionen der Scheide. → Seite 303
Canifug-Vaginalcreme 2 % Vaginalcreme	20 mg (3-Tage-Beh.)	20 g	6,12	
Canifug Cremolum 200 Vaginalsuppositorien	200 mg (3-Tage-Beh.)	3 Stück	6,22	
Clotrimazol AL 1 %/ 200 Kombipackung Creme und Vaginaltabletten	**Clotrimazol** 10 mg und 200 mg (3-Tage-Beh.)	20 g und 3 Stück	6,69	**Geeignet** bei Pilzinfektionen der Scheide. → Seite 303
2 % Vaginalcreme	20 mg (3-Tage-Beh.)	20 g	4,30	
200 Vaginaltabletten	200 mg (3-Tage-Beh.)	3 Stück	3,79	
Fungizid-ratiopharm Kombipackung Creme und Vaginaltabletten	**Clotrimazol** 10 mg und 200 mg (3-Tage-Beh.)	20 g und 3 Stück	7,45	**Geeignet** bei Pilzinfektionen der Scheide. → Seite 303
Fungizid-ratiopharm 200 Vaginaltabletten	200 mg (3-Tage-Beh.)	3 Stück	6,25	
Gyno-Mykotral Vaginalcreme	**Miconazolnitrat** 20 mg (6-Tage-Beh.)	35 g	9,00	**Geeignet** bei Pilzinfektionen der Scheide. → Seite 303
KadeFungin 3 Kombipackung Creme und Vaginaltabletten	**Clotrimazol** 20 mg und 200 mg (3-Tage-Beh.)	20 g und 3 Stück	7,19	**Geeignet** bei Pilzinfektionen der Scheide. → Seite 303
KadeFungin 3 Vaginalcreme	20 mg (3-Tage-Beh.)	20 g	6,15	
Vaginaltabletten	200 mg (3-Tage-Beh.)	3 Stück	6,22	

Pilzinfektionen der Scheide Fortsetzung

Handelsname Darreichungsform	Zusammensetzung pro 1 ml/1 g oder wie angegeben bzw. pro abgeteilte Einheit	Kleinste Packungsgröße	Packungspreis	Bewertung für das beanspruchte Anwendungsgebiet
Hinweise zu den Tabellenspalten → Seite 24, zur Auswahl der Arzneimittel → Seite 20, zur Grundlage der Bewertung → Seiten 20, 23				
Mykofungin 3 Kombipackung Creme und Vaginaltabletten	**Clotrimazol** 10 mg und 200 mg (3-Tage-Beh.)	20 g und 3 Stück	7,66	**Geeignet** bei Pilzinfektionen der Scheide. → Seite 303
Mykofungin 3 Vaginalcreme	20 mg (3-Tage-Beh.)	20 g	6,48	
Vaginaltabletten	200 mg (3-Tage-Beh.)	3 Stück	7,15	
Mykohaug C3 Kombipackung Creme und Vaginaltabletten	**Clotrimazol** 10 mg und 200 mg (3-Tage-Beh.)	25 g und 3 Stück	7,15	**Geeignet** bei Pilzinfektionen der Scheide. → Seite 303
Mykohaug C3 Vaginalcreme	20 mg (3-Tage-Beh.)	20 g	4,37	
Vaginaltabletten	200 mg (3-Tage-Beh.)	3 Stück	5,06	
Nystatin „Lederle" Kombipackung Creme und Ovula	**Nystatin** 100 000 I.E. und 100 000 I.E.	25 g und 10 Stück	12,09	**Geeignet** bei Pilzinfektionen der Scheide, wenn nachgewiesen ist, dass es sich um Hefepilze handelt. Dazu ist aber eine ärztliche Untersuchung notwendig. → Seite 304
Nystatin „Lederle" Ovula	100 000 I.E.	10 Stück	6,31	

Herz und Kreislauf

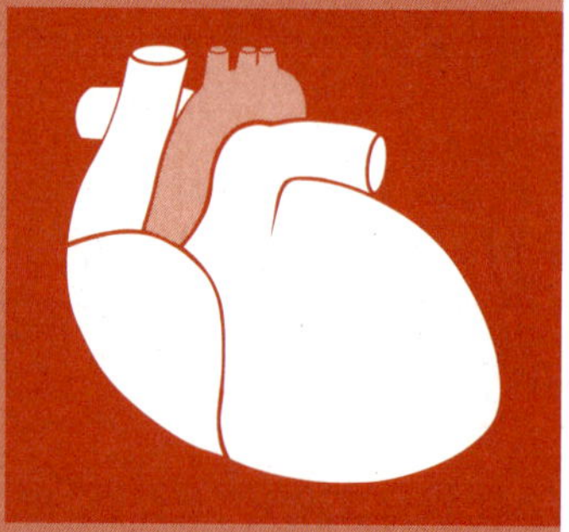

Über den Blutkreislauf finden alle Austausch- und Transportvorgänge im Organismus statt. Große, kleine und extrem feine Adern durchziehen den Körper wie ein dichtes Netz. Zentrum und Antrieb für den gesamten Blutkreislauf ist das Herz.
Das Herz pumpt das Blut mit durchschnittlich 60 bis 80 Schlägen pro Minute in den Körper. Es besteht aus zwei großen Kammern und zwei kleineren Vorhöfen. Die linke Herzkammer pumpt das von der Lunge kommende sauerstoffreiche Blut über die große Körperschlagader (Aorta) in Rumpf, Kopf, Arme und Beine. Die Gewebe und Organe nehmen Sauerstoff und Nährstoffe aus dem Blut auf und geben Stoffwechselabbauprodukte und Kohlendioxid an das Blut ab. Der Austausch dieser Stoffe geschieht in winzigen Blutgefäßen (Kapillaren). Stoffe, die die Zellen nicht verarbeiten können, werden mit dem Blut zu den Ausscheidungsorganen Darm, Nieren und Haut sowie zur Leber transportiert, die als zentrales Entgiftungsorgan fungiert. Das kohlendioxidreiche Blut sammelt sich in der Hohlvene im Rumpf, die in den rechten Herzvorhof mündet. Von der rechten Herzkammer aus fließt das Blut zur Lunge, wo es Kohlendioxid abgibt und Sauerstoff aufnimmt. Über die Lungenvene strömt das nun wieder sauerstoffreiche Blut zurück in den linken Herzvorhof und die linke Herzkammer, und der Kreislauf schließt sich.
Das Herz selbst wird über zahlreiche Herzkranzgefäße mit Sauerstoff versorgt. Sie entspringen unmittelbar am Austritt der Aorta aus der linken Herzkammer und umspannen das Herz wie ein dichtes Netz.
Das Blut befördert auch Hormone, Wasser, Salze und verschiedene Arten von Blutkörperchen und ist an der Regulierung des Wärmehaushalts im Körper beteiligt.
Blutgefäße, die das Blut vom Herzen weg in den Körper oder zur Lunge befördern, werden Arterien genannt. Adern, in denen das Blut aus dem Körper oder von der Lunge zum Herzen hin strömt, werden als Venen bezeichnet. Arterien und Venen unterscheiden sich vor allem in ihrer Struktur. Die Arterienwände sind dick und muskulös, weil sie einen höheren Druck auszuhalten haben. Die Wände der Venen sind dünner und tragen segelähnliche Klappen, die verhindern, dass das Blut in den Körper zurückströmt. Auf diese Weise ist es auch möglich, dass das Blut entgegen der Schwerkraft aus den Beinen zum Herzen fließen kann.

Erkrankungen des Herz-Kreislauf-Systems wie hoher Blutdruck, Durchblutungsstörungen in Arterien und Venen sowie die möglichen Folgekrankheiten Herzinfarkt, Schlaganfall und Thrombose gehören in den westlichen Ländern zu den häufigsten Krankheiten und Todesursachen.

Durchblutungsstörungen

In diesem Abschnitt geht es um Durchblutungsstörungen in Arterien, also in denjenigen Blutgefäßen, die sauerstoff- und nährstoffreiches Blut zu den Geweben heranführen. In diesen Adern können sich Ablagerungen aus Kalk und Fett (Plaques) bilden, die den Blutfluss behindern (Adernverkalkung, Arteriosklerose).

Je nachdem, welche Gewebe und Organe diese Arterien versorgen, ist deren Funktion dann mehr oder weniger beeinträchtigt:

- Ablagerungen in den Herzkranzgefäßen führen dazu, dass der Herzmuskel zu wenig Sauerstoff zur Verfügung hat und nicht voll funktionsfähig ist (koronare Herzkrankheit). Stockt der Blutfluss vollständig in einer oder mehreren Adern, wird der dahinter liegende Bezirk des Herzmuskels nicht mehr durchblutet und es kommt zum Herzinfarkt.
- Sind Arterien in den Beinen verstopft, treten Behinderungen beim Gehen auf (Schaufensterkrankheit, Raucherbein, Claudicatio intermittens, periphere arterielle Verschlusskrankheit).
- Engstellen in den Schlagadern im Hals behindern die Sauerstoffversorgung des Gehirns und stellen somit eine latente Gefahr für einen Schlaganfall dar.
- Sind die Blutgefäße im Gehirn durch Ablagerungen „verkalkt", sind häufig Gedächtnisleistung und Orientierungsfähigkeit beeinträchtigt (Altersdemenz).

Anzeichen und Beschwerden

Alle arteriellen Durchblutungsstörungen verursachen im Anfangsstadium keine Beschwerden. Erst wenn der Blutfluss nachhaltig gestört ist, machen sie sich bemerkbar:

Koronare Herzerkrankung

Bei körperlicher Anstrengung (Laufen, Treppensteigen, Anheben von Lasten) entsteht ein beängstigendes und schmerzhaftes Engegefühl in der Brust (Angina pectoris). Häufig kommt das Gefühl hinzu, nicht mehr richtig durchatmen zu können. In Ruhe, also im Sitzen oder Liegen, bessern sich die Beschwerden.

Arterielle Verschlusskrankheit

Die Beine schmerzen beim Gehen so sehr, dass es nötig ist, zwischendurch immer wieder stehen zu bleiben, damit der Schmerz nachlässt (daher der Name „Schaufensterkrankheit"). Mit fortschreitender Krankheit verkürzt sich die schmerzfreie Gehstrecke immer weiter. Verschlechtert sich die Durchblutung noch mehr, treten die Schmerzen auch in Ruhe auf, bis schließlich ganze Gewebeteile absterben (Nekrose, Gangrän).

Durchblutungsstörungen im Gehirn

Gefühls- und Wahrnehmungsstörungen wie beispielsweise ein vorübergehendes Taubheitsgefühl in einem Arm oder Bein, Schwierigkeiten beim Sprechen oder Sehen sind Anzeichen dafür, dass das Gehirn nicht mehr genügend mit Sauerstoff versorgt wird. Solche zeitlich auf Sekunden oder wenige Minuten begrenzten, mit Blutmangel einhergehenden Anfälle (medizinisch als transitorische ischämische Attacken bezeichnet, abgekürzt TIA) sind meist Vorboten eines Schlaganfalls.

Hirnleistungsstörungen entwickeln sich meist langsam und verstärken sich über Jahre hinweg immer mehr. Im Allgemeinen beginnen sie mit Vergesslichkeit und Störungen der Gedächtnisleistung: Beispielsweise wird das Portemonnaie liegen gelassen, ohne dass dazu eine Erinnerung existiert; der Schlüssel wird nach dem Aufschließen nicht aus dem Schloss gezogen, obwohl steif und fest behauptet wird, er sei abgezogen worden; das Badezimmer wird erneut geputzt, obwohl es bereits blitzsauber ist. Später kommen Verwirrtheit und Orientierungslosigkeit dazu, sodass die Betroffenen nicht mehr allein gelassen werden können.

Ursachen

Durchblutungsstörungen sind meist auf Ablagerungen in den Blutgefäßen oder auf Blutgerinnsel (Thromben) zurückzuführen, die die Adern und somit auch den Blutfluss blockieren. Wenn die empfindliche Arterieninnenwand (Intima) einreißt und sich verdickt, verwirbelt das vorbeifließende Blut ständig an diesem Strömungshindernis. Blutbestandteile bleiben daran hängen, Fett und kalkhaltige Verbindungen lagern sich ein. Mit der Zeit können diese Plaques so groß werden, dass sie das Blutgefäß komplett verschließen. Noch häufiger kommt es vor, dass sich die

schon ein Unterschied von 1,4 Punkten auf einer Skala von insgesamt 70 möglichen Punkten statistisch signifikant sein. Für die alltägliche Praxis sind solche Unterschiede jedoch kaum relevant. Die therapeutische Wirksamkeit von Ginkgo-Extrakt bei Hirnleistungsstörungen ist deshalb nicht ausreichend nachgewiesen.
Wie bei allen pflanzlichen Mitteln gibt es auch bei Ginkgopräparaten das Problem, sie auf einen gleich bleibenden Wirkstoffgehalt zu standardisieren. Die Hersteller geben an, dass diese Standardisierung für Terpenlaktone und Ginkgoflavonglykoside gilt.

Anwendung

Die Hersteller empfehlen, die Tabletten oder Dragees zwei- bis dreimal täglich einzunehmen.

Achtung

Kaveri Tropfen enthalten Alkohol. Personen mit Alkoholproblemen dürfen diese Mittel nicht einnehmen. Auch Leberkranke und Menschen mit Anfallleiden sollten den Alkoholgehalt berücksichtigen. Darüber hinaus kann Alkohol die Wirkung vieler Arzneimittel (z. B. Schlaf- und Beruhigungsmittel, Psychopharmaka, starke Schmerzmittel, einige Mittel bei hohem Blutdruck) verstärken.

Wechselwirkungen mit Medikamenten

Wenn Sie noch andere Medikamente anwenden, ist zu beachten:

- Bei gleichzeitiger Einnahme von Arzneimitteln, die die Gerinnungsfähigkeit des Blutes herabsetzen (mit Wirkstoffen wie z. B. Azetylsalizylsäure, Clopidogrel, Heparin, Phenprocoumon, Ticlopidin), erhöht sich das Risiko für Blutungen.
- Nehmen Sie bei Depressionen Wirkstoffe vom Typ der Serotonin-Wiederaufnahmehemmer ein (abgekürzt SSRI wie z. B. Fluvoxamin in *Fevarin*, Fluoxetin in *Fluctin*, Paroxetin in *Seroxat* und *Tagonis*, Sertralin in *Gladem* und *Zoloft*), so besteht bei gleichzeitiger Einnahme von Ginkgo-Präparaten ein erhöhtes Risiko für das Auftreten eines Serotoninsyndroms. Das ist eine schwere unerwünschte Wirkung der SSRI, die sich mit Unruhe, Muskelzittern, Überwärmung und zentralnervösen Störungen bemerkbar macht und darauf beruht, dass das Blut eine zu hohe Konzentration an Serotonin aufweist.
- Ginkgoextrakt kann die Wirkung von Medikamenten gegen Epilepsie beeinträchtigen, sodass Krampfanfälle auftreten können.

Hinweise

Für Schwangerschaft und Stillzeit

Über die Risiken einer Anwendung in Schwangerschaft und Stillzeit gibt es keine Erkenntnisse. Sicherheitshalber sollten Sie die Mittel daher nicht anwenden.

Pangamsäure

Diisopropylamin-dichlorazetat

OXYPANGAM

Natriumpangamat

OYO

Natriumpangamat und Diisopropylamin-dichlorazetat werden beide als Pangamsäure bezeichnet, die ihrerseits häufig fälschlicherweise „Vitamin B_{15}" genannt wird. Als Vitamine gelten aber nur Substanzen, die mit der Nahrung aufgenommen werden müssen, weil der Körper sie nicht selbst herstellen kann, aber für Stoffwechselvorgänge benötigt. Das trifft auf Pangamsäure nicht zu.
Pangamsäure wirkt leicht erweiternd auf die Blutgefäße und soll die Durchblutung in den Beinen sowie die Sauerstoffaufnahme verbessern. Dass dies gelingt, ist jedoch nicht ausreichend nachgewiesen. Auch ist eine blutgefäßerweiternde Wirkung bei Durchblutungsstörungen nicht sinnvoll (siehe Abschnitt „Behandlung mit Medikamenten" → Seite 310).
Zu keinem der von den Herstellern aufgeführten Krankheitsbilder findet sich eine klinische Studie, die die therapeutische Wirksamkeit belegt.
In Labortests fanden sich Hinweise darauf, dass Pangamsäure möglicherweise krebsfördernd wirken kann. Auch wenn unklar ist, ob sich das beim Menschen bestätigt, sollten diese Hinweise ein Argument mehr sein, auf die Mittel zu verzichten.

Anwendung

Die Hersteller empfehlen, die Dragees mehrmals täglich einzunehmen.

Achtung

Gegenanzeigen

OXYPANGAM: Wenn Ihr Blutdruck sehr niedrig ist (mit Werten unter 100/60 mm Hg) oder Ihre Nierenfunktion gestört ist, dürfen Sie das Mittel nicht einnehmen.

Wechselwirkungen mit Medikamenten

OXYPANGAM: Wenn Sie das Mittel hoch dosiert einnehmen, kann es die Wirkung von Beruhigungs- und Schlafmitteln oder anderen blutdrucksenkenden Medikamenten verstärken.

Unerwünschte Wirkungen

Selten und unbedenklich

OXYPANGAM: In hoher Dosierung kann der Blutdruck absinken, was Schwindel, Schwäche, Kopfschmerzen und Müdigkeit nach sich ziehen kann. Auch Magen-Darm-Beschwerden wie Völlegefühl, Übelkeit, Erbrechen, Verstopfung sowie Herzrhythmus- und Schlafstörungen oder Angstgefühl und Ohrenpfeifen können auftreten.

Hinweise

Für Schwangerschaft und Stillzeit

Über die Risiken einer Anwendung in Schwangerschaft und Stillzeit gibt es keine Erkenntnisse. Da die Mittel ohnehin als „wenig geeignet" bewertet werden, sollten Sie darauf verzichten.

Zur Verkehrstüchtigkeit

OXYPANGAM: Wenn das Mittel bei Ihnen Schwindel und Müdigkeit auslöst, sollten Sie keine Fahrzeuge lenken, keine Maschinen bedienen und keine Arbeiten ohne sicheren Halt verrichten.

Moxaverin

Certonal
Kollateral

Moxaverin verhindert, dass sich die Muskelzellen der glatten Muskulatur in den Wänden der Blutgefäße (ebenso in der Magen- und Darmwand) zusammenziehen und die Blutgefäße eng stellen können. Dieser blutgefäßerweiternde Effekt ist bei Durchblutungsstörungen nicht sinnvoll (siehe Abschnitt „Behandlung mit Medikamenten" → Seite 310).

Darüber hinaus gibt es zurzeit keine einzige veröffentlichte klinische Studie zur Behandlung von Durchblutungsstörungen mit Moxaverin.

Anwendung

Die Hersteller empfehlen, die Dragees dreimal täglich einzunehmen.

Achtung

Gegenanzeigen

Wenn Sie akute Magenbeschwerden (insbesondere Magen- oder Zwölffingerdarmgeschwüre) haben oder aufgrund einer Hirnblutung einen Schlaganfall erlitten haben, dürfen Sie die Mittel nicht anwenden.

Unerwünschte Wirkungen

Gelegentlich, aber unbedenklich

Bauchschmerzen, Verstopfung, Übelkeit.

Selten, aber gefährlich

Magenblutung.

Hinweise

Für Schwangerschaft und Stillzeit

Über die Risiken einer Anwendung in Schwangerschaft und Stillzeit gibt es keine Erkenntnisse. Da die Mittel ohnehin als „wenig geeignet" bewertet werden, sollten Sie darauf verzichten.

Kombination: Pangamsäure-Abkömmling + Orotsäure

Diisopropylamin-dichlorazetat + Orotsäure

Sklerocedin

Diisopropylamin-dichlorazetat ist ein Spaltprodukt der „Pangamsäure" (→ Seite 312), die auch als Vitamin B_{15} bezeichnet wird, aber kein Vitamin darstellt. Es soll gefäßerweiternd wirken und wird daher bei Durchblutungsstörungen eingesetzt.

Orotsäure ist eine natürlicherweise im Körper vorhandene Substanz, die auch in der Säugetiermilch vorkommt. Warum dieser Wirkstoff Durchblutungsstörungen positiv beeinflussen soll, ist unklar.

Es liegen keinerlei Studien vor, die die therapeutische Wirksamkeit der Einzelsubstanzen oder der Kombination belegen.

Anwendung

Der Hersteller empfiehlt, das Mittel morgens nach dem Frühstück einzunehmen.

Durchblutungsstörungen

Handelsname Darreichungsform	Zusammensetzung pro 1 ml/1 g oder wie angegeben bzw. pro abgeteilte Einheit	Kleinste Packungsgröße	Packungspreis	Bewertung für das beanspruchte Anwendungsgebiet

Hinweise zu den Tabellenspalten → Seite 24, zur Auswahl der Arzneimittel → Seite 20, zur Grundlage der Bewertung → Seiten 20, 23

Handelsname Darreichungsform	Zusammensetzung	Kleinste Packungsgröße	Packungspreis	Bewertung
Certonal Dragees	**Moxaverin-hydrochlorid** 100 mg	50 Stück	19,20	**Wenig geeignet** bei Durchblutungsstörungen der Hirn- und Herzkranzgefäße, weil die therapeutische Wirksamkeit nicht ausreichend nachgewiesen ist. → Seite 313
CRATON Brausetabs Brausetabletten	**Auszug aus Ginkgo-biloba-Blättern** 80 mg	25 Stück	17,70	**Wenig geeignet** bei Hirnleistungsstörungen, weil die therapeutische Wirksamkeit nicht ausreichend nachgewiesen ist. → Seite 311
CRATON Filmtabletten	30 mg	40 Stück	9,65	**Wenig geeignet** bei Hirnleistungsstörungen und peripheren Durchblutungsstörungen in den Beinen, weil die therapeutische Wirksamkeit nicht ausreichend nachgewiesen ist. → Seite 311
Gingium Filmtabletten	**Auszug aus Ginkgo-biloba-Blättern** 40 mg	30 Stück	8,50	**Wenig geeignet** bei Hirnleistungsstörungen, weil die therapeutische Wirksamkeit nicht ausreichend nachgewiesen ist. → Seite 311
Tropfen	40 mg	100 ml	24,65	**Wenig geeignet** bei Hirnleistungsstörungen und peripheren Durchblutungsstörungen in den Beinen, weil die therapeutische Wirksamkeit nicht ausreichend nachgewiesen ist. → Seite 311
Gingobeta 40 Filmtabletten	**Auszug aus Ginkgo-biloba-Blättern** 40 mg	30 Stück	8,32	**Wenig geeignet** bei Hirnleistungsstörungen, weil die therapeutische Wirksamkeit nicht ausreichend nachgewiesen ist. → Seite 311
Tropfen	40 mg	100 ml	25,28	
Gingopret Filmtabletten	**Auszug aus Ginkgo-biloba-Blättern** 40 mg	30 Stück	8,85	**Wenig geeignet** bei Hirnleistungsstörungen und peripheren Durchblutungsstörungen in den Beinen, weil die therapeutische Wirksamkeit nicht ausreichend nachgewiesen ist. → Seite 311
Tropfen	40 mg	100 ml	25,00	
Ginkgo 405 Duopharm	**Auszug aus Ginkgo-biloba-Blättern** 40,5 mg	50 Stück	11,22	**Wenig geeignet** zur Förderung der Durchblutung, weil die therapeutische Wirksamkeit nicht ausreichend nachgewiesen ist. → Seite 311
Ginkgo-Dragees Dragees	40,5 mg	50 Stück	11,22	
Ginkgo Stada Filmtabletten	**Auszug aus Ginkgo-biloba-Blättern** 40 mg	30 Stück	8,40	**Wenig geeignet** bei Hirnleistungsstörungen und peripheren Durchblutungsstörungen in den Beinen, weil die therapeutische Wirksamkeit nicht ausreichend nachgewiesen ist. → Seite 311
Tropfen	40 mg	100 ml	25,45	
Ginkobil-N ratiopharm Filmtabletten	**Auszug aus Ginkgo-biloba-Blättern** 40 mg	30 Stück	8,60	**Wenig geeignet** bei Hirnleistungsstörungen und peripheren Durchblutungsstörungen in den Beinen, weil die therapeutische Wirksamkeit nicht ausreichend nachgewiesen ist. → Seite 311
GINKOBIL ratiopharm Tropfen Tropfen	40 mg	100 ml	25,45	
Ginkodilat Filmtabletten	**Auszug aus Ginkgo-biloba-Blättern** 40 mg	50 Stück	13,90	**Wenig geeignet** bei Hirnleistungsstörungen und peripheren Durchblutungsstörungen in den Beinen, weil die therapeutische Wirksamkeit nicht ausreichend nachgewiesen ist. → Seite 311
Tropfen	40 mg	100 ml	25,47	

Durchblutungsstörungen Fortsetzung

Handelsname Darreichungsform	Zusammensetzung pro 1 ml/1 g oder wie angegeben bzw. pro abgeteilte Einheit	Kleinste Packungsgröße	Packungspreis	Bewertung für das beanspruchte Anwendungsgebiet
Hinweise zu den Tabellenspalten → Seite 24, zur Auswahl der Arzneimittel → Seite 20, zur Grundlage der Bewertung → Seiten 20, 23				
Ginkopur Filmtabletten	**Auszug aus Ginkgo-biloba-Blättern** 40 mg	20 Stück	6,25	**Wenig geeignet** bei Hirnleistungsstörungen und peripheren Durchblutungsstörungen in den Beinen, weil die therapeutische Wirksamkeit nicht ausreichend nachgewiesen ist. → Seite 311
Tropfen	40 mg	100 ml	25,65	
Kaveri 50 Filmtabletten	**Auszug aus Ginkgo-biloba-Blättern** 50 mg	50 Stück	18,20	**Wenig geeignet** bei Hirnleistungsstörungen und peripheren Durchblutungsstörungen in den Beinen, weil die therapeutische Wirksamkeit nicht ausreichend nachgewiesen ist. → Seite 311
40 Tropfen	40 mg *Enthält 57% Alkohol*	50 ml	15,40	
Kollateral forte Dragees	**Moxaverin-hydrochlorid** 150 mg	50 Stück	18,68	**Wenig geeignet** bei Durchblutungsstörungen, weil die therapeutische Wirksamkeit nicht ausreichend nachgewiesen ist. → Seite 313
OXYPANGAM Dragees	**Diisopropylamin-dichlorazetat** 30 mg	50 Stück	17,20	**Wenig geeignet** bei Hirnleistungsstörungen, weil die therapeutische Wirksamkeit nicht ausreichend nachgewiesen ist. → Seite 312
OYO Dragees	**Natriumpangamat** 40 mg	50 Stück	14,27	**Wenig geeignet** zur Verbesserung des Hirnstoffwechsels und bei peripheren Durchblutungsstörungen in den Beinen, weil die therapeutische Wirksamkeit nicht ausreichend nachgewiesen ist. → Seite 312
Rökan	**Auszug aus Ginkgo-biloba-Blättern** 40 mg	30 Stück	8,65	**Wenig geeignet** bei Hirnleistungsstörungen und peripheren Durchblutungsstörungen in den Beinen, weil die therapeutische Wirksamkeit nicht ausreichend nachgewiesen ist. → Seite 311
Plus 80 mg	80 mg	30 Stück	17,20	
Novo 120 mg Filmtabletten	120 mg	30 Stück	25,53	**Wenig geeignet** bei Hirnleistungsstörungen, weil die therapeutische Wirksamkeit nicht ausreichend nachgewiesen ist. → Seite 311
Rökan Tropfen 40 mg Tropfen	40 mg	100 ml	25,65	**Wenig geeignet** bei Hirnleistungsstörungen und peripheren Durchblutungsstörungen in den Beinen, weil die therapeutische Wirksamkeit nicht ausreichend nachgewiesen ist. → Seite 311
Sklerocedin N Dragees	**Orotsäure** 60 mg + **Diisopropylammonium-dichlorazetat** 40 mg	50 Stück	11,40	**Wenig geeignet** bei Durchblutungsstörungen, weil die therapeutische Wirksamkeit nicht ausreichend nachgewiesen ist. → Seite 313
Tebonin forte 40 mg	**Auszug aus Ginkgo-biloba-Blättern** 40 mg	30 Stück	8,96	**Wenig geeignet** bei Hirnleistungsstörungen und peripheren Durchblutungsstörungen in den Beinen, weil die therapeutische Wirksamkeit nicht ausreichend nachgewiesen ist. → Seite 311
spezial 80 mg	80 mg	30 Stück	17,67	
intens 120 mg Filmtabletten	120 mg	30 Stück	26,30	**Wenig geeignet** bei Hirnleistungsstörungen, weil die therapeutische Wirksamkeit nicht ausreichend nachgewiesen ist. → Seite 311
forte 40 mg Tropfen	40 mg	100 ml	25,95	**Wenig geeignet** bei Hirnleistungsstörungen und peripheren Durchblutungsstörungen in den Beinen, weil die therapeutische Wirksamkeit nicht ausreichend nachgewiesen ist. → Seite 311

Herz- und Kreislaufbeschwerden

Unter diesem Oberbegriff werden verschiedene unspezifische Beschwerden zusammengefasst, die mit Herz und Kreislauf zu tun haben. Vielfach ist keine organische Ursache zu erkennen, die Beschwerden können jedoch auch auf schwere körperliche Erkrankungen zurückgehen. Häufig beruhen sie auf einer Herzschwäche (Herzinsuffizienz), auf zu hohem oder – seltener – auf stark erniedrigtem Blutdruck.

Anzeichen und Beschwerden

Typische Herz- und Kreislaufbeschwerden sind Müdigkeit und Leistungsschwäche, Schwindelgefühle (häufig beim Aufstehen und bei körperlich anstrengenden Tätigkeiten), Herzklopfen und unregelmäßiger Puls, wobei der Herzschlag beschleunigt oder verlangsamt sein kann. Es kann auch sein, dass es für Sekunden schwarz vor den Augen wird oder sogar eine Ohnmacht auftritt. Übelkeit und Kopfschmerzen können hinzukommen.
Ein Druckgefühl in der Brust ist immer ein bedrohliches Symptom, das auf Durchblutungsstörungen in den Herzkranzgefäßen hinweist und unverzüglich ärztlich behandelt werden muss.

Ursachen

Ursächlich für Herz- und Kreislaufbeschwerden ist häufig ein schwaches Herz oder niedriger Blutdruck. Bei einer Herzschwäche kann das Herz das Blut nicht mit der nötigen Kraft in den Körper pumpen. Dies kann verschiedene Gründe haben:

- Der Herzmuskel erhält aufgrund von Durchblutungsstörungen in den Herzkranzgefäßen nicht genügend Sauerstoff. Weitere Informationen dazu finden Sie unter dem Stichwort Durchblutungsstörungen (→ Seite 309).
- Ein Herzinfarkt ist vorausgegangen.
- Der Blutdruck ist zu hoch.
- Die Herzklappen sind fehlgebildet oder defekt.
- Der Herzmuskel hat sich entzündet (häufig aufgrund einer Virusinfektion).
- Es liegt eine angeborene Herzmuskelschwäche vor (idiopathische Kardiomyopathie).
- Ein hoher Alkoholkonsum hat den Herzmuskel geschädigt.
- Medikamente können den Herzmuskel schwächen. Dazu gehören Betablocker und Kalziumantagonisten (bei hohem Blutdruck und Herzrhythmusstörungen) sowie spezielle Mittel gegen Herzrhythmusstörungen oder Depressionen.

Auch wenn der Körper durch andere Krankheiten, zum Beispiel durch eine heftige Erkältung oder eine Virusgrippe mit hohem Fieber, geschwächt ist, kann sich das auf die Herzkraft und damit auf den Kreislauf auswirken.
Ein niedriger Blutdruck ist meist anlagebedingt. Manche Menschen reagieren auf bestimmte Witterung (insbesondere Föhn, Wärme mit hoher Luftfeuchtigkeit, Tiefdruckwetterlagen) mit einer Kreislaufschwäche (Wetterfühligkeit).

Bei Kindern

Bei Kindern kann der Wachstumsschub in der Pubertät vorübergehend zu einem niedrigen Blutdruck führen.

Vorbeugung

Alle kreislaufstabilisierenden Maßnahmen tragen dazu bei, dass der Körper mit belastenden Situationen gleich welcher Art besser fertig wird. Solche Maßnahmen sind:

- Regelmäßiges körperliches Training in Form von Sport, Spazierengehen oder anderer Bewegung. Wichtig ist, dass Sie sich kontinuierlich, am besten täglich, bewegen.
- Heißkalte Wechselduschen (warm beginnen, kalt aufhören) und Trockenbürstenmassagen bringen den Kreislauf vor allem am Morgen in Schwung.
- Das Koffein in ein bis zwei Tassen Kaffee oder der Salzgehalt einer Fleisch- oder Gemüsebrühe lassen einen niedrigen Blutdruck ansteigen.
- Wenn Sie Übergewicht abbauen, wird das Herz allein dadurch wieder leistungsfähiger.

Allgemeine Maßnahmen

Die im Abschnitt Vorbeugung genannten Maßnahmen sind auch bei bereits bestehendem schwachem Kreislauf oder niedrigem Blutdruck sinnvoll.
Bei einer Herzschwäche können Sie das Herz entlasten, wenn Sie tagsüber fünf kleinere Mahlzeiten statt der üblichen drei großen einnehmen. Auch über den Tag verteilte kleine Ruhepausen verschaffen dem Herzen ein wenig Erholung.
Ob Sie den Salzkonsum und die Flüssigkeitszufuhr einschränken müssen, sollten Sie mit einem Arzt besprechen.

Wann zum Arzt?

Wenn Kreislaufbeschwerden trotz allgemeiner Maßnahmen länger als zwei Wochen anhalten, sollten Sie einen Arzt aufsuchen.

Eine Herzschwäche muss immer ärztlich behandelt werden, weil festgestellt werden muss, worauf sie beruht. Überdies sind die wirksamsten Medikamente zur Behandlung einer Herzschwäche verschreibungspflichtig (z. B. ACE-Hemmer). Was Sie über diese Mittel wissen sollten, lesen Sie im HANDBUCH MEDIKAMENTE der STIFTUNG WARENTEST.

Bei Kindern

Wenn bei Kindern wiederholt eine Ohnmacht auftritt, ist eine ärztliche Untersuchung notwendig.

Behandlung mit Medikamenten

Niedriger Blutdruck

Ein niedriger Blutdruck muss – selbst wenn er unter Werten von 100/60 mm Hg liegt – nicht zwangsläufig medikamentös behandelt werden. Meist lässt sich der Kreislauf mit allgemeinen Maßnahmen wesentlich besser und dauerhafter stabilisieren.

Kreislaufanregende Mittel mit den Wirkstoffen Etilefrin oder Oxilofrin erhöhen den Blutdruck nur kurze Zeit. Diese Präparate sind allenfalls angebracht, wenn allgemeine Maßnahmen nicht ausreichend wirken und der Blutdruck kurzfristig angehoben werden soll. Für eine dauerhafte Behandlung sind diese Mittel nicht sinnvoll.

Herzschwäche

Eine Herzschwäche kann nach den bislang vorliegenden Erkenntnissen nicht allein mit frei verkäuflichen Mitteln wirksam behandelt werden. Dies gilt auch für die meistverkauften Präparate, die einen Extrakt aus Weißdorn enthalten. Zurzeit wird aber in einer großen Studie untersucht, ob Weißdornextrakt allein eine Herzschwäche bessern kann. Eine nachgewiesene Herzschwäche sollte immer mit rezeptpflichtigen Mitteln behandelt werden (z. B. mit ACE-Hemmern). Was Sie über diese Mittel wissen sollten, lesen Sie im HANDBUCH MEDIKAMENTE der STIFTUNG WARENTEST.

Alle anderen hier besprochenen Mittel sind bei Herz- und Kreislaufbeschwerden wenig geeignet, weil ihre therapeutische Wirksamkeit nicht ausreichend nachgewiesen ist oder sie nicht sinnvoll zusammengesetzt sind. Das gilt für Kampfer und Weißdorn + Kampfer ebenso wie für Kombinationspräparate aus pflanzlichen Herzglykosiden und für Herz-Kreislauftees.

Magnesium bei Herzbeschwerden?

Häufig wird bei Herzbeschwerden geraten, Magnesiumpräparate einzunehmen. Zu den meistverkauften Mitteln, die dafür infrage kommen, gehören zum Beispiel *Magnesiocard* mit Magnesium, *Magium* und *Tromcardin* mit Magnesium + Kalium und *Protecor* mit Magnesium + Vitamin E + Weißdorn.

Das geschieht vor dem Hintergrund, dass Magnesium mit daran beteiligt ist, die Funktion von Muskeln und Nerven zu steuern und das elektrische Potenzial an der Zellwand zu stabilisieren. Das ist auch für die Funktion von Herzmuskelzellen bedeutsam. Ein Magnesiummangel führt außerdem zu verstärkten Muskelkrämpfen, auch in den Blutgefäßen. Solche Spasmen können den Blutdruck erhöhen und Herzrhythmusstörungen auslösen.

Ohne den Nachweis, dass tatsächlich ein Magnesiummangel vorliegt, sollten Sie jedoch keine Magnesiumpräparate einnehmen. Bislang ist nicht nachgewiesen, dass dies Herzrhythmusstörungen, einer Herzschwäche oder einem Herzinfarkt vorbeugen kann.

Bei einer bereits vorhandenen Herzerkrankung sollte ein Magnesiummangel allerdings vermieden werden, weil sich damit die Prognose verschlechtern kann. Dann kann die Einnahme von Magnesium sinnvoll sein, allerdings immer nur zusätzlich zu anderen wirksamen Medikamenten, die ärztlich verordnet werden müssen. Monopräparate mit Magnesium allein sind dabei vorzuziehen.

Anthroposophische, homöopathische und traditionell angewendete Mittel

Zu den meistgekauften Mitteln gehören auch *Cralonin* und *Diacard*. Dabei handelt es sich um homöopathische Präparate.

Ebenfalls zu den meistgekauften Mitteln gehören *H&S Herz- und Kreislauftee Nr. 7* mit Weißdornblättern, -früchten und -blüten, *KNEIPP Weißdorn* Dragees mit Extrakten aus Weißdornblättern, -früchten und -blüten, *KNEIPP Weißdorn Pflanzensaft Sebastianeum* mit einem Auszug aus Weißdornfrüchten sowie *Salus Mistel-Tropfen* mit Auszügen aus Mistelkraut. Dabei handelt es sich um Präparate, die von der Arzneimittelbehörde als „traditionell angewendet" zugelassen wurden.

All diese Mittel lassen sich nach den Grundsätzen dieses Buches nicht bewerten. Sie werden deshalb nicht näher besprochen. Allgemeine Informationen zur Homöopathie finden Sie im Abschnitt „Homöopathische Arzneimittel" (→ Seite 14). Was „traditionell angewendete" Präparate sind, lesen Sie im Abschnitt „Traditionell angewendete Mittel" (→ Seite 13).

Kreislaufanregende Mittel

Etilefrin

Effortil

Oxilofrin

Carnigen

Etilefrin und Oxilofrin gehören zur Gruppe der Alpha-Sympathomimetika. Das sind Substanzen, die bestimmte Wirkungen des nicht dem Willen unterworfenen Nervensystems (sympathisches Nervensystem) imitieren. Das sympathische Nervensystem reguliert unter anderem auch den Blutdruck, weil die von ihm ausgesendeten Signale dazu führen, dass sich die Blutgefäße weit oder eng stellen.

Etilefrin und Oxilofrin regen bestimmte Bindestellen (Alpha-Rezeptoren) des sympathischen Nervensystems im Blutgefäßsystem und am Herzen an, was bewirkt, dass sich die Blutgefäße verengen und sich die Schlagkraft des Herzens verbessert. Dadurch steigt der Blutdruck etwas an, allerdings nur kurzfristig. Bei anlagebedingt niedrigem Blutdruck reicht das nicht aus, um die Beschwerden dauerhaft zu beheben. Dann sind allgemeine Maßnahmen sinnvoller und effektiver, zumal sich in Studien gezeigt hat, dass Alpha-Sympathomimetika nicht zuverlässig wirken.

Anwendung

Die Hersteller empfehlen, die Mittel mehrmals täglich einzunehmen.

Achtung

Gegenanzeigen

Unter folgenden Bedingungen dürfen Sie die Mittel nicht einnehmen:

- Ihre Herzklappen sind verengt.
- Sie haben eine vergrößerte Prostata und Probleme beim Wasserlassen. Beide Mittel können diese Beschwerden verstärken.
- Sie haben Herzrhythmusstörungen. Diese können sich verschlimmern, wenn Sie die Mittel einnehmen.
- Sie haben einen erhöhten Augeninnendruck (grüner Star, Glaukom). Der Druck im Inneren des Auges kann dann in die Höhe schnellen und einen akuten Glaukomanfall auslösen. Wird dieser nicht umgehend behandelt, können Sie erblinden.

Wechselwirkungen mit Medikamenten

Wenn Sie noch andere Medikamente anwenden, ist zu beachten:

- Wenn Sie die Mittel gemeinsam mit Schilddrüsenhormonen, Antihistaminika (bei Allergien) oder Mitteln gegen Depressionen anwenden, kann der Blutdruck zu stark ansteigen.
- In Kombination mit Digitalis-Wirkstoffen (bei Herzschwäche) können Herzrhythmusstörungen auftreten.
- In Kombination mit Atropin und ähnlich wirkenden krampflösenden Mitteln (Spasmolytika, als Tabletten bei Blasenbeschwerden, als Tropfen bei Augenuntersuchungen) kann es sein, dass der Herzschlag zu schnell wird.

Unerwünschte Wirkungen

Häufig, aber unbedenklich

Herzklopfen, Schwitzen, Unruhe, Schlaflosigkeit, Erregungszustände, Muskelzittern. Wenn Sie wegen dieser Beschwerden nicht schlafen können, sollten Sie die letzte Tagesration am frühen Nachmittag und nicht abends einnehmen.

Selten, aber gefährlich

Herzrhythmusstörungen, die vor allem gefährlich werden, wenn Sie bereits herzkrank sind.

Hinweise

Für Schwangerschaft und Stillzeit

Beide Mittel dürfen Sie in der Schwangerschaft nicht ohne Rücksprache mit einem Arzt anwenden. Wenn in dieser Zeit ein niedriger Blutdruck überhaupt medikamentös behandelt werden soll, ist Etilefrin am ehesten geeignet, weil damit die meisten Erfahrungen vorliegen.

In der Stillzeit sollten Sie die Mittel nicht einnehmen.

Für Kinder unter 14 Jahren

Niedriger Blutdruck bei Kindern ist kein Grund für eine medikamentöse Behandlung.

Für Personen über 60 Jahre

Bevor Sie diese Mittel anwenden, sollte ein Arzt untersuchen, ob der niedrige Blutdruck andere behandlungsbedürftige Ursachen hat.

Pflanzliches Mittel

Weißdorn

Crataegutt
H&S Weißdornblätter mit Blüten (Tee)
Orthangin
Sidroga Weißdornblätter mit Blüten (Tee)

Extrakte aus Weißdorn (Crataegus) enthalten bestimmte Pflanzenfarbstoffe (Flavonoide), die – ähnlich wie Extrakte aus dem Fingerhut (Digitalis) – die Kalziumkonzentration in den Zellen erhöhen. Dadurch kann sich die Herzkraft verstärken. Auch die Durchblutung der Herzkranzgefäße soll sich verbessern.

Zurzeit läuft eine große Studie, mit der die therapeutische Wirksamkeit von Weißdornextrakt bei Herzschwäche genauer untersucht wird. Mit den Ergebnissen ist frühestens im Lauf des Jahres 2003 zu rechnen.

Aus den bisher vorliegenden Studienergebnissen mit einer geringeren Anzahl von Probanden und kürzerer Laufzeit lässt sich der therapeutische Stellenwert von Tabletten oder Tropfen mit Weißdornextrakt bei Herzschwäche noch nicht abschließend beurteilen. Unterstützend, zusätzlich zu wirksamen rezeptpflichtigen Mitteln kann Weißdornextrakt eingesetzt werden.

Die therapeutische Wirksamkeit von Weißdorntees ist nicht ausreichend nachgewiesen.

Anwendung

Die Hersteller empfehlen, Tabletten oder Tropfen dreimal täglich einzunehmen beziehungsweise den Tee mit kochendem Wasser aufzubrühen, ihn zehn Minuten lang ziehen zu lassen und dann zu trinken.

Achtung

Orthangin novo Tropfen enthalten Alkohol. Personen mit Alkoholproblemen dürfen diese Mittel nicht einnehmen. Auch Leberkranke und Menschen mit Anfallleiden sollten den Alkoholgehalt berücksichtigen. Darüber hinaus kann Alkohol die Wirkung vieler Arzneimittel (z. B. Schlaf- und Beruhigungsmittel, Psychopharmaka, starke Schmerzmittel, einige Mittel bei hohem Blutdruck) verstärken.

Hinweise

Für Schwangerschaft und Stillzeit

Über die Risiken einer Anwendung in Schwangerschaft und Stillzeit gibt es keine Erkenntnisse. Sicherheitshalber sollten Sie die Mittel daher nicht anwenden.

Pflanzliches Mittel (äußerlich)

Kampfer

Pectocor

Kampfer reizt die Haut und fördert auf diese Weise die Durchblutung in den oberflächlichen Hautschichten. Ob sich damit – wie vom Hersteller angegeben – Herzbeschwerden bessern lassen, ist in Studien nicht untersucht und somit nicht ausreichend nachgewiesen.

Anwendung

Der Hersteller empfiehlt, die Salbe ein- bis dreimal täglich über der Herzgegend einzureiben. Die Haut kann sich dabei vorübergehend stark röten. Auf verletzte Haut oder offene Wunden dürfen Sie die Salbe nicht auftragen.

Weil Kampfer die Schleimhäute stark reizt, müssen Sie sich nach dem Eincremen gründlich die Hände waschen, damit Sie den Wirkstoff nicht aus Versehen mit den Augen oder anderen Schleimhäuten in Berührung bringen.

Achtung

Gegenanzeigen

Unter folgenden Bedingungen dürfen Sie Kampfersalbe nicht anwenden:

- Sie haben Asthma.
- Ihre Atemwege reagieren auf äußere Reize sehr empfindlich.

Unerwünschte Wirkungen

Selten und unbedenklich

Bleibt die Haut gerötet oder bildet sich ein Ekzem, vertragen Sie Kampfer nicht. Setzen Sie die Salbe dann ab.

Hinweise

Für Schwangerschaft und Stillzeit

Über die Risiken einer Anwendung in Schwangerschaft und Stillzeit gibt es keine Erkenntnisse. Da das Mittel ohnehin als „wenig geeignet" bewertet wird, sollten Sie darauf verzichten.

Kombination: Weißdorn + Kampfer

Weißdorn + Kampfer

Korodin

Weißdorn soll die Herzkraft verstärken und die Durchblutung der Herzkranzgefäße verbessern. Welche Wirkungen innerlich anzuwendender Kampfer auf Herzkraft, Herzschlag und/oder -rhythmus hat und worin der Wirkmechanismus besteht, ist bislang nicht ausreichend untersucht. Eine – methodisch allerdings fragwürdige – Studie ergab einen geringfügigen Vorteil bei nicht organisch bedingten Herzbeschwerden für die Gruppe der mit *Korodin* behandelten Patienten im Vergleich zu der mit einem Scheinmedikament (Placebo) behandelten Gruppe. Als Nachweis der therapeutischen Wirksamkeit reicht dies jedoch nicht aus.

Anwendung

Der Hersteller empfiehlt, die Tropfen mehrmals täglich unverdünnt oder auf einem Stück Zucker einzunehmen. Da Kampfer nicht wasserlöslich ist, sollten Sie das Mittel nicht mit einem Getränk einnehmen.

Achtung

Das Mittel enthält Alkohol. Personen mit Alkoholproblemen dürfen es nicht einnehmen. Auch Leberkranke und Menschen mit Anfallleiden sollten den Alkoholgehalt berücksichtigen. Darüber hinaus kann Alkohol die Wirkung vieler Arzneimittel (z. B. Schlaf- und Beruhigungsmittel, Psychopharmaka, starke Schmerzmittel, einige Mittel bei hohem Blutdruck) verstärken.

Achten Sie außerdem strikt darauf, dass kampferhaltige Mittel für Kinderhände unerreichbar aufbewahrt werden. Kampfer kann bei versehentlicher Einnahme schwere Nervenschäden bis hin zu Krampfanfällen und Koma auslösen.

Hinweise

Für Schwangerschaft und Stillzeit

Über die Risiken einer Anwendung in Schwangerschaft und Stillzeit gibt es keine Erkenntnisse. Da das Mittel ohnehin als „wenig geeignet“ bewertet wird, sollten Sie darauf verzichten.

Pflanzenkombinationen: Herzglykoside

Adonis + Maiglöckchen + Meerzwiebel

Miroton N

Adonis + Maiglöckchen + Meerzwiebel + Oleander

Miroton

Die Inhaltsstoffe in diesen Pflanzenextrakten gehören zu den so genannten Herzglykosiden, zu denen auch die bekannten Digitalis-Wirkstoffe aus dem Fingerhut zählen. Herzglykoside bewirken eine Anreicherung von Kalzium in den Muskelzellen, auch des Herzens, wodurch sich die Herzmuskelkraft erhöht.

Der Nachteil dieser Pflanzenkombinationen besteht darin, dass eine genaue Dosierung nicht möglich ist. Das ist bei Herzglykosiden jedoch erforderlich, weil sie erst ab einer bestimmten Menge ausreichend gut, in höherer Dosierung aber schnell giftig wirken und unerwünschte Wirkungen verursachen. Deshalb muss die Dosis anhand von Blutuntersuchungen sehr genau eingestellt werden. Bei den aus mehreren pflanzlichen Herzglykosiden zusammengesetzten Mitteln ist eine solche Einstellung nicht möglich, da die einzelnen Komponenten unterschiedlich rasch ausgeschieden werden und ihre Dosis nicht einzeln verändert werden kann.

Die therapeutische Wirksamkeit der Mittel ist nicht ausreichend nachgewiesen.

Anwendung

Der Hersteller empfiehlt, Tropfen oder Dragees mehrmals täglich einzunehmen.

Achtung

Miroton Lösung und *Miroton N forte* Lösung enthalten Alkohol. Personen mit Alkoholproblemen dürfen diese Mittel nicht einnehmen. Auch Leberkranke und Menschen mit Anfallleiden sollten den Alkoholgehalt berücksichtigen. Darüber hinaus kann Alkohol die Wirkung vieler Arzneimittel (z. B. Schlaf- und Beruhigungsmittel, Psychopharmaka, starke Schmerzmittel, einige Mittel bei hohem Blutdruck) verstärken.

Gegenanzeigen

Unter folgenden Bedingungen dürfen Sie die Mittel nicht anwenden:

- Sie werden bereits mit Digitalis-Wirkstoffen behandelt.

- Sie haben einen Mangel an Kalium.
- Ihr Blut enthält zu viel Kalzium.
- Ihr Herz schlägt sehr langsam (Bradykardie) oder viel zu schnell (Tachykardie).

Miroton Tropfen enthalten Parabene als Konservierungsstoffe. Wenn Sie darauf allergisch reagieren, dürfen Sie die Tropfen nicht einnehmen. Nähere Informationen zu dieser Unverträglichkeitsreaktion finden Sie im Abschnitt „Allergie auf Parastoffe" (→ Seite 41).

Wechselwirkungen mit Medikamenten

Wenn Sie noch andere Medikamente anwenden, ist zu beachten:

- Pflanzliche Herzglykoside dürfen Sie nicht zusätzlich zu anderen Glykosiden (z. B. Digitalis-Wirkstoffen) einnehmen.
- Mittel, die den Kaliumgehalt des Blutes verringern, lassen Herzglykoside giftiger wirken, sodass verstärkt unerwünschte Wirkungen auftreten können. Zu diesen Präparaten gehören entwässernde Mittel (Diuretika, bei hohem Blutdruck und/oder Wasseransammlungen im Gewebe), kortisonhaltige Mittel (bei Entzündungen) und Abführmittel (bei Verstopfung).

Unerwünschte Wirkungen

Häufig, aber unbedenklich

Übelkeit, Erbrechen, Magenbeschwerden und Durchfall zeigen an, dass das Mittel zu hoch dosiert worden ist.

Selten, aber gefährlich

Bei einer Überdosierung können Herzrhythmusstörungen oder Sehstörungen (Farbensehen) auftreten.

Hinweise

Für Schwangerschaft und Stillzeit

Über die Risiken einer Anwendung in Schwangerschaft und Stillzeit gibt es keine Erkenntnisse. Da die Mittel ohnehin als „wenig geeignet" bewertet werden, sollten Sie darauf verzichten.

Für Kinder unter 14 Jahren

Kinder sollten diese Mittel nicht bekommen. Wenn bei Kindern Herzglykoside erforderlich sind, sollten ausschließlich Digitalis-Wirkstoffe verwendet werden, weil diese sich genau dosieren lassen.

Pflanzenkombination: Herz- und Kreislauftee

Birke + Herzgespann + Melisse + Weißdorn

Sidroga Herz- und Kreislauftee

Weißdorn enthält bestimmte Pflanzenfarbstoffe (Flavonoide), die die Kalziumkonzentration in den Zelle erhöhen. Dadurch kann sich die Herzkraft verstärken. Auch die Durchblutung der Herzkranzgefäße soll sich verbessern. Ob die Wirkstoffe aus einem Tee in ausreichender Menge aufgenommen werden und ob sich Herzbeschwerden bessern, ist nicht ausreichend untersucht und nicht nachgewiesen.

Welchen therapeutischen Beitrag der Zusatz von Birken- und Melissenblättern sowie von Herzgespannkraut leisten soll, ist unklar. Die Kombination dieser Kräuter mit Weißdorn ist nicht sinnvoll.

Anwendung

Der Hersteller empfiehlt, mehrmals täglich eine Tasse des frisch zubereiteten Tees zu trinken.

Der größte Teil des Blutes muss entgegen der Schwerkraft aus den Beinen zum Herzen gelangen und dabei einen Höhenunterschied von etwa 150 Zentimeter überwinden. Dafür setzt der Körper mehrere Mechanismen ein: Zum einen entsteht beim Herzschlag eine Sogwirkung. Außerdem kommt beim Einatmen im Brustraum ein Unterdruck zustande, der das Blut ebenfalls nach oben zieht. Zum anderen üben direkt neben den Venen liegende pulsierende Arterien sowie die sich bei jeder Bewegung zusammenziehende und wieder dehnende Muskulatur eine Art „Druckmassage" aus (Muskelpumpe). Beides trägt dazu bei, dass das Blut aus den Beinen nach oben befördert wird.
Unterstützt wird das durch einen raffinierten Klappenmechanismus innerhalb der Venen, der verhindert, dass das Blut nach unten in die Beine zurückfließt. So kann es nur in eine Richtung strömen – zum Herzen hin.
Da die Wände der Venen dünner und nachgiebiger sind als die der Arterien, kommt es häufig vor, dass sie „ausleiern". In ständig erweiterten Venen schließen die Venenklappen jedoch nicht mehr richtig. Dadurch staut sich das Blut oder fließt teilweise in die Beine zurück, wodurch sich die Venen zusätzlich weiten.
Krampfadern können sich leicht entzünden. Bei einer solchen Venenentzündung (Thrombophlebitis) besteht immer die Gefahr, dass sich an der entzündeten Venenwand ein Blutgerinnsel (Thrombus) ablagert und den Blutfluss massiv behindert (Thrombose). Lösen sich die Gerinnsel von der Wand, werden sie mit dem Blut in die große Hohlvene und in die rechte Kammer geschwemmt. Von dort gelangen sie mit dem Blut in die Lunge und bleiben unweigerlich in einem Blutgefäß in der Lunge hängen (Lungenembolie), was schlimmstenfalls tödlich enden kann.

Anzeichen und Beschwerden

Geschwollene Beine, die sich müde und schwer anfühlen, sind ein typisches Zeichen für schwache Venen. Vor allem abends sind die Fußknöchel dicker als sonst. In den Beinen können ziehende oder stechende Schmerzen auftreten, auch nächtliche Wadenkrämpfe sind keine Seltenheit.
Hält der Blutstau in den Beinen an, kann Flüssigkeit aus dem Gewebe nicht mehr in ausreichender Menge abtransportiert werden, weil der Sog fehlt, der normalerweise dafür sorgt, dass das Wasser aus dem Gewebe in die Blutgefäße übertritt. Diese Wasseransammlungen im Gewebe (Ödeme) führen dazu, dass das Bein anschwillt, anfangs vor allem am Knöchel und Fuß (Schuhe, die morgens gut passen, sind dann abends zu klein), meist nimmt aber der Umfang des Beines auf ganzer Länge zu.
Häufig erweitern sich die kleinen Venen, die unmittelbar unter der Haut verlaufen (Besenreiser). Sie scheinen dann stern-, strahlen- oder fächerförmig blaurot durch die Haut hindurch.
Erschlaffen größere Venen, treten die Adern als sicht- und fühlbare geschlängelte Stränge hervor (Krampfadern, Varizen).

Ursachen

Schwache Venen sind überwiegend erblich bedingt. Bestimmte Faktoren können sie jedoch begünstigen:
- Bewegungsmangel
- Übergewicht
- Schwangerschaft und Geburt
- fortgeschrittenes Alter
- chronische Verstopfung
- langes Stehen und Sitzen.

Allgemeine Maßnahmen

Sie können selbst viel tun, damit sich das Blut nicht in den Beinen staut:
- Jede Form von Bewegung fördert über die Muskelpumpe den Rückfluss des Blutes in den Beinvenen. Venenfreundliche Sportarten sind zum Beispiel rasches Gehen (Walking), Joggen, Wandern, Schwimmen, Skilanglauf, Golf, Radfahren. Eher ungünstig sind Sportarten, bei denen es zu ruckartigen Bewegungen kommt (Squash, Tennis, Skiabfahrtslauf).
- Auch Wassertreten in kühlem Wasser (10 bis 18 °C) aktiviert die Muskelpumpe.
- Brausen Sie die Beine nach dem Duschen immer kalt ab: Vom Fußknöchel aus den Wasserstrahl an der Außenseite des Beines nach oben führen, dann an der Innenseite wieder nach unten zurück. Während des heißen Duschens erweiterte Venen verengen sich unter dem Kältereiz wieder.
- Medizinische Kompressionsstrümpfe (erhältlich im Sanitätsfachhandel) drücken von außen auf die Venen und pressen sie zusammen. Dann schließen die Venenklappen wieder besser und das Blut fließt nicht in die Beine zurück. Die in Kaufhäusern angebotenen „Stützstrümpfe" können diesen Effekt nicht erzielen, weil sie dafür nicht stramm genug sitzen.

- Wenn Sie viel stehen oder sitzen müssen, sollten Sie abends die Füße hochlegen, um den Abfluss des Blutes aus den Beinen zu fördern. Am günstigsten ist es, wenn Sie sich dabei auf den Boden legen und die Beine senkrecht nach oben an eine Wand lehnen. Es genügt nicht, sie auf einem Hocker oder Stuhl in Kniehöhe zu legen.
- Wenn Sie viel sitzen müssen, sollten Sie sich einen etwa sieben Zentimeter hohen Keil auf den Stuhlsitz legen. Damit steht die Hüfte über den Knien, die Oberschenkel verlaufen etwas nach unten. Das entstaut die Beckenvenen und fördert die Durchblutung in den Beinen.
- Trinken Sie täglich mindestens zwei Liter Flüssigkeit (Wasser, Tee, verdünnte Säfte), dann bleibt das Blut dünnflüssig.
- Meiden Sie übermäßige Wärme in Form von heißen Bädern, Sauna, Sonne. Dabei stellen sich die Venen weit, um die Hitze aus dem Körper abzuleiten. Lässt es sich nicht vermeiden, die Beine der Wärme auszusetzen, sollten Sie möglichst häufig einen kalten Beinguss machen, um die Venen wieder zu verengen.
- Frauen sollten keine Pumps tragen, deren Absätze höher als fünf Zentimeter sind.
- Bei Langstreckenflügen sollten Sie möglichst oft auf dem Gang auf und ab laufen oder stündlich am Platz mit den Füßen wippen (20-mal hintereinander von der Spitze auf die Fersen und umgekehrt). Dabei wird die Wadenmuskulatur bewegt, was auch den Rückfluss des Blutes in den Venen fördert.
- Schlagen Sie im Sitzen die Beine nicht übereinander, weil das den Blutfluss behindert.
- Massieren Sie die Beine abends vor dem Schlafengehen mit einer Feuchtigkeitslotion oder einem Körperöl. Achten Sie darauf, dass es keine Duft- oder Konservierungsstoffe enthält, weil diese häufig Allergien auslösen. Wenn Sie Öl oder Lotion im Kühlschrank lagern, ist die Flüssigkeit beim Auftragen angenehm kühl.
- Geben Sie das Rauchen auf, denn es schädigt die Innenwand der Blutgefäße und erhöht dadurch das Risiko, dass sich in den Venen Blutgerinnsel bilden (Thrombose), vor allem bei schwachen Venen.

Wann zum Arzt?

Haben Sie ausgeprägte Krampfadern (Varikose) oder jeden Abend geschwollene Knöchel, sollten Sie sich vom Arzt Kompressionsstrümpfe verschreiben lassen oder eine Zeit lang einen Kompressionsverband anlegen lassen. Diese Behandlung ist zusammen mit viel Bewegung immer noch am wirksamsten, um die Venenfunktion wieder zu verbessern.

Schwillt das Bein außergewöhnlich stark an, schmerzt es zusätzlich und breitet sich ein „Fröstelgefühl" im Bein aus, müssen Sie unverzüglich einen Arzt aufsuchen. Solche Beschwerden sind Anzeichen für eine Venenentzündung oder Thrombose, die durch schwache Venen begünstigt werden kann. Was Sie über die Behandlung von Thrombosen wissen müssen, lesen Sie im Handbuch Medikamente der Stiftung Warentest.

Auch wenn die Durchblutung in den Beinen so stark gestört ist, dass die Beine ständig geschwollen sind, sollten Sie einen Arzt aufsuchen. Dann besteht nämlich die Gefahr, dass die kleinen Adern (Kapillaren) im Gewebe dauerhaft erweitert bleiben und durch abgelagerte Eiweißstoffe verstopft werden. Die Folge ist, dass das Gewebe nicht mehr ausreichend mit Sauerstoff versorgt und nicht von Schadstoffen und Flüssigkeit befreit wird. Häufig entstehen dann offene Stellen am Bein, meist zwischen Knöchel und Wade (Ulcus cruris). Hat sich ein solches Geschwür bereits gebildet, muss es unbedingt ärztlich behandelt werden. Was Sie darüber wissen sollten, steht im Handbuch Medikamente der Stiftung Warentest.

Behandlung mit Medikamenten

Äußerlich und innerlich anzuwendende Venenmittel sollen die Spannkraft der Venen erhöhen, Wasser aus dem Gewebe ausschwemmen und den Rücktransport des Blutes unterstützen. Zwar gehören diese Mittel zu den am häufigsten verkauften Medikamenten in Deutschland, die meisten sind jedoch von zweifelhafter therapeutischer Wirksamkeit.

Von den Präparaten zum Einnehmen können allenfalls pflanzliche Mittel mit Extrakten aus Rosskastaniensamen dazu beitragen, dass die Beine nicht so stark anschwellen. Der Effekt ist allerdings sehr gering und kann eine Kompressionsbehandlung nicht ersetzen.

Bei allen anderen Substanzen ist die therapeutische Wirksamkeit nicht ausreichend nachgewiesen. Das gilt auch für Enzyme sowie für Rutoside und die Kombinationen Rutoside + andere Substanzen sowie Etofyllin + Proxyphyllin + Trimethylhesperidinchalkon und ein Kombinationspräparat aus einem pflanzlichen Mittel + anderen Substanzen.

Bei den äußerlich anzuwendenden pflanzlichen Mitteln sowie bei Mitteln mit Blutegelextrakt oder Heparin oder Mucopolysaccharidpolysulfat und bei Kombinationspräparaten aus Heparin + anderen Substanzen oder Mucopolysaccharidpolyschwefelsäureester + Phenylephrin gelangen die Wirkstoffe kaum in ausreichender Menge durch die Haut in den Blutkreislauf. Ist dennoch eine Besserung durch die Anwendung von Venensalben, -cremes oder -gelen spürbar, beruht diese in erster Linie auf dem Massageeffekt, der beim Einreiben zwangsläufig erfolgt, oder auf der kühlenden Wirkung der Gele. Dies lässt sich ebenso gut mit wirkstofffreien Mitteln erreichen (siehe Abschnitt „Allgemeine Maßnahmen" → Seite 324).

Auf Venensalben, -cremes und -gele zu verzichten ist umso ratsamer, als die Wirkstoffe und Konservierungsmittel der meisten Mittel die Haut reizen und allergische Reaktionen hervorrufen können. Gerade dies ist bei Venenerkrankungen und Krampfadern jedoch möglichst zu vermeiden, da die Haut oft dünner als gewöhnlich und schlechter durchblutet ist. Ekzeme treten dann schneller auf, heilen schlecht und führen leicht zu chronischen Geschwüren. Venencremes, -salben oder -gele sollten also genau bei denjenigen Indikationen nicht angewendet werden, für deren Vorbeugung und Behandlung sie im Grunde konzipiert wurden oder empfohlen werden: bei Venenentzündungen, chronischer Venenschwäche (chronisch-venöse Insuffizienz) und nach einer Thrombose.

Anthroposophische, homöopathische und traditionell angewendete Mittel

Zu den meistgekauften Mitteln gehören auch *Aesculus Spezial „Nestmann"*, *Thrombophlebin „V-Th-EN"* sowie *Weleda Hauttonikum fettfrei*. Bei *Weleda Hauttonikum fettfrei* handelt es sich um ein anthroposophisches Mittel, bei *Aesculus Spezial „Nestmann"* und *Thrombophlebin „V-Th-EN"* um homöopathische Präparate.

Ebenfalls zu den meistgekauften Mitteln gehören *Fagorutin Buchweizen-Tabletten* mit Buchweizenkraut und Troxerutin, *Fagorutin Buchweizen-Tee* aus Buchweizenkraut, *Fagorutin ROSSKASTANIEN-BALSAM N* mit einem Auszug aus Rosskastanien, Menthol und Rutosidschwefelsäureester, *Hoevenol Emulsion* mit einem Auszug aus Rosskastaniensamen und *Venen Ruscus-Kapseln* mit einem Auszug aus Mäusedornwurzelstock und Rosmarinöl. Dabei handelt es sich um Präparate, die von der Arzneimittelbehörde als „traditionell angewendet" zugelassen wurden.

All diese Mittel lassen sich nach den Grundsätzen dieses Buches nicht bewerten. Sie werden deshalb nicht näher besprochen. Allgemeine Informationen zu den genannten Therapierichtungen Anthroposophie und Homöopathie finden Sie in den Abschnitten „Anthroposophische Arzneimittel" (→ Seite 15) und „Homöopathische Arzneimittel" (→ Seite 14). Was „traditionell angewendete" Präparate sind, lesen Sie im Abschnitt „Traditionell angewendete Mittel" (→ Seite 13).

Rutoside (innerlich)

Hydroxyethylrutoside

Venoruton

Troxerutin

Troxerutin-ratiopharm

Veno SL

Rutoside sind synthetische Pflanzenfarbstoffe, die die Blutgefäße von innen „abdichten" sollen. Auf diese Weise soll weniger Flüssigkeit ins Gewebe übertreten und die Ödembildung verhindert werden. Für diesen Wirkmechanismus gibt es bisher allerdings nur Annahmen, die therapeutische Wirksamkeit ist nicht ausreichend nachgewiesen.

Anwendung

Die Hersteller empfehlen, die Mittel dreimal täglich einzunehmen.

Achtung

Venoruton Tropfen enthalten Alkohol. Personen mit Alkoholproblemen dürfen das Mittel nicht einnehmen. Auch Leberkranke und Menschen mit Anfallleiden sollten den Alkoholgehalt berücksichtigen. Darüber hinaus kann Alkohol die Wirkung vieler Arzneimittel (z. B. Schlaf- und Beruhigungsmittel, Psychopharmaka, starke Schmerzmittel, einige Mittel bei hohem Blutdruck) verstärken.

Troxerutin: Wenn Sie schwanger werden wollen, sollten Sie Mittel mit diesem Wirkstoff nicht anwenden, weil sich in Tierversuchen Hinweise auf Fruchtbarkeitsstörungen ergeben haben.

Unerwünschte Wirkungen

Selten und unbedenklich

Durchfall, Verstopfung, Gesichtsrötung (Flush), Kopfschmerzen.

Venoruton: Wenn sich ein Hautausschlag ausbildet, reagieren Sie vermutlich überempfindlich auf den Wirkstoff. Setzen Sie das Mittel dann sofort ab.

Hinweise

Für Schwangerschaft und Stillzeit

Über die Risiken einer Anwendung in Schwangerschaft und Stillzeit gibt es keine Erkenntnisse. Da die Mittel ohnehin als „wenig geeignet" bewertet werden, sollten Sie darauf verzichten.

Venoruton Tropfen: Bedenken Sie, dass dieses Mittel Alkohol enthält. Mittel ohne Alkohol sind vorzuziehen.

Pflanzliche Mittel

Mäusedorn (innerlich)

Fagorutin Ruscus

Rosskastanie (innerlich)

Aescorin
Aescusan
Noricaven
Venen-Tabletten Stada
VENENTABS retard-ratiopharm
Venoplant
Venopyronum
Venostasin

Rosskastanie (äußerlich)

Venostasin N-Salbe

Weinblätter (innerlich)

ANTISTAX Venenkapseln/-tropfen

Weinblätter (äußerlich)

ANTISTAX Creme

Die aus Mäusedorn, Rosskastanien oder Weinblättern gewonnenen Wirkstoffe sollen entzündungshemmend wirken und die Blutgefäße von innen „abdichten" sodass sich im Gewebe weniger Flüssigkeit ansammelt. Präparate mit diesen Wirkstoffen gibt es als Salbe, Creme und Gel zum Auftragen auf die Haut und zur innerlichen Anwendung als Dragees, Kapseln, Tabletten und Tropfen.

Zur Wirkung von Dragees und Tabletten mit Rosskastaniensamenextrakt liegen einige Studien vor. Als Erfolgskriterium gilt dabei, dass das Bein nicht mehr so stark anschwillt. Die Studien belegen jedoch nur eine geringfügige Abnahme des Beinvolumens um 20 bis 80 Milliliter. Das sind Werte, die sich auch durch Hochlegen der Beine erreichen lassen. Ein Vergleich mit einer Kompressionstherapie durch Strümpfe oder Verbände ergab, dass die Tabletten ähnlich wirksam waren wie die Kompressionstherapie. Allerdings trat dieser Effekt mit erheblicher zeitlicher Verzögerung ein und es ist unklar, ob er auch bei einer langfristigen Behandlung anhält. Die therapeutische Wirksamkeit ist also noch nicht ausreichend nachgewiesen.

Die Mittel sollten allenfalls unterstützend eingesetzt werden und können vor allem bei bereits deutlich ausgeprägter Venenschwäche eine Kompressionsbehandlung mit Strümpfen oder Verbänden nicht ersetzen.

Deutlich weniger Untersuchungen liegen zu innerlich anzuwendenden Extrakten aus Weinblättern und Mäusedorn vor. Deren therapeutische Wirksamkeit ist nicht ausreichend nachgewiesen.

Das gilt auch für die äußerlich anzuwendenden Mittel mit Wirkstoffen aus Rosskastanie oder Weinblättern. Die Wirkstoffe aus Salbe, Creme oder Gel dringen nicht gut durch die Haut und gelangen deshalb nicht in relevanter Menge in den Blutkreislauf.

Anwendung

Die Hersteller empfehlen, Dragees, Kapseln, Tabletten oder Tropfen zwei- bis dreimal täglich einzunehmen.

Salbe oder Creme sollen gemäß Herstellerangaben ein- bis zweimal täglich auf die Beine aufgetragen und einmassiert werden.

Achtung

Salbe, Creme: Wenn Sie medizinische Kompressionsstrümpfe tragen, dürfen Sie diese erst ein bis zwei Stunden nach der Anwendung der Mittel wieder anziehen. Salbe, Creme und Gel beeinträchtigen die Elastizität des Strumpfgewebes, sodass die Strümpfe rasch verschleißen. Da Sie die Strümpfe abends sowieso ablegen, ist es ratsam, die Beine erst dann einzucremen.

ANTISTAX Venentropfen und *Venostasin S* Tropfen enthalten Alkohol. Personen mit Alkoholproblemen dürfen diese Mittel nicht einnehmen. Auch Leberkranke und Menschen mit Anfallleiden sollten den Alkoholgehalt berücksichtigen. Darüber hinaus kann Alkohol die Wirkung vieler Arzneimittel (z. B. Schlaf- und Beruhigungsmittel, Psychopharmaka, starke Schmerzmittel, einige Mittel bei hohem Blutdruck) verstärken.

Gegenanzeigen

Salben und Cremes dürfen Sie nicht auf verletzte Haut oder Wunden (z. B. ein Unterschenkelgeschwür) auftragen.

Noricaven mono enthält Milchzucker. Wenn Sie diesen nicht vertragen, dürfen Sie dieses Mittel nicht einnehmen.

Unerwünschte Wirkungen

Häufig, aber unbedenklich

Wenn sich die Haut rötet, juckt oder ein Ausschlag entsteht, reagieren Sie auf den Wirkstoff allergisch. Setzen Sie das Mittel dann sofort ab.

Hinweise

Für Schwangerschaft und Stillzeit

Rosskastaniensamenextrakt zum Einnehmen: Über die Risiken einer Anwendung in Schwangerschaft und Stillzeit gibt es keine Erkenntnisse. Sicherheitshalber sollten Sie das Mittel daher nicht anwenden.

Mäusedorn- und Weinblätterextrakt zum Einnehmen: Über die Risiken einer Anwendung in der Schwangerschaft gibt es keine Erkenntnisse. Da das Mittel ohnehin als „wenig geeignet" bewertet wird, sollten Sie darauf verzichten.

ANTISTAX Venentropfen und Venostasin S Tropfen: Bedenken Sie, dass diese Mittel Alkohol enthalten. Mittel ohne Alkohol sind vorzuziehen.

Enzyme

Bromelain (innerlich)

Bromelain-POS

Bromelain ist ein Gemisch aus verschiedenen eiweißspaltenden Enzymen, die aus dem Strunk der Ananaspflanze gewonnen werden. Mithilfe dieser Enzyme sollen Wassereinlagerungen in den Geweben besser ausgeschwemmt werden. Darüber hinaus soll das Blut weniger leicht gerinnen. Unklar ist jedoch, ob und in welchem Maße die Enzyme aus dem Darm überhaupt in den Blutkreislauf aufgenommen werden.

Die therapeutische Wirksamkeit ist nicht ausreichend nachgewiesen. Zwar liegt eine Beobachtungsstudie vor, die Hinweise für positive Effekte ergab. Bei einem Vergleich mit Scheinmedikamenten (Placebo) ließen sich diese Ergebnisse jedoch nicht bestätigen.

Anwendung

Der Hersteller empfiehlt, dreimal täglich zwei Tabletten einzunehmen.

Achtung

Gegenanzeigen

Wenn bei Ihnen Blutgerinnungsstörungen vorliegen, Ihre Leber geschädigt ist oder Ihr Blut regelmäßig mithilfe der künstlichen Niere (Dialyse) entgiftet wird, dürfen Sie keine Enzympräparate anwenden.

Wechselwirkungen mit Medikamenten

Wenn Sie gerinnungshemmende Medikamente (z. B. *Marcumar*) oder Thrombozytenaggregationshemmer (z. B. *Aspirin*, bei Schmerzen und zur Vorbeugung eines Herzinfarkts) einnehmen, können Enzyme deren Wirkung verstärken.

Hat der Arzt Ihnen Antibiotika aus der Gruppe der Tetrazykline (z. B. Doxyzyklin) verschrieben, können Enzyme die Wirkspiegel dieses Mittels im Blut und Urin erhöhen.

Unerwünschte Wirkungen

Selten und unbedenklich

Magenbeschwerden, Durchfall.

Troxerutin + Cumarin (innerlich)

Venalot

Troxerutin gehört zu den Rutosiden (→ Seite 326). Das sind synthetische Pflanzenfarbstoffe, die die Blutgefäße von innen „abdichten" sollen. Auf diese Weise soll weniger Flüssigkeit ins Gewebe übertreten, sodass sich keine Ödeme ausbilden. Für diesen Wirkmechanismus gibt es bisher allerdings nur Annahmen, keine ausreichenden Belege.

Cumarin soll Eiweiße, die sich bei Ödemen vermehrt im Gewebe sammeln, rascher abbauen. Die Kombination dieser Wirkstoffe ist nicht sinnvoll, die therapeutische Wirksamkeit nicht ausreichend nachgewiesen.

Anwendung

Der Hersteller empfiehlt, das Mittel dreimal täglich einzunehmen.

Achtung

Wenn Sie schwanger werden wollen, sollten Sie Mittel mit Troxerutin nicht anwenden, weil sich in Tierversuchen Hinweise auf Fruchtbarkeitsstörungen ergeben haben.

Unerwünschte Wirkungen

Selten, aber gefährlich

Das in dem Mittel enthaltene Cumarin kann in sehr seltenen Fällen eine Leberentzündung auslösen oder auf die Leber giftig wirken. Die Anzeichen dafür können Sie im Rahmen der Selbstmedikation schlecht erkennen. Sie zeigen sich vor allem in den Leberwerten im Blut. Aber auch wenn Sie ein Druckgefühl im Oberbauch spüren oder sich die Haut beziehungsweise das Weiße im Auge gelb färben, sollten Sie das Mittel sofort absetzen und einen Arzt aufsuchen. Obwohl diese unerwünschte Wirkung sehr selten ist, sollte sie ein Grund mehr sein, auf das Präparat zu verzichten. In Frankreich und Belgien haben die lebertoxischen Effekte dazu geführt, dass das Mittel 1997 vom Markt genommen wurde.

Hinweise

Für Schwangerschaft und Stillzeit

Über die Risiken einer Anwendung in der Schwangerschaft gibt es keine Erkenntnisse. Da das Mittel ohnehin als „wenig geeignet" bewertet wird, sollten Sie darauf verzichten.

Kombination

Etofyllin + Proxyphyllin + Trimethylhesperidinchalkon (innerlich)

Veno-elan

Etofyllin und Proxyphyllin sind chemisch mit dem Asthmamittel Theophyllin verwandt und bewirken eine Entspannung der glatten Muskulatur. Sie lassen das Herz schneller schlagen, erhöhen die Flüssigkeitsausscheidung, regen die Magensaftproduktion und die Aktivität des Zentralnervensystems sowie des Atemzentrums an. Außerdem sollen beide Wirkstoffe die Verformbarkeit der roten Blutkörperchen verbessern und damit die Durchblutung in den kleinsten Blutgefäßen (Kapillaren) steigern.

Trimethylhesperidinchalkon ist ein chemisch veränderter Inhaltsstoff aus der Schale von Zitrusfrüchten. Er soll dazu beitragen, dass sich weniger Flüssigkeit im Gewebe einlagert.

Die therapeutische Wirksamkeit der Kombination aus diesen drei Wirkstoffen ist nicht ausreichend nachgewiesen.

Anwendung

Der Hersteller empfiehlt, die Tropfen dreimal täglich einzunehmen.

Achtung

Das Mittel enthält Alkohol. Personen mit Alkoholproblemen dürfen das Mittel nicht einnehmen. Auch Leberkranke und Menschen mit Anfallleiden sollten den Alkoholgehalt berücksichtigen. Darüber hinaus kann Alkohol die Wirkung vieler Arzneimittel (z. B. Schlaf- und Beruhigungsmittel, Psychopharmaka, starke Schmerzmittel, einige Mittel bei hohem Blutdruck) verstärken.

Gegenanzeigen

Unter folgenden Bedingungen sollten Sie das Mittel nicht ohne ärztlichen Rat anwenden:

- Sie haben Epilepsie.
- Sie haben eine Schilddrüsenüberfunktion.
- Sie haben Geschwüre in Magen oder Zwölffingerdarm.
- Sie hatten gerade einen Herzinfarkt.
- Ihr Blutdruck ist stark erhöht.
- Ihr Herz schlägt sehr schnell und sehr unregelmäßig.

Wechselwirkungen mit Medikamenten

Einige Antibiotika (z. B. Erythromycin, Norfloxazin, Ciprofloxazin) sowie die Wirkstoffe Cimetidin (bei Sodbrennen) und Allopurinol (bei Gicht) können möglicherweise die Konzentration von Etofyllin und Proxyphyllin im Blut erhöhen. Dadurch kann es zu den im Abschnitt „Unerwünschte Wirkungen" aufgeführten Überdosierungserscheinungen kommen.

Unerwünschte Wirkungen

Selten und unbedenklich

Wenn Unruhe, Übelkeit oder Herzrasen auftreten, haben Sie das Mittel überdosiert. Setzen Sie es dann ab und suchen Sie einen Arzt auf.

Aescin ist der Hauptinhaltsstoff in Rosskastaniensamen. Es soll ebenso wie Rosskastaniensamenextrakt bewirken, dass die kleinsten Blutgefäße (Kapillaren) weniger durchlässig sind. Wenn aus ihnen weniger Flüssigkeit ins Gewebe austritt, schwillt dieses nicht so sehr an.

Was Fettsäuren aus der Sojabohne in einem Venengel bewirken sollen, ist unklar.

Allantoin und Dexpanthenol sind hautpflegende Substanzen. Auf die Venenfunktion haben sie keinen Einfluss.

Arnika soll entzündungshemmend wirken und vor Ödemen schützen, löst aber häufig Allergien aus, was bei Venenerkrankungen besonders problematisch ist (siehe Abschnitt „Behandlung mit Medikamenten" → Seite 325).

Hydroxyethylsalizylat ist ein Abkömmling der Salizylsäure und erleichtert das Eindringen anderer Wirkstoffe in die Haut. Außerdem fördert es die Durchblutung. Der dabei entstehende Wärmeeffekt ist bei Venenerkrankungen aber nicht erwünscht.

Heparin mit diesen Wirkstoffen zu kombinieren ist nicht sinnvoll, die therapeutische Wirksamkeit nicht ausreichend nachgewiesen.

Anwendung

Die Hersteller empfehlen, die Beine mehrmals täglich mit den Mitteln einzureiben.

Achtung

Wenn Sie medizinische Kompressionsstrümpfe tragen, dürfen Sie diese erst ein bis zwei Stunden nach der Anwendung der Mittel wieder anziehen. Salbe, Creme und Gel beeinträchtigen die Elastizität des Strumpfgewebes, sodass die Strümpfe rasch verschleißen. Da Sie die Strümpfe abends sowieso ablegen, ist es ratsam, die Beine erst dann einzucremen.

Venostasin-Gel dürfen Sie auf keinen Fall in der Reichweite von Kindern liegen lassen. Das darin enthaltene Hydroxyethylsalizylat ist sehr giftig. Wird das Gel von Kindern versehentlich geschluckt, können schon geringe Mengen Vergiftungen hervorrufen.

Gegenanzeigen

Auf verletzte Haut und offene Wunden (z. B. ein Unterschenkelgeschwür) dürfen Sie die Mittel nicht auftragen.

Venostasin-Gel dürfen Sie darüber hinaus nicht auf entzündete oder von Schuppenflechte befallene Hautpartien aufbringen.

Wenn Ihre Nierenfunktion gestört ist, dürfen Sie dieses Mittel nicht auf große Flächen (z. B. das ganze Bein) oder über lange Zeit anwenden.

Auch wenn Sie Azetylsalizylsäure (abgekürzt ASS, häufig in Schmerzmitteln) oder Medikamente aus der Gruppe der nichtsteroidalen Antirheumatika (NSAR, bei Schmerzen und rheumatischen Erkrankungen) nicht vertragen, dürfen Sie das Mittel nicht anwenden. Besonders gefährdet für Allergien gegen Hydroxyethylsalizylat sind Personen mit Asthma, chronischer Bronchitis, Heuschnupfen und Nasenschleimhautschwellungen (Nasenpolypen), weil bei ihnen meist eine generelle Allergieneigung besteht.

Wechselwirkungen mit Medikamenten

Venostasin-Gel: Wenn Sie dieses Mittel auf großen Flächen (z. B. auf das ganze Bein) oder über lange Zeit anwenden, kann sich die Wirkung von Methotrexat (bei Rheuma, Krebs) und die blutzuckersenkende Wirkung von Sulfonylharnstoffen mit Wirkstoffen wie z. B. Glibenclamid (z. B. in *Euglucon N*, bei Typ-2-Diabetes) verstärken.

Unerwünschte Wirkungen

Häufig, aber unbedenklich

Wenn sich die Haut rötet, juckt oder ein Ausschlag entsteht, reagieren Sie auf einen der Wirkstoffe oder andere Inhaltsstoffe allergisch. Setzen Sie das Mittel dann sofort ab.

Hinweise

Für Schwangerschaft und Stillzeit

Venostasin-Gel sollten Sie wegen des Gehalts an Hydroxyethylsalizylat nicht anwenden.

Über die Risiken einer Anwendung der anderen Mittel in der Schwangerschaft gibt es keine Erkenntnisse. Da sie ohnehin als „wenig geeignet" bewertet werden, sollten Sie darauf verzichten.

Für Kinder unter 14 Jahren

Venostasin-Gel darf bei Kindern wegen des Gehalts an Hydroxyethylsalizylat nicht angewendet werden.

■ **Kombination**

Mucopolysaccharidpolyschwefelsäureester + Phenylephrin (äußerlich)

Sanaven

Mucopolysaccharidpolyschwefelsäureester hemmt, wenn es in den Blutkreislauf gelangt, ähnlich wie Heparin die Blutgerinnung. Phenylephrin verengt die Blutgefäße und soll auf diese Weise die Spannkraft der Venen erhöhen. Beide Wirkstoffe werden jedoch nicht in relevanter Menge durch die Haut in den Blutkreislauf aufgenommen. Die therapeutische Wirksamkeit ist nicht ausreichend nachgewiesen.

Anwendung

Der Hersteller empfiehlt, die Beine morgens und abends mit der Creme einzureiben.

Achtung

Wenn Sie medizinische Kompressionsstrümpfe tragen, dürfen Sie diese erst ein bis zwei Stunden nach der Anwendung der Mittel wieder anziehen. Salbe, Creme und Gel beeinträchtigen die Elastizität des Strumpfgewebes, sodass die Strümpfe rasch verschleißen. Da Sie die Strümpfe abends sowieso ablegen, ist es ratsam, die Beine erst dann einzucremen.

Gegenanzeigen

Auf verletzte Haut und offene Wunden (z. B. ein Unterschenkelgeschwür) dürfen Sie das Mittel nicht auftragen.

Unerwünschte Wirkungen

Häufig, aber unbedenklich

Wenn sich die Haut rötet, juckt oder ein Ausschlag entsteht, reagieren Sie auf den Wirkstoff oder andere Inhaltsstoffe allergisch. Setzen Sie das Mittel dann sofort ab.

Hinweise

Für Schwangerschaft und Stillzeit

Über die Risiken einer Anwendung in Schwangerschaft und Stillzeit gibt es keine Erkenntnisse. Da das Mittel ohnehin als „wenig geeignet" bewertet wird, sollten Sie darauf verzichten.

Venenerkrankungen

Handelsname Darreichungsform	Zusammensetzung pro 1 ml/1 g oder wie angegeben bzw. pro abgeteilte Einheit	Kleinste Packungsgröße	Packungspreis	Bewertung für das beanspruchte Anwendungsgebiet
Aescorin forte Kapseln	**Auszug aus Rosskastaniensamen** 180–260 mg	100 Stück	30,60	**Mit Einschränkung geeignet** bei Venenerkrankungen. Die bislang vorliegenden Studien reichen noch nicht aus, um die therapeutische Wirksamkeit abschließend nachzuweisen. → Seite 327
Aescusan 20 Filmtabletten	**Auszug aus Rosskastaniensamen** 250 mg	20 Stück	6,70	**Mit Einschränkung geeignet** bei Venenerkrankungen. Die bislang vorliegenden Studien reichen noch nicht aus, um die therapeutische Wirksamkeit abschließend nachzuweisen. → Seite 327
Aescusan retard 50 Retardtabletten	263,2 mg	20 Stück	9,45	
ANTISTAX Venencreme Creme	**Auszug aus Weinblättern** 28,2 mg	40 g	8,40	**Wenig geeignet** bei Venenerkrankungen, weil die therapeutische Wirksamkeit nicht ausreichend nachgewiesen ist. → Seite 327
ANTISTAX Venenkapseln Kapseln	180 mg	20 Stück	6,75	
ANTISTAX Venentropfen Tropfen	60 mg *Enthält 21% Alkohol*	20 ml	6,95	

Hinweise zu den Tabellenspalten → Seite 24, zur Auswahl der Arzneimittel → Seite 20, zur Grundlage der Bewertung → Seiten 20, 23

▶

Venenerkrankungen Fortsetzung

Handelsname Darreichungsform	Zusammensetzung pro 1 ml/1 g oder wie angegeben bzw. pro abgeteilte Einheit	Kleinste Packungsgröße	Packungspreis	Bewertung für das beanspruchte Anwendungsgebiet
Bromelain-POS Tabletten	**Bromelain** 500 F.I.P.-Einheiten	20 Stück	11,98	**Wenig geeignet** bei Venenerkrankungen, weil die therapeutische Wirksamkeit nicht ausreichend nachgewiesen ist. → Seite 328
Essaven Gel Gel	**Heparin-Natrium** 100 I.E. + **Aescin** 10 mg + **Sojalipide** 10 mg	40 g	6,60	**Wenig geeignet** bei Venenerkrankungen, weil die therapeutische Wirksamkeit nicht ausreichend nachgewiesen ist. → Seite 331
Essaven Tri-Complex Salbe	**Heparin-Natrium** 300 I.E. + **Allantoin** 3 mg + **Dexpanthenol** 4 mg	100 g	8,40	
Exhirud -Gel	**Blutegelextrakt** 8,4 mg	40 g	6,25	**Wenig geeignet** bei Venenerkrankungen, weil die therapeutische Wirksamkeit nicht ausreichend nachgewiesen ist. → Seite 331
Exhirud -Spezialgel Gel	22,4 mg	40 g	13,50	
Exhirud -Salbe Spezial	22,4 mg	40 g	13,50	
Exhirud Salbe Salbe	5,6 mg	40 g	6,25	
Fagorutin Ruscus Kapseln Kapseln	**Auszug aus Mäusedornwurzelstock** 36,0–37,5 mg	40 Stück	10,20	**Wenig geeignet** zur unterstützenden Behandlung bei Venenerkrankungen, weil die therapeutische Wirksamkeit nicht ausreichend nachgewiesen ist. → Seite 327
Hepa-Gel 60.000 I.E. Lichtenstein Gel	**Heparin-Natrium** 600 I.E.	100 g	7,64	**Wenig geeignet** zur unterstützenden Behandlung bei Venenerkrankungen, weil die therapeutische Wirksamkeit nicht ausreichend nachgewiesen ist. → Seite 330
Hepa-Salbe 60.000 I.E. Lichtenstein Salbe	600 I.E.	100 g	7,64	
Heparin-ratiopharm-180 000 Gel Gel	**Heparin-Natrium** 1 800 I.E.	100 g	13,17	**Wenig geeignet** zur unterstützenden Behandlung bei Venenerkrankungen, weil die therapeutische Wirksamkeit nicht ausreichend nachgewiesen ist. → Seite 330
60 000 Salbe Salbe	600 I.E.	100 g	7,64	
Heparin-ratiopharm comp. 30 000 Gel Gel	**Heparin-Natrium** 300 I.E. + **Auszug aus Arnika** 100 mg + **Auszug aus Rosskastanie** 200 mg	100 g	7,60	**Wenig geeignet** bei Venenerkrankungen, weil die therapeutische Wirksamkeit nicht ausreichend nachgewiesen ist. → Seite 331
Hepathromb 30 000 Creme	**Heparin-Natrium** 300 I.E.	50 g	3,48	**Wenig geeignet** zur unterstützenden Behandlung bei Venenerkrankungen, weil die therapeutische Wirksamkeit nicht ausreichend nachgewiesen ist. → Seite 330
Hirudoid forte Creme	**Mucopolysaccharidpolyschwefelsäureester** 4,45 mg	40 g	6,95	**Wenig geeignet** bei Venenerkrankungen, weil die therapeutische Wirksamkeit nicht ausreichend nachgewiesen ist. → Seite 331

Hinweise zu den Tabellenspalten → Seite 24, zur Auswahl der Arzneimittel → Seite 20, zur Grundlage der Bewertung → Seiten 20, 23

Venenerkrankungen Fortsetzung

Handelsname Darreichungsform	Zusammensetzung pro 1 ml/1 g oder wie angegeben bzw. pro abgeteilte Einheit	Kleinste Packungsgröße	Packungspreis	Bewertung für das beanspruchte Anwendungsgebiet
Hinweise zu den Tabellenspalten → Seite 24, zur Auswahl der Arzneimittel → Seite 20, zur Grundlage der Bewertung → Seiten 20, 23				
Hirudoid	**Mucopolysaccharid-polyschwefelsäureester** 3 mg	100 g	12,26	**Wenig geeignet** bei Venenerkrankungen, weil die therapeutische Wirksamkeit nicht ausreichend nachgewiesen ist. → Seite 331
Hirudoid forte Gel	4,45 mg	40 g	6,95	
Hirudoid Salbe	3 mg	100 g	12,26	
Noricaven novo Dragees	**Auszug aus Rosskastaniensamen** 200,0–237,5 mg	20 Stück	7,40	**Mit Einschränkung geeignet** bei Venenerkrankungen. Die bislang vorliegenden Studien reichen noch nicht aus, um die therapeutische Wirksamkeit abschließend nachzuweisen. → Seite 327
Phlebodril Kapseln	**Auszug aus Mäusedornwurzelstock** 75 mg + **Trimethyl-hesperidin-chalkon** 75 mg	20 Stück	6,22	**Wenig geeignet** bei Venenerkrankungen, weil die therapeutische Wirksamkeit nicht ausreichend nachgewiesen ist. → Seite 330
Sanaven Creme	**Mucopolysaccharid-polyschwefelsäureester** 3 mg + **Phenylephrin-hydrochlorid** 5 mg	100 g	8,49	**Wenig geeignet** bei Venenerkrankungen, weil die therapeutische Wirksamkeit nicht ausreichend nachgewiesen ist. → Seite 333
Gel	**Mucopolysaccharid-polyschwefelsäureester** 3 mg + **Phenylephrin-hydrochlorid** 5 mg	100 g	8,49	
Thrombareduct 60 000 Gel	**Heparin-Natrium** 600 I.E.	40 g	4,15	**Wenig geeignet** zur unterstützenden Behandlung bei Venenerkrankungen, weil die therapeutische Wirksamkeit nicht ausreichend nachgewiesen ist. → Seite 330
100 000 Gel	1 000 I.E.	40 g	5,30	
180 000 Gel Gel	1 800 I.E.	40 g	7,15	
60 000 Salbe	600 I.E.	40 g	4,15	
100 000 Salbe	1 000 I.E.	40 g	5,30	
180 000 Salbe Salbe	1 800 I.E.	40 g	7,15	
Thrombocutan 60.000 Ultra Gel Gel	**Heparin-Natrium** 600 I.E.	100 g	5,45	**Wenig geeignet** zur unterstützenden Behandlung bei Venenerkrankungen, weil die therapeutische Wirksamkeit nicht ausreichend nachgewiesen ist. → Seite 330
Thrombocutan Ultra Salbe 60.000 Salbe	600 I.E.	100 g	5,45	
Thrombophob 60.000 Creme Creme	**Heparin-Natrium** 600 I.E.	100 g	7,89	**Wenig geeignet** zur unterstützenden Behandlung bei Venenerkrankungen, weil die therapeutische Wirksamkeit nicht ausreichend nachgewiesen ist. → Seite 330
60.000 Gel Gel	600 I.E.	100 g	7,89	

Venenerkrankungen Fortsetzung

Handelsname Darreichungsform	Zusammensetzung pro 1 ml/1 g oder wie angegeben bzw. pro abgeteilte Einheit	Kleinste Packungsgröße	Packungspreis	Bewertung für das beanspruchte Anwendungsgebiet
Hinweise zu den Tabellenspalten → Seite 24, zur Auswahl der Arzneimittel → Seite 20, zur Grundlage der Bewertung → Seiten 20, 23				
Troxerutin-ratiopharm Kapseln	**Troxerutin** 300 mg	50 Stück	12,75	**Wenig geeignet** bei Venenerkrankungen, weil die therapeutische Wirksamkeit nicht ausreichend nachgewiesen ist. → Seite 326
Venalitan 150 000 Gel Gel	**Heparin-Natrium** 1 500 I.E.	100 g	12,46	**Wenig geeignet** zur unterstützenden Behandlung bei Venenerkrankungen, weil die therapeutische Wirksamkeit nicht ausreichend nachgewiesen ist. → Seite 330
150 000 N Salbe Salbe	1 500 I.E.	100 g	12,46	
Venalot Depot Dragees Dragees	**Troxerutin** 90 mg + **Cumarin** 15 mg	20 Stück	11,00	**Wenig geeignet** bei Venenerkrankungen, weil die therapeutische Wirksamkeit nicht ausreichend nachgewiesen ist. → Seite 328
Venen-Tabletten Stada retard Retardtabletten	**Auszug aus Rosskastaniensamen** 263,2 mg	20 Stück	7,60	**Mit Einschränkung geeignet** bei Venenerkrankungen. Die bislang vorliegenden Studien reichen noch nicht aus, um die therapeutische Wirksamkeit abschließend nachzuweisen. → Seite 327
VENENTABS retard-ratiopharm Retardtabletten	**Auszug aus Rosskastaniensamen** 263,2 mg	20 Stück	7,99	**Mit Einschränkung geeignet** bei Venenerkrankungen. Die bislang vorliegenden Studien reichen noch nicht aus, um die therapeutische Wirksamkeit abschließend nachzuweisen. → Seite 327
Veno SL 300 Kapseln	**Troxerutin** 300 mg	50 Stück	13,53	**Wenig geeignet** zur unterstützenden Behandlung bei Flüssigkeitsansammlungen im Gewebe (Ödemen), weil die therapeutische Wirksamkeit nicht ausreichend nachgewiesen ist. → Seite 326
Veno-elan Tropfen	**Etofyllin** 60 mg + **Proxyphyllin** 40 mg + **Trimethyl-hesperidinchalkon** 15 mg *Enthält 9,8% Alkohol*	50 ml	27,61	**Wenig geeignet** bei Venenerkrankungen, weil die therapeutische Wirksamkeit nicht ausreichend nachgewiesen ist. → Seite 329
Venoplant retard S Retardtabletten	**Auszug aus Rosskastaniensamen** 263,2 mg	20 Stück	10,95	**Mit Einschränkung geeignet** bei Venenerkrankungen. Die bislang vorliegenden Studien reichen noch nicht aus, um die therapeutische Wirksamkeit abschließend nachzuweisen. → Seite 327
Venopyronum N forte Kapseln	**Auszug aus Rosskastaniensamen** 166,67–250,0 mg	20 Stück	11,09	**Mit Einschränkung geeignet** bei Venenerkrankungen. Die bislang vorliegenden Studien reichen noch nicht aus, um die therapeutische Wirksamkeit abschließend nachzuweisen. → Seite 327
Venoruton -intens	**o-(Beta) Hydroxyethyl-rutoside** 500 mg	20 Stück	14,00	**Wenig geeignet** bei Venenerkrankungen, weil die therapeutische Wirksamkeit nicht ausreichend nachgewiesen ist. → Seite 326
Venoruton Retard Filmtabletten	300 mg	50 Stück	26,30	
Venoruton 300 Kapseln	300 mg	20 Stück	11,00	
Lösung	100 mg *Enthält 30,9% Alkohol*	100 ml	20,49	

Venenerkrankungen Fortsetzung

Handelsname Darreichungsform	Zusammensetzung pro 1 ml/1 g oder wie angegeben bzw. pro abgeteilte Einheit	Kleinste Packungsgröße	Packungspreis	Bewertung für das beanspruchte Anwendungsgebiet
Hinweise zu den Tabellenspalten → Seite 24, zur Auswahl der Arzneimittel → Seite 20, zur Grundlage der Bewertung → Seiten 20, 23				
Venoruton Emulgel Gel	**Heparin-Natrium** 600 I.E.	100 g	7,89	**Wenig geeignet** zur unterstützenden Behandlung bei Venenerkrankungen, weil die therapeutische Wirksamkeit nicht ausreichend nachgewiesen ist. → Seite 330
Venostasin N forte Dragees	**Auszug aus Rosskastaniensamen** 96–110 mg	40 Stück	10,00	**Mit Einschränkung geeignet** bei Venenerkrankungen. Die bislang vorliegenden Studien reichen noch nicht aus, um die therapeutische Wirksamkeit abschließend nachzuweisen. → Seite 327
Venostasin S Tropfen Lösung	90–110 mg *Enthält 14% Alkohol*	50 ml	13,11	
Venostasin retard	240–290 mg	20 Stück	11,54	
Venostasin S Retardkapseln	353,0–400,0 mg	20 Stück	14,80	
Venostasin N-Salbe Salbe	36,5–42 mg	50 g	6,95	**Wenig geeignet** bei Venenerkrankungen, weil die therapeutische Wirksamkeit nicht ausreichend nachgewiesen ist. → Seite 327
Venostasin-Gel Gel	**Heparin-Natrium** 50 I.E. + **Aescin** 10 mg + **Hydroxyethylsalizylat** 50 mg	40 g	6,45	**Wenig geeignet** bei Venenerkrankungen, weil die therapeutische Wirksamkeit nicht ausreichend nachgewiesen ist. → Seite 331
vetren salbe 60.000 I.E. Salbe	**Heparin-Natrium** 600 I.E.	100 g	7,89	**Wenig geeignet** zur unterstützenden Behandlung bei Venenerkrankungen, weil die therapeutische Wirksamkeit nicht ausreichend nachgewiesen ist. → Seite 330

Psyche

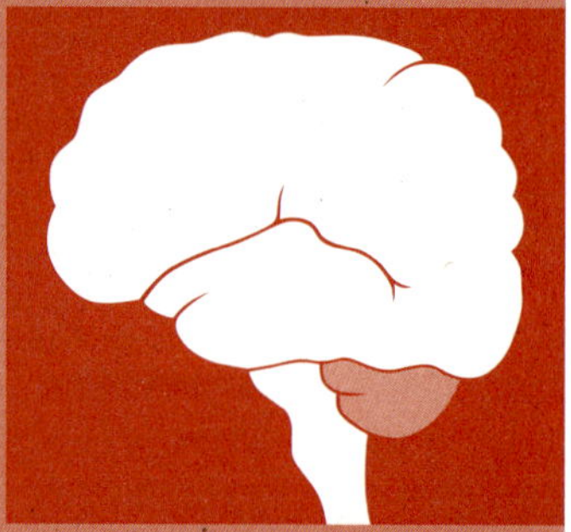

Mit dem griechischen Wort Psyche wird das seelisch-geistige Leben des Menschen umschrieben und als Gegenpol dem Körper (griechisch Soma) gegenübergestellt. Während der Körper Form und Substanz hat, sich seine Organe befühlen und studieren lassen, ist die Psyche der unfassbare und unsichtbare Bereich, in dem der Mensch erlebt, begreift und verarbeitet.
Körper und Seele stehen miteinander in einem noch lange nicht erschöpfend erforschten Wechselspiel; sie bedingen einander und was in dem einen geschieht, wirkt sich auch in dem anderen aus. Mit diesen Zusammenhängen beschäftigt sich der medizinische Fachbereich der Psychosomatik.
Vom ersten Tag des Lebens an, möglicherweise schon im Mutterleib, erlebt der Mensch, wie andere ihn behandeln, auf ihn reagieren, auf seine Botschaften antworten, mit seinen Bedürfnissen umgehen und so weiter. Das ruft in ihm Empfindungen und Gefühle hervor, die ihn seinerseits zu eigenen Überlegungen und Handlungen veranlassen. Als Ergebnis des ständigen Austauschs zwischen sozialer Umwelt und innerem Befinden prägen sich Verhaltensweisen, die nach und nach zu einem Teil des individuellen Wesens werden.
In jedem Kulturkreis haben sich über Jahrhunderte hinweg Normen herausgebildet, nach denen die Gesellschaft definiert, welches Denken, Fühlen und Verhalten von Menschen sie als „normal" ansieht. Bis zu welchem Grad davon abweichendes Verhalten toleriert wird und ab wann etwas als krankhaft oder gar behandlungsbedürftig eingestuft wird, unterscheidet sich in den verschiedenen Gesellschaften sehr und verändert sich im Laufe der Zeit auch immer wieder.
Anders als körperliche Prozesse, von denen sich die meisten beobachten und messen lassen, kann man das Befinden und Verhalten eines Menschen wohl beschreiben, nicht aber objektiv nachprüfbar bewerten.
Ob und wie sehr jemand unter seinem psychischen Befinden leidet, variiert stark. Die einen spüren schnell, dass sich ihr Wesen verändert und ihre Beziehung zur Umwelt „nicht mehr stimmt", sie empfinden das als unerträglich und suchen rasch professionelle Hilfe. Andere versuchen lange, allein oder von Nahestehenden unterstützt zurechtzukommen.
Manchmal spitzen sich psychische Zustände jedoch auch plötzlich krisenhaft zu, sodass von außen eingegriffen werden muss. Eine solche Krise kann zum Beispiel ein Nervenzusammenbruch sein, der eine Klinikeinweisung notwendig macht.

Erkrankungen der Seele zu definieren, ist schwierig. Der Übergang von einem vielleicht „seltsamen" zu einem unzweifelhaft krankhaften Verhalten ist fließend; wo die Grenze des einen erreicht ist und das andere beginnt, beurteilen selbst Fachleute uneinheitlich. Auch auf die Frage, ab wann eine psychische Erkrankung behandelt werden sollte und wie eingreifend diese Therapie sein darf, gibt es kaum allgemein gültige Antworten.

Die Forschung bemüht sich, Gefühle und Befinden nicht nur mit Worten zu beschreiben, sondern durch „harte" Fakten, wissenschaftlich gemessene Werte, auszudrücken. Dazu wird im Bereich der Botenstoffe geforscht, über die die Nervenzellen im zentralen Nervensystem miteinander kommunizieren. Wichtige Botenstoffe, auch Neurotransmitter genannt, sind Noradrenalin, Serotonin, Dopamin, Gamma-aminobuttersäure (GABA) und Azetylcholin. Sie und viele andere Stoffe stehen miteinander in einem Gleichgewicht. Man vermutet, dass bestimmte Emotionen mit bestimmten Konzentrationen an Botenstoffen einhergehen und dass bei psychischen Krankheiten die Balance der Botenstoffe nachhaltig gestört ist.

Allerdings sind diese Theorien noch in der Diskussion und Gegenstand der Forschung. Gesicherte Aussagen darüber, welche Krankheit mit welchem Botenstoff zusammenhängt und welche Arzneimittel wie eingreifen, sind zurzeit noch nicht möglich.

Nervosität und Unruhe

Gesundheit und Krankheit sind keine fest definierten Zustände, sondern das Befinden schwankt in mehr oder minder großen Ausschlägen um einen mittleren Bereich. Körper, Geist und Seele sind ständig Anforderungen ausgesetzt, auf die sie reagieren müssen. Diese fortwährende Anpassungsleistung ist „Stress", den zu bewältigen der Körper gut eingerichtet ist. Was aber für den Einzelnen als Stress wirkt, ist von Mensch zu Mensch verschieden. Während der eine darunter leidet, dass Beruf, Familie und Freizeit ihm zu viel abverlangen, quält sich ein anderer damit, dass seine Bereitschaft, etwas zu leisten, sich einzubringen und sich für andere einzusetzen, nicht genügend abgefordert wird.

Wenn Körper, Geist und Seele dauerhaft damit überfordert sind, sich belastenden Zuständen anzupassen, entwickeln sich Warnsymptome. Sehr sensible Menschen spüren diese schon früh; sie registrieren Unbehagen, Missbefinden und Anspannung. Andere brauchen stärkere Reize, um darauf aufmerksam zu werden, dass sich ihr Gleichgewicht verschoben hat. Doch so unangenehm die Störungen des Befindens auch sein mögen, sie laufen ab, ohne dass es dafür nachweisbare körperliche Veränderungen gibt.

Solche Missbefindlichkeiten entwickeln sich auf der Ebene des Austauschs zwischen vegetativem Nervensystem und körperlichen Funktionen. Diesen Zusammenhang drückte die Medizin früher aus, indem sie von „neuro-dystonischen Beschwerden", „neuro-vegetativer Dysregulation" oder „vegetativer Dystonie" sprach. Heute sind diese Krankheitsbezeichnungen höchstens noch in den Anwendungsbeschreibungen von älteren Arzneiprodukten zu finden.

Anzeichen und Beschwerden

Sie empfinden eine innere Unruhe, fühlen sich gehetzt und gereizt und reagieren bereits aus nichtigem Anlass sehr heftig.

Ihre Nervosität hält lange an, die Hände können zittern, die Augen zucken, das Herz kann klopfen.

Bei Tag lässt Ihre Konzentrationsfähigkeit zu wünschen übrig, am Abend können Sie schlecht einschlafen.

Sie fühlen sich ausgelaugt und abgespannt, niedergeschlagen und traurig.

Immer wieder sind Ihre Gedanken und Überlegungen von diffusen Ängsten besetzt.

Bei Kindern

Sie können schlecht gestimmt und fortwährend unruhig aktiv, seltener auch teilnahmslos sein.

Ursachen

Körper, Geist und Seele sind an die Grenze dessen gestoßen, was sie bewältigen können. Die Symptome sind Warnsignale, die auf die Überforderung und den fehlenden Ausgleich hinweisen.

Vorbeugung

Zu einem gesunden Leben gehört der stetige Wechsel von Anspannung und Entspannung, von Aktivität und Innehalten, Stärke und Schwäche. Wer diesem natürlichen Bedürfnis nachgibt, beugt Nervosität, Unruhe und anderen Befindlichkeitsstörungen vor.

Allgemeine Maßnahmen

Alles, was Sie entspannt, wirkt Unruhe und Nervosität entgegen: ein Spaziergang, Sport, ein Bad, Sauna, Massage.

Wann zum Arzt?

Wenn die allgemeinen Symptome anhalten oder noch spezielle Beschwerden hinzukommen, wie zum Beispiel Kopf- oder Rückenschmerzen, Magenprobleme, Verdauungsstörungen, sollten Sie mit einem Arzt oder Psychotherapeuten besprechen, was Sie gegen Ihre Überlastung tun können.

Bei Kindern

Hält das oben beschriebene Verhalten längere Zeit an, sollte ärztlich abgeklärt werden, was hinter den Beschwerden steckt. Das Kind kann eventuell unter einem „Aufmerksamkeits-Defizit-Syndrom" (ADS) leiden, was anders behandelt werden muss als eine allgemeine Unruhe oder Nervosität.

Behandlung mit Medikamenten

Nervosität und Unruhe kann man mit Beruhigungsmitteln zu dämpfen versuchen. Viele der dafür infrage kommenden Mittel können gleichermaßen als Beruhigungs- und Schlafmittel dienen – je nachdem, wie stark sie wirken oder wie hoch sie dosiert sind. Ein mildes Beruhigungsmittel ist Baldrian, der in höherer Dosierung als Schlafmittel eingesetzt wird. Er ist zwar nur eingeschränkt geeignet, weil seine therapeutische Wirksamkeit noch nicht ausreichend nachgewiesen ist, dennoch ist Baldrian von allen Beruhigungsmitteln, die ohne ärztlichen Rat angewendet werden können, noch am ehesten zu empfehlen. Industriell hergestellter Extrakt aus Johanniskraut kann in entsprechend hoher Dosierung bei depressiven Störungen (→ Seite 343) eingesetzt werden. Für diese Fertigprodukte ist die therapeutische Wirksamkeit hinreichend belegt, während für Tee, der aus Johanniskraut aufgegossen wird, die therapeutische Wirksamkeit weder bei depressiver Verstimmung noch bei Nervosität und Unruhe in klinischen Studien nachgewiesen ist. Die beruhigende Wirkung von Baldrian ist deutlich besser belegt.

Melisse ist als Beruhigungsmittel nur wenig geeignet; ihre therapeutische Wirksamkeit ist noch weniger gut erwiesen als die von Baldrian.

Mischungen von Baldrian + anderen Pflanzen eignen sich nur eingeschränkt, um Nervosität und Unruhe zu dämpfen, da die jeweiligen Kombinationspartner die beruhigende Wirkung von Baldrian nicht nennenswert verstärken, manche nicht einmal ergänzen. Produkte, die nur Baldrian enthalten, sind vorzuziehen. Wenig geeignet sind Teemischungen mit mehr als drei Bestandteilen. In ihnen sind die einzelnen Mischungspartner zu gering dosiert, um eine nennenswerte Wirkung hervorzurufen.

Eine Kombination aus ätherischen Ölen, die als Badezusatz gedacht ist, kann ihren Zweck erfüllen, wenn man sich in die Badewanne legen möchte, um auf diese Weise Spannungen abzubauen. Die beruhigende Wirkung ist aber weniger den ätherischen Ölen zuzuschreiben als vielmehr der Entspannung, die sich beim Liegen im warmen Wasser einstellen kann.

Bei Kindern

Gerade bei motorisch unruhigen Kindern können Bäder allerdings auch gegenteilig wirken: Sie aktivieren zusätzlich.

Anthroposophische, homöopathische und traditionell angewendete Mittel

Zu den meistgekauften Mitteln gehören auch *Abtei Baldrian Perlen*, *Abtei Johanniskraut Nerven-Dragees*, *Abtei Johanniskraut Rotöl Kapseln* mit Johanniskraut und Sojalezithin, *Baldrian-Dispert*, *Gesundform Johanniskraut 180 Dragees SN*, *KNEIPP Johanniskraut Dragees* und *Johanniskraut Pflanzensaft N*, *tetesept Bademedizin Anti Stress N Entspannungsbad* mit Baldrianöl und Zitronellöl, *tetesept Johanniskraut Kapseln*, *Zirkulin Johanniskraut Dragees H* und *SN*. Dabei handelt es sich um Präparate, die von der Arzneimittelbehörde als „traditionell angewendet" zur Besserung des Befindens bei nervöser oder nervlicher Belastung zugelassen wurden. Solche Präparate lassen sich nach den Grundsätzen dieses Buches nicht bewerten und werden deshalb nicht näher besprochen. Allgemeine Informationen zu derartigen Mitteln finden Sie im Abschnitt „Traditionell angewendete Mittel" (→ Seite 13).

Schlafstörungen

Jeder Mensch braucht Schlaf, damit sich seine Körperfunktionen erholen können. Vier bis fünf Stunden sollten es auf Dauer gesehen mindestens sein, aber auch acht oder neun Stunden täglich sind nicht ungewöhnlich. Wie viel Schlaf ein Mensch braucht, ist individuell sehr verschieden. Für alle Menschen aber

gilt, dass das Schlafbedürfnis in der Zeit der Kindheit sehr groß ist und im Alter allmählich abnimmt.
Der Schlaf besteht aus verschiedenen Abschnitten, die etwa 90 Minuten dauern und sich wiederholen. Nach dem Übergang vom Wachen zum Schlafen ist der Schlaf noch ganz leicht. Dann folgen Tiefschlafphasen, in denen die eigentliche Erholung stattfindet. Zwischen zwei Schlafabschnitten gibt es jeweils eine Traumphase und danach häufig eine kurze Wachphase, bevor der nächste Schlafzyklus beginnt.

Bei Kindern

Säuglinge schlafen etwa 14 Stunden am Tag, Kleinkinder zwischen zwei und sechs Jahren 11 bis 13 Stunden, Schulkinder 9 bis 10 Stunden. Bei manchen können es durchaus auch ein bis zwei Stunden mehr oder weniger sein. Wenn sich das Schlafverhalten jedoch plötzlich ändert, kann das auf den Beginn einer Erkrankung hinweisen.

Anzeichen und Beschwerden

Viele Menschen meinen, sie hätten Schlafstörungen, weil sie eine unrealistische Erwartung an ihren Schlaf haben. Dass man einmal länger braucht, um einzuschlafen, ist ebenso normal wie sich an die Wachzeiten zu erinnern, die sich zwischen den Schlafphasen einstellen können. Bei der Berechnung der Schlafenszeit berücksichtigen viele weder den Mittagsschlaf noch das Einnicken vor dem Fernsehgerät.
In der Medizin ist man dazu übergegangen, statt von einer Schlafstörung von „nicht erholsamem Schlaf" zu sprechen, denn wie lange und wie gut jemand schläft, ist nicht so bedeutsam wie das Empfinden des Betroffenen, ob er in der Lage ist, seine sozialen und beruflichen Anforderungen hinreichend zu erfüllen. Auch Müdigkeit tagsüber, Erschöpfung, Unruhe, Reizbarkeit und Angst können die Folge von nicht erholsamem Schlaf sein.

Ursachen

Der Schlaf ist ein äußerst sensibler Zustand und damit sehr störanfällig. Die Gründe, die zu Schlafstörungen führen können, sind vielfältig:

- Einschlafen zu können setzt voraus, sich von der Aktivität des Tages zu lösen. Alles, was dazu führt, dass das Denken vom Tagesgeschehen beherrscht bleibt und sich das Gedankenrad dreht, verhindert das Hinübergleiten. Also sind Überlastung und Stress, Sorgen, Ärger und Anspannung sichere Schlafkiller.
- Auch äußere Bedingungen können das Einschlafen beeinträchtigen: Geräusche, helles Licht, ein unbequemes Bett, unpassende Zudecken.
- Besonders für Säuglinge gilt, dass eine zu weiche Unterlage eher ungünstig ist, weil sie zur Unruhe im Schlaf beiträgt. Diese Unruhe führt bei sensiblen Kindern dazu, dass sie leichter aufwachen.
- Eine üppige Mahlzeit während der letzten vier Stunden vor dem Zubettgehen belastet den Körper mit Verdauungsarbeit und führt zu einem unruhigen Schlaf.
- Das Koffein in Kaffee, Tee und Cola-Getränken kann so munter machen, dass es das Einschlafen verhindert.
- Ein alkoholhaltiger Schlaftrunk befördert zwar rasch ins Reich der Träume, unterbricht den Schlaf aber dann, wenn die Alkoholwirkung nachlässt.
- Der biologische Tag-Nacht-Rhythmus fordert sein Recht. Wer dagegen anlebt, zum Beispiel durch wechselnde Arbeitszeiten oder das Überfliegen von Zeitzonen, muss mit Schlafstörungen rechnen.
- Eine Reihe von Menschen wird durch Beschwerden und Krankheiten am erholsamen Schlafen gehindert; dazu gehören Schmerzen, Fieber, Erkältungen und Asthma mit nächtlichem Husten, Übergewicht, Schilddrüsenerkrankungen, Diabetes, Ohrgeräusche, Juckreiz, ruhelose Beine, saures Aufstoßen, Herzkrankheit, Blasenerkrankungen. Menschen mit einer depressiven Störung wachen typischerweise morgens gegen vier Uhr auf.
- Eine während des Schlafes gestörte Atmung (Schlaf-Apnoe-Syndrom) kann die Erholung ganz erheblich beeinträchtigen. Bei stark schnarchenden Menschen, die meist auch übergewichtig sind, treten solche kurzzeitigen Atemstillstände relativ oft auf.
- Schlafstörungen gehören zu den üblichen Entzugserscheinungen nach dem Absetzen von Beruhigungs- und Schlafmitteln, Alkohol, Zigaretten und Drogen.
- Viele Medikamente weisen Schlafstörungen als unerwünschte Wirkung auf, so zum Beispiel Mittel bei Depressionen, blutdrucksenkende Mittel, einige Mittel bei Parkinson, bei Asthma und zur Entwässerung.

Bei Kindern

Plötzlich auftretenden Schlafstörungen liegen meist akute Krankheiten zugrunde, wie Infektionen, Mittelohrentzündung, Wundsein im Windelbereich.

Allgemeine Maßnahmen

- Schalten Sie Geräuschquellen aus. Ist der neben Ihnen liegende Partner der Störenfried, sichern womöglich nur getrennte Schlafzimmer die Nachtruhe.
- Sorgen Sie dafür, dass Sie das Zimmer gut abdunkeln können.
- Schaffen Sie sich ein bequemes Bett mit wohligen Zudecken an.
- Essen Sie so, dass zwischen der letzten größeren Mahlzeit und dem Zu-Bett-Gehen vier Stunden liegen.
- Wenn Ihre Nachtruhe dadurch gestört wird, dass Sie zur Toilette müssen, sollten Sie Ihre abendliche Flüssigkeitszufuhr beschränken und abends kein Medikament zur Entwässerung einnehmen.
- Trinken Sie abends weder etwas Koffeinhaltiges noch Alkohol.
- Gewöhnen Sie sich an, einen abendlichen Spaziergang zu machen.
- Nutzen Sie alles, was Sie entspannt: eine Kopfmassage, ein lauwarmes Bad, ein Fußbad mit von lauwarm nach heiß ansteigender Temperatur.
- Gehen Sie immer zur gleichen Zeit schlafen, stehen Sie morgens immer zur gleichen Zeit auf – auch am Wochenende.
- Wenn Sie nachts aufwachen und länger als 20 Minuten wach liegen, sollten Sie aufstehen und sich ruhig beschäftigen. Gehen Sie erst wieder ins Bett, wenn Sie Müdigkeit spüren.
- Verbannen Sie die Uhr aus Ihrem Blickfeld.
- Führen Sie ein Schlaftagebuch, in das Sie eintragen, wann Sie ins Bett gegangen und wann Sie aufgestanden sind, was Sie tagsüber getan, welche Medikamente Sie eingenommen und womit Sie sich vor dem Zu-Bett-Gehen beschäftigt haben. Die Auswertung dieser Aufzeichnungen kann Ihnen Hinweise geben, welche Tagesereignisse sich negativ auf Ihren Schlaf auswirken.

Bei Kindern

- Betten Sie das Kind in der Lage, in der es gewohnt ist einzuschlafen.
- Einschlafrituale helfen Kindern, zur Ruhe zu kommen. Das bedeutet, dass das Zu-Bett-Gehen immer nach dem gleichen Schema und mit Elementen abläuft, die das Kind beruhigen und ihm Sicherheit und Vertrauen vermitteln. Sie können dem Kind zum Beispiel etwas erzählen, eine Geschichte vorlesen, mit ihm ein Gebet sprechen und Ähnliches.
- Vertraute Gegenstände überbrücken für das Kind das Gefühl, von den Eltern getrennt zu sein: Schmusedecke oder -tier, ein spezielles Kissen oder Spielzeug.
- Auch Daumen oder Schnuller können als Einschlafhilfe dienen. Auf eine Nuckelflasche mit einer süßen Flüssigkeit sollten Sie hingegen verzichten, damit die Kinderzähne nicht durch Karies gefährdet werden.
- Manche Kinder schlafen bei gedämpftem Licht leichter ein.

Wann zum Arzt?

Mit allgemeinen Maßnahmen und eventuell der Unterstützung durch ein selbst gekauftes Schlafmittel können Sie versuchen, eine kurze Zeit schlechten Schlafens zu überstehen. Hält die Störung jedoch länger als einen Monat an, sollten Sie sich ärztlich beraten lassen.

Ärztliche Hilfe ist auch angebracht, wenn Sie erhebliches Übergewicht haben, die Schlafstörung möglicherweise auf eine Erkrankung oder auf die Wirkung von Arzneimitteln zurückzuführen ist oder wenn es sich um eine Entzugserscheinung handelt. Schwangere Frauen sollten bei Schlafstörungen ebenfalls ärztliche Hilfe suchen.

Behandlung mit Medikamenten

Ist abzusehen, dass Sie eine Nacht oder zwei Nächte schlecht schlafen werden, zum Beispiel auf Reisen, und das nicht hinnehmen wollen, können Sie zu einem Schlafmittel mit Doxylamin greifen. Auch wenn Ihr Schlaf sonst gestört ist und Sie sich am Tag ernsthaft beeinträchtigt fühlen, können Sie die Einnahme dieses Medikaments erwägen. Damit bekommen Sie das Problem rasch in den Griff, denn das Mittel wirkt sofort. Allerdings dürfen Sie dieses Schlafmittel nur zwei bis drei Tage lang einnehmen, sonst gewöhnt sich Ihr Körper an die Substanz und das Mittel wirkt nicht mehr oder Sie müssten dann eine so hohe Dosis einnehmen, dass unerwünschte Wirkungen zu befürchten sind.

Wenn Sie es akzeptieren können, dass sich Ihre Schlafqualität erst nach einer Weile verbessert, können Sie ein Mittel mit Baldrian wählen, bei dem der Pflanzenextrakt hoch genug dosiert sein muss. Die schlaffördernde Wirkung setzt nach zwei bis vier Wochen ein. Das Pflanzenmittel länger einzunehmen, ist zwar unschädlich, dennoch sollten Sie eine Dauerbehandlung nicht ohne ärztlichen Rat durchführen.

Johanniskraut-Tee ist wenig geeignet, um eine Behandlung von Schlafstörungen zu unterstützen, denn seine therapeutische Wirksamkeit ist dafür nicht ausreichend nachgewiesen. Auch mit Johanniskrautextrakt, der meist in niedriger Dosierung als Dragees oder Tabletten im Handel ist, lassen sich Schlafstörungen nicht beheben. Handelt es sich um Schlafstörungen im Zusammenhang mit einer Depressivität, muss die Behandlung der psychischen Störung im Vordergrund stehen. Diese gehört jedoch in die Hand des Arztes.

Mittel mit Diphenhydramin + 8-Chlortheophyllin wirken ebenso schnell wie solche mit Doxylamin. Sie sollten sie jedoch besser meiden, da es sich um eine nicht sinnvolle Kombination handelt, die als wenig geeignet einzustufen ist.

Ebenfalls wenig geeignet ist die Kombination aus Diphenhydramin + Baldrian + Hopfen. Es ist nicht ersichtlich, welchen zusätzlichen Nutzen die Pflanzen dem chemischen Schlafmittel hinzufügen.

Mischungen von Baldrian + anderen Pflanzen eignen sich bei Schlafstörungen nur eingeschränkt, da die jeweiligen Kombinationspartner die beruhigende Wirkung von Baldrian nicht nennenswert verstärken, manche nicht einmal ergänzen. Produkte, die nur Baldrian enthalten, sind vorzuziehen.

Wenig geeignet sind Teemischungen mit mehr als drei Bestandteilen. In ihnen sind die einzelnen Mischungspartner zu gering dosiert, um eine nennenswerte Wirkung hervorzurufen.

Depressive Störung

Schwermut und Melancholie sind alte Worte für einen Gemütszustand, der heute mit einem Krankheitsbegriff aus der Psychiatrie, mit „Depression", beschrieben wird.

Alle Menschen sind von Zeit zu Zeit einmal traurig, missgestimmt, verzagt und verzweifelt. Meist lassen sich Ereignisse oder Erlebnisse finden, die erklären, warum sich die Stimmung so verdunkelt hat. Solche „reaktiven depressiven Verstimmungszustände", wie die Mediziner sagen, können Tage, manchmal auch Wochen anhalten und vergehen wieder, wenn der Betroffene das Geschehen verarbeitet hat und sich von dem Belastenden erholen konnte.

Manchmal jedoch dauert das Gefühl des Nicht-mehr-Könnens an. Dann erschöpfen sich die Ressourcen des Menschen irgendwann. So kann eine „Erschöpfungsdepression" entstehen, die tiefere Schichten im seelischen Erleben berührt.

Von einer „wiederkehrenden depressiven Störung" (dysthyme Störung, früher als depressive Neurose bezeichnet) sprechen Mediziner, wenn der depressive Verstimmungszustand die meiste Zeit des Tages und mehr als die Hälfte aller Tage anhält und mindestens zwei Jahre dauert. Hierbei handelt es sich um eine chronische Krankheit. Bei den betroffenen Menschen ist der Hang zur Düsternis ein Merkmal ihrer Persönlichkeit, das sie ständig begleitet und das sie willentlich nicht verändern können, das aber je nach Lebenssituation und dem Erfolg einer Behandlung stärker oder schwächer ausgeprägt ist.

Noch gravierender ist das, was Mediziner als mittelschwere bis schwere depressive Episoden bezeichnen. Diese können einmal bis viele Male im Leben eines Erkrankten auftreten und einige Wochen bis zu mehr als einem Jahr dauern.

Anzeichen und Beschwerden

Die Symptome, mit denen Menschen darauf reagieren, dass ihnen alles über den Kopf wächst, und sie meinen, von den Anforderungen erdrückt zu werden, können sehr verschieden und unterschiedlich stark ausgeprägt sein:

- Die einen mögen gar nichts mehr essen, die anderen können ihren übermäßigen Appetit kaum noch stillen.
- Manche würden am liebsten den ganzen Tag im Bett verbringen, andere schlafen sehr schlecht. Die „typische Aufwachzeit" depressiver Menschen liegt morgens bei vier Uhr.
- Man fühlt sich kraftlos und erschöpft; sich zu konzentrieren fällt schwer.
- Der ständige Zweifel am eigenen Wert und Können zehrt an den Energiereserven. Entscheidungen lassen sich kaum noch treffen und ein Gefühl der Hoffnungslosigkeit macht sich breit.

Wiederkehrende depressive Störungen treten oft gemeinsam mit anderen Störungen auf, so zum Beispiel mit Magersucht, Angsterkrankungen, Abhängigkeit von Substanzen, die auf das Nervensystem wirken, und mit chronischen körperlichen Erkrankungen.

Bei mittelschweren bis schweren depressiven Episoden sind die Selbstzweifel und Minderwertigkeitsgefühle stark ausgeprägt und die Hoffnungslosigkeit kann sich bis zur Selbsttötungsabsicht steigern.

Ursachen

Schon banale alltägliche Enttäuschungen können die Stimmung depressiv färben. Die Anfälligkeit dafür ist umso größer, je labiler das Gleichgewicht ist, zum Beispiel wenn man sich in schlechter körperlicher Verfassung befindet oder krank ist. Bei besonders empfindlichen Menschen genügt es bereits, dass sie unausgeschlafen, hungrig oder durstig sind, um Anflüge von Depressivität auszulösen.

Bei einer Reihe von Menschen wechselt der Gemütszustand in Abhängigkeit von den Lichtverhältnissen. In der dunklen Jahreszeit verdunkelt sich die Stimmung, wenn die Tage länger werden, hellt sie sich wieder auf.

Belastende Situationen wie der Verlust des Arbeitsplatzes, die Trennung von einem geliebten Menschen oder der Tod eines nahen Angehörigen können depressive Verstimmungszustände zur Folge haben. Nach längerer Zeit fehlender Erholung kann sich auch eine Erschöpfungsdepression einstellen.

Im Gegensatz dazu wird eine wiederkehrende depressive Störung nicht durch ein genau zu bestimmendes äußeres Ereignis ausgelöst, kann aber dadurch verstärkt werden. Eine solche Störung entsteht aufgrund der individuellen Anlagen des Betroffenen.

Auch eine Reihe von Arzneimitteln kann Depressionen begünstigen. Zu ihnen gehören Alpha-Methyldopa, Propranolol und Reserpin (bei hohem Blutdruck), Prednison (bei Entzündungen), Empfängnisverhütungsmittel mit Östrogen und Gestagen zum Schlucken (die Pille), Cinnarizin und Flunarizin (bei Durchblutungsstörungen).

Allgemeine Maßnahmen

Bei jeder Art von melancholischer oder depressiver Stimmung tun einfühlsame Gespräche mit dem Partner, mit Freunden, Verwandten oder anderen Vertrauten gut. Wenn diese dem Bedrückten das Gefühl vermitteln können, ihn zu verstehen und ihn durch seine Düsternis zu begleiten, kann ihm das helfen, die Auslöser zu erkennen, zu bewältigen und zu positiven Empfindungen zurückzufinden.

Bei einer depressiven Störung, die auf einer völligen Erschöpfung der Kraftreserven beruht, ist es dringend zu empfehlen, zu der Konfliktsituation auch räumlichen Abstand zu schaffen. Handelt es sich zum Beispiel um eine Partnerschaftskrise, kann ein Allein-Urlaub hilfreich sein, um wieder ausschlafen und sich körperlich erholen zu können. Bei Konflikten im Arbeitsbereich kann zum Beispiel eine Kur oder ein längerer Urlaub die Lage entspannen. Erst wenn die psychischen und körperlichen Kräfte einigermaßen wiederhergestellt sind, kann die depressive Störung abklingen.

Wann zum Arzt?

Depressiv gefärbte Stimmungen, die nicht binnen kurzem von selbst vergehen, sollten unbedingt ärztlich beurteilt werden. Nur in einem von einem Psychotherapeuten oder Arzt geleiteten Gespräch ist es möglich, die zugrunde liegenden Bedingungen zu erkennen und in den Lebenszusammenhang einzuordnen. Das wiederum ist unbedingt notwendig, um depressive Stimmungen von einer tiefer gehenden depressiven Störung abzugrenzen. Letztere wird nicht allein durch Gespräche mit Nahestehenden oder Ruhe vergehen und eine psychotherapeutische Bearbeitung braucht Zeit, bis sich ihre positiven Wirkungen zeigen. Oft ist es hilfreich, ein sicher antidepressiv wirkendes Medikament so lange einzunehmen, bis der Erfolg anderer Maßnahmen spürbar wird. Diese Medikamente sollte aber unbedingt ein Arzt verordnen.

Menschen, die von einer unerträglich scheinenden Belastung niedergedrückt werden, erleichtern sich ihre Situation häufig, indem sie zu leicht verfügbaren Hilfsmitteln greifen: Sie rauchen viel und/oder trinken reichlich Alkohol und nehmen möglicherweise zu viel und zu lange Schlaf- und/oder Schmerzmittel ein. Diese „Selbsthilfemaßnahmen" können die Gesundheit jedoch erheblich schädigen. Wer zu solchen untauglichen „Bewältigungsstrategien" neigt, sollte sich lieber an einen Arzt wenden und mit ihm eine Therapie verabreden, die ihm hilft, die schwere Zeit zu überbrücken.

Eine mittelschwere bis schwere depressive Episode bedarf in jedem Fall der ärztlichen Behandlung.

Behandlung mit Medikamenten

Basis der Behandlung jeder Art von Depressivität ist das Gespräch, bei tiefer greifenden depressiven Störungen die Psychotherapie. Eine medikamentöse Behandlung kann diese Therapie unterstützen, aber nicht ersetzen.

Eine depressive Stimmung, die klar erkennbar als Reaktion auf äußere Ereignisse anzusehen ist, sollte in Gesprächen und Gedanken durchgearbeitet und durchgestanden werden. Dennoch kann es, wenn

sich das Geschehen zuspitzt oder sich die Belastung sehr verstärkt, hilfreich sein, mit einem Schlafmittel die Nachtruhe sicherzustellen. Welches rezeptfreie Arzneimittel sich dafür eignet, lesen Sie im Abschnitt „Schlafstörungen" (→ Seite 340). Diese medikamentöse Stütze sollten Sie aber nur einige Tage bis höchstens zwei Wochen lang in Anspruch nehmen.
Der Arzt kann eine depressive Störung zunächst mit dem Extrakt von Johanniskraut behandeln, der aber hoch genug dosiert werden muss. Zu welchen stärker wirkenden Antidepressiva er wechseln kann, wenn die Behandlung mit Johanniskrautextrakt nicht ausreicht, können Sie im HANDBUCH MEDIKAMENTE der STIFTUNG WARENTEST nachlesen.

Doxylamin

Gittalun
Hoggar N
Schlafsterne

Doxylamin ist ein so genanntes Antihistaminikum (→ Seite 400) und gehört zu den Wirkstoffen, die bei Allergien innerlich eingesetzt werden. Die bei der Allergiebehandlung unerwünschte Wirkung von Doxylamin, sehr müde zu machen, wird bei Schlafstörungen als erwünschte Wirkung genutzt: Hier dient es als Schlafmittel.
Die schlaffördernde Wirkung von Doxylamin ist nachgewiesen. Problematisch an dem Wirkstoff ist, dass er die Schlafstruktur verändert und dass bereits nach einer Anwendungszeit von nur wenigen Tagen eine Gewöhnung eintreten kann. Dann wirkt die übliche Dosis des Mittels nicht mehr ausreichend und müsste gesteigert werden. Eine Abhängigkeit, bei der man aufgrund der psychischen Effekte nicht mehr von dem Mittel lassen kann, entwickelt sich allerdings nicht.

ANWENDUNG

Von Doxylamin nehmen Sie eine halbe Stunde vor dem Schlafengehen 20 bis 50 Milligramm ein. Keinesfalls sollten Sie, wenn Sie nachts aufwachen, noch eine Tablette schlucken. Doxylamin sollten Sie nicht länger als drei Tage hintereinander einnehmen, sonst gewöhnt sich Ihr Körper an die Substanz, und das Mittel wirkt nicht mehr ausreichend. Können Sie über längere Zeit so schlecht schlafen, dass Sie ein Schlafmittel einnehmen wollen, sollten Sie sich an einen Arzt wenden.
Haben Sie Doxylamin dennoch länger als zwei Wochen eingenommen, sollten Sie – um das Mittel abzusetzen – die Dosis schrittweise verringern. In dieser Zeit müssen Sie darauf gefasst sein, dass Sie deutlich schlechter schlafen als vorher.

ACHTUNG

Gegenanzeigen

Unter folgenden Bedingungen dürfen Sie das Mittel nicht anwenden:

- Sie leiden an Asthma. Dann kann die Schleimabsonderung in den Bronchien so zäh werden, dass Sie das Sekret kaum noch abhusten können.
- Sie können Ihre Blase nicht mehr vollständig entleeren. Das ist besonders häufig der Fall bei Männern, deren Prostata vergrößert ist.
- Sie haben einen grünen Star (Engwinkelglaukom).
- Sie haben einen Tumor an den Nebennieren.
- Sie leiden an Epilepsie.

Unter folgenden Bedingungen sollten Sie das Mittel nicht ohne ärztlichen Rat anwenden:

- Die Funktion Ihrer Leber oder Ihrer Nieren ist erheblich gestört.
- Sie hatten schon einmal ein Geschwür im Magen oder Zwölffingerdarm.
- Sie haben zu hohen Blutdruck.
- Ihr Herz ist bereits geschädigt.

Wechselwirkungen mit Medikamenten

Wenn Sie noch andere Medikamente nehmen, ist zu beachten:

- Doxylamin dürfen Sie nicht zusammen mit so genannten MAO-Hemmern anwenden (z. B. bei Depressionen). Sonst könnte unter anderem der Blutdruck gefährlich absinken.
- Einige unerwünschte Wirkungen von Doxylamin – z. B. trockener Mund, Schwierigkeiten, die Blase zu entleeren, Herzenge (Angina pectoris) – verstärken sich, wenn Sie gleichzeitig Medikamente einnehmen, die ebenfalls diese unerwünschten Wirkungen auslösen. Zu diesen zählen einige Parkinsonmittel und manche Mittel bei Depressionen.
- Medikamente, die auf das zentrale Nervensystem wirken – dazu gehören z. B. auch starke Schmerzmittel und Mittel bei Epilepsie –, verstärken die Wirkung von Doxylamin.

Wechselwirkungen mit Speisen und Getränken

Doxylamin dürfen Sie nicht zusammen mit alkoholhaltigen Getränken einnehmen, weil diese die Wirkung erheblich verstärken können.

Unerwünschte Wirkungen

Es dauert ungefähr acht Stunden, bis die Hälfte des Wirkstoffs ausgeschieden ist. Wenn Sie kürzere Zeit schlafen, kann es sein, dass die noch in den nächsten Tag hineinreichende Restwirkung Sie bei Ihren Aktivitäten beeinträchtigt.

Selten, aber gefährlich

Sie können Schwierigkeiten bekommen, die Blase zu entleeren.

Es können sich Ohrgeräusche (Tinnitus) einstellen.

Der Schleim in den Bronchien kann so zäh werden, dass er die Atmung beeinträchtigt.

Es kann ein Glaukomanfall ausgelöst werden.

Es können Krampfanfälle auftreten.

Sehr selten kann es zu Blutbildveränderungen kommen.

Hinweise

Für Schwangerschaft und Stillzeit

Doxylamin dürfen Sie in der Schwangerschaft nicht anwenden. Auch während der Stillzeit sollten Sie darauf verzichten, da es in die Muttermilch übergeht. Doxylamin kann beim Baby zu Atemschwierigkeiten führen.

Für Kinder unter 14 Jahren

Kinder ab zwei Jahren können mit Doxylamin behandelt werden. Dazu eignen sich Säfte, mit denen sich das Schlafmittel kindgerecht dosieren lässt. Diese gehören aber nicht zu den Präparaten der diesem Buch zugrunde liegenden Marktauswahl (→ Seite 20). Die hier besprochenen Tabletten sind für Kinder zu hoch dosiert.

Für Personen über 60 Jahre

Bei älteren Menschen kommt es häufiger vor als bei jüngeren, dass ihre Gehirnleistung eingeschränkt ist. Bei ihnen kann sich dieses Problem verschlimmern, wenn sie Doxylamin einnehmen, und sie können häufiger bewusstlos werden.

Menschen über 60 Jahre können nach der Einnahme des Schlafmittels eher unruhig werden anstatt einzuschlafen.

Zur Verkehrstüchtigkeit

Aufgrund der beschriebenen unerwünschten Wirkungen kann das Mittel Ihre Reaktionsfähigkeit beeinträchtigen. Sie sollten deshalb keine Fahrzeuge lenken, keine Maschinen bedienen und keine Arbeiten ohne sicheren Halt verrichten.

Pflanzliches Mittel

Baldrian

Abtei Baldrian Lösung
Baldrian-Dispert stark am Tag
Baldriantinktur „Hetterich"
Baldriparan Stark für die Nacht
KNEIPP Baldrian

Baldrian wird seit Jahrhunderten als Beruhigungs- und Schlafmittel gebraucht. Dafür wird aus der getrockneten Wurzel des europäischen Baldrians (Valeriana officinalis) entweder ein Tee aufgebrüht oder es wird daraus mit Alkohol eine Tinktur bereitet, die dann tropfenweise eingenommen wird. Tabletten, Dragees, Kapseln oder Perlen enthalten einen industriell hergestellten getrockneten Baldrianextrakt.

Viele Inhaltsstoffe des Baldrians sind identifiziert worden. Welche von ihnen jedoch zur schlafanstoßenden Wirkung beitragen, ist bisher nicht geklärt.

Die schlaffördernde Wirkung von Baldrianpräparaten wird in einigen Untersuchungen als schwach bis kaum nachweisbar eingestuft. In anderen wird die Meinung vertreten, dass durchaus eine Wirkung festgestellt werden kann; allerdings setzt diese erst nach einer Einnahmezeit von zwei bis vier Wochen ein.

Anwendung

Als Beruhigungsmittel können Sie Baldrian tagsüber einnehmen. Halten Sie sich dann an den unteren Grenzbereich der Dosierung, der für das Produkt angegeben ist.

Um Baldrian als Schlafhilfe anzuwenden, nehmen Sie etwa eine halbe Stunde vor dem Schlafengehen je nach Produkt zwischen vier und sechs Tabletten, Dragees oder Perlen ein, von der Lösung oder Tinktur einen Teelöffel voll. Die Menge sollte in etwa 600 Milligramm Trockenextrakt oder zwei bis drei Gramm getrockneter Baldrianwurzel entsprechen.

Baldrian können Sie über längere Zeit anwenden, ohne sich sorgen zu müssen, dass die Schlafstruktur gestört wird oder dass sich eine Abhängigkeit entwickelt.

ACHTUNG

Baldrian Lösung, Tinktur: Personen mit Alkoholproblemen dürfen die Tropfen nicht einnehmen. Auch Leberkranke und Menschen mit Anfallleiden sollten den Alkoholgehalt berücksichtigen. Darüber hinaus kann Alkohol die Wirkung vieler Arzneimittel (z. B. Schlaf- und Beruhigungsmittel, Psychopharmaka, starke Schmerzmittel, einige Mittel bei hohem Blutdruck) verstärken.

HINWEISE

Für Schwangerschaft und Stillzeit

Baldrian Lösung, Tinktur: Bedenken Sie, dass die Tropfen Alkohol enthalten.

Für Kinder unter 14 Jahren

Baldrian kann bereits bei Säuglingen angewendet werden. Im ersten Lebensjahr können Kinder als Einzeldosis 0,4 bis 0,6 Gramm Baldriantinktur bekommen, im zweiten bis vierten Lebensjahr 0,5 bis 1 Gramm, zwischen vier und zehn Jahren ein bis zwei Gramm, ältere Kinder zwei bis drei Gramm.

Allerdings sollten Sie bedenken, dass Baldrian-Lösung und Tinktur Alkohol enthalten und bei Kindern Mittel ohne Alkohol vorzuziehen sind.

Pflanzliches Mittel

Johanniskraut

Bad Heilbrunner Johanniskrauttee
Bombastus Johanniskraut
Esbericum
Felis
Gesundform Johanniskraut
Helarium
H&S Johanniskraut
Hyperforat
Hypericum Stada
Jarsin
Kira
Klosterfrau Johanniskraut
KNEIPP Johanniskraut-Tee
Laif
Remotiv
Sidroga Johanniskraut
Texx
Viviplus

Johanniskraut (Hypericum perforatum) hat von der volksmedizinischen Anwendung bis heute einen bemerkenswerten Werdegang durchlaufen: vom allgemein ausgleichenden Mittel bis zum leichten Antidepressivum. Anfänglich wurde aus der getrockneten Pflanze Tee aufgebrüht. Die Kommission des ehemaligen Bundesgesundheitsamts, die das Erkenntnismaterial über Pflanzen ausgewertet hat, akzeptierte, dass man damit die Behandlung von nervöser Unruhe und Schlafstörungen unterstützen kann.

Später wurden Extrakte industriell hergestellt, die mit der Indikation „psychovegetative Störungen (nervöse Beschwerden ohne organische Ursache), depressive Verstimmungszustände, Angst und/oder Unruhe" in den Handel kamen. Diese Anwendungsgebiete sind heute noch bei einem großen Teil der Johanniskrautprodukte aufgeführt.

Vor kurzem wurde in Studien für einen speziellen Johanniskrautextrakt (*Jarsin*), von dem im Tagesverlauf etwa 900 Milligramm eingenommen wurden, nachgewiesen, dass er bei depressiven Störungen eines bestimmten Schweregrads ähnlich effektiv wirkt wie ein herkömmliches chemisches Antidepressivum. Das Produkt mit diesem Johanniskrautextrakt darf nun als Anwendungsgebiet „leichte bis mittelschwere vorübergehende depressive Störungen (depressive Episoden)" angeben. Ähnliche Produkte, die in jüngster Zeit zugelassen worden sind, aber andere Johanniskrautextrakt-Arten enthalten, beanspruchen „leichte vorübergehende depressive Störungen" als Anwendungsgebiet. Sie werden als „geeignet bei leichten, vorübergehenden depressiven Störungen" bewertet, wenn sich mit einer vertretbaren Zahl an Tabletten, die am Tag eingenommen werden müssen, eine Tagesdosis von 300 bis 900 Milligramm Johanniskrautextrakt erreichen lässt.

Bis heute ist nicht sicher geklärt, auf welchen Inhaltsstoffen die Wirkung von Johanniskraut beruht. Es spricht aber einiges dafür, dass es sich unter anderem um Hyperforin handeln könnte. Die isolierte Substanz Hyperforin hindert ebenso wie Johanniskrautextrakt als Ganzes verschiedene Botenstoffe daran, in die Verbindungsstellen der Nervenzellen aufgenommen zu werden. Ein Mangel dieser Botenstoffe an jenen Stellen wird mit depressiven Symptomen in Zusammenhang gebracht. Auch die Wirkung der chemischen Antidepressiva setzt dort an.

Anwendung

Um die Behandlung von Nervosität und Unruhe mit einem Tee zu unterstützen, werden im Tagesverlauf etwa zwei bis vier Gramm Johanniskraut für erforderlich gehalten.

Wollen Sie mit dem Extrakt von Johanniskraut einer depressiven Störung begegnen, sollten Sie täglich 900 Milligramm einnehmen – verteilt auf zwei Portionen immer zur selben Tageszeit. Nur bei einer sehr leichten Verstimmung oder um die mit einer höheren Dosis erreichte Verbesserung zu erhalten, kann eine Dosierung von 300 bis 600 Milligramm Extrakt genügen.

Bei der Auswahl des Präparats sollten Sie eines bevorzugen, das angibt, wie viel Gesamtextrakt Sie mit einer Tablette einnehmen. Manche Produkte beziehen sich dabei noch auf den Gehalt an Hypericin, weil man dieses eine Zeit lang für die wirksame Substanz hielt. Da das mittlerweile jedoch recht unwahrscheinlich ist, ist der Gehalt an Gesamtextrakt die verlässlichere Basis, um die Dosierung zu berechnen.

Ob Johanniskrautextrakt Ihre Missstimmung bessert, können Sie frühestens nach zwei Wochen beurteilen. Ist Ihr Befinden jedoch nach vier bis sechs Wochen noch unverändert oder hat es sich gar verschlechtert, sollten Sie sich in ärztliche Behandlung begeben.

Achtung

Solange Sie Johanniskraut einnehmen, sollten Sie sich keiner intensiven UV-Bestrahlung aussetzen – weder der des natürlichen Lichts noch der eines Solariums.

Hyperforat Tropfen: Personen mit Alkoholproblemen dürfen das Mittel nicht einnehmen. Auch Leberkranke und Menschen mit Anfallleiden sollten den Alkoholgehalt berücksichtigen. Darüber hinaus kann Alkohol die Wirkung vieler Arzneimittel (z. B. Schlaf- und Beruhigungsmittel, Psychopharmaka, starke Schmerzmittel, einige Mittel bei hohem Blutdruck) verstärken.

Gegenanzeigen

Unter folgenden Bedingungen dürfen Sie Johanniskraut nicht anwenden:

- Sie leiden an einer schweren depressiven Störung.
- Sie sind besonders empfindlich gegenüber UV-Licht.

Wechselwirkungen mit Medikamenten

Wenn Sie noch andere Medikamente nehmen, ist zu beachten:

- Es kann zu Zwischenblutungen kommen, wenn Sie mit der Pille verhüten.
- Möglicherweise ist die Pille kein sicheres Verhütungsmittel mehr, wenn Sie gleichzeitig Johanniskrautpräparate nehmen.
- In Kombination mit einigen chemischen Mitteln bei Depressionen kann es zu Übelkeit, Erbrechen, Angst und Ruhelosigkeit kommen, eine Verwirrtheit kann sich verstärken.
- Durch Johanniskrautextrakt können einige Arzneimittel schwächer wirken. Zu ihnen gehören das Herzmittel Digoxin, das Asthmamittel theophyllin, Phenprocoumon (z. B. *Marcumar*) und Warfarin (*Coumadin*) zur Blutverdünnung und Ciclosporin A, das die Abstoßungsreaktion nach einer Organtransplantation verhindern soll. Auch die Depressionsmittel Amitriptylin und Nortriptylin und Indinavir, ein Mittel bei HIV-Infektionen und Aids, wirken schwächer, wenn gleichzeitig Johanniskrautextrakt eingenommen wird. Wird diese Wechselwirkung nicht hinreichend berücksichtigt, kann das die Behandlung jener schweren Erkrankungen beeinträchtigen, bei denen diese hoch wirksamen Arzneimittel eingesetzt werden. Andererseits kann es aber auch zu Problemen kommen, wenn das Johanniskraut abgesetzt wird und die anderen Substanzen dann mit einem Mal deutlich stärker wirken.

Auf einige der oben genannten Wechselwirkungen mit anderen Medikamenten ist man erst in den vergangenen Jahren aufmerksam geworden, seitdem Johanniskraut vermehrt eingesetzt wird. Der Text der Beipackzettel weist noch nicht bei allen Produkten auf diese möglichen Probleme hin.

HINWEISE

Für Schwangerschaft und Stillzeit

Über die Risiken einer Anwendung in Schwangerschaft und Stillzeit gibt es keine Erkenntnisse. Sicherheitshalber sollten Sie das Mittel nicht anwenden.

Hyperforat Tropfen: Bedenken Sie, dass dieses Mittel Alkohol enthält.

Für Kinder unter 14 Jahren

Über die Risiken einer Anwendung bei Kindern unter zwölf Jahren gibt es keine Erkenntnisse. Sicherheitshalber sollten sie das Mittel darum nicht bekommen.

Hyperforat Tropfen: Bedenken Sie, dass dieses Mittel Alkohol enthält. Bei Kindern sind Mittel ohne Alkohol vorzuziehen.

Pflanzliches Mittel

Melisse

Bad Heilbrunner Melissen-Tee

Melisse wird in der Volksmedizin als Beruhigungsmittel gebraucht. Dabei wird aus den getrockneten Blättern der Zitronenmelisse (Melissa officinalis) ein Tee aufgebrüht.

Melisse enthält ein ätherisches Öl mit verschiedenen Bestandteilen. Warum Melisse beruhigend oder schlaffördernd wirken könnte, ist nicht bekannt.

ANWENDUNG

1,5 bis 4,5 Gramm getrocknete Melissenblätter werden mit heißem Wasser aufgebrüht und zehn Minuten ziehen gelassen. Einen solchen Tee können Sie mehrmals am Tag trinken, als Einschlafhilfe auch vor dem Zu-Bett-Gehen.

Ein Filterbeutel von *Bad Heilbrunner Melissentee* enthält 1,6 Gramm Melissenblätter. Wenn Sie pro Tasse einen Beutel verwenden, liegt die Dosierung des Tees an der unteren Grenze der Empfehlung.

Melissentee können Sie ohne Bedenken längere Zeit trinken.

HINWEISE

Für Kinder unter 14 Jahren

Melisse kann in jedem Lebensalter angewendet werden. Allerdings ist ihre therapeutische Wirksamkeit auch bei Kindern nicht gesichert.

Kombination

Diphenhydramin + 8-Chlortheophyllin

Betadorm-A

Dieses Schlafmittel enthält Diphenhydramin und 8-Chlortheophyllin. Diphenhydramin ist ein so genanntes Antihistaminikum (→ Seite 400), das bei Allergien innerlich eingesetzt werden kann. Bei der Allergiebehandlung ist eine der Wirkungen von Diphenhydramin unerwünscht, nämlich die, dass es sehr müde macht. Bei seinem Einsatz als Schlafmittel wird hingegen genau diese Wirkung genutzt.

Die schlaffördernde Wirkung von Diphenhydramin ist nachgewiesen.

Der zweite Bestandteil, 8-Chlortheophyllin, hat keine besondere arzneiliche Wirkung. Warum es einem Schlafmittel zugesetzt ist, ist nicht zu verstehen.

An Diphenhydramin ist problematisch, dass bereits nach einer Anwendungszeit von etwa einer Woche eine Gewöhnung eintreten kann. Dann wirkt die übliche Dosis des Mittels nicht mehr ausreichend und müsste gesteigert werden. Eine Abhängigkeit, bei der man aufgrund der psychischen Effekte nicht mehr von dem Mittel lassen kann, entwickelt sich allerdings nicht.

ANWENDUNG

Von diesem Schlafmittel nehmen Sie vor dem Schlafengehen ein bis zwei Tabletten ein. Sie können damit rechnen, dass Sie nach etwa einer halben Stunde eingeschlafen sind. Keinesfalls sollten Sie, wenn Sie nachts aufwachen, noch einmal eine Tablette schlucken.

Länger als drei Tage hintereinander sollten Sie die Tabletten nicht einnehmen. Sonst gewöhnt sich Ihr Körper an das Mittel und es wirkt nicht mehr ausreichend. Können Sie über längere Zeit so schlecht schlafen, dass Sie ein Schlafmittel einnehmen wollen, sollten Sie sich an einen Arzt wenden.

Haben Sie dieses Schlafmittel dennoch länger als zwei Wochen eingenommen, sollten Sie – um es abzusetzen – die Dosis schrittweise verringern. In dieser Zeit müssen Sie darauf gefasst sein, dass Sie nun deutlich schlechter schlafen können als vorher.

Achtung

Verzichten Sie auf ausgedehnte Sonnenbäder, wenn Sie dieses Schlafmittel verwenden.

Gegenanzeigen

Unter folgenden Bedingungen dürfen Sie das Mittel nicht anwenden:

- Sie haben einen grünen Star (Engwinkelglaukom).
- Ihre Prostata ist vergrößert, sodass Sie die Blase nicht mehr komplett entleeren können.
- Sie leiden an Epilepsie.
- Sie haben einen akuten Asthmaanfall.
- Sie sind alkoholabhängig.
- Sie haben einen Hirntumor.

Unter folgenden Bedingungen sollten Sie das Mittel nicht ohne ärztlichen Rat anwenden:

- Die Funktion Ihrer Leber ist gestört.
- Sie haben eine Herzerkrankung (Herzinsuffizienz).

Wechselwirkungen mit Medikamenten

Wenn Sie noch andere Medikamente nehmen, ist zu beachten:

- Diphenhydramin + 8-Chlortheophyllin und eine ganze Reihe anderer Arzneimittel verstärken einander in ihrer Wirkung. Zu diesen Medikamenten gehören andere Schlaf- und Beruhigungsmittel, Mittel bei Depressionen, bei Demenz und starke Schmerzmittel. Diese Arzneimittel sollten Sie nicht gleichzeitig einnehmen.
- Wenn Sie Erythromyzin oder ein ähnliches Antibiotikum einnehmen, um eine Infektion zu bekämpfen, und gleichzeitig ein Schlafmittel mit Diphenhydramin + 8-Chlortheophyllin schlucken, besteht die Gefahr von Herzrhythmusstörungen.

Wechselwirkungen mit Speisen und Getränken

Dieses Schlafmittel dürfen Sie nicht zusammen mit alkoholhaltigen Getränken einnehmen, weil diese die Wirkung erheblich verstärken können.

Unerwünschte Wirkungen

Es dauert bis zu acht Stunden bis die Hälfte des Wirkstoffs ausgeschieden ist. Wenn Sie kürzere Zeit schlafen, kann es sein, dass die noch in den nächsten Tag hineinreichende restliche Wirkung Sie bei Ihren Aktivitäten beeinträchtigt.

Selten, aber gefährlich

Der Augeninnendruck kann sich so erhöhen, dass ein grüner Star (Engwinkelglaukom) entsteht.
Das Wasserlassen fällt Ihnen schwer.
Es können Blutbildveränderungen auftreten.

Hinweise

Für Schwangerschaft und Stillzeit

Über die Sicherheit des Mittels in Schwangerschaft und Stillzeit finden sich unterschiedliche Angaben. Da es ohnehin als „wenig geeignet" bewertet wird, sollten Sie auf die Einnahme verzichten.

Für Kinder unter 14 Jahren

Sie sollten dieses Schlafmittel nicht erhalten.

Zur Verkehrstüchtigkeit

Aufgrund der beschriebenen unerwünschten Wirkungen kann das Mittel Ihre Reaktionsfähigkeit beeinträchtigen. Sie sollten deshalb keine Fahrzeuge lenken, keine Maschinen bedienen und keine Arbeiten ohne sicheren Halt verrichten.

Kombination

Diphenhydramin + Baldrian + Hopfen

Vivinox-Schlafdragees

Bei diesem Mittel handelt es sich um eine Kombination aus einem chemischen und zwei pflanzlichen Bestandteilen: der als Schlafmittel eingesetzten Substanz Diphenhydramin und den Extrakten von Baldrian und Hopfen.
Die Angaben zu Diphenhydramin finden Sie unter dem Stichwort Diphenhydramin + 8-Chlortheophyllin (→ Seite 349).
Die Angaben zu Baldrian finden Sie unter dem Stichwort Baldrian (→ Seite 346).
Hopfen wird in der Volksmedizin bei Unruhe, Angst und Schlafstörungen gebraucht. Dabei wird aus den getrockneten Hopfenzapfen – das sind die weiblichen Blütenstände des Hopfens (Humulus lupulus) – ein Tee aufgebrüht oder mit dem Hopfen wird ein Kissen gefüllt, auf dem man sich dann zur Nacht bettet.
Frisch gepflückter Hopfen enthält ein ätherisches Öl, Bitterstoffe, Gerbstoffe und eine chemische Substanz, die beruhigend wirkt. Diese Bestandteile zersetzen sich jedoch rasch, wenn der Hopfen getrocknet wird. Auch wenn aus Hopfen ein Extrakt bereitet und dann zu festen Arzneiformen verarbeitet wird, verlieren sich diese Inhaltsstoffe. Dementsprechend fielen die Untersuchungen zur Wirkung von Hopfen aus: Eine be-

ruhigende oder schlaffördernde Wirkung lässt sich nicht nachweisen.
Das Mittel ist durch seinen Anteil an Diphenhydramin bei Schlafstörungen therapeutisch wirksam. Ein darüber hinausgehender Nutzen, der durch den Zusatz von Baldrian und Hopfen vermittelt wird, ist nicht erkennbar. Aus diesem Grund ist die Anwendung des Kombinationsmittels nicht sinnvoll.
Aufgrund des Diphenhydramins kann sich bereits nach einer Anwendungszeit von etwa einer Woche eine Gewöhnung einstellen. Dann wirkt die übliche Dosis des Mittels nicht mehr ausreichend und müsste gesteigert werden. Eine Abhängigkeit, bei der man aufgrund der psychischen Effekte nicht mehr von dem Mittel lassen kann, entwickelt sich jedoch nicht.

Anwendung

Von dem Mittel sollen eine halbe bis eine Stunde vor dem Schlafengehen ein bis zwei Dragees eingenommen werden. Keinesfalls sollten Sie, wenn Sie nachts aufwachen, noch einmal ein Dragee schlucken.
Dieses Schlafmittel sollten Sie nicht länger als drei Tage hintereinander einnehmen, sonst gewöhnt sich Ihr Körper an die Substanz und das Mittel wirkt nicht mehr ausreichend. Können Sie über längere Zeit so schlecht schlafen, dass Sie ein Schlafmittel einnehmen wollen, sollten Sie sich an einen Arzt wenden.
Haben Sie es dennoch mehr als zwei Wochen lang eingenommen, sollten Sie – um das Mittel abzusetzen – die Dosis schrittweise verringern. In dieser Zeit müssen Sie darauf gefasst sein, dass Sie nun deutlich schlechter schlafen als vorher.
Da für Baldrian und Hopfen keine problematischen oder unerwünschten Effekte bekannt sind, die über die hinausgehen, die von Diphenhydramin beschrieben sind, gelten für alles Weitere die Angaben, die unter dem Stichwort Diphenhydramin + 8-Chlortheophyllin (→ Seite 349) zu finden sind.

Hinweise

Für Kinder unter 14 Jahren

Über die Anwendung bei Kindern gibt es keine gesicherten Erkenntnisse. Da das Mittel ohnehin als „wenig geeignet“ bewertet wird, sollten Sie darauf verzichten.

Pflanzenkombinationen: Baldrian + andere Pflanzen

Baldrian + Hopfen

Abtei Baldrian Hopfen Beruhigungs-Dragees/ Nachtruhe Einschlafkapseln
Baldrian-Dispert Nacht
Nervenruh Nacht
Solaguttae Baldrian-Hopfen Drg.
Vivinox Night
Zirkulin

Baldrian + Johanniskraut

Bad Heilbrunner Johanniskraut mit Baldrian Heilpflanzenkapseln
Sedariston

Baldrian + Hopfen + Passionsblume

Moradorm-S
Vivinox Day

Baldrian + Hopfen + Melisse

Nervenruh Beruhigungstee

Baldrian + Melisse + Orange

KNEIPP Nerven- und SchlafTee

Baldrian + Melisse + Passionsblume

Bad Heilbrunner Schlaf- und Nerven Tee

Baldrian + Fischrinde + Krauseminze + Melisse + Passionsblume

Sidroga Schlaf- und Nerventee

Diese Produkte enthalten Baldrianextrakt als beruhigendes oder schlafförderndes Mittel, kombiniert mit dem Extrakt verschiedener anderer Pflanzenmittel. Bei den Tees sind nicht die Extrakte, sondern die getrockneten und geschnittenen Pflanzenteile miteinander vermengt. Die Angaben zu den einzelnen Pflanzen finden Sie unter dem jeweiligen Stichwort.
Baldrian → Seite 346
Johanniskraut → Seite 347
Melisse → Seite 349
Hopfen → Seite 350
Fischrinde stammt von den Wurzeln eines Baumes (Piscidia piscipula), der in den Tropen wächst. In der traditionellen Medizin der dort lebenden Völker wird Fischrinde als Schlafmittel gebraucht. Inhaltsstoffe, die für diese Anwendung verantwortlich sein könnten, wurden bislang nicht gefunden.
Krauseminze, die getrockneten Blätter von Mentha spicata var. crispa, wird im englischsprachigen Raum als Spearmint bezeichnet. Sie gehört zu den Minzen, ist aber nicht zu verwech-

seln mit Pfefferminze. Im ätherischen Öl der Krauseminze finden sich viele Inhaltsstoffe, die auch die Pfefferminze enthält, das Menthol jedoch, das der Pfefferminze den typischen Geruch verleiht, fehlt. Mit Krauseminzeöl werden zum Beispiel Kaugummi, Mundwässer und Zahnpasten aromatisiert. Volksmedizinisch wird Krauseminze für ähnliche Anwendungsgebiete gebraucht wie Pfefferminze; spezielle Inhaltsstoffe mit beruhigender Wirkung sind bei beiden nicht bekannt. In der Teemischung soll die Minze wohl vornehmlich den typischen Geruch und Geschmack des Baldrians überdecken.
Orangenschalen, die Schalen der Bitterorange oder Pomeranze (Citrus aurantium), sind ein beliebter Zusatz in Nerven- und Beruhigungstees. Sie geben dem Tee Farbe und Geschmack, haben selbst aber keine beruhigende Wirkung.
Passionsblume, dem getrockneten Produkt aus Passiflora incarnata, wird eine Anwendung bei nervösen Unruhezuständen zuerkannt.
Für Kombinationsmittel aus Baldrian und Johanniskraut liegen keine überzeugenden Studien zur therapeutischen Wirksamkeit vor. Die Zusammensetzung widerspricht sogar dem, was eigentlich zu erwarten ist, da Baldrian beruhigend, Johanniskraut jedoch anregend wirkt. Darüber hinaus wird mit der Dosierung, die der Hersteller angibt, weder für Baldrian noch für Johanniskraut jene Menge erreicht, die für die jeweilige Wirkung erforderlich wäre.
Welche therapeutische Wirksamkeit dem Hopfen in einem Kombinationsmittel aus Baldrian und Hopfen zugewiesen wird, ist nicht geklärt. Die ohnehin nur schwache Wirkung eines solchen Pflanzenmittels lässt sich mit Baldrian allein sicherer erzielen, weil der Baldrian dabei höher dosiert werden kann. Je geringer die einzelnen Inhaltsstoffe dosiert sind, desto fragwürdiger wird die Wirkung.
Die gleiche Aussage gilt für alle Kombinationen mit mehr als zwei Bestandteilen.
In den Teemischungen sind die beruhigenden und schlaffördernden Bestandteile nur sehr gering bemessen oder sogar unterdosiert. Besonders die Filterbeutel fassen nicht die für eine sinnvolle Behandlung notwendige Menge an Pflanzenmaterial.

Anwendung

Die Mittel wenden Sie entsprechend den Angaben der Hersteller an. Wenn Sie eine beruhigende Wirkung im Tagesverlauf wünschen, sollten Sie die niedrigere Dosierung wählen. Die höheren Dosisangaben sind eher für eine Verwendung als Einschlafhilfe gedacht.
Beim Gebrauch der meisten dieser kombinierten Pflanzenmittel ist nichts Weiteres zu beachten. Nur bei Produkten mit Johanniskraut ist das anders. Näheres dazu lesen Sie unter dem Stichwort Johanniskraut (→ Seite 347).

Hinweise

Für Kinder unter 14 Jahren

Über die Anwendung bei Kindern gibt es keine gesicherten Erkenntnisse. Sicherheitshalber sollten Sie ihnen das Mittel nicht geben.

Kombination: Ätherische Öle

Lavendelöl + Limettenöl + Wacholderöl + Zimtöl

tetesept Entspannungsbad

Dieser Badezusatz ist eine Kombination der ätherischen Öle von vier Pflanzen. Für die innerliche Anwendung von Lavendelblüten ist aus einigen Untersuchungen eine beruhigende Wirkung bekannt. Das gilt aber nicht für das ätherische Öl der Pflanze. Das Öl von Wacholderbeeren kann, äußerlich angewendet, die Haut reizen und so die Behandlung von rheumatischen Beschwerden unterstützen. Limetten- und Zimtöl ergänzen den Duft des Badezusatzes.
Es ist nicht nachvollziehbar, warum das Mittel gerade diese Bestandteile enthält. Über die therapeutische Wirksamkeit dieser Kombination ist nichts bekannt. Allerdings tut vielen Menschen ein warmes Bad wohl, sodass es zur Entspannung beitragen kann.

Anwendung

Für ein Vollbad geben Sie von dem Mittel ein bis zwei Verschlusskappen in das 32 bis 38 °C warme Badewasser. Die empfohlene Badezeit beträgt etwa 15 Minuten.

ACHTUNG

Gegenanzeigen

Heiße Vollbäder belasten den Organismus. Wenn Sie eine Venenerkrankung, eine Herzschwäche oder zu hohen Blutdruck haben, sollten Sie mit dem Arzt besprechen, ob Vollbäder für Sie geeignet sind.

HINWEISE

Für Kinder unter 14 Jahren

Ätherische Öle wirken bei Kindern mit Bewegungsunruhe oft anders als erwartet: Sie aktivieren sie anstatt sie zu beruhigen.

Nervosität, Unruhe. Schlaf-, depressive Störung

Handelsname Darreichungsform	Zusammensetzung pro 1 ml/1 g oder wie angegeben bzw. pro abgeteilte Einheit	Kleinste Packungsgröße	Packungspreis	Bewertung für das beanspruchte Anwendungsgebiet
Abtei Baldrian Beruhigungstropfen für Schlaf und Nerven Lösung	**Auszug aus Baldrianwurzel** 1 g *Enthält 66,3% Alkohol*	50 ml	3,63	**Mit Einschränkung geeignet** bei Nervosität, Unruhe und Schlafstörungen. Die bislang vorliegenden Studien reichen noch nicht aus, um die therapeutische Wirksamkeit abschließend nachzuweisen. Nicht flüssige Mittel und solche ohne Alkohol sind vorzuziehen. → Seite 346
Abtei Baldrian Hopfen Beruhigungs-Dragees Dragees	Auszüge aus **Baldrianwurzel** 200 mg + **Hopfenzapfen** 14 mg	60 Stück	5,27	**Mit Einschränkung geeignet** bei Nervosität, Unruhe und Schlafstörungen. Mittel, die nur Baldrian, ausreichend hoch dosiert, enthalten, sind vorzuziehen. → Seite 351
Abtei Nachtruhe Einschlafkapseln Kapseln	Auszüge aus **Baldrianwurzel** 200 mg + **Hopfenzapfen** 35 mg	40 Stück	5,78	**Mit Einschränkung geeignet** bei Schlafstörungen. Mittel, die nur Baldrian, ausreichend hoch dosiert, enthalten, sind vorzuziehen. → Seite 351
Bad Heilbrunner Johanniskrauttee Filterbeutel	**Johanniskraut** 1,5 g	8 Stück	ca. 1,58	**Wenig geeignet** zur Unterstützung der Behandlung bei Nervosität, Unruhe und Schlafstörungen. Die therapeutische Wirksamkeit ist nicht ausreichend nachgewiesen. Als pflanzliches Beruhigungsmittel ist Baldrian vorzuziehen. → Seite 347
Bad Heilbrunner Melissen-Tee Tee	**Melissenblätter** 1,6 g	8 Stück	ca. 1,58	**Wenig geeignet** bei Nervosität und Unruhe. Die therapeutische Wirksamkeit ist nicht ausreichend nachgewiesen. → Seite 349
Bad Heilbrunner Johanniskraut mit Baldrian Heilpflanzen Kapseln Kapseln	**Baldrianöl** 30 mg + **Johanniskrautöl** 270 mg	60 Stück	ca. 6,69	**Wenig geeignet** bei Nervosität, Unruhe und Schlafstörungen. Nicht sinnvolle Kombination. → Seite 351
Bad Heilbrunner Schlaf- und NervenTee N Tee	**Baldrianwurzel** 530 mg + **Melissenblätter** 390 mg + **Passionsblumenkraut** 480 mg	8 Stück	ca. 1,58	**Wenig geeignet** bei Nervosität, Unruhe und Schlafstörungen. Die therapeutische Wirksamkeit von Melisse ist nicht ausreichend nachgewiesen. → Seite 351

Hinweise zu den Tabellenspalten → Seite 24, zur Auswahl der Arzneimittel → Seite 20, zur Grundlage der Bewertung → Seiten 20, 23

▶

Nervosität, Unruhe. Schlaf-, depressive Störung Fortsetzung

Handelsname Darreichungsform	Zusammensetzung pro 1 ml/1 g oder wie angegeben bzw. pro abgeteilte Einheit	Kleinste Packungsgröße	Packungspreis	Bewertung für das beanspruchte Anwendungsgebiet
Baldrian-Dispert stark am Tag	**Auszug aus Baldrianwurzel** 125 mg	30 Stück	5,60	**Mit Einschränkung geeignet** bei Nervosität und Unruhe. Die bislang vorliegenden Studien reichen noch nicht aus, um die therapeutische Wirksamkeit abschließend nachzuweisen. → Seite 346
Baldrian-Dispert Nacht Dragees	Auszüge aus **Baldrianwurzel** 100 mg + **Hopfenzapfen** 24 mg	30 Stück	6,60	**Mit Einschränkung geeignet** bei Schlafstörungen. Mittel, die nur Baldrian, ausreichend hoch dosiert, enthalten, sind vorzuziehen. → Seite 351
Baldriantinktur „Hetterich" Lösung	**Auszug aus Baldrianwurzel** 1 g *Enthält 65% Alkohol*	50 ml	ca. 1,75	**Mit Einschränkung geeignet** bei Nervosität, Unruhe und Schlafstörungen. Die bislang vorliegenden Studien reichen noch nicht aus, um die therapeutische Wirksamkeit abschließend nachzuweisen. Nicht flüssige Mittel und solche ohne Alkohol sind vorzuziehen. → Seite 346
Baldriparan Stark für die Nacht Dragees	**Auszug aus Baldrianwurzel** 441,35 mg	30 Stück	10,60	**Mit Einschränkung geeignet** bei Schlafstörungen. Die bislang vorliegenden Studien reichen noch nicht aus, um die therapeutische Wirksamkeit abschließend nachzuweisen. → Seite 346
Betadorm-A Tabletten	**Diphenhydramin-hydrochlorid** 31 mg + **8-Chlortheophyllin** 23 mg	10 Stück	3,79	**Wenig geeignet** bei Schlafstörungen. Der Wirkstoff 8-Chlortheophyllin ist nicht notwendig. Monopräparate mit Diphenhydramin sind vorzuziehen. Nicht länger als einige Tage anwenden, da sonst Gewöhnung eintreten kann und die Wirkung nachlässt. → Seite 349
Bombastus Johanniskraut Tee	**Johanniskraut** 75 g	75 g	1,90	**Wenig geeignet** zur Unterstützung der Behandlung von Nervosität, Unruhe und Schlafstörungen. Die therapeutische Wirksamkeit ist nicht ausreichend nachgewiesen. Als pflanzliches Beruhigungsmittel ist Baldrian vorzuziehen. → Seite 347
Esbericum forte Dragees	**Auszug aus Johanniskraut** 250 mg	30 Stück	9,45	**Wenig geeignet** bei Nervosität und Unruhe. Die therapeutische Wirksamkeit ist nicht ausreichend nachgewiesen. Als pflanzliches Beruhigungsmittel ist Baldrian vorzuziehen. **Geeignet** bei leichter, vorübergehender depressiver Verstimmung. Dennoch sollten Sie das Mittel hierbei nicht anwenden, ohne dies vorher mit einem Arzt besprochen zu haben. → Seite 347
Esbericum Kapseln Kapseln	71–84 mg	60 Stück	12,30	**Wenig geeignet** bei Nervosität und Unruhe. Die therapeutische Wirksamkeit ist nicht ausreichend nachgewiesen. Als pflanzliches Beruhigungsmittel ist Baldrian vorzuziehen. **Mit Einschränkung geeignet** bei leichter, vorübergehender depressiver Verstimmung. Höher dosierte Mittel sind vorzuziehen. Sie sollten das Mittel hierbei nicht anwenden, ohne dies vorher mit einem Arzt besprochen zu haben. → Seite 347

Hinweise zu den Tabellenspalten → Seite 24, zur Auswahl der Arzneimittel → Seite 20, zur Grundlage der Bewertung → Seiten 20, 23

Nervosität, Unruhe. Schlaf-, depressive Störung Fortsetzung

Handelsname Darreichungsform	Zusammensetzung pro 1 ml/1 g oder wie angegeben bzw. pro abgeteilte Einheit	Kleinste Packungsgröße	Packungspreis	Bewertung für das beanspruchte Anwendungsgebiet
Felis 425 Kapseln	**Auszug aus Johanniskraut** 425 mg	30 Stück	7,67	**Geeignet** bei leichter, vorübergehender depressiver Störung. Dennoch sollten Sie das Mittel hierbei nicht anwenden, ohne dies vorher mit einem Arzt besprochen zu haben. → Seite 347
Dragees	250 mg	60 Stück	12,75	**Wenig geeignet** bei Nervosität und Unruhe. Die therapeutische Wirksamkeit ist nicht ausreichend nachgewiesen. Als pflanzliches Beruhigungsmittel ist Baldrian vorzuziehen.
650 Filmtabletten	650 mg	30 Stück	14,26	
Felis Tropfen Tropfen	791 mg	100 ml	13,42	**Geeignet** bei leichter, vorübergehender depressiver Verstimmung. Dennoch sollten Sie das Mittel hierbei nicht anwenden, ohne dies vorher mit einem Arzt besprochen zu haben. → Seite 347
Gesundform Johanniskraut Filterbeutel	**Johanniskraut** 2 g	15 Stück	1,80	**Wenig geeignet** zur Unterstützung der Behandlung von Nervosität, Unruhe und Schlafstörungen. Die therapeutische Wirksamkeit ist nicht ausreichend nachgewiesen. Als pflanzliches Beruhigungsmittel ist Baldrian vorzuziehen. → Seite 347
Gittalun Trinktabletten Brausetabletten	**Doxylaminsuccinat** 25 mg	10 Stück	4,85	**Mit Einschränkung geeignet** bei Schlafstörungen. Nicht länger als einige Tage anwenden, da sonst Gewöhnung eintreten kann und die Wirkung nachlässt. → Seite 345
H&S Johanniskraut Nr. 20 Filterbeutel	**Johanniskraut** 2 g	20 Stück	2,15	**Wenig geeignet** zur Unterstützung der Behandlung von Nervosität, Unruhe und Schlafstörungen. Die therapeutische Wirksamkeit ist nicht ausreichend nachgewiesen. Als pflanzliches Beruhigungsmittel ist Baldrian vorzuziehen. → Seite 347
Helarium 425 Kapseln	**Auszug aus Johanniskraut** 425 mg	30 Stück	7,60	**Geeignet** bei leichter, vorübergehender depressiver Störung. Dennoch sollten Sie das Mittel hierbei nicht anwenden, ohne dies vorher mit einem Arzt besprochen zu haben. → Seite 347
Helarium Hypericum Dragees	285 mg	30 Stück	7,85	**Wenig geeignet** bei Nervosität und Unruhe. Die therapeutische Wirksamkeit ist nicht ausreichend nachgewiesen. Als pflanzliches Beruhigungsmittel ist Baldrian vorzuziehen. **Geeignet** bei leichter, vorübergehender depressiver Verstimmung. Dennoch sollten Sie das Mittel hierbei nicht anwenden, ohne dies vorher mit einem Arzt besprochen zu haben. → Seite 347
Hoggar N Tabletten	**Doxylaminsuccinat** 25 mg	10 Stück	3,70	**Mit Einschränkung geeignet** bei Schlafstörungen. Nicht länger als einige Tage anwenden, da sonst Gewöhnung eintreten kann und die Wirkung nachlässt. → Seite 345

Hinweise zu den Tabellenspalten → Seite 24, zur Auswahl der Arzneimittel → Seite 20, zur Grundlage der Bewertung → Seiten 20, 23

Nervosität, Unruhe. Schlaf-, depressive Störung Fortsetzung

Handelsname Darreichungsform	Zusammensetzung pro 1 ml/1 g oder wie angegeben bzw. pro abgeteilte Einheit	Kleinste Packungsgröße	Packungspreis	Bewertung für das beanspruchte Anwendungsgebiet
Hyperforat Dragees	**Auszug aus Johanniskraut** 40 mg	30 Stück	4,30	**Wenig geeignet** bei Nervosität, Unruhe und Schlafstörungen. Die therapeutische Wirksamkeit ist nicht ausreichend nachgewiesen. Als pflanzliches Beruhigungsmittel ist Baldrian vorzuziehen. **Mit Einschränkung geeignet** bei leichter, vorübergehender depressiver Verstimmung. Höher dosierte Mittel sind vorzuziehen. Sie sollten das Mittel hierbei nicht anwenden, ohne dies vorher mit einem Arzt besprochen zu haben. → Seite 347
Tropfen	1 ml *Enthält 50% Alkohol*	30 ml	5,45	**Wenig geeignet** bei Nervosität und Unruhe. Die therapeutische Wirksamkeit ist nicht ausreichend nachgewiesen. Als pflanzliches Beruhigungsmittel ist Baldrian vorzuziehen. **Mit Einschränkung geeignet** bei leichter, vorübergehender depressiver Verstimmung. Höher dosierte, nicht flüssige Mittel und solche ohne Alkohol sind vorzuziehen. Sie sollten das Mittel hierbei nicht anwenden, ohne dies vorher mit einem Arzt besprochen zu haben. → Seite 347
Hypericum STADA 425 Kapseln	**Auszug aus Johanniskraut** 425 mg	30 Stück	8,96	**Geeignet** bei leichter, vorübergehender depressiver Störung. Dennoch sollten Sie das Mittel hierbei nicht anwenden, ohne dies vorher mit einem Arzt besprochen zu haben. → Seite 347
Jarsin 300	**Auszug aus Johanniskraut** 300 mg	60 Stück	15,60	**Geeignet** bei leichter bis mittelschwerer vorübergehender depressiver Störung. Dennoch sollten Sie das Mittel hierbei nicht anwenden, ohne dies vorher mit einem Arzt besprochen zu haben. → Seite 347
450	450 mg	25 Stück	9,00	**Wenig geeignet** bei Nervosität und Unruhe. Die therapeutische Wirksamkeit ist nicht ausreichend nachgewiesen. Als pflanzliches Beruhigungsmittel ist Baldrian vorzuziehen. **Geeignet** bei leichter, vorübergehender depressiver Verstimmung. Dennoch sollten Sie das Mittel hierbei nicht anwenden, ohne dies vorher mit einem Arzt besprochen zu haben. → Seite 347
750 Dragees	750 mg	30 Stück	17,55	
Kira 300 Dragees	**Auszug aus Johanniskraut** 300 mg	30 Stück	9,45	**Wenig geeignet** bei Nervosität, Unruhe und Schlafstörungen. Die therapeutische Wirksamkeit ist nicht ausreichend nachgewiesen. Als pflanzliches Beruhigungsmittel ist Baldrian vorzuziehen. → Seite 347
Klosterfrau Johanniskraut Dragees Dragees	**Auszug aus Johanniskraut** 70–130 mg	60 Stück	ca. 5,93	**Wenig geeignet** bei Nervosität, Unruhe und Schlafstörungen. Die therapeutische Wirksamkeit ist nicht ausreichend nachgewiesen. Als pflanzliches Beruhigungsmittel ist Baldrian vorzuziehen. → Seite 347

Hinweise zu den Tabellenspalten → Seite 24, zur Auswahl der Arzneimittel → Seite 20, zur Grundlage der Bewertung → Seiten 20, 23

Nervosität, Unruhe. Schlaf-, depressive Störung Fortsetzung

Handelsname Darreichungsform	Zusammensetzung pro 1 ml/1 g oder wie angegeben bzw. pro abgeteilte Einheit	Kleinste Packungsgröße	Packungspreis	Bewertung für das beanspruchte Anwendungsgebiet
Hinweise zu den Tabellenspalten → Seite 24, zur Auswahl der Arzneimittel → Seite 20, zur Grundlage der Bewertung → Seiten 20, 23				
KNEIPP Baldrian 500	**Baldrianwurzel** 500 mg	90 Stück	ca. 5,87	**Mit Einschränkung geeignet** bei Nervosität, Unruhe und Schlafstörungen. Die bislang vorliegenden Studien reichen noch nicht aus, um die therapeutische Wirksamkeit abschließend nachzuweisen. → Seite 346
KNEIPP Baldrian Tabletten Filmtabletten	500 mg	90 Stück	ca. 5,80	
KNEIPP Johanniskraut-Tee Filterbeutel	**Johanniskraut** 2 g	10 Stück	ca. 1,34	**Wenig geeignet** zur Unterstützung der Behandlung von Nervosität, Unruhe und Schlafstörungen. Die therapeutische Wirksamkeit ist nicht ausreichend nachgewiesen. Als pflanzliches Beruhigungsmittel ist Baldrian vorzuziehen. → Seite 347
KNEIPP Nerven- und SchlafTee N Tee	**Baldrianwurzel** 0,62 g **+ Melissenblätter** 1,134 g **+ Orangenschalen** 0,246 g	10 Stück	ca. 1,34	**Wenig geeignet** bei Nervosität und Unruhe. Die therapeutische Wirksamkeit von Melisse ist nicht ausreichend nachgewiesen. → Seite 351
Laif 600 Tabletten	**Auszug aus Johanniskraut** 612 mg	60 Stück	26,85	**Wenig geeignet** bei Nervosität und Unruhe. Die therapeutische Wirksamkeit ist nicht ausreichend nachgewiesen. Als pflanzliches Beruhigungsmittel ist Baldrian vorzuziehen. **Geeignet** bei leichter, vorübergehender depressiver Verstimmung. Dennoch sollten Sie das Mittel hierbei nicht anwenden, ohne dies vorher mit einem Arzt besprochen zu haben. → Seite 347
Moradorm-S Filmtabletten	**Baldrianwurzel** 300 mg **+ Hopfenzapfen** 100 mg **+ Passionsblumenkraut** 140 mg	20 Stück	5,75	**Mit Einschränkung geeignet** bei Nervosität, Unruhe und Schlafstörungen. Mittel, die nur Baldrian, ausreichend hoch dosiert, enthalten, sind vorzuziehen. → Seite 351
Nervenruh Beruhigungstee Tee	80 mg Auszug aus **Baldrianwurzel** 133,4 mg **+ Melissenblättern** 200 mg **+ Hopfenzapfen** 66,7 mg	86 g	ca. 4,38	**Wenig geeignet** bei Nervosität, Unruhe und Schlafstörungen. Die therapeutische Wirksamkeit von Melisse ist nicht ausreichend nachgewiesen. → Seite 351
Nervenruh Nacht Einschlafdragees Dragees	Auszüge aus **Baldrianwurzel** 250 mg **+ Hopfenzapfen** 65 mg	40 Stück	ca. 5,10	**Mit Einschränkung geeignet** bei Schlafstörungen. Mittel, die nur Baldrian, ausreichend hoch dosiert, enthalten, sind vorzuziehen. → Seite 351
Remotiv Filmtabletten	**Auszug aus Johanniskraut** 250 mg	30 Stück	9,00	**Wenig geeignet** bei Nervosität, Unruhe und Schlafstörungen. Die therapeutische Wirksamkeit ist nicht ausreichend nachgewiesen. Als pflanzliches Beruhigungsmittel ist Baldrian vorzuziehen. **Geeignet** bei leichter, vorübergehender depressiver Verstimmung. Dennoch sollten Sie das Mittel hierbei nicht anwenden, ohne dies vorher mit einem Arzt besprochen zu haben. → Seite 347
Schlafsterne Tabletten	**Doxylaminsuccinat** 30 mg	10 Stück	2,70	**Mit Einschränkung geeignet** bei Schlafstörungen. Nicht länger als einige Tage anwenden, da sonst Gewöhnung eintreten kann und die Wirkung nachlässt. → Seite 345

▶

Nervosität, Unruhe. Schlaf-, depressive Störung Fortsetzung

Handelsname Darreichungsform	Zusammensetzung pro 1 ml/1 g oder wie angegeben bzw. pro abgeteilte Einheit	Kleinste Packungsgröße	Packungspreis	Bewertung für das beanspruchte Anwendungsgebiet
Sedariston Konzentrat Kapseln	Auszüge aus **Baldrianwurzel** 50 mg + **Johanniskraut** 100 mg	30 Stück	8,50	**Wenig geeignet** bei Nervosität, Unruhe, Schlafstörungen und zur unterstützenden Behandlung von vorübergehenden depressiven Störungen. Nicht sinnvolle Kombination. Sie sollten das Mittel bei depressiver Störung nicht anwenden, ohne dies vorher mit einem Arzt besprochen zu haben. → Seite 351
Sidroga Johanniskraut Filterbeutel	**Johanniskraut** 1,75 g	20 Stück	2,39	**Wenig geeignet** zur Unterstützung der Behandlung von Nervosität, Unruhe und Schlafstörungen. Die therapeutische Wirksamkeit ist nicht ausreichend nachgewiesen. Als pflanzliches Beruhigungsmittel ist Baldrian vorzuziehen. → Seite 347
Sidroga Schlaf- und Nerventee neu Tee	**Baldrianwurzel** 525 mg + **Fischrinde** 306 mg + **Krauseminzblätter** 263 mg + **Melissenblätter** 306 mg + **Passionsblumenkraut** 263 mg	20 Stück	3,29	**Wenig geeignet** bei Nervosität, Unruhe und Schlafstörungen. Nicht sinnvolle Kombination. → Seite 351
Solaguttae Baldrian-Hopfen Dragees	Auszüge aus **Baldrianwurzel** 80 mg + **Hopfenzapfen** 40 mg	60 Stück	ca. 4,16	**Mit Einschränkung geeignet** bei Nervosität, Unruhe und Schlafstörungen. Mittel, die nur Baldrian, ausreichend hoch dosiert, enthalten, sind vorzuziehen. → Seite 351
tetesept Badekonzentrat Entspannungsbad Bad	**Lavendelöl** + **Limettenöl** + **Wacholderöl** + **Zimtöl** keine Mengenangabe	125 ml	ca. 7,77	**Wenig geeignet** bei Nervosität und Unruhe. Die therapeutische Wirksamkeit ist nicht nachgewiesen. Allerdings kann ein Bad wohl tun und zur Entspannung beitragen. → Seite 352
Texx 300 Filmtabletten	**Auszug aus Johanniskraut** 300 mg	30 Stück	6,00	**Wenig geeignet** bei Nervosität und Unruhe. Die therapeutische Wirksamkeit ist nicht ausreichend nachgewiesen. Als pflanzliches Beruhigungsmittel ist Baldrian vorzuziehen. **Geeignet** bei leichter, vorübergehender depressiver Verstimmung. Dennoch sollten Sie das Mittel hierbei nicht anwenden, ohne dies vorher mit einem Arzt besprochen zu haben. → Seite 347
Vivinox DAY Beruhigungsdragees	Auszüge aus **Baldrianwurzel** 72 mg + **Hopfenzapfen** 16 mg + **Passionsblumenkraut** 60,9 mg	40 Stück	6,00	**Mit Einschränkung geeignet** bei Nervosität, Unruhe und Schlafstörungen. Mittel, die nur Baldrian, ausreichend hoch dosiert, enthalten, sind vorzuziehen. → Seite 351
Vivinox NIGHT Einschlafdragees	Auszüge aus **Baldrianwurzel** 187,5 mg + **Hopfenzapfen** 45 mg	40 Stück	9,45	

Hinweise zu den Tabellenspalten → Seite 24, zur Auswahl der Arzneimittel → Seite 20, zur Grundlage der Bewertung → Seiten 20, 23

Nervosität, Unruhe. Schlaf-, depressive Störung Fortsetzung

Handelsname Darreichungsform	Zusammensetzung pro 1 ml/1 g oder wie angegeben bzw. pro abgeteilte Einheit	Kleinste Packungsgröße	Packungspreis	Bewertung für das beanspruchte Anwendungsgebiet
Vivinox-Schlafdragees Dragees	**Diphenhydramin-hydrochlorid** 25 mg + **Auszug aus Baldrianwurzel** 30 mg + **Auszug aus Hopfenzapfen** 30 mg	20 Stück	5,60	**Wenig geeignet** bei Schlafstörungen. Nicht sinnvolle Kombination. Nicht länger als einige Tage anwenden, da sonst Gewöhnung eintreten kann und die Wirkung nachlässt. → Seite 350
Viviplus 425 Kapseln	**Auszug aus Johanniskraut** 425 mg	30 Stück	10,10	**Geeignet** bei leichter, vorübergehender depressiver Störung. Dennoch sollten Sie das Mittel hierbei nicht anwenden, ohne dies vorher mit einem Arzt besprochen zu haben. → Seite 347
Zirkulin Einschlafdragees Baldrian u. Hopfen Dragees	Auszüge aus **Baldrianwurzel** 160 mg + **Hopfenzapfen** 40 mg	60 Stück	ca. 5,50	**Mit Einschränkung geeignet** bei Nervosität, Unruhe und Schlafstörungen. Mittel, die nur Baldrian, ausreichend hoch dosiert, enthalten, sind vorzuziehen. → Seite 351

Hinweise zu den Tabellenspalten → Seite 24, zur Auswahl der Arzneimittel → Seite 20, zur Grundlage der Bewertung → Seiten 20, 23

Bewegungsapparat

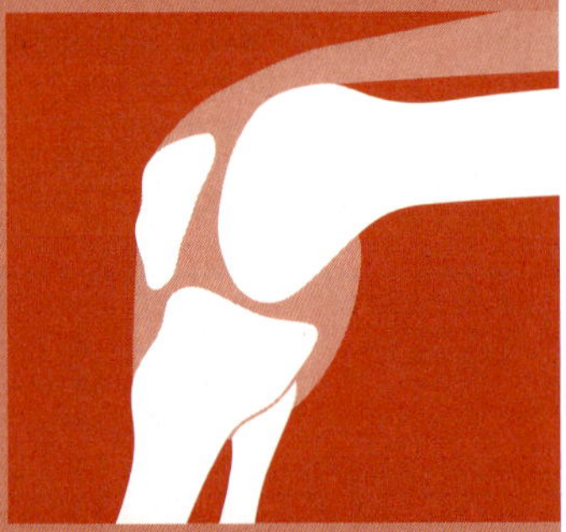

Dass Menschen aufrecht gehen, sich drehen, bücken, zufassen können, ist eine Leistung des Bewegungsapparats. Zu ihm gehören das Knochenskelett mitsamt der Wirbelsäule, die Muskeln, Sehnen, Bänder und Gelenke.

Das Knochengerüst verleiht dem Körper Form und Stabilität. Zentrale Stütze ist die Wirbelsäule. Sie besteht aus Knochen – den so genannten Wirbeln –, in deren Innerem das Rückenmark vom Gehirn bis tief ins Kreuz hinunter verläuft. Wo die Wirbelsäule zum Körperinnern weist, liegen zwischen den Knochen die Bandscheiben, eine Art „Stoßdämpfer" mit einem Ring aus Knorpel- und Bindegewebe und einem gallertigen Kern. Auf der nach außen gerichteten Seite sind die Wirbelknochen durch Gelenke miteinander verbunden und durch Bänder und Muskeln verstärkt.

In den Gelenken, den „Scharnieren", durch die der Körper beweglich wird, treffen zwei Knochen aufeinander. Ihre Enden sind mit einer Kappe aus elastischem Knorpel überzogen, die Stoß und Druck abfängt. Das Innere der Gelenke ist mit einer Schleimhaut ausgekleidet, der Gelenkinnenhaut (Synovialis), die den Knorpel ernährt und die zähe Gelenkflüssigkeit (Synovia) abscheidet. Sie ist das „Schmiermittel", aufgrund dessen sich die Knochen reibungslos gegeneinander bewegen können.

Außen ist jedes Gelenk von einer Bindegewebekapsel umgeben und noch durch Bänder verstärkt. Bänder sind sehr zugfest und können sich nur wenig dehnen. Sie stabilisieren die Gelenke.

Sehnen ähneln in ihrer Struktur den Bändern. Auch sie halten Zug stand, sind aber noch weniger dehnbar. Jeder Skelettmuskel geht in eine Sehne über, über die er mit einem Knochen oder einem Gelenk verbunden ist. Auf diese Weise übertragen die Sehnen die Bewegungen der Muskeln auf die Knochen.

Jeder Muskel besteht aus einem Bündel von Muskelfasern. Diese werden vom Nervensystem angeregt, sich anzuspannen oder zu entspannen. So wird eine gezielte Bewegung möglich, zu der das Gehirn den Auftrag gibt. Auf dem gleichen Weg entsteht auch die nicht bewusste Anspannung, wie sie zum Beispiel Stress verursacht.

Alle Gewebe des Bewegungsapparats, auch die Knochen, müssen gut durchblutet werden, damit sie mit Nährstoffen versorgt und die Endprodukte des Stoffwechsels abtransportiert werden können. Die wichtigste Maßnahme für eine kräftige Durchblutung ist reichliche und regelmäßige Bewegung.

Rheumatische Beschwerden

Viele Menschen sprechen von „Rheuma“, wenn sie schlecht „in Gang kommen“, die Gelenke schmerzen und es ihnen Mühe macht, sich zu bewegen. Meist handelt es sich dabei um abnutzungsbedingte Beschwerden. Rheuma kann jedoch weit mehr sein: eine Erkrankung des ganzen Körpers, die sich vornehmlich, aber nicht nur in Gelenkbeschwerden äußert. In der Medizin unterscheidet man hunderte von Erkrankungen des rheumatischen Formenkreises und ordnet sie vier großen Gruppen zu: entzündliche rheumatische Erkrankungen, degeneratives Rheuma, Weichteilrheumatismus und Gicht.

Die Krankheiten der ersten Gruppe betreffen den ganzen Körper und äußern sich vornehmlich in entzündeten Gelenken. Zu ihnen gehören unter anderem die Rheumatoide Arthritis (früher chronische Polyarthritis, cP), bei der mehrere Gelenke entzündet sind, die juvenile chronische Arthritis, die die rheumatischen Erkrankungen von Kindern und Jugendlichen umfasst, die Bechterew-Krankheit (Spondylitis ankylosans), die Gelenke der Wirbelsäule betrifft, und die Psoriasis-Arthritis, bei der Schuppenflechte und Gelenkentzündungen gemeinsam auftreten.

Degeneratives Rheuma (Arthrose) entsteht, wenn der Gelenkknorpel verschleißt und abgebaut wird. Dabei sind die Gelenke zunächst nicht entzündet, doch können sich im Laufe der Krankheit immer wieder Entzündungen einstellen, die aber auch wieder vergehen können.

Dem Weichteilrheumatismus werden jene schmerzhaften Erscheinungen zugerechnet, die Muskeln, Sehnen, Bänder, Nerven, Gefäße und das Bindegewebe, nicht aber Knochen, Gelenke und das Fettgewebe betreffen. Hierzu gehören unter anderem die „schmerzhafte Schultersteife“ (Periarthritis humeroscapularis), die Fibromyalgie („Muskelrheumatismus“, generalisierte Tendomyopathie), bei der den Betroffenen oft „einfach alles“ weh tut, und der „Tennisellenbogen“ (lokalisierte Tendomyopathie), bei dem der Schmerz an einer bestimmten Stelle sitzt, zum Beispiel am Sehnenansatz des Ellenbogens.

Die Gicht ist eine Stoffwechselstörung, die mit Gelenkentzündungen einhergehen kann.

An dieser Einteilung von „Rheuma“, wie die Lehrbücher der Medizin sie vornehmen, orientieren sich die Hersteller von Medikamenten bei ihren Indikationsangaben jedoch kaum. Bei vielen der meistgekauften Mittel, die nachfolgend besprochen sind, heißt das Anwendungsgebiet „rheumatische Beschwerden“; aber auch Bezeichnungen wie Muskelrheumatismus, Nervenschmerzen, Reizergüsse und Nackensteife treten auf. Diese Begriffe sind sehr unscharf und können von entzündlichen Gelenkerkrankungen bis hin zu Rückenschmerzen alles Mögliche umfassen. Um die Eignung der Produkte zu bewerten, ist es aber notwendig, von einer genau definierten Indikation auszugehen. Deshalb wurden die Mittel entsprechend der von den Herstellern beispielhaft angegebenen Anwendungsgebiete vier Gruppen zugeordnet und für diese bewertet: rheumatische Beschwerden; Arthrose, Gelenkbeschwerden; Kreuz- und Rückenbeschwerden, Verspannungen; Prellung, Zerrung, Verstauchung.

Letztere wurden mit aufgenommen, weil Verletzungen an den Gliedmaßen immer die Gewebe um die Gelenke herum in Mitleidenschaft ziehen, die Folgen die Beweglichkeit oft lange Zeit beeinträchtigen können und zur Behandlung dieser Folgen die gleichen Arzneimittel angewendet werden wie bei „rheumatischen Beschwerden“.

Anzeichen und Beschwerden

Die Symptome rheumatischer Erkrankungen sind so verschieden wie die Krankheiten selbst. Bei vielen von ihnen sind innere Organe mit betroffen, so zum Beispiel Nieren, Herz, Darm, aber auch Augen, Blutgefäße und Haut können in Mitleidenschaft gezogen sein.

Wenn Gelenke beteiligt sind, lässt sich meist anhand der Symptome unterscheiden, ob sie entzündet sind oder nicht. Entzündete Gelenke sind warm, gerötet und geschwollen. Sie schmerzen meist unabhängig davon, ob man sie bewegt oder nicht. Erkrankte, aber nicht entzündete Gelenke erscheinen zu Beginn einer Bewegung „steif“ und tun stärker weh, wenn sie länger belastet werden.

Die speziellen Anzeichen und Beschwerden degenerativer rheumatischer Erkrankungen finden Sie unter Arthrose, Gelenkbeschwerden (→ Seite 363), die der Probleme mit Kreuz und Rücken unter Kreuz- und Rückenbeschwerden, Verspannungen (→ Seite 365).

Ursachen

Entzündliche rheumatische Erkrankungen

Die meisten dieser Erkrankungen gehen vom Immunsystem aus (Autoimmunkrankheit). Unbe-

kannte Auslöser veranlassen es zu einer überschießenden Reaktion, unter anderem in der Gelenkinnenhaut. Dadurch entsteht im Gelenk eine Entzündung, die es letztlich völlig zerstören kann.
Einige Arten von Gelenkentzündungen sind die Folge einer Infektion des Körpers mit Krankheitserregern, wie zum Beispiel den von Zecken übertragenen Borrelien.

Degeneratives Rheuma
Die Ursachen dieser Erkrankungen finden Sie unter Arthrose, Gelenkbeschwerden (→ Seite 363), die der Probleme mit Kreuz und Rücken unter Kreuz- und Rückenbeschwerden, Verspannungen (→ Seite 365).

Weichteilrheumatismus
Verletzungen, Fehlhaltungen und Verspannungen können zu diesen Erkrankungen beitragen. Letztlich ist ihre Ursache jedoch nicht bekannt.

Gicht
Eine Störung im Harnsäurestoffwechsel kann dazu führen, dass sich in den Gelenken Harnsäurekristalle ablagern. Diese rufen dann im Gelenk eine oft äußerst schmerzhafte Entzündung hervor.

Bei Kindern
Bereits Kinder können an entzündlichem Rheuma erkranken.
Im Alter zwischen vier und acht Jahren kommt es vor, dass nach einem Infekt der oberen Atemwege für ein bis zwei Wochen eine Entzündung im Hüftgelenk (Koxitis fugax) auftritt. Die Kinder können sich in dieser Zeit nur eingeschränkt und unter Schmerzen bewegen.

Wann zum Arzt?

Für eine exakte Diagnose und gezielte Behandlung der vielen Formen rheumatischer Erkrankungen sind in erster Linie Fachärzte für Orthopädie und Internisten zu konsultieren. Ärzte mit der Zusatzbezeichnung „Rheumatologie" haben eine spezielle Weiterbildung absolviert.
Rheumatische Beschwerden dürfen nur dann selbst behandelt werden, wenn die Gelenke nicht entzündet sind. Bei Personen, die eine vom Arzt diagnostizierte Arthrose haben und die die Beschwerden kennen, ist eine Selbstbehandlung für wenige Tage auch bei entzündeten Gelenken denkbar.
Gelenkbeschwerden bei Kindern müssen immer ärztlich abgeklärt werden.
Basistherapie der meisten Gelenkerkrankungen ist die gezielte tägliche Bewegung. Sie soll die Gelenke belasten, aber nicht überlasten, und so dafür sorgen, dass sie möglichst lange beweglich bleiben. Um die individuell jeweils geeigneten Elemente dieser Bewegungstherapie zu erlernen, ist eine fachliche Anleitung notwendig.

Behandlung mit Medikamenten

Die Behandlung aller Formen von entzündlichem Rheuma und Gicht gehört in die Hand des Arztes. Was dieser tun kann, lesen Sie im HANDBUCH MEDIKAMENTE der STIFTUNG WARENTEST.
Zur Unterstützung der Behandlung rheumatischer Beschwerden können pflanzliche Mittel mit einem Extrakt aus Brennnessel dienen. Solange deren therapeutische Wirksamkeit aber noch nicht ausreichend nachgewiesen ist, werden sie als eingeschränkt geeignet bewertet.
Pflanzliche hautreizende Mittel müssen differenziert beurteilt werden. Sie fördern die Durchblutung und erwärmen so den behandelten Bereich. Entzündliche Gelenkerkrankungen können sich dadurch verschlimmern. Die Behandlung abnutzungsbedingter Gelenkbeschwerden kann man mit diesen Mitteln jedoch unterstützen. Das Gleiche gilt für die Kombination hautreizender Mittel.
Einige Gele oder Salben enthalten die gleichen entzündungshemmenden Mittel, die es in Tablettenform gibt, um Gelenkschmerzen und Entzündungen zu bekämpfen. Für die äußerliche Anwendung haben diese Mittel ihre therapeutische Wirksamkeit nicht ausreichend nachgewiesen, sodass sie zur alleinigen Therapie als wenig geeignet bewertet werden. Es ist aber denkbar, dass sie eine innerliche Behandlung unterstützen können.
Einreibemittel mit Arnika sind bei rheumatischen Beschwerden wenig geeignet. Sie rufen häufig Allergien hervor, ohne dass diesem Risiko eine nachgewiesene therapeutische Wirksamkeit gegenübersteht.
Alle anderen hier besprochenen Rheumamittel sind Kombinationsmittel, deren Zusammensetzung nicht sinnvoll erscheint und auf die Sie besser verzichten sollten. Das gilt für die Kombination entzündungshemmende Mittel + hautreizende Mittel + andere Substanzen ebenso wie für die Kombination entzündungshemmende Mittel + andere Substanzen. Auch Mittel zum Schlucken mit der Kombination Enzyme + Rutosid sind nicht sinnvoll zusammengesetzt und damit wenig geeignet. Weder Pflanzenkombinationen (innerlich) noch Pflanzenkombinationen (äu-

ßerlich) haben ihre therapeutische Wirksamkeit ausreichend bewiesen.

Anthroposophische, homöopathische und traditionell angewendete Mittel

Zu den meistgekauften Mitteln gehört auch *Zeel*. Dabei handelt es sich um ein homöopathisches Präparat, das sich nach den Grundsätzen dieses Buches nicht bewerten lässt und deshalb nicht näher besprochen wird. Allgemeine Informationen zu der genannten Therapierichtung finden Sie im Abschnitt „Homöopathische Arzneimittel" (→ Seite 14).

Was Sie bei Gelenkbeschwerden durch Abnutzungserscheinungen, bei Problemen mit Kreuz und Rücken und bei Verspannungen tun können, lesen Sie unter Arthrose, Gelenkbeschwerden (→ unten) und unter Kreuz- und Rückenbeschwerden, Verspannungen (→ Seite 365).

Arthrose, Gelenkbeschwerden

Der häufigste Grund für Gelenkbeschwerden ist Arthrose, eine Abnutzungserscheinung (degenerative Erkrankung), die zwar in jedem Alter auftreten kann, wenn Gelenke über lange Zeit sehr stark beansprucht worden sind, mit zunehmendem Alter aber naturgemäß häufiger ist. Diese Erscheinung muss nicht notwendigerweise Beschwerden verursachen.

Gelenke sind ein kompliziertes Gefüge aus Knochen, Knorpel und Bändern. Mit den sie umgebenden Muskeln und deren Sehnen bilden sie eine funktionelle Einheit.

Der elastische Knorpel im Gelenk hat die Aufgabe, wie ein Stoßdämpfer Druck und Stoß abzufangen und die Knochenflächen zu schützen. Versorgt wird der Knorpel nicht, wie andere Gewebe, vom Blut, sondern von dem, was die Gelenkinnenhaut produziert. Deren Ernährungs- und Entsorgungsfunktion lässt mit dem Alter nach. Der Knorpel verliert Wasser, er schrumpft, wird dünner, trockener und brüchiger. Durch starke Belastungen kann die Oberfläche des Knorpels winzige Einrisse bekommen und rau werden. Hält die Überlastung an, vergrößern und vertiefen sich die Risse und feine Partikel vom Knorpel beginnen sich abzureiben. Die Fremdstoffe können die Gelenkinnenhaut so reizen, dass sich eine Entzündung entwickelt. Dann ist eine „aktivierte Arthrose" entstanden, welche den Knorpel weiter schädigt, und deren Beschwerden denen eines entzündlichen Rheumas sehr ähnlich sein können. Allerdings ruft eine Arthrose niemals solche Gelenkzerstörungen hervor, wie es ein entzündliches Rheuma tun kann.

Mit dem Fortschreiten der Arthrose verändern sich in der Umgebung des Gelenks alle Gewebestrukturen, die an seiner Funktion beteiligt sind. Im Endstadium der Arthrose haben die Knochen ihre schützende Knorpelkappe weitgehend verloren, da zerstörtes Knorpelgewebe nicht nachgebildet wird. Anstelle des Knorpels hat sich über die Knochen nun eine Art Narbengewebe gelegt, durch das das Gelenk wenn auch nur eingeschränkt, so doch wieder einigermaßen schmerzfrei funktionieren kann.

Eine Arthrose muss nicht zwingend alle Phasen bis zum Ende durchlaufen. Sie kann auf jeder Stufe zum Stillstand kommen.

Anzeichen und Beschwerden

Eine Arthrose kündigt sich früh durch Beschwerden an, die zunächst flüchtig, später sehr belastend sein können und schubweise auftreten: Man „kommt schlecht in Gang", weil die Gelenke nach einer längeren Ruhepause steif sind. Sie schmerzen, erscheinen kraftlos und ermüden schnell. Kälte verstärkt die Beschwerden.

Arthroseschmerzen machen sich typischerweise dann bemerkbar, wenn das Gelenk längere Zeit belastet worden ist. Das unterscheidet sie von den Schmerzen durch entzündliches Rheuma, die auch ohne Belastung auftreten. Dass die Gelenke auch in Ruhe und dauerhaft schmerzen, kommt bei Arthrose erst in späteren Stadien vor.

Von einer „aktivierten Arthrose" spricht man, wenn sich ein abnutzungsbedingt verändertes Gelenk entzündet. Es ist dann rot, warm, geschwollen und schmerzt.

Ursachen

Eine Reihe von Bedingungen beschleunigt den normalen altersbedingten Gelenkverschleiß. Dazu gehören:

- Übergewicht. Meist sind dann die Knie (Gonarthrose) und Hüftgelenke (Coxarthrose) besonders betroffen, weil sie den größten Teil des Körpergewichts zu tragen haben.
- Fehlstellungen von Gliedmaßen oder Gelenken aufgrund von Fehlbildungen oder Verletzungen.
- Übermäßige und falsche Belastungen bei beruflichen oder sportlichen Tätigkeiten. Beispielsweise be-

lasten Fliesenleger besonders die Kniegelenke, Tennisspieler die Ellenbogengelenke und Golfspieler die Schultergelenke.

- Körperliche Erkrankungen wie Diabetes, entzündliches Rheuma und Gicht können eine Arthrose verstärken.

Vorbeugung

Bewegung regt die Gelenkinnenhaut zu den Funktionen an, mit denen sie den Knorpel ernährt. Damit ist jede angemessene Belastung geeignet, einer Arthrose vorzubeugen. Überlastungen hingegen sind zu meiden.

Menschen, die normalgewichtig sind, beugen damit einer übermäßigen Belastung ihrer Hüft- und Kniegelenke vor.

Allgemeine Maßnahmen

- Bemühen Sie sich, Übergewicht abzubauen.
- Sorgen Sie für einen ausgewogenen Wechsel von Be- und Entlastung.
- Treiben Sie regelmäßig moderaten Sport, zum Beispiel Gymnastik, Wandern, Schwimmen, Rad fahren.
- Meiden Sie beim Gehen unebene Wege; sie erschüttern die Gelenke durch Stöße.
- Tragen Sie Schuhe mit weicher Sohle, am besten gel- oder luftgedämpfte Sportschuhe.
- Bleiben Sie nicht längere Zeit in der Kälte und Nässe; halten Sie Ihre Gelenke vielmehr gezielt warm.
- Benutzen Sie, wenn Sie bereits ernsthafte Gelenkprobleme haben, eine Gehhilfe.

Wann zum Arzt?

Eine sich über längere Zeit hinziehende Schmerzbehandlung bedarf der ärztlichen Kontrolle. Wenn Sie wegen Ihrer Gelenkschmerzen mehrfach länger als drei Tage hintereinander oder öfter als zehn Tage im Monat Schmerzmittel einnehmen, sollten Sie das mit einem Arzt besprechen.

Behandlung mit Medikamenten

Das vordringliche Ziel der Arthrosebehandlung ist zu verhindern, dass der Knorpel weiter abgebaut wird. Die effektivste Maßnahme dafür, die Bewegungstherapie, gelingt aber nur, wenn die Schmerzen erträglich sind. Darum steht die Schmerzlinderung bei den Behandlungszielen obenan. Welche Schmerzmittel dafür infrage kommen, lesen Sie im Abschnitt „Gelenk-, Kreuz- und Rückenschmerzen" (→ Seite 419).

Ein pflanzliches Mittel aus Weidenrinde, das speziell für Schmerzen im Bewegungsapparat im Handel ist, kann sich bei degenerativen Erkrankungen und Rückenproblemen eignen.

Die Behandlung nicht entzündlicher Gelenkbeschwerden kann durch pflanzliche Mittel mit Teufelskralle unterstützt werden.

D-Glukosamin soll nur bei Arthrose im Knie eingenommen werden. Für diesen Anwendungsbereich gibt es Hinweise auf eine therapeutische Wirksamkeit. Allerdings reichen die Studien für eine uneingeschränkt positive Bewertung noch nicht aus.

Pflanzliche hautreizende Mittel oder die Kombination hautreizender Mittel können durch die Wärme, die sie im Gewebe hervorrufen, Gelenkbeschwerden lindern. Sie eignen sich, um die Behandlung zu unterstützen, solange die Arthrose nicht „aktiviert" ist, die Gelenke also nicht entzündet sind.

Auf die schmerzenden Stellen entzündungshemmende Mittel (äußerlich) aufzutragen, genügt als alleinige Behandlung nicht; dazu sind die Mittel wenig geeignet. Es ist aber einen Versuch wert, ob diese Einreibemittel als unterstützende Maßnahme etwas nützen.

Kombinationsmittel, deren Bestandteile einander nicht sinnvoll ergänzen, eignen sich ebenfalls wenig, um eine Arthrose und Gelenkbeschwerden durch Verschleißerscheinungen zu behandeln. Das gilt für: entzündungshemmendes Mittel + andere Substanzen (äußerlich), entzündungshemmende Mittel + hautreizende Mittel + andere Substanzen, Pflanzenkombinationen (innerlich), Pflanzenkombinationen (äußerlich) und die Kombination Enzyme + Rutosid.

Anthroposophische, homöopathische und traditionell angewendete Mittel

Zu den meistgekauften Mitteln gehören auch *Araniforce*, *Steirocall* und *Traumeel S*. Dabei handelt es sich um homöopathische Präparate, die sich nach den Grundsätzen dieses Buches nicht bewerten lassen und deshalb nicht näher besprochen werden. Allgemeine Informationen zu der genannten Therapierichtung finden Sie im Abschnitt „Homöopathische Arzneimittel" (→ Seite 14).

Kreuz- und Rückenbeschwerden, Verspannungen

Viele Menschen sind von Nacken-, Schulter-, Rücken- oder Kreuzschmerzen geplagt, wobei letztere oft auch „Hexenschuss“ oder „Ischias“ (Ischialgie) genannt werden. Diese Schmerzen können zwar durch die Wirbelsäule mit ihren Knochen, Gelenken und Bandscheiben bedingt sein, doch fast immer sind daran auch die umgebenden Muskeln beteiligt.
Vor allem Schmerzen im tiefen Kreuz können durch Druck oder Reizung der Wurzeln jener Nerven mit verursacht sein, die an dieser Stelle aus dem Rückenmark austreten. Allerdings sind solche so genannten radikulären Schmerzen in der Minderzahl. An 95 Prozent der Kreuz- und Rückenschmerzen sind die Nervenwurzeln nicht beteiligt.

Anzeichen und Beschwerden

Schmerzen in einem bestimmten Bereich des Rückens. Sehr oft strahlen sie auch in andere Regionen aus.
Rückenschmerzen ohne Beteiligung der Nervenwurzeln
Der Schmerz verstärkt sich im Stehen, Sitzen, Liegen und nachts beim Umdrehen, wird aber erträglicher, wenn man sich bewegt.
Rückenschmerzen mit Beteiligung der Nervenwurzeln
Der Schmerz verstärkt sich bei Bewegung, Lachen und Husten. Oft ist es nicht mehr möglich zu sitzen; auch das Liegen fällt schwer. Die so genannte Stufenlagerung (→ Seite 366) erleichtert die Beschwerden. Solche Rückenschmerzen beruhen meist auf einem Bandscheibenvorfall.
Es können – allerdings in seltenen Fällen – Lähmungserscheinungen in den Beinen auftreten und auch die Blasenfunktion kann gestört sein. Sie beruhen darauf, dass eine verlagerte Bandscheibe den Rückenmarkkanal so einengt, dass die Funktionen gestört sind, die der dort austretende Nerv steuert. Ein Bandscheibenvorfall im Bereich der Halswirbelsäule kann sich dann auf die Beine auswirken, ein Vorfall im Bereich der Lendenwirbelsäule auf die Blase.

Ursachen

Die Halte- und Stützarbeit der Wirbelsäule wird durch das Zusammenspiel verschiedener Strukturen gewährleistet. Funktioniert ein Teil davon nicht reibungslos, können auch andere Elemente, vor allem die Muskulatur, in Mitleidenschaft gezogen werden. Da das psychische Befinden auch die Muskelaktivität erheblich beeinflusst, steigt der Spannungszustand der Muskulatur durch Stress, Angst und andere psychische Belastungen.
Rückenschmerzen ohne Beteiligung der Nervenwurzeln
Am Beginn von Kreuz- und Rückenschmerzen stehen in aller Regel Verschleißerscheinungen, vor allem solche der Bandscheiben. Können sie sich nicht ausreichend oft und lange erholen, verlieren sie an Elastizität und flachen ab. Die veränderten Größenverhältnisse verändern das gesamte Gefüge der Wirbelsäule. Die Rückenmuskulatur versucht das auszugleichen und die Wirbelsäule wieder zu stabilisieren. Das überlastet die Muskeln, sie verspannen sich und tun weh. Lang anhaltende Muskelschmerzen führen wiederum zu Muskelverspannungen. Es hat sich ein Teufelskreis geschlossen.
Bei Kindern
Bei Kindern im Alter zwischen 10 und 13 Jahren können Rückenschmerzen auf der Scheuermannschen Erkrankung beruhen. Hierbei gibt es Veränderungen im Bereich der Wirbelkörper, deren Ursache noch nicht sicher geklärt ist.
Rückenschmerzen mit Beteiligung der Nervenwurzeln
Sie sind meist durch einen Bandscheibenvorfall verursacht. Dabei ist Gewebe aus dem Inneren des Gallertkerns der Bandscheibe durch Risse im Knorpelring nach außen getreten. Das verlagerte Gewebe kann nun einen der seitlich gelegenen Nervenwurzelkanäle oder den Rückenmarkkanal einengen. Ein Bandscheibenvorfall trifft vornehmlich Menschen, die jünger sind als 60 Jahre. Später ist der Gallertkern der Bandscheiben meist so weit ausgetrocknet, dass er sich nicht mehr verschiebt.
Im höheren Alter beruhen Rückenschmerzen mit Beteiligung der Nervenwurzeln meist darauf, dass der Nervenwurzelkanal durch knöcherne Elemente, die sich an den Wirbeln gebildet haben, eingeengt wird.
Muskelverspannungen
Jede Störung ihrer Funktion können die Muskeln mit Schmerzen beantworten. Bei einer Anspannung, die lange anhält oder besonders stark ist, ist die Durchblutung der Muskeln vermindert. Durch den Sauerstoffmangel entstehen Stoffwechselprodukte, die den Schmerz verstärken können.
Fehlhaltungen, wie falsches Sitzen am Schreibtisch, oder psychischer Druck steigern die Reizbarkeit der Nerven, die die Muskeln zur Aktivität anregen. Das führt zur verstärkten Muskelanspannung. Diese wie-

mit hoch gezogenem Seitenrand, die das Fußgelenk stützen.

- Stabilisieren Sie die gefährdeten Gelenke durch eine Bandage, wenn Sie schon öfter Zerrungen oder Verstauchungen hatten.

Allgemeine Maßnahmen

Einen verstauchten Fuß sollten Sie so lagern, dass er höher liegt als das Herz.

Kühlen Sie die Stelle so bald wie möglich nach dem Unfall. Dadurch schließen sich die Blutgefäße schneller, es treten weniger Blut und Gewebeflüssigkeit aus und die Schwellung bleibt begrenzt. Als Kältepackung können ein Kühlelement, Eiswürfel oder ein Beutel Erbsen aus dem Tiefkühlfach dienen; ersatzweise tun es auch Umschläge mit kaltem Wasser. Um die Haut nicht zu verletzen, müssen Sie tiefgekühlte Gegenstände in ein Tuch einschlagen, bevor Sie sie auflegen.

Ist ein Gelenk ernsthaft verletzt, kann es manchmal notwendig sein, es vorübergehend ruhig zu stellen.

Wann zum Arzt?

Sie sollten die Verletzung einem Arzt zeigen, wenn Sie starke Schmerzen haben und die Schwellung bis zum nächsten Tag nicht zurückgegangen ist, obwohl Sie kontinuierlich gekühlt haben. Das Gleiche gilt, wenn ein ausgedehnter blauer Fleck zu sehen ist.

Bei einem stark geschwollenen Gelenk, das Sie zudem kaum noch bewegen oder belasten können, besteht der Verdacht, dass ein Band gerissen oder die Gelenkkapsel verletzt ist. Dann sollte beim Arzt eine Röntgenaufnahme gemacht werden.

Ein ausgerenktes Schulter- oder Ellenbogengelenk sollte in jedem Fall von einem Arzt begutachtet werden.

Behandlung mit Medikamenten

Gegen die Schmerzen können Sie eines jener Schmerzmittel einnehmen, mit dem sich Schmerzen allgemein bekämpfen lassen. Welcher Wirkstoff am ehesten geeignet ist, lesen Sie im Abschnitt „Schmerzen" (→ Seite 412).

Neuere Studien weisen darauf hin, dass Einreibemittel mit dem Extrakt von Beinwell Verletzungsfolgen positiv beeinflussen können. Solange die therapeutische Wirksamkeit aber noch nicht ausreichend nachgewiesen ist, werden die Präparate als eingeschränkt geeignet bewertet.

Mittel mit hautreizenden Wirkstoffen, die das Gelenk überwärmen, verbieten sich nach einer Verletzung, da in dieser Situation eher gekühlt werden soll. Also sind die Kombination hautreizender Mittel und die Kombination entzündungshemmende Mittel + hautreizende Mittel + andere Substanzen wenig geeignet.

Ob und wie viel es nützt, entzündungshemmende Mittel (äußerlich) aufzutragen, ist nicht ausreichend nachgewiesen. Diese Mittel werden als wenig geeignet eingestuft.

Auch Einreibemittel mit Heparin eignen sich wenig zur Behandlung von Prellungen, Zerrungen und Verstauchungen, ihre therapeutische Wirksamkeit ist nicht ausreichend nachgewiesen. Das Gleiche gilt für Mittel mit Arnika und Kombinationsmittel, deren Bestandteile sich nicht sinnvoll ergänzen: entzündungshemmendes Mittel + andere Substanzen (äußerlich), Heparin + pflanzliche Mittel, Pflanzenkombinationen (äußerlich) und die Kombination Enzyme + Rutosid zum Einnehmen.

Ebenfalls wenig geeignet ist Aescin, ein Stoffgemisch aus der Rosskastanie, das eingenommen werden soll, um die Schwellungen schneller abklingen zu lassen. Seine therapeutische Wirksamkeit ist nicht ausreichend nachgewiesen.

Anthroposophische, homöopathische und traditionell angewendete Mittel

Zu den meistgekauften Mitteln gehören auch *Kneipp Arnica Salbe* und *Traumeel S*. Bei ersterem handelt es sich um ein Kombinationspräparat aus Arnika und Heparin, das von der Arzneimittelbehörde als „traditionell angewendet" zugelassen wurde. Das zweite ist ein homöopathisches Präparat. Solche Präparate lassen sich nach den Grundsätzen dieses Buches nicht bewerten. Sie werden deshalb nicht näher besprochen. Allgemeine Informationen zur Therapierichtung Homöopathie finden Sie im Abschnitt „Homöopathische Arzneimittel" (→ Seite 14). Was „traditionell angewendete" Präparate sind, lesen Sie im Abschnitt „Traditionell angewendete Mittel" (→ Seite 13).

■

Aescin (innerlich)

Reparil Dragees

Als Aescin wird ein Gemisch von Pflanzeninhaltsstoffen bezeichnet, auf dem die Wirkung des Auszugs der Samen der Rosskastanie (Aesculus hippocastaneum) beruht. Rosskastaniensamenextrakt bewirkt, dass die kleinsten Blutgefäße (Kapillaren) weniger durchlässig sind. Wenn aus ihnen weniger Flüssigkeit in das Gewebe austritt, schwillt es nicht so sehr an. Dieser Effekt wird vornehmlich bei venösen Durchblutungsstörungen genutzt. Dass das aus Rosskastaniensamenextrakt isolierte Aescin auch Schwellungen begrenzen kann, die infolge einer Verletzung entstanden sind, ist nicht ausreichend nachgewiesen. Bei Zerrungen, Prellungen und Verstauchungen werden aescinhaltige Präparate darum als wenig geeignet bewertet.

Anwendung

Der Hersteller gibt an, dass zwei- bis dreimal täglich ein Dragee eingenommen werden soll.

Achtung

Wechselwirkungen mit Medikamenten

Arzneimittel, die die Blutgerinnung hemmen, können durch Aescin eventuell stärker wirken.

Hinweise

Für Schwangerschaft und Stillzeit

Über die Risiken einer Anwendung in Schwangerschaft und Stillzeit gibt es keine Erkenntnisse. Da das Mittel ohnehin als „wenig geeignet" bewertet wird, sollten Sie darauf verzichten.

D-Glukosamin (innerlich)

dona 200-S

D-Glukosamin soll den Abbau von Knorpel im Gelenk bremsen. Wie es das tut, ist nicht bekannt. Die Studien zu D-Glukosamin legen positive Effekte bei einer Arthrose des Kniegelenks nahe. Solange die therapeutische Wirksamkeit aber noch nicht ausreichend belegt ist und die Auswirkungen einer Langzeiteinnahme nicht genügend untersucht sind, gilt das Präparat als eingeschränkt geeignet.

Anwendung

Von dem Mittel sollen dreimal täglich ein bis zwei Dragees eingenommen werden. Die Behandlung sollte nicht länger als sechs Wochen dauern.

Achtung

Wechselwirkungen mit Medikamenten

Durch D-Glukosamin können Tetrazykline (bei Infektionen) stärker wirken. Penizillin und Chloramphenicol, die auch bei Infektionen eingesetzt werden, können schwächer wirken.

Entzündungshemmende Mittel (äußerlich)

Diclofenac

Diclac Gel
Diclofenac-ratiopharm Gel
Voltaren Schmerzgel

Felbinac

Spalt Schmerz-Gel

Hydroxyethylsalizylat

Lumbinon Salbe/ Soft-Gel
Phlogont Rheuma Gel/ Muskel- und Gelenk Roll-on
zuk Schmerzgel/ -salbe

Ibuprofen

Ibutop Creme/ Gel

Diese vier Wirkstoffe gehören zu den so genannten NSAR – nicht steroidale Antirheumatika, die unter anderem bei entzündeten Gelenken eingesetzt werden. Mit der Bezeichnung „nicht steroidal" grenzt man sie von den kortisonhaltigen Mitteln ab, die unter anderem bei entzündlichem Rheuma hoch wirksam sind und in ihrem Molekül – anders als die NSAR – einen „Steroid"-Ring haben.

NSAR lindern bereits in geringer Dosierung Schmerzen; um sicher entzündungshemmend zu wirken, ist eine höhere Dosierung notwendig. Diclofenac und Ibuprofen (→ Seite 424) sind die gebräuchlichsten NSAR. Sie werden vornehmlich innerlich angewendet; dabei ist ihre therapeutische Wirksamkeit zweifelsfrei erwiesen. Die beiden anderen hier besprochenen NSAR, Felbinac und Hydroxyethylsalizylat, werden nur äußerlich eingesetzt.

Zur alleinigen Behandlung entzündeter Gelenke wirken äußerlich angewendete NSAR meist zu schwach, denn von den aufgetragenen Arzneistoffen gelangt nur wenig durch die Haut in tiefere Gewebeschichten oder ins Gelenk. Wie viel es ist und wie weit der Wirkstoff nach innen vordringt, hängt unter anderem von der Beschaffenheit der Haut ab. Diese Wirkstoffe können die Behandlung von entzündeten Gelenken allenfalls unterstützen.

Für andere Erkrankungen des Bewegungsapparats, die nicht mit Entzündungen einhergehen, ist die therapeutische Wirksamkeit dieser Wirkstoffe nicht ausreichend belegt.

Für das Präparat *Voltaren* liegt eine Studie vor, die es gerechtfertigt erscheinen lässt, es bei einer speziellen Form von Fingergelenkarthrose versuchsweise einzusetzen.

Anwendung

Das jeweilige Produkt soll bis zu viermal täglich in der vom Hersteller angegebenen Menge über der schmerzenden Stelle aufgetragen werden.

Achtung

Gegenanzeigen

Mittel mit diesen Wirkstoffen dürfen Sie nicht auf Schleimhäute, offene Wunden und bei Hauterkrankungen wie Ekzemen oder Schuppenflechte auftragen. Auch Menschen mit Allergien sollten sie meiden.

Hydroxyethylsalizylat: Für diese Substanz gilt zusätzlich, dass Sie sie unter folgenden Bedingungen nicht anwenden dürfen:

- Sie haben oder hatten ein Magen- oder Zwölffingerdarmgeschwür.
- Ihre Nieren sind erheblich geschädigt.
- Die Funktion Ihrer Leber ist erheblich gestört.
- Sie haben Bronchialasthma oder einen allergischen Schnupfen.
- Sie neigen zu Blutungen.

Wechselwirkungen mit Medikamenten

Hydroxyethylsalizylat: Wenn Sie Mittel mit diesem Wirkstoff auf einer großen Hautfläche anwenden und noch andere Medikamente nehmen, ist zu beachten:

- Sulfonylharnstoff-Tabletten (bei Typ-2-Diabetes) können stärker wirken. Dann werden Unterzuckerungen wahrscheinlicher.
- Methotrexat, das bei entzündlichem Rheuma und Krebs eingesetzt wird, kann erheblich stärker wirken.
- „Blutverdünnende" Medikamente (z. B. *Marcumar*) können ebenfalls stärker wirken.

Unerwünschte Wirkungen

Bei einer lokalen Anwendung fallen die unerwünschten Wirkungen der NSAR im Körper schwächer aus, als wenn die Mittel geschluckt würden. Werden die Mittel jedoch lange Zeit großflächig aufgetragen und intensiv eingerieben, lässt sich durchaus eine nennenswerte Konzentration im Blut erzielen, die dann auch entsprechende Nebenwirkungen nach sich ziehen kann.

Gelegentlich, aber unbedenklich

Alle vier Wirkstoffe können die Haut reizen. Dann rötet sie sich, beginnt zu jucken und brennt. Es kann sich ein Ausschlag bilden, durch den die Haut trocken wird und sich schuppt.

Selten, aber gefährlich

Diclofenac, Felbinac, Ibuprofen: Menschen, die zu Asthma neigen, können durch diese Medikamente einen Asthmaanfall bekommen. Dann dürfen sie diese Einreibemittel nicht mehr verwenden.

Hinweise

Für Schwangerschaft und Stillzeit

Diclofenac, Hydroxyethylsalizylat, Ibuprofen: Während der Schwangerschaft sollten Sie diese Mittel nicht verwenden. Über die Sicherheit in den ersten sechs Monaten gibt es keine ausreichenden Erkenntnisse. Im letzten Schwangerschaftsdrittel und ganz besonders in den letzten vier Wochen können diese Mittel die Blutgerinnung bei Mutter und Kind stören, und es können Blutungen auftreten. Die Geburt kann verzögert werden und länger dauern. Es kann sich beim Kind die Verbindung zwischen Haupt- und Lungenschlagader vorzeitig schließen, was den Kreislauf des Kindes überlastet.

Auch während der Stillzeit sollten Sie diese Wirkstoffe meiden.

Felbinac: Über die Risiken einer Anwendung in Schwangerschaft und Stillzeit gibt es keine Erkenntnisse. Sicherheitshalber sollten Sie das Mittel darum nicht anwenden.

Für Kinder unter 14 Jahren

Über die Risiken einer Anwendung bei Kindern gibt es keine Erkenntnisse. Sicherheitshalber sollten sie mit diesen Mitteln nicht behandelt werden.

Heparin (äußerlich)

Hepa-Gel/ -Salbe
Heparin AL
Heparin Riker
Heparin-ratiopharm
Hepathromb
Hepathrombin
Thrombareduct

Thrombocutan
Thrombophob
vetren

Äußerlich angewendetes Heparin soll dafür sorgen, dass der Körper Blut, das zum Beispiel bei einer Prellung ins Gewebe ausgetreten ist, schneller abbaut. Der Erfolg ist jedoch fraglich, da nicht bekannt ist, ob Heparin, das auf die Haut aufgetragen wird, in einer wirksamen Menge ins Gewebe übertritt. Nach äußerlicher Anwendung findet sich im Blut jedenfalls keine nennenswerte Heparinkonzentration. Unter die Haut gespritzt, hemmt Heparin die Blutgerinnung.

Anwendung

Die Hersteller raten, die Mittel zwei- bis dreimal täglich dünn auf die betroffenen Stellen aufzutragen.

Achtung

Gegenanzeigen

Heparinhaltige Mittel dürfen nicht aufgetragen werden, wenn chronisch venöse Durchblutungsstörungen oder ein postthrombotisches Syndrom vorliegen. Denn wenn die Haut auf das Heparin allergisch reagiert, entwickeln sich bei solchen Vorerkrankungen leicht offene Geschwüre, die nur schlecht heilen.

Unerwünschte Wirkungen

Häufig, aber unbedenklich

Die Haut kann allergisch reagieren. Dann rötet sie sich, juckt und es bildet sich ein Ausschlag. Dann sollten Sie das Mittel nicht mehr verwenden.

Hinweise

Für Schwangerschaft und Stillzeit

Über die Risiken einer Anwendung in Schwangerschaft und Stillzeit gibt es keine Erkenntnisse. Sicherheitshalber sollten Sie das Mittel darum nicht anwenden.

Für Kinder unter 14 Jahren

Heparin-Einreibungen können bei Kindern eingesetzt werden.

Pflanzliches Mittel (innerlich)

Brennnessel

Rheuma-Hek
Selenk

Brennnesselkraut (Urtica dioica) wird unter anderem eingesetzt, um die Behandlung rheumatischer Beschwerden zu unterstützen. Diese Indikation hat die für Pflanzenmittel zuständige Kommission des ehemaligen Bundesgesundheitsamts akzeptiert. Allerdings bestätigen die klinischen Untersuchungen diese therapeutische Wirksamkeit noch nicht ausreichend. Ob es in Brennnesselblättern Inhaltsstoffe gibt, die für eine solche Wirkung verantwortlich sein können, ist nicht ausreichend untersucht.

Anwendung

Von dem Mittel sollen zweimal täglich zwei Dragees eingenommen werden.

Hinweise

Für Schwangerschaft und Stillzeit

Über die Risiken einer Anwendung in Schwangerschaft und Stillzeit gibt es keine Erkenntnisse. Sicherheitshalber sollten Sie das Mittel darum nicht anwenden.

Für Kinder unter 14 Jahren

Über die Risiken einer Anwendung bei Kindern gibt es keine Erkenntnisse. Sicherheitshalber sollten sie das Mittel nicht bekommen.

Pflanzliches Mittel (innerlich)

Teufelskralle

Doloteffin
Jucurba
Rheuma-Sern
Rivoltan
Sogoon
TEUFELSKRALLE-ratiopharm

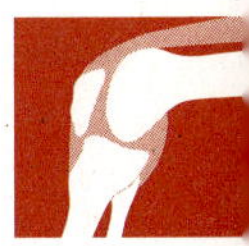

Die Teufelskralle (Harpagophytum procumbens) ist ein Strauch Südafrikas, dessen getrocknete Wurzeln medizinisch verwendet werden. In ihnen wurden Inhaltsstoffe mit entzündungshemmender und schmerzstillender Wirkung gefunden, welche die in mehreren Studien festgestellten positiven Effekte auf Schmerzen im Bewegungsapparat plausibel machen. Teufelskralle eignet sich, um eine Behandlung von Gelenkbeschwerden, die auf Verschleißerscheinungen beruhen, zu unterstützen.

Anwendung

Die Dosierungsangaben liegen zwischen zweimal täglich eine Tablette und dreimal täglich zwei Tabletten oder Kapseln. Für eine spürbare Wirkung müssen die Mittel längere Zeit eingenommen werden.

Achtung

Gegenanzeigen

Teufelskralle sollte bei einem Magen- oder Zwölffingerdarmgeschwür nicht eingenommen werden. Personen mit einem Gallensteinleiden sollten die Einnahme vorher mit dem Arzt besprechen.

Hinweise

Für Schwangerschaft und Stillzeit

Über die Risiken einer Anwendung in Schwangerschaft und Stillzeit gibt es keine Erkenntnisse. Sicherheitshalber sollten Sie das Mittel darum nicht anwenden.

Für Kinder unter 14 Jahren

Über die Risiken einer Anwendung bei Kindern gibt es keine Erkenntnisse. Sicherheitshalber sollten sie das Mittel nicht bekommen.

Pflanzliches Mittel (innerlich)

Weidenrinde

Assplant

In der Rinde der Weide (Salix) findet sich ein Inhaltsstoff, der im Körper zu Salizylsäure umgewandelt wird. Diese senkt Fieber, lindert Schmerzen und hemmt Entzündungen. In Studien war der Effekt von Weidenrindenextrakt vergleichbar mit der Wirkung einer geringen Dosis Azetylsalizylsäure (→ Seite 422); die unerwünschten Wirkungen fielen hingegen schwächer aus.

Anwendung

Von dem Mittel können zweimal täglich ein bis zwei Dragees eingenommen werden.

Achtung

Gegenanzeigen

Eine ganze Reihe von Menschen reagiert allergisch auf Salizylsäure und ihre chemischen Verwandten (Salizylate). Wenn Sie zu diesem Personenkreis gehören, müssen Sie den Extrakt der Weidenrinde meiden.

Asthmakranke und Menschen mit krampfartig verengten Bronchien dürfen keinen Weidenrindenextrakt einnehmen.

Unter folgenden Bedingungen sollten Sie das Mittel nicht ohne ärztlichen Rat anwenden:

- Sie haben oder hatten schon einmal ein Magen-Darm-Geschwür.
- Ihre Nieren sind geschädigt oder Sie leiden unter einer schweren Nierenfunktionsstörung.

Wechselwirkungen mit Medikamenten

Wenn Sie noch andere Medikamente nehmen, ist zu beachten:

- Bei der gleichzeitigen Anwendung von Weidenrindenextrakt und kortisonhaltigen Mitteln vergrößert sich das Risiko von Magen-Darm-Geschwüren und -blutungen.
- Mittel zur „Blutverdünnung" (bei manchen Herzproblemen und Thrombosen) und Sulfonylharnstoff-Tabletten (bei Typ-2-Diabetes) können stärker wirken.
- Weidenrindenextrakt kann die Wirkung von harntreibenden Mitteln (Diuretika) vermindern.

Wechselwirkungen mit Speisen und Getränken

Größere Mengen Alkohol oder regelmäßiger Konsum können die schädliche Wirkung der Salizylsäure im Weidenrindenextrakt auf den Magen verstärken. Dann steigt das Risiko für Magen- und Zwölffingerdarmgeschwüre und Blutungen.

Unerwünschte Wirkungen

Gelegentlich, aber unbedenklich

Das Mittel kann Übelkeit und Magenschmerzen auslösen. Auch Überempfindlichkeitsreaktionen sind möglich, bei denen sich die Haut rötet, juckt und sich Quaddeln bilden.

Selten, aber gefährlich

Bei Asthmakranken und Menschen mit krampfartig verengten Bronchien kann Salizylsäure eine akute Atemnot auslösen.

Hinweise

Für Schwangerschaft und Stillzeit

Während der gesamten Zeit der Schwangerschaft sollten Sie keinen Weidenrindenextrakt einnehmen. Aufgrund der Salizylsäure besteht die Gefahr von Blutungen. Im letzten Schwangerschaftsdrittel eingenommen, kann Salizylsäure die Geburt verzögern. Darüber hinaus kann sich beim Kind die Verbindung zwischen Haupt- und

Lungenschlagader vorzeitig schließen, was den Kreislauf des Kindes überlastet.
Auch während der Stillzeit sollten Sie auf Weidenrindenextrakt verzichten.

Für Kinder unter 14 Jahren

Über die Risiken einer Anwendung bei Kindern unter zwölf Jahren gibt es keine ausreichenden Erkenntnisse. Sicherheitshalber sollten sie das Mittel nicht bekommen.

Pflanzliches Mittel (äußerlich)

Arnika

KNEIPP Arnika KühlGel/ Salbe S

Arnikaextrakt wird aus den getrockneten Blüten von Arnica montana gewonnen. In einigen Untersuchungen fanden sich Hinweise, dass Arnika entzündungshemmende und abschwellende Eigenschaften haben kann. Dementsprechend hat die für Pflanzen zuständige Kommission des ehemaligen Bundesgesundheitsamts akzeptiert, dass man mit Auszügen aus Arnika rheumatische Gelenkbeschwerden und die Folgen von Verletzungen behandeln kann. Allgemein akzeptierte klinische Studien belegen die therapeutische Wirksamkeit jedoch nicht ausreichend.
Darüber hinaus rufen Zubereitungen aus Arnikaextrakt häufig Allergien hervor. Wägt man dieses Risiko von Arnika gegen den Umstand ab, dass die therapeutische Wirksamkeit nicht erwiesen ist, ist das Ergebnis negativ.

Anwendung

Der Hersteller gibt an, dass das Mittel mehrmals täglich aufgetragen werden soll.

Unerwünschte Wirkungen

Häufig, aber unbedenklich

Allergische Reaktionen, die sich durch Rötungen, Ausschlag und Juckreiz äußern. Sie treten besonders häufig auf, wenn das Mittel auf geschädigte Haut aufgetragen wird. Dann kann sich die Haut auch entzünden und anschwellen und es können sich Blasen und Ekzeme bilden. Bei solchen Symptomen sollten Sie das Mittel sofort absetzen.

Pflanzliches Mittel (äußerlich)

Beinwell

Kytta-Salbe f

Die Wurzel des Beinwell (Symphytum officinale) wird von alters her innerlich und äußerlich angewendet. Der innerliche Gebrauch wurde jedoch aufgegeben, als sich herausstellte, dass in der Pflanze enthaltene Substanzen, die so genannten Pyrrolizidinalkaloide (PA), die Leber schädigen und Krebs auslösen können.
Der für den äußerlichen Gebrauch industriell hergestellte Beinwellextrakt ist jetzt praktisch frei von derartigen Substanzen.
Beinwellwurzelextrakt soll schmerzlindernd, abschwellend und entzündungshemmend wirken und wird darum nach Verletzungen eingesetzt. Für diesen Zweck hat die für Pflanzenmittel zuständige Kommission des ehemaligen Bundesgesundheitsamts die äußerliche Anwendung akzeptiert. Neuere Studien scheinen diese Einschätzung zu bestätigen. Solange die therapeutische Wirksamkeit aber noch nicht ausreichend nachgewiesen ist, werden die Präparate als eingeschränkt geeignet bewertet.

Anwendung

Zwei- bis viermal täglich soll ein zwei bis sechs Zentimeter langer Salbenstrang auf die verletzte Stelle aufgetragen werden. Möglich ist auch, einen Salbenverband anzulegen.

Achtung

Gegenanzeigen

Sie dürfen die Salbe nicht auf verletzte Hautstellen auftragen.
Die Salbe enthält so genannte Parabene (→ Seite 41) als Konservierungsmittel, auf die viele Menschen allergisch reagieren. Wenn Sie dazu gehören, sollten Sie die Salbe nicht verwenden.

Hinweise

Für Schwangerschaft und Stillzeit

Über die Risiken einer Anwendung in Schwangerschaft und Stillzeit gibt es keine Erkenntnisse. Sicherheitshalber sollten Sie das Mittel nicht anwenden.

Pflanzliche hautreizende Mittel (äußerlich)

Cayennepfeffer

ABC Wärme-Pflaster

Nonivamid

ABC Wärme-Pflaster SENSITIVE

Cayennepfeffer ist ein Extrakt aus der scharfen Paprika (spanischer Pfeffer, Pepperoni, Capsici fructus acer), der in der Volksmedizin bei rheumatischen Beschwerden und Schmerzen eingesetzt wird. Die Wirkung beruht auf den so genannten Scharfstoffen, deren wichtigster das Capsaicin ist. Unter dem Namen Nonivamid wird ein synthetisch hergestellter Scharfstoff verarbeitet.

Nonivamid wird wie Capsaicin durch die Haut aufgenommen und erweitert die kleinsten Blutgefäße. Beide lindern Schmerzen, weil sie in die Produktion jener Stoffe eingreifen, die am Schmerzgeschehen beteiligt sind.

Die Scharfstoffe hinterlassen auf der Haut zwar zunächst ein Schmerz- und Wärmegefühl, doch anschließend folgt eine Phase der Unempfindlichkeit. Dieser Effekt kann Stunden bis Tage anhalten. Bei wiederholter Anwendung schwächt er sich jedoch ab oder unterbleibt sogar ganz.

Sowohl die gesteigerte Durchblutung als auch die Schmerzlinderung können bei rheumatischen Beschwerden, die nicht mit einer Entzündung verbunden sind, und bei Verletzungen hilfreich sein. Diese Anwendung hat die für Pflanzen zuständige Kommission des ehemaligen Bundesgesundheitsamts zwar akzeptiert, doch es fehlen neuere Studien, die die therapeutische Wirksamkeit bei diesen Indikationen ausreichend belegen. Allenfalls können die Mittel hilfreich sein, um die Behandlung von nicht entzündlich bedingten Beschwerden zu unterstützen.

Bei entzündeten Gelenken sind diese Mittel unangebracht, weil sich die Entzündungen durch die Wärmeentwicklung verstärken können.

Anwendung

Die Pflaster werden auf die unverletzte Haut aufgeklebt – vorzugsweise direkt über die schmerzende Region. Das Wärmegefühl hält etwa fünf Stunden lang an. Länger als vier Tage sollten Sie solche Pflaster nicht auf einer Stelle belassen und die Anwendung frühestens nach zwei Wochen wiederholen. Es besteht sonst das Risiko, dass Nerven Schaden nehmen können.

Setzen Sie keinesfalls zusätzlich zu dem Pflaster noch etwas anderes ein, was die Haut überwärmt (z. B. Rotlicht, Rheumasalbe, Bad). Das kann die Haut so sehr reizen, dass eine Wunde entsteht.

Waschen Sie sich nach dem Aufkleben des Pflasters sehr sorgfältig die Hände und bürsten Sie sich die Nägel, denn wenn Reste der Scharfstoffe in die Augen und auf Schleimhäute gelangen, kann das stark brennen.

Achtung

Gegenanzeigen

Sie dürfen die Pflaster nicht auf Schleimhäute, offene Wunden und erkrankte Haut aufkleben.

Unerwünschte Wirkungen

Selten, aber gefährlich

Wenn die Pflaster längere Zeit auf derselben Stelle kleben, können bereits nach vier Tagen Nerven geschädigt werden.

Hinweise

Für Kinder unter 14 Jahren

Kinder unter sechs Jahren sollten mit diesen Pflastern nicht behandelt werden.

Kombination (innerlich)

Cytidin + Uridin

Keltican N

Cytidin und Uridin gehören zu den Bausteinen für das genetische Material im Zellkern. In diesem Produkt werden sie in der Vorstellung angewendet, dass sich geschädigte Nerven, wie sie bei Rückenbeschwerden vorliegen können, besser erholen können, wenn sie viel „Baumaterial" zur Verfügung haben.

Ob die beiden Stoffe, nachdem sie geschluckt wurden, in den Blutkreislauf aufgenommen werden und ob sich dann die Menge an Cytidin und Uridin im Körper erhöht, ist nicht nachgewiesen. Klinische Studien belegen die therapeutische Wirksamkeit nicht ausreichend.

Anwendung

Der Hersteller gibt an, dass zweimal täglich ein bis zwei Kapseln eingenommen werden sollen.

Achtung

Wechselwirkungen mit Medikamenten

Cytidin und Uridin können die Wirksamkeit einiger Krebsmittel, wie zum Beispiel Cytarabin und Fluorouracil, und einiger HIV- und Aids-Medikamente, wie Zalcitabin und Zidovudin, beeinträchtigen. Wenn Sie mit einem dieser Arzneistoffe behandelt werden, sollten Sie *Keltican N* nicht einnehmen.

Hinweise

Für Schwangerschaft und Stillzeit

Über die Risiken einer Anwendung in Schwangerschaft und Stillzeit gibt es keine Erkenntnisse. Da das Mittel ohnehin als „wenig geeignet" bewertet wird, sollten Sie darauf verzichten.

Für Kinder unter 14 Jahren

Über die Risiken einer Anwendung bei Kindern gibt es keine Erkenntnisse. Da das Mittel ohnehin als „wenig geeignet" bewertet wird, sollten sie es nicht bekommen.

Kombinationen: Enzyme + Rutosid (innerlich)

Bromelain + Trypsin + Rutosid

Phlogenzym

Bromelain + Chymotrypsin + Pankreatin + Papain + Trypsin + Rutosid

Wobenzym N

Amylase + Bromelain + Chymotrypsin + Lipase + Pankreatin + Papayotin + Trypsin + Rutosid

Enzym-Wied

Diese Mittel enthalten eine Mischung aus Enzymen und Rutosid.

Enzyme werden von den Verdauungsorganen gebildet und dienen dazu, Stärke, Eiweiße und Fette aufzuspalten. Die Bauchspeicheldrüse produziert zum Beispiel Amylase, die Stärke spaltet, Lipase, um Fette aufzubrechen, und Chymotrypsin und Trypsin für die Eiweißverdauung. Ein Bauchspeicheldrüsenextrakt mit einem Gemisch von dreien dieser Enzyme trägt den Namen Pankreatin.

Bromelain ist ebenfalls ein Gemisch. Es stammt aus Ananas und enthält eiweißspaltende Enzyme. Im Tierversuch kann Bromelain blutverdünnend wirken. Ob es beim Menschen aus dem Magen aber überhaupt ins Blut aufgenommen wird, ist nicht bekannt. Dass es eine Wirkung entfaltet, ist unwahrscheinlich.

Auch der Milchsaft und die unreifen Früchte des mexikanischen Melonenbaums liefern ein eiweißspaltendes Enzym, das Papain. Seine gereinigte Form heißt Papayotin.

Rutosid, früher meist als Rutin bezeichnet, gehört zu einer weit verbreiteten Gruppe von Pflanzeninhaltsstoffen. Es soll bei Venenschwäche und Krampfadern abschwellend wirken.

Kombinationsmittel aus Enzymen und Rutosid sollen die Behandlung verschiedener rheumatischer Beschwerden und von Verletzungsfolgen unterstützen. Studien, die die therapeutische Wirksamkeit ausreichend nachweisen, liegen jedoch nicht vor. Es gibt auch keine Belege dafür, dass sich die Wirkungen von Enzymen und Rutosid sinnvoll ergänzen.

Anwendung

Die Hersteller nennen als Tagesdosis dreimal zwei Dragees.

Achtung

Gegenanzeigen

Sie dürfen die Mittel nicht einnehmen, wenn Sie eine schwere Blutgerinnungsstörung haben (z. B. bei Bluterkrankungen, schweren Leberschädigungen und wenn Sie Dialysepatient sind).

Wechselwirkungen mit Medikamenten

Wenn Sie noch andere Medikamente nehmen, ist zu beachten:

- Die Blutungsneigung kann sich durch die Kombination mit Mitteln, die die Blutgerinnungsfähigkeit herabsetzen (z. B. *Marcumar*), verstärken.
- Tetrazykline (bei Infektionen) können durch diese Mittel stärker wirken.

Unerwünschte Wirkungen

Häufig, aber unbedenklich

Bei hoher Dosierung können Völlegefühl, Blähungen und Übelkeit auftreten.

Kombination: Hautreizende Mittel (äußerlich)

Nicoboxil + Nonivamid

Finalgon Creme/ extra stark Salbe

Nicoboxil ist von Nikotinsäure abgeleitet. Nonivamid ist ein synthetisch hergestellter Stoff mit den Eigenschaften des spanischen Pfeffers (Pepperoni). Beide Substanzen erweitern die Blutgefäße in der Haut und steigern so die Durchblutung. Welche weiteren Effekte das hat, ist bei Cayennepfeffer (→ Seite 374) nachzulesen.

Nach Angaben des Herstellers sollen sich die Wirkungen der beiden Inhaltsstoffe sinnvoll ergänzen; durch klinische Studien ist das jedoch nicht ausreichend belegt.

Anwendung

Der Hersteller gibt an, dass für ein handtellergroßes Hautareal ein Salbenstrang von einem halben Zentimeter Länge aufgetragen werden soll. Die Wärmewirkung soll drei bis sechs Stunden lang anhalten. Ein warmes Bad vor dem Auftragen der Salbe verlängert die Wirkung. Personen mit empfindlicher Haut sollten darauf aber besser verzichten, um die Haut nicht zu stark zu beanspruchen.

Waschen Sie sich nach dem Eincremen sorgfältig die Hände und bürsten Sie sich die Nägel, denn wenn Reste der Creme oder Salbe in die Augen und auf Schleimhäute gelangen, kann das stark brennen.

Achtung

Gegenanzeigen

Sie dürfen die Creme oder Salbe nicht auf Schleimhäuten, offenen Wunden und bei Hauterkrankungen wie Ekzemen oder Schuppenflechte anwenden.

Hinweise

Für Kinder unter 14 Jahren

Kinder unter sechs Jahren sollten mit diesen Mitteln nicht behandelt werden.

Kombinationen: Entzündungshemmendes Mittel + andere Substanzen (äußerlich)

Diethylaminsalizylat + Aescin

Reparil-Gel N/ -Sportgel

Dimethylsulfoxid + Dexpanthenol + Heparin

Dolobene Gel/ Gel-on

Salizylsäure + Mucopolysacharid-schwefelsäureester + Nebennierenrindenextrakt

Mobilat Gel/ Salbe

Dolobene kombiniert die Substanzen Dimethylsulfoxid (DMSO), Dexpanthenol und Heparin. In Einreibemitteln wird DMSO eingesetzt, damit Arzneistoffe die Haut leichter durchdringen und besser ins Blut aufgenommen werden können. Ob es spezifische Wirkungen auf den Bewegungsapparat hat, ist ungeklärt.

Dexpanthenol ist eine dem Vitamin Pantothensäure verwandte Substanz und soll – äußerlich angewendet – Wunden rascher heilen lassen. Da *Dolobene* aber auf verletzter Haut nicht angewendet werden soll, ist sein Beitrag in diesem Produkt nicht nachvollziehbar.

Heparin soll dafür sorgen, dass der Körper Blut, das zum Beispiel bei einer Prellung ins Gewebe ausgetreten ist, schneller abbaut. Allerdings ist nicht bekannt, ob von Heparin, das auf die Haut aufgetragen wird, eine wirksame Menge ins Gewebe übertritt.

Mobilat enthält mit Salizylsäure einen schmerzstillenden und entzündungshemmenden Wirkstoff, der die Haut auch durchdringt.

Der Nebennierenrindenextrakt fügt dem Produkt die Wirkung von Kortison hinzu, denn die Nebennierenrinden bilden Vorstufen dieses Hormons. Da aber nicht bekannt ist, wie viel Kortison in dem Extrakt jeweils enthalten ist, ist auch seine Wirkung nicht zu bestimmen.

Der dritte Bestandteil, Mucopolysacharid-schwefelsäureester, ist eine heparinähnliche Substanz, die die Blutgerinnung hemmen soll. Bei äußerlicher Anwendung ist ihre therapeutische Wirksamkeit aber nicht ausreichend nachgewiesen.

Reparil enthält Diethylaminsalizylat. Es durchdringt die Haut, wird im Gewebe gespalten und setzt Salizylsäure frei, die eigentliche schmerzstillende und entzündungshemmende Substanz.

Der zweite Wirkstoff, Aescin, ist ein Substanzgemisch aus den Samen der Rosskastanie. Es soll die Blutgefäße abdichten, sodass diese nicht mehr so viel Flüssigkeit durchlassen und die Schwellung zurückgehen kann. Auf welche Weise dies geschieht, ist ungeklärt. Die äußerliche Anwendung führt im Körper nicht zu einer Aescinkonzentration, die eine Wirkung erwarten lässt.

Die Kombination der Bestandteile ist bei allen drei Produkten nicht sinnvoll. Die therapeutische Wirksamkeit bei den jeweiligen Indikationen ist nicht gesichert.

Anwendung

Die Hersteller geben folgende Anwendungsempfehlungen:

Dolobene: Für höchstens zehn Tage soll zwei- bis viermal täglich ein etwa drei Zentimeter langer Strang Gel aufgetragen oder mit dem Roller über die schmerzende Stelle gefahren werden.

Mobilat: Das Produkt soll ein- bis mehrmals täglich aufgetragen werden. Das Gel soll nicht mit einem Verband abgedeckt werden.

Reparil: Etwa ein bis zwei Wochen lang ein- bis mehrmals täglich auftragen. Das Gel einzumassieren, ist nicht erforderlich.

Achtung

Gegenanzeigen

Alle Mittel dürfen nicht auf offene Wunden, Schleimhäute und strahlenbehandelte Haut aufgetragen werden.

Dolobene: Das Produkt enthält als Geruchsstoff unter anderem Latschenkiefernöl und darf deshalb von Asthmatikern nicht angewendet werden.

Mobilat: Unter folgenden Bedingungen dürfen Sie das Präparat nicht anwenden:

- Sie haben oder hatten schon einmal ein Magen-Darm-Geschwür.
- Ihre Nieren sind geschädigt oder Sie leiden unter einer schweren Nierenfunktionsstörung.
- Sie haben eine Infektion, die von Viren, Bakterien oder Pilzen hervorgerufen wurde. Dazu zählen zum Beispiel auch Windpocken und Fußpilz.
- Sie haben sich impfen lassen und reagieren darauf unerwartet heftig.
- Ihre Blutgerinnung ist gestört.

Wechselwirkungen mit Medikamenten

Dolobene: DMSO fördert bei vielen Substanzen ihre Aufnahme durch die Haut. Deshalb sollten Sie, wenn Sie *Dolobene* aufgetragen haben, kein weiteres Mittel auf dieselbe Stelle streichen.

Mobilat: Wenn Sie dieses Präparat auf einer großen Hautfläche anwenden und noch andere Medikamente nehmen, ist zu beachten:

- Sulfonylharnstoff-Tabletten (bei Typ-2-Diabetes) können stärker wirken. Dann werden Unterzuckerungen wahrscheinlicher.
- Methotrexat, das bei entzündlichem Rheuma und Krebs eingesetzt wird, kann erheblich stärker wirken.

Unerwünschte Wirkungen

Gelegentlich, aber unbedenklich

Dolobene: Die Haut kann sich röten, jucken und brennen. Durch DMSO kann sich Ihr Geruchs- und Geschmacksempfinden verändern und Sie selbst können nach Knoblauch riechen.

Hinweise

Für Schwangerschaft und Stillzeit

Mobilat, Reparil: Während der gesamten Zeit der Schwangerschaft sollten Sie diese Mittel nicht verwenden. Aufgrund der Salizylsäure besteht die Gefahr von Blutungen. Im letzten Schwangerschaftsdrittel angewendet, kann Salizylsäure die Geburt verzögern. Darüber hinaus kann sich beim Kind die Verbindung zwischen Haupt- und Lungenschlagader vorzeitig schließen, was den Kreislauf des Kindes überlastet.

Auch während der Stillzeit sollten Sie auf diese Mittel verzichten.

Dolobene: Über die Risiken einer Anwendung in Schwangerschaft und Stillzeit gibt es keine Erkenntnisse. Da das Mittel ohnehin als „wenig geeignet“ bewertet wird, sollten Sie darauf verzichten.

Für Kinder unter 14 Jahren

Dolobene, Mobilat: Säuglinge und Kinder unter fünf Jahren sollten damit nicht behandelt werden.

Kombinationen: Entzündungshemmende Mittel + hautreizende Mittel + andere Substanzen (äußerlich)

Hydroxyethylsalizylat + Benzylnikotinat

Phlogont-Thermal Rheuma Gel/ Salbe
Rheuma-Salbe Lichtenstein N
Togal Mobil Gel

Hydroxyethylsalizylat + Benzylnikotinat + Kiefernnadelöl

Phardol Rheuma-Balsam

Diethylaminsalizylat + Benzylnikotinat + Nonivamid

ABC Wärme-Salbe

Hydroxyethylsalizylat + Carbamoyl-phenoxyessigsäure + Benzylnikotinat + Cayennepfeffer + Kumarin

Caye Rheuma-Balsam

Diese Mittel zählen zu den überwärmenden Rheumaeinreibungen. In ihnen sind entzündungshemmende und hautreizende Wirkstoffe kombiniert; teilweise sind auch noch andere Substanzen zugesetzt.

Carbamoyl-phenoxyessigsäure, Diethylaminsalizylat und Hydroxyethylsalizylat werden in der Haut aufgespalten und es wird Salizylsäure frei. Diese wirkt dann wie ein NSAR (→ Seite 369) schmerzlindernd und entzündungshemmend. In

der hier möglichen Dosierung kann die entzündungshemmende Wirkung aber kaum zum Tragen kommen.
Die hautreizenden Wirkstoffe sind Benzylnikotinat, Cayennepfeffer und Nonivamid. Aus Benzylnikotinat wird in der Haut Nikotinsäure freigesetzt. Sie erweitert die Gefäße, wodurch mehr Blut in den Bereich gelangt und sich die Haut rötet und erwärmt. Auf einem ähnlichen Vorgang beruht die Wirkung von Cayennepfeffer und Nonivamid.
Kiefernnadelöl ist dem Produkt vornehmlich zugesetzt, um es angenehmer riechen zu lassen.
Kumarin ist ein Inhaltsstoff verschiedener Pflanzenarten, der sie „nach Waldmeister" duften lässt. Kumarin erweitert die Blutgefäße und verzögert die Blutgerinnung. Bei Zerrungen, Prellungen und Verstauchungen könnte es dafür sorgen, dass ein Bluterguss vom Körper leichter aufgenommen wird.

Anwendung

Die Einreibungen sollen mehrmals täglich aufgetragen werden.

ABC Wärme-Salbe, Caye Rheuma Balsam: Länger als sechs Wochen sollten Sie dieselbe Stelle nicht einreiben und keine große Fläche. Es besteht sonst das Risiko, dass Nerven Schaden nehmen können.
Waschen Sie sich nach dem Einreiben sorgfältig die Hände und bürsten Sie sich die Nägel, denn wenn Reste der hautreizenden Stoffe in die Augen und auf Schleimhäute gelangen, kann das stark brennen.

Achtung

Gegenanzeigen

Sie dürfen diese Einreibungen nicht auf Schleimhäuten, offenen Wunden und bei Hauterkrankungen wie Ekzemen oder Schuppenflechte anwenden.
Unter folgenden Bedingungen dürfen Sie diese Einreibungen nicht auftragen:

- Sie haben oder hatten ein Magen- oder Zwölffingerdarmgeschwür.
- Sie haben einen Nierenschaden.
- Die Funktion Ihrer Leber ist erheblich gestört.
- Sie haben Bronchialasthma oder einen allergischen Schnupfen.
- Sie neigen aufgrund einer Veranlagung oder Krankheit zu Blutungen.
- Sie haben aufgrund eines Diabetes Schäden an den Blutgefäßen der Augen oder der Nieren.
- Bei Ihnen ist ein Blutgefäß verschlossen oder Ihr Herz arbeitet nicht mehr richtig.

Phardol Rheuma Balsam: Das Produkt enthält Kiefernnadelöl und darf deshalb von Asthmatikern nicht angewendet werden.

Wechselwirkungen mit Medikamenten

Wenn Sie die Mittel auf einer großen Hautfläche anwenden und noch andere Medikamente nehmen, ist zu beachten:

- Sulfonylharnstoff-Tabletten (bei Typ-2-Diabetes) können stärker wirken. Dann werden Unterzuckerungen wahrscheinlicher.
- Methotrexat, das bei entzündlichem Rheuma und Krebs eingesetzt wird, kann erheblich stärker wirken.
- Blutverdünnende Medikamente (z. B. *Marcumar*) können ebenfalls stärker wirken.

Unerwünschte Wirkungen

Gelegentlich, aber unbedenklich

Die Mittel können die Haut reizen. Dann rötet sie sich, beginnt zu jucken und brennt. Es kann sich ein Ausschlag bilden, durch den die Haut trocken wird und sich schuppt.

Selten, aber gefährlich

ABC Wärme-Salbe, Caye Rheuma Balsam: Wenn Sie die Einreibungen länger als sechs Wochen und auf großer Fläche auftragen, können Nerven geschädigt werden.

Hinweise

Für Schwangerschaft und Stillzeit

Während der gesamten Zeit der Schwangerschaft sollten Sie diese Mittel nicht verwenden. Aufgrund der Salizylsäure besteht die Gefahr von Blutungen. Im letzten Schwangerschaftsdrittel angewendet, kann Salizylsäure die Geburt verzögern. Darüber hinaus kann sich beim Kind die Verbindung zwischen Haupt- und Lungenschlagader vorzeitig schließen, was den Kreislauf des Kindes überlastet.
Auch während der Stillzeit sollten Sie diese Mittel meiden.

Für Kinder unter 14 Jahren

Über die Risiken einer Anwendung bei Kindern

gibt es keine Erkenntnisse. Sicherheitshalber sollten sie mit diesen Mitteln nicht behandelt werden.

Kombination: Heparin + pflanzliche Mittel (äußerlich)

Heparin + Arnika + Rosskastanie

Heparin-ratiopharm comp.

Arnika: Für den Extrakt aus Arnikablüten fanden sich in einigen Untersuchungen Hinweise, dass er entzündungshemmend und abschwellend wirken kann. Dementsprechend hat die für Pflanzen zuständige Kommission des ehemaligen Bundesgesundheitsamts akzeptiert, dass man mit Auszügen aus Arnika rheumatische Gelenkbeschwerden und die Folgen von Verletzungen behandeln kann. Es fehlen jedoch klinische Studien, die die therapeutische Wirksamkeit ausreichend belegen.

Heparin: Es soll dafür sorgen, dass der Körper Blut, das zum Beispiel bei einer Prellung ins Gewebe ausgetreten ist, schneller abbaut. Allerdings ist nicht bekannt, ob Heparin, das auf die Haut aufgetragen wird, in einer wirksamen Menge ins Gewebe übertritt.

Rosskastanie: Ein Extrakt aus ihren Samen bewirkt, dass die kleinsten Blutgefäße (Kapillaren) weniger durchlässig sind. Wenn aus ihnen weniger Flüssigkeit in das Gewebe austritt, schwillt es nicht so stark an. Ob diese Wirkung auch bei Schwellungen eintritt, die infolge einer Verletzung entstanden sind, ist nicht ausreichend nachgewiesen.

Eine Kombination dieser drei Bestandteile ist nicht sinnvoll, weil ihre Wirksamkeit nicht ausreichend nachgewiesen ist und Arnika außerdem ein hohes Allergierisiko birgt. Ein solches Mittel eignet sich wenig, um Verletzungsfolgen zu behandeln.

Anwendung

Der Hersteller rät, die Salbe zwei- bis dreimal täglich aufzutragen.

Achtung

Gegenanzeigen

Heparinhaltige Mittel dürfen nicht aufgetragen werden, wenn chronisch venöse Durchblutungsstörungen oder ein postthrombotisches Syndrom vorliegen. Denn wenn die Haut auf das Heparin allergisch reagiert, entwickeln sich bei solchen Vorerkrankungen leicht offene Geschwüre, die nur schlecht heilen.

Unerwünschte Wirkungen

Häufig, aber unbedenklich

Die Haut kann allergisch reagieren. Sie rötet sich, juckt und es bildet sich ein Ausschlag. Dann sollten Sie das Mittel nicht mehr verwenden.

Pflanzenkombinationen (innerlich)

Birke + Brennnessel + Weidenrinde

H&S Gicht- und Rheumatee

Echte Goldrute + Eschenrinde + Zitterpappel

Phytodolor

Krauseminze + Stevia + Teufelskralle

Sidroga Rheumatee

H&S Gicht- und Rheumatee: Die getrockneten Blätter von Birke (Betula pendula, Betula pubescens) und Brennnessel (Urtica dioica) werden volksmedizinisch unter anderem eingesetzt, um die Behandlung von rheumatischen Beschwerden zu unterstützen. Die für Pflanzen zuständige Kommission des ehemaligen Bundesgesundheitsamts hat diese Anwendung akzeptiert. Auf welchen Inhaltsstoffen eine solche Wirkung beruhen könnte, ist allerdings nicht bekannt. Als dritten Kombinationspartner enthält diese Teemischung Weidenrinde (→ Seite 372).

Der Tee soll schmerzstillend und entzündungshemmend wirken. Einen ausreichenden Nachweis, dass er die Behandlung von rheumatischen Beschwerden unterstützen kann, gibt es jedoch nicht.

Phytodolor: Das Kraut der echten Goldrute (Solidago virgaurea) wirkt schwach entzündungshemmend. Im Tierversuch zeigte auch eine Zubereitung aus frischer Eschenrinde (Fraxinus excelsior) diese Wirkung. Da die Zitterpappel (Populus) ebenso wie die Goldrute Salizin enthält, aus dem im Körper Salizylsäure frei wird, könnte auch sie gegen Entzündungen etwas ausrichten. Allerdings fehlen klinische Studien, die das ausreichend belegen.

Das Kombinationsmittel soll gemäß klinischer Prüfungen entzündlich bedingte Schmerzen und Schwellungen verringern. Dass es allerdings akute rheumatische Erkrankungen bessert, ist nicht ausreichend nachgewiesen.

Sidroga Rheumatee: Wirkungsträger dieses Tees ist die Wurzel der Teufelskralle (→ Seite 371) und diese eignet sich, um eine Behandlung rheumatischer Beschwerden zu unterstützen. Die Blätter von Krauseminze und Stevia sollen den Tee besser schmecken lassen.

Anwendung

Die Hersteller der Tees geben nicht an, wie häufig sie getrunken und wie sie zubereitet werden sollen.

Phytodolor: Der Hersteller rät, drei- bis viermal täglich 20 bis 30 Tropfen einzunehmen; bei starken Schmerzen mehrmals täglich 40 Tropfen.

Achtung

Phytodolor: Personen mit Alkoholproblemen dürfen die Tropfen nicht einnehmen. Auch Leberkranke und Menschen mit Anfallleiden sollten den Alkoholgehalt berücksichtigen. Darüber hinaus kann Alkohol die Wirkung vieler Arzneimittel (z. B. Schlaf- und Beruhigungsmittel, Psychopharmaka, starke Schmerzmittel, einige Mittel bei hohem Blutdruck) verstärken.

Gegenanzeigen

Unter folgenden Bedingungen sollten Sie die Mittel nicht ohne ärztlichen Rat anwenden:

- Sie haben oder hatten schon einmal ein Magen-Darm-Geschwür.
- Ihre Nieren sind geschädigt oder Sie leiden unter einer schweren Nierenfunktionsstörung.

H&S Gicht- und Rheumatee, Phytodolor: Wer auf die Salze der Salizylsäure (Salizylate) allergisch reagiert, darf diese Mittel nicht einnehmen. Bei Asthmakranken und Menschen mit krampfartig verengten Bronchien kann Salizylsäure eine akute Atemnot auslösen. Sie sollten diese Mittel ebenso meiden wie Personen, die zu einer Allergie neigen.

Sidroga Rheumatee: Menschen mit einem Magen- oder Zwölffingerdarmgeschwür dürfen diesen Tee nicht trinken. Wer unter Gallensteinen leidet, sollte die Einnahme vorher mit dem Arzt besprechen.

Wechselwirkungen mit Medikamenten

H&S Gicht- und Rheumatee, Phytodolor: Wenn Sie noch andere Medikamente nehmen, ist zu beachten:

- Bei der gleichzeitigen Anwendung dieser Produkte und kortisonhaltiger Mittel vergrößert sich das Risiko von Magen-Darm-Geschwüren und -blutungen.
- Mittel zur Blutverdünnung (bei manchen Herzproblemen und Thrombosen) und Sulfonylharnstoff-Tabletten (bei Typ-2-Diabetes) können stärker wirken.
- Durch diese Mittel kann sich die Wirkung von harntreibenden Mitteln (Diuretika) vermindern.

Wechselwirkungen mit Speisen und Getränken

H&S Gicht- und Rheumatee, Phytodolor: Größere Mengen Alkohol oder regelmäßiger Konsum können die schädliche Wirkung der Salizylsäure auf den Magen verstärken. Dann steigt das Risiko für Magen- und Zwölffingerdarmgeschwüre und Blutungen.

Unerwünschte Wirkungen

Gelegentlich, aber unbedenklich

H&S Gicht- und Rheumatee, Phytodolor: Die Mittel können Übelkeit und Magenschmerzen auslösen. Auch Überempfindlichkeitsreaktionen sind möglich, bei denen sich die Haut rötet, juckt und sich Quaddeln bilden.

Hinweise

Für Schwangerschaft und Stillzeit

H&S Gicht- und Rheumatee, Phytodolor: Salizylsäurehaltige Pflanzenmittel sollten Sie während der gesamten Zeit der Schwangerschaft nicht verwenden, weil die Gefahr von Blutungen besteht. Im letzten Schwangerschaftsdrittel angewendet, kann Salizylsäure die Geburt verzögern. Darüber hinaus kann sich beim Kind die Verbindung zwischen Haupt- und Lungenschlagader vorzeitig schließen, was den Kreislauf des Kindes überlastet.

Auch während der Stillzeit sollten Sie auf diese Mittel verzichten.

Phytodolor: Bei dem Mittel sollten Sie darüber hinaus bedenken, dass die Tropfen Alkohol enthalten. Mittel ohne Alkohol sind vorzuziehen.

Für Kinder unter 14 Jahren

Über die Risiken einer Anwendung bei Kindern unter zwölf Jahren gibt es keine ausreichenden Erkenntnisse. Sicherheitshalber sollten sie die Mittel darum nicht bekommen.

Phytodolor: Bedenken Sie, dass die Tropfen Alkohol enthalten. Mittel ohne Alkohol sind vorzuziehen.

Pflanzenkombinationen (äußerlich)

Menthol + Alkohol

Klosterfrau Franzbranntwein Menthol

Kajeputöl + Kampfer + Menthol + Nelkenöl + Pfefferminzöl

TIGER BALM WEISS

Arnika + Lavendelöl + Muskatnussöl + Nelkenöl + Perubalsam + Thymianöl + Zimtöl + Zitronenöl

Arnika Schmerz-fluid

Die in dieser Gruppe zusammengefassten Rheumaeinreibungen enthalten verschiedene Pflanzeninhaltsstoffe, die vornehmlich die Durchblutung steigern sollen.

Arnika: Aus den Blüten der Arnika (Arnica montana) wird mit Alkohol eine Tinktur bereitet, die volksmedizinisch bei Entzündungen aller Art eingesetzt wird. Die für Pflanzen zuständige Kommission des ehemaligen Bundesgesundheitsamtes hielt die Anwendung bei rheumatischen Muskel- und Gelenkbeschwerden für plausibel. Allerdings löst Arnika ziemlich häufig Allergien aus.

Kampfer: Dieser Bestandteil des ätherischen Öls des Kampferbaums wird heute weitgehend synthetisch gewonnen. Er durchdringt Haut und Schleimhaut recht gut, wirkt durchblutungssteigernd und schwach betäubend.

Menthol: Dieses ist ein Bestandteil des Pfefferminzöls. Auf die Haut aufgetragenes Pfefferminzöl oder eine Lösung von Menthol haben einen kühlenden Effekt. Das führt zu einer Schmerzlinderung, weil die Reizung jener Nervenfasern, die die Kälteempfindung aufnehmen, im Gehirn die Schmerzempfindung blockiert.

Perubalsam: Dieses ist ein Produkt, mit dem die Bäume von Myroxylon balsamum „Wunden" in ihrem Stamm schließen. Die dunkle, nach Vanille riechende Masse wurde früher vielfach eingesetzt, um Hautgeschwüre und Wunden besser abheilen zu lassen. Heute ist man davon jedoch weitgehend abgekommen, weil Perubalsam oft Allergien auslöst.

Das ätherische Öl von Kajeput, Lavendel, Muskat, Nelken, Thymian, Zimt und Zitrone soll den Mischungen einen angenehmen Geruch verleihen. Teilweise tragen die ätherischen Öle selbst etwas zur Durchblutungssteigerung und/oder Schmerzlinderung bei.

Diese Mischungen sind nicht sinnvoll. Es fehlen Belege, dass sie bei rheumatischen Beschwerden therapeutisch wirksam sind.

Anwendung

Die Hersteller geben folgende Gebrauchsanweisungen:

Arnika Schmerz-fluid: Zwei- bis dreimal täglich soll das Mittel eingerieben werden.

Klosterfrau Franzbranntwein Menthol: Ein- bis mehrmals täglich unverdünnt einreiben.

Tiger Balm: Bis zu zehn Tage lang zwei- bis viermal täglich dünn aufragen und fünf Minuten einmassieren. Salbe, die dann noch nicht eingezogen ist, sollte abgewischt werden.

Achtung

Gegenanzeigen

Alle drei Produkte sollten Sie nicht auf verletzte oder geschädigte Haut und nicht auf Schleimhäute aufbringen. Auch die Augen dürfen damit nicht in Kontakt kommen.

Klosterfrau Franzbranntwein Menthol und *Tiger Balm*: Bei diesen Mitteln darf die Haut auch nicht stark ausgetrocknet sein.

Arnika Schmerz-fluid: Menschen, die zu Allergien neigen, sollten das Mittel nicht verwenden. Sowohl Arnika als auch Perubalsam lösen häufig Allergien aus.

Unerwünschte Wirkungen

Klosterfrau Franzbranntwein Menthol: Bei längerer Anwendung kann die Haut austrocknen.

Häufig, aber unbedenklich

Arnika Schmerz-fluid: Allergie. Bei Anwendung über längere Zeit Schwellungen der Haut und Ekzeme.

Tiger Balm: Allergie.

Hinweise

Für Kinder unter 14 Jahren

Tiger Balm: Er darf keinesfalls bei Säuglingen und Kleinkindern angewendet werden. Bei ihnen besteht die Gefahr, dass der Anteil an Menthol und Kampfer zu einem Krampf der Stimmritze führt, bei dem das Risiko des Erstickens besteht. Außerdem kann, wenn das Mittel wiederholt auf großer Hautfläche aufgetragen wird, Kampfer zu Vergiftungserscheinungen führen.

Rheumatische Beschwerden. Arthrose, Gelenk-, Rückenbeschwerden. Verspannungen. Prellung. Verstauchung

Handelsname Darreichungsform	Zusammensetzung pro 1 ml/1 g oder wie angegeben bzw. pro abgeteilte Einheit	Kleinste Packungsgröße	Packungspreis	Bewertung für das beanspruchte Anwendungsgebiet
ABC Wärme-Pflaster	**Auszug aus Cayennepfeffer** 395,4–551,7 mg	1 Stück	ca. 3,29	**Geeignet** zur Unterstützung der Behandlung bei Rückenschmerzen und Verspannungen. Für die alleinige Behandlung ist eine therapeutische Wirksamkeit über längere Zeit nicht ausreichend nachgewiesen. → Seite 374
ABC Wärme-Pflaster SENSITIVE Pflaster	**Nonivamid** 9,85 mg	5 Stück	7,80	**Wenig geeignet** bei rheumatischen Beschwerden. Die gesteigerte Durchblutung kann eine Gelenkentzündung sogar verschlimmern. Das Pflaster kann allenfalls als unterstützende Maßnahme bei Arthrose, Gelenkbeschwerden, Rückenschmerzen und Verspannungen angewendet werden. Für die alleinige Behandlung ist eine therapeutische Wirksamkeit über längere Zeit nicht ausreichend nachgewiesen. → Seite 374
ABC Wärme-Salbe Salbe	**Diethylaminsalizylat** 50 mg + **Benzylnikotinat** 20 mg + **Nonivamid** 3 mg	20 g	4,40	**Wenig geeignet** zur Unterstützung der Behandlung bei rheumatischen Beschwerden. Die gesteigerte Durchblutung kann eine Gelenkentzündung sogar verschlimmern. **Wenig geeignet** bei Arthrose, Gelenkbeschwerden, Rückenschmerzen, Verspannungen, Prellungen, Zerrungen und Verstauchungen. Nicht sinnvolle Kombination aus zwei Wirkstoffen zur Durchblutungssteigerung und einem Entzündungshemmer. → Seite 377
Arnika Schmerz-fluid Lösung	**Auszug aus Arnika** 100 mg + **Lavendelöl** 1,2 mg + **Muskatnussöl** 1,2 mg + **Nelkenöl** 1,2 mg + **Perubalsam** 4,8 mg + **Thymianöl** 1,2 mg + **Zimtöl** 1,2mg + **Zitronenöl** 1,2 mg	100 ml	6,95	**Wenig geeignet** bei rheumatischen Beschwerden, Arthrose, Gelenkbeschwerden, Rückenschmerzen, Verspannungen, Prellungen, Zerrungen und Verstauchungen. Die therapeutische Wirksamkeit ist nicht ausreichend nachgewiesen. Arnika und Perubalsam haben ein hohes Allergierisiko. Nicht sinnvolle Kombination. → Seite 381
Assplant Dragees	**Auszug aus Weidenrinde** 393,24 mg	20 Stück	8,96	**Geeignet** bei Arthrose, Gelenkbeschwerden, Rückenschmerzen und Verspannungen. → Seite 372
Caye Rheuma-Balsam Balsam	**Hydroxyethylsalizylat** 50 mg + **Carbamoyl-phenoxyessigsäure-Natrium** 20 mg + **Benzylnikotinat** 15 mg + **Auszug aus Cayennepfeffer** 1 mg + **Kumarin** 5 mg	40 g	7,30	**Wenig geeignet** bei Arthrose, Gelenkbeschwerden, Rückenschmerzen, Verspannungen, Prellungen, Zerrungen und Verstauchungen. Nicht sinnvolle Kombination von synthetischen und pflanzlichen Bestandteilen. → Seite 377
Diclac akut Gel Gel	**Diclofenac-Natrium** 10 mg	50 g	3,25	**Wenig geeignet** bei Prellungen, Zerrungen und Verstauchungen. Die therapeutische Wirksamkeit der lokalen Anwendung ist nicht ausreichend nachgewiesen. → Seite 369

Hinweise zu den Tabellenspalten → Seite 24, zur Auswahl der Arzneimittel → Seite 20, zur Grundlage der Bewertung → Seiten 20, 23

Rheumatische Beschwerden. Arthrose, Gelenk-, Rückenbeschwerden. Verspannungen. Prellung. Verstauchung

Fortsetzung

Handelsname Darreichungsform	Zusammensetzung pro 1 ml/1 g oder wie angegeben bzw. pro abgeteilte Einheit	Kleinste Packungsgröße	Packungspreis	Bewertung für das beanspruchte Anwendungsgebiet
Diclac akut Gel 5 % Gel	**Diclofenac-Natrium** 50 mg	50 g	3,74	**Wenig geeignet** bei rheumatischen Beschwerden mit und ohne Gelenkentzündungen, bei Prellungen, Zerrungen und Verstauchungen. Die therapeutische Wirksamkeit der lokalen Anwendung ist nicht ausreichend nachgewiesen. Das Mittel kann allenfalls als unterstützende Maßnahme angewendet werden. → Seite 369
Diclofenac-ratiopharm Gel Gel	**Diclofenac-Natrium** 10 mg	50 g	3,25	**Wenig geeignet** bei Prellungen, Zerrungen und Verstauchungen. Die therapeutische Wirksamkeit der lokalen Anwendung ist nicht ausreichend nachgewiesen. → Seite 369
Dolobene	**Dimethylsulfoxid** 150 mg + **Dexpanthenol** 25 mg + **Heparin-Natrium** 500 I.E.	50 g	6,60	**Wenig geeignet** bei rheumatischen Beschwerden, Prellungen, Zerrungen und Verstauchungen. Die therapeutische Wirksamkeit ist nicht ausreichend nachgewiesen. Nicht sinnvolle Kombination aus einem Wirkstoff zur Hautpflege und einem zum Auflösen von Blutergüssen. → Seite 376
Dolobene Gel-on Gel	**Dimethylsulfoxid** 150 mg + **Dexpanthenol** 25 mg + **Heparin-Natrium** 500 I.E.	50 g	9,80	
Doloteffin Tabletten	**Auszug aus Teufelskrallenwurzel** 400 mg	20 Stück	8,62	**Geeignet** zur Unterstützung der Behandlung von Arthrose und Gelenkbeschwerden. → Seite 371
dona 200-S Dragees	**D-Glukosaminsulfat** 250 mg	100 Stück	32,90	**Mit Einschränkung geeignet** bei Arthrose des Kniegelenks. Die bislang vorliegenden Studien reichen noch nicht aus, um die therapeutische Wirksamkeit abschließend nachzuweisen. → Seite 369
Enzym-Wied Dragees	**Amylase** 10 mg + **Bromelain** 45 mg + **Chymotrypsin** 1 mg + **Lipase** 10 mg + **Pankreatin** 100 mg + **Papayotin** 60 mg + **Trypsin** 24 mg + **Rutosid** 50 mg	60 Stück	14,76	**Wenig geeignet** bei Prellungen, Zerrungen und Verstauchungen. Die therapeutische Wirksamkeit ist nicht ausreichend nachgewiesen. Nicht sinnvolle Kombination eines Pflanzenstoffs mit verschiedenen Enzymen, die zur Verdauung und bei Entzündungen eingesetzt werden. → Seite 375
Finalgon Creme	**Nicoboxil** 10,8 mg + **Nonivamid** 1,7 mg	50 g	6,45	**Wenig geeignet** bei rheumatischen Beschwerden. Die gesteigerte Durchblutung kann eine Gelenkentzündung sogar verschlimmern. Das Mittel kann allenfalls als unterstützende Maßnahme bei Arthrose und Gelenkbeschwerden angewendet werden. Für die alleinige Behandlung ist eine therapeutische Wirksamkeit über längere Zeit nicht ausreichend nachgewiesen. **Wenig geeignet** bei Verspannungen, Prellungen, Zerrungen und Verstauchungen. → Seite 375
extra stark Salbe	**Nicoboxil** 25 mg + **Nonivamid** 4 mg	20 g	6,45	

Hinweise zu den Tabellenspalten → Seite 24, zur Auswahl der Arzneimittel → Seite 20, zur Grundlage der Bewertung → Seiten 20, 23

Rheumatische Beschwerden. Arthrose, Gelenk-, Rückenbeschwerden. Verspannungen. Prellung. Verstauchung

Fortsetzung

Handelsname Darreichungsform	Zusammensetzung pro 1 ml/1 g oder wie angegeben bzw. pro abgeteilte Einheit	Kleinste Packungsgröße	Packungspreis	Bewertung für das beanspruchte Anwendungsgebiet
H&S Gicht- und Rheumatee Filterbeutel	**Birkenblätter** 514,2 mg + **Brennnesselkraut** 1 028,6 mg + **Weidenrinde** 257,2 mg	20 Stück	2,71	**Wenig geeignet** zur Unterstützung der Behandlung bei rheumatischen Beschwerden. Die therapeutische Wirksamkeit ist nicht ausreichend nachgewiesen. Nicht sinnvolle Kombination. → Seite 379
Hepa-Gel 30.000 I.E. Lichtenstein	**Heparin-Natrium** 300 I.E.	100 g	5,15	**Wenig geeignet** zur Unterstützung der Behandlung bei Prellungen, Zerrungen und Verstauchungen. Die therapeutische Wirksamkeit ist nicht ausreichend nachgewiesen. → Seite 370
60.000 I.E. Lichtenstein Gel	600 I.E.	100 g	7,64	
Hepa-Salbe 30.000 I.E. Lichtenstein	300 I.E.	100 g	5,15	
60.000 I.E. Lichtenstein Salbe	600 I.E.	100 g	7,64	
Heparin AL Gel 30.000	**Heparin-Natrium** 300 I.E.	40 g	2,75	**Wenig geeignet** zur Unterstützung der Behandlung bei Prellungen, Zerrungen und Verstauchungen. Die therapeutische Wirksamkeit ist nicht ausreichend nachgewiesen. → Seite 370
50.000 Gel	500 I.E.	40 g	3,61	
Heparin AL Salbe 30.000	300 I.E.	40 g	2,75	
50.000 Salbe	500 I.E.	40 g	3,61	
Heparin 50.000 Riker Salbe Salbe	**Heparin-Natrium** 500 I.E.	100 g	7,19	**Wenig geeignet** zur Unterstützung der Behandlung bei Prellungen, Zerrungen und Verstauchungen. Die therapeutische Wirksamkeit ist nicht ausreichend nachgewiesen. → Seite 370
Heparin-ratiopharm-180 000 Gel Gel	**Heparin-Natrium** 1 800 I.E.	100 g	13,17	**Wenig geeignet** zur Unterstützung der Behandlung bei Prellungen, Zerrungen und Verstauchungen. Die therapeutische Wirksamkeit ist nicht ausreichend nachgewiesen. → Seite 370
30 000 Salbe	300 I.E.	100 g	5,34	
60 000 Salbe Salbe	600 I.E.	100 g	7,64	
Heparin-ratiopharm comp. 30 000 Gel Gel	**Heparin-Natrium** 300 I.E. + **Auszug aus Arnika** 100 mg + **Auszug aus Rosskastanie** 200 mg	100 g	7,60	**Wenig geeignet** bei Prellungen, Zerrungen und Verstauchungen. Die therapeutische Wirksamkeit ist nicht ausreichend nachgewiesen. Arnika löst häufig Allergien aus. Nicht sinnvolle Kombination. → Seite 379
Hepathromb 30 000 Creme	**Heparin-Natrium** 300 I.E.	50 g	3,48	**Wenig geeignet** zur Unterstützung der Behandlung bei Prellungen, Zerrungen und Verstauchungen. Die therapeutische Wirksamkeit ist nicht ausreichend nachgewiesen. → Seite 370
Hepathrombin Gel 30 000 Gel	**Heparin-Natrium** 300 I.E.	100 g	5,57	**Wenig geeignet** zur Unterstützung der Behandlung bei Prellungen, Zerrungen und Verstauchungen. Die therapeutische Wirksamkeit ist nicht ausreichend nachgewiesen. → Seite 370

Hinweise zu den Tabellenspalten → Seite 24, zur Auswahl der Arzneimittel → Seite 20, zur Grundlage der Bewertung → Seiten 20, 23

Rheumatische Beschwerden. Arthrose, Gelenk-, Rückenbeschwerden. Verspannungen. Prellung. Verstauchung

Fortsetzung

Handelsname Darreichungsform	Zusammensetzung pro 1 ml/1 g oder wie angegeben bzw. pro abgeteilte Einheit	Kleinste Packungsgröße	Packungspreis	Bewertung für das beanspruchte Anwendungsgebiet

Hinweise zu den Tabellenspalten → Seite 24, zur Auswahl der Arzneimittel → Seite 20, zur Grundlage der Bewertung → Seiten 20, 23

Hepathrombin Salbe 30 000 Salbe	**Heparin-Natrium** 300 I.E.	100 g	5,57	**Wenig geeignet** zur Unterstützung der Behandlung bei Prellungen, Zerrungen und Verstauchungen. Die therapeutische Wirksamkeit ist nicht ausreichend nachgewiesen. → Seite 370
ibutop Creme	**Ibuprofen** 50 mg	50 g	6,70	**Wenig geeignet** bei rheumatischen Beschwerden mit und ohne Gelenkentzündungen, bei Rückenschmerzen, Verspannungen, Prellungen, Zerrungen und Verstauchungen. Die therapeutische Wirksamkeit der lokalen Anwendung ist nicht ausreichend nachgewiesen. Das Mittel kann allenfalls als unterstützende Maßnahme angewendet werden. → Seite 369
Gel	50 mg	50 g	6,70	**Wenig geeignet** bei rheumatischen Beschwerden mit und ohne Gelenkentzündungen, bei Verspannungen, Prellungen, Zerrungen und Verstauchungen. Die therapeutische Wirksamkeit der lokalen Anwendung ist nicht ausreichend nachgewiesen. Das Mittel kann allenfalls als unterstützende Maßnahme angewendet werden. → Seite 369
Jucurba Kapseln	**Auszug aus Teufelskrallenwurzel** 210 mg	50 Stück	10,25	**Geeignet** zur Unterstützung der Behandlung von Arthrose und Gelenkbeschwerden. → Seite 371
Keltican N Kapseln	**Cytidin-5'-monophosphat-Dinatriumsalz** 2,5 mg + **Uridin** 0,63 mg	20 Stück	13,13	**Wenig geeignet** zur Unterstützung der Behandlung bei Rückenschmerzen und Verspannungen. Die therapeutische Wirksamkeit ist nicht ausreichend nachgewiesen. → Seite 374
Klosterfrau Franzbranntwein Menthol Lösung	**Menthol** 9 mg + **Ethanol** 515,7 mg	130 ml	ca. 4,79	**Wenig geeignet** bei rheumatischen Beschwerden, Arthrose, Gelenkbeschwerden, Rückenschmerzen, Verspannungen, Prellungen, Zerrungen und Verstauchungen. Die therapeutische Wirksamkeit ist nicht ausreichend nachgewiesen. → Seite 381
KNEIPP Arnika KühlGel Gel	**Auszug aus Arnikablüten** 250 mg	100 g	ca. 6,99	**Wenig geeignet** bei Prellungen, Zerrungen und Verstauchungen. Die therapeutische Wirksamkeit ist nicht ausreichend nachgewiesen. Arnika löst häufig Allergien aus. → Seite 373
KNEIPP Arnika Salbe S Salbe	100 mg	100 g	ca. 6,99	**Wenig geeignet** bei rheumatischen Beschwerden, Prellungen, Zerrungen und Verstauchungen. Die therapeutische Wirksamkeit ist nicht ausreichend nachgewiesen. Arnika löst häufig Allergien aus. → Seite 373

►

Rheumatische Beschwerden. Arthrose, Gelenk-, Rückenbeschwerden. Verspannungen. Prellung. Verstauchung

Fortsetzung

Handelsname Darreichungsform	Zusammensetzung pro 1 ml/1 g oder wie angegeben bzw. pro abgeteilte Einheit	Kleinste Packungsgröße	Packungspreis	Bewertung für das beanspruchte Anwendungsgebiet
Kytta-Salbe f Salbe	**Auszug aus Beinwellwurzel** 350 mg	50 g	6,45	**Mit Einschränkung geeignet** bei Prellungen, Zerrungen und Verstauchungen. Die bislang vorliegenden Studien reichen noch nicht aus, um die therapeutische Wirksamkeit abschließend nachzuweisen. → Seite 373
Lumbinon Soft-Gel Gel	**Hydroxyethylsalizylat** 50 mg	100 g	3,54	**Wenig geeignet** bei rheumatischen Beschwerden mit und ohne Gelenkentzündungen, bei Rückenschmerzen, Verspannungen, Prellungen, Zerrungen und Verstauchungen. Die therapeutische Wirksamkeit der lokalen Anwendung ist nicht ausreichend nachgewiesen. Das Mittel kann allenfalls als unterstützende Maßnahme angewendet werden. → Seite 369
10 Salbe	100 mg	100 g	3,54	
Mobilat Gel	**Salizylsäure** 20 mg + **Mucopolysaccharid-schwefelsäureester** 2 mg + **Nebennierenrinden-extrakt** 10 mg	50 g	5,96	**Wenig geeignet** bei Prellungen, Zerrungen und Verstauchungen. Die therapeutische Wirksamkeit ist nicht ausreichend nachgewiesen. Nicht sinnvolle Kombination. → Seite 376
Salbe	**Salizylsäure** 20 mg + **Mucopolysaccharid-schwefelsäureester** 2 mg + **Nebennierenrinden-extrakt** 10 mg	50 g	5,96	**Wenig geeignet** bei rheumatischen Beschwerden, Arthrose, Gelenkbeschwerden, Verspannungen, Prellungen, Zerrungen und Verstauchungen. Die therapeutische Wirksamkeit ist nicht ausreichend nachgewiesen. Nicht sinnvolle Kombination. → Seite 376
Phardol Rheuma-Balsam Balsam	**Hydroxyethylsalizylat** 25 mg + **Benzylnikotinat** 15 mg + **Kiefernnadelöl** 100 mg	100 g	6,00	**Wenig geeignet** bei rheumatischen Beschwerden. Die gesteigerte Durchblutung kann eine Gelenkentzündung sogar verschlimmern. **Wenig geeignet** bei Arthrose und Gelenkbeschwerden. Eine therapeutische Wirksamkeit über längere Zeit ist nicht ausreichend nachgewiesen. **Wenig geeignet** bei Rückenschmerzen, Verspannungen, Prellungen, Zerrungen und Verstauchungen. Nicht sinnvolle Kombination aus einem Wirkstoff zur Durchblutungssteigerung, einem Entzündungshemmer und ätherischem Öl. → Seite 377
Phlogenzym Filmtabletten	**Bromelain** 90 mg + **Trypsin** 48 mg + **Rutosid** 100 mg	40 Stück	14,80	**Wenig geeignet** bei rheumatischen Beschwerden mit und ohne Entzündungen, Arthrose, Gelenkbeschwerden, Prellungen, Zerrungen und Verstauchungen. Die therapeutische Wirksamkeit ist nicht ausreichend nachgewiesen. Nicht sinnvolle Kombination eines Pflanzenstoffs mit verschiedenen Enzymen, die zur Verdauung und bei Entzündungen eingesetzt werden. → Seite 375

Hinweise zu den Tabellenspalten → Seite 24, zur Auswahl der Arzneimittel → Seite 20, zur Grundlage der Bewertung → Seiten 20, 23

Rheumatische Beschwerden. Arthrose, Gelenk-, Rückenbeschwerden. Verspannungen. Prellung. Verstauchung
Fortsetzung

Handelsname Darreichungsform	Zusammensetzung pro 1 ml/1 g oder wie angegeben bzw. pro abgeteilte Einheit	Kleinste Packungsgröße	Packungspreis	Bewertung für das beanspruchte Anwendungsgebiet
Phlogont Rheuma Gel	**Hydroxyethylsalizylat** 100 mg	50 g	1,95	**Wenig geeignet** bei rheumatischen Beschwerden mit und ohne Gelenkentzündungen, bei Rückenschmerzen, Verspannungen, Prellungen, Zerrungen und Verstauchungen. Die therapeutische Wirksamkeit der lokalen Anwendung ist nicht ausreichend nachgewiesen. Das Mittel kann allenfalls als unterstützende Maßnahme angewendet werden. → Seite 369
Phlogont Muskel- und Gelenk Roll-on Lösung	65 mg	50 ml	5,15	
Phlogont-Thermal Rheuma Gel	**Hydroxyethylsalizylat** 100 mg + **Benzylnikotinat** 12,5 mg	50 g	4,61	**Wenig geeignet** bei rheumatischen Beschwerden. Die gesteigerte Durchblutung kann eine Gelenkentzündung sogar verschlimmern. **Wenig geeignet** bei Arthrose und Gelenkbeschwerden. Eine therapeutische Wirksamkeit über längere Zeit ist nicht ausreichend nachgewiesen. **Wenig geeignet** bei Rückenschmerzen, Verspannungen, Prellungen, Zerrungen und Verstauchungen. Nicht sinnvolle Kombination aus einem Wirkstoff zur Durchblutungssteigerung und einem Entzündungshemmer. → Seite 377
Salbe	**Hydroxyethylsalizylat** 100 mg + **Benzylnikotinat** 25 mg	50 g	4,61	
Phytodolor Tinktur Tinktur	Auszüge aus **Echtem Goldrutenkraut** 0,2 ml + **Eschenrinde** 0,2 ml + **Zitterpappelrinde u.-blättern** 0,6 ml *Enthält 45,6% Alkohol*	100 ml	13,95	**Wenig geeignet** bei rheumatischen Beschwerden mit und ohne Gelenkentzündungen, bei Rückenschmerzen und Verspannungen. Die therapeutische Wirksamkeit ist nicht ausreichend nachgewiesen. Nicht sinnvolle Kombination. → Seite 379
Reparil-Dragees Dragees	**Aescin** 20 mg	50 Stück	16,19	**Wenig geeignet** bei Prellungen, Zerrungen und Verstauchungen. Die therapeutische Wirksamkeit ist nicht ausreichend nachgewiesen. → Seite 368
Reparil-Gel N	**Diethylaminsalizylat** 50 mg + **Aescin** 10 mg	40 g	6,03	**Wenig geeignet** bei Rückenschmerzen, Verspannungen, Prellungen, Zerrungen und Verstauchungen. Die therapeutische Wirksamkeit ist nicht ausreichend nachgewiesen. Nicht sinnvolle Kombination eines Entzündungshemmers mit einem Wirkstoff, der bei Venenschwäche angewendet wird. → Seite 376
Reparil-Sportgel Gel	**Diethylaminsalizylat** 50 mg + **Aescin** 20 mg	40 g	7,42	**Wenig geeignet** bei Prellungen, Zerrungen und Verstauchungen. Die therapeutische Wirksamkeit ist nicht ausreichend nachgewiesen. Nicht sinnvolle Kombination eines Entzündungshemmers mit einem Wirkstoff, der bei Venenschwäche angewendet wird. → Seite 376

Hinweise zu den Tabellenspalten → Seite 24, zur Auswahl der Arzneimittel → Seite 20, zur Grundlage der Bewertung → Seiten 20, 23

Rheumatische Beschwerden. Arthrose, Gelenk-, Rückenbeschwerden. Verspannungen. Prellung. Verstauchung

Fortsetzung

Handelsname Darreichungsform	Zusammensetzung pro 1 ml/1 g oder wie angegeben bzw. pro abgeteilte Einheit	Kleinste Packungsgröße	Packungspreis	Bewertung für das beanspruchte Anwendungsgebiet
Rheuma-Hek Kapseln	**Auszug aus Brennnesselblättern** 268 mg	50 Stück	12,30	**Mit Einschränkung geeignet** zur Unterstützung der Behandlung bei rheumatischen Beschwerden. Die bislang vorliegenden Studien reichen noch nicht aus, um die therapeutische Wirksamkeit abschließend nachzuweisen. → Seite 371
Rheuma-Salbe Lichtenstein N Salbe	**Hydroxyethylsalizylat** 50 mg + **Benzylnikotinat** 20 mg	100 g	5,90	**Wenig geeignet** bei rheumatischen Beschwerden. Die gesteigerte Durchblutung kann eine Gelenkentzündung sogar verschlimmern. **Wenig geeignet** bei Arthrose und Gelenkbeschwerden. Eine therapeutische Wirksamkeit über längere Zeit ist nicht ausreichend nachgewiesen. **Wenig geeignet** bei Verspannungen, Prellungen, Zerrungen und Verstauchungen. Nicht sinnvolle Kombination aus einem Wirkstoff zur Durchblutungssteigerung und einem Entzündungshemmer. → Seite 377
Rheuma-Sern Kapseln	**Auszug aus Teufelskrallenwurzel** 400 mg	50 Stück	15,30	**Geeignet** zur Unterstützung der Behandlung von Arthrose und Gelenkbeschwerden. → Seite 371
Rivoltan Filmtabletten	**Auszug aus Teufelskrallenwurzel** 480 mg	20 Stück	10,25	**Geeignet** zur Unterstützung der Behandlung von Arthrose und Gelenkbeschwerden. → Seite 371
Selenk Kapseln	**Auszug aus Brennnesselblättern** 335 mg	50 Stück	12,30	**Mit Einschränkung geeignet** zur Unterstützung der Behandlung bei rheumatischen Beschwerden. Die bislang vorliegenden Studien reichen noch nicht aus, um die therapeutische Wirksamkeit abschließend nachzuweisen. → Seite 371
Sidroga Rheumatee Filterbeutel	**Krauseminzblätter** 72 mg + **Steviablätter** 24 mg + **Teufelskrallenwurzel** 1 504 mg	20 Stück	3,29	**Wenig geeignet** zur Unterstützung der Behandlung von Arthrose und Gelenkbeschwerden. Die therapeutische Wirksamkeit ist nicht ausreichend nachgewiesen. Nicht sinnvolle Kombination pflanzlicher Mittel, von denen nur Teufelskralle wirksam sein könnte. → Seite 379
Sogoon Filmtabletten	**Auszug aus Teufelskrallenwurzel** 480 mg	20 Stück	7,64	**Geeignet** zur Unterstützung der Behandlung von Arthrose und Gelenkbeschwerden. → Seite 371
Spalt Schmerz-Gel Gel	**Felbinac** 30 mg	50 g	5,85	**Wenig geeignet** bei rheumatischen Beschwerden mit und ohne Gelenkentzündungen, bei Rückenschmerzen, Verspannungen, Prellungen, Zerrungen und Verstauchungen. Die therapeutische Wirksamkeit der lokalen Anwendung ist nicht ausreichend nachgewiesen. Das Mittel kann allenfalls als unterstützende Maßnahme angewendet werden. → Seite 369

Hinweise zu den Tabellenspalten → Seite 24, zur Auswahl der Arzneimittel → Seite 20, zur Grundlage der Bewertung → Seiten 20, 23

Rheumatische Beschwerden. Arthrose, Gelenk-, Rückenbeschwerden. Verspannungen. Prellung. Verstauchung

Fortsetzung

Hinweise zu den Tabellenspalten → Seite 24, zur Auswahl der Arzneimittel → Seite 20, zur Grundlage der Bewertung → Seiten 20, 23

Handelsname Darreichungsform	Zusammensetzung pro 1 ml/1 g oder wie angegeben bzw. pro abgeteilte Einheit	Kleinste Packungsgröße	Packungspreis	Bewertung für das beanspruchte Anwendungsgebiet
TEUFELSKRALLE-ratiopharm Tabletten Filmtabletten	**Auszug aus Teufelskrallenwurzel** 480 mg	50 Stück	14,30	**Geeignet** zur Unterstützung der Behandlung von Arthrose und Gelenkbeschwerden. → Seite 371
Thrombareduct 30 000 Gel	**Heparin-Natrium** 300 I.E.	40 g	2,89	**Wenig geeignet** zur Unterstützung der Behandlung bei Prellungen, Zerrungen und Verstauchungen. Die therapeutische Wirksamkeit ist nicht ausreichend nachgewiesen. → Seite 370
60 000 Gel	600 I.E.	40 g	4,15	
100 000 Gel	1 000 I.E.	40 g	5,30	
180 000 Gel Gel	1 800 I.E.	40 g	7,15	
30 000 Salbe	300 I.E.	40 g	2,89	
60 000 Salbe	600 I.E.	40 g	4,15	
100 000 Salbe	1 000 I.E.	40 g	5,30	
180 000 Salbe Salbe	1 800 I.E.	40 g	7,15	
Thrombocutan 30.000 Gel N	**Heparin-Natrium** 300 I.E.	100 g	3,25	**Wenig geeignet** zur Unterstützung der Behandlung bei Prellungen, Zerrungen und Verstauchungen. Die therapeutische Wirksamkeit ist nicht ausreichend nachgewiesen. → Seite 371
60.000 Ultra Gel Gel	600 I.E.	100 g	5,45	
30.000 Salbe N	300 I.E.	100 g	3,25	
Thrombocutan Ultra Salbe 60.000 Salbe	600 I.E.	100 g	5,45	
Thrombophob 30.000 Creme	**Heparin-Natrium** 300 I.E.	100 g	5,57	**Wenig geeignet** zur Unterstützung der Behandlung bei Prellungen, Zerrungen und Verstauchungen. Die therapeutische Wirksamkeit ist nicht ausreichend nachgewiesen. → Seite 371
60.000 Creme Creme	600 I.E.	100 g	7,89	
Thrombophob S-Gel 30.000	300 I.E.	100 g	5,57	
Thrombophob 60.000 Gel Gel	600 I.E.	100 g	7,89	
TIGER BALM WEISS Balsam	**Kajeputöl** 130 mg + **Kampfer** 250 mg + **Menthol** 79 mg + **Nelkenöl** 15 mg + **Pfefferminzöl** 160 mg	19,4 g	ca. 7,65	**Wenig geeignet** bei rheumatischen Beschwerden. Die gesteigerte Durchblutung kann eine Gelenkentzündung sogar verschlimmern. **Wenig geeignet** bei Arthrose und Gelenkbeschwerden. Eine therapeutische Wirksamkeit über längere Zeit ist nicht ausreichend nachgewiesen. **Wenig geeignet** bei Rückenschmerzen, Verspannungen, Prellungen, Zerrungen und Verstauchungen. Nicht sinnvolle Kombination. → Seite 381

Rheumatische Beschwerden. Arthrose, Gelenk-, Rückenbeschwerden. Verspannungen. Prellung. Verstauchung

Fortsetzung

Handelsname Darreichungsform	Zusammensetzung pro 1 ml/1 g oder wie angegeben bzw. pro abgeteilte Einheit	Kleinste Packungsgröße	Packungspreis	Bewertung für das beanspruchte Anwendungsgebiet
TOGAL Mobil Gel Gel	**Hydroxyethylsalizylat** 100 mg + **Benzylnikotinat** 7,5 mg	50 g	3,76	**Wenig geeignet** zur Unterstützung der Behandlung bei rheumatischen Beschwerden. Die gesteigerte Durchblutung kann eine Gelenkentzündung sogar verschlimmern. **Wenig geeignet** bei Prellungen, Zerrungen und Verstauchungen. Nicht sinnvolle Kombination aus einem Wirkstoff zur Durchblutungssteigerung und einem Entzündungshemmer. → Seite 377
vetren gel 30.000 I.E. Gel	**Heparin-Natrium** 300 I.E.	100 g	5,57	**Wenig geeignet** zur Unterstützung der Behandlung bei Prellungen, Zerrungen und Verstauchungen. Die therapeutische Wirksamkeit ist nicht ausreichend nachgewiesen. → Seite 371
vetren salbe 30.000 I.E.	300 I.E.	100 g	5,57	
60.000 I.E. Salbe	600 I.E.	100 g	7,89	
Voltaren Schmerzgel Gel	**Diclofenac-Diethylaminsalz** 11,6 mg	60 g	6,00	**Wenig geeignet** bei rheumatischen Beschwerden mit und ohne Gelenkentzündungen, bei Rückenschmerzen, Verspannungen, Prellungen, Zerrungen und Verstauchungen. Die therapeutische Wirksamkeit der lokalen Anwendung ist nicht ausreichend nachgewiesen. Das Mittel kann allenfalls als unterstützende Maßnahme angewendet werden. Für die Anwendung bei Arthrose in den Fingergelenken liegen seit kurzem positive Befunde vor, die einen Therapieversuch rechtfertigen. → Seite 369
Wobenzym N Dragees	**Bromelain** 45 mg + **Chymotrypsin** 1 mg + **Pankreatin** 100 mg + **Papain** 60 mg + **Trypsin** 24 mg + **Rutosid** 50 mg	100 Stück	20,60	**Wenig geeignet** bei rheumatischen Beschwerden ohne und mit Gelenkentzündungen. Die therapeutische Wirksamkeit ist nicht ausreichend nachgewiesen. Nicht sinnvolle Kombination eines Pflanzenstoffs mit verschiedenen Enzymen, die zur Verdauung und bei Entzündungen eingesetzt werden. → Seite 375
zuk Schmerzsalbe Salbe	**Hydroxyethylsalizylat** 100 mg	100 g	6,95	**Wenig geeignet** bei rheumatischen Beschwerden mit und ohne Gelenkentzündungen, bei Prellungen, Zerrungen und Verstauchungen. Die therapeutische Wirksamkeit der lokalen Anwendung ist nicht ausreichend nachgewiesen. Das Mittel kann allenfalls als unterstützende Maßnahme angewendet werden. → Seite 369
zuk Schmerzgel Gel	100 mg	100 g	6,95	**Wenig geeignet** bei rheumatischen Beschwerden mit und ohne Gelenkentzündungen, bei Rückenschmerzen und Verspannungen. Die therapeutische Wirksamkeit der lokalen Anwendung ist nicht ausreichend nachgewiesen. Das Mittel kann allenfalls als unterstützende Maßnahme angewendet werden. → Seite 369

Hinweise zu den Tabellenspalten → Seite 24, zur Auswahl der Arzneimittel → Seite 20, zur Grundlage der Bewertung → Seiten 20, 23

Allergische Erkrankungen

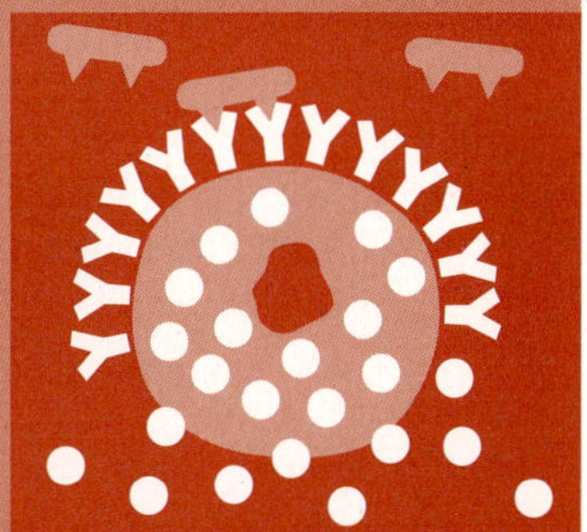

Eine Allergie bedeutet, dass der Körper auf bestimmte Stoffe aus der Umwelt (Allergene) überempfindlich reagiert. Die stärksten Allergene stammen aus der Natur (zum Beispiel Pollen, Tierhaare, Schimmelpilze), aber es gibt auch viele künstlich geschaffene (synthetische) Substanzen, die nicht vertragen werden. Bei einer allergischen Reaktion kommt eine ganze Kaskade von Entzündungsreaktionen in Gang, die verschiedene Körperbereiche und Organe erfassen kann. Haut und Schleimhäute (vor allem der Nase und Augen) sind am häufigsten betroffen.
Auslöser für diese Entzündung ist unter anderem das Gewebehormon Histamin. Es wird von speziellen, aus dem Knochenmark stammenden weißen Blutkörperchen, den Mastzellen, freigesetzt, wenn der Körper mit einem Allergen in Kontakt kommt. Als Folge dieser „Überdosis“ an Histamin beginnen die Schleimhäute anzuschwellen, zu jucken und vermehrt Flüssigkeit oder Schleim abzusondern. Auf der Haut können sich Bläschen oder Quaddeln bilden. Die Blutgefäße erweitern sich, dadurch rötet sich die Haut und/oder auch die Bindehaut in den Augen. Histamin bewirkt auch, dass Flüssigkeit aus den kleinsten Blutgefäßen (Kapillaren) ins Gewebe übertritt. Darauf beruhen Schwellungen am Auge sowie in Nase und Bronchien. In den Bronchien zieht sich unter dem Einfluss von Histamin und anderen Botenstoffen (Mediatoren) die Muskulatur zusammen, was einen Asthmaanfall auslösen kann oder Atemnot verursacht.

Allergie allgemein

Bei einer Allergie lassen sich zwei Arten von Reaktionen unterscheiden: „Spätreaktionen“, die erst 24 bis 48 Stunden danach auftreten. Reaktionen vom Soforttyp machen etwa 90 Prozent aller Allergien aus. Dazu gehören beispielsweise allergische Bindehautentzündung, allergischer Schnupfen, allergisches Asthma. Zu den Spättyp-Allergien zählen das allergische Kontaktekzem sowie Allergien auf Arznei- und Konservierungsmittel. Es können aber auch beide Reaktionen zugleich vorkommen.
Es gibt saisonal auftretende Allergien wie zum Beispiel Heuschnupfen und Pollenasthma und solche, die aufgrund eines Dauerreizes (z. B. Hausstaubmilben, Tierhaare) das ganze Jahr über bestehen.

Anzeichen und Beschwerden

Die meisten Allergien machen sich an Haut und/oder Schleimhäuten bemerkbar und werden entsprechend ihrem Auftreten in verschiedene Krankheitsbilder unterschieden:

- Wenn sich die Augen röten, jucken und zu tränen beginnen, handelt es sich um eine allergische Bindehautentzündung (→ Seite 395).
- Schwillt die Nasenschleimhaut an und sondert sie wie bei einem Schnupfen vermehrt Flüssigkeit ab, begleitet von ständigem Niesreiz, ist es ein allergischer Schnupfen (→ Seite 396).
- Wenn die Atemwege durch Allergene belastet werden, entzündet sich die Schleimhaut. Darauf können die Bronchien überempfindlich reagieren und sich krampfartig zusammenziehen. Dieses allergische Asthma (→ Seite 397) tritt anfallsweise auf, begleitet von unterschiedlich starker Atemnot.
- Wenn sich die Haut rötet und stark juckt, handelt es sich entweder um ein allergisches Kontaktekzem oder um das vor allem bei Kindern häufig vorkommende Nesselfieber. Lässt sich das Allergen nicht meiden, bilden sich meist Quaddeln und flüssigkeitsgefüllte Bläschen. Hautausschläge dieser Art werden im Kapitel Juckreiz/Ekzem (→ Seite 39) besprochen.

Bei Kindern

Juckende Quaddeln am ganzen Körper, verbunden mit Juckreiz im Rachen und beeinträchtigtem Geschmacksempfinden, kommen bei Kindern doppelt so häufig vor wie bei Erwachsenen und sind meist auf Nahrungsmittel- oder Insektengiftallergien zurückzuführen. Bei Kindern unter sechs Jahren können zusätzlich Erbrechen und starke Bauchschmerzen auftreten.

Lebensbedrohlich: Der anaphylaktische Schock

Bei sehr starken allergischen Reaktionen weiten sich die Blutgefäße im gesamten Organismus. Dann strömt zu wenig Blut zum Herzen zurück, der Blutdruck sinkt drastisch ab und der Kreislauf bricht zusammen. Gleichzeitig schwellen die Schleimhäute stark an, vor allem in den Atemwegen, begleitet von Schweißausbrüchen, Schwindel, Benommenheit und Übelkeit. Frühsymptome sind ein zunehmender Juckreiz auf der ganzen Haut, sich verstärkt bildende Quaddeln sowie ein Juckreiz im Rachen. Wenn derartige Beschwerden auftreten, müssen Sie sofort den Notarzt rufen. Der Schock muss unverzüglich mit kreislaufstabilisierenden Mitteln und Kortisonspritzen behandelt werden. Schwellen die Schleimhäute in den Atemwegen zu sehr an, droht Ersticken. Bricht der Kreislauf komplett zusammen, pumpt das Herz zu wenig Blut in den Kreislauf. Die Organe und vor allem das Gehirn erhalten zu wenig Sauerstoff, was schon nach wenigen Minuten zu irreparablen Schäden führen kann. Dann muss der Arzt eine Infusion anlegen, um Flüssigkeit in den Körper zu leiten, im äußersten Notfall ist eine künstliche Beatmung erforderlich.

Ursachen

Die Anlage für eine Allergie ist meist erblich bedingt. Die Bereitschaft dafür erhöht sich, wenn der Körper schon in den ersten Lebensmonaten artfremdes Eiweiß verarbeiten muss (wenn Babys nicht gestillt werden) oder das Immunsystem sich nicht häufig genug mit Krankheitserregern auseinander setzen konnte – beispielsweise durch Infekte im Kindesalter. Dann reagiert der Organismus auf Stoffe aus Natur und Umwelt oft überempfindlich.

Zu den häufigsten Auslösern einer Allergie gehören Blütenpollen, Insektengift (von Bienen, Wespen, Hornissen), Tierhaare, Federn, Milben, Schimmelpilze, Konservierungs- und Farbstoffe, Zusatzstoffe in Lebensmitteln, Textilien, Waschmittel, Kosmetika, Putzmittel und Metalle (insbesondere Nickel). Auch auf Nahrungsmittel wie Hühnereier, Nüsse, Fisch, Äpfel, Erdbeeren und tropische Früchte (Kiwis, Ananas, Bananen) kann der Organismus allergisch reagieren. Außerdem können Arzneimittel eine Allergie hervorrufen.

Vorbeugung

Manchmal wird der Grundstein für eine Allergie schon in den ersten Lebensjahren gelegt. Dem können Sie selbst – zumindest teilweise – entgegenwirken:

- Neugeborene sollten mindestens sechs, möglichst neun bis zwölf Monate lang gestillt werden. Der Darm des Säuglings ist vor allem in den ersten Lebensmonaten sehr durchlässig. Werden ihm in dieser Zeit beispielsweise über Fertigmilchnahrung Eiweißstoffe zugeführt, die für den kindlichen Organismus artfremd sind, ist das oft der erste Anstoß für eine allergische Reaktion. Muttermilch dagegen enthält keine solchen Eiweißstoffe, sondern ist exakt auf den kindlichen Organismus abgestimmt. Kinder, die nicht gestillt werden können und allergiegefährdet sind (z. B. weil beide Elternteile Allergien haben), sollten ausschließlich mit hypoallergener Fertignahrung gefüttert werden, die von solchen Eiweißstoffen weitgehend frei ist und mit der sich das Allergierisiko verringern lässt.

- Lassen Sie Kinder ruhig auf dem Boden und in Sand und Matsch spielen. Selbst wenn sie gelegentlich etwas davon in den Mund bekommen, schadet ihnen das meist nicht. Auch auf den Boden gefallene Schnuller brauchen Sie nicht zu desinfizieren, sondern nur mit Wasser abzuspülen oder abzuwischen. Im Kontakt mit solchen Stoffen übt das Immunsystem, Krankheitskeime abzuwehren. Dann wird es auch mit Fremdstoffen und natürlichen Reizstoffen, die von außen auf den Körper einwirken, besser fertig.

Wenn Sie auf Pollen allergisch reagieren, sollten Sie sich einen Pollenflugkalender besorgen (in Apotheken). Eine aktuelle Pollenflugvorhersage der Wetterdienste ist auch in den meisten Tageszeitungen abgedruckt. Außerdem gibt es telefonische Ansagedienste dafür. Dann wissen Sie in etwa, wann Sie mit der Anwendung vorbeugend wirkender Medikamente beginnen können.

Versuchen Sie, Ihren Urlaub in die Pollenflugzeit zu legen und dann ans Meer oder ins Hochgebirge zu fahren. Dort ist die Luft weitgehend frei von Pollen.

Wenn Sie Ihre Haare jeden Abend waschen (und ebenso Bürste und Kamm), sind sie zumindest in der Nacht pollenfrei.

Schließen Sie Ihr Schlafzimmerfenster gegen 5 Uhr morgens, weil gerade in dieser Zeit der Pollenflug am stärksten ist. Das ist vor allem bei Kindern wichtig.

Wollen Sie eine Ausbildung beginnen, in der Sie mit Allergenen in Berührung kommen können (z. B. Friseurhandwerk oder Chemiebranche), sollten Sie vorher einen Allergietest machen lassen.

Allgemeine Maßnahmen

Wenn es Ihnen gelingt, das Allergen zu meiden, tritt die Allergie gar nicht erst auf.

Reagieren Sie auf Pollen, Hausstaubmilben, Tierhaare oder Schimmelpilze allergisch, sollten Sie Ihre häusliche Umgebung so gestalten, dass diese so wenig wie möglich von den Allergenen belastet ist:

- Befreien Sie Ihre Wohnung von „Staubfängern“ wie Teppichen, Teppichboden und Gardinen. Staub, Blütenpollen, Tierhaare und Pilzsporen haften daran besonders gut. Alternativen sind Parkett- oder Linoleumfußboden und Jalousien vor den Fenstern.
- Achten Sie auf die Farben, mit denen Sie die Wände streichen. Bei einer Hausstaubmilben-Allergie sind glänzende Dispersionsfarben ratsam, bei Schimmelpilzallergie dagegen eher Kalk-, Kreide- und Leimfarben, weil sie Feuchtigkeit durchlassen und damit der Schimmelbildung entgegenwirken.
- Ersetzen Sie Zimmerpflanzen durch Hydrokulturen oder bedecken Sie die Oberfläche der Blumentöpfe mit Sand. Pilze halten sich in Blumenerde besonders gut, ihre Sporen werden bei jedem Luftzug aufgewirbelt und verteilen sich in der Raumluft. Im Schlafzimmer sollten Sie gänzlich auf Pflanzen verzichten.
- Lüften Sie die Räume so oft wie möglich.
- Ihr Staubsauger sollte mit einem Filter für Schwebstoffe (HEPA-Filter) ausgestattet sein und ein möglichst großes Staubrückhaltevermögen aufweisen.
- Milben siedeln in Matratzen und Kissen und ernähren sich von Hautschuppen, die an der Bettwäsche haften bleiben. Um ihnen den Lebensraum und Nährboden zu entziehen, sollten Matratzen und Kissen mit Hüllen (Encasings) aus synthetischem Spezialmaterial versehen sein, die abziehbar und waschbar sind. Die Encasings sollten Sie einmal monatlich waschen. Bettwäsche wechseln Sie am besten wöchentlich und waschen sie bei mindestens 60 °C. Kuscheltiere sollten Sie alle zwei Wochen für etwa 48 Stunden in die Tiefkühltruhe legen. Bei Temperaturen unter minus 18 °C sterben Milben meist nach einigen Stunden ab.
- Wenn Sie oder Ihr Kind bereits auf etwas allergisch reagieren (z. B. Pollen), sollten Sie sich keine Haustiere anschaffen. Vor allem Kinder werden dann besonders leicht gegen weitere Allergene sensibilisiert.

Beim Umgang mit Reinigungsmitteln und Chemikalien sollten Sie Gummihandschuhe tragen, damit die Haut nicht mit diesen Substanzen in Berührung kommt.

Nickelhaltige Knöpfe lassen sich mit Stoff überziehen oder durch andere Knöpfe ersetzen. Meiden Sie Modeschmuck aus unedlen Metallen, die häufig Nickellegierungen enthalten.

Achten Sie bei Kosmetika auf die Liste der Inhaltsstoffe (stehen mittlerweile bei vielen Produkten auf dem Etikett). Konservierungsmittel müssen dort aufgeführt sein. Wenn Sie bei Sonnenschutzmitteln die chemischen Lichtfilter nicht vertragen, können Sie Produkte mit Mikropigmenten (Titandioxid, Zinkoxid) wählen.

Ernähren Sie sich möglichst mit naturbelassenen Lebensmitteln ohne Zusatz-, Farb- und Konservierungsstoffe.

Wann zum Arzt?

Wenn eine Allergie erstmalig auftritt und Sie nicht sicher sind, worauf sie beruht, sollten Sie einen Arzt aufsuchen. Allergien sind oft schwierig zu diagnostizieren. Gehen Sie deshalb gleich zu einem Spezialisten. Das sind Ärzte mit der Zusatzbezeichnung „Allergologie".

Treten die Beschwerden wiederholt auf und haben Sie aus Erfahrung eine Erklärung dafür (z. B. bei Heuschnupfen), können Sie sie auch selbst behandeln. Bessern sich die Symptome jedoch nicht innerhalb von zwei bis drei Tagen oder – dies gilt besonders für Kinder – werden sie im Laufe eines Tages heftiger, sollte ein Arzt prüfen, ob andere Medikamente oder Therapieverfahren sinnvoller sind.

Behandlung mit Medikamenten

Eine Allergie kann vorbeugend oder akut behandelt werden. Manche Wirkstoffe gibt es als Tropfen oder Spray für die äußerliche Anwendung und ebenso in Tablettenform zum Einnehmen. Welches Mittel in welcher Darreichungsform am besten geeignet ist, hängt davon ab, wo die Allergie auftritt (an Auge, Nase, Haut oder in den Bronchien), wie lange sie dauert und wie ausgeprägt die Beschwerden sind. Bei Kindern ist auch das Alter ausschlaggebend.

Zur Vorbeugung von allergischer Bindehautentzündung und allergischem Schnupfen eignen sich Augentropfen und Nasensprays oder -tropfen mit dem Mastzellstabilisator Cromoglizinsäure.

Akute, kurzfristige Beschwerden an Augen und Nase lassen sich mit örtlich anzuwendenden Antihistaminika lindern.

Antihistaminika zum Einnehmen sind bei allen Allergieformen geeignet, weil sie über den Blutkreislauf wirken und auf diese Weise alle Körpergewebe erreichen.

Manche Allergien müssen jedoch mit stärker wirksamen Mitteln behandelt werden, insbesondere allergisches Asthma oder ein ausgeprägter Heuschnupfen, der über viele Wochen anhält. Dann sind meist örtlich anzuwendende kortisonhaltige Präparate als Nasenspray oder zum Inhalieren angebracht. Diese Mittel sind verschreibungspflichtig. Informationen darüber gibt das HANDBUCH MEDIKAMENTE der STIFTUNG WARENTEST.

Die jeweiligen Medikamente für die Selbstbehandlung einer allergischen Bindehautentzündung, eines allergischen Schnupfens und allergischen Asthmas werden im Folgenden bei den entsprechenden Indikationen besprochen.

Konservierungsmittel in Augentropfen und Nasensprays oder -tropfen

Augen- und Nasentropfen sowie Nasensprays sind häufig Konservierungsmittel zugesetzt. Nicht ohne Grund, denn beim Sprühen oder Tropfen kommt die Spraydüse beziehungsweise die Pipette leicht mit der Augen- oder Nasenschleimhaut in Berührung. Da diese immer von Bakterien und Viren besiedelt ist, gelangen die Keime auch in die Flasche mit dem Medikament. Dort können sie sich stark vermehren und werden bei jedem Tropf- oder Sprühvorgang erneut und in großer Zahl auf Augen- oder Nasenschleimhaut zurückübertragen – mit der Folge, dass sie Infektionen auslösen können.

Konservierte Augen- und Nasentropfen oder -sprays bleiben etwa vier Wochen lang keimfrei. Danach sollten Sie die angebrochene Packung wegwerfen, auch wenn das Mittel noch nicht ganz verbraucht ist. Damit Sie die Frist nicht überschreiten, empfiehlt es sich, das Datum der ersten Anwendung auf der Packung zu vermerken.

In den hier besprochenen Augen- und Nasentropfen oder -sprays finden sich drei verschiedene Konservierungsmittel: Benzalkoniumchlorid, Chlorhexidin und Thiomersal. Für alle drei Substanzen gilt, dass sie sich bei weichen Kontaktlinsen in das Material einlagern, auf diese Weise kontinuierlich auf die Augenhornhaut einwirken und diese schädigen können. Solange Sie die Mittel anwenden, sollten Sie deshalb keine weichen Kontaktlinsen tragen.

Auf der Nasenschleimhaut können Konservierungsmittel die Bewegung der Flimmerhärchen behindern oder vollständig lahmlegen. Dadurch verringert sich die Selbstreinigungskraft der Nase.

Benzalkoniumchlorid

Benzalkoniumchlorid wirkt gegen viele Keime, nicht aber gegen eine bestimmte Bakterienart (Pseudomonas aeruginosa), die als Infektionsauslöser am meisten gefürchtet ist. Pseudomonas-Bakterien gelten als „Problemkeime", weil sie sich mit den zur Verfügung stehenden Antibiotika nur schlecht be- ▶

kämpfen lassen. Auch gegen Viren wirkt Benzalkoniumchlorid nur schwach.
Gelegentlich reagiert das Auge überempfindlich auf Benzalkoniumchlorid. Vor allem aber verringert Benzalkoniumchlorid die Stabilität des Tränenfilms und kann bei lang dauernder Anwendung die Augen austrocknen. Es greift die Hornhaut des Auges bis in die tieferen Zellschichten hinein an und kann zu erheblichen Hornhautschäden führen.
Benzalkoniumchlorid in Nasensprays kann die Nasenschleimhaut schädigen.
Mit Benzalkoniumchlorid konservierte Augentropfen und Nasensprays sollten Sie deshalb nicht länger als fünf bis sieben Tage anwenden, vor allem nicht, wenn es sich um Mittel mit Cromoglizinsäure handelt, die Sie wochen- oder gar monatelang vorbeugend anwenden müssen.

Chlorhexidin
Eines der hier besprochenen Präparate gegen allergische Bindehautentzündung enthält Chlorhexidinglukonat als Konservierungsmittel. Es wirkt gegen die meisten am Auge relevanten Bakterien, jedoch nur schwach gegen die Problemkeime. Außerdem hemmt es die Vermehrung von einigen Virus- und Pilzarten.
Chlorhexidin kann selbst zu allergischen Reaktionen führen.

Thiomersal
Thiomersal ist ein quecksilberhaltiges Konservierungsmittel mit bakterien- und pilztötenden Eigenschaften. Es ruft relativ häufig – manchmal auch erst mit einiger Verzögerung – selbst allergische Reaktionen hervor. Auch kann es die Augen reizen.
Als Konservierungsmittelzusatz in Hautmitteln und Injektionslösungen hat Thiomersal so erhebliche Schäden angerichtet, dass seine Sicherheit infrage gestellt wurde. In der Folge wurde es auch in Augenmitteln immer seltener eingesetzt. In *Konjunktival Thilo* ist es jedoch noch zu finden.

Allergische Bindehautentzündung

Allergische Reaktionen betreffen häufig die Schleimhaut der Augen. Dann entsteht eine allergische Bindehautentzündung. Meist sind dabei auch Nase und Rachen in Mitleidenschaft gezogen. Näheres dazu lesen Sie im Abschnitt allergischer Schnupfen (→ Seite 396).

Anzeichen und Beschwerden
Die Augen tränen und jucken stark, bei einer Pollenallergie vor allem in den inneren Augenwinkeln, weil der Lidschlag den Blütenstaub dorthin schwemmt. Außerdem sind sie gerötet, häufig auch etwas geschwollen.
Wenn die Augen viel Sekret absondern, kommt es vor, dass sie nach dem Schlafen stark verklebt sind. Erst wenn die Krusten mit viel lauwarmem Wasser gelöst und abgewaschen sind, lassen sich die Augen öffnen.
Bei Kindern
Kinder geben oft an, nicht richtig sehen zu können. Bei ihnen verkleben die Augen häufig.

Ursachen
Die häufigsten Auslöser einer allergischen Bindehautentzündung sind die Pollen blühender Sträucher und Bäume, im Frühling zum Beispiel von Haselnuss, Erle und Birke, im Sommer von Gräsern, Getreide und Wegerich, im Herbst kann es auch Beifuß sein. Ist die Blütezeit dieser Pflanzen zu Ende, verschwinden auch die allergischen Reaktionen.
Halten die allergischen Augenbeschwerden hingegen das ganze Jahr über mehr oder minder stark an, kommen als Auslöser eher Tierhaare, Schimmelpilze und Hausstaubmilben infrage.
Eine Pollenallergie kann auch zusätzlich zu einer ganzjährigen Allergie, die andere Auslöser hat, hinzukommen.
Bestandteile von Kosmetika oder Kontaktlinsenpflegemitteln können ebenso allergische Reaktionen hervorrufen. Besonders problematisch sind die darin enthaltenen Konservierungs- und Farbstoffe.
Auch Wirkstoffe in Augenmedikamenten können Allergien verursachen, beispielsweise Mittel zum Engstellen der Pupille, örtlich betäubende Substanzen oder am Auge anzuwendende Antibiotika.

Vorbeugung
Siehe die im Abschnitt Allergie aufgeführten Maßnahmen (→ Seite 392).

Allgemeine Maßnahmen
Siehe die im Abschnitt Allergie aufgeführten Maßnahmen (→ Seite 393). Außerdem können kalte Kompressen den Juckreiz lindern, sodass Sie die Augen nicht ständig reiben müssen.

Wann zum Arzt?
Siehe die Hinweise im Abschnitt Allergie (→ Seite 394).

Behandlung mit Medikamenten
Um zu verhindern, dass sich die allergischen Erscheinungen stark ausprägen, können Sie bei einer Pollenallergie in der gefährdeten Zeit bereits vorbeugend Augentropfen mit dem Mastzellstabilisator Cromoglizinsäure anwenden. Damit lassen sich allergische Reaktionen am Auge verhindern. Sie müssen das Mittel jedoch benutzen, bevor das Auge zu tränen beginnt oder sich rötet, weil es etwa ein bis zwei Wochen dauert, bis das Mittel seine volle Wirkung entfaltet.
Wenn Sie es nicht rechtzeitig anwenden konnten, können Sie die akuten Beschwerden kurzfristig mit Augentropfen lindern, die das Antihistaminikum Levocabastin enthalten. Dies gilt insbesondere bei Pollen, die nur kurze Zeit fliegen (Erle, Hasel).
Für eine langfristige Behandlung – zum Beispiel bei Allergenen, die längere Zeit in der Luft bleiben (Birke, Gräser, Getreide) – eignen sich lokal anzuwendende Antihistaminika in Augentropfen weniger, weil sie selbst allergisierend wirken können. Dann sind Antihistaminika zum Einnehmen eher angebracht – alternativ zu Augentropfen mit Cromoglizinsäure oder überbrückend, bis Cromoglizinsäure wirkt. Antihistaminika in Tablettenform sind auch sinnvoll, wenn Cromoglizinsäure-Augentropfen nicht ausreichend wirken. Die Mittel zum Einnehmen beeinflussen das Allergiegeschehen über den Blutkreislauf und können so auch Augenbeschwerden bessern.
Augentropfen mit einer Kombination aus Alpha-Sympathomimetikum + Antihistaminikum sollten Sie nicht anwenden, weil Augentropfen bei einer Allergie meist längere Zeit angewendet werden müssen, und genau das darf mit Alpha-Sympathomimetika nicht geschehen. Sie trocknen die Schleimhaut der Augen aus und können dann selbst eine Bindehautentzündung hervorrufen.
Es gibt Augentropfen mit und ohne Konservierungsmittel. Da die Schleimhaut durch die Allergie sowieso schon stark gereizt ist und alle Konservierungsmittel die Schleimhäute schädigen können (siehe Abschnitt „Konservierungsmittel" → Seite 394), sollten Sie nicht konservierte Produkte verwenden, die in Ein-Dosis- (EDO) oder Ein-Tages-Portionen abgefüllt sind. Das gilt umso mehr, als Sie die Tropfen bei einer Allergie meist über lange Zeit anwenden müssen und die meisten Konservierungsstoffe selbst allergische Reaktionen auslösen können.
Unkonservierte Augenmittel sind so portioniert, dass sie etwa einen Tag lang reichen. Der dafür nötige Verpackungsaufwand ist zwar aus Gründen des Umweltschutzes eher kritisch zu sehen; zudem sind diese Produkte teurer als solche, deren Inhalt für mehrere Tage reicht. Doch der gesundheitliche Vorteil, dass das Auge nicht ständig mit Konservierungsmitteln in Kontakt kommt, wiegt diesen Nachteil auf. Spätestens 24 Stunden nach dem Öffnen müssen Sie die Mittel unbedingt wegwerfen, weil sie dann bereits bakteriell durchsetzt sind.
Bei Kindern
Kinder unter sechs Jahren sollten von Anfang an mit Antihistaminika zum Einnehmen behandelt werden, weil sie sich ungern etwas ins Auge träufeln lassen und eine korrekte Dosierung der Mittel oft schwierig ist.

Allergischer Schnupfen

Allergischer Schnupfen tritt häufig saisonal auf, insbesondere als allergische Reaktion auf Blütenpollen (Heuschnupfen). Reagiert der Körper allergisch auf andere Allergene – zum Beispiel Tierhaare, Federn, Milben, Schimmelpilze –, hält der Schnupfen so lange an, wie der Organismus mit dem Allergen in Kontakt ist.

Anzeichen und Beschwerden
Die Nasenschleimhaut schwillt an und sondert vermehrt Flüssigkeit ab, begleitet von anhaltendem Niesreiz und Juckreiz im Rachen.

Bei Kindern
Wenn die Nasenatmung blockiert ist, atmen Kinder durch den Mund ein und aus. Im Schlaf schnarchen sie dann oft hörbar und sind nach dem Aufwachen sehr durstig.

Ursachen

Heuschnupfen wird durch die Pollen blühender Sträucher und Bäume hervorgerufen, im Frühling zum Beispiel von Haselnuss, Erle und Birke, im Sommer von blühenden Gräsern, Getreide und Wegerich, im Herbst eher durch Beifuß. Ist die Blütezeit der Pflanzen zu Ende, verschwindet auch die Allergie. Allergischer Dauerschnupfen beruht meist auf einem Reiz durch Tierhaare, Federn, Milben oder Schimmelpilze.

Vorbeugung

Siehe die im Abschnitt Allergie aufgeführten Maßnahmen (→ Seite 392).

Allgemeine Maßnahmen

Siehe die im Abschnitt Allergie aufgeführten Maßnahmen (→ Seite 393).

Wann zum Arzt?

Siehe die Hinweise im Abschnitt Allergie (→ Seite 394). Allergischen Dauerschnupfen sollten Sie unbedingt ärztlich behandeln lassen, damit er nicht in allergisches Asthma übergeht.
Bei Kindern
Wenn die Nasenatmung länger als zwei Wochen blockiert ist, sollten Sie das Kind einem Arzt vorstellen.

Behandlung mit Medikamenten

Handelt es sich bei der Allergie um einen Heuschnupfen und wissen Sie, welche Blütenpollen ihn auslösen, können Sie anhand der Pollenflugvorhersage schon vor Beginn der Blütezeit damit beginnen, Nasentropfen oder -sprays mit dem Mastzellstabilisator Cromoglizinsäure anzuwenden. Damit können Sie auch einer anderen Allergie vorbeugen, wenn Sie zum Beispiel nicht vermeiden können, mit Tieren in Kontakt zu kommen, auf deren Haare Sie allergisch reagieren.
Ist der Niesreiz bereits sehr ausgeprägt und die Nasenschleimhaut angeschwollen, kommen Nasensprays mit örtlich anzuwendenden Antihistaminika infrage. Diese können Sie auch verwenden, bis die Wirkung von Mitteln mit Cromoglizinsäure einsetzt. Wenn Cromoglizinsäure nicht ausreichend wirkt oder zu erwarten ist, dass die Blühperiode lange dauert (z. B. bei einer Allergie auf Birken-, Gräser- oder Getreidepollen), empfiehlt es sich, gleich Antihistaminika zum Einnehmen anzuwenden. Diese Mittel beeinflussen das Allergiegeschehen über den Blutkreislauf und können so auch Heuschnupfen oder Allergien anderer Art bessern. Alle Mittel müssen Sie so lange anwenden, wie die Blütezeit der Bäume, Sträucher oder Gräser oder der Kontakt mit den allergieauslösenden Stoffen anhält.
Bei allen Nasensprays und -tropfen sollten Sie Präparate ohne Konservierungsmittel vorziehen, weil Stoffe wie zum Beispiel Benzalkoniumchlorid die Bewegung der Flimmerhärchen in der Nasenschleimhaut behindern. Dadurch verringert sich die Selbstreinigungskraft der Nase, was bei allergischem Schnupfen nachteilig ist.
Bei Kindern
Allergischer Schnupfen bei Kindern unter sechs Jahren sollte von Anfang an mit Antihistaminika zum Einnehmen behandelt werden, weil sie sich ungern etwas in die Nase sprühen lassen und eine korrekte Dosierung der Mittel oft schwierig ist.
Anthroposophische, homöopathische und traditionell angewendete Mittel
Zu den meistgekauften Mitteln gehören auch die Präparate *Heuschnupfenmittel DHU* und *Luffa comp.-Heel Nasentropfen*. Dabei handelt es sich um homöopathische Präparate, die sich nach den Grundsätzen dieses Buches nicht bewerten lassen und deshalb nicht näher besprochen werden. Allgemeine Informationen zu der genannten Therapierichtung finden Sie im Abschnitt „Homöopathische Arzneimittel" (→ Seite 14).

Allergisches Asthma

Reagiert der Organismus schon jahrelang mit einem heftigen Heuschnupfen auf Blütenpollen oder lässt sich der Kontakt zu einem Allergen, das allergischen Dauerschnupfen auslöst, nicht vermeiden, kann es sein, dass die entzündliche Reaktion auch die Bronchien erfasst und Asthmaanfälle auslöst („Etagenwechsel").
Bei Kindern ist es gelegentlich auch umgekehrt: Das Asthma geht dem Heuschnupfen voraus.

Anzeichen und Beschwerden

Typisches Kennzeichen eines Asthmaanfalls ist eine plötzlich einsetzende Atemnot, die vor allem nachts und in den frühen Morgenstunden auftritt und mit einem pfeifenden Atemgeräusch einhergeht. Insbesondere das Ausatmen ist erschwert. Auch trockener Reizhusten kann auftreten.

Bei Kindern

Bei ihnen kommt hinzu, dass sie oft insgesamt körperlich weniger belastbar sind.

Ursachen

Durch den Reiz des Allergens entzündet sich die Bronchialschleimhaut und schwillt an. Zusätzlich verkrampft sich die Muskulatur in den Bronchien, wodurch sich die Atemwege weiter verengen. Die Schleimhaut sondert vermehrt klaren, zähen Schleim ab, was das Atmen noch mehr erschwert.

Dass die Bronchialschleimhaut auf bestimmte Stoffe aus der Umwelt in dieser Art überempfindlich reagiert, ist meist erblich bedingt. Allerdings können andere Reizstoffe wie Auto- oder Industrieabgase, Ozon und Tabakrauch die Empfindlichkeit verstärken. Allergisches Asthma ist nur eine von verschiedenen Asthmaformen. Informationen über die anderen asthmatischen Erkrankungen und deren Behandlung finden Sie im HANDBUCH MEDIKAMENTE der STIFTUNG WARENTEST.

Vorbeugung

Weil Asthmaanfälle sehr bedrohlich sein können, sollten Sie unbedingt versuchen, den Kontakt mit dem auslösenden Allergen zu vermeiden.

Allgemeine Maßnahmen

Siehe die im Abschnitt Allergien aufgeführten Maßnahmen (→ Seite 393).

Wann zum Arzt?

Allergisches Asthma müssen Sie grundsätzlich ärztlich behandeln lassen.

Behandlung mit Medikamenten

Es gibt zwar Medikamente, mit denen Sie allergisches Asthma selbst behandeln können. Da es sich aber um eine bedrohliche Krankheit handelt und es sehr wirksame rezeptpflichtige Mittel gibt, sollten Sie keine Selbstbehandlung versuchen.

Für Erwachsene werden Präparate mit dem Mastzellstabilisator Cromoglizinsäure inzwischen nicht mehr als Mittel der ersten Wahl empfohlen. Zur Behandlung eines akuten Asthmaanfalls eignet sich Cromoglizinsäure ohnehin nicht. Dafür sind Mittel aus der Gruppe der Beta-Sympatomimetika erforderlich. Die langfristige Behandlung von allergischem Asthma sollte mit kortisonhaltigen Mitteln zum Inhalieren erfolgen. Diese Mittel sind alle rezeptpflichtig. Informationen darüber finden Sie im HANDBUCH MEDIKAMENTE der STIFTUNG WARENTEST.

Bei Kindern

Bei Kindern können Präparate mit dem Mastzellstabilisator Cromoglizinsäure allergische Asthmaanfälle verhindern. Da aber auch bei ihnen meist rezeptpflichtige kortisonhaltige Mittel zum Inhalieren wirksamer sind, sollte Cromoglizinsäure nur bei leichtem Asthma angewendet werden, wenn der Arzt dies ausdrücklich befürwortet.

Anthroposophische, homöopathische und traditionell angewendete Mittel

Zu den meistgekauften Mitteln gehören auch *Asthma-Bomin H, Asthma-Gastreu N, Asthmakhell N, Asthmavowen-N, Colomba Spezial, DEASTH Spag, Delmasthin, HORVI-AB 3, Michalon N* und *Phoenix Asthmaphoen*. Dabei handelt es sich um homöopathische Präparate, die sich nach den Grundsätzen dieses Buches nicht bewerten lassen und deshalb nicht näher besprochen werden. Allgemeine Informationen zu der genannten Therapierichtung finden Sie im Abschnitt „Homöopathische Arzneimittel" (→ Seite 14).

Mastzellstabilisator

Cromoglizinsäure (Tropfen oder Spray für Auge und Nase)

Cromoglicin Heumann
Cromohexal
cromo/cromo pur von ct
Cromo-ratiopharm
Vividrin

Cromoglizinsäure (zum Inhalieren)

Acecromol
Cromohexal
Cromolind
Cromo-ratiopharm
cromo von ct
Diffusyl

DNCG Mundipharma
DNCG PPS
DNCG Stada
DNCG Trom
Flui-DNCG
INTAL
Pulbil
Vividrin

Cromoglizinsäure reichert sich in den Mastzellen im Gewebe an und behindert die Freisetzung von Histamin und anderen Mediatoren, die bei Allergien eine maßgebliche Rolle spielen (siehe hierzu die allgemeinen Ausführungen zu Allergien → Seite 391). Da der Wirkstoff wenig wasserlöslich ist, gelangt er nur relativ langsam ins Gewebe. Akute Beschwerden lassen sich deshalb damit nicht beeinflussen. Steht er in den Zellen jedoch in ausreichender Menge zur Verfügung, setzen diese kaum Histamin und andere Botenstoffe, die Entzündungen anregen, frei. Auf diese Weise lässt sich die Entzündungsreaktion vermeiden – damit bleiben auch weitere allergische Reaktionen aus.

Cromoglizinsäure sollte vor allem in Form von Augentropfen oder Nasenspray und -tropfen bei allergischer Bindehautentzündung oder allergischem Schnupfen eingesetzt werden. Einen sehr starken Nies- und Juckreiz kann das Mittel allerdings meist nicht vollständig unterdrücken.

Bei allergischem Asthma sollten Inhalationslösungen oder Dosieraerosole mit Cromoglizinsäure – wenn überhaupt – nur noch zur Behandlung von Kindern eingesetzt werden, aber auch dann nur in leichten Fällen und unter strenger ärztlicher Kontrolle. Der Arzt muss vor allem beobachten, ob Cromoglizinsäure ausreichend wirkt. Ist dies innerhalb von vier bis sechs Wochen nicht der Fall, sind rezeptpflichtige Mittel vorzuziehen (kortisonhaltige Mittel zum Inhalieren, Beta-Sympathomimetika für den akuten Asthma-Anfall).

Anwendung

Augen- und Nasentropfen beziehungsweise Nasenspray: Sie träufeln etwa zwei Wochen vor Beginn der Pollenflugsaison oder dem Kontakt mit dem allergieauslösenden Stoff, mindestens aber ein bis zwei Tage vorher, alle sechs Stunden (also viermal täglich: morgens, mittags, abends und vor dem Schlafengehen) einen Tropfen des Mittels in den Bindehautsack des Auges oder sprühen einen Sprühstoß in jedes Nasenloch.

Inhalate: Der Wirkstoff muss eingeatmet werden. Bei Dosieraerosolen geschieht dies direkt aus der Sprühdose. Für Inhalationslösungen, die Sie bei Kindern anwenden, werden meist Kompressorvernebler mit einem speziellen Mundstück für Kinder verwendet, deren Gebrauch der Arzt erklären muss. Wichtig ist, dass das Kind bereits behandelt wird, bevor ein Asthmaanfall aufgetreten ist, weil es einige Tage dauert, bis die Mittel ihre volle Wirkung entfaltet haben.

Damit die Wirkung erhalten bleibt, müssen Sie das Kind jeden Tag alle vier bis sechs Stunden inhalieren lassen, bis die Pollenflugsaison vorbei ist oder der Kontakt mit dem allergieauslösenden Stoff vermieden werden kann. Wenn Sie die Anwendung ein- oder mehrmals täglich vergessen, müssen Sie damit rechnen, dass allergische Symptome auftreten. Dennoch sollten Sie dem Kind das Mittel dann wie gewohnt weiter geben.

Unerwünschte Wirkungen

Häufig, aber unbedenklich

Cromoglizinsäure kann die Schleimhaut reizen, sodass Sie beim Tropfen oder Sprühen ein leichtes Brennen in Augen und/oder Nase empfinden oder das Kind beim Inhalieren husten muss.

Wenn der Wirkstoff in den Rachen gelangt, entsteht meist ein bitterer Geschmack im Mund.

Auch Nasenbluten (bei Nasentropfen und -spray) und Kopfschmerzen können auftreten.

Inhalate in Pulverform können die Schleimhäute in Rachen und Luftröhre so stark reizen, dass sich diese entzünden.

Selten, aber gefährlich

Schwellung des Kehlkopfs (Larynxödem) oder Schwellungen der Schleimhaut in den Atemwegen mit akuter Atemnot. Treten zusätzlich Schwindel und/oder Ohnmacht auf, deutet das auf eine schwere allergische Reaktion hin (anaphylaktischer Schock → Seite 392), die sofort ärztlich behandelt werden muss.

Hinweise

Für Schwangerschaft und Stillzeit

Sie sollten diese Mittel nur nach Rücksprache mit dem Arzt anwenden.

Für Kinder unter 14 Jahren

Inhalate: Bei Kindern ab zwei Jahren können Sie die Mittel anwenden, bei Kleinkindern vorzugsweise mit einem Kompressionsinhaliergerät.

Beim Tragen von Kontaktlinsen

Wenn Sie Cromoglizinsäure-Augentropfen verwenden, die Konservierungsstoffe enthalten, sollten Sie keine weichen Kontaktlinsen tragen.

Antihistaminika zum Einnehmen

Cetirizin

Zyrtec

Clemastin

Tavegil

Dimetinden

Fenistil

Doxylamin

Mereprine

Loratadin

Lisino

Diese Wirkstoffe entsprechen in ihrem chemischen Aufbau in etwa dem Gewebehormon Histamin. Sie besetzen die Bindestellen für Histamin im Gewebe, sodass die körpereigenen Histamine dort nicht mehr andocken können. Damit verhindern sie auch die allergischen Reaktionen – allerdings nicht vollständig, weil diese auch noch von anderen Botenstoffen (Mediatoren) ausgelöst und unterhalten werden. Wie lange die Allergie unterdrückt wird, hängt auch davon ab, wie stark und lange ein Antihistaminikum wirkt.

Antihistaminika sind lang erprobte und bewährte Mittel. Die älteren Substanzen – Clemastin, Dimetinden, Doxylamin – gehören zu den Antihistaminika der ersten Generation, die schläfrig, unaufmerksam, träge und benommen machen und noch eine relevante atropinähnliche Restwirkung im Körper haben. (Atropin ist ein Nervenbotenstoff, der zahlreiche Reaktionen an Muskeln und Blutgefäßen beeinflusst.) Darauf beruhen die meisten unerwünschten Wirkungen dieser Mittel und ebenso die Gegenanzeigen.

Cetirizin und Loratadin zählen zur zweiten Generation dieser Wirkstoffgruppe. Bei ihnen ist diese Restwirkung kaum noch vorhanden, und sie machen nur wenig oder kaum müde (Loratadin noch weniger als Cetirizin). Sie sind nebenwirkungsärmer und können fast ohne Einschränkung angewendet werden.

Tagsüber sind die nicht müde machenden Mittel vorzuziehen, während die müde machenden vorteilhaft sind, wenn die allergischen Symptome abends und nachts das Ein- und Durchschlafen behindern.

Warum machen einige Antihistaminika müde?

Eine häufige und vor allem am Tage oft unangenehme Nebenwirkung von Antihistaminika zum Einnehmen ist, dass sie müde machen. Dieser Effekt beruht darauf, dass die Wirkstoffe nicht nur die Histamin-Andockstellen in Augen- und Nasenschleimhaut besetzen, sondern auch überall sonst im Organismus – denn die Wirkstoffe werden ja über den Darm ins Blut aufgenommen und gelangen somit in alle durchbluteten Gewebe.

Müde machen insbesondere diejenigen Antihistaminika, die in nennenswertem Umfang die so genannte Blut-Hirn-Schranke passieren. Dann wirken sie auch an den Nervenzellen im Gehirn. Für diese ist das normalerweise vom Körper in sehr geringen Mengen gebildete Histamin eine Art „Weckmittel". Es aktiviert die Funktion der Nervenzellen. Wird dies durch Antihistaminika verhindert, bleiben die Nervenzellen – und damit auch Sie – eher „träge" oder „schläfrig".

Wie ausgeprägt der müde machende Effekt ist, hängt von der chemischen Struktur des Wirkstoffs ab. Sie bestimmt, in welchem Ausmaß der Wirkstoff seine Histaminblockade an den Nervenzellen entfalten kann. Nicht müde machende Antihistaminika gelangen nur in geringem Umfang ins Gehirn und bremsen deshalb auch kaum die Aktivität der Nervenzellen.

Anwendung

Die einzelnen Antihistaminika wirken unterschiedlich schnell, und ihre Wirkung hält unterschiedlich lange vor. Dementsprechend genügt bei machen Präparaten eine Tablette täglich, andere müssen Sie zwei- oder dreimal täglich einnehmen. Die Dosis hängt auch davon ab, wie gut der Organismus den Wirkstoff aufnimmt und verarbeitet. Sie müssen deshalb selbst ausprobieren, wie viele Tabletten Sie brauchen, um die Allergiesymptome zu unterdrücken.

Cetirizin nehmen Sie einmal täglich, am besten abends. Die Wirkung setzt nach 20 bis 30 Minuten ein und hält bis zu 24 Stunden an.

Clemastin nehmen Sie zweimal täglich (morgens und abends). Die Wirkung setzt ebenfalls nach 20 bis 30 Minuten ein und hält bis zu zwölf Stunden an.

Dimetinden nehmen Sie dreimal täglich ein, von den Retardkapseln genügt eine pro Tag. Die Wirkung setzt nach 30 bis 60 Minuten ein und hält vier bis sechs, bei Retardkapseln 24 Stunden an.

Doxylamin nehmen Sie ein- bis dreimal täglich ein, vorzugsweise abends, weil das Mittel sehr stark müde macht. Die Wirkung setzt nach 30 Minuten ein und hält drei bis sechs Stunden an.

Loratadin nehmen Sie nur einmal täglich ein. Die Wirkung setzt nach 30 bis 60 Minuten ein und hält bis zu 24 Stunden an.

Achtung

Wenn Sie Antihistaminika einnehmen und einen Hauttest machen lassen wollen, mit dem der Arzt herausfinden kann, gegen welche Stoffe Sie allergisch sind, müssen Sie die Mittel vorher absetzen. Sie können das Testergebnis verfälschen.

Alle Wirkstoffe werden über die Nieren ausgeschieden. Wenn Ihre Nieren nicht einwandfrei funktionieren, sollten Sie die Dosis des Medikaments von einem Arzt festlegen lassen. Der Wirkstoff darf sich nicht zu stark im Körper anreichern, um die Nieren nicht zu sehr zu belasten.

Fenistil Tropfen und Sirup sowie *Mereprine* Sirup enthalten Alkohol. Personen mit Alkoholproblemen dürfen diese Mittel nicht einnehmen. Auch Leberkranke und Menschen mit Anfallleiden sollten den Alkoholgehalt berücksichtigen. Darüber hinaus kann Alkohol die Wirkung vieler Arzneimittel (z. B. Schlaf- und Beruhigungsmittel, Psychopharmaka, starke Schmerzmittel, einige Mittel bei hohem Blutdruck) verstärken.

Gegenanzeigen

Wenn Sie eine Allergie auf Parastoffe (→ Seite 41) haben, dürfen Sie Antihistaminika nicht als Tropfen oder Sirup einnehmen, weil diese Mittel meist Konservierungsstoffe aus der Gruppe der Parabene enthalten. Aufschluss über diese Zusätze gibt der Beipackzettel.

Clemastin, Dimetinden und Doxylamin dürfen Sie nicht einnehmen, wenn Sie einen grünen Star (Engwinkelglaukom) haben oder Ihre Blase nicht mehr vollständig entleeren können (häufig bei Männern mit vergrößerter Prostata).

Doxylamin dürfen Sie außerdem unter folgenden Bedingungen nicht einnehmen:

- Sie haben Asthma. Dann kann der Schleim in den Bronchien so zäh werden, dass Sie das Sekret kaum noch abhusten können.
- Sie haben einen Tumor an den Nebennieren.
- Sie leiden an Epilepsie.

Unter folgenden Bedingungen sollten Sie Antihistaminika nicht ohne ärztlichen Rat anwenden:

- Die Funktion Ihrer Leber oder Ihrer Nieren ist erheblich gestört.
- Sie hatten schon einmal ein Geschwür im Magen oder Zwölffingerdarm.
- Ihr Blutdruck ist zu hoch.
- Ihr Herz ist geschädigt.

Wechselwirkungen mit Medikamenten

Wenn Sie noch andere Medikamente nehmen, ist zu beachten, dass alle Antihistaminika zum Einnehmen die Wirkung folgender Medikamente verstärken:

- Anticholinergika (bei Parkinson-Krankheit) mit Wirkstoffen wie Biperiden (z. B. in *Akineton*), Bornaprin (z. B. in *Sormodren*), Metixen (z. B. in *Tremarit*), Trihexyphenidyl (z. B. in *Parkopan*)
- Barbiturate (bei Epilepsie) mit Wirkstoffen wie Barbexaclon (z. B. in *Maliasin*), Phenobarbital (z. B. in *Lepinaletten*, *Luminaletten*), Primidon (z. B. in *Liskantin*, *Mylepsinum*)
- Schlaf- und Beruhigungsmittel aus der Gruppe der Benzodiazepine mit Wirkstoffen wie zum Beispiel Bromazepam (z. B. in *Lexotanil*, *Normoc*), Chlordiazepoxid (z. B. in *Librium*), Clobazam (z. B. in *Frisium*), Dizepam (z. B. in *Valium*), Lorazepam (z. B. in *Tavor*), Oxazepam (z. B. in *Adumbran*)
- Chloralhydrat (bei Angst- und Schlafstörungen)
- Clozapin (bei Schizophrenie)
- Dopamin, Etilefrin, Gepefrin, Mephentermin, Midondrin, Norfenefrin, Oxedrin und Oxilofrin (alle bei niedrigem Blutdruck)
- Kodein (bei Husten, Schmerzen)
- Phenothiazine (bei Schizophrenie), Reserpin (bei hohem Blutdruck)
- Scopolamin (bei Reisekrankheit).

Wenn Sie Antihistaminika in Kombination mit kortisonhaltigen Mitteln (bei Entzündungen) oder mit Mitteln aus der Gruppe der trizyklischen Antidepressiva (bei Depressionen) anwenden, kann sich der Augeninnendruck erhöhen, sodass ein Glaukomanfall droht. Außerdem kann es sein, dass Sie kein Wasser lassen können (Harnverhalt). Zu den trizyklischen Antidepressiva gehören Wirkstoffe wie z. B. Amitriptylin (z. B. in *Saroten*), Clomipramin (z. B. in *Anafranil*), Doxepin (z. B. in *Aponal*), Imipramin (z. B. in *Tofranil*), Nortriptylin (z. B. in *Nortrilen*), Trimipramin (z. B. in *Stangyl*); zu den MAO-Hemmern gehört z. B. der Wirkstoff Moclobemid (z. B. in *Aurorix*).

In Kombination mit Wirkstoffen aus der Gruppe der MAO-Hemmer wie zum Beispiel Moclobemid (Handelsname *Aurorix*, bei Depressionen) kann sich der Blutdruck irreversibel erhöhen. Auch nach Absetzen der Medikamente sinkt er meist nicht wieder auf normale Werte ab.

Loratadin dürfen Sie nicht gemeinsam mit Cimetidin (bei Sodbrennen, Magengeschwüren durch Schmerzmittel) einnehmen. Erythromyzin (Antibiotikum, bei Infektionen) und Ketokonazol (bei Pilzinfektionen) verstärken die Wirkung von Loratadin, weil sie den Abbau von Loratadin in der Leber hemmen. Sie sollten diese Mittel nicht gleichzeitig anwenden, wenn Sie Loratadin einnehmen.

Wechselwirkungen mit Speisen und Getränken

Wenn Sie Antihistaminika einnehmen und Alkohol trinken, werden Sie rascher und stärker müde. Bei Mitteln mit dem Wirkstoff Doxylamin ist dieser Effekt sehr stark ausgeprägt.

Unerwünschte Wirkungen

Häufig, aber unbedenklich

Müde machende Antihistaminika: Sie fühlen sich müde, benommen, schläfrig und können sich schlecht konzentrieren.

Gelegentlich, aber unbedenklich

Mundtrockenheit, Übelkeit, Kopfschmerzen, Müdigkeit (selten bei Cetirizin, Loratadin).

Kinder und ältere Menschen können paradoxerweise mit Schlaflosigkeit und Nervosität auf die Mittel reagieren. Bemerken Sie solche Störungen, sollten Sie das Mittel absetzen.

Selten, aber gefährlich

Hautausschlag als Zeichen einer allergischen Reaktion auf den Wirkstoff.

Im Gewebe kann sich Wasser einlagern (Ödem).

Die Muskulatur kann sich verkrampfen.

Es können sich Ohrgeräusche (Tinnitus) einstellen.

Der Schleim in den Bronchien kann so zäh werden, dass das die Atemfunktion beeinträchtigt. Es können Krampfanfälle auftreten, insbesondere bei Kindern.

Bei allen genannten Beschwerden müssen Sie die Mittel sofort absetzen und einen Arzt aufsuchen.

Sehr selten kann es zu Blutbildveränderungen kommen. Diese machen sich anfangs durch grippeähnliche Beschwerden (Fieber, Schüttelfrost) bemerkbar. Dann müssen Sie die Mittel ebenfalls sofort absetzen und einen Arzt aufsuchen.

Clemastin, Dimetinden: Sie können Schwierigkeiten haben, die Blase zu entleeren. Auch kann der Innendruck im Auge stark ansteigen (Glaukom).

Hinweise

Für Schwangerschaft und Stillzeit

Sie sollten in den ersten drei Monaten der Schwangerschaft keine Antihistaminika einnehmen. Für die restliche Schwangerschaftszeit liegen keine ausreichenden Erkenntnisse über die Sicherheit der Mittel vor. Sie sollten daher sorgfältig überlegen, ob Sie die Mittel wirklich brauchen. Wenn ja, sollten Sie vor der Einnahme Rücksprache mit dem Arzt halten.

Für den Einsatz in der Stillzeit liegen keine Erkenntnisse vor. Sicherheitshalber sollten Sie daher keine Antihistaminika anwenden.

Doxylamin dürfen Sie in der gesamten Schwangerschaft nicht anwenden. Auch während der Stillzeit sollten Sie darauf verzichten, da es in die Muttermilch übergeht und beim Kind zu Atemschwierigkeiten führen kann.

Für Kinder unter 14 Jahren

Mittel mit den Wirkstoffen Cetirizin, Doxylamin und Loratadin können Sie bei Kindern über zwei Jahren anwenden. Die Wirkstoffe Clemastin und Dimetinden können auch schon Kindern ab einem Jahr gegeben werden. Folgende Dosierungen werden empfohlen:

Cetirizin: Kinder von zwei bis zwölf Jahren mit einem Körpergewicht unter 30 Kilogramm erhalten eine halbe Tablette oder zehn Tropfen. Kinder, die mehr wiegen als 30 Kilogramm, erhalten eine Tablette oder 20 Tropfen.

Clemastin: Kindern von ein bis drei Jahren geben Sie zweimal täglich 5 bis 10 Milliliter Saft. Kinder von drei bis sechs Jahren erhalten zweimal täglich 10 Milliliter Saft, Kinder von sieben bis zwölf

Jahren bekommen zweimal täglich 20 Milliliter Saft. Jugendliche über zwölf Jahre nehmen die Erwachsenendosis. Da das Mittel müde macht, sollten Sie es vorwiegend abends geben.

Dimetinden: Kinder ab drei Jahren erhalten dreimal täglich ein Dragee mit einem Milligramm. Von den Tropfen erhalten Kinder von ein bis acht Jahren dreimal täglich 10 bis 15 Tropfen und ab neun Jahren dreimal täglich 20 Tropfen. Die Retardkapseln dürfen Sie bei Kindern nicht anwenden.

Doxylamin: Kinder unter sechs Jahren erhalten ein- bis zweimal täglich ein bis zwei Teelöffel Sirup, Kindern über sechs Jahre können Sie die gleiche Dosis bis zu dreimal täglich geben.

Loratadin: Kindern über zwei Jahre mit einem Körpergewicht unter 30 Kilogramm geben Sie einmal täglich eine Tablette mit 5 Milligramm. Wiegt das Kind mehr als 30 Kilogramm, geben Sie ihm einmal täglich eine Tablette mit 10 Milligramm.

Fenistil Tropfen und Sirup sowie *Mereprine* Sirup enthalten Alkohol. Für Kinder sollten Sie die alkoholfreien Dragees oder Tabletten vorziehen.

Zur Verkehrstüchtigkeit

Nur die nicht beziehungsweise kaum müde machenden Antihistaminika Cetirizin und Loratadin beeinträchtigen die Verkehrstüchtigkeit nicht oder nur wenig. Trotzdem sollten Sie vorsichtig sein, da auch bei diesen Antihistaminika das Reaktionsvermögen individuell reduziert sein kann. Alle anderen Antihistaminika zum Einnehmen können mehr oder weniger müde machen. Wie stark dieser Effekt ist, hängt davon ab, wie Sie persönlich auf das Mittel reagieren. Merken Sie, dass das Mittel Sie schläfrig macht, sollten Sie keine Fahrzeuge lenken, keine Maschinen bedienen und keine Arbeiten ohne sicheren Halt verrichten.

Antihistaminika (Augentropfen, Nasenspray)

Azelastin

Allergodil

Vividrin akut

Levocabastin

Livocab

Antihistaminika besetzen die Bindestellen für das Gewebehormon Histamin, sodass die körpereigenen Histamine dort nicht mehr festmachen können. Damit verhindern sie auch die allergischen Reaktionen – allerdings oft nicht vollständig, weil diese auch noch von anderen Substanzen ausgelöst und unterhalten werden. Wie lange die Allergie unterdrückt wird, hängt auch davon ab, wie stark und wie lange ein Antihistaminikum wirkt.

Augentropfen und Nasensprays wirken direkt auf der Bindehaut beziehungsweise in der Nasenschleimhaut, also dort, wo sich auch die allergischen Beschwerden zeigen, und nicht anderswo im Körper. Allerdings gelangen die Mittel in geringem Umfang über die Nasenschleimhaut oder die Bindehaut des Auges auch in den Blutkreislauf.

Azelastin und Levocabastin gehören beide zu den nicht oder nur wenig müde machenden Antihistaminika.

Alle Augentropfen und Nasensprays enthalten Konservierungsmittel. Diese können die Schleimhäute schädigen (siehe Kasten zu Konservierungsmitteln → Seite 394).

Anwendung

Augentropfen: Sie tropfen ein- bis zweimal täglich einen Tropfen des Mittels in den Bindehautsack des Auges. Auf mehr als vier Tropfen täglich sollten Sie die Dosis nicht steigern. Länger als sechs Monate sollten Sie die Mittel nicht anwenden.

Nasenspray: Sie sprühen zweimal täglich einen Sprühstoß in jedes Nasenloch. Schon nach wenigen Minuten, spätestens nach einer halben Stunde sollte der Niesreiz abklingen und die Nase wieder frei werden. Da die Mittel die Nasenschleimhaut leicht reizen, bei längerfristiger Anwendung selbst allergische Reaktionen auslösen können und den Konservierungsstoff Benzalkoniumchlorid enthalten (siehe Kasten → Seite 394), sollten Sie den Nasenspray nicht länger als fünf bis sieben Tage anwenden.

Achtung

Gegenanzeigen

Wenn Ihre Nieren nicht einwandfrei arbeiten, sollten Sie die Mittel nur nach Rücksprache mit einem Arzt anwenden, da der Wirkstoff über die Nieren ausgeschieden wird und dies eine zu starke Belastung darstellen könnte.

Auch wenn Ihre Prostata vergrößert ist und Restharn in der Blase zurückbleibt, sollten Sie diese Mittel nur anwenden, wenn der Arzt dies befürwortet.

Azelastin: Wenn Sie einen zu hohen Augeninnendruck (grüner Star, Glaukom) haben, dürfen Sie die Tropfen nur nach Rücksprache mit einem Augenarzt anwenden.

Unerwünschte Wirkungen

Häufig, aber unbedenklich

Nasenspray: Brennen in der Nase. Wenn Sie das Mittel entgegen den Empfehlungen mehrere Monate lang anwenden, gelangt es in nennenswertem Umfang in den Blutkreislauf und kann dann ähnliche unerwünschte Wirkungen auslösen wie Antihistaminika zum Einnehmen: Müdigkeit, Benommenheit, Konzentrationsschwäche.

Wenn die Schleimhaut in der Nase nicht abschwillt und der Niesreiz anhält, liegt der Verdacht nahe, dass das Mittel selbst allergische Reaktionen auslöst. Setzen Sie es dann ab und suchen Sie einen Arzt auf.

Gelegentlich, aber unbedenklich

Augentropfen: Die Augen können brennen und sich röten. Manchmal verstärkt sich die Allergie. Dann sollten Sie die Augentropfen nicht weiter verwenden und einen Arzt aufsuchen.

Selten und unbedenklich

Nasenspray: Wenn Sie beim Sprühen den Kopf zu weit in den Nacken legen, fließt ein Teil des Mittels in den Rachen. Dort ruft es einen bitteren Geschmack hervor, der zuweilen Übelkeit und Husten verursachen kann.

Hinweise

Für Schwangerschaft und Stillzeit

Sie sollten die Nasensprays nicht anwenden, weil der Wirkstoff durch die Nasenschleimhaut ins Blut gelangt. In der Stillzeit können Sie die Mittel jedoch benutzen.

Für Kinder unter 14 Jahren

Nasenspray: Kinder unter sechs Jahren erhalten die Hälfte der Erwachsenendosis.

Beim Tragen von Kontaktlinsen

Solange Sie die Augentropfen benutzen, dürfen Sie keine weichen Kontaktlinsen tragen. Der darin enthaltene Konservierungsstoff Benzalkoniumchlorid lagert sich dann in den relativ großen Poren der Linsen ein und bleibt dort hängen. Auf diese Weise kann er das Auge ständig neu reizen und möglicherweise selbst allergische Reaktionen hervorrufen.

Tragen Sie stabile Linsen, sollten Sie diese herausnehmen, bevor Sie das Medikament ins Auge tropfen, und frühestens nach einer Stunde wieder einsetzen.

Zur Verkehrstüchtigkeit

Nasenspray: Wenn Sie die Mittel entgegen den Empfehlungen häufiger als zweimal täglich und mehrere Monate lang anwenden, können sie müde machen und die Konzentrationsfähigkeit beeinträchtigen. Dann sollten Sie keine Fahrzeuge lenken, keine Maschinen bedienen und keine Arbeiten ohne sicheren Halt verrichten.

■ Kombination: Alpha-Sympathomimetikum + Antihistaminikum (Augentropfen)

Naphazolin + Pheniramin

Konjunktival Thilo

Tetryzolin + Antazolin

Allergopos N

Spersallerg

In diesen Augentropfen sind Substanzen aus zwei verschiedenen Gruppen miteinander kombiniert: Naphazolin und Tetryzolin gehören zu den Alpha-Sympathomimetika, Antazolin und Pheniramin sind Antihistaminika.

Alpha-Sympathomimetika sind gefäßverengende Mittel, die die Symptome der Bindehautentzündung zurückdrängen sollen. Weitere Informationen über diese Wirkstoffe finden Sie im Kapitel Bindehautentzündung unter dem Stichwort Alpha-Sympathomimetika (→ Seite 112).

Antihistaminika in Augentropfen behindern die Freisetzung von Histamin direkt auf der Bindehaut. So wirken die Mittel vorwiegend dort, wo sich auch die allergischen Beschwerden zeigen und nicht anderswo im Körper. Allerdings gelangen sie in geringem Umfang über die Bindehaut des Auges auch in den Blutkreislauf. Ob Antazolin und Pheniramin eine allergische Bindehautentzündung bessern können, ist nicht ausreichend nachgewiesen.

Bisher ist auch nicht belegt, dass es vorteilhaft ist, Wirkstoffe aus den genannten beiden Substanzgruppen miteinander zu kombinieren. Zudem sollten Alpha-Sympathomimetika höchstens fünf Tage lang angewendet werden (siehe nachfolgend unter „Anwendung"). Bei einer allergischen Bindehautentzündung ist jedoch meist eine wesentlich längere Behandlungsdauer erforderlich.

Anwendung

Die Hersteller empfehlen, die Mittel drei- bis fünfmal täglich ins Auge zu tropfen.

Augentropfen mit Alpha-Sympathomimetika dürfen Sie keinesfalls länger als fünf Tage anwenden. Das hat folgenden Grund: Solange das Medikament wirkt, ist die Bindehaut schlecht durchblutet. Lässt die Wirkung nach, weiten sich die Blutgefäße wieder. Dann kann sich das Auge erneut röten, und Sie können versucht sein, die Tropfen weiterhin anzuwenden. Tun Sie das über mehrere Tage, sind die Augenhäute zu lange unzureichend durchblutet. Das hat zur Folge, dass die Schleimhaut der Augen austrocknet und die Bindehaut sich entzündet.

Achtung

Gegenanzeigen

Unter folgenden Bedingungen dürfen Sie diese Augentropfen nicht anwenden:

- Sie haben ein „trockenes Auge" (→ Seite 118).
- Ihr Augeninnendruck ist erhöht (Engwinkelglaukom).
- Sie leiden an einer schweren Herzkrankheit.

Unter folgenden Bedingungen sollten Sie diese Augentropfen nicht ohne ärztlichen Rat anwenden:

- Ihr Blutdruck ist erhöht.
- Sie leiden unter einer Überfunktion des Nebennierenmarks (Phäochromozytom) oder der Schilddrüse (Hyperthyreose).

Wechselwirkungen mit Medikamenten

Wenn Sie noch andere Medikamente nehmen, ist zu beachten:

- Im Kombination mit Wirkstoffen aus der Gruppe der MAO-Hemmer wie Tranylcypromin (in *Jatrosom N*) oder Moclobemid (z. B. in *Aurorix*, beide bei Depressionen) kann der Blutdruck ansteigen. Er normalisiert sich meist auch dann nicht wieder, wenn Sie die Augentropfen absetzen.
- Zusammen mit anderen Mitteln bei Depressionen wie Amitriptylin (z. B. in *Saroten*), Clomipramin (z. B. in *Anafranil*), Imipramin (z. B. in *Tofranil*), Lofepramin (z. B. in *Gamonil*), Nortriptylin (z. B. in *Nortrilen*), Opipramol (z. B. in *Insidon*) und Trimipramin (z. B. in *Stangyl*), kann der Blutdruck ebenfalls ansteigen, geht aber später wieder auf normale Werte zurück, wenn Sie die Augentropfen absetzen.

Unerwünschte Wirkungen

Konjunktival Thilo: Der Wirkstoff Pheniramin in diesem Produkt kann eine allergische Entzündung am Augenlid auslösen. Dann müssen Sie die Augentropfen sofort absetzen.

Häufig und gefährlich

Wenn Sie Antazolin und Pheniramin mehrere Tage lang anwenden, können sie die Augenhornhaut ein wenig betäuben. Das birgt die Gefahr, dass Sie sich bei Manipulationen am Auge, wie zum Beispiel dem Eintropfen, unbemerkt verletzen.

Gelegentlich, aber unbedenklich

Die Augen können brennen, sich röten und sich trocken anfühlen. Dann sollten Sie die Augentropfen nicht mehr verwenden.

Selten, aber gefährlich

Der Blutdruck kann ansteigen, das Herz kann schneller oder unregelmäßig schlagen. Diese unerwünschten Wirkungen vergehen wieder, wenn Sie die Augentropfen nicht mehr anwenden und der Körper den Wirkstoff abgebaut hat.

Hinweise

Für Schwangerschaft und Stillzeit

Es ist nicht auszuschließen, dass die Wirkstoffe in den Körperkreislauf gelangen und unerwünschte Wirkungen hervorrufen. Da die Mittel ohnehin als „wenig geeignet" bewertet werden, sollten Sie darauf verzichten.

Für Kinder unter 14 Jahren

Über die Anwendung in dieser Altersgruppe gibt es keine Erkenntnisse. Da die Mittel ohnehin als „wenig geeignet" bewertet werden, sollten Sie darauf verzichten.

Beim Tragen von Kontaktlinsen

Solange Sie die Augentropfen benutzen, dürfen Sie keine weichen Kontaktlinsen tragen. Die darin enthaltenen Konservierungsstoffe lagern sich dann in den relativ großen Poren der Linsen ein und bleiben dort hängen. Auf diese Weise können sie das Auge ständig neu reizen und möglicherweise selbst eine Allergie hervorrufen. Tragen Sie stabile Linsen, sollten Sie diese herausnehmen, bevor Sie das Medikament ins Auge tropfen, und frühestens nach einer Stunde wieder einsetzen.

Zur Verkehrstüchtigkeit

Wenn Sie die Mittel häufiger als zweimal täglich und mehrere Monate lang anwenden, können sie müde machen und die Konzentrationsfähigkeit beeinträchtigen. Dann sollten Sie keine Fahrzeuge lenken, Maschinen bedienen und keine Arbeiten ohne sicheren Halt verrichten.

Allergie allgemein sowie an Augen und Atemwegen

Handelsname Darreichungsform	Zusammensetzung pro 1 ml/1 g oder wie angegeben bzw. pro abgeteilte Einheit	Kleinste Packungsgröße	Packungspreis	Bewertung für das beanspruchte Anwendungsgebiet
Acecromol Dosieraerosol	**Cromoglizinsäure-Dinatriumsalz** 20 mg	10 ml	15,45	**Geeignet** zur Vorbeugung von leichtem allergischem Asthma bei Kindern. Dennoch sollten Sie das Mittel nicht anwenden, ohne dies vorher mit einem Arzt besprochen zu haben. Zur Vorbeugung von allergischem Asthma bei Erwachsenen werden inzwischen andere Mittel vorgezogen. → Seite 398
Acecromol Inhalationslösung Inhalationslösung	20 mg	50 Stück	23,26	
Allergodil Nasenspray	**Azelastin-hydrochlorid** 1 mg (Konservierungsmittel: Benzalkoniumchlorid)	5 ml	7,60	**Auch geeignet** bei allergischem Schnupfen. Das Konservierungsmittel kann unerwünschte Wirkungen hervorrufen. → Seite 403
Allergopos N Augentropfen	**Tetryzolin-hydrochlorid** 0,5 mg + **Antazolinphosphat** 0,15 mg (Konservierungsmittel: Chlorhexidinglukonat)	10 ml	4,98	**Wenig geeignet** bei allergischer Bindehautentzündung. Nicht sinnvolle Kombination eines gefäßverengenden Stoffes (Tetryzolin) mit einem antiallergisch wirkenden Mittel (Antazolin). Die langfristige Anwendung von Tetryzolin kann selbst eine Bindehautentzündung hervorrufen. → Seite 404
cromo von ct Dosieraerosol	**Cromoglizinsäure-Dinatriumsalz** 20 mg	10 ml	14,78	**Geeignet** zur Vorbeugung von leichtem allergischem Asthma bei Kindern. Dennoch sollten Sie das Mittel nicht anwenden, ohne dies vorher mit einem Arzt besprochen zu haben. Zur Vorbeugung von allergischem Asthma bei Erwachsenen werden inzwischen andere Mittel vorgezogen. → Seite 398
Inhalationslösung	20 mg	50 Stück	21,94	
cromo pur von ct Nasenspray Nasenspray	20 mg (ohne Konservierungsmittel)	15 ml	6,36	**Geeignet** zur Vorbeugung von allergischem Schnupfen. → Seite 398
cromo pur von ct Nasenspray/ cromo von ct AT Kombipackung Nasenspray und Augentropfen	20 mg (ohne Konservierungsmittel) und 20 mg (Konservierungsmittel: Benzalkoniumchlorid)	15 ml und 10 ml	9,80	**Geeignet** zur Vorbeugung von allergischem Schnupfen. **Auch geeignet** zur Vorbeugung von allergischer Bindehautentzündung. Mittel ohne Konservierungsstoffe sind vorzuziehen. → Seite 398

Hinweise zu den Tabellenspalten → Seite 24, zur Auswahl der Arzneimittel → Seite 20, zur Grundlage der Bewertung → Seiten 20, 23

Allergie allgemein sowie an Augen und Atemwegen Fortsetzung

Handelsname Darreichungsform	Zusammensetzung pro 1 ml/1 g oder wie angegeben bzw. pro abgeteilte Einheit	Kleinste Packungsgröße	Packungspreis	Bewertung für das beanspruchte Anwendungsgebiet
Cromo-ratiopharm Augentropfen Einzeldosis Einzeldosispipetten	**Cromoglizinsäure-Dinatriumsalz** 10 mg (ohne Konservierungsmittel)	20 Stück	5,00	**Geeignet** zur Vorbeugung bei allergischer Bindehautentzündung. → Seite 398
Cromo-ratiopharm Nasenspray Nasenspray	20 mg (ohne Konservierungsmittel)	15 ml	6,45	**Geeignet** zur Vorbeugung bei allergischem Schnupfen. → Seite 398
Cromo-ratiopharm Dosieraerosol	20 mg	10 ml	15,45	**Geeignet** zur Vorbeugung von leichtem allergischem Asthma bei Kindern. Dennoch sollten Sie das Mittel nicht anwenden, ohne dies vorher mit einem Arzt besprochen zu haben. Zur Vorbeugung von allergischem Asthma bei Erwachsenen werden inzwischen andere Mittel vorgezogen. → Seite 398
Cromo-ratiopharm Inhalationslösung Inhalationslösung	20 mg	50 Stück	22,14	
Cromo-ratiopharm Augentropfen	20 mg (Konservierungsmittel: Benzalkoniumchlorid)	10 ml	4,40	**Auch geeignet** zur Vorbeugung von allergischer Bindehautentzündung. Mittel ohne Konservierungsstoffe sind vorzuziehen. → Seite 398
Cromo-ratiopharm Kombipackung Augentropfen und Nasenspray	20 mg (Konservierungsmittel: Benzalkoniumchlorid) und 20 mg (ohne Konservierungsmittel)	10 ml und 15 ml	10,00	**Auch geeignet** zur Vorbeugung von allergischer Bindehautentzündung. Mittel ohne Konservierungsstoffe sind vorzuziehen. **Geeignet** bei allergischem Schnupfen. → Seite 398
Cromoglicin Heumann Augentropfen Augentropfen	**Cromoglizinsäure-Dinatriumsalz** 20 mg (Konservierungsmittel: Benzalkoniumchlorid)	10 ml	4,61	**Auch geeignet** zur Vorbeugung von allergischer Bindehautentzündung. Mittel ohne Konservierungsstoffe sind vorzuziehen. → Seite 398
Cromoglicin Heumann Augentropfen / Cromoglicin Heumann Nasenspray Kombipackung Augentropfen und Nasenspray	20 mg (Konservierungsmittel: Benzalkoniumchlorid) und 20 mg (Konservierungsmittel: Benzalkoniumchlorid)	10 ml und 15 ml	10,58	**Auch geeignet** zur Vorbeugung von allergischer Bindehautentzündung und allergischem Schnupfen. Mittel ohne Konservierungsstoffe sind vorzuziehen. → Seite 398
Cromoglicin Heumann Nasenspray Nasenspray	20 mg (Konservierungsmittel: Benzalkoniumchlorid)	15 ml	6,82	**Auch geeignet** zur Vorbeugung von allergischem Schnupfen. Mittel ohne Konservierungsstoffe sind vorzuziehen. → Seite 398
Cromohexal Augentropfen UD Einzeldosispipetten	**Cromoglizinsäure-Dinatriumsalz** 10 mg (ohne Konservierungsmittel)	20 Stück	4,92	**Geeignet** zur Vorbeugung von allergischer Bindehautentzündung. → Seite 398
Cromohexal sanft Nasenspray Nasenspray	20 mg (ohne Konservierungsmittel)	15 ml	6,21	**Geeignet** zur Vorbeugung von allergischem Schnupfen. → Seite 398

Hinweise zu den Tabellenspalten → Seite 24, zur Auswahl der Arzneimittel → Seite 20, zur Grundlage der Bewertung → Seiten 20, 23

▶

Allergie allgemein sowie an Augen und Atemwegen Fortsetzung

Handelsname Darreichungsform	Zusammensetzung pro 1 ml/1 g oder wie angegeben bzw. pro abgeteilte Einheit	Kleinste Packungsgröße	Packungspreis	Bewertung für das beanspruchte Anwendungsgebiet

Hinweise zu den Tabellenspalten → Seite 24, zur Auswahl der Arzneimittel → Seite 20, zur Grundlage der Bewertung → Seiten 20, 23

Handelsname Darreichungsform	Zusammensetzung pro 1 ml/1 g oder wie angegeben bzw. pro abgeteilte Einheit	Kleinste Packungsgröße	Packungspreis	Bewertung für das beanspruchte Anwendungsgebiet
Cromohexal Dosieraerosol	**Cromoglizinsäure-Dinatriumsalz** 20 mg	10 ml	14,78	**Geeignet** zur Vorbeugung von leichtem allergischem Asthma bei Kindern. Dennoch sollten Sie das Mittel nicht anwenden, ohne dies vorher mit einem Arzt besprochen zu haben. Zur Vorbeugung von allergischem Asthma bei Erwachsenen werden inzwischen andere Mittel vorgezogen. → Seite 398
Inhalationslösung	20 mg	50 Stück	21,94	
Augentropfen	20 mg (Konservierungsmittel: Benzalkoniumchlorid)	10 ml	4,28	**Auch geeignet** zur Vorbeugung von allergischer Bindehautentzündung. Mittel ohne Konservierungsstoffe sind vorzuziehen. → Seite 398
Cromohexal Kombi Augentropfen und Nasenspray	20 mg (Konservierungsmittel: Benzalkoniumchlorid) und 20 mg (Konservierungsmittel: Benzalkoniumchlorid)	10 ml und 15 ml	9,93	**Auch geeignet** zur Vorbeugung von allergischer Bindehautentzündung und allergischem Schnupfen. Mittel ohne Konservierungsstoffe sind vorzuziehen. → Seite 398
Cromolind Inhalationskapseln	**Cromoglizinsäure-Dinatriumsalz** 20 mg	100 Stück	42,04	**Geeignet** zur Vorbeugung von leichtem allergischem Asthma bei Kindern. Dennoch sollten Sie das Mittel nicht anwenden, ohne dies vorher mit einem Arzt besprochen zu haben. Zur Vorbeugung von allergischem Asthma bei Erwachsenen werden inzwischen andere Mittel vorgezogen. → Seite 398
Cromolind Inhalationslösung Inhalationslösung	20 mg	50 Stück	21,94	
Diffusyl Inhalationslösung	**Cromoglizinsäure-Dinatriumsalz** 20 mg	50 Stück	22,12	**Geeignet** zur Vorbeugung von leichtem allergischem Asthma bei Kindern. Dennoch sollten Sie das Mittel nicht anwenden, ohne dies vorher mit einem Arzt besprochen zu haben. Zur Vorbeugung von allergischem Asthma bei Erwachsenen werden inzwischen andere Mittel vorgezogen. → Seite 398
Suspension	20 mg	10 ml	15,30	
DNCG Mundipharma Dosieraerosol	**Cromoglizinsäure-Dinatriumsalz** 20 mg	10 ml	16,62	**Geeignet** zur Vorbeugung von leichtem allergischem Asthma bei Kindern. Dennoch sollten Sie das Mittel nicht anwenden, ohne dies vorher mit einem Arzt besprochen zu haben. Zur Vorbeugung von allergischem Asthma bei Erwachsenen werden inzwischen andere Mittel vorgezogen. → Seite 399
Inhalationslösung	20 mg	50 Stück	23,92	
DNCG PPS Inhalationslösung Inhalationslösung	**Cromoglizinsäure-Dinatriumsalz** 20 mg	50 Stück	21,45	**Geeignet** zur Vorbeugung von leichtem allergischem Asthma bei Kindern. Dennoch sollten Sie das Mittel nicht anwenden, ohne dies vorher mit einem Arzt besprochen zu haben. Zur Vorbeugung von allergischem Asthma bei Erwachsenen werden inzwischen andere Mittel vorgezogen. → Seite 399

Allergie allgemein sowie an Augen und Atemwegen Fortsetzung

Hinweise zu den Tabellenspalten → Seite 24, zur Auswahl der Arzneimittel → Seite 20, zur Grundlage der Bewertung → Seiten 20, 23

Handelsname Darreichungsform	Zusammensetzung pro 1 ml/1 g oder wie angegeben bzw. pro abgeteilte Einheit	Kleinste Packungsgröße	Packungspreis	Bewertung für das beanspruchte Anwendungsgebiet
DNCG Stada Dosieraerosol	**Cromoglizinsäure-Dinatriumsalz** 20 mg	10 ml	15,30	**Geeignet** zur Vorbeugung von leichtem allergischem Asthma bei Kindern. Dennoch sollten Sie das Mittel nicht anwenden, ohne dies vorher mit einem Arzt besprochen zu haben. Zur Vorbeugung von allergischem Asthma bei Erwachsenen werden inzwischen andere Mittel vorgezogen. → Seite 399
DNCG Stada Inhalat Inhalationslösung	20 mg	50 Stück	22,14	
DNCG Trom Dosieraerosol Dosieraerosol	**Cromoglizinsäure-Dinatriumsalz** 20 mg	10 ml	16,62	**Geeignet** zur Vorbeugung von leichtem allergischem Asthma bei Kindern. Dennoch sollten Sie das Mittel nicht anwenden, ohne dies vorher mit einem Arzt besprochen zu haben. Zur Vorbeugung von allergischem Asthma bei Erwachsenen werden inzwischen andere Mittel vorgezogen. → Seite 399
DNCG Trom Lösung zum Inhalieren Inhalationslösung	20 mg	50 Stück	22,79	
Fenistil Dragees	**Dimetindenmaleat** 1 mg	20 Stück	6,31	**Mit Einschränkung geeignet** bei Allergien. Müde machendes Antihistaminikum. Nicht müde machende Wirkstoffe (Cetirizin, Loratadin) sind tagsüber vorzuziehen. → Seite 400
Fenistil Tropfen	1 mg *Enthält 6,3% Alkohol*	20 ml	6,45	
Fenistil-Sirup Lösung	0,122 mg *Enthält 7,2% Alkohol*	150 ml	8,54	
Fenistil-24-Stunden Retardkapseln	4 mg	20 Stück	13,78	
Flui-DNCG Dosieraerosol	**Cromoglizinsäure-Dinatriumsalz** 20 mg	10 ml	14,78	**Geeignet** zur Vorbeugung von leichtem allergischem Asthma bei Kindern. Dennoch sollten Sie das Mittel nicht anwenden, ohne dies vorher mit einem Arzt besprochen zu haben. Zur Vorbeugung von allergischem Asthma bei Erwachsenen werden inzwischen andere Mittel vorgezogen. → Seite 399
Flui-DNCG Inhalationskapseln Inhalationskapseln	20 mg	50 Stück	23,92	
Flui-DNCG Fertiginhalat Inhalationslösung	20 mg	50 Stück	21,94	
INTAL N Aerosol Dosieraerosol	**Cromoglizinsäure-Dinatriumsalz** 20 mg	10 ml	16,62	**Geeignet** zur Vorbeugung von leichtem allergischem Asthma bei Kindern. Dennoch sollten Sie das Mittel nicht anwenden, ohne dies vorher mit einem Arzt besprochen zu haben. Zur Vorbeugung von allergischem Asthma bei Erwachsenen werden inzwischen andere Mittel vorgezogen. → Seite 399
INTAL Inhalationskapseln	20 mg	100 Stück	42,69	
INTAL Inhalationslösung 1 % Inhalationslösung	20 mg	50 Stück	23,92	
Konjunktival Thilo Augentropfen	**Naphazolin-hydrochlorid** 0,1 mg + **Pheniramin-hydrogenmaleat** 1 mg (Konservierungsmittel: Thiomersal)	10 ml	6,45	**Wenig geeignet** bei allergischer Bindehautentzündung. Nicht sinnvolle Kombination eines gefäßverengenden Stoffes (Naphazolin) mit einem antiallergisch wirkenden Mittel (Pheniramin). Die langfristige Anwendung von Naphazolin kann selbst eine Bindehautentzündung hervorrufen. → Seite 404

▶

Allergie allgemein sowie an Augen und Atemwegen Fortsetzung

Handelsname Darreichungsform	Zusammensetzung pro 1 ml/1 g oder wie angegeben bzw. pro abgeteilte Einheit	Kleinste Packungsgröße	Packungspreis	Bewertung für das beanspruchte Anwendungsgebiet
Lisino Brause Brausetabletten	**Loratadin** 10 mg	10 Stück	9,18	**Geeignet** bei Allergien. Nicht müde machendes Antihistaminikum. → Seite 400
Lisino S Tabletten	10 mg	7 Stück	6,69	
Livocab-Augentropfen Augentropfen	**Levocabastin** 0,5 mg (Konservierungsmittel: Benzalkoniumchlorid)	4 ml	14,34	**Auch geeignet** bei allergischer Bindehautentzündung. Das Konservierungsmittel kann unerwünschte Wirkungen hervorrufen. → Seite 403
Livocab direkt Nasenspray	0,5 mg (Konservierungsmittel: Benzalkoniumchlorid)	6,7 ml	7,90	**Auch geeignet** bei allergischem Schnupfen. Das Konservierungsmittel kann unerwünschte Wirkungen hervorrufen. → Seite 403
Livocab direkt Kombi	0,5 mg (Konservierungsmittel: Benzalkoniumchlorid) und 0,5 mg (Konservierungsmittel: Benzalkoniumchlorid)	3 ml und 5 ml	15,89	**Auch geeignet** bei allergischer Bindehautentzündung und bei allergischem Schnupfen. Das Konservierungsmittel kann unerwünschte Wirkungen hervorrufen. → Seite 403
Livocab-Kombi Augentropfen und Nasenspray	0,5 mg (Konservierungsmittel: Benzalkoniumchlorid) und 0,5 mg (Konservierungsmittel: Benzalkoniumchlorid)	4 ml und 10 ml	26,61	
Mereprine Sirup Sirup	**Doxylaminsuccinat** 1,25 mg *Enthält 1,6% Alkohol*	150 g	8,15	**Mit Einschränkung geeignet** bei Allergien. Stark müde machendes Antihistaminikum. Nicht müde machende Wirkstoffe (Cetirizin, Loratadin) sind tagsüber vorzuziehen. → Seite 400
Pulbil Dosier-Aerosol	**Cromoglizinsäure-Dinatriumsalz** 20 mg	10 ml	16,62	**Geeignet** zur Vorbeugung von leichtem allergischem Asthma bei Kindern. Dennoch sollten Sie das Mittel nicht anwenden, ohne dies vorher mit einem Arzt besprochen zu haben. Zur Vorbeugung von allergischem Asthma bei Erwachsenen werden inzwischen andere Mittel vorgezogen. → Seite 399
Pulbil Dosier-Aerosol mit Refill	20 mg	30 ml	41,62	
Pulbil Dosier-Aerosol mit Rondo Dosieraerosol	20 mg	10 ml	39,01	
Pulbil Inhalationslösung 1 % Inhalationslösung	20 mg	50 Stück	23,92	
Spersallerg Augentropfen	**Tetryzolin-hydrochlorid** 0,4 mg + **Antazolin-hydrochlorid** 0,5 mg (Konservierungsmittel: Benzalkoniumchlorid)	10 ml	12,68	**Wenig geeignet** bei allergischer Bindehautentzündung. Nicht sinnvolle Kombination eines gefäßverengenden Stoffes (Tetryzolin) mit einem antiallergisch wirkenden Mittel (Antazolin). Die langfristige Anwendung von Tetryzolin kann selbst eine Bindehautentzündung hervorrufen. → Seite 404

Hinweise zu den Tabellenspalten → Seite 24, zur Auswahl der Arzneimittel → Seite 20, zur Grundlage der Bewertung → Seiten 20, 23

Allergie allgemein sowie an Augen und Atemwegen Fortsetzung

Handelsname Darreichungsform	Zusammensetzung pro 1 ml/1 g oder wie angegeben bzw. pro abgeteilte Einheit	Kleinste Packungsgröße	Packungspreis	Bewertung für das beanspruchte Anwendungsgebiet
Hinweise zu den Tabellenspalten → Seite 24, zur Auswahl der Arzneimittel → Seite 20, zur Grundlage der Bewertung → Seiten 20, 23				
Tavegil Sirup Sirup	**Clemastin** 0,05 mg	125 ml	5,97	**Mit Einschränkung geeignet** bei Allergien. Müde machendes Antihistaminikum. Nicht müde machende Wirkstoffe (Cetirizin, Loratadin) sind tagsüber vorzuziehen. → Seite 400
Tavegil Tabletten	1 mg	20 Stück	7,59	
Vividrin iso EDO Einzeldosispipetten	**Cromoglizinsäure-Dinatriumsalz** 20 mg pro 1 ml (ohne Konservierungsmittel)	20 Stück	5,75	**Geeignet** zur Vorbeugung von allergischer Bindehautentzündung. → Seite 399
Vividrin-Inhalationslösung Inhalationslösung	20 mg	50 Stück	23,30	**Geeignet** zur Vorbeugung von leichtem allergischem Asthma bei Kindern. Dennoch sollten Sie das Mittel nicht anwenden, ohne dies vorher mit einem Arzt besprochen zu haben. Zur Vorbeugung von allergischem Asthma bei Erwachsenen werden inzwischen andere Mittel vorgezogen. → Seite 399
Vividrin antiallergische Augentropfen Augentropfen	20 mg (Konservierungsmittel: Benzalkoniumchlorid)	10 ml	5,60	**Auch geeignet** zur Vorbeugung von allergischer Bindehautentzündung. Mittel ohne Konservierungsstoffe sind vorzuziehen. → Seite 399
Vividrin Heuschnupfen-Kombi-Packung Augentropfen und Nasenspray	20 mg (Konservierungsmittel: Benzalkoniumchlorid) und 20 mg (Konservierungsmittel: Benzalkoniumchlorid)	10 ml und 15 ml	10,60	**Auch geeignet** zur Vorbeugung von allergischer Bindehautentzündung und allergischem Schnupfen. Mittel ohne Konservierungsstoffe sind vorzuziehen. → Seite 399
Vividrin Nasenspray gegen Heuschnupfen	20 mg (Konservierungsmittel: Benzalkoniumchlorid)	15 ml	6,80	**Auch geeignet** zur Vorbeugung von allergischem Schnupfen. Mittel ohne Konservierungsstoffe sind vorzuziehen. → Seite 399
Vividrin akut Nasenspray	**Azelastin-hydrochlorid** 1 mg (Konservierungsmittel: Benzalkoniumchlorid)	5 ml	7,60	**Auch geeignet** bei allergischem Schnupfen. Das Konservierungsmittel kann unerwünschte Wirkungen hervorrufen. → Seite 403
Zyrtec	**Cetirizin-dihydrochlorid** 10 mg	20 Stück	16,85	**Geeignet** bei Allergien. Nicht müde machendes Antihistaminikum. → Seite 400
Zyrtec P Filmtabletten	10 mg	7 Stück	6,69	
Zyrtec Saft Saft	1 mg	75 ml	11,34	
Zyrtec P Tropfen	10 mg	10 ml	15,31	
Zyrtec Tropfen Tropfen	10 mg	20 ml	30,39	

Schmerzen. Fieber

Akute Schmerzen haben für den Körper eine wichtige Schutzfunktion. Sie warnen vor Gefahren – zum Beispiel zieht man die Hand von der heißen Herdplatte zurück, bevor eine schwere Verbrennung entsteht –, sie signalisieren Verletzungen und sie erzwingen Schonung. Schmerzen können aber auch der Hinweis auf eine Krankheit sein, wie zum Beispiel Kopfschmerzen bei zu hohem Blutdruck oder Hirnhautentzündung oder die Schmerzen bei einem Herzinfarkt. Bei dieser Art von Schmerzen muss vornehmlich die zugrunde liegende Erkrankung behandelt werden.
Manche lang anhaltende oder immer wiederkehrende Schmerzen können als Aufforderung des Körpers gesehen werden, das Verhalten zu verändern. Zu ihnen gehören zum Beispiel Kreuz- und Rückenschmerzen. Andere chronische Schmerzen haben ihre Warnfunktionen weitgehend verloren. Sie sind eine eigenständige Krankheit, wie zum Beispiel der Spannungskopfschmerz und die Migräne, oder sie begleiten schwere Erkrankungen, wie zum Beispiel Krebs. Diese Art von Schmerzen entzieht sich der Selbstbehandlung; sie müssen im Rahmen einer speziellen Schmerztherapie angegangen werden.
Fieber entsteht, wenn das Immunsystem des Körpers verstärkt arbeitet, um den Körper vor Schädigungen zu bewahren, zum Beispiel durch eingedrungene Krankheitserreger; es ist also ebenfalls eine positive und wünschenswerte Reaktion des Körpers, die der Selbstheilung dient.

Schmerzen

Eine Schmerzempfindung beginnt damit, dass Rezeptoren, die sich in der Haut, aber auch im Inneren des Körpers befinden, erregt werden. In der Haut können als Reiz beispielsweise Wärme, Kälte, Druck und Zug wirken. Im Körperinneren lösen chemische Substanzen den Schmerzreiz aus. Diese werden freigesetzt, wenn Gewebe verletzt, entzündet oder nicht mehr ausreichend durchblutet ist.
Der Schmerzreiz wird von den Rezeptoren über Nervenfasern zum Rückenmark und von dort über andere Nervenfasern zur Hirnrinde geleitet. Dort wird der Schmerz als solcher erkannt und in seiner Stärke bewertet, sein Entstehungsort identifiziert und – wenn möglich – ein entsprechendes Verhalten eingeleitet.

Anhaltende Schmerzen führen dazu, dass der Körper schmerzverstärkende Substanzen bildet, die die Empfindlichkeit der Schmerzrezeptoren steigern. Dann kann bereits ein minimaler Reiz als sehr schmerzhaft empfunden werden.

Anzeichen und Beschwerden

Auf welche Art Schmerzen empfunden werden, lässt sich anderen Menschen nur schlecht vermitteln. Man versucht es, indem man beschreibt, wie sich der Schmerz anfühlt: pochend, klopfend, drückend, stechend, bohrend. Die Art der Schmerzqualität kann dem Fachmann bereits etwas über die Ursachen sagen.
Nach ihrer Stärke werden Schmerzen in leicht, mäßig stark und stark unterteilt.

Bei Kindern

Kleine Kinder zeigen Schmerzen oft dadurch, dass sie unruhig sind, weinen und nicht mehr zu beruhigen sind oder nichts mehr essen mögen. Schmerzen sind für sie schlecht zu lokalisieren und weil für sie der Bauch im Mittelpunkt des Empfindens steht, nennen sie vieles einfach „Bauchweh".

Ursachen

Praktisch alle Krankheiten, Verletzungen und Entzündungen können mit Schmerzen verbunden sein.

Allgemeine Maßnahmen

Welche allgemeinen Maßnahmen bei speziellen Schmerzarten angebracht sind, lesen Sie in den jeweiligen Abschnitten: Kopfschmerzen (→ Seite 414), Zahnschmerzen (→ Seite 417), Regelschmerzen (→ Seite 418), Gelenk-, Kreuz- und Rückenschmerzen (→ Seite 419).

Wann zum Arzt?

Schmerzen, deren Ursache sich relativ sicher ausmachen lässt, können bis zu drei Tage lang selbst behandelt werden. Dauern sie jedoch länger an, verstärken sie sich, kehren sie häufig wieder oder kommen andere Beschwerden hinzu, sollte die Ursache ärztlich abgeklärt werden.
Starke Schmerzen, die zum ersten Mal auftreten und deren Herkunft unerklärlich ist, bedürfen unbedingt einer ärztlichen Diagnose.

Bei Kindern

Kinder, bei denen Schmerzen mit Fieber verbunden sind, sollten umgehend einem Arzt vorgestellt werden.

Behandlung mit Medikamenten

Schmerzdämpfende Arzneistoffe (Analgetika) werden in zwei Gruppen unterteilt. Peripher wirkende („einfache") Schmerzmittel beeinflussen die Schmerzempfindung der Nerven, die zwischen Haut und Rückenmark verlaufen. Zu ihnen gehören unter anderem die nachfolgend besprochenen Schmerzwirkstoffe, die ohne Rezept erhältlich sind. Sie wirken bei leichten bis mäßig starken Schmerzen und senken Fieber.
Zentral wirkende Schmerzmittel greifen in die Schmerzverarbeitung im zentralen Nervensystem ein. Zu ihnen gehören unter anderem Kodein und Morphin. Diese Substanzen bekämpfen auch schwere Schmerzen und müssen vom Arzt verordnet werden.
In ihrer schmerzstillenden und fiebersenkenden Wirksamkeit sind Azetylsalizylsäure, Ibuprofen und Parazetamol in etwa gleichwertig. Allerdings kann es – je nach Schmerzart und individuellen Bedingungen des Betroffenen – Gründe geben, die eine oder andere Substanz zu bevorzugen.
So ist Parazetamol das Mittel der Wahl, um die Begleiterscheinungen eines grippalen Infekts zu lindern. Da es keine entzündungshemmende Wirkung hat, ist es hingegen bei Schmerzen, die mit einer Entzündung zusammenhängen, nicht so gut geeignet. Ob etwas entzündet ist, lässt sich meist daran erkennen, dass der Bereich rot, warm und geschwollen ist. Menschen, deren Leber geschädigt ist oder die reichlich Alkohol trinken, sollten gegenüber Parazetamol jedoch sehr zurückhaltend sein, da der Wirkstoff die Leber angreifen kann.
Azetylsalizylsäure und Ibuprofen bessern auch entzündungsbedingte Schmerzen. Da Ibuprofen jedoch Magen und Darm weniger belastet als Azetylsalizylsäure, ist es für viele Menschen die bessere Wahl. Das gilt ganz besonders, wenn das Schmerzmittel über längere Zeit eingenommen werden muss, wie es bei Gelenkbeschwerden häufig notwendig ist. Darüber hinaus wirkt Ibuprofen meist verlässlicher, sodass die Einnahme nicht so oft wiederholt werden muss.
Ein azetylsalizylsäurehaltiges Mittel, das so konzipiert ist, dass es auch ohne Wasser eingenommen werden kann, läuft der Forderung zuwider, ASS immer mit einem großen Glas Wasser einzunehmen. Da die Flüssigkeit aber notwendig ist, um die Belastung für Magen, Darm und Speiseröhre zu verringern, sind solche Produkte nur eingeschränkt geeignet.

Die Kombination Schmerzmittel + Vitamin C (Präparate: *Aspirin plus C, ASS + C-ratiopharm*) gilt als „auch geeignet". Der Zusatz von Vitamin C zu ASS ist unnötig, auch wenn von den Herstellern eine bessere Magenverträglichkeit propagiert wird. Da die Mittel aber als Brausetabletten im Handel sind, ist sichergestellt, dass sie immer mit viel Wasser eingenommen werden. Daher wirkt das Mittel schnell und der Wirkstoff verteilt sich gut im Magen.

Über Phenazon liegen nur wenige Untersuchungen vor, obwohl der Schmerzwirkstoff schon jahrzehntelang in Gebrauch ist. Da er hinsichtlich seiner Eigenschaften, seiner therapeutischen Wirksamkeit und auch seiner Risiken schlechter zu beurteilen ist als die anderen Substanzen, werden Präparate mit Phenazon als wenig geeignet eingestuft.

Verschiedene miteinander kombinierte Substanzen, zum Beispiel Azetylsalizylsäure + Parazetamol, wirken nicht besser als ein Einzelmittel. Andere Kombinationspartner verbessern die Wirksamkeit ebenfalls nicht nennenswert, können das Risiko für unerwünschte Wirkungen aber teilweise erheblich steigern. Das gilt für die Kombination Schmerzmittel + Vitamin C (Präparat: *Thomapyrin C*), die Kombination Schmerzmittel + Koffein und die Kombination Schmerzmittel + sonstige.

Bei Kindern

Kinder unter zwölf Jahren sollten keine Mittel mit Azetylsalizylsäure bekommen, wenn sie einen Virusinfekt, wie Grippe oder Windpocken, haben. In diesem Fall besteht das Risiko, dass ASS ein Reye-Syndrom auslöst, bei dem schwere Leber- und Hirnschäden möglich sind.

Kopfschmerzen durch Schmerzmittel

Viele Erkrankungen und Störungen, die mit Schmerzen einhergehen, dauern länger an oder treten in Abständen immer wieder auf. Dann ist die Versuchung groß, Schmerzmittel über längere Zeit oder immer wieder einzunehmen. Das birgt jedoch das Risiko, durch diese Mittel einen Dauerkopfschmerz zu erzeugen. Darüber hinaus kann ein jahrelanger hochdosierter Schmerzmittelkonsum schwere Schäden an den Nieren und der Leber nach sich ziehen. Aus diesem Grund gilt: Eine Selbstbehandlung mit Schmerzmitteln soll nicht länger als drei Tage hintereinander dauern und nicht öfter als zehn Tage im Monat erfolgen. Wer längere Zeit ununterbrochen oder immer wieder Schmerzmittel braucht, sollte die Behandlung ärztlich überwachen lassen.

Kopfschmerzen

Kopfschmerzen können bei jedem Menschen gelegentlich auftreten, auch bei Kleinkindern und Säuglingen. Sie halten einige Stunden, höchstens ein paar Tage an, vergehen dann wieder und kehren so bald nicht wieder.

Etwas völlig anderes sind der Spannungskopfschmerz, die Migräne und der durch Schmerzmitteleinnahme verursachte Kopfschmerz. Dieses sind eigenständige Schmerzkrankheiten.

Anzeichen und Beschwerden

Bei gelegentlichen Kopfschmerzen, die bald wieder vergehen und nicht so schnell wiederkehren, „brummt der Schädel", der „Kopf tut weh". Kopfschmerzen, denen eine Krankheit zugrunde liegt, können sich anders anfühlen.

Spannungskopfschmerz

Die Schmerzen sind leicht bis mittelstark und erfassen den ganzen Kopf. Sie werden als dumpf, drückend und beengend beschrieben und beginnen meist tagsüber. Sie dauern zwischen einer halben Stunde und sieben Tagen und treten mehrmals im Monat auf.

Schmerzmittelkopfschmerz

Diese Art von Schmerz kann alle Schattierungen zwischen leicht und sehr stark umfassen und wird als dumpf, drückend und stechend empfunden. Die Schmerzen sitzen im gesamten Kopf, beginnen meist morgens, halten lange an und treten nahezu täglich auf. Das führt dazu, dass an mehr als 15 Tagen im Monat Kopfschmerzmittel eingenommen werden. Werden die Medikamente abgesetzt, verstärken sich die Kopfschmerzen.

Migräne

Die Schmerzen eines Migräneanfalls beginnen häufig im Nacken und breiten sich über den Kopf und die Schläfen bis ins Gesicht aus. Oft betreffen sie nur eine Kopfhälfte, die aber nicht immer dieselbe ist. Die Schmerzen werden als mäßig bis hin zu sehr stark empfunden und als pulsierend, pochend, klopfend oder stechend beschrieben. Ein Anfall kann zwischen 4 und 72 Stunden dauern und ein- bis zweimal im Monat bis mehrmals pro Woche auftreten.

Eine Migräneattacke ist fast immer von Appetitlosigkeit begleitet; meist kommen Übelkeit, Erbrechen und eine Überempfindlichkeit gegenüber Licht, Lärm, Gerüchen hinzu. Manche Frauen bekommen die Mi-

gräne in zeitlicher Nähe zur Regelblutung.
Bei einem Teil der Migränepatienten beginnt der Anfall mit einer so genannten Aura. Sie sehen Lichtblitze und gezackte Lichtlinien, in dem Bild können Teile fehlen. Die Fähigkeit, Worte zu finden, zu sprechen, etwas zu fühlen, sich zu bewegen und das Gleichgewicht zu halten, kann gestört sein. Diese Erscheinungen entwickeln sich innerhalb von 10 bis 20 Minuten, bilden sich dann langsam wieder zurück und enden mit dem Beginn der Kopfschmerzen. Auch Kinder können an Migräne leiden.

Ursachen

Die Ursachen gelegentlicher Kopfschmerzen lassen sich in der Regel leicht ausmachen: eine feuchtfröhliche Feier, fehlender Schlaf, die Begleiterscheinung einer Erkältung. Doch es gibt noch viele andere mögliche Ursachen für Kopfschmerzen. Sie reichen von einer Überanstrengung der Augen über eine chronische Nasennebenhöhlenentzündung bis hin zur Hirnhautentzündung und zu Gehirntumoren. Kopfschmerzen gehören zudem zu den unerwünschten Wirkungen einiger Arzneimittel. Die verschiedenen Ursachen kann jedoch nur der Arzt voneinander abgrenzen.

Spannungskopfschmerz

Bis vor einiger Zeit ging man davon aus, dass die Stirn- und Nackenmuskeln stressbedingt sehr verspannt seien und den Kopfschmerz auslösen. Das ließ sich aber nicht bestätigen. Jetzt neigt man zu der These, dass die Funktion jener Gehirngebiete gestört ist, in der die Schmerzempfindung verarbeitet wird. Dadurch sinkt die Schmerzschwelle und Schmerzen werden schneller und leichter wahrgenommen.

Schmerzmittelkopfschmerz

Solche Schmerzen entstehen nur, wenn Schmerzmittel oft und reichlich eingenommen werden. Gefährdet sind vor allem Menschen mit Spannungskopfschmerzen und Migräne. Als Verursacher kommen rezeptfreie Schmerzmittel mit einem Wirkstoff ebenso infrage wie kombinierte und rezeptpflichtige Mittel.

Migräne

Für Migräne gibt es eine genetische Anlage. Bei dem Anfall selbst ist die Gehirnfunktion vorübergehend gestört. In bestimmten Regionen ist die Aktivität der Nervenzellen gehemmt und sie sind schlecht durchblutet. Möglicherweise ist das der Grund für die Aura und die Begleiterscheinungen der Migräne.

Während des Schmerzanfalls entsteht um die kleinen Arterien herum eine Art Entzündung, auf welche der Körper mit der Produktion von chemischen Substanzen reagiert, die die Schmerzsensoren reizen. Diese sind die eigentlichen Schmerzauslöser.
Mit diesen Ursachen der Migräne nicht zu verwechseln sind die individuell unterschiedlichen Auslöser eines Migräneanfalls. Jede Situation, in der der Körper Veränderungen abfangen muss, kann für ihn zum Migräneauslöser werden: der Wechsel zwischen Arbeit und Freizeit, eine Verlängerung der Schlafenszeit („Wochenendmigräne"), ein Wetterumschwung. Manche Menschen berichten von Migräne nach dem Genuss von Käse, Schokolade, Rotwein, Bier und überhaupt jedem Zuviel an Alkohol. Bei einer Reihe von Frauen treten Migräneanfälle zum ersten Mal auf, wenn sie die Pille einnehmen, bei anderen hören sie genau dann auf. Nach den Wechseljahren werden die Migräneanfälle sehr oft leichter und seltener, wenn die Frau keine Hormone einnimmt; auch bei Männern kann die Migräne ab etwa 50 Jahren abklingen.

Bei Kindern

Oft lösen bei ihnen helles Licht (Schnee, Sonne) und anstrengende körperliche Aktivität die Migräne aus.

Vorbeugung

Ein Körper, der es gewohnt ist, sich immer wieder ändernden Bedingungen anzupassen, gleicht Belastungen leichter aus. Damit werden Kopfschmerzen als Zeichen einer Überforderung seltener.

- Integrieren Sie in Ihren Wochenablauf ein regelmäßiges Ausdauersporttraining. Geeignet sind Wandern, Walking, Laufen (Jogging), Schwimmen, Fahrrad fahren und Skilanglauf.
- Auch morgendliche Warm-Kalt-Wechselduschen und regelmäßige Saunagänge sind ein Anpassungstraining.

Schmerzmittelkopfschmerz

Beschränken Sie Ihren Schmerzmittelkonsum, indem Sie solche Mittel nicht länger als drei Tage hintereinander und nicht öfter als zehn Tage im Monat einnehmen. Das Risiko verringert sich auch, wenn Sie Einzelsubstanzen verwenden. Bei einem Kombipräparat aus Schmerzwirkstoff und Koffein ist das Risiko besonders groß, dass Sie das Mittel häufiger und in höherer Dosierung einnehmen als es angeraten ist, sodass sich ein Schmerzmittelkopfschmerz entwickeln kann.

Migräne
Meiden Sie „Ihre" Auslöser. Das kann sich auf bestimmte Nahrungsmittel beziehen, es kann aber auch bedeuten, dass Ihnen geregelte Essens- und Schlafenszeiten und insgesamt ein gleichbleibender Lebensrhythmus gut tun.

Allgemeine Maßnahmen

- Legen Sie sich in einem abgedunkelten, vor Geräuschen abgeschirmten Raum hin.
- Kühlen Sie Kopf und/oder Stirn mit einer Eispackung oder Kaltwasserumschlägen.
- Reiben Sie die Schläfen mit Franzbranntwein oder Pfefferminzöl ein. Bei manchen Menschen kann das die Tabletteneinnahme ersetzen.
- Bei Migräne, aber auch bei anderen chronischen Kopfschmerzen ist es ratsam, ein Kopfschmerztagebuch zu führen. Sie tragen darin ein, wann Sie Schmerzen hatten, wie lange und wie schwer sie waren. Sie notieren, welche und wie viele Medikamente Sie eingenommen und wie sie gewirkt haben. Außerdem halten Sie fest, welche Begleitumstände als Auslöser der Kopfschmerzen infrage kommen. Mithilfe dieses Tagebuchs können der Arzt und Sie beurteilen, ob Sie mit der gewählten Behandlung das Schmerzgeschehen positiv beeinflussen können.

Wann zum Arzt?

Heftige Kopfschmerzen, die zum ersten Mal auftreten oder mit anderen Beschwerden verbunden sind, müssen ärztlich abgeklärt werden. Durch eine genaue Untersuchung muss abgeklärt werden, ob nicht etwa andere Erkrankungen, die auch mit Kopfschmerzen einhergehen, die Ursache sind.
Brauchen Sie länger als drei Tage hintereinander oder an mehr als zehn Tagen im Monat Schmerzmittel, sollten Sie ärztliche Hilfe in Anspruch nehmen.
Für eine angemessene Behandlung von Migräneanfällen und die oft damit verbundene Übelkeit sind in der Regel verschreibungspflichtige Medikamente notwendig.
Bei Kindern
Sobald Schmerzen mit Fieber verbunden sind, sollten Sie umgehend ärztlichen Rat suchen.

Behandlung mit Medikamenten

Gelegentliche Kopfschmerzen können Sie mit Azetylsalizylsäure (ASS), Ibuprofen oder Parazetamol gleichermaßen gut bekämpfen. Welcher Substanz Sie den Vorzug geben, sollten Sie anhand der Gegenanzeigen entscheiden, bei denen Sie den jeweiligen Wirkstoff nicht einnehmen dürfen, aber auch danach, welchen Sie besser vertragen.
Darüber hinaus sind noch einige besondere Substanzeigenschaften bedenkenswert: Azetylsalizylsäure verlängert für mehrere Tage die Blutgerinnungszeit. Erleiden Sie in dieser Zeit zum Beispiel einen Unfall, kann die verlängerte Blutungszeit die Behandlung erheblich erschweren.
Parazetamol empfiehlt sich vor allem bei Kopfschmerzen im Rahmen einer Erkältung, nicht jedoch bei einem Kater, weil die Substanz die Leber angreifen kann, diese aber durch den Alkoholkonsum ohnehin schon sehr belastet ist. Für Kinder ist Parazetamol am besten geeignet.
Ein azetylsalizylsäurehaltiges Mittel, das so konzipiert ist, dass es auch ohne Wasser eingenommen werden kann, läuft der Forderung zuwider, ASS immer mit einem großen Glas Wasser einzunehmen. Da die Flüssigkeit aber notwendig ist, um die Belastung für Magen, Darm und Speiseröhre zu verringern, sind solche Produkte nur eingeschränkt geeignet.
Die Kombination Schmerzmittel + Vitamin C (Präparate: *Aspirin plus C, ASS + C-ratiopharm*) gilt als „auch geeignet". Der Zusatz von Vitamin C zu ASS ist unnötig, auch wenn von den Herstellern eine bessere Magenverträglichkeit propagiert wird. Da die Mittel aber als Brausetabletten im Handel sind, ist sichergestellt, dass sie immer mit viel Wasser eingenommen werden. Daher wirkt das Mittel schnell und der Wirkstoff verteilt sich gut im Magen.
Über Phenazon liegen nur wenige Untersuchungen vor, obwohl der Schmerzwirkstoff schon jahrzehntelang in Gebrauch ist. Da er hinsichtlich seiner Eigenschaften, seiner therapeutischen Wirksamkeit und auch seiner Risiken schlechter zu beurteilen ist als die anderen Substanzen, sollten Sie Präparaten mit den gut dokumentierten Wirkstoffen den Vorzug geben.
Auf Schmerzmittel mit mehr als einem Wirkstoff sollten Sie ebenfalls verzichten. Verschiedene miteinander kombinierte Schmerzwirkstoffe wie zum Beispiel Azetylsalizylsäure + Parazetamol wirken nicht besser als ein Einzelmittel. Andere Kombinationspartner verbessern die Wirkung ebenfalls nicht nennenswert, können aber das Risiko für unerwünschte Wirkungen erheblich steigern. Das gilt für die Kombination Schmerzmittel + Vitamin C (Präparat: *Thomapyrin C*), die Kombination Schmerzmittel + Koffein und die Kombination Schmerzmittel + sonstige.

Spannungskopfschmerz
Für kurze Zeit können Sie eines der als geeignet bewerteten Schmerzmittel einnehmen. Für eine Langzeitbehandlung brauchen Sie jedoch ärztliche Hilfe, denn dazu dienen in erster Linie Mittel, wie sie bei Depressionen eingesetzt werden. Welche dafür infrage kommen, lesen Sie im HANDBUCH MEDIKAMENTE der STIFTUNG WARENTEST.

Schmerzmittelkopfschmerz
Jede weitere Einnahme von Arzneimitteln ist hier fehl am Platz. Nach mehreren Tagen mit Schmerzmitteln muss eine Tablettenpause eingelegt werden; die einzig wirksame Therapie nach einem Langzeitgebrauch ist der Schmerzmittelentzug. Dieser muss unbedingt ärztlich geleitet stattfinden. Oft müssen sich die Betroffenen dazu in eine Klinik begeben.

Migräne
Ein Migräneanfall ist fast immer mit Übelkeit verbunden. Darum sollte als erstes Medikament ein Mittel eingenommen werden, das die Übelkeit dämpft und dafür sorgt, dass das Schmerzmittel besser aufgenommen wird. Hierfür werden Metoclopramid (z. B. *Paspertin*) und Domperidon (z. B. *Motilium*) erfolgreich eingesetzt – beides Arzneistoffe, die der Arzt verschreiben muss.
Das Schmerzmittel wird erst eine Viertelstunde nach dem Magenmittel geschluckt. Bei leichten und mittelschweren Migränekopfschmerzen sind Azetylsalizylsäure, Ibuprofen und Parazetamol gleichermaßen gut geeignet. Bei Übelkeit empfehlen sich eher Parazetamol-Zäpfchen.

Anthroposophische, homöopathische und traditionell angewendete Mittel
Zu den meistgekauften Mitteln gehören auch *Hevert Migräne Tropfen, Kephalodoron, Rephalgin* und *Unotex N feminin*. Bei *Kephalodoron* handelt es sich um ein Präparat der anthroposophischen Therapierichtung, bei den anderen um Präparate der Homöopathie.
Diese Mittel lassen sich nach den Grundsätzen dieses Buches nicht bewerten. Sie werden deshalb nicht näher besprochen. Allgemeine Informationen zu den genannten Therapierichtungen Anthroposophie und Homöopathie finden Sie im Abschnitt „Anthroposophische Arzneimittel" (→ Seite 15) und „Homöopathische Arzneimittel" (→ Seite 14).

Zahnschmerzen

Der Zahnschmelz umgibt als emailleharter Überzug die Zahnkrone, den sichtbaren Teil des Zahnes. Unter der Zahnkrone liegt das weichere Zahnbein, das auch die Zahnwurzel bildet. Mit seiner Wurzel ist der Zahn im Kieferknochen verankert. Das Innere des Zahnbeins ist vom Zahnmark mit seinem Geflecht aus Blutgefäßen und Nerven ausgefüllt. An der Spitze der Zahnwurzel treten die Blutgefäße und die Nerven aus und verbinden sich mit dem Blutkreislauf und dem Nervensystem.

Anzeichen und Beschwerden

Es „zieht" in den Zähnen, sie sind empfindlich gegenüber Kälte, Wärme, Säure und Süßem und reagieren schmerzhaft auf den Kaudruck.
Stärkere Zahnschmerzen können scharf, stechend, dumpf und bohrend sein und bis unter die Augen und zu den Ohren hin ausstrahlen.
Die Wange auf der Seite des betroffenen Zahnes kann anschwellen.

Ursachen

Bei „empfindlichen" Zähnen ist das Zahnmark irritiert, aber nicht krank oder geschädigt. Meist legt sich das binnen kurzem von selbst wieder.
Die Ursache „richtiger" Zahnschmerzen sind fast immer Karies und ihre Folgen. Bakterien bilden auf den Zähnen einen klebrigen Belag (Plaque) und verarbeiten zuckerhaltige Nahrungsbestandteile so, dass Säuren entstehen, die den Zahnschmelz angreifen. Die Zahnfäule frisst sich von außen durch den Schmelz und die Zahnkrone, bis sie schließlich das Zahnmark erreicht.
Auch eine Parodontose kann Schmerzen an den Zähnen hervorrufen. Hierbei bilden sich das Zahnfleisch und der Kieferknochen zurück, sodass die empfindlichen Zahnhälse frei liegen.
Nach Zahnbehandlungen können noch eine Zeit lang Schmerzen fortbestehen.

Vorbeugung

Richtige und regelmäßige Zahnhygiene beugt einer Karies nachweislich vor. Das bedeutet, dass die Zähne möglichst nach jeder Mahlzeit, mindestens aber zweimal täglich drei Minuten lang mit Auf- und Abwärtsbewegungen geputzt werden müssen. Die Zahnzwischenräume müssen mit einer Interdentalbürste und/oder Zahnseide gereinigt werden.

Fluorhaltige Zahnpasten können ebenfalls etwas zur Kariesvorbeugung beitragen, da die Härte des Zahnschmelzes von einer ausreichenden Versorgung mit Fluorid abhängt.
Eine vollwertige Kost mit wenig Zucker sorgt dafür, dass die Bakterien im Mundraum nur wenig Säure bilden können. Ein hoher Anteil an Ballaststoffen trägt dazu bei, dass der klebrige Belag auf den Zähnen immer wieder abgescheuert wird.

Allgemeine Maßnahmen

Eine „dicke Backe" können Sie mit einem kalten Umschlag kühlen.

Wann zum Arzt?

Zahnschmerzen sind immer ein Grund, sofort einen Termin beim Zahnarzt zu vereinbaren.
Zahnfleisch- und Zahnbetterkrankungen müssen ebenfalls vom Zahnarzt behandelt werden. Bei jeder Art von Zahnschmerzen ist das Einnehmen von Schmerzmitteln nur als überbrückende Maßnahme akzeptabel, bis die zahnärztliche Behandlung die Schmerzen beseitigt hat.

Behandlung mit Medikamenten

Bei Zahnschmerzen eignen sich Ibuprofen und Parazetamol. Azetylsalizylsäure sollte besser nicht eingesetzt werden, da es die Blutgerinnungszeit verlängert. Das kann problematisch werden, wenn der Zahnarzt bei seiner Behandlung Gewebe verletzt oder gar einen Zahn ziehen muss. Diese Warnung gilt auch für die Kombination Schmerzmittel + Vitamin C und andere Kombinationsmittel mit Azetylsalizylsäure.
Phenazon, das wegen der unzureichenden Datenlage nur schlecht zu beurteilen ist, gilt als wenig geeignet. Dasselbe Urteil gilt für die Kombinationsmittel: Die Kombinationspartner verbessern die Wirkung nicht nennenswert, können aber das Risiko für unerwünschte Wirkungen erheblich steigern. Darunter fällt die Kombination Schmerzmittel + Koffein und die Kombination Schmerzmittel + sonstige.

Regelschmerzen

Am Ende des Menstruationszyklus wird die Schleimhaut, die sich in der Gebärmutter etwa vier Wochen lang aufgebaut hat, mit einer Blutung abgestoßen. Kurz vorher werden in der Gebärmutterschleimhaut so genannte Prostaglandine gebildet. Das ist eine Gruppe hormonähnlicher Substanzen, die in vielen Organen vorkommen. In der Gebärmutter verengen sie die Blutgefäße und sollen durch die dann unzureichende Blutzufuhr die Schleimhaut zum Absterben bringen, damit sie abgestoßen wird. Wenn die Zellen zerfallen, werden Substanzen frei, die die Produktion von Prostaglandinen noch weiter ankurbeln. Gelangen diese dann in den Blutkreislauf, können sie Kopfschmerzen, Erbrechen und Durchfall auslösen.

Anzeichen und Beschwerden

Die Regelblutung kann mit ziehenden Rücken- und Bauchschmerzen (Dysmenorrhoe), teilweise sogar Bauchkrämpfen, verbunden sein.
Bei manchen Frauen kommen Kopfschmerzen, Erbrechen und Durchfall hinzu.

Ursachen

Die Gebärmuttermuskulatur reagiert auf die mangelhafte Durchblutung mit Schmerzen. Wie stark diese sind und wie sehr sie die Frau beeinträchtigen, hängt jedoch von vielen Faktoren ab.
Das Schmerzerleben spiegelt sehr deutlich das seelische Befinden wider. Konflikte in der Partnerschaft, Störungen im Sexualleben, ein unerfüllter Kinderwunsch, Probleme mit dem Frausein – all das kann sich auswirken.
Eine Endometriose und Myome, die in der Gebärmutter wachsen, können die Blutungen zum Teil erheblich verstärken und schmerzhafter machen.
Auch eine zur Empfängnisverhütung in die Gebärmutter eingelegte „Spirale" kann derartige Begleiteffekte haben.

Vorbeugung

Bei gleichförmigen und belastungsarmen Lebensbedingungen verläuft die Regelblutung eher beschwerdefrei.

Allgemeine Maßnahmen

Feuchte Wärme lindert Regelschmerzen: ein Bad, eine Wärmflasche, ein warmer Wickel. Das Gleiche gilt für alle Maßnahmen, die der Entspannung dienen: Atemübungen, Autogenes Training, Yoga.

Wann zum Arzt?

Sind die Blutungen so schmerzhaft, dass sie das Alltagsleben beeinträchtigen, sollten Sie Ihre Gynäkologin oder den Frauenarzt aufsuchen. Das gilt auch, wenn Sie jedes Mal länger als drei Tage hintereinander Schmerzmittel brauchen.

Behandlung mit Medikamenten

Als Medikamente eignen sich bei Regelschmerzen jene Schmerzmittel am besten, die die Produktion von Prostaglandinen bremsen. Damit ist Ibuprofen das Mittel der ersten Wahl. Wenn Sie es bereits einen Tag vor dem Einsetzen der Blutung einnehmen oder zumindest gleich zu Beginn, prägen sich die Schmerzen nicht so stark aus.

Azetylsalizylsäure kommt erst in zweiter Linie in Betracht, weil es den Magen stärker belastet und die Blutung verlängern kann.

Ein azetylsalizylsäurehaltiges Mittel, das so konzipiert ist, dass es auch ohne Wasser eingenommen werden kann, läuft der Forderung zuwider, ASS immer mit einem großen Glas Wasser einzunehmen. Da die Flüssigkeit aber notwendig ist, um die Belastung für Magen, Darm und Speiseröhre zu verringern, sind solche Produkte nur eingeschränkt geeignet.

Die Kombination Schmerzmittel + Vitamin C (Präparate: *Aspirin plus C, ASS + C-ratiopharm*) gilt als „auch geeignet". Der Zusatz von Vitamin C zu ASS ist unnötig, auch wenn von den Herstellern eine bessere Magenverträglichkeit propagiert wird. Da die Mittel aber als Brausetabletten im Handel sind, ist sichergstellt, dass sie immer mit viel Wasser eingenommen werden. Daher wirkt das Mittel schnell und der Wirkstoff verteilt sich gut im Magen.

Parazetamol lindert Regelschmerzen weniger gut, weil es in die Ursache der Schmerzentstehung, die Prostaglandinsynthese, nicht eingreift.

Phenazon, das wegen der unzureichenden Datenlage nur schlecht zu beurteilen ist, gilt als wenig geeignet. Dasselbe Urteil gilt für die Kombinationsmittel. Verschiedene miteinander kombinierte Schmerzwirkstoffe, zum Beispiel Azetylsalizylsäure + Parazetamol, wirken nicht besser als ein Einzelmittel. Andere Kombinationspartner verbessern die Wirkung ebenfalls nicht nennenswert, können aber das Risiko für unerwünschte Wirkungen erheblich steigern. Das gilt für die Kombination Schmerzmittel + Vitamin C (Präparat: *Thomapyrin C*), die Kombination Schmerzmittel + Koffein und die Kombination Schmerzmittel + sonstige.

Gelenk-, Kreuz- und Rückenschmerzen

Gelenkschmerzen werden den rheumatischen Beschwerden zugerechnet und können unterschiedliche Ursachen haben. Bei abnutzungsbedingten Veränderungen, die nicht von Entzündungen begleitet sind, können die Gelenke ebenso schmerzen, als seien sie entzündet. Näheres dazu lesen Sie im Abschnitt „Arthrose, Gelenkbeschwerden" (→ Seite 363).

Auch nach einer Verletzung, die zu einer Prellung, Zerrung oder Verstauchung (→ Seite 367) geführt hat, können das Gelenk und die es umgebenden Weichteile schmerzen.

Mit anhaltenden Kreuz- und Rückenschmerzen plagen sich viele Menschen. Näheres dazu lesen Sie im Abschnitt „Kreuz- und Rückenbeschwerden, Verspannungen" (→ Seite 365).

Bei Kindern zwischen vier und acht Jahren kommt es vor, dass nach einem Infekt der oberen Atemwege eine Entzündung im Hüftgelenk (Koxitis fugax) auftritt, die nach ein bis zwei Wochen wieder vergeht. Die Kleinen können sich in dieser Zeit nur eingeschränkt und unter Schmerzen bewegen.

Behandlung mit Medikamenten

Bei abnutzungsbedingt schmerzenden Gelenken, die nicht entzündet sind, eignen sich Ibuprofen und Parazetamol gleichermaßen. In ihrer schmerzlindernden Wirkung unterscheiden sie sich nicht. Ibuprofen hat allerdings ein breiteres Wirkspektrum: Es hilft auch dann, wenn das Gelenk doch entzündet ist („aktivierte Arthrose").

Azetylsalizylsäure ist bei Gelenkschmerzen weniger angebracht, weil sich eine Arthrose in aller Regel länger hinzieht und ASS bei fortgesetzter Einnahme Magen und Darm sehr belasten kann.

Ein azetylsalizylsäurehaltiges Mittel, das so konzipiert ist, dass es auch ohne Wasser eingenommen werden kann, läuft der Forderung zuwider, ASS immer mit einem großen Glas Wasser einzunehmen.

Die Flüssigkeit soll aber die Belastung für Magen, Darm und Speiseröhre verringern.
Ein pflanzliches Mittel mit Weidenrindenextrakt, dessen Wirkung auf der frei werdenden Salizylsäure beruht, aber ausschließlich bei rheumatischen Beschwerden wie Rücken- und Gelenkschmerzen angewendet werden soll, wird im Abschnitt „Arthrose, Gelenkbeschwerden" (→ Seite 363) besprochen.
Bei Schmerzen im Bewegungsapparat sollten Sie das Schmerzmittel immer dann einnehmen, wenn die Beschwerden so stark sind, dass Sie sie bekämpfen wollen. Welches die richtige Dosis ist, müssen Sie nach dem Motto: „So viel wie nötig, so wenig wie möglich" herausfinden.
Gelenkschmerzen halten üblicherweise längere Zeit an. Die dann erforderlichen Schmerzmittel sollten Sie ohne ärztlichen Rat jedoch nicht dauerhaft einnehmen. Auch bei Gelenkschmerzen gilt die Regel: Selbstbehandlung für höchstens drei Tage beziehungsweise nicht häufiger als zehn Tage im Monat.
Die gleichen Angaben gelten für Schmerzen in Rücken oder Kreuz, egal, ob es sich um akute oder chronische Schmerzen handelt.
Kombinationsschmerzmittel sollten Sie bei Gelenkschmerzen nicht einnehmen. Verschiedene miteinander kombinierte Schmerzwirkstoffe, zum Beispiel Azetylsalizylsäure + Parazetamol, wirken nicht besser als ein Einzelmittel. Andere Kombinationspartner verbessern die Wirkung ebenfalls nicht nennenswert, können aber das Risiko für unerwünschte Wirkungen erheblich steigern. Das gilt für die Kombination Schmerzmittel + Koffein und die Kombination Schmerzmittel + sonstige.

Fieber

Durch die Arbeit des Stoffwechsels und der Muskeln erzeugt der Körper ununterbrochen Wärme. Die normale Körpertemperatur beträgt etwa 37 °C, unterliegt aber tagesrhythmischen Schwankungen. Am frühen Morgen ist sie etwa ein Grad niedriger als am späten Nachmittag.
Fieber ist eine positive und wünschenswerte Reaktion des Körpers, mit der er zum Beispiel eine Infektion bekämpft. Die erhöhte Temperatur steigert die Abwehrtätigkeit des Immunsystems und bremst die Vermehrung der Erreger. Allerdings sind dem Körper bei der Erhöhung seiner Betriebstemperatur relativ enge Grenzen gesetzt. Bei etwa 41 °C zeigen Apathie und Verwirrung, dass das Gehirn Schaden nimmt; bei 42 °C kommt es zu Bewusstlosigkeit und Krämpfen.
Das Regulationszentrum für die Körpertemperatur liegt im Hypothalamus, einem Teil des Gehirns. Fiebererzeugende Substanzen, die von außen in den Körper gelangt sind, sich aber auch in seinem Inneren gebildet haben können, regen es an, dem Körper eine Temperaturerhöhung vorzugeben. Dazu werden die Blutgefäße an der Körperoberfläche eng gestellt. Das Blut konzentriert sich im Körperinnern. Dort steigt die Temperatur und zugleich verringert sich der Wärmeverlust an der Körperoberfläche. Um zusätzliche Wärme zu produzieren, ziehen sich die Muskeln in der Haut rhythmisch zusammen – der Kranke hat Schüttelfrost. Die Bemühungen des Körpers, Wärme zu erzeugen und zu speichern, dauern an, bis das Blut die vom Hypothalamus vorgegebene Temperatur hat. Wenn der Hypothalamus später wieder die Normaltemperatur vorgibt, fließt das Blut in die Haut zurück und der Kranke schwitzt. Auf diese Weise bemüht sich der Körper, überschüssige Wärme abzugeben.

Anzeichen und Beschwerden

Von Fieber spricht man, wenn die Körpertemperatur auf mehr als 38 °C (rektal gemessen) ansteigt. Viele Krankheiten verlaufen mit sehr charakteristischen Temperaturschwankungen, die dem Arzt bei der Diagnose helfen und ihm auch etwas über die Entwicklung der Krankheit sagen können.
Vor allem bei Kinderkrankheiten steigt und fällt das Fieber im Verlauf des Tages auf eine für die jeweilige Erkrankung typische Weise. Bei Malaria hingegen wechseln die Fieberschübe im Tages-, Wochen- oder Jahresrhythmus. Bei manchen anderen Störungen bleibt die Körpertemperatur über längere Zeit mäßig erhöht.
Gemessen wird Fieber mit einem Thermometer im Mund (oral), unter der Achsel (axillär) oder im After (rektal). Bei der Messung in Mund oder After genügen zwei bis drei Minuten, unter der Achsel sollte das Thermometer mindestens fünf Minuten bleiben. Die Temperatur im Inneren des Körpers lässt sich mit diesen Methoden nur näherungsweise bestimmen: Die Unter-Arm-Temperatur liegt etwa ein Grad unter der Temperatur des Blutes, die im Mund etwa ein halbes Grad darunter, die im After kommt der des Blutes am nächsten.

Ursachen

Meistens ist eine Infektion mit Bakterien oder Viren, nur selten eine mit Würmern die Ursache des Fiebers. Aber auch jede Entzündung, Krebserkrankung und allergische Reaktion kann Fieber hervorrufen.
Bei Kindern beruhen Temperaturen zwischen 37,5 °C und 38,5 °C meist auf intensiver körperlicher Aktivität.
Bei extremer Belastung können im Körper selbst Substanzen entstehen, die Fieber erzeugen. Solche Situationen können unter anderem sein: lange, intensive Sonnenbestrahlung, hoher Flüssigkeitsverlust, totale körperliche Erschöpfung, psychische Überforderung.
Sehr hohes Fieber kann eine seltene, aber gefährliche Nebenwirkung einiger Arzneimittel sein, wie zum Beispiel von Neuroleptika (bei Psychosen).

Allgemeine Maßnahmen

Alles, was kühlt und Wärme abführt, kann das Fieber senken. Sinnvoll ist das aber erst, wenn die Aufheizphase vorbei ist. Solange Hände und Füße noch nicht wieder warm sind und die Haut noch nicht glüht, würde eine Abkühlbehandlung den Körper überanstrengen: Er müsste sich bemühen, die verloren gegangene Wärme so schnell wie möglich neu zu produzieren.
Je größer die gekühlte Hautoberfläche und je kälter das Mittel ist, desto ausgeprägter ist die fiebersenkende Wirkung. Infrage kommen kalte Umschläge am Unterschenkel (Wadenwickel) oder ein Bad in lauwarmem Wasser. Zu Beginn sollte die Badetemperatur etwa zwei Grad unter der des Körpers liegen, dann kann die Temperatur durch zulaufendes kaltes Wasser noch weiter abgesenkt werden. Ein solches Abkühlungsbad sollte höchstens 20 Minuten dauern.

Bei Kindern

Vor allem Kleinkinder verlieren bei hohem Fieber oft mehr Flüssigkeit, als sie durch Trinken ersetzen können. Aus diesem Grund ist es bei ihnen wichtig, hohes Fieber zu senken. Auch für sie sind Wadenwickel zunächst die beste Maßnahme.

Wann zum Arzt?

Fieber unter 39 °C, das eine Krankheit begleitet, die zweifelsfrei auszumachen ist, zum Beispiel eine Erkältung, Angina oder Magen-Darm-Infektion, braucht nicht behandelt zu werden. Wer sich durch die Beschwerden sehr beeinträchtigt fühlt, kann ein fiebersenkendes Mittel anwenden. Hat sich die Erkrankung aber nach drei Tagen noch nicht deutlich gebessert, sollte der Arzt zurate gezogen werden.
Unter folgenden Bedingungen ist ebenfalls eine ärztliche Behandlung erforderlich:

- Sie können die Ursache des Fiebers nicht sicher erkennen.
- Das Fieber tritt gleichzeitig mit schwerwiegenden anderen Symptomen auf.
- Es steigt über 39 °C an.
- Das Fieber ist nur mäßig hoch, bleibt aber über längere Zeit bestehen, ohne dass eine Infektion, Entzündung oder Ähnliches vorliegt.
- Das Fieber tritt kurz nach der Einnahme eines Medikaments oder nach der Rückkehr von einer Fernreise auf.

Bei Kindern unter sechs Wochen

Kinder bis zu diesem Alter sollten, wenn ihre Körpertemperatur über 38 °C steigt, immer einem Arzt vorgestellt werden.

Bei Kindern unter sieben Jahren

Gehen Sie mit dem Kind zum Arzt, wenn die Körpertemperatur über 38 °C steigt und/oder das Kind

- sich erbricht,
- kaum noch trinkt,
- wässrigen Durchfall hat,
- auffällig blass ist,
- apathisch wirkt,
- auffällig schnell atmet oder beim Atmen Geräusche entstehen,
- krampfartig zuckt (Fieberkrampf).

Behandlung mit Medikamenten

Azetylsalizylsäure, Ibuprofen und Parazetamol sind nicht nur Schmerzwirkstoffe, sondern auch geeignete Substanzen, um Fieber zu senken.
Ein azetylsalizylsäurehaltiges Mittel, das so konzipiert ist, dass es auch ohne Wasser eingenommen werden kann, läuft jedoch der Forderung zuwider, ASS immer mit einem großen Glas Wasser einzunehmen. Da die Flüssigkeit aber notwendig ist, um die Belastung für Magen, Darm und Speiseröhre zu verringern, sind solche Produkte nur eingeschränkt geeignet.
Die Kombination Schmerzmittel + Vitamin C (Präparate: *Aspirin plus C, ASS + C-ratiopharm*) gilt als „auch geeignet". Der Zusatz von Vitamin C zu ASS ist unnötig, auch wenn von den Herstellern eine bessere Magenverträglichkeit propagiert wird. Da die Mittel aber als Brausetabletten im Handel sind, ist sicher-

gestellt, dass sie immer mit viel Wasser eingenommen werden. Daher wirkt das Mittel schnell und der Wirkstoff verteilt sich gut im Magen.
Alle anderen Medikamente, in denen ASS, Ibuprofen und Parazetamol miteinander oder mit anderen Substanzen kombiniert sind, werden als wenig geeignet eingestuft. Zwei dieser Substanzen senken Fieber nicht besser als eine allein, die anderen Kombinationspartner tragen zur Fiebersenkung nichts bei. Diese Aussage gilt für folgende Kombinationsmittel: Azetylsalizylsäure + Koffein, Azetylsalizylsäure + Parazetamol + Vitamin C, Parazetamol + Phenazon + Koffein, Parazetamol + Propyphenazon + Koffein, Azetylsalizylsäure + Chinin + Lithium.

Bei Kindern

Für Kinder ist Parazetamol das Mittel der ersten Wahl; darüber hinaus kann auch Ibuprofen infrage kommen. Azetylsalizylsäure scheidet für Kinder unter zwölf Jahren jedoch aus. Bei ihnen besteht dann, wenn sie einen Virusinfekt, wie Grippe oder Windpocken, haben, das Risiko, dass ASS ein Reye-Syndrom auslöst, bei dem schwere Leber- und Hirnschäden möglich sind.
Bei Kindern, die bereits einmal einen Fieberkrampf hatten, sollte Fieber über 38,5 °C immer konsequent gesenkt werden. Dazu eignen sich zunächst vor allem Wadenwickel und als Medikament Parazetamol. Hat der Arzt nach dem letzten Fieberkrampf vorsorglich krampflösende Zäpfchen verordnet, sollten Sie dem Kind diese nach Anweisung des Arztes geben.

Azetylsalizylsäure

Acesal
Aspirin/Aspirin Direkt
ASS-ratiopharm
Togal ASS

Azetylsalizylsäure (ASS) wirkt schmerzdämpfend und – in höherer Dosierung – entzündungshemmend, weil es die Bildung von Prostaglandinen hemmt. Prostaglandine sind eine Gruppe hormonähnlicher Substanzen, die in vielen Organen vorkommen. Gemeinsam mit anderen Substanzen unterhalten sie jene Prozesse, die eine Entzündung ausmachen. Außerdem machen einige Prostaglandine die Nervenendigungen empfindlicher für die Wirkung von schmerzübertragenden Substanzen. ASS verringert die Konzentration der Prostaglandine dort, wo der Schmerz entsteht.
Darüber hinaus wirkt ASS fiebersenkend. Das beruht darauf, dass es die Produktion eines bestimmten Prostaglandins im Hypothalamus hemmt, der Region im Gehirn, in der die Körpertemperatur reguliert wird.

Anwendung

Erwachsene brauchen 500 bis 1 000 Milligramm Azetylsalizylsäure, um Schmerzen ausreichend zu dämpfen und Fieber zu senken. Männer können die zweite Dosis frühestens nach vier bis acht Stunden einnehmen. Frauen hingegen sollten mit der zweiten Dosis in derselben Menge sechs bis zehn Stunden warten, weil bei ihnen der Wirkstoff um ein Drittel bis die Hälfte langsamer ausgeschieden wird als bei anderen Personen. Anders ist das bei Frauen, die die Pille nehmen: Sie können die zweite Dosis im Abstand von vier bis acht Stunden einnehmen.
Die Tabletten sollten im Verlauf einer Mahlzeit geschluckt und dazu mindestens ein Glas Wasser getrunken werden. Dann sind sie für den Magen am besten verträglich.

Aspirin direkt: Das Präparat ist als Kautablette konzipiert, sodass man es auch einnehmen kann, wenn kein Getränk zur Hand ist. Das sollten Sie jedoch besser nicht tun – vor allem dann nicht, wenn Sie einen empfindlichen Magen haben. Außerdem kann es zur Reizung der Mundschleimhaut und der Speiseröhre kommen. ASS, das nicht mit viel Flüssigkeit verdünnt ist, belastet den Magen auch dann, wenn es aus Kautabletten stammt.
Nach einer halben Stunde sollten die Schmerzen deutlich nachgelassen haben und das Fieber zu sinken beginnen.
Mit drei Gramm ASS ist die Tageshöchstdosis erreicht. Diese Menge sollten Sie ohne ärztlichen Rat nicht länger als drei Tage hintereinander und nicht öfter als zehn Tage im Monat einnehmen.
Die möglicherweise tödliche Einzeldosis liegt bei acht bis zehn Gramm ASS. Die ersten Anzeichen einer Vergiftung sind meist Schwindel und Ohrensausen.

Achtung

Die Einnahme von Azetylsalizylsäure über sehr lange Zeit und in einer Menge, die die Höchstdosis überschreitet, birgt das Risiko, dass Entzugskopfschmerzen entstehen; auch das Risiko für Schäden an den Nieren und der Leber steigt.

Gegenanzeigen

Unter folgenden Bedingungen dürfen Sie keine Azetylsalizylsäure nehmen:

- Sie haben oder hatten ein Magen- oder Zwölffingerdarmgeschwür.
- Sie haben einen Nierenschaden.
- Die Funktion Ihrer Leber ist erheblich gestört.
- Sie haben Bronchialasthma oder neigen zu Allergien.
- Sie neigen aufgrund einer Veranlagung oder Krankheit zu Blutungen oder Sie nehmen blutverdünnende Medikamente (z. B. *Marcumar*) ein. Bereits eine einzige ASS-Tablette kann die Blutgerinnungszeit eine Woche lang um das Doppelte verlängern. Darum sollten Sie eine Woche vor geplanten Operationen und zahnärztlichen Eingriffen kein ASS einnehmen.
- Sie haben einen zu hohen Harnsäurespiegel. Dann kann ASS einen Gichtanfall auslösen.

Wechselwirkungen mit Medikamenten

Wenn Sie noch andere Medikamente nehmen, ist zu beachten:

- Geschluckte oder gespritzte kortisonhaltige Mittel können die schädliche Wirkung von ASS auf den Magen verstärken. Dadurch steigt das Risiko für Blutungen.
- Wird ASS zusammen mit „Rheumamedikamenten" (NSAR) angewendet, wie sie bei Gelenkbeschwerden vielfach verordnet werden, steigt das Risiko für Schäden am Magen ebenfalls.
- ASS kann die Wirkung von Sulfonylharnstoff-Tabletten (bei Typ-2-Diabetes) verstärken. Dann werden Unterzuckerungen wahrscheinlicher.
- Durch ASS kann Methotrexat, das bei entzündlichem Rheuma und Krebs eingesetzt wird, erheblich stärker wirken.
- Das Gleiche gilt für die gleichzeitige Einnahme von Lithium (bei Depressionen).

Wechselwirkungen mit Speisen und Getränken

Größere Mengen oder regelmäßiger Konsum von Alkohol können die schädliche Wirkung von Azetylsalizylsäure auf den Magen verstärken. Dann steigt das Risiko für Magen- und Zwölffingerdarmgeschwüre und Blutungen.

Unerwünschte Wirkungen

Häufig, aber unbedenklich

Magenschmerzen, Übelkeit und Sodbrennen. Diese Begleiterscheinungen sind meist harmlos und vergehen, wenn Sie das Mittel nicht mehr einnehmen. Halten die Beschwerden jedoch länger an oder verstärken sie sich sogar, sollten Sie sich an einen Arzt wenden. Es kann sein, dass sich ein Magengeschwür gebildet hat.

Häufig und gefährlich

In Magen und Zwölffingerdarm können sich Geschwüre bilden – manchmal sogar ohne vorherige Warnzeichen. Auf sie wird man erst dann aufmerksam, wenn es aus ihnen blutet. Dann ist der Stuhl schwarz gefärbt und es wird Blut erbrochen. Dieses sind Zeichen einer akuten Lebensgefahr. Sorgen Sie sofort für eine Behandlung in einer Klinik!

Selten, aber gefährlich

Überempfindlichkeitsreaktionen. Dann beginnt etwa innerhalb von drei Stunden nach der Einnahme von ASS die Haut zu jucken, Übelkeit setzt ein, die Betroffenen werden blass, können Schweißausbrüche, Herzklopfen und Atemnot bekommen. Diese Symptome können sich bis zum Schock (→ Seite 392) steigern. Bei den ersten Anzeichen sollten Sie sich sofort in ärztliche Behandlung begeben!

Eine solche Überempfindlichkeit ist wahrscheinlicher bei Menschen, die unter Nasenpolypen, Nesselsucht (Urtikaria) oder Asthma leiden.

Wird ASS überdosiert, können Schwindel und Ohrgeräusche (Tinnitus) auftreten. Dann sollten Sie ärztliche Hilfe suchen.

Hinweise

Für Schwangerschaft und Stillzeit

Während der gesamten Zeit der Schwangerschaft sollten Sie wegen der Gefahr von Blutungen keine Azetylsalizylsäure einnehmen. Im letzten Schwangerschaftsdrittel eingenommen, kann ASS die Geburt verzögern. Darüber hinaus kann sich beim Kind die Verbindung zwischen Haupt- und Lungenschlagader vorzeitig schließen, was den Kreislauf des Kindes überlastet.

Auch während der Stillzeit sollten Sie ASS meiden.

Für Kinder unter 14 Jahren

Kinder unter zwölf Jahren sollten keine Mittel mit Azetylsalizylsäure bekommen, wenn sie einen Virusinfekt, wie Grippe oder Windpocken, haben. In diesem Fall besteht das Risiko, dass ASS ein Reye-Syndrom auslöst, bei dem schwere Leber- und Hirnschäden möglich sind.

Für Personen über 60 Jahre

Bei Menschen im höheren Alter ist das Risiko für Magen-Darm-Blutungen besonders groß.
Jeder zweite Über-70-Jährige scheidet Azetylsalizylsäure verzögert aus. Für diese Personen genügt eine geringere Dosis; andernfalls müssen sie mit vermehrten und schwereren unerwünschten Wirkungen rechnen. Da aber kaum jemand weiß, ob er zu diesem Personenkreis gehört, empfiehlt es sich für ältere Menschen, von Azetylsalizylsäure generell eine geringere Dosis einzunehmen.

Ibuprofen

Aktren
Dolormin
ibutop Rückenschmerztabletten

Ibuprofen gehört zu den nicht steroidalen Antirheumatika (NSAR). Mit der Bezeichnung „nicht steroidal" grenzt man sie von den kortisonhaltigen Mitteln ab, die unter anderem bei entzündlichem Rheuma hochwirksam sind und in ihrem Molekül – anders als die NSAR – einen „Steroid"-Ring haben.
Ibuprofen lindert Schmerzen, senkt Fieber und hemmt Entzündungen. Diese Wirkungen beruhen auf dem gleichen Mechanismus wie bei Azetylsalizylsäure (→ Seite 422).

Anwendung

Bei gelegentlichen Schmerzen oder Fieber werden zwischen einmal täglich 200 Milligramm und dreimal täglich 400 Milligramm Ibuprofen eingenommen. 1 200 Milligramm sollte die Höchstmenge für einen Tag sein. Selbst mit einer größeren Dosis läst sich die schmerzstillende oder fiebersenkende Wirkung nicht steigern.
Um Entzündungen zu stoppen, ist meist eine höhere Dosis Ibuprofen notwendig – nämlich 1 600 bis 2 400 Milligramm am Tag. Dieses ist die Höchstmenge, die an einem Tag eingenommen werden darf. Eine so hoch dosierte Behandlung gehört jedoch in ärztliche Hände.
Die Tabletten sollten im Verlauf einer Mahlzeit geschluckt und dazu mindestens ein Glas Wasser getrunken werden. Nach einer halben Stunde sollten die Schmerzen deutlich nachgelassen haben und das Fieber zu sinken beginnen. Die Wirkung hält etwa vier bis sechs Stunden an.

Achtung

Die Einnahme von Ibuprofen über sehr lange Zeit und in einer Menge, die die Höchstdosis überschreitet, birgt das Risiko, dass Entzugskopfschmerzen entstehen; auch das Risiko für Schäden an den Nieren steigt.

Gegenanzeigen

Unter folgenden Bedingungen dürfen Sie kein Ibuprofen nehmen:

- Sie haben oder hatten ein Magen- oder Zwölffingerdarmgeschwür.
- Sie haben einen schweren Nierenschaden.
- Die Funktion Ihrer Leber ist erheblich gestört.
- Sie haben Bronchialasthma oder neigen zu Allergien.
- Sie haben eine angeborene Blutbildungsstörung (Porphyrie).
- Sie leiden an Lupus erythematodes, einer Autoimmunkrankheit. Dann scheint das Risiko für eine Hirnhautentzündung, die im Körper von selbst entsteht und nicht durch Keime hervorgerufen wird, erhöht zu sein.
- Sie haben zu hohen Blutdruck oder eine Herzschwäche (Herzinsuffizienz). Bei einer Behandlung mit Ibuprofen speichert der Körper vermehrt Flüssigkeit im Gewebe; dadurch können sich beide Erkrankungen verschlimmern.

Wechselwirkungen mit Medikamenten

Wenn Sie noch andere Medikamente nehmen, ist zu beachten:

- Geschluckte und gespritzte kortisonhaltige Mittel können die schädliche Wirkung von Ibuprofen auf den Magen verstärken. Dadurch steigt das Risiko für Blutungen.
- Wird Ibuprofen zusammen mit Azetylsalizylsäure oder anderen NSAR angewendet, wie sie bei rheumatischen Beschwerden vielfach verordnet werden, steigt das Risiko für Schäden am Magen ebenfalls.
- Gleichzeitig mit blutverdünnenden Mitteln (z. B. *Marcumar*) eingenommen, steigt das Risiko für Blutungen.
- Durch Ibuprofen kann Methotrexat, das bei entzündlichem Rheuma und Krebs eingesetzt wird, erheblich stärker wirken.
- Das Gleiche gilt für die gleichzeitige Einnahme von Lithium (bei Depressionen).
- Ibuprofen kann die Wirkung von Phenytoin (bei Epilepsie) und Digoxin (bei Herzschwäche)

verstärken. Dann können gefährliche unerwünschte Wirkungen auftreten.

- Die Wirkung von blutdrucksenkenden Mitteln kann abgeschwächt werden.
- Ibuprofen hält Kalium im Körper zurück. Bei gleichzeitiger Einnahme von kaliumsparenden Diuretika (zur Entwässerung) oder ACE-Hemmern (bei Herzkrankheiten) kann das Blut zu viel Kalium enthalten. Sie merken das an Symptomen wie Müdigkeit, Muskelschwäche und Herzrhythmusstörungen.
- Stark wirkende Mittel zur Ausschwemmung von Gewebewasser (Diuretika) können durch Ibuprofen schwächer wirken.

Wechselwirkungen mit Speisen und Getränken

Größere Mengen oder regelmäßiger Konsum von Alkohol können die schädliche Wirkung von Ibuprofen auf den Magen verstärken. Dann steigt das Risiko für Magen- und Zwölffingerdarmgeschwüre und Blutungen.

Unerwünschte Wirkungen

Häufig, aber unbedenklich

Magenschmerzen, Übelkeit und Sodbrennen. Diese Begleiterscheinungen sind meist harmlos und vergehen, wenn das Mittel nicht mehr eingenommen wird. Halten die Beschwerden jedoch länger an oder verstärken sie sich sogar, sollten Sie sich an einen Arzt wenden. Es kann sein, dass sich ein Magengeschwür gebildet hat.

Gelegentlich und gefährlich

In Magen und Zwölffingerdarm können sich Geschwüre bilden – manchmal sogar ohne vorherige Warnzeichen. Auf sie wird man erst aufmerksam, wenn es aus ihnen blutet. Dann ist der Stuhl schwarz gefärbt und es wird Blut erbrochen. Dieses sind Zeichen einer akuten Lebensgefahr. Sorgen Sie sofort für eine Behandlung in einer Klinik!

Selten und unbedenklich

Kopfschmerzen, Schlaflosigkeit, Schwindel und Verlust der Sehschärfe. Diese Symptome bilden sich wieder zurück, wenn Sie Ibuprofen nicht mehr einnehmen.

Über die Augenstörungen sollten Sie jedoch einen Arzt informieren.

Hinweise

Für Schwangerschaft und Stillzeit

Im ersten und zweiten Drittel der Schwangerschaft sollte Ibuprofen nur nach Rücksprache mit dem Arzt eingenommen werden. Im letzten Schwangerschaftsdrittel darf Ibuprofen wegen möglicher Komplikationen für Mutter und Kind bei der Geburt nicht mehr angewendet werden. Wenn Sie Ibuprofen nur gelegentlich schlucken und die empfohlene Dosierung nicht überschreiten, können Sie Ibuprofen während der Stillzeit anwenden.

Für Kinder unter 14 Jahren

Bei Kindern wird Ibuprofen entsprechend ihrem Körpergewicht dosiert. Bis zu dreimal täglich können sie pro Kilogramm Körpergewicht 7,5 bis 10 Milligramm Ibuprofen erhalten. Die Einzeldosis sollte aber – wie bei Erwachsenen – nicht mehr als 400 Milligramm ausmachen, die Tageshöchstdosis liegt bei 1 200 Milligramm.

Alle hier besprochenen Präparate eignen sich aber nicht für kleine Kinder, da sie in einer Einzelportion zu viel Ibuprofen enthalten. Für Kinder gibt es spezielle Saftzubereitungen.

Für Personen über 60 Jahre

Menschen im höheren Alter scheiden Ibuprofen verzögert aus. Für sie genügt eine geringere Dosis; andernfalls müssen sie mit vermehrten und schwereren unerwünschten Wirkungen rechnen.

Schwindel und ein Verlust der Sehschärfe treten zwar nur selten auf, doch kann derartiges bei älteren Menschen leicht dazu führen, dass sie stürzen und sich etwas brechen.

Zur Verkehrstüchtigkeit

Wenn Schwindel und Sehstörungen auftreten, kann das die Reaktionsfähigkeit beeinträchtigen. Dann sollten Sie keine Fahrzeuge lenken, keine Maschinen bedienen und keine Arbeiten ohne sicheren Halt verrichten.

Parazetamol

ben-u-ron
Paracetamol-ratiopharm
Paracetamol STADA
vivimed N

Parazetamol lindert Schmerzen und senkt Fieber. Wie es das genau tut, ist noch nicht klar.

Anwendung

Von Parazetamol nehmen Erwachsene, wenn nötig, alle vier bis sechs Stunden 500 bis 1 000 Milligramm ein, jedoch keinesfalls mehr als vier Gramm am Tag. Zu hohe Dosen können schwere Leber- und Nierenschäden verursachen. Trinken Sie ein ganzes Glas Wasser dazu, wenn Sie die Tabletten einnehmen.

Nach einer Stunde sollten die Schmerzen deutlich nachgelassen haben und das Fieber zu sinken beginnen. Die Wirkung hält etwa drei bis fünf Stunden an.

Achtung

Die Einnahme von Parazetamol über sehr lange Zeit und in einer Menge, die die Höchstdosis überschreitet, birgt das Risiko, dass Entzugskopfschmerzen entstehen; auch das Risiko für Schäden an den Nieren und der Leber steigt.

Bei einer gestörten Leberfunktion, wie sie zum Beispiel bei Alkoholmissbrauch oder Leberentzündungen vorkommt, kann Parazetamol stärker wirken. Dann kann eine sonst ungefährliche Dosis bereits zu Vergiftungserscheinungen führen.

Eine Überfunktion der Schilddrüse kann die Parazetamolwirkung abschwächen.

Wechselwirkungen mit Medikamenten

Folgende Medikamente können die Leber für die Giftwirkung von Parazetamol empfindlicher machen: Phenobarbital, Phenytoin und Carbamazepin (bei Epilepsie), Isoniazid und Rifampizin (bei Tuberkulose).

Wechselwirkungen mit Speisen und Getränken

Bei Menschen, die öfter mehr als drei Gläser Alkohol am Tag trinken, kann die Leber bereits empfindlicher für die Giftwirkung von Parazetamol sein. Sie sollten dann besser ein anderes Schmerz- oder Fiebermittel wählen.

Unerwünschte Wirkungen

Selten, aber gefährlich

Leberschäden. Schon wenn die Höchstdosis Parazetamol nur geringfügig überschritten wird, können schwere Leberzellschäden entstehen. Missachten Personen mit einer Leberfunktionsstörung die Warnung vor der Einnahme von Parazetamol, können bereits die üblichen Dosierungen die Leber weiter schädigen.

Nach jahrelangem Dauergebrauch von Parazetamol können Nierenschäden auftreten, die zum Nierenversagen führen können.

Hinweise

Für Schwangerschaft und Stillzeit

Parazetamol kann während der Schwangerschaft und Stillzeit angewendet werden, wenn eine Schmerzbehandlung unbedingt notwendig ist oder Fieber dringend gesenkt werden muss. Allerdings kann es während der Schwangerschaft etwas schwächer wirken.

Für Kinder unter 14 Jahren

Kinder fiebern rasch, wenn sie krank sind, und das Fieber steigt bei ihnen oft schnell und recht hoch. Viele Eltern meinen, sie müssten dem sofort entgegenwirken und warten in ihrer Sorge nicht ab, bis das einmal verabreichte Parazetamol gewirkt hat, sondern geben viel zu früh eine weitere Dosis. Dabei dauert es gut eine Stunde, bis die fiebersenkende Wirkung von Parazetamol einsetzt. Das Medikament sollte frühestens nach vier bis sechs Stunden erneut gegeben werden.

Kindern lassen sich Saft, Tropfen oder Zäpfchen (Suppositorien) meist besser verabreichen als Tabletten. Allerdings kann die Wirkung von Zäpfchen unsicher sein, weil der Arzneistoff nicht komplett ins Blut übertritt und das Einführen eines Zäpfchens Stuhlgang auslösen kann. Um von dem Saft die richtige Menge abmessen zu können, liegt der Packung ein Messlöffel bei. Diesen sollten Sie unbedingt benutzen. Die Löffel der verschiedenen Haushaltsbestecke haben ein unterschiedliches Fassungsvermögen; mit ihnen ist keine genaue Dosierung möglich.

Zäpfchen gibt es in verschiedenen Dosierungen, die den jeweiligen Altersstufen angepasst sind.

Säuglinge bis 7 Kilogramm bekommen 70 bis 100 Milligramm Parazetamol, jedoch nicht mehr als 350 Milligramm am Tag.

Säuglinge bis 10 Kilogramm bekommen 100 Milligramm Parazetamol, jedoch nicht mehr als 500 Milligramm am Tag.

Kleinkinder bis 15 Kilogramm bekommen 100 bis 150 Milligramm Parazetamol, jedoch nicht mehr als 750 Milligramm am Tag.

Kleinkinder bis 22 Kilogramm bekommen 250 Milligramm Parazetamol, jedoch nicht mehr als 1 000 Milligramm am Tag.

Schulkinder bis 30 Kilogramm bekommen 300 bis 500 Milligramm Parazetamol, jedoch nicht mehr als 1 500 Milligramm am Tag.
Schulkinder bis 40 Kilogramm bekommen 400 bis 600 Milligramm Parazetamol, jedoch nicht mehr als 2 000 Milligramm am Tag.

Phenazon

Migräne-Kranit mono

Phenazon wirkt schmerzlindernd und fiebersenkend. Welcher Mechanismus dieser Wirkung zugrunde liegt, ist bisher nicht ausreichend geklärt, obwohl die Substanz bereits seit mehr als 100 Jahren im Handel ist. Auch hinsichtlich seines Verhaltens im Körper, seiner therapeutischen Wirksamkeit und seiner Risiken ist Phenazon nur schlecht untersucht. Da es andere Schmerz- und Fieberwirkstoffe gibt, deren Eigenschaften gut dokumentiert sind und die als geeignet bewertet werden, gelten Präparate mit Phenazon als wenig geeignet.
Das Präparat führt zwar das Wort „Migräne" in seinem Namen, nennt als Anwendungsgebiet jedoch nur allgemein Schmerzen. Ein ausreichender Nachweis, dass Phenazon bei Migränekopfschmerzen therapeutisch wirksam ist, liegt nicht vor.

Anwendung

Das Mittel gibt es als Zäpfchen und als Tabletten. Der Hersteller gibt an, dass ein- bis viermal täglich ein bis zwei Zäpfchen, möglichst nach dem Stuhlgang, in den Enddarm eingeführt werden sollen. Damit das leichter gelingt, können sie in der Hand etwas erwärmt werden.
Von den Tabletten werden als Dosierung ebenfalls ein- bis viermal täglich ein bis zwei, höchstens also acht am Tag empfohlen.
Nach etwa einer halben Stunde sollten die Schmerzen deutlich nachlassen.

Achtung

Die Anwendung von Phenazon über sehr lange Zeit und in einer Menge, die die Höchstdosis überschreitet, birgt das Risiko, dass Entzugskopfschmerzen entstehen; auch das Risiko für Schäden an den Nieren und der Leber steigt.

Gegenanzeigen

Phenazon dürfen Sie nicht anwenden, wenn Sie auf Pyrazolone überempfindlich reagieren. Zu dieser Gruppe von Arzneimitteln gehören auch Metamizol (z. B. *Novalgin*) und Propyphenazon.

Wechselwirkungen mit Medikamenten

Wenn Sie Betablocker einnehmen (bei hohem Blutdruck, Herzkrankheiten), kann Phenazon langsamer ausgeschieden werden. Dann kann es länger wirken und die Gefahr von unerwünschten Wirkungen steigt.

Unerwünschte Wirkungen

Fieber kann die Ausscheidung von Phenazon verzögern. Dann kann es länger wirken und die Gefahr von unerwünschten Wirkungen steigt.

Selten, aber gefährlich

Phenazon kann eine schwere Schockreaktion mit Blutdruckabfall und Bewusstlosigkeit hervorrufen. In diesem Fall müssen Sie sofort den Notarzt rufen!
Sehr selten kann es sein, dass Phenazon das Knochenmark schädigt. Dann produzieren die Knochenmarkzellen eine bestimmte Art von weißen Blutkörperchen nicht mehr (Agranulozytose). An sich harmlose Infektionen können nun lebensbedrohlich werden. Wenn Sie bei der Behandlung mit Phenazon plötzlich starke Halsschmerzen, eine Zahnfleischentzündung und Fieber bekommen oder sich Geschmacksveränderungen zeigen, sollten Sie sich sofort an einen Arzt wenden und das Mittel keinesfalls mehr anwenden.

Hinweise

Für Schwangerschaft und Stillzeit

Phenazon sollte während der Schwangerschaft und Stillzeit nicht angewendet werden.

Für Kinder unter 14 Jahren

Phenazon sollte bei Kindern unter 14 Jahren nicht angewendet werden.

Für Personen über 60 Jahre

Bei älteren Menschen wirkt Phenazon länger als bei jüngeren.

Kombination: Verschiedene Schmerzmittel

Azetylsalizylsäure + Parazetamol

Malinert

Spalt Schmerztabletten

Azetylsalizylsäure und Parazetamol wirken schmerzstillend und fiebersenkend. Beide Wirkstoffe miteinander zu kombinieren, steigert die therapeutische Wirksamkeit jedoch nicht zuverlässig. Stattdessen können die unerwünschten Wirkungen beider Substanzen zugleich auftreten. Da sich aber nicht ausmachen lässt, welcher Wirkstoff verantwortlich ist, scheiden bei der Suche nach einem anderen Schmerz- oder Fiebermittel dann beide Substanzen aus.

Malinert: Dieses Mittel soll vornehmlich bei Gelenkschmerzen angewendet werden. Das kann aber nur gelten, wenn die Gelenke nicht entzündet sind. Um entzündungshemmend zu wirken, ist Azetylsalizylsäure zu gering dosiert und Parazetamol hat keine entzündungshemmende Wirkung.

Anwendung

Die Hersteller geben an, dass dreimal täglich eine Tablette eingenommen werden soll, bei Bedarf dreimal täglich zwei Tabletten.

Die Tabletten sollten im Verlauf einer Mahlzeit geschluckt und dazu mindestens ein Glas Wasser getrunken werden. Nach einer halben Stunde sollten die Schmerzen nachgelassen haben.

Achtung

Die Einnahme dieser Kombinationsmittel über sehr lange Zeit und in einer Menge, die die Höchstdosis überschreitet, birgt das Risiko, dass Entzugskopfschmerzen entstehen; auch das Risiko für Schäden an den Nieren und der Leber steigt.

Bei einer gestörten Leberfunktion, wie sie zum Beispiel bei Alkoholmissbrauch oder Leberentzündungen vorkommt, kann der Parazetamol-Anteil stärker wirken. Dann kann eine sonst ungefährliche Dosis bereits zu Vergiftungserscheinungen führen.

Bei einer Überfunktion der Schilddrüse können die Mittel schwächer wirken.

Gegenanzeigen

Unter folgenden Bedingungen dürfen Sie diese Mittel nicht nehmen:

- Sie haben oder hatten ein Magen- oder Zwölffingerdarmgeschwür.
- Sie haben einen Nierenschaden.
- Die Funktion Ihrer Leber ist erheblich gestört. Das kann auch bei Alkoholmissbrauch oder Leberentzündungen der Fall sein.
- Sie haben Bronchialasthma oder neigen zu Allergien.
- Sie neigen aufgrund einer Veranlagung oder Krankheit zu Blutungen oder Sie nehmen blutverdünnende Medikamente (z. B. *Marcumar*) ein. Dann kann sich durch den ASS-Anteil in den Tabletten die Blutgerinnungszeit verlängern.
- Sie haben einen zu hohen Harnsäurespiegel. Dann kann der ASS-Anteil in den Tabletten einen Gichtanfall auslösen.

Wechselwirkungen mit Medikamenten

Wenn Sie noch andere Medikamente nehmen, ist zu beachten:

- Geschluckte und gespritzte kortisonhaltige Mittel können die schädliche Wirkung des ASS-Anteils in den Tabletten auf den Magen verstärken. Dadurch steigt das Risiko für Blutungen.
- Werden diese Produkte zusammen mit so genannten „Rheumamedikamenten" (NSAR) angewendet, wie sie bei rheumatischen Beschwerden vielfach verordnet werden, steigt das Risiko für Schäden am Magen.
- Durch den ASS-Anteil in den Tabletten kann sich die Wirkung von Sulfonylharnstoff-Tabletten (bei Typ-2-Diabetes) verstärken. Dann werden Unterzuckerungen wahrscheinlicher.
- Durch den ASS-Anteil in den Tabletten kann Methotrexat, das bei entzündlichem Rheuma und Krebs eingesetzt wird, erheblich stärker wirken.
- Das Gleiche gilt für die gleichzeitige Einnahme von Lithium (bei Depressionen).
- Folgende Medikamente können die Leber empfindlicher für die schädliche Wirkung dieser Kombinationsmittel machen: Phenobarbital, Phenytoin und Carbamazepin (bei Epilepsie), Isoniazid und Rifampizin (bei Tuberkulose).

Wechselwirkungen mit Speisen und Getränken

Größere Mengen oder regelmäßiger Konsum von Alkohol können die schädliche Wirkung der Mittel verstärken. Wegen des ASS-Anteils in den Tabletten steigt dann das Risiko für Magen- und Zwölffingerdarmgeschwüre und Blutungen. Für die Giftwirkung des Parazetamol-Anteils in den Tabletten wird die Leber empfindlicher.

Unerwünschte Wirkungen

Häufig, aber unbedenklich

Magenschmerzen, Übelkeit und Sodbrennen. Diese Begleiterscheinungen sind meist harmlos und vergehen, wenn das Mittel nicht mehr eingenommen wird. Halten die Beschwerden jedoch länger an oder verstärken sie sich sogar, sollten Sie sich an einen Arzt wenden. Es kann sein, dass sich ein Magengeschwür gebildet hat.

Häufig und gefährlich

In Magen und Zwölffingerdarm können sich Geschwüre bilden – manchmal sogar ohne vorherige Warnzeichen. Auf sie wird man erst aufmerksam, wenn es aus ihnen blutet. Dann ist der Stuhl schwarz gefärbt und es wird Blut erbrochen. Dieses sind Zeichen einer akuten Lebensgefahr. Sorgen Sie sofort für eine Behandlung in einer Klinik!

Selten, aber gefährlich

Überempfindlichkeitsreaktionen. Dann beginnt etwa innerhalb von drei Stunden nach der Einnahme dieses Mittels die Haut zu jucken, Übelkeit setzt ein, die Betroffenen werden blass, können Schweißausbrüche, Herzklopfen und Atemnot bekommen. Diese Symptome können sich bis zum Schock (→ Seite 392) steigern. Bei den ersten Anzeichen sollten Sie sich sofort in ärztliche Behandlung begeben!

Eine solche Überempfindlichkeit ist wahrscheinlicher bei Menschen, die unter Nasenpolypen, Nesselsucht (Urtikaria) oder Asthma leiden.

Wird das Mittel überdosiert, können Ohrgeräusche (Tinnitus) auftreten. Dann sollten Sie ärztliche Hilfe suchen.

Leberschäden. Missachten Personen mit einer Leberfunktionsstörung die Warnung vor der Einnahme dieser Mittel, können bereits die üblichen Dosierungen die Leber weiter schädigen.

Hinweise

Für Schwangerschaft und Stillzeit

Während der Schwangerschaft und Stillzeit sollten Sie diese Mittel nicht einnehmen. Zu den Gründen siehe Azetylsalizylsäure (→ Seite 422).

Für Kinder unter 14 Jahren

Kinder unter zwölf Jahren sollten keine Mittel mit Azetylsalizylsäure bekommen, wenn sie einen Virusinfekt, wie Grippe oder Windpocken, haben. In diesem Fall besteht das Risiko, dass ASS ein Reye-Syndrom auslöst, bei dem schwere Leber- und Hirnschäden möglich sind.

Für Personen über 60 Jahre

Wegen des Anteils an Azetylsalizylsäure siehe Hinweise → Seite 424.

Kombinationen: Schmerzmittel + Vitamin C

Azetylsalizylsäure + Vitamin C

Aspirin plus C

ASS + C-ratiopharm

Azetylsalizylsäure + Parazetamol + Vitamin C

Thomapyrin C

Diese Präparate kombinieren Azetylsalizylsäure oder Azetylsalizylsäure und Parazetamol mit Vitamin C (Askorbinsäure). Azetylsalizylsäure und Parazetamol wirken schmerzstillend und fiebersenkend.

Vitamin C hat keine derartigen Effekte und unterstützt solche auch nicht. Es könnte sein, dass es den Produkten zugesetzt ist, um ihre Verwendung bei Erkältungskrankheiten nahe zu legen. Allerdings gibt es bisher keine kontrollierten klinischen Studien, die ausreichend nachweisen, dass Vitamin C die Immunabwehr gegen Erkältungen stärkt.

Schmerzmittel wirken am schnellsten und sind für Magen, Darm und Speiseröhre am besten verträglich, wenn sie mit viel Wasser eingenommen werden.

Geeignet wären diese Mittel, wenn sie nur den Schmerzwirkstoff enthielten. Der Zusatz von Vitamin C ist überflüssig. Weil die Mittel aber die Bedingung erfüllen, dass Schmerzmittel in viel Wasser gelöst eingenommen werden sollen, werden sie als „auch geeignet" bewertet. „Wenig geeignet" ist hingegen jenes Produkt, das sogar zwei schmerzstillende Substanzen mit Vitamin C kombiniert.

Anwendung

Die Brausetabletten werden in einem Glas Wasser aufgelöst und getrunken. Die Herstellerangaben, wie viel Tabletten am Tag höchstens eingenommen werden sollen, sind unterschiedlich und hängen davon ab, wie viel Azetylsalizylsäure jeweils pro Tablette enthalten ist: *Aspirin plus C* enthält 400 Milligramm Azetylsalizylsäure pro Tablette (maximal 8 Tabletten pro Tag), *ASS + C Ratiopharm* 600 Milligramm (maximal 5 Tabletten pro Tag) und *Thomapyrin C* 500 Milligramm der beiden verschiedenen Schmerzwirkstoffe (maximal 4 Tabletten pro Tag).

Achtung

Die Einnahme dieser Kombinationsmittel über sehr lange Zeit und in einer Menge, die die Höchstdosis überschreitet, birgt das Risiko, dass Entzugskopfschmerzen entstehen; auch das Risiko für Schäden an den Nieren und der Leber steigt.

Thomapyrin C: Bei diesem Mittel kommt wegen des Anteils an Parazetamol noch hinzu:

Bei einer gestörten Leberfunktion, wie sie zum Beispiel bei Alkoholmissbrauch oder Leberentzündungen vorkommt, kann der Parazetamol-Anteil stärker wirken. Dann kann eine sonst ungefährliche Dosis bereits zu Vergiftungserscheinungen führen.

Bei einer Überfunktion der Schilddrüse kann das Mittel schwächer wirken.

Gegenanzeigen

Unter folgenden Bedingungen dürfen Sie die Mittel nicht einnehmen:

- Sie haben Nierensteine. Diese Einschränkung beruht auf dem Anteil an Vitamin C.
- Sie haben oder hatten ein Magen- oder Zwölffingerdarmgeschwür.
- Sie haben einen Nierenschaden.
- Die Funktion Ihrer Leber ist erheblich gestört. Das kann auch bei Alkoholmissbrauch oder Leberentzündungen der Fall sein.
- Sie haben Bronchialasthma oder neigen zu Allergien.
- Sie neigen aufgrund einer Veranlagung oder Krankheit zu Blutungen oder Sie nehmen blutverdünnende Medikamente (z. B. *Marcumar*) ein. Dann kann sich durch den ASS-Anteil in den Tabletten die Blutgerinnungszeit verlängern.
- Sie haben einen zu hohen Harnsäurespiegel. Dann kann der ASS-Anteil in den Tabletten einen Gichtanfall auslösen.

Wechselwirkungen mit Medikamenten

Wenn Sie noch andere Medikamente nehmen, ist zu beachten:

- Geschluckte und gespritzte kortisonhaltige Mittel können die schädliche Wirkung des ASS-Anteils in den Tabletten auf den Magen verstärken. Dadurch steigt das Risiko für Blutungen.
- Werden diese Produkte zusammen mit so genannten „Rheumamedikamenten“ (NSAR) angewendet, wie sie bei rheumatischen Beschwerden vielfach verordnet werden, steigt das Risiko für Schäden am Magen.
- Durch den ASS-Anteil in den Tabletten kann sich die Wirkung von Sulfonylharnstoff-Tabletten (bei Typ-2-Diabetes) verstärken. Dann werden Unterzuckerungen wahrscheinlicher.
- Durch den ASS-Anteil in den Tabletten kann Methotrexat, das bei entzündlichem Rheuma und Krebs eingesetzt wird, erheblich stärker wirken.
- Das Gleiche gilt für die gleichzeitige Einnahme von Lithium (bei Depressionen).

Thomapyrin C: Bei diesem Präparat kommt wegen des Anteils an Parazetamol noch hinzu:

Folgende Medikamente können die Leber empfindlicher für die schädliche Wirkung dieses Medikaments machen: Phenobarbital, Phenytoin und Carbamazepin (bei Epilepsie), Isoniazid und Rifampizin (bei Tuberkulose).

Wechselwirkungen mit Speisen und Getränken

Größere Mengen oder regelmäßiger Konsum von Alkohol können die schädliche Wirkung der Mittel verstärken. Wegen des ASS-Anteils in den Tabletten steigt dann das Risiko für Magen- und Zwölffingerdarmgeschwüre und Blutungen. Für die Giftwirkung des Parazetamol-Anteils in den Tabletten wird die Leber empfindlicher.

Unerwünschte Wirkungen

Häufig, aber unbedenklich

Magenschmerzen, Übelkeit und Sodbrennen. Diese Begleiterscheinungen sind meist harmlos und vergehen, wenn Sie das Mittel nicht mehr einnehmen. Halten die Beschwerden jedoch länger an oder verstärken sie sich sogar, sollten Sie sich an einen Arzt wenden. Es kann sein, dass sich ein Magengeschwür gebildet hat.

Häufig und gefährlich

In Magen und Zwölffingerdarm können sich Geschwüre bilden – manchmal sogar ohne vorherige Warnzeichen. Auf sie wird man erst aufmerksam, wenn es aus ihnen blutet. Dann ist der Stuhl schwarz gefärbt und es wird Blut erbrochen. Dieses sind Zeichen einer akuten Lebensgefahr. Sorgen Sie sofort für eine Behandlung in einer Klinik!

Selten, aber gefährlich

Überempfindlichkeitsreaktionen. Dann beginnt etwa innerhalb von drei Stunden nach der Einnahme dieses Mittels die Haut zu jucken, Übelkeit setzt ein, die Betroffenen werden blass, können Schweißausbrüche, Herzklopfen und Atemnot bekommen. Diese Symptome können sich bis zum Schock (→ Seite 392) steigern. Bei den ersten Anzeichen sollten Sie sich sofort in ärztliche Behandlung begeben!

Eine solche Überempfindlichkeit ist wahrscheinlicher bei Menschen, die unter Nasenpolypen, Nesselsucht (Urtikaria) oder Asthma leiden.

Werden die Mittel überdosiert, können Ohrgeräusche (Tinnitus) auftreten. Dann sollten Sie ärztliche Hilfe suchen.

Thomapyrin C: Bei diesem Präparat kommt wegen des Anteils an Parazetamol noch hinzu: Leberschäden. Missachten Personen mit einer Leberfunktionsstörung die Warnung vor der Einnahme dieser Mittel, können bereits die üblichen Dosierungen die Leber weiter schädigen.

Hinweise

Für Schwangerschaft und Stillzeit

Während der gesamten Zeit der Schwangerschaft sollten Sie diese Mittel wegen der Gefahr von Blutungen durch ASS nicht einnehmen. Im letzten Schwangerschaftsdrittel eingenommen, kann ASS die Geburt verzögern. Darüber hinaus kann sich beim Kind die Verbindung zwischen Haupt- und Lungenschlagader vorzeitig schließen, was den Kreislauf des Kindes überlastet.

Auch während der Stillzeit sollten Sie diese Mittel meiden.

Für Kinder unter 14 Jahren

Kinder unter zwölf Jahren sollten keine Mittel mit Azetylsalizylsäure bekommen, wenn sie einen Virusinfekt, wie Grippe oder Windpocken, haben. In diesem Fall besteht das Risiko, dass ASS ein Reye-Syndrom auslöst, bei dem schwere Leber- und Hirnschäden möglich sind.

Für Personen über 60 Jahre

Wegen des Anteils an Azetylsalizylsäure siehe Hinweise → Seite 424.

Kombinationen: Schmerzmittel + Koffein

Azetylsalizylsäure + Koffein

Doppel Spalt compact

Parazetamol + Koffein

vivimed mit Coffein

Phenazon + Koffein

Migräne-Tabletten

Propyphenazon + Koffein

Optalidon N

Azetylsalizylsäure + Parazetamol + Koffein

Neuralgin

Neuranidal

Thomapyrin

Parazetamol + Phenazon + Koffein

Titralgan

Parazetamol + Propyphenazon + Koffein

Eudorlin

Saridon

Phenazon + Koffein + Zitronensäure

Migränin

Als schmerzlindernde und fiebersenkende Wirkstoffe kommen in diesen Präparaten Azetylsalizylsäure (→ Seite 422), Parazetamol (→ Seite 425), Phenazon (→ Seite 427) und Propyphenazon vor. Die Erläuterungen zu den einzelnen Substanzen lesen Sie in den jeweiligen Abschnitten. Für Propyphenazon gilt die gleiche Aussage wie für Phenazon.

Darüber hinaus enthalten alle diese Präparate Koffein. Koffein wird aus dem Magen schnell ins Blut aufgenommen und gelangt ins zentrale Nervensystem. Es belebt, steigert die Aufmerksamkeit und regt die Atmung an. Kombiniert mit Schmerzwirkstoffen, soll es die schmerzstillende Wirkung verstärken. Das ist jedoch nur für wenige Schmerzarten, zum Beispiel für Kiefer- und Geburtsschmerzen beschrieben. Die belebende Wirkung des Koffeins kann aber dazu verleiten, solche Mittel öfter und länger einzunehmen, als es angeraten ist. Bei Dauergebrauch lässt die erwünschte Wirkung nach, sodass die Dosis möglicherweise weiter erhöht wird. Damit steigt das Risiko für Nierenschäden. Darüber hinaus nimmt das Risiko für unerwünschte Wirkungen mit jedem Kombinationspartner zu. Daher werden solche Kombinationen als wenig geeignet bewertet, auch wenn die Wirksamkeit nicht in Frage steht. Mittel mit einem Schmerzwirkstoff sind vorzuziehen.

Anwendung

Die Hersteller raten, ein bis zwei Tabletten einzunehmen. Wie viel von den Mitteln im Tagesverlauf höchstens eingenommen werden darf, ist von Produkt zu Produkt verschieden.

Die Tabletten sollen im Verlauf einer Mahlzeit geschluckt und dazu mindestens ein Glas Wasser getrunken werden. Die Brausetabletten werden in einem Glas Wasser aufgelöst.

Achtung

Die Einnahme dieser Kombinationsmittel über sehr lange Zeit und in einer Menge, die die Höchstdosis überschreitet, birgt das Risiko, dass Entzugskopfschmerzen entstehen; auch das Risiko für Schäden an den Nieren und der Leber steigt.

Eudorlin, Neuralgin, Neuranidal, Saridon, Thomapyrin, Titralgan, Vivimed: Wegen ihres Anteils an Parazetamol gilt für diese Präparate zusätzlich: Bei einer gestörten Leberfunktion, wie sie zum Beispiel bei Alkoholmissbrauch oder Leberentzündungen vorkommt, kann Parazetamol stärker wirken. Dann kann eine sonst ungefährliche Dosis bereits zu Vergiftungserscheinungen führen.

Bei einer Überfunktion der Schilddrüse können die Mittel schwächer wirken.

Gegenanzeigen

Wegen des Anteils an Koffein gilt für alle Produkte, dass sie unter folgenden Bedingungen nicht eingenommen werden dürfen:

- Sie leiden unter Herzrhythmusstörungen, bei denen das Herz sehr schnell schlägt.
- Sie haben eine Leberzirrhose.
- Sie haben eine Überfunktion der Schilddrüse.
- Sie leiden unter Angsterkrankungen.

Die darüber hinaus gehenden Angaben zu den einzelnen Schmerzwirkstoffen finden Sie unter den jeweiligen Substanzen: Azetylsalizylsäure (→ Seite 422), Parazetamol (→ Seite 425) und Phenazon (→ Seite 427). Für Propyphenazon gilt das Gleiche wie für Phenazon.

Wechselwirkungen mit Medikamenten

Wegen des Anteils an Koffein gilt für alle Produkte:

- Wenn Sie mit der Pille verhüten, Cimetidin (bei Magen- und Zwölffingerdarmgeschwüren) oder Gyrasehemmer (bei Infektionen) einnehmen, kann Koffein länger wirken.
- Durch Koffein kann Theophyllin (bei Asthma) länger wirken.
- Schilddrüsenhormone und Substanzen, die anregend wirken, wie zum Beispiel Ephedrin (in Erkältungsmitteln), verstärken die Wirkung von Koffein auf das Herz. Es kann dann noch schneller schlagen.

Die darüber hinaus gehenden Angaben zu den einzelnen Schmerzwirkstoffen finden Sie unter den jeweiligen Substanzen: Azetylsalizylsäure (→ Seite 422), Parazetamol (→ Seite 425) und Phenazon (→ Seite 427). Für Propyphenazon gilt das Gleiche wie für Phenazon.

Unerwünschte Wirkungen

Die Angaben zu den einzelnen Schmerzwirkstoffen finden Sie unter den jeweiligen Substanzen: Azetylsalizylsäure (→ Seite 422), Parazetamol (→ Seite 425) und Phenazon (→ Seite 427). Für Propyphenazon gilt das Gleiche wie für Phenazon.

Häufig, aber unbedenklich

Wegen des Anteils an Koffein gilt für alle Produkte:

Schlaflosigkeit, innere Unruhe, beschleunigter Herzschlag, Magenbeschwerden.

Selten, aber gefährlich

Das Koffein kann dazu verleiten, mehr und öfter von den Medikamenten einzunehmen, als für die Schmerzlinderung oder Fiebersenkung notwendig ist. Das kann zum Dauergebrauch und schließlich zum Missbrauch der Arzneimittel führen. Dieser kann Nierenschäden bis hin zum Nierenversagen verursachen.

Hinweise

Für Schwangerschaft und Stillzeit

Kombinationsschmerzmittel sollten Sie weder in der Schwangerschaft noch in der Stillzeit einnehmen.

Für Kinder unter 14 Jahren

Kombinationsschmerzmittel sollten Kinder unter 14 Jahren nicht bekommen.

Für Personen über 60 Jahre

Wegen des Anteils an Azetylsalizylsäure siehe Hinweise (→ Seite 424).

Kombinationen: Schmerzmittel + sonstige Substanzen

Parazetamol + Dimenhydrinat

Migraeflux orange N

Azetylsalizylsäure + Chinin + Lithium

Togal

Als schmerzlindernde und fiebersenkende Wirkstoffe enthalten diese Präparate Azetylsalizylsäure (→ Seite 422) beziehungsweise Parazetamol (→ Seite 425).

Migraeflux orange N enthält neben dem Schmerzwirkstoff Dimenhydrinat, einen aus Diphenhydramin und 8-Chlortheophyllin zusammengesetzten Wirkstoff. In diese beiden Bestandteile zerfällt Dimenhydrinat im Körper sofort. Die Einzelsubstanz Diphenhydramin wird bei Allergien eingesetzt, ist aber auch ein Schlafmittel. Der zweite Partner, 8-Chlortheophyllin, hat keine besondere arzneiliche Wirkung. Der zusammengesetzte Wirkstoff Dimenhydrinat soll bei Übelkeit helfen. Das begründet seinen Einsatz in diesem Migränemittel. Allerdings muss bei der Behandlung eines Migräneanfalls das Mittel gegen Übelkeit eine Viertelstunde vor dem Schmerzmittel eingenommen werden – was mit der fixen Kombination nicht möglich ist.

Togal enthält neben dem Schmerzwirkstoff eine Lithium- und eine Chininverbindung. Lithium wird bei manisch-depressiven Erkrankungen eingesetzt. Der Sinn dieses Bestandteils in einem Schmerzmittel ist nicht nachzuvollziehen. Chinin ist ein aus der Chinarinde gewonnener Stoff zur Malariabehandlung, der auch entzündungshemmend wirkt. Chinin könnte diesem Mittel zugesetzt sein, weil Malaria mit Fieber einhergeht. Das Fieber, das hierzulande mit *Togal* behandelt werden soll, hat jedoch so gut wie nie etwas mit Malaria zu tun.

Beide Produkte stellen kein sinnvoll zusammengesetztes Kombinationsmittel dar.

Anwendung

Migraeflux orange N: Der Hersteller gibt an, dass bei den ersten Anzeichen einer Migräne zwei Tabletten mit einem Glas Wasser geschluckt werden sollen. Wenn nötig, soll die Einnahme nach vier bis sechs Stunden wiederholt werden.

Togal: Der Hersteller rät, bis zu dreimal täglich ein bis drei Tabletten einzunehmen.

Achtung

Die Einnahme dieser Kombinationsmittel über sehr lange Zeit und in einer Menge, die die Höchstdosis überschreitet, birgt das Risiko, dass Entzugskopfschmerzen entstehen; auch das Risiko für Schäden an den Nieren und der Leber steigt.

Gegenanzeigen

Die Angaben zu dem jeweiligen Schmerzwirkstoff finden Sie unter den Substanznamen Azetylsalizylsäure (→ Seite 422) und Parazetamol (→ Seite 425).

Migraeflux orange N dürfen Sie darüber hinaus unter folgenden Bedingungen nicht anwenden:

- Sie haben einen grünen Star (Engwinkelglaukom).
- Ihre Prostata ist vergrößert, sodass Sie die Blase nicht mehr komplett entleeren können.
- Sie leiden an Epilepsie.
- Sie haben einen akuten Asthmaanfall.
- Sie sind alkoholabhängig.
- Sie haben einen Hirntumor.

Unter folgenden Bedingungen sollten Sie das Mittel nicht ohne ärztlichen Rat anwenden:

- Die Funktion Ihrer Leber ist gestört.
- Sie haben eine Herzerkrankung (Herzinsuffizienz).

Togal dürfen Sie über die bei Azetylsalizylsäure genannten Bedingungen hinaus nicht anwenden:

- Sie haben eine Nierenfunktionsstörung. Dann kann die Lithiumausscheidung so verzögert sein, dass eine Vergiftung droht.
- Ihre Herzfunktion ist schwer gestört.
- Sie leiden unter Myasthenia gravis, einer Autoimmunkrankheit, bei der die Nervenimpulse nicht richtig auf die Muskeln übertragen werden.

Wechselwirkungen mit Medikamenten

Die Angaben zu dem jeweiligen Schmerzwirkstoff finden Sie unter den Substanznamen Azetylsalizylsäure (→ Seite 422) und Parazetamol (→ Seite 425).

Migraeflux orange N: Wenn Sie noch andere Medikamente nehmen, ist bei diesem Präparat darüber hinaus zu beachten:

- Dimenhydrinat und eine Reihe anderer Arzneimittel verstärken einander in ihrer Wirkung. Zu diesen Medikamenten gehören Schlaf- und Beruhigungsmittel, Mittel bei Depressionen, bei Demenz und starke Schmerzmittel. Diese Arzneimittel sollten Sie nicht gleichzeitig einnehmen.

- Wenn Sie Erythromyzin oder ein ähnliches Antibiotikum einnehmen, um eine Infektion zu bekämpfen, und gleichzeitig Dimenhydrinat schlucken, besteht die Gefahr von Herzrhythmusstörungen.

Togal: Wenn Sie noch andere Medikamente nehmen, ist über die bei Azetylsalizylsäure genannten Bedingungen hinaus zu beachten:
Durch den Chininanteil in dem Mittel können Medikamente zur Muskelentspannung und solche zur Blutverdünnung (z. B. *Marcumar*) stärker wirken.

Wechselwirkungen mit Speisen und Getränken

Migraeflux orange N: Bei Menschen, die öfter mehr als drei Gläser Alkohol am Tag trinken, kann die Leber bereits empfindlicher für die Giftwirkung von Parazetamol sein.

Unerwünschte Wirkungen

Die Angaben zu dem jeweiligen Schmerzwirkstoff finden Sie unter den Substanznamen Azetylsalizylsäure (→ Seite 422) und Parazetamol (→ Seite 425).

Togal: Darüber hinaus gilt, dass der Lithiumanteil in dem Mittel zu Hautausschlägen, Magen-Darm-Beschwerden, Muskelschwäche und Händezittern führen kann.

Häufig, aber unbedenklich

Migraeflux orange N: Müdigkeit, trockener Mund, Unruhe, Erregung, Stimmungsänderungen.

Selten, aber gefährlich

Migraeflux orange N: Der Augeninnendruck kann sich so erhöhen, dass ein grüner Star (Engwinkelglaukom) entsteht.
Das Wasserlassen fällt schwer.
Es können Blutbildveränderungen auftreten.

Togal: Es können heftige Überempfindlichkeitsreaktionen auftreten, die sich an der Haut zeigen, und zu Atemnot und Fieber führen können.
Es können Blutbildveränderungen auftreten.
Leberfunktionsstörungen können entstehen.

Hinweise

Für Schwangerschaft und Stillzeit

Kombinationsschmerzmittel sollten Sie weder in der Schwangerschaft noch in der Stillzeit einnehmen.

Für Kinder unter 14 Jahren

Kombinationsschmerzmittel sollten Kinder unter 14 Jahren nicht bekommen.

Für Personen über 60 Jahre

Wegen des Anteils an Azetylsalizylsäure siehe Hinweise → Seite 424.

Zur Verkehrstüchtigkeit

Migraeflux orange N: Da das Mittel durch den Anteil an Dimenhydrinat müde macht, kann es die Reaktionsfähigkeit beeinträchtigen. Sie sollten deshalb keine Fahrzeuge lenken, keine Maschinen bedienen und keine Arbeiten ohne sicheren Halt verrichten.

Schmerzen allgemein. Kopf-, Zahn-, Regel-, Gelenk-, Rückenschmerzen. Fieber

Handelsname Darreichungsform	Zusammensetzung pro 1 ml/1 g oder wie angegeben bzw. pro abgeteilte Einheit	Kleinste Packungsgröße	Packungspreis	Bewertung für das beanspruchte Anwendungsgebiet
Acesal 250 mg	**Azetylsalizylsäure** 250 mg	20 Stück	1,77	**Geeignet** bei leichten bis mäßig starken Schmerzen und Fieber. **Mit Einschränkung geeignet** bei Zahnschmerzen wegen der durch ASS verzögerten Blutgerinnung. Nicht anwenden bei Kindern unter zwölf Jahren mit Virusinfektionen, wie Grippe oder Windpocken, wegen lebensbedrohlicher Risiken. → Seite 422
Acesal Tabletten	500 mg	20 Stück	3,46	

Hinweise zu den Tabellenspalten → Seite 24, zur Auswahl der Arzneimittel → Seite 20, zur Grundlage der Bewertung → Seiten 20, 23

Schmerzen allgemein. Kopf-, Zahn-, Regel-, Gelenk-, Rückenschmerzen. Fieber Fortsetzung

Handelsname Darreichungsform	Zusammensetzung pro 1 ml/1 g oder wie angegeben bzw. pro abgeteilte Einheit	Kleinste Packungsgröße	Packungspreis	Bewertung für das beanspruchte Anwendungsgebiet
Aktren Dragees	**Ibuprofen** 200 mg	10 Stück	2,95	**Geeignet** bei leichten bis mäßig starken Schmerzen und Fieber. → Seite 424
forte Filmtabletten	400 mg	10 Stück	3,79	
Aktren spezial Kapseln	400 mg	10 Stück	5,00	
Asprin Tabletten	**Azetylsalizylsäure** 500 mg	20 Stück	3,98	**Geeignet** bei leichten bis mäßig starken Schmerzen und Fieber. **Mit Einschränkung geeignet** bei Zahnschmerzen wegen der durch ASS verzögerten Blutgerinnung. Nicht anwenden bei Kindern unter zwölf Jahren mit Virusinfektionen, wie Grippe oder Windpocken, wegen lebensbedrohlicher Risiken. → Seite 422
Asprin Direkt Kautabletten	500 mg	10 Stück	3,70	**Mit Einschränkung geeignet** bei leichten bis mäßig starken Schmerzen und Fieber. Das Mittel verleitet zur Einnahme ohne die notwendige Flüssigkeit. Nicht anwenden bei Kindern unter zwölf Jahren mit Virusinfektionen, wie Grippe oder Windpocken, wegen lebensbedrohlicher Risiken. → Seite 422
Aspirin plus C Brausetabletten	**Azetylsalizylsäure** 400 mg + **Vitamin C** 240 mg	10 Stück	4,40	**Auch geeignet** bei Kopfschmerzen und Fieber. Vitamin C trägt zwar zur Schmerzlinderung nichts bei. Brausetabletten wirken aber schnell und sorgen für die notwendige Flüssigkeit. Nicht anwenden bei Kindern unter zwölf Jahren mit Virusinfektionen, wie Grippe oder Windpocken, wegen lebensbedrohlicher Risiken. → Seite 429
ASS-ratiopharm 300	**Azetylsalizylsäure** 300 mg	50 Stück	2,40	**Geeignet** bei leichten bis mäßig starken Schmerzen und Fieber. **Mit Einschränkung geeignet** bei Zahnschmerzen wegen der durch ASS verzögerten Blutgerinnung. Nicht anwenden bei Kindern unter zwölf Jahren mit Virusinfektionen, wie Grippe oder Windpocken, wegen lebensbedrohlicher Risiken. → Seite 422
500 Tabletten	500 mg	30 Stück	1,98	
ASS+C-ratiopharm Brausetabletten	**Azetylsalizylsäure** 600 mg + **Vitamin C** 200 mg	10 Stück	3,25	**Auch geeignet** bei leichten bis mäßig starken Schmerzen und Fieber. Vitamin C trägt zwar zur Schmerzlinderung nichts bei. Brausetabletten wirken aber schnell und sorgen für die notwendige Flüssigkeit. **Mit Einschränkung geeignet** bei Zahnschmerzen wegen der durch ASS verzögerten Blutgerinnung. Nicht anwenden bei Kindern unter zwölf Jahren mit Virusinfektionen, wie Grippe oder Windpocken, wegen lebensbedrohlicher Risiken. → Seite 429

Hinweise zu den Tabellenspalten → Seite 24, zur Auswahl der Arzneimittel → Seite 20, zur Grundlage der Bewertung → Seiten 20, 23

Schmerzen allgemein. Kopf-, Zahn-, Regel-, Gelenk-, Rückenschmerzen. Fieber Fortsetzung

Handelsname Darreichungsform	Zusammensetzung pro 1 ml/1 g oder wie angegeben bzw. pro abgeteilte Einheit	Kleinste Packungsgröße	Packungspreis	Bewertung für das beanspruchte Anwendungsgebiet
Hinweise zu den Tabellenspalten → Seite 24, zur Auswahl der Arzneimittel → Seite 20, zur Grundlage der Bewertung → Seiten 20, 23				
ben-u-ron 500 mg Kapseln	**Parazetamol** 500 mg	10 Stück	1,15	**Geeignet** bei leichten bis mäßig starken Schmerzen und Fieber. → Seite 425
ben-u-ron Saft Lösung	40 mg	100 ml	3,49	
ben-u-ron 125 mg	125 mg	10 Stück	1,35	
250 mg	250 mg	10 Stück	1,60	
500 mg	500 mg	10 Stück	1,87	
1 000 mg Suppositorien	1 000 mg	10 Stück	2,38	
Benuron Tabletten 500 mg Tabletten	500 mg	10 Stück	1,15	
Dolormin Migräne	**Ibuprofen, DL-Lysinsalz** 342 mg (entsprechend 200 mg Ibuprofen)	10 Stück	4,83	**Geeignet** bei Migränekopfschmerzen. → Seite 424
Dolormin instant Brausegranulatbeutel	342 mg (entsprechend 200 mg Ibuprofen)	10 Stück	4,83	**Geeignet** bei leichten bis mäßig starken Schmerzen und Fieber. → Seite 424
Dolormin	342 mg (entsprechend 200 mg Ibuprofen)	10 Stück	3,04	
Dolormin extra Filmtabletten	684 mg (entsprechend 400 mg Ibuprofen)	10 Stück	5,09	
Doppel Spalt compact Tabletten	**Azetylsalizylsäure** 500 mg + **Koffein** 50 mg	20 Stück	5,15	**Wenig geeignet** bei Schmerzen und Fieber. Nicht sinnvolle Kombination. Koffein kann den Missbrauch fördern. Mittel mit nur einem Wirkstoff sind vorzuziehen. → Seite 431
Eudorlin Tabletten	**Parazetamol** 200 mg + **Propyphenazon** 250 mg + **Koffein** 50 mg	20 Stück	4,15	**Wenig geeignet** bei Schmerzen. Nicht sinnvolle Kombination. Der Wirkstoff Propyphenazon ist schlecht untersucht, es stehen besser zu beurteilende und geeignete Alternativen zur Verfügung. Koffein kann den Missbrauch fördern. Mittel mit nur einem Wirkstoff sind vorzuziehen. → Seite 431
ibutop Rückenschmerztabletten Tabletten	**Ibuprofen** 400 mg	10 Stück	3,51	**Geeignet** bei leichten bis mäßig starken Schmerzen und Fieber. → Seite 424
Malinert Tabletten	**Azetylsalizylsäure** 325 mg + **Parazetamol** 250 mg	30 Stück	5,60	**Wenig geeignet** bei Schmerzen. Die Kombination von ASS und Parazetamol bietet keinen zusätzlichen therapeutischen Vorteil. Mittel mit nur einem Wirkstoff sind vorzuziehen. → Seite 427
Migraeflux orange N Lacktabletten	**Parazetamol** 500 mg + **Dimenhydrinat** 12,5 mg	20 Stück	9,49	**Wenig geeignet** bei Kopfschmerzen und Migräne. Nicht sinnvolle Kombination. Dimenhydrinat als Mittel gegen Übelkeit bei Migräne muss eine Viertelstunde vor dem Schmerzmittel eingenommen werden. → Seite 433

Schmerzen allgemein. Kopf-, Zahn-, Regel-, Gelenk-, Rückenschmerzen. Fieber Fortsetzung

Handelsname Darreichungsform	Zusammensetzung pro 1 ml/1 g oder wie angegeben bzw. pro abgeteilte Einheit	Kleinste Packungsgröße	Packungspreis	Bewertung für das beanspruchte Anwendungsgebiet
Migräne-Kranit mono bei Schmerzen Suppositorien	**Phenazon** 500 mg	10 Stück	9,26	**Wenig geeignet** bei leichten bis mäßig starken Schmerzen. Der Wirkstoff Phenazon ist schlecht untersucht, es stehen besser zu beurteilende und geeignete Alternativen zur Verfügung. → Seite 427
Tabletten	500 mg	30 Stück	6,99	
Migräne-Tabletten Tabletten	**Phenazon** 450 mg + **Koffein** 45 mg	20 Stück	4,15	**Wenig geeignet** bei Schmerzen und Migräne. Nicht sinnvolle Kombination. Der Wirkstoff Phenazon ist schlecht untersucht, es stehen besser zu beurteilende und geeignete Alternativen zur Verfügung. Die therapeutische Wirksamkeit bei Migräne ist nicht ausreichend nachgewiesen. Koffein kann den Missbrauch fördern. Mittel mit nur einem Wirkstoff sind vorzuziehen. → Seite 431
Migränin gegen Kopfschmerzen Filmtabletten	**Phenazon** 500 mg + **Koffein** 48 mg + **Zitronensäure** 2,8 mg	20 Stück	4,70	**Wenig geeignet** bei Schmerzen und Migräne. Nicht sinnvolle Kombination. Der Wirkstoff Phenazon ist schlecht untersucht, es stehen besser zu beurteilende und geeignete Alternativen zur Verfügung. Die therapeutische Wirksamkeit bei Migräne ist nicht ausreichend nachgewiesen. Koffein kann den Missbrauch fördern. Mittel mit nur einem Wirkstoff sind vorzuziehen. → Seite 431
Neuralgin Tabletten	**Azetylsalizylsäure** 250 mg + **Parazetamol** 200 mg + **Koffein** 50 mg	20 Stück	3,79	**Wenig geeignet** bei leichten bis mäßig starken Schmerzen und Fieber. Nicht sinnvolle Kombination. Die Kombination von ASS und Parazetamol bietet keinen zusätzlichen therapeutischen Vorteil. Koffein kann den Missbrauch fördern. Mittel mit nur einem Wirkstoff sind vorzuziehen. → Seite 431
Neuranidal Schmerztabletten Tabletten	**Azetylsalizylsäure** 300 mg + **Parazetamol** 200 mg + **Koffein** 50 mg	10 Stück	1,93	**Wenig geeignet** bei leichten bis mäßig starken Schmerzen und Migräne. Nicht sinnvolle Kombination. Die Kombination von ASS und Parazetamol bietet keinen zusätzlichen therapeutischen Vorteil. Die therapeutische Wirksamkeit bei Migräne ist nicht ausreichend nachgewiesen. Koffein kann den Missbrauch fördern. Mittel mit nur einem Wirkstoff sind vorzuziehen. → Seite 431
Optalidon N Dragees	**Propyphenazon** 125 mg + **Koffein** 25 mg	10 Stück	2,35	**Wenig geeignet** bei Schmerzen. Nicht sinnvolle Kombination. Der Wirkstoff Propyphenazon ist schlecht untersucht, es stehen besser zu beurteilende und geeignete Alternativen zur Verfügung. Koffein kann den Missbrauch fördern. Mittel mit nur einem Wirkstoff sind vorzuziehen. → Seite 431
Suppositorien	**Propyphenazon** 375 mg + **Koffein** 75 mg	10 Stück	5,15	

Schmerzen allgemein. Kopf-, Zahn-, Regel-, Gelenk-, Rückenschmerzen. Fieber Fortsetzung

Handelsname Darreichungsform	Zusammensetzung pro 1 ml/1 g oder wie angegeben bzw. pro abgeteilte Einheit	Kleinste Packungsgröße	Packungspreis	Bewertung für das beanspruchte Anwendungsgebiet
Hinweise zu den Tabellenspalten → Seite 24, zur Auswahl der Arzneimittel → Seite 20, zur Grundlage der Bewertung → Seiten 20, 23				
Paracetamol STADA Lösung	**Parazetamol** 40 mg	100 ml	3,36	**Geeignet** bei leichten bis mäßig starken Schmerzen und Fieber. → Seite 425
125 mg	125 mg	10 Stück	1,31	
250 mg	250 mg	10 Stück	1,50	
500 mg	500 mg	10 Stück	1,80	
1 000 mg Suppositorien	1 000 mg	10 Stück	2,06	
500 mg Tabletten	500 mg	10 Stück	0,97	
Paracetamol-ratiopharm-500 Brausetabletten	**Parazetamol** 500 mg	10 Stück	3,25	**Geeignet** bei leichten bis mäßig starken Schmerzen und Fieber. → Seite 425
Lösung	40 mg	100 ml	3,40	
125	125 mg	10 Stück	1,31	
250	250 mg	10 Stück	1,50	
500	500 mg	10 Stück	1,80	
1 000 Suppositorien	1 000 mg	10 Stück	2,10	
500 Tabletten	500 mg	30 Stück	1,80	
Saridon gegen Schmerzen Tabletten	**Parazetamol** 250 mg + **Propyphenazon** 150 mg + **Koffein** 50 mg	10 Stück	1,98	**Wenig geeignet** bei Schmerzen und Fieber. Nicht sinnvolle Kombination. Der Wirkstoff Propyphenazon ist schlecht untersucht, es stehen besser zu beurteilende und geeignete Alternativen zur Verfügung. Koffein kann den Missbrauch fördern. Mittel mit nur einem Wirkstoff sind vorzuziehen. → Seite 431
Spalt Schmerztabletten Tabletten	**Azetylsalizylsäure** 300 mg + **Parazetamol** 300 mg	10 Stück	2,80	**Wenig geeignet** bei leichten bis mäßig starken Schmerzen und Migräne. Die Kombination von ASS und Parazetamol bietet keinen zusätzlichen therapeutischen Vorteil. Die therapeutische Wirksamkeit bei Migräne ist nicht ausreichend nachgewiesen. Mittel mit nur einem Wirkstoff sind vorzuziehen. → Seite 427
Thomapyrin Schmerztabletten Tabletten	**Azetylsalizylsäure** 250 mg + **Parazetamol** 200 mg + **Koffein** 50 mg	10 Stück	2,70	**Wenig geeignet** bei leichten bis mäßig starken Schmerzen und Fieber. Nicht sinnvolle Kombination. Die Kombination von ASS und Parazetamol bietet keinen zusätzlichen therapeutischen Vorteil. Koffein kann den Missbrauch fördern. Mittel mit nur einem Wirkstoff sind vorzuziehen. → Seite 431

Schmerzen allgemein. Kopf-, Zahn-, Regel-, Gelenk-, Rückenschmerzen. Fieber Fortsetzung

Handelsname Darreichungsform	Zusammensetzung pro 1 ml/1 g oder wie angegeben bzw. pro abgeteilte Einheit	Kleinste Packungsgröße	Packungspreis	Bewertung für das beanspruchte Anwendungsgebiet
Thomapyrin C Schmerztabletten Brausetabletten	**Azetylsalizylsäure** 300 mg + **Parazetamol** 200 mg + **Vitamin C** 300 mg	10 Stück	4,70	**Wenig geeignet** bei leichten bis mäßig starken Schmerzen und Fieber. Nicht sinnvolle Kombination. Die Kombination von ASS und Parazetamol bietet keinen zusätzlichen therapeutischen Vorteil. Vitamin C trägt zur Schmerzlinderung nichts bei. Mittel mit nur einem Wirkstoff sind vorzuziehen. → Seite 429
Titralgan Schmerztabletten Tabletten	**Parazetamol** 100 mg + **Phenazon** 220 mg + **Koffein** 50 mg	10 Stück	2,10	**Wenig geeignet** bei leichten bis mäßig starken Schmerzen und Fieber. Nicht sinnvolle Kombination. Der Wirkstoff Phenazon ist schlecht untersucht, es stehen besser zu beurteilende und geeignete Alternativen zur Verfügung. Koffein kann den Missbrauch fördern. Mittel mit nur einem Wirkstoff sind vorzuziehen. → Seite 431
Togal ASS 400	**Azetylsalizylsäure** 400 mg	14 Stück	2,75	**Geeignet** bei leichten bis mäßig starken Schmerzen und Fieber. **Mit Einschränkung geeignet** bei Zahnschmerzen wegen der durch ASS verzögerten Blutgerinnung. Nicht anwenden bei Kindern unter zwölf Jahren mit Virusinfektionen, wie Grippe oder Windpocken, wegen lebensbedrohlicher Risiken. → Seite 422
Togal Tabletten	**Azetylsalizylsäure** 250 mg + **Chinin-dihydrochlorid** 1,5 mg + **Lithiumzitrat** 42 mg	14 Stück	2,75	**Wenig geeignet** bei Schmerzen und Fieber. Nicht sinnvolle Kombination. Chinin und Lithium tragen zur Schmerzlinderung nichts bei. Mittel mit nur einem Wirkstoff sind vorzuziehen. → Seite 433
vivimed N gegen Fieber und Kopfschmerzen	**Parazetamol** 500 mg	10 Stück	2,45	**Geeignet** bei leichten bis mäßig starken Schmerzen und Fieber. → Seite 425
vivimed mit Coffein gegen Kopfschmerzen Tabletten	**Parazetamol** 333 mg + **Koffein** 50 mg	10 Stück	2,45	**Wenig geeignet** bei leichten bis mäßig starken Schmerzen. Nicht sinnvolle Kombination. Koffein kann den Missbrauch fördern. Mittel mit nur einem Wirkstoff sind vorzuziehen. → Seite 431

Hinweise zu den Tabellenspalten → Seite 24, zur Auswahl der Arzneimittel → Seite 20, zur Grundlage der Bewertung → Seiten 20, 23

Sonstige Störungen und Probleme

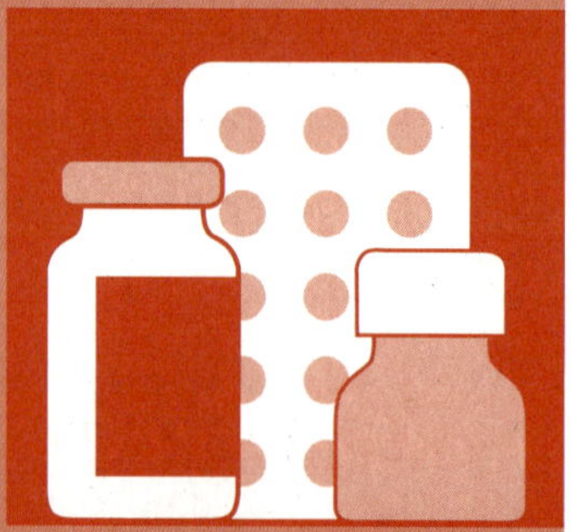

Nicht nur Beschwerden und eindeutig zu benennende Krankheiten werden mit Medikamenten behandelt, auch eine Reihe unerwünschter körperlicher Veränderungen hofft man mit ihnen beeinflussen zu können. Dazu gehören Probleme, die das Älterwerden mit sich bringen kann, und Störungen im Bereich der Sexualität.
Übergewicht und Rauchen sind bedeutende Risikofaktoren für schwere Erkrankungen. Übergewicht abzubauen und das Rauchen aufzugeben bedeutet, den bisher gewohnten Lebensstil grundsätzlich zu ändern. Es ist eine Reihe von Medikamenten auf dem Markt, die diesen schwierigen Prozess unterstützen sollen.

Übergewicht

Das Gewicht wird meist aus zwei unterschiedlichen Blickwinkeln beurteilt: dem des Aussehens und dem der Gesundheit. Mit einer schlanken Figur verbindet sich vieles, was in westlichen Gesellschaften als erstrebenswert gilt: Jugendlichkeit, Erfolg, Fitness, Attraktivität, soziale Anerkennung, Glück.
Ein Gewicht, das über das Normalmaß hinausgeht, weil der Anteil an Körperfett hoch ist, ist für die Gesundheit ein Risikofaktor. Mit steigendem Gewicht treten hoher Blutdruck, Typ-2-Diabetes, Fettstoffwechselstörungen und Gelenkbeschwerden zunehmend häufiger auf und in der Folge dann auch Herzerkrankungen, Herzinfarkt, Schlaganfall und bestimmte Krebserkrankungen.

Übergewichtige Kinder

Mit Schrecken stellen Mediziner fest, dass mittlerweile 10 bis 20 Prozent der Schulkinder und Jugendlichen in Deutschland übergewichtig sind, und zwar aus den gleichen Gründen wie Erwachsene: übermäßige Zufuhr von kalorien- und fettreicher Nahrung und Mangel an Bewegung. Sie diagnostizieren bei ihnen Gesundheitsstörungen, die sonst nur bei Erwachsenen vorkommen: Typ-2-Diabetes, hoher Blutdruck, Fettstoffwechselstörungen, Gelenkprobleme. Die Kinder leiden unter ihrem Aussehen, ihrer eingeschränkten Beweglichkeit und vor allem darunter, dass sie gehänselt und von den anderen ausgeschlossen werden. Diese Kränkungen beeinträchtigen ihre psychosoziale Entwicklung. ▶

Das Gewichtsproblem beginnt häufig schon in den ersten drei Lebensjahren. Es kann also bereits bei den regelmäßigen Vorsorgeuntersuchungen auffallen, die für Kinder vorgesehen sind. Hierbei muss der Arzt auch Größe und Gewicht beurteilen, sodass er frühzeitig auf Übergewicht aufmerksam werden kann. In jedem Fall sollten Eltern, denen auffällt, dass ihr Kind „zu dick" ist, ärztlichen Rat suchen. Ohne fachkundige Hilfe können sie nicht beurteilen, ob das Kind wirklich übergewichtig ist. Zwar wird auch bei Kindern der BMI berechnet, doch ab wann ein Kind als übergewichtig gilt, richtet sich nach seinem Alter, seiner Körpergröße und dem Geschlecht. Die Tabellen, in denen diese Zusammenhänge dargestellt sind, kann der Arzt in der Literatur nachschlagen.
Eltern meinen oft, der Babyspeck ihres Kindes „verwächst" sich noch. In der Tat kann es bei Kindern manchmal ausreichen, eine Gewichtszunahme zu verhindern, weil sie den Überschuss sozusagen „aufbrauchen", während sie an Länge zulegen. Ob das tatsächlich zutrifft, muss der Arzt anhand des Gesundheitszustands und des Alters des Kindes beurteilen.
Die Behandlung von übergewichtigen Kindern besteht darin, Ernährungs- und Bewegungsgewohnheiten zu verändern. Arzneimittel werden nicht eingesetzt. Stattdessen sind ausführliche Beratungen und Anleitungen notwendig, die die gesamte Familie einbeziehen. Wenn Eltern und Geschwister gemeinsam mit dem übergewichtigen Kind zu einem neuen Lebensstil finden, wird ein dauerhafter Erfolg wahrscheinlicher.

Anzeichen und Beschwerden

Viele Menschen klagen „Ich bin zu dick" und bringen damit zum Ausdruck, dass sie mit ihrer Figur unzufrieden sind. Die einen, weil ihre Sommergarderobe nicht mehr passt, die anderen – vor allem Frauen –, weil sie ihren Bauch als zu rund oder ihre Oberschenkel als zu dick ansehen. Bei dieser sehr subjektiven Einschätzung orientieren sie sich aber eher an modischen als an gesundheitlichen Kriterien.
Um das Gewicht aus medizinischer Sicht zu beurteilen, bedient man sich heute des Body-Mass-Index (BMI). Er errechnet sich nach folgender Formel: Körpergewicht in Kilogramm geteilt durch das Quadrat der Körpergröße in Metern (BMI = kg/m^2).

Ein Beispiel: Eine Person wiegt 68 Kilogramm und ist 168 Zentimeter = 1,68 Meter groß.
BMI = 68 (kg Gewicht) : 1,68 (m Körpergröße)^2 = 24,11
Ein BMI zwischen 18,5 und 24,9 gilt als Normalgewicht. Werte von 25 bis 29,9 sieht man als Übergewicht an. Ab einem BMI von 30 spricht man von Fettleibigkeit (Adipositas); sie gilt als unbedingt behandlungsbedürftig.

Der Jo-Jo-Effekt

Für gar nicht so wenige Menschen gehören Diäten oder Schlankheitskuren zum Lebensrhythmus wie die Jahreszeiten. Und fast ausnahmslos stellen sie nach längerer Zeit fest: Die Waage zeigt von Jahr zu Jahr mehr an. Sie erliegen dem so genannten Jo-Jo-Effekt.
Dass Nahrungsmittel jederzeit und in unbegrenzter Menge zur Verfügung stehen, ist entwicklungsgeschichtlich recht neu. Zum biologischen Überlebensprogramm des Menschen gehört vielmehr, sich auf Hungersnöte einzustellen. Immer, wenn der Körper deutlich weniger Kalorien, vor allem Eiweiß, zugeführt bekommt als bisher, schaltet der Stoffwechsel auf ein Sparprogramm um und drosselt den Energieverbrauch. Ist die Zeit der schmalen Kost vorbei, ändert sich das wieder und die Fettdepots werden so schnell wie möglich gefüllt. Jede erneute Diät interpretiert der Körper als neue Hungersnot, gegen die er sich mit neuen Fettpolstern zu wappnen versucht.
Dieses Auf und Ab lässt sich nur durchbrechen, wenn die Gewichtsabnahme mit einer grundsätzlichen Änderung der Lebensgewohnheiten verbunden wird. Der schlank gewordene Mensch muss sich dauerhaft mit weniger Kalorien zufrieden geben, denn ein Körper mit weniger Masse benötigt, um zu funktionieren, weniger Kalorien. Zum Beispiel kommt jemand, der zehn Kilogramm abgenommen hat, mit etwa 500 Kalorien pro Tag weniger aus. Wer meint, nach der Diät wieder so leben zu können wie vorher – aber mit einer besseren Figur –, wird bald enttäuscht.

Ursachen

Jeder Mensch hat ein individuelles Normalgewicht, das weitgehend erblich angelegt ist. Auch wie viel und wie schnell jemand zu- oder abnimmt, ist stark genetisch bestimmt. Dennoch sind es die von außen

stopfung, die der Wirkstoff gerade bekämpfen soll, Vorschub. Darüber hinaus hat Phenolphthalein erbgutverändernde Eigenschaften. Diese beiden Wirkungen tragen dazu bei, dass der Arzneistoff heute als nicht mehr akzeptabel gilt. Dass sich mit seiner Anwendung Übergewicht verringern lässt, ist zudem nicht ausreichend nachgewiesen.

Phenolphthalein ist in dem Mittel zwar so gering dosiert, dass seine abführende Wirkung fraglich wird, unerwünschte Wirkungen können aber dennoch auftreten.

Dieses Mittel stellt keine sinnvolle Kombination dar. Die Abwägung von Nutzen und Risiko geht negativ aus, sodass es als Mittel zum Abnehmen wenig geeignet ist – auch nicht zur Unterstützung dieser Bemühungen.

Anwendung

Der Hersteller gibt an, dass von dem Mittel morgens und mittags eine halbe Stunde vor dem Essen je ein Dragee eingenommen werden soll. Er begrenzt die Anwendungszeit auf maximal vier Wochen.

Achtung

Gegenanzeigen

Unter folgenden Bedingungen dürfen Sie das Mittel nicht anwenden:

- Sie haben eine Hauterkrankung.
- Sie haben eine akute Erkrankung im Bauchraum. Das kann auch ein Darmverschluss sein.
- Ihr Blutdruck ist erhöht.
- Sie haben Herzrhythmusstörungen.
- Sie leiden an einer Überfunktion der Schilddrüse.
- Sie haben einen Tumor im Nebennierenmark.
- Sie haben einen grünen Star (Glaukom).
- Ihre Prostata ist vergrößert, sodass Sie die Blase nicht mehr vollkommen entleeren können.
- Sie leiden an Schlafstörungen.

Wechselwirkungen mit Medikamenten

Wenn Sie noch andere Medikamente nehmen, ist zu beachten:

- Sie dürfen dieses Mittel nicht einnehmen, wenn Sie mit einem MAO-Hemmer behandelt werden (bei Depressionen und Parkinsonkrankheit). Dann kann der Blutdruck sehr stark ansteigen, was die Gefahr von Gehirnblutungen und anderen Organschäden mit sich bringen kann.
- Mittel zur Entwässerung (z. B. bei hohem Blutdruck) und kortisonhaltige Mittel können dazu führen, dass der Körper viel Kalium verliert. Denselben Effekt kann die lang dauernde Einnahme von Phenolphthalein haben, dem in dem Präparat enthaltenen Abführmittel. Ein erheblicher Kaliumverlust kann die Herzfunktion stören und zu Muskelschwäche führen.

Unerwünschte Wirkungen

Häufig, aber unbedenklich

Nervosität, Unruhe, Reizbarkeit, Schlaflosigkeit und Unlustgefühle.

Die Haut kann sich röten, zu jucken beginnen und eine dunkle Färbung bekommen.

Häufig und gefährlich

Das Mittel kann den Blutdruck ansteigen lassen und Herzrhythmusstörungen auslösen. Diese unerwünschten Wirkungen können besonders jene Personen gefährden, die schon lange Zeit mit Übergewicht belastet sind, denn bei ihnen haben sich in der Folge oft Diabetes und Herz- oder Gefäßerkrankungen eingestellt.

Im Laufe der Zeit gewöhnt sich der Körper an den Wirkstoff Ephedrin. Um die gewohnte Wirkung zu erzielen, muss dann eine größere Menge eingenommen werden. Daraus kann sich eine Abhängigkeit entwickeln. Infolge der höheren Dosierung und langen Einnahmezeit werden dann auch andere unerwünschte Wirkungen wahrscheinlicher, die bei bestimmungsgemäßem Gebrauch kaum zu erwarten sind.

Nach längerer Anwendung kann das Mittel – vor allem bei Menschen mit einer psychischen Erkrankung – seelische Veränderungen auslösen, in deren Folge es zu Erregungs- und Angstzuständen kommen kann.

Gelegentlich, aber unbedenklich

Das Wasserlassen kann schwer fallen. Die Zuckerverwertung des Körpers kann gestört sein, sodass der Blutzuckerspiegel ansteigt. Diese Reaktionen treten besonders bei Menschen in höherem Alter häufiger auf.

Selten, aber gefährlich

Ein Nierenschaden kann sich entwickeln.

Es kann zu allergischen Reaktionen unterschiedlichen Schweregrads kommen, die an der Haut beginnen (Nesselsucht) und zu Atembeschwerden, Luftnot und Kreislaufzusammenbruch führen können.

An Haut und Schleimhäuten sind lebensbedrohliche Reaktionen möglich, die einer Allergie ähneln und mit unerträglichem Juckreiz und geschwollenen Schleimhäuten einhergehen (Quincke-Ödem, Angioödem).
Es kann sich eine fieberhafte Hauterkrankung einstellen, bei der sich Blasen bilden und in deren Folge sich die Haut ablösen kann (Stevens-Johnson-Syndrom).

Hinweise

Für Schwangerschaft und Stillzeit

Über die Risiken einer Anwendung in Schwangerschaft und Stillzeit gibt es keine Erkenntnisse. Da das Mittel ohnehin als „wenig geeignet" bewertet wird, sollten Sie darauf verzichten. Abgesehen davon ist die Gewichtszunahme während der Schwangerschaft ein natürlicher Vorgang. Selbst wenn es mehr sein sollte, als der Arzt für vertretbar hält, sind Medikamente nicht der richtige Weg, um eine weitere Zunahme zu begrenzen. Auch während der Stillzeit sind Maßnahmen, um an Gewicht zu verlieren, abzulehnen.

Für Kinder unter 14 Jahren

Für Kinder und Jugendliche ist das Mittel nicht geeignet. Eine medikamentöse Hilfe beim Abnehmen ist bei ihnen ohnehin nicht angebracht.

Zur Verkehrstüchtigkeit

Das Mittel kann die Reaktionsfähigkeit beeinträchtigen. Wenn das bei Ihnen der Fall ist, sollten Sie keine Fahrzeuge lenken, keine Maschinen bedienen und keine Arbeiten ohne sicheren Halt verrichten.

Kombination

Alginsäure + Carmellose

Recatol Algin

Alginsäure und Carmellose sind komplexe Kohlenhydrate; sie haben in chemischer Hinsicht entfernte Ähnlichkeit mit Stärke. Alginsäure wird aus Braunalgen gewonnen, Carmellose aus Zellulose. Beide quellen im Kontakt mit Wasser auf und vervielfachen ihr Volumen. Auf dieser Eigenschaft beruht der Einsatz der beiden Substanzen in der Medizin. Man nutzt sie als Ballaststoffe, um Verstopfung zu behandeln oder um Bemühungen, Übergewicht zu verringern, zu unterstützen. Wenn sie im Magen quellen und ihn füllen, verstärkt das das Gefühl, satt zu sein. Das mag manchen Menschen helfen, nicht mehr so viel zu essen. Es gibt jedoch kaum Studien, die belegen, dass die beiden Quellmittel als Appetithemmer wirken und sich mit ihrer Hilfe Gewicht leichter verlieren lässt.

Anwendung

Eine halbe Stunde vor jeder Mahlzeit sollen zwei Tabletten gründlich zerkaut und mit einem großen Glas Wasser hinuntergespült werden. Diese Flüssigkeit ist notwendig, um den Substanzen das zum Quellen notwendige Wasser zur Verfügung zu stellen.
Drei bis vier Wochen lang soll auf diese Weise das Hungergefühl vor dem Essen besänftigt werden.

Achtung

Nehmen Sie das Mittel keinesfalls vor dem Schlafengehen ein. Sollten Reste der Tabletten in der Speiseröhre hängen bleiben, quellen diese dort auf, können aber, wenn Sie liegen, nur schlecht weiter transportiert werden.

Wechselwirkungen mit Medikamenten

Wenn Sie noch andere Medikamente einnehmen, sollten Sie zwischen diesen und dem Quellmittel mindestens eine halbe Stunde verstreichen lassen. Es kann sonst sein, dass die Quellmittel die Aufnahme der Arzneistoffe in den Körper behindern.

Unerwünschte Wirkungen

Gelegentlich, aber unbedenklich

Völlegefühl, Brechreiz, Verstopfung oder Durchfall.

Selten, aber gefährlich

Es kann zu einem lebensbedrohlichen Verschluss von Speiseröhre und Darm kommen, wenn die Tabletten nicht mit genügend Wasser eingenommen werden und sich an einer Stelle des Magen-Darm-Traktes festsetzen.

Hinweise

Für Schwangerschaft und Stillzeit

Sie sollten dieses Mittel nicht einnehmen. Eine Gewichtszunahme während der Schwangerschaft ist ein natürlicher Vorgang. Selbst wenn es mehr sein sollte, als der Arzt für vertretbar hält, sind Medikamente nicht der richtige Weg, um eine weitere Zunahme zu begrenzen. Auch während der Stillzeit sind Maßnahmen zur Gewichtsabnahme abzulehnen.

Für Kinder unter 14 Jahren

Für Kinder und Jugendliche ist das Mittel nicht geeignet. Eine medikamentöse Hilfe beim Abnehmen ist bei ihnen ohnehin nicht angebracht.

Pflanzenkombinationen

Birke + Blasentang

Fucus 2000

Birke + Bohnenhülsen + Hauhechel

Biofax

Birke + Brennnessel + Koriander + Mate + Wacholder

Bad Heilbrunner FastenTee

Birke: Getrocknete Birkenblätter (Betula pendula, Betula pubescens) werden volksmedizinisch eingesetzt, um Wasser aus dem Körper auszuschwemmen. In der Medizin heißt das, sie haben eine diuretische Wirkung. Es wird vermutet, dass diese auf dem hohen Gehalt der Birkenblätter an Flavonoiden beruht; bestätigt wurde das aber bisher nicht. Einem Mittel zum Abnehmen werden Birkenblätter wohl in dem Gedanken zugesetzt, dass sich eine Entwässerung auf der Waage positiv bemerkbar macht. Das ist jedoch weder ausreichend nachgewiesen noch ist zu erwarten, dass sich auf diese Weise eine dauerhafte Gewichtsabnahme erzielen lässt.

Blasentang: Als Tang (Fucus) werden getrocknete Braunalgen (Fucus vesiculosus) verwendet. Tang enthält nennenswerte Mengen Jod, ein Element, das die Schilddrüse für die Produktion ihrer Hormone benötigt. In „Schlankheitsmitteln" wird Tang aufgrund der Vorstellung eingesetzt, dass die Schilddrüse das zugeführte Jod zu mehr Hormonen verarbeitet und diese die Grundfunktionen des Stoffwechsels anregen. Der erhöhte Energieverbrauch soll dann helfen, die Fettdepots abzubauen.

Diese therapeutische Wirksamkeit von Blasentang ist nicht ausreichend belegt. Vielmehr sind durch den schwankenden Jodgehalt bei einem Gebrauch über längere Zeit unerwünschte Wirkungen zu erwarten.

Bohnenhülsen: Die Hülsen der Gartenbohne (Phaseolus vulgaris) werden volksmedizinisch zur Entwässerung eingesetzt. Durch klinische Studien ist diese therapeutische Wirksamkeit jedoch nicht ausreichend belegt.

Brennnessel: Den getrockneten Blättern der Brennnessel (Urtica dioica) wird unter anderem eine diuretische Wirkung zugesprochen. Durch klinische Studien ist das jedoch nicht ausreichend belegt. Es ist auch nicht bekannt, welche Inhaltsstoffe diese Wirkung tragen sollen.

Hauhechel: Die Wurzel des Hauhechels (Ononis spinosa) wirkt nachgewiesenermaßen gering wasserausschwemmend. Welcher Inhaltsstoff dafür verantwortlich sein könnte, ließ sich bisher nicht ausmachen.

Koriander: Die Früchte des Korianders (Coriandrum sativum) enthalten ein ätherisches Öl, das bei Blähungen helfen kann.

Mate: Mate sind die getrockneten Blätter eines südamerikanischen Strauchs (Ilex paraguariensis). Sie enthalten die gleichen anregenden Stoffe wie Kaffee und werden mit dem gleichen Ziel eingesetzt. Sie sollen anregen, die Leistungsfähigkeit verstärken und Hunger dämpfen. Ihr Anteil an Koffein sorgt für eine vermehrte Wasserausscheidung. Eine appetitmindernde Wirkung ist für Mateblätter nicht belegt. Dass sich mit ihnen Gewicht reduzieren lässt, ist nicht ausreichend nachgewiesen.

Wacholder: Die Beeren des Wacholders (Juniperus communis) sollen unter anderem wasserausschwemmend wirken, durch klinische Studien ist diese Wirkung nicht ausreichend belegt. Darüber hinaus hat die für Pflanzen zuständige Kommission des ehemaligen Bundesgesundheitsamts eine Anwendung zu diesem Zweck nicht akzeptiert, weil es Berichte gab, dass Inhaltsstoffe der Wacholderbeeren die Nieren reizen können.

Alle diese Mittel stellen keine sinnvollen Kombinationen dar und sind wenig geeignet, um Übergewicht zu verringern.

Anwendung

Die jeweiligen Hersteller empfehlen:

Bad Heilbrunner FastenTee: Drei bis fünf Tassen Tee täglich trinken. Eine solche Kur soll sechs Wochen dauern und nach drei Monaten wiederholt werden können.

Biofax: Dreimal täglich ein bis zwei Kapseln einnehmen. Nach vier Wochen sollte die Einnahme beendet werden.

Fucus 2000: Dreimal täglich eine Kapsel einnehmen.

Achtung

Gegenanzeigen

Bad Heilbrunner FastenTee: Wegen des Anteils an Wacholderbeeren sollten Personen mit akuten oder chronischen entzündlichen Nierenerkrankungen den Tee nicht trinken.

Unerwünschte Wirkungen

Bad Heilbrunner FastenTee: Bei lang dauernder Anwendung und Überdosierung können durch die Wacholderbeeren Nierenschäden auftreten. Darum sollte dieser Tee höchstens sechs Wochen lang getrunken werden; besser wäre es, die Anwendung nach drei bis vier Wochen zu beenden. Der Koffeingehalt der Mateblätter kann zu Zittern, Unruhe, Schlaflosigkeit, Angstzuständen und Kopfschmerzen führen.

Fucus 2000: Aufgrund seines Jodgehalts, der aber in seiner Höhe schwankt, kann Tang bei Menschen mit bestimmten Schilddrüsenstörungen eine Schilddrüsenüberfunktion verschlimmern oder eventuell sogar auslösen. Das ist aber erst dann zu befürchten, wenn das Pflanzenprodukt über lange Zeit und in hoher Dosierung eingenommen wird.

Selten, aber gefährlich

Fucus 2000: Bei Menschen mit einer Überempfindlichkeit gegenüber Jod kann sich eine schwere Allergie ausbilden, die den ganzen Körper erfasst.

Hinweise

Für Schwangerschaft und Stillzeit

Bad Heilbrunner FastenTee: In der Schwangerschaft sollten keine Wacholderbeeren eingenommen werden, da sie die Gebärmutter zu Kontraktionen anregen können.
Abgesehen davon ist die Gewichtszunahme während der Schwangerschaft ein natürlicher Vorgang. Selbst wenn es mehr sein sollte als der Arzt für vertretbar hält, sind Medikamente nicht der richtige Weg, um eine weitere Zunahme zu begrenzen. Auch während der Stillzeit sind Maßnahmen, um an Gewicht zu verlieren, abzulehnen.

Für Kinder unter 14 Jahren

Für Kinder und Jugendliche ist das Mittel nicht geeignet. Eine medikamentöse Hilfe beim Abnehmen ist bei ihnen ohnehin nicht angebracht.

Übergewicht

Handelsname Darreichungsform	Zusammensetzung pro 1 ml/1 g oder wie angegeben bzw. pro abgeteilte Einheit	Kleinste Packungsgröße	Packungspreis	Bewertung für das beanspruchte Anwendungsgebiet
Bad Heilbrunner FastenTee Filterbeutel	**Birkenblätter** 584,1 mg + **Brennnesselblätter** 243 mg + **Korianderfrüchte** 243 mg + **Mateblätter** 486,9 mg + **Wacholderbeeren** 243 mg	8 x 1,8 g	ca. 1,58	**Wenig geeignet** zur Unterstützung der Behandlung von Übergewicht. Nicht sinnvolle Kombination von Pflanzenmitteln, deren therapeutische Wirksamkeit nicht ausreichend nachgewiesen ist. Bei einer Langzeitbehandlung mit Wacholderbeeren ist eine Nierenschädigung nicht sicher auszuschließen. → Seite 446
Biofax Kapseln	Auszüge aus **Birkenblättern** 30 mg + **Gartenbohnenhülsen** 20 mg + **Hauhechelwurzel** 20 mg	60 Stück	14,40	**Wenig geeignet** zur Behandlung von Übergewicht. Nicht sinnvolle Pflanzenkombination, die therapeutische Wirksamkeit ist nicht ausreichend nachgewiesen. → Seite 446

Hinweise zu den Tabellenspalten → Seite 24, zur Auswahl der Arzneimittel → Seite 20, zur Grundlage der Bewertung → Seiten 20, 23

Übergewicht Fortsetzung

Handelsname Darreichungsform	Zusammensetzung pro 1 ml/1 g oder wie angegeben bzw. pro abgeteilte Einheit	Kleinste Packungsgröße	Packungspreis	Bewertung für das beanspruchte Anwendungsgebiet
Fucus 2 000 Kapseln	Auszüge aus **Birkenblättern** 15 mg + **Blasentang** 50 mg	60 Stück	14,85	**Wenig geeignet** zur Unterstützung der Behandlung von Übergewicht. Nicht sinnvolle Pflanzenkombination, die therapeutische Wirksamkeit ist nicht ausreichend nachgewiesen. Blasentang kann bei Langzeitanwendung die Schilddrüsenfunktion stören. → Seite 446
Recatol Algin Lemon Kautabletten	**Alginsäure** 200 mg + **Carmellose-Natrium** 100 mg	120 Stück	21,47	**Mit Einschränkung geeignet** zur Unterstützung der Behandlung von Übergewicht mit einem Quellmittel. Die bislang vorliegenden Studien reichen noch nicht aus, um eine therapeutische Wirksamkeit abschließend nachzuweisen. → Seite 445
VENCIPON N Dragees	**Ephedrin-hydrochlorid** 12,21 mg + **Phenolphthalein** 1,5 mg	60 Stück	11,80	**Wenig geeignet** zur Unterstützung der Behandlung von Übergewicht. Nicht sinnvolle Kombination eines Appetitzüglers mit einem Abführmittel. → Seite 443

Hinweise zu den Tabellenspalten → Seite 24, zur Auswahl der Arzneimittel → Seite 20, zur Grundlage der Bewertung → Seiten 20, 23

Raucherentwöhnung

In Deutschland greifen 97 Prozent der Raucher zu Zigaretten; die Zigarren- und Pfeifenraucher sind also die Ausnahme. Die Gefahren für die Gesundheit sind aber bei allen gleich.
Eine Zeit lang wurden sie vornehmlich dem Hauptinhaltsstoff des Tabaks, dem Nikotin, angelastet. Mittlerweile ist jedoch klar, dass die Auswirkungen durch jene etwa 4 000 Substanzen zustande kommen, die beim Verbrennen einer Zigarette entstehen. Für eine Reihe dieser Chemikalien im Tabakrauch ist die krebserregende Wirkung nachgewiesen. Diese Substanzen sind sowohl in dem Rauch enthalten, der inhaliert wird, als auch in jenem, der in die Luft entweicht und eingeatmet wird.
Das Rauchen gilt als wichtigste Einzelursache für Krankheiten. In Deutschland sind jedes Jahr 80 000 bis 90 000 Herz-Kreislauf-Erkrankungen (koronare Herzerkrankung, arterielle Verschlusskrankheit, Bluthochdruck, Schlaganfall) und 30 000 Bronchialkrebs-Erkrankungen allein auf das Rauchen zurückzuführen. Jeden Tag sterben 308 Menschen, deren Tod einzig dem Rauchen anzulasten ist.
Rauchen während der Schwangerschaft wirkt sich negativ auf die körperliche Entwicklung und auf die Gesundheit des Kindes aus.
Die Gesundheitsgefahren, denen sich die aktiv Rauchenden aussetzen, sind nicht nur das Problem des einzelnen Rauchers. Wer in Gegenwart anderer Menschen raucht, gefährdet mit dem Rauch die Gesundheit auch der anderen. Das so genannte Passivrauchen ist ein Risikofaktor für viele Krankheiten. Ganz besonders die Gesundheit von Kindern leidet, wenn sie ständig Zigarettenrauch ausgesetzt sind.

Anzeichen und Beschwerden

Je nachdem, in welchen Situationen und aufgrund welcher Motive geraucht wird und wie viele Zigaretten es täglich sind, unterscheidet man bestimmte Rauchertypen. Als „starke" Raucher gelten solche, die mehr als 20 Zigaretten pro Tag rauchen. Diese sind mit Sicherheit von Nikotin abhängig.
Wie stark Sie abhängig sind, können Sie anhand einer Reihe von Fragen ermitteln, für deren Antworten Sie sich Punkte geben.

- Wie schnell nach dem Aufwachen rauchen Sie Ihre erste Zigarette? Innerhalb von 5 Minuten: 3 Punkte. Innerhalb von 6–30 Minuten: 2 Punkte. Innerhalb von 31–60 Minuten: 1 Punkt. Nach 60 Minuten: 0 Punkte.
- Fällt es Ihnen schwer, dort auf das Rauchen zu verzichten, wo es verboten ist (z. B. im Kino)? Ja: 1 Punkt. Nein: 0 Punkte.
- Auf welche Zigarette zu verzichten fällt Ihnen besonders schwer? Die erste Zigarette morgens: 1 Punkt. Jede andere: 0 Punkte.
- Wie viele Zigaretten rauchen Sie am Tag? 0–10: 0 Punkte. 11–20: 1 Punkt. 21–30: 2 Punkte. Mehr als 31: 3 Punkte.
- Rauchen Sie in den ersten Stunden nach dem Aufstehen mehr als während des übrigen Tages? Ja: 1 Punkt. Nein: 0 Punkte.
- Rauchen Sie auch, wenn Sie so krank sind, dass Sie im Bett liegen müssen? Ja: 1 Punkt. Nein: 0 Punkte.

Wenn Sie mehr als sieben Punkte haben, können Sie von einer sehr starken Abhängigkeit ausgehen.

Ursachen

Tabak und Alkohol sind die beiden einzigen abhängig machenden Stoffe, die in Deutschland für jedermann frei verfügbar und unkontrolliert zu haben sind.

Die Abhängigkeit vom Rauchen lässt sich unter zwei Aspekten definieren, die voneinander unabhängig sind: der Gewohnheit, in bestimmten Situationen zur Schachtel zu greifen, und der Abhängigkeit von den psychischen Wirkungen des Nikotins. Wer mit dem Rauchen beginnt, schätzt zunächst vor allem die Entlastung, die es bietet. Das Ritual des Anzündens der Zigarette und des Rauchens hilft zum Beispiel, einen Moment der Unsicherheit zu überbrücken, in Zeiten starker Belastung erleichtert es den psychischen Stress. Diese Verhaltensweisen lassen sich bei Rauchern auch dann finden, wenn sie nicht nikotinabhängig sind.

Die Abhängigkeit von Tabakprodukten beruht auf der Wirkung von Nikotin. Schon wenige Sekunden nach dem Inhalieren des Rauchs erreicht der Suchtstoff das Gehirn. Dort setzt er Botenstoffe frei, die ein angenehmes Gefühl erzeugen. Auch jener Teil des Nervensystems, das man als „Belohnungssystem" bezeichnet, wird angeregt. Dieses Wohlgefühl möchte sich ein Teil der Raucher ab und an verschaffen und greift zur Zigarette; etwa 70 bis 80 Prozent sind jedoch derart abhängig, dass sie in regelmäßigen Abständen rauchen müssen, um kontinuierlich einen gewissen Nikotinspiegel zu halten und damit auch in den Genuss der psychischen Wirkungen des Nikotins zu kommen. Anders als andere Suchtstoffe verändert Nikotin jedoch nicht die Persönlichkeit des Süchtigen und mindert seine Leistungsfähigkeit selbst dann nicht, wenn er stark abhängig ist. Darum bleiben diese Personen trotz ihrer Sucht vollkommen unauffällig, solange ihr Tabaknachschub gewährleistet ist.

Bei der Raucherentwöhnung müssen beide Aspekte des Tabakkonsums getrennt voneinander behandelt werden. Alle Raucher müssen lernen, herausfordernde oder belastende Situationen anders zu bewältigen als mit dem Griff zur Zigarette. Denjenigen, die zusätzlich noch vom Nikotin abhängig sind, muss es darüber hinaus noch gelingen, auf die psychischen Wirkungen des Suchtstoffs zu verzichten.

Vorbeugung

Staatliche Kampagnen sollen darauf hinwirken, das Rauchen weniger attraktiv erscheinen zu lassen. Aufklärende Programme in den Schulen sollen die Schüler für die Problematik des Rauchens sensibilisieren, damit sie nicht ohne nachzudenken vom Probieren der ersten Zigarette in die Gewohnheit und dann in die Sucht hinübergleiten.

In der Familie ist es wichtig, das Selbstvertrauen von Kindern und Jugendlichen zu stärken. Kinder mit einem stabilen Selbstwertgefühl, die gelernt haben, sich mit anderen über ihre Gedanken, Gefühle und Probleme auszutauschen, sind gerüstet, um Schwierigkeiten und Konflikte anders zu bewältigen, als auf Suchtmittel auszuweichen.

Auch das Vorbild der Erwachsenen beeinflusst die Frage, ob Kinder zu Rauchern heranwachsen oder nicht. Kinder, die von rauchenden Menschen umgeben sind, haben es deutlich schwerer als andere, sich gegen das Rauchen zu entscheiden.

Wann zum Arzt?

Sich mehrfach vorzunehmen, mit dem Rauchen aufzuhören, dann aber immer wieder rückfällig zu werden, ist äußerst frustrierend. Wer mehrere solcher vergeblichen Versuche hinter sich hat, resigniert möglicherweise und kommt zu der Überzeugung, er sei nicht fähig, rauchfrei zu leben. Um diese Negativeinschätzung von sich selbst, die alle weiteren Abstinenzbemühungen erheblich erschwert, gar nicht erst aufkommen zu lassen, empfiehlt es sich, mög-

lichst schon nach dem ersten Misserfolg professionelle Hilfe durch einen Arzt, Psychotherapeuten oder eine Selbsthilfegruppe in Anspruch zu nehmen.
Bei starken Rauchern ist die Chance, ohne Hilfe Dritter aufzuhören, sehr gering. Sie tun gut daran, sich schon beim ersten Mal einem Raucherentwöhnungsprogramm zu unterziehen. Ist es auch danach nicht möglich, den Zigaretten ganz zu entsagen, ist es dennoch als Erfolg zu werten, wenn der tägliche Konsum unter zehn Stück sinkt. Meist gelingt nach einiger Zeit des geringeren Konsums der totale Ausstieg dann doch.
Bei der ärztlichen Untersuchung wird abgeklärt, ob es gesundheitliche Risiken gibt, aufgrund derer die Nikotinprodukte nicht angewendet werden dürfen.

Behandlung mit Medikamenten

Viele Menschen schaffen es nicht, allein mit der Kraft ihres festen Willens, mit dem Rauchen aufzuhören. Sie versuchen es mehrmals und werden immer wieder rückfällig. Um diese Personen bei der Erfüllung ihres Wunsches nach einem rauchfreien Leben dauerhaft zu stärken, sind verschiedene Programme entwickelt worden. Den größten Erfolg verspricht ein kombiniertes Programm aus Nikotinpflastern, einer professionellen Beratung und einem umfassenden Training, in welchem ein verändertes Verhalten – vor allem in den für Raucher typischen Situationen – eingeübt wird. Solche Raucherentwöhnungsprogramme finden unter der Anleitung von geschulten Kursleitern in Kleingruppen statt und werden zum Beispiel in Volkshochschulen und Gesundheitseinrichtungen angeboten.
Die erfolgreichste der verschiedenen Methoden zum Aufhören ist die Schlusspunkt-Methode. Der Raucher faßt den Entschluss, mit dem Rauchen aufzuhören, und stellt es abrupt und vollständig ein. Dieses Verfahren funktioniert gut bei Gelegenheitsrauchern und solchen, die noch nicht von Nikotin abhängig sind.
Menschen mit einer Nikotinabhängigkeit brauchen oft ein Medikament als Überbrückungshilfe, um sich langsam von dem Suchtstoff zu entwöhnen.
Die Entwöhnung vom Rauchen besteht aus zwei Komponenten. Zum einen muss der Körper lernen, ohne die Wirkung des Nikotins auszukommen, zum anderen muss der Betroffene selbst lernen, sein Verhalten so zu verändern, dass der Griff zur Zigarette überflüssig wird. Bis sich diese Verhaltensänderung stabilisiert hat, kann es einige Zeit dauern. Währenddessen hilft das Nikotinpflaster oder -kaugummi, die körperlichen Entzugserscheinungen abzumildern, sodass nicht alle Belastungen zugleich durchgestanden werden müssen.
Das Nikotinpräparat ist in jedem Fall nur ein Hilfsmittel. Es ist kein Produkt, durch dessen Wirkung allein jemandem das Rauchen verleidet wird.
Das mit dem Tabakrauch inhalierte Nikotin wirkt schon nach wenigen Sekunden im Gehirn. Diesen „Kick" kann keines der Nikotinpräparate bieten. Für die Entzugsbehandlung mit Nikotinprodukten sind die Pflaster am besten geeignet, weil sie im Blut einen gleichmäßigen Wirkstoffspiegel erzielen, sodass das immer wiederkehrende akute Verlangen nach Nikotinnachschub abflauen kann.
Das Nikotin aus den Vier-Milligramm-Kaugummis wirkt nach etwa 20 bis 30 Minuten. Schneller gelingt es keinem Produkt, Nikotin ins Gehirn zu befördern. Damit sind diese Kaugummis am ehesten geeignet, dem akuten Drang nach einer Zigarette zu begegnen. Ein gleichmäßiger Wirkstoffspiegel ist mit ihnen jedoch nicht zu erreichen.
Beide Produkte, Pflaster wie Kaugummis, müssen hoch genug dosiert werden, um mehr als ein Scheinmittel zu bewirken. Welches die notwendige Dosis ist, richtet sich nach den bisherigen Rauchgewohnheiten.
Das Mittel aus Eukalyptusöl + Guaifenesin + Kampfer + Vitamin B_1 + Vitamin C stellt keine sinnvolle Kombination dar und ist zur Raucherentwöhnung wenig geeignet.

Nikotin

Nicorette
Nicotinell
Nikofrenon

Nikotin regt das zentrale Nervensystem an. In einer Konzentration, wie sie nach dem Inhalieren von Tabakrauch erzielt wird, lässt es das Herz schneller schlagen, den Blutdruck ansteigen, verengt es die Blutgefäße der Haut und regt den Magen-Darm-Trakt zu stärkerer Tätigkeit an.
Die psychischen Wirkungen des Nikotins treten auf, wenn der Nikotinspiegel im Blut immer wieder steigt und fällt. Dieses ist eine typische Voraussetzung, damit eine Abhängigkeit entstehen kann.

ANWENDUNG

Zunächst einmal müssen Sie klären, welches Produkt sich für Sie besser eignet: das Nikotinpflaster oder das Kaugummi. Als starker Raucher sollten Sie das Pflaster bevorzugen, das im Körper einen gleichmäßigen Wirkstoffspiegel schafft und so das immer erneut auftretende Verlangen nach einer Zigarette bremst. Das Kaugummi eignet sich eher für Menschen, die nur gelegentlich oder nicht allzu stark rauchen. Sie kauen es dann, wenn sie das Bedürfnis überkommt, zur Zigarette zu greifen.

Wenn Sie mit der Entzugsbehandlung beginnen und Nikotinprodukte anwenden, müssen Sie das Rauchen vollkommen einstellen. Andernfalls können sich das Nikotin aus den Medikamenten und das aus dem Tabakrauch in ihrer Wirkung gefährlich steigern. Aus dem gleichen Grund dürfen Sie Pflaster und Kaugummi auch nicht gleichzeitig anwenden.

Beide Nikotinprodukte gibt es in unterschiedlicher Dosierung.

Pflaster

Wenn Sie bisher mehr als 20 Zigaretten täglich geraucht haben, beginnen Sie mit dem Pflaster, das 21 Milligramm Nikotin (*Nicotinell 52,5, Nikofrenon 30*) beziehungsweise 15 Milligramm (*Nicorette 24,9*) in 24 Stunden abgibt. Waren es weniger als 20 Zigaretten, genügt das Pflaster, das 14 Milligramm (*Nicotinell 35, Nikofrenon 20*) beziehungsweise 10 Milligramm Nikotin (*Nicorette 16,6*) freisetzt. Sollten Sie bei der niedrigen Dosierung jedoch deutliche Entzugserscheinungen spüren, können Sie auch zu dem höher dosierten Produkt greifen.

Bei der gewählten Nikotindosierung bleiben Sie mindestens eine Woche lang. Ist Ihr Verlangen zu rauchen immer noch groß, können Sie auch länger bei dieser Pflasterstärke bleiben. Im Allgemeinen wird die zuerst gewählte Pflasterstärke drei bis vier Wochen beibehalten. Dann wird zu der nächst niedrigeren Pflasterstärke gewechselt und diese ähnlich lange angewendet. Das Produkt mit der geringsten Nikotindosierung dient dem langsamen „Ausschleichen" aus der Behandlung. Die Pflaster müssen regelmäßig jeden Tag angewendet werden, nach längstens drei Monaten sollten Sie die Behandlung allerdings beenden.

Das Pflaster kleben Sie allmorgendlich auf eine unbehaarte und nicht eingefettete, saubere und trockene Hautstelle ohne Verletzungen auf und lassen es dort bis zum nächsten Morgen. Als Klebestellen eignen sich am besten Rumpf, Oberarm und obere Hüfte. Nehmen Sie das Pflaster aus seiner Kunststoffhülle und drücken Sie es dann 10 bis 20 Sekunden lang mit der Handfläche auf die Haut. Waschen Sie sich nach dem Aufkleben gründlich die Hände!

Die Haut unter dem Pflaster wird ziemlich strapaziert. Kleben Sie es darum jeden Tag auf eine andere Stelle Ihres Körpers, sonst gelangt womöglich zu viel Wirkstoff durch die angegriffene Haut ins Blut.

Nicotinell und *Nikofrenon* müssen Sie immer als Ganzes aufkleben. Wenn Sie diese Pflaster zerschneiden, nimmt die Wirkung unkalkulierbar ab. Bei *Nicorette* ist es nicht so wichtig, dass das Pflaster ganz bleibt, weil es anders aufgebaut ist.

Kaugummi

Der Hersteller rät denjenigen, die bisher weniger als 20 Zigaretten täglich geraucht haben, es zunächst mit dem Zwei-Milligramm-Kaugummi zu versuchen. Die Erfahrung zeigt allerdings, dass das so gering dosierte Kaugummi kaum mehr bewirkt als ein Scheinmittel.

Denjenigen, die bisher mehr als 20 Zigaretten täglich geraucht haben oder die mit dem Zwei-Milligramm-Kaugummi nicht aufhören konnten, wird das Präparat, das vier Milligramm Nikotin enthält, empfohlen.

Um im Blut einen gewissen Nikotinpegel aufrecht zu erhalten, müssen Sie jede Stunde ein Kaugummi mit vier Milligramm Nikotin kauen. So gleichmäßig wie bei der Pflasteranwendung lässt sich mit den Kaugummis der Nikotinspiegel jedoch nicht einstellen. Nach etwa vier bis sechs Wochen können Sie die Dosierung verringern, was bedeutet, dass Sie die Kaugummis nicht mehr jede Stunde, sondern in größeren Abständen kauen. Nach drei Monaten sollten Sie die Anwendung beenden.

Eine andere Anwendungsmöglichkeit ist, dass Sie nur dann zum Kaugummi greifen, wenn Sie das Verlangen nach einer Zigarette überkommt.

Das Kaugummi sollten Sie etwa eine halbe Stunde lang möglichst langsam kauen. So löst sich das Nikotin aus der Kaumasse und kann durch die Mundschleimhaut ins Blut aufgenommen werden.

Achtung

Sie dürfen die Nikotinprodukte nicht anwenden, nachdem Sie schon eine Zeit lang nikotinfrei gelebt haben. Denn dann liegen keine Entzugserscheinungen vor, für die der Körper Nikotin „verbrauchen" würde. Sie könnten also eine Nikotinvergiftung erleiden.

Für kleine Kinder kann Nikotin tödlich sein – egal, ob sie versehentlich eine Zigarette essen, sie rauchen oder ein nikotinhaltiges Arzneimittel in die Hände bekommen. Aus diesem Grund sollten Sie die Pflaster, die auch nach dem Gebrauch immer noch Nikotin enthalten, so vernichten, dass sie nicht in die Hände von kleinen Kindern gelangen können.

Gegenanzeigen

Unter folgenden Bedingungen dürfen Sie keine Nikotinprodukte anwenden:

- Sie haben eine instabile oder sich verschlechternde Angina pectoris.
- Sie haben erhebliche Herzrhythmusstörungen.
- Sie haben gerade einen Herzinfarkt oder einen Schlaganfall überstanden.

Pflaster (zusätzlich): Sie haben eine Hauterkrankung.

Die Arzneimittelkommission der deutschen Ärzteschaft hat Empfehlungen zur Therapie von Tabakabhängigkeit herausgegeben, in denen sie darauf hinweist, dass gemäß neuen Studienergebnissen der Nutzen einer Nikotinbehandlung bei Rauchern mit einer stabilen Angina pectoris belegt ist. Es wird vorgeschlagen, dass – wie in den USA – diese Menschen und solche mit Herzrhythmusstörungen zur Raucherentwöhnung durchaus Nikotinpräparate einsetzen sollten, weil ihr Nutzen das Risiko durch das Weiterrauchen entscheidend überwiegt. Selbstverständlich sollte das nur unter ärztlicher Überwachung geschehen.

Unter folgenden Bedingungen sollten Sie die Nikotinprodukte nicht ohne ärztlichen Rat anwenden:

- Sie haben eine stabile Angina pectoris, leiden an Herzmuskelschwäche, hatten schon einmal einen Herzinfarkt oder haben zu hohen Blutdruck.
- Bei Ihnen wurden eine periphere arterielle Verschlusskrankheit („Raucherbein") oder Durchblutungsstörungen im Gehirn festgestellt.
- Ihre Leber oder die Nieren arbeiten unzureichend.
- Sie haben eine Überfunktion der Schilddrüse.
- Sie leiden an Diabetes.
- Bei Ihnen sind eine Magenschleimhautentzündung oder akute Geschwüre im Magen oder Zwölffingerdarm aufgetreten.

Wechselwirkungen mit Medikamenten

Von Nikotin selbst sind keine Wechselwirkungen mit anderen Medikamenten bekannt, vom Zigarettenrauchen aber sehr wohl. Deshalb müssen Sie, wenn Sie das Rauchen einstellen, damit rechnen, dass einige Medikamente stärker wirken. Zu diesen gehören Koffein (in Schmerzmitteln), Parazetamol und Pentazocin (bei Schmerzen), Theophyllin (bei Asthma), Furosemid (zur Entwässerung und bei hohem Blutdruck), Phenylbutazon (bei Rheuma), Benzodiazepine (zur Beruhigung und als Schlafmittel), einige Mittel bei Depressionen, Warfarin (zur Blutverdünnung), Östrogen (in der Pille und in Wechseljahrsprodukten) und Vitamin B_{12}. Wenn Sie eines dieser Medikamente einnehmen und das Rauchen einstellen, sollten Sie mit dem Arzt besprechen, ob Sie die Dosierung dieser Arzneimittel verringern müssen.

Wechselwirkungen mit Speisen und Getränken

Zwischen dem Trinken von etwas Säurehaltigem, wie zum Beispiel Orangensaft, Cola-Getränken oder Kaffee, und dem Kauen eines Nikotin-Kaugummis sollte etwa eine Viertelstunde vergehen. Durch die Säurewirkung wird das Nikotin aus dem Kaugummi schlechter von der Mundschleimhaut aufgenommen.

Unerwünschte Wirkungen

Pflaster: Wenn Sie zu den Menschen gehören, die allergisch auf Heftpflaster reagieren, sollten Sie während der ersten Tage, an denen Sie die Pflaster aufkleben, Ihre Haut sorgfältig beobachten. Zeigen sich stärkere Rötungen oder Bläschen, müssen Sie die Pflaster meiden und eventuell auf Kaugummis ausweichen.

Kaugummi: Es hat die Eigenschaft, an den Zähnen festzukleben. Wenn Sie herausnehmbaren Zahnersatz (Gebiss, Brücken) tragen, kann Ihnen das beim Kauen Probleme bereiten. Auch locker sitzende Plomben und Inlays können am Kaugummi haften bleiben.

Häufig, aber unbedenklich

Pflaster: Die Haut unter dem Pflaster kann sich röten, brennen und jucken, es können sich sogar Blasen bilden.

Kaugummi: Das Geschmacksempfinden kann sich verändern. Im Rachenraum können Reizungen auftreten. Ein Schluckauf kann sich einstellen. Es kann zu Magenverstimmungen und Sodbrennen kommen.

Gelegentlich, aber unbedenklich

Grippeartige Beschwerden, Kopfschmerzen, Brennen auf der Zunge, Geschwüre im Mund, Husten, Übelkeit, Erbrechen, Blähungen, Durchfall, Verstopfung, Schwindel, Ängstlichkeit, Depressionen, Schlafstörungen, Alpträume, Muskelschmerzen, Akne.

Selten, aber gefährlich

Durch Nikotin können Sehstörungen, Magengeschwüre, Verwirrung, Unruhe und Herzrhythmusstörungen auftreten. Dann sollten Sie unbedingt ärztlichen Rat suchen.

Nikotin ist eine sehr giftige Substanz. Wenn Sie ein Nikotinprodukt anwenden und gleichzeitig rauchen, kann es sein, dass Sie bereits den gefährlichen Bereich erreichen. Die ersten Anzeichen einer Nikotinvergiftung sind Blässe, Schweißausbrüche, Erbrechen, Bauchkrämpfe, Durchfall, Kopfschmerzen, Schwindel, Hör- und Sehstörungen, Zittern und Verwirrtheit. Später können Muskelschwäche, Krampfanfälle und Atemprobleme auftreten.

Hinweise

Für Schwangerschaft und Stillzeit

Sowohl das mit dem Tabakrauch aufgenommene Nikotin als auch das aus Medikamenten erreicht das ungeborene Kind und tritt auch in die Muttermilch über.

Schwangeren Frauen wird dringend empfohlen, das Rauchen aufzugeben, dabei aber auf Nikotinprodukte als Hilfsmittel zu verzichten.

Allerdings weisen die Empfehlungen zur Therapie von Tabakabhängigkeit, welche die Arzneimittelkommission der deutschen Ärzteschaft herausgegeben hat, darauf hin, dass man in den USA anders verfährt. Dort rät man Frauen, denen es ohne Hilfsmittel nicht gelingt, von den Zigaretten freizukommen, dann doch zu den Nikotinprodukten. Die Amerikaner vertreten die Meinung, dass es besser sei, mithilfe des Arzneimittels das Rauchen zu stoppen, als weiter zu rauchen.

Für Kinder unter 14 Jahren

Für Kinder ist die Anwendung von Nikotinprodukten nicht untersucht. Sie sollten darum nicht damit behandelt werden.

Für Personen über 60 Jahre

Über den Gebrauch von Nikotinprodukten bei Menschen über 65 Jahre liegen kaum Erkenntnisse vor. Sie sollten sie darum möglichst meiden.

Zur Verkehrstüchtigkeit

Die Packungsbeilage der Nikotinprodukte sagt nichts darüber, ob sich Nikotin auf die Verkehrssicherheit auswirken kann. Da bei den selten auftretenden unerwünschten Wirkungen aber auch Sehstörungen aufgeführt sind, sollten Sie darauf achten, ob Sie davon betroffen sind. Wenn das der Fall ist, sollten Sie keine Fahrzeuge lenken, keine Maschinen bedienen und keine Arbeiten ohne sicheren Halt verrichten.

Kombination

Eukalyptusöl + Guaifenesin + Kampfer + Vitamin B_1 + Vitamin C

Nicobrevin N

In dieser Kombination sind mehrere Substanzen enthalten, die auch in Hustenmitteln zu finden sind. Guaifenesin wird als schleimlösendes Mittel eingesetzt und soll laut Herstellerangaben in diesem Produkt dazu dienen, den Schleim beim Raucherhusten zu verflüssigen, sodass er leichter abgehustet werden kann. Den gleichen Effekt sollen Eukalyptusöl und Kampfer haben. Von Guaifenesin verspricht man sich zusätzlich noch, dass es die Gereiztheit mildert, die als Entzugserscheinung fast immer auftritt. Die beiden Vitamine hingegen sollen eventuelle Defizite ausgleichen – schließlich ist bekannt, dass der Bedarf an Vitamin C bei Rauchern größer ist als bei Nichtrauchern.

Auf welche Weise diese Kombination jedoch den Entzug von Nikotin erleichtern soll, um den es bei der Raucherentwöhnung ja geht, ist nicht zu erkennen. Eine therapeutische Wirksamkeit ist dafür nicht ausreichend nachgewiesen.

Anwendung

Der Hersteller rät, mit dem Mittel eine vierwöchige Kur durchzuführen. In der ersten Woche sollen abends vor dem Schlafengehen zwei Kapseln und morgens eine Kapsel vor dem Frühstück unzerkaut geschluckt werden. In der zweiten Woche verringert sich die Dosis auf je eine Kapsel morgens und abends. In der dritten und vierten Woche soll dann nur noch abends eine Kapsel eingenommen werden.

Unerwünschte Wirkungen

Gelegentlich, aber unbedenklich

Müdigkeit.

Hinweise

Zur Verkehrstüchtigkeit

Wenn das Mittel bei Ihnen Müdigkeit hervorruft, kann das Ihre Reaktionsfähigkeit beeinträchtigen. Sie sollten deshalb keine Fahrzeuge lenken, keine Maschinen bedienen und keine Arbeiten ohne sicheren Halt verrichten.

Raucherentwöhnung

Handelsname Darreichungsform	Zusammensetzung pro 1 ml/1 g oder wie angegeben bzw. pro abgeteilte Einheit	Kleinste Packungsgröße	Packungspreis	Bewertung für das beanspruchte Anwendungsgebiet
Nicobrevin N Kapseln	**Eukalyptusöl** 10 mg + **Guaifenesin** 20 mg + **Kampfer** 10 mg + **Vitamin B_1** 10 mg + **Vitamin C** 10 mg	48 Stück	39,49	**Wenig geeignet** zur Raucherentwöhnung. Nicht sinnvolle Kombination, die therapeutische Wirksamkeit ist nicht ausreichend nachgewiesen. → Seite 453
Nicorette Nicotin-Kaugummi-2 mg classic orginal	**Nikotin** 2 mg	24 Stück	7,95	**Geeignet** zur Unterstützung eines langfristigen Raucherentwöhnungsprogramms, um die Zeichen des Nikotinentzugs zu dämpfen. Ein gleichmäßiger Nikotinspiegel im Blut ist damit nicht zu erzielen. → Seite 450
2 mg mint	2 mg	24 Stück	7,95	
2 mg orange citrus	2 mg	12 Stück	7,95	
4 mg mint Kaugummi	4 mg	24 Stück	8,85	
Nicorette Membranpflaster 8,3 mg	8,3 mg (Freigabe: 5 mg pro 16 Std.)	7 Stück	21,00	**Geeignet** zur Unterstützung eines langfristigen Raucherentwöhnungsprogramms, um eine Behandlung mit höher dosierten Pflastern langsam zu beenden. → Seite 450
16,6 mg	16,6 mg (Freigabe: 10 mg pro 16 Std.)	7 Stück	21,00	**Geeignet** zur Unterstützung eines langfristigen Raucherentwöhnungsprogramms, wenn weniger als 20 Zigaretten täglich geraucht wurden. → Seite 450
24,9 mg Pflaster	24,9 mg (Freigabe: 15 mg pro 16 Std.)	7 Stück	21,00	**Geeignet** zur Unterstützung eines langfristigen Raucherentwöhnungsprogramms, wenn mehr als 20 Zigaretten täglich geraucht wurden. → Seite 450
Nicotinell Kaugummi 2 mg mint	**Nikotin** 2 mg	12 Stück	3,85	**Geeignet** zur Unterstützung eines langfristigen Raucherentwöhnungsprogramms, um die Zeichen des Nikotinentzugs zu dämpfen. Ein gleichmäßiger Nikotinspiegel im Blut ist damit nicht zu erzielen. → Seite 450
2 mg fruit	2 mg	12 Stück	3,85	
4 mg mint	4 mg	12 Stück	4,98	
4 mg fruit Kaugummi	4 mg	12 Stück	4,98	

Hinweise zu den Tabellenspalten → Seite 24, zur Auswahl der Arzneimittel → Seite 20, zur Grundlage der Bewertung → Seiten 20, 23

Raucherentwöhnung Fortsetzung

Handelsname Darreichungsform	Zusammensetzung pro 1 ml/1 g oder wie angegeben bzw. pro abgeteilte Einheit	Kleinste Packungsgröße	Packungspreis	Bewertung für das beanspruchte Anwendungsgebiet
Nicotinell TTS 17,5 mg / 24-Stunden-Pflaster	**Nikotin** 17,5 mg (Freigabe: 7 mg pro 24 Std.)	7 Stück	19,95	**Geeignet** zur Unterstützung eines langfristigen Raucherentwöhnungsprogramms, um eine Behandlung mit höher dosierten Pflastern langsam zu beenden. → Seite 450
35 mg / 24-Stunden-Pflaster	35 mg (Freigabe: 14 mg pro 24 Std.)	7 Stück	21,45	**Geeignet** zur Unterstützung eines langfristigen Raucherentwöhnungsprogramms, wenn weniger als 20 Zigaretten täglich geraucht wurden. → Seite 450
52,5 mg / 24-Stunden-Pflaster Pflaster	52,5 mg (Freigabe: 21 mg pro 24 Std.)	7 Stück	23,50	**Geeignet** zur Unterstützung eines langfristigen Raucherentwöhnungsprogramms, wenn mehr als 20 Zigaretten täglich geraucht wurden. → Seite 450
nikofrenon 10	**Nikotin** 17,5 mg (Freigabe: 7 mg pro 24 Std.)	7 Stück	16,31	**Geeignet** zur Unterstützung eines langfristigen Raucherentwöhnungsprogramms, um eine Behandlung mit höher dosierten Pflastern langsam zu beenden. → Seite 450
20	35 mg (Freigabe: 14 mg pro 24 Std.)	7 Stück	18,17	**Geeignet** zur Unterstützung eines langfristigen Raucherentwöhnungsprogramms, wenn weniger als 20 Zigaretten täglich geraucht wurden. → Seite 450
30 Pflaster	52,5 mg (Freigabe: 21 mg pro 24 Std.)	7 Stück	19,86	**Geeignet** zur Unterstützung eines langfristigen Raucherentwöhnungsprogramms, wenn mehr als 20 Zigaretten täglich geraucht wurden. → Seite 450

Hinweise zu den Tabellenspalten → Seite 24, zur Auswahl der Arzneimittel → Seite 20, zur Grundlage der Bewertung → Seiten 20, 23

Altersbeschwerden

Wer heute geboren wird, hat als Frau in Deutschland eine Lebenserwartung von 81 Jahren, bei Männern liegt sie bei 75 Jahren. So viel auch getan wird, um die Lebenszeit zu verlängern – spätestens nach gut 100 Jahren sieht das genetische Programm des Menschen das Ende vor. Der Alterungsprozess beginnt aber schon Jahrzehnte vorher. Wann genau und wie ist bei jedem Organ anders und auch von Mensch zu Mensch verschieden.

Vom ersten Lebenstag an sterben Zellen ab und werden neue gebildet. Doch was in der Jugend rasch und reibungslos geschieht, verläuft mit zunehmendem Alter langsamer und wird fehleranfälliger. Die Fähigkeiten des Organismus, sich zu regenerieren und Veränderungen aufzufangen und auszugleichen, lassen nach, bis sie ganz erlöschen. Dieser Vorgang wirkt sich nicht nur auf der körperlichen Ebene aus. Eine nachlassende Anpassungsfähigkeit zeigt sich auch darin, dass berufliche und räumliche Neuorientierungen schwerer fallen, Freundschaften nicht mehr so schnell geschlossen werden und sich neue Lebensgewohnheiten im Alltagsablauf nicht mehr so selbstverständlich verankern lassen.

Menschen, die sich bewusst auf den Alterungsprozess einstellen, nehmen die Veränderungen zur Kenntnis, sehen darin aber keinen Grund zur Klage. Wer hingegen fortwährend den Vergleich zu „früher" pflegt oder sich an 30-, 40-Jährigen misst, tut sich mit Belastungen und Einschränkungen schwerer.

Anzeichen und Beschwerden

Folgende allgemeine Beschwerden werden mit dem Altern in Verbindung gebracht:

- Ein Gefühl von Erschöpfung, Müdigkeit, Mattigkeit und eine überraschend nachlassende Leistungsfähigkeit.
- Konzentrations- und Gedächtnisstörungen, Orientierungsschwäche, rascher Stimmungswechsel.
- Beschwerden im Verdauungstrakt: Übelkeit, Völlegefühl, Durchfall, Verstopfung, diffuse Bauchschmerzen.
- Herzschmerzen, -klopfen, -rasen, -stolpern.
- Steife und schmerzende Gelenke. Näheres über Beschwerden im Bewegungsapparat lesen Sie in den Abschnitten „Arthrose, Gelenkbeschwerden" (→ Seite 363) und „Gelenk-, Kreuz- und Rückenschmerzen" (→ Seite 419).
- Nachlassende Sexualfunktion. Hinweise dazu finden Sie unter Sexualstörungen (→ Seite 462).

Zu diesen allgemeinen Erscheinungen können die Beschwerden und Symptome spezieller Krankheiten, wie sie sich im Alter häufig einstellen, hinzukommen.

Ursachen

Das Altern bringt unter anderem folgende körperliche Veränderungen mit sich, die ihrerseits Beschwerden nach sich ziehen können:

- Der Wassergehalt des Gewebes verringert sich um etwa 15 Prozent. Dadurch verkleinern sich die Organe und verlieren an Leistungskraft.
- Ein Teil der Muskelmasse wird durch Fettgewebe ersetzt. Dadurch verändert sich die Figur sichtbar und die Körperkraft lässt nach.
- Es wird mehr Knochengewebe ab- als aufgebaut. Knorpelgewebe verliert an Elastizität, wird spröde und brüchig. Diese Verschleißerscheinungen zeigen sich im gesamten Bewegungsapparat, an Knochen, Gelenken und Bandscheiben.
- Die Haut wird schlechter durchblutet und kann nicht mehr so viel Wasser binden. Dadurch wird sie trockener und faltig.
- Die Kraft des Herzens, das Blut durch den Kreislauf zu pumpen, lässt nach. Dadurch vermindert sich die allgemeine körperliche Leistungsfähigkeit.
- Durch Kalk- und Fettablagerungen an den Innenwänden verlieren die Gefäße an Elastizität (Arteriosklerose). Infolge dieser Verengung können sie nicht mehr so viel Blut transportieren. Unter der schlechteren Versorgung mit Sauerstoff leiden alle Gewebe, besonders aber das Gehirn.
- Die Fähigkeit der Lungenbläschen, Kohlendioxid abzugeben und Sauerstoff aufzunehmen, lässt nach. Dass der Brustkorb an Elastizität verliert, erschwert die Atmung zusätzlich.
- Die Veränderungen von Schleimhaut und Muskulatur betreffen auch den Magen-Darm-Trakt. Die Nahrung wird langsamer verdaut und es erreichen nicht mehr alle Nährstoffe den Blutkreislauf. Dieses wirkt sich auch darauf aus, wie viel von eingenommenen Medikamenten im Körper wirken kann.
- In der Leber werden Bereiche, die bisher der Stoffwechseltätigkeit dienten, von Fettgewebe verdrängt. Dadurch verlangsamt sich die Entgiftungsarbeit des Organs; Alkohol und Arzneimittel werden langsamer abgebaut.
- Die Nieren werden schlechter durchblutet und verkleinern sich. Abbauprodukte des Stoffwechsels – auch solche von Arzneistoffen – werden langsamer ausgeschieden.
- Die Wahrnehmungen von Augen und Ohren lassen nach, ebenso der Geschmackssinn.

Eine unausgewogene Ernährung kann zur unzureichenden Versorgung mit einigen Vitaminen führen. Besonders bei den Vitaminen A, D, B_1 und Folsäure kann es kritisch werden. Eine nicht optimale Vitaminversorgung macht sich vornehmlich durch Müdigkeit, Stimmungsschwankungen, Antriebsschwäche und Gedächtnisstörungen bemerkbar. Solche unspezifischen Symptome weisen aber nicht sicher auf einen Vitaminmangel hin, sondern können auch viele andere Ursachen haben.

Vorbeugung

Wenn das, was bei den allgemeinen Maßnahmen aufgeführt ist, bereits viele Jahre lang praktiziert wurde, sind die besten Voraussetzungen gegeben, um beschwerdearm zu altern. Je früher solche Verhaltensweisen zur Gewohnheit werden, desto besser lassen sie sich beibehalten, wenn sie notwendig sind, um Problemen entgegenzusteuern.

Allgemeine Maßnahmen

- Regelmäßige, der Belastbarkeit angepasste körperliche Bewegung. Als Ausdauertraining eignen sich schnelles Gehen (Walking), Wandern, Dauerlaufen (Jogging), Radfahren, Schwimmen. Von einem Krafttraining, das die Muskelmasse aufbaut, kann man in jedem Alter profitieren.

- Der Kalorienbedarf sinkt zwar, doch sollte nicht weniger, sondern anders gegessen werden. Was auf den Tisch kommt, sollte so viel Vitamine, Mineralstoffe und Spurenelemente wie möglich und nur wenig überflüssige Kalorien enthalten. Das heißt: viel Gemüse, Obst und Vollkornprodukte, wenig Fleisch, Wurst und Fett und noch weniger Zucker und Alkohol. Die beiden Letztgenannten stellen nur „leere Kalorien" dar, weil sie keinerlei Vitamine, Mineralstoffe oder Ähnliches mitbringen. Eine solche Ernährungsumstellung ist bei vielen Krankheiten, die gerade im Alter relevant werden, die Basis der Therapie, etwa bei Typ-2-Diabetes, erhöhten Blutfettwerten, hohem Blutdruck und Gicht.
- Mindestens zwei Liter Flüssigkeit täglich trinken: Mineralwasser, Saftschorle, Gemüsesaft. Da der Durst im Alter nachlässt, sollten Sie sich diese Flüssigkeitsmenge als Tagesration sichtbar aufstellen und es sich zur Aufgabe machen, sie auch zu sich zu nehmen.
- Das Rauchen aufzugeben kommt der Gesundheit in jedem Alter zugute.
- Anregungen und Herausforderungen halten den Geist wach. Dazu gehören möglichst vielseitige Interessen und Engagements.

Wann zum Arzt?

Beschwerden, die Sie beunruhigen und ernsthaft beeinträchtigen, sollten Sie in jedem Fall ärztlich abklären lassen. Nur der Arzt kann – gegebenenfalls mit einer Blutuntersuchung und anderen diagnostischen Methoden – erkennen, ob sich hinter den „Altersbeschwerden" eine Krankheit verbirgt, die spezifisch behandelt werden sollte.
Bei diesem Arztbesuch sollten Sie auch alle Medikamente, die Sie einnehmen, mit ihm durchgehen. Viele Arzneimittel können als unerwünschte Wirkungen die gleichen Beschwerden hervorrufen, wie die, über die ältere Menschen klagen.

Behandlung mit Medikamenten

Die Millionen Menschen, die altern, sind für die pharmazeutische Industrie ein verlockender Markt. Sie bietet eine Vielzahl von Arzneimitteln an, die die Hoffnung nähren, mit ihnen das Altern hinauszögern zu können (Geriatrika). Diese Versprechungen lassen sich jedoch nicht halten – im Gegenteil. Wenn die Mittel über lange Zeit eingenommen werden, können sie unerwünschte Wirkungen haben; zudem enthalten manche bedenklich viel Alkohol. Darüber hinaus sind viele Präparate recht teuer.

Die im Folgenden besprochenen Mittel erheben den Anspruch, einige unspezifische Altersbeschwerden bekämpfen zu können.
Mit frischem Knoblauch wurden früher Magen-Darm-Beschwerden behandelt. Altersbedingter Gefäßverkalkung (Arteriosklerose) und ihren Folgen soll er vorbeugen. Die Studien, die es dazu gibt, belegen diese therapeutische Wirksamkeit jedoch nicht ausreichend. Für die genannten Anwendungen ist Knoblauch wenig geeignet.
Die Wurzel des Ginseng wird in China und Ostasien volksmedizinisch sehr häufig eingesetzt, um den Organismus zu kräftigen und stärken. Einige Studien legen nahe, dass Ginseng die Leistungs- und Konzentrationsfähigkeit tatsächlich verbessern kann. Allerdings reichen die vorliegenden Untersuchungsergebnisse nicht aus, um die therapeutische Wirksamkeit von Ginseng für alle angegebenen Anwendungsbereiche ausreichend nachzuweisen. Darum wird er als wenig geeignet bewertet.
In dem Mittel *K.H.3* sind Hämatoporphyrin + Magnesium + Prokain miteinander kombiniert. Hämatoporphyrin ist ein künstliches Abbauprodukt des roten Blutfarbstoffs Hämoglobin, Magnesium ein Mineralstoff und Prokain ein Mittel zur örtlichen Betäubung. Für keinen dieser drei Inhaltsstoffe ist ausreichend nachgewiesen, dass er Alterserscheinungen beeinflussen kann. Das Mittel ist nicht sinnvoll zusammengesetzt und wird als wenig geeignet bewertet.
Ein weiteres Kombinationsmittel enthält Hopfen + Japanischen Pagodenbaum + Knoblauch + Mistel + Weißdorn. Auch diese Kombination aus fünf Pflanzenprodukten hat ihre therapeutische Wirksamkeit bei Altersbeschwerden nicht ausreichend nachgewiesen und wird als wenig geeignet bewertet.

Anthroposophische, homöopathische und traditionell angewendete Mittel

Zu den meistgekauften Mitteln gehören auch *Aagard Propolis-Kapseln* mit Propolis, *Aagard Propolis-Kapseln + Blütenpollen* mit Propolis und Blütenpollen, *Abtei Ginseng Aktiv-Dragees* mit Ginsengwurzelextrakt, *Abtei Knoblauch* Perlen mit Knoblauchpulver, *Doppelherz Ginseng AKTIV* mit Ginsengwurzelextrakt und anderen Bestandteilen, *Doppelherz aktiv Knoblauch mit Mistel + Weißdorn* mit Auszügen aus Knoblauch, Mistel und Weißdorn, *Klosterfrau Aktiv-Kapseln N* mit Knoblauch, Johanniskraut und Vitaminen, *Methusan Knoblauch Dragées* mit Knoblauchpulver und anderen Pflanzenbestandteilen, *Sanhelios*

333 Knoblauch-Kapseln + Mistel + Weißdorn mit Auszügen aus Knoblauch, Mistel und Weißdorn, *Sanhelios 444 Knoblauch-Dragees + Mistel + Weißdorn* mit Auszügen aus Knoblauch, Mistel und Weißdorn, *Solaguttae Knoblauch Kapseln mit Weißdorn + Mistel* mit Auszügen aus Knoblauch, Mistel und Weißdorn, *TAI Ginseng* mit Ginsengwurzelextrakt und anderen Bestandteilen, *Vita-Gerin Geistlich N*, eine Mischung aus Vitaminen und Mineralien, und *Zirkulin Knoblauch-Perlen* mit Knoblauchpulver und anderen Pflanzenbestandteilen. Dabei handelt es sich um Präparate, die von der Arzneimittelbehörde als „traditionell angewendet" zugelassen wurden. Solche Mittel lassen sich nach den Grundsätzen dieses Buches nicht bewerten. Sie werden deshalb nicht näher besprochen. Allgemeine Informationen zu derartigen Präparaten finden Sie im Abschnitt „Traditionell angewendete Mittel" (→ Seite 13).

Pflanzliches Mittel

Ginseng

Doppelherz aktiv Ginseng
GINSANA G 115
KOREA Ginseng

Diese Mittel enthalten den Extrakt aus der Wurzel des Ginseng (Panax ginseng) oder die gepulverte Wurzel selbst, einer Staude, die früher in Korea und China wild wuchs. Ginseng gehört zu den traditionellen Heilmitteln Ostasiens.

Tierexperimentelle Untersuchungen ergaben, dass Ginseng ein Schutzfaktor sein könnte vor den schädlichen Auswirkungen körperlicher und psychischer Überlastungen. Auch den Nährstoffwechsel und das Immunsystem soll er anregen können. Zusammengefasst wurde die Wirkung von Ginseng so beschrieben, dass er dem Menschen hilft, sich veränderten Bedingungen besser anzupassen.

Frühere klinische Studien am Menschen gaben zwar Hinweise auf positive Effekte, doch für einen Wirksamkeitsnachweis, wie er heute von Arzneimitteln gefordert wird, reichen sie nicht aus.

Anwendung

Die Herstellerangaben zur Dosierung sind sehr unterschiedlich. Sie reichen von zweimal täglich eine Kapsel bis zu dreimal täglich zwei Kapseln. Das Mittel soll kurmäßig etwa drei Monate lang eingenommen werden.

Achtung

Ginsana G Tonic und *Korea Ginseng Tonikum*: Diese Mittel enthalten Alkohol. Personen mit Alkoholproblemen dürfen sie nicht einnehmen. Auch Leberkranke und Menschen mit Anfallleiden sollten den Alkoholgehalt berücksichtigen. Darüber hinaus kann Alkohol die Wirkung vieler Arzneimittel (z. B. Schlaf- und Beruhigungsmittel, Psychopharmaka, starke Schmerzmittel, einige Mittel bei hohem Blutdruck) verstärken.

Gegenanzeigen

Menschen mit Herzbeschwerden und zu hohem Blutdruck sollten keinen Ginseng einnehmen.

Wechselwirkungen mit Medikamenten

Wenn Sie Sexualhormone einnehmen, sollten Sie auf Ginseng verzichten.

Unerwünschte Wirkungen

In der Literatur sind als unerwünschte Wirkungen Hautveränderungen, Vaginalblutungen, Brustspannen, ansteigender Blutdruck, Unruhe und Schlaflosigkeit beschrieben.

Pflanzliches Mittel

Knoblauch

beni-cur
Doppelherz aktiv Knoblauch
Kwai

Die Zwiebelpflanze Knoblauch (Allium sativum) wird sowohl in der Küche als Gewürz verwendet als auch medizinisch als Heilmittel gebraucht. Bei Knoblauch sind Geruch und Wirkung unmittelbar miteinander verknüpft. Seine Hauptwirkstoffe sind Alliin und das Enzym Alliinase. Sie sind geruchlos und befinden sich in der Pflanze in voneinander getrennten Geweben. Erst wenn beim Schneiden und Mahlen die Gewebe der Knoblauchzehen zerstört werden, kommt das Alliin mit dem Enzym Alliinase in Kontakt und aus Alliin entsteht Allicin. Dieses lagert sich nach einiger Zeit und bei höheren Temperaturen in verschiedene andere schwefelhaltige Verbindungen um, die den typischen Knochlauchgeruch verursachen. Um hinsichtlich der Wirksamkeit vergleichbare Produkte zu erhalten, sollte medizinisch verwendetes Knoblauchpulver auf den Inhaltsstoff Alliin standardisiert sein.

Mit Altersbeschwerden, bei denen Knoblauch eingesetzt werden soll, sind vor allem arteriosklerotische Prozesse in den Blutgefäßen gemeint. Knoblauch soll diesen Vorgang bremsen, weil man annimmt, dass er den Cholesterinspiegel senkt, die Klebrigkeit der Blutplättchen verringert, die für die Blutgerinnung wichtig sind, und stattdessen die Auflösung von Blutgerinnseln fördert. Insgesamt soll das Blut durch Knoblauch „dünnflüssiger" werden.

Selbst wenn diese Einzelwirkungen zutreffen, ist damit noch nicht gesagt, dass Knoblauch tatsächlich den gesamten Vorgang des Fortschreitens einer Arteriosklerose bremsen kann. Studien, die das belegen sollten, erbrachten uneinheitliche Ergebnisse. Auch die Frage, ob Knoblauch einen erhöhten Blutdruck senken kann, ist nicht eindeutig beantwortet. Solange die therapeutische Wirksamkeit von Knoblauch nicht ausreichend nachgewiesen ist, wird er für die genannten Indikationen als wenig geeignet eingestuft.

Darüber hinaus ist noch nicht klar, ob die erhofften Wirkungen eher mit Präparaten aus getrocknetem Knoblauchpulver oder mit einem öligen Auszug zu erzielen sind. Sicher ist hingegen, dass geruchsfreie Produkte medizinisch nicht nennenswert wirken, da sich bei ihrer Herstellung alle reaktionsfähigen Inhaltsstoffe zu unwirksamen Abbauprodukten verwandeln.

Anwendung

Die für Pflanzen zuständige Kommission des ehemaligen Bundesgesundheitsamts hat als Tagesdosis für getrocknetes Knoblauchpulver 600 bis 900 Milligramm genannt. Das entspricht zwei bis drei Gramm frischem Knoblauch. An dieser Empfehlung orientieren sich die Hersteller bei ihren Dosierungsangaben.

Achtung

Wechselwirkungen mit Medikamenten

Unter folgenden Bedingungen sollten Sie die Mittel nicht ohne ärztlichen Rat anwenden:

- Sie nehmen blutzuckersenkende Tabletten ein (bei Typ-2-Diabetes).
- Sie müssen „blutverdünnende" Medikamente einnehmen, zum Beispiel *Marcumar* oder Azetylsalizylsäure. Diese könnten durch Knoblauch stärker wirken.

Wenn Sie noch andere Medikamente nehmen, ist zu beachten, dass blutdrucksenkende Arzneimittel durch Knoblauch stärker wirken können.

Unerwünschte Wirkungen

Die Atemluft kann nach Knoblauch riechen. Nach einiger Zeit kann auch die Haut einen typischen Geruch annehmen.

Kombination

Hämatoporphyrin + Magnesium + Prokain
K.H.3

Hämatoporphyrin ist ein künstliches Abbauprodukt des roten Blutfarbstoffs Hämoglobin, welches durch den Behandlungsprozess seinen Eisenanteil verloren hat. Von Hämatoporphyrin wird eine therapeutische Wirksamkeit bei depressiver Verstimmung angenommen. Ausreichend nachgewiesen ist das jedoch nicht.

Prokain, ein Mittel zur örtlichen Betäubung (Lokalanästhetikum), soll der Hauptwirkstoff dieser Mischung sein. Die bei der Anwendung als Lokalanästhetikum beobachteten unerwünschten Wirkungen, unter anderem ein Absinken des Blutdrucks, waren Anlass, den Einfluss der Substanz auf den Alterungsprozess zu untersuchen. Geschlucktes Prokain wird bereits, bevor es aus dem Darm aufgenommen werden kann, in verschiedene andere Substanzen gespalten, die dann ins Blut übergehen. Allerdings wird auch Prokain, das durch eine Injektion direkt ins Blut gelangt, so schnell abgebaut, dass die Substanz selbst im Körper keine Wirkung entfalten kann. Wenn Prokain im Körper also etwas bewirkt, dann beruht das auf den Abbauprodukten.

Das dem Produkt zugesetzte Hämatoporphyrin soll die Spaltung der Substanz im Darm verhindern. Ob das gelingt, ist fraglich, letztlich aber auch unwichtig, da eine eventuelle Wirkung ohnehin auf den Abbauprodukten beruht. Damit ist der Zusatz von Hämatoporphyrin überflüssig. Darüberhinaus konnte keine der vorliegenden Studien ausreichend nachweisen, dass mit Prokain Erscheinungen, wie sie mit dem Altern einhergehen, zu beeinflussen sind.

Magnesium, der dritte Bestandteil, ist ein Mineralstoff, der im Energiestoffwechsel, beim Zell- und Knochenaufbau, bei der Reizübertragung und Muskeltätigkeit eine Rolle spielt. Von Magnesium wird angenommen, dass es die normalen Körperfunktionen aktivieren kann. Es soll zum Schutz des Herzens eingenommen werden, bei psychischem Missbefinden, Gefäßverkalkung

und hohem Blutdruck. Die vorliegenden Studien belegen eine solche therapeutische Wirksamkeit jedoch nicht ausreichend.
Insgesamt stellt dieses Produkt eine nicht sinnvolle Kombination von drei Bestandteilen dar, deren therapeutische Wirksamkeit bei Altersbeschwerden nicht ausreichend nachgewiesen ist.

Anwendung

Der Hersteller nennt als Dosierung eine Kapsel täglich. Das Mittel soll mindestens fünf Monate lang eingenommen werden. Ältere Menschen sollen es auch dauerhaft einnehmen können.

Achtung

Gegenanzeigen

Unter folgenden Bedingungen dürfen Sie das Mittel nicht anwenden:
Sie reagieren auf Mittel zur örtlichen Betäubung allergisch. Diese Allergien kommen relativ häufig vor.

Wechselwirkungen mit Medikamenten

Unter folgenden Bedingungen dürfen Sie das Mittel nicht anwenden:
Sie nehmen Sulfonylharnstoff-Tabletten (bei Typ-2-Diabetes) oder Sulfonamide (bei Infektionen, vor allem solchen der Harnwege) ein.
Wenn Sie noch andere magnesiumhaltige Arzneimittel einnehmen, kann sich die Menge aus den beiden Produkten so addieren, dass die Gegenanzeigen von Magnesium beachtet werden müssen und seine unerwünschten Wirkungen häufiger auftreten.

Pflanzenkombination

Hopfen + Japanischer Pagodenbaum + Knoblauch + Mistel + Weißdorn

Ilja ROGOFF

Allen fünf Pflanzen, die in dieser Kombination enthalten sind, wird eine Wirkung bei Problemen zugesprochen, die im Alter häufiger auftreten.
Mistel: In der Volksmedizin wird mit einem Tee aus dem getrockneten Kraut der Mistel (Viscum album) unter anderem versucht, hohen Blutdruck zu senken. Die blutdrucksenkenden Inhaltsstoffe der Mistel verändern sich jedoch auf ihrem Weg vom Magen-Darm-Trakt ins Blut. Ihre Wirkung ist daher fraglich; sie ließ sich auch in therapeutischen Studien nicht ausreichend belegen.
Weißdorn: In Untersuchungen ließ sich mit dem Extrakt der getrockneten Blätter und Blüten von Weißdorn (Crataegus) eine nachlassende Herzleistung (Herzinsuffizienz) bessern. Allerdings sind diese Ergebnisse nicht eindeutig, sodass die therapeutische Wirksamkeit nicht ausreichend nachgewiesen ist.
Knoblauch: Alle Angaben hierzu finden Sie im Abschnitt Knoblauch (→ Seite 458).
Japanischer Pagodenbaum: Aus den noch geschlossenen Blütenknospen des Japanischen Pagodenbaums (Sophora japonica) wird Rutosid gewonnen, eine Substanz, die die feinen Blutgefäße (Kapillaren) „abdichten" und der Entstehung von Arteriosklerose vorbeugen soll. Ob jedoch der Extrakt aus der Pflanze eine solche therapeutische Wirksamkeit aufweist, ist nicht ausreichend belegt.
Hopfen: Die frisch gepflückten weiblichen Blütenstände des Hopfen (Humulus lupulus) enthalten ein ätherisches Öl, Bitterstoffe, Gerbstoffe und eine chemische Substanz, die beruhigend wirkt. Darauf beruht der volksmedizinische Einsatz von Hopfen bei Unruhe, Angst und Schlafstörungen. Diese Bestandteile zersetzen sich jedoch rasch, wenn der Hopfen getrocknet wird. Auch wenn aus Hopfen ein Extrakt bereitet und dieser zu festen Arzneiformen verarbeitet wird, verlieren sich diese Inhaltsstoffe. Daher ist es nicht verwunderlich, dass sich die therapeutische Wirksamkeit von Hopfen in Studien nicht ausreichend nachweisen ließ.
Eine Kombination aus diesen Bestandteilen mit dem Ziel, Altersbeschwerden vorzubeugen oder sie zu bessern, ist nicht sinnvoll.

Anwendung

Der Hersteller gibt an, dass über den Tag verteilt vier bis sechs Dragees eingenommen werden sollen.

Achtung

Gegenanzeigen

Unter folgenden Bedingungen dürfen Sie das Mittel nicht anwenden:

- Sie haben eine Eiweißallergie.
- Sie leiden an schweren chronischen Infektionen wie zum Beispiel Tuberkulose.

Wechselwirkungen mit Medikamenten

Unter folgenden Bedingungen dürfen Sie das Mittel nicht anwenden:

- Sie nehmen blutzuckersenkende Tabletten ein (bei Typ-2-Diabetes).
- Sie müssen „blutverdünnende" Medikamente einnehmen, zum Beispiel *Marcumar* oder Azetylsalizylsäure. Diese können durch Knoblauch stärker wirken.

Wenn Sie noch andere Medikamente nehmen, ist zu beachten, dass durch den Knoblauchanteil blutdrucksenkende Arzneimittel stärker wirken können.

Unerwünschte Wirkungen

Der Knoblauchanteil kann sich in der Atemluft bemerkbar machen. Nach einiger Zeit kann auch die Haut einen typischen Geruch annehmen.

Altersbeschwerden

Handelsname Darreichungsform	Zusammensetzung pro 1 ml/1 g oder wie angegeben bzw. pro abgeteilte Einheit	Kleinste Packungsgröße	Packungspreis	Bewertung für das beanspruchte Anwendungsgebiet
beni-cur Dragees	**Auszug aus Knoblauchzwiebelpulver** 200 mg	100 Stück	10,13	**Wenig geeignet** zur Vorbeugung von altersbedingten Gefäßveränderungen und allgemeiner Arterienverkalkung. → Seite 458
Doppelherz aktiv Ginseng Stärkungskapseln Hartkapseln	**Ginsengwurzelpulver** 180 mg	60 Stück	ca. 10,75	**Wenig geeignet** zur Stärkung und Kräftigung des Körpers bei altersbedingt nachlassender Leistungs- und Konzentrationsfähigkeit. → Seite 458
Doppelherz aktiv Knoblauch Dragees 287 mg Dragees	**Knoblauchzwiebelpulver** 287 mg	120 Stück	ca. 8,35	**Wenig geeignet** zur Vorbeugung von altersbedingten Gefäßveränderungen und allgemeiner Arterienverkalkung. → Seite 458
GINSANA G 115 Kapseln	**Auszug aus Ginsengwurzel** 100 mg	30 Stück	17,45	**Wenig geeignet** zur Stärkung und Kräftigung des Körpers bei altersbedingt nachlassender Leistungs- und Konzentrationsfähigkeit. → Seite 458
GINSANA G 115 Tonic Lösung	13,3 mg *Enthält 11,5% Alkohol*	250 ml	19,50	
Ilja ROGOFF Dragees	**Auszug aus Hopfenzapfen** 1 mg + **Japanische Pagodenbaumknospen** 12,5 mg + **Knoblauchzwiebelpulver** 50 mg + **Mistelkraut** 30 mg + **Weißdornfrüchte** 30 mg	120 Stück	5,78	**Wenig geeignet** bei altersbedingten Gefäßveränderungen und allgemeiner Arterienverkalkung. Die therapeutische Wirksamkeit der einzelnen Bestandteile ist nicht ausreichend nachgewiesen. Nicht sinnvolle Kombination. → Seite 460
K.H.3 Schwarzhaupt Kapseln	**Haematoporphyrin** 0,2 mg + **Magnesiumkarbonat** 30 mg + **Prokain-hydrochlorid** 50 mg	30 Stück	12,95	**Wenig geeignet** zur besseren Durchblutung, Stärkung und Kräftigung des Körpers bei altersbedingt nachlassender Leistungs- und Konzentrationsfähigkeit. Die therapeutische Wirksamkeit der einzelnen Bestandteile ist nicht ausreichend nachgewiesen. Nicht sinnvolle Kombination. → Seite 459
KOREA GINSENG extra stark Kapseln	**Ginsengwurzelpulver** 350 mg	40 Stück	ca. 10,73	**Wenig geeignet** zur Stärkung und Kräftigung des Körpers bei altersbedingt nachlassender Leistungs- und Konzentrationsfähigkeit. → Seite 458
KOREA GINSENG Tonikum-extra stark Lösung	**Auszug aus Ginsengwurzel** 15 mg *Enthält 18,5% Alkohol*	500 ml	ca. 20,15	

Hinweise zu den Tabellenspalten → Seite 24, zur Auswahl der Arzneimittel → Seite 20, zur Grundlage der Bewertung → Seiten 20, 23

Altersbeschwerden Fortsetzung

Handelsname Darreichungsform	Zusammensetzung pro 1 ml/1 g oder wie angegeben bzw. pro abgeteilte Einheit	Kleinste Packungsgröße	Packungspreis	Bewertung für das beanspruchte Anwendungsgebiet
Hinweise zu den Tabellenspalten → Seite 24, zur Auswahl der Arzneimittel → Seite 20, zur Grundlage der Bewertung → Seiten 20, 23				
Kwai N	**Knoblauchzwiebelpulver** 100 mg	100 Stück	7,10	**Wenig geeignet** zur Vorbeugung von altersbedingten Gefäßveränderungen und allgemeiner Arterienverkalkung. → Seite 458
Kwai forte 300 mg Dragees	300 mg	60 Stück	10,10	

Sexualstörungen

Sexualstörungen sind nicht das Problem eines Mannes oder einer Frau, sondern immer das des Paares. Sowohl bei ihm als auch bei ihr greifen psychisches Erleben und Empfinden und die körperlichen Auswirkungen ineinander; zusätzlich wirkt sich aus, wie beide miteinander umgehen. Ist die innere Beziehung gestört, kann das den sexuellen Austausch auf der Ebene des Wollens und/oder des Könnens negativ beeinflussen. Was dabei jedoch Ursache, was Wirkung ist, lässt sich nur selten ausmachen.
Bei Männern sind die Auswirkungen augenfällig: Ihr Penis versteift sich nicht ausreichend. Bei Frauen sind Sexualstörungen weniger offensichtlich, verhindern aber ein befriedigendes Liebesleben ebenso. Weil ihnen jedoch vereinfachend fehlende Bereitschaft unterstellt wird, lautet die medizinische Bezeichnung für die Störung „Gefühlskälte" (Frigidität).
Der sexuelle Austausch kann in der Partnerschaft junger Menschen ebenso gestört sein wie in der älterer. Auch gibt es im Verlauf länger dauernder Beziehungen immer wieder Phasen wechselnder sexueller Aktivität. Naturgemäß nehmen die Störungen aber mit dem Alter zu.

Anzeichen und Beschwerden

Frauen und Männer

Das Verlangen nach Sexualität (Libido) hat sich deutlich verringert oder ist vermeintlich ganz erloschen.

Frauen

Trotz Stimulation wird nur wenig Scheidenflüssigkeit produziert, sodass der Verkehr unangenehm und schmerzhaft werden kann.

Männer

Obwohl eine Erregung spürbar ist, versteift sich der Penis nicht so, wie es für Sex, der beide Partner befriedigt, notwendig wäre. Solche Erektionsstörungen – Mediziner sprechen von einer „erektilen Dysfunktion" (ED) – können das ganze Spektrum zwischen vorübergehender Einschränkung, leichter Störung bis zum vollständigen Verlust der Erektionsfähigkeit umfassen.

Ursachen

Frauen und Männer

Die Ursache vorübergehender Sexualstörungen sind meist Partnerschaftskonflikte und Situationen großer Belastung. Wenn das Gefühl füreinander oder die äußeren Bedingungen nicht auf einen intimen Austausch eingestellt sind, kann sich das auch durch mangelnde oder fehlende körperliche Bereitschaft äußern.
Die für viele enttäuschende, oft auch beschämende Situation schafft ein psychisches Klima, in dem Erwartungsdruck und Versagensangst entstehen und sich gegenseitig steigern. Das vergrößert die Anspannung zusätzlich und trägt dazu bei, das Problem aufrecht zu erhalten.

Männer

Einige Faktoren können Hinweise geben, ob die Störung eher psychisch oder eher körperlich bedingt ist. Eine psychisch begründete Erektionsstörung tritt meist plötzlich auf. Während des Schlafes, morgens beim Aufwachen und beim Onanieren reagiert der Penis wie gewohnt. Bei einer körperlich bedingten Störung verringert sich im Verlauf von Jahren in allen Situationen die Festigkeit des Penis immer mehr.

Der häufigste Grund vorübergehender Erektionsstörungen ist übermäßiger Konsum von Alkohol. Anhaltende Störungen finden sich mit zunehmendem Alter häufiger. Dann treten auch Krankheiten öfter auf, in deren Folge oder bei deren medikamentöser Behandlung sich Sexualstörungen einstellen können. Zu ihnen gehören:

- Herz-Kreislauf-Erkrankungen, wie hoher Blutdruck und Durchblutungsstörungen. Die Gefäße, die die Schwellkörper mit Blut versorgen und das frühzeitige Abfließen des Blutes verhindern, können sich verändern.
- Diabetes. Je länger die Krankheit besteht, desto wahrscheinlicher sind Schäden an den Nerven und/oder Blutgefäßen, die dann zu Erektionsproblemen führen können.
- Nervenkrankheiten.
- Verletzungen und Operationen im kleinen Becken, zum Beispiel an der Prostata.
- Störungen der Hormonproduktion.
- Medikamente. Darunter sind viele Psychopharmaka und Betablocker, wie sie bei hohem Blutdruck und Herzkrankheiten angewendet werden. Auch Finasterid gehört dazu, ein Mittel, das unter dem Namen *Proscar* zur Behandlung der vergrößerten Prostata dient und das als *Propecia* bei Haarausfall eingesetzt wird.

Frauen

Herz-Kreislauf-Erkrankungen, Diabetes, Nervenkrankheiten, Störungen der Hormonproduktion und Verletzungen und Operationen im kleinen Becken können auch bei Frauen die körperlichen Ursachen sein. Die Medikamente, mit denen diese Krankheiten behandelt werden, können auch die Sexualität von Frauen beeinträchtigen.

Allgemeine Maßnahmen

Frauen und Männer

- Meiden Sie Alkohol und Nikotin.
- Starten Sie ein Fitnessprogramm mit viel Bewegung.

Frauen

Bei einer trockenen Scheide kann ein Gleitmittel (z. B. *K-Y Gleitgel, Femilind*) hilfreich sein.

Männer

Vakuumpumpen sind effektive Erektionshilfen, die nicht in das Körperinnere eingreifen. Der Penis wird in ein Rohr eingeführt, aus dem die Luft elektrisch abgesaugt wird, sodass ein Vakuum entsteht. Dadurch strömt mehr Blut in den Penis und er richtet sich auf. Anschließend wird das Rohr abgezogen und für etwa 30 Minuten ein Ring an der Peniswurzel angebracht. Er verhindert, dass das Blut schnell wieder abfließt.

Wann zum Arzt?

Ein im Umgang mit Sexualstörungen erfahrener Arzt kann in Gesprächen und durch Untersuchungen die Ursache der Störung zu ermitteln versuchen und Behandlungsmöglichkeiten vorschlagen. Dazu sollten sich beide Partner in der Praxis einfinden.
Liegt die Ursache vornehmlich in einem Partnerschaftskonflikt, können geleitete Gespräche mit Mitarbeitern einer Beratungsstelle die Partner einander wieder näher bringen.
Körperliche Ursachen lassen sich nur ärztlich beheben.
Der Gang zum Arzt ist immer unerlässlich, wenn eine effektive medikamentöse Behandlung gewünscht wird. Alle Arzneimittel, die eine Erektion verlässlich fördern können, müssen ärztlich verordnet werden. Auch die Hormone, die Frauen in den Wechseljahren eventuell helfen können, dürfen nur unter ärztlicher Kontrolle eingenommen werden. Von keinem der rezeptfrei verkäuflichen Anregungsmittel ist eine befriedigende Wirkung zu erwarten.

Behandlung mit Medikamenten

Mittel, die zu mehr sexueller Aktivität verhelfen sollen, heißen Aphrodisiaka. Dabei ist aber nicht unterschieden, ob sie die Libido anregen oder Erektionsstörungen beheben sollen. Unabhängig davon hat von den im Folgenden besprochenen Mitteln keines seine Wirksamkeit bei der Behandlung von Sexualstörungen ausreichend nachgewiesen. Das gilt gleichermaßen für Mittel mit nur einem Wirkstoff, wie Bamethan oder Yohimberinde, und für Kombinationsmittel aus Bamethan + Benzylnikotinat und Kombinationen aus Potenzholz + Yohimberinde + anderen Substanzen.

Anthroposophische, homöopathische und traditionell angewendete Mittel

Zu den meistgekauften Mitteln gehören auch *Anabol-Hevert, Cefagil, Glorisex, Nervauxan, Perfectosan plus* und *Virilis Gastreu S.* Dabei handelt es sich um homöopathische Präparate, die sich nach den Grundsätzen dieses Buches nicht bewerten lassen und deshalb nicht näher besprochen werden. Allgemeine Infor-

mation zu der genannten Therapierichtung finden Sie im Abschnitt „Homöopathische Arzneimittel" (→ Seite 14).
Bei *Okasa N* mit getrockneten Hoden, *Testaktiv* mit Milzextrakt und dem Kombinationsmittel *Lebenskraft N*, das unter anderem Potenzholz enthält, handelt es sich um Präparate, die von der Arzneimittelbehörde als „traditionell angewendet" zugelassen wurden. Auch sie lassen sich nach den Grundsätzen dieses Buches nicht bewerten und werden deshalb nicht näher besprochen. Allgemeine Informationen zu derartigen Präparaten finden Sie im Abschnitt „Traditionell angewendete Mittel" (→ Seite 13).

Gefäßerweiterndes Mittel

Bamethan

EMASEX-A

Bamethan ist ein schon recht lange gebrauchter Arzneistoff, der Blutgefäße, die noch intakt sind, erweitern kann. Früher wurde Bamethan bei Durchblutungsstörungen eingesetzt; heute gilt es dafür als überholt. Bei Erektionsstörungen wird es hingegen immer noch und in der Vorstellung angewendet, dass eine bessere Durchblutung auch dem Penis zugute kommen müsste. Wenn dieser seine Erektionsfähigkeit jedoch deswegen eingebüßt hat, weil die ihn versorgenden Blutgefäße krankhaft verändert sind, wird das durch die Einnahme von Bamethan eher schlechter als besser. Der Grund ist, dass das vorhandene Blut nun vermehrt in die intakten, durch Bamethan erweiterten Gefäße fließt und für die schadhaften noch weniger zur Verfügung steht.
Die Wirksamkeit von Bamethan, sexuelle Funktionsstörungen des Mannes zu bessern, ist nicht ausreichend belegt; unerwünschte Wirkungen treten hingegen recht häufig auf. Darum wird das Präparat als wenig geeignet bewertet.

Anwendung

Der Hersteller gibt an, dass von dem Mittel mindestens vier Wochen lang morgens und abends je ein bis zwei Dragees eingenommen werden sollen.

Achtung

Gegenanzeigen

Unter folgenden Bedingungen dürfen Sie das Mittel nicht anwenden:

- Sie leiden an einer Überfunktion der Schilddrüse.
- Sie haben eine Herzerkrankung, eine Verengung der Schlagader oder Herzrhythmusstörungen oder Sie haben kürzlich einen Herzinfarkt erlitten.
- Sie sind diabeteskrank und der Blutzucker ist nicht gut und stabil eingestellt.

Wechselwirkungen mit Medikamenten

Wenn Sie noch andere Medikamente einnehmen, ist zu beachten:

- Durch trizyklische Antidepressiva (bei Depressionen), MAO-Hemmer (bei Depressionen und Parkinsonkrankheit), kortinsonhaltige Medikamente (bei Entzündungen), Ipratropium und Diprophyllin (bei Asthma) kann die Wirkung von Bamethan abgeschwächt werden.
- Umgekehrt kann Bamethan die Wirkung von blutzuckersenkenden Tabletten (bei Typ-2-Diabetes) vermindern.

Unerwünschte Wirkungen

Häufig, aber unbedenklich

Das Gesicht kann sich röten, das Herz laut klopfen und schnell schlagen, es kann zu Schweißausbrüchen kommen, dem Gefühl von Herzschmerzen, zu Unruhe, Schwindel und Zittern. Der Blutdruck kann sinken und das Reaktionsvermögen beeinträchtigt werden.

Hinweise

Zur Verkehrstüchtigkeit

Wenn das Mittel bei Ihnen Schwindel auslöst und Ihr Reaktionsvermögen beeinträchtigt, sollten Sie bei seiner Anwendung keine Fahrzeuge lenken, keine Maschinen bedienen und keine Arbeiten ohne sicheren Halt verrichten.

Pflanzliches Mittel

Yohimberinde

testasa

Yohimberinde wird von einem afrikanischen Baum (Pausinystalia yohimbe) gewonnen. Ihr wichtigster Inhaltsstoff ist das vor gut 100 Jahren entdeckte Yohimbin. Dieses wirkt über das zentrale Nervensystem und lässt das Herz schneller schlagen, den Blutdruck ansteigen oder auch sinken und regt die Aktivität an. Die Blutdrucksenkung erreicht Yohimbin, indem es die Blutge-

fäße weit stellt. Dadurch werden die Haut, aber auch die Genitalorgane und die Organe im Bauchraum erheblich stärker mit Blut versorgt. Darüber hinaus kann Yohimbin die im Rückenmark befindlichen Zentren, die die sexuelle Lust mit steuern, anregen.
In der Volksmedizin Zentralafrikas war Yohimberinde ein gebräuchliches Stimulans. Überprüfungen ihrer Wirksamkeit, die in westlichen Staaten durchgeführt wurden, kamen zu unterschiedlichen Ergebnissen. Während sich die amerikanische Urologische Gesellschaft 1997 noch gegen die Anwendung von Yohimbin aussprach, da es in kontrollierten Studien nicht besser wirkte als eine Plazebobehandlung, raten die Leitlinien der Deutschen Gesellschaft für Urologie seit 2001 zu einem Therapieversuch mit Yohimbin, weil sie die Wirksamkeit dieser Behandlung für nachgewiesen halten. Allerdings bezieht sich diese Angabe auf die Verwendung reinen Yohimbins, das verschreibungspflichtig ist, und nicht auf die des Extrakts aus Yohimberinde. Da dessen therapeutische Wirksamkeit nicht ausreichend nachgewiesen ist, wird das Präparat als wenig geeignet bewertet.

Anwendung

Der Hersteller rät, von dem Mittel drei bis vier Wochen lang morgens eine und abends zwei Kapseln einzunehmen.

Achtung

Gegenanzeigen

Unter folgenden Bedingungen dürfen Sie das Mittel nicht anwenden:

- Sie leiden unter Erkrankungen der Leber oder der Nieren.
- Bei Ihnen wurde eine Herzkrankheit festgestellt.
- Sie haben zu hohen oder zu niedrigen Blutdruck.
- Sie sind von einer Panikerkrankung oder einer schweren manisch-depressiven Erkrankung betroffen.

Wechselwirkungen mit Medikamenten

Wenn Sie noch andere Medikamente nehmen, ist zu beachten:

- Durch Diazepam (bei Angsterkrankungen), Reserpin und Clonidin (bei hohem Blutdruck) kann Yohimbin schwächer wirken.
- Durch Chlorpromazin (bei Psychosen), Imipramin (bei Depressionen) und Naloxon (Zusatz zu dem Schmerzmittel Tilidin) kann Yohimbin stärker wirken.
- Der Blutdruckabfall, der durch eine Reihe von gebräuchlichen Mitteln bei Depressionen ausgelöst wird, kann schwächer ausfallen, wenn gleichzeitig Yohimbin eingenommen wird.

Unerwünschte Wirkungen

Es können die typischen Zeichen auftreten, wie sie bei einer Erregung des zentralen Nervensystems vorkommen: Zittern, Schweißausbrüche, beschleunigter Herzschlag, Herzklopfen, Atemnot, Blutdruckanstieg, aber auch -abfall, Schwindel, Übelkeit, Erbrechen, Schlaflosigkeit, Angstzustände, manische Reaktionen und Panikattacken.

Hinweise

Zur Verkehrstüchtigkeit

Wenn das Mittel bei Ihnen Schwindel auslöst, sollten Sie bei seiner Anwendung keine Fahrzeuge lenken, keine Maschinen bedienen und keine Arbeiten ohne sicheren Halt verrichten.

Kombination: Gefäßerweiternde Mittel

Bamethan + Benzylnikotinat

EMASEX-N

In diesem Mittel, das rektal angewendet wird, sind zwei Wirkstoffe kombiniert, die die Durchblutung steigern sollen.
Bamethan: Seine Charakteristika finden Sie unter Bamethan (→ Seite 464).
Benzylnikotinat: Hierbei handelt es sich um einen hautreizenden Wirkstoff, der sonst in Rheumasalben vorkommt. Aus ihm wird Nikotinsäure freigesetzt, die die Blutgefäße erweitert. Von einer besseren Durchblutung des Unterkörpers erhofft man sich eine Hilfe bei Erektionsstörungen.
Da die therapeutische Wirksamkeit bei Sexualstörungen aber weder für die einzelnen Bestandteile noch für die Kombination ausreichend belegt ist, wird das Mittel als wenig geeignet angesehen.

Sexualstörungen Fortsetzung

Handelsname Darreichungsform	Zusammensetzung pro 1 ml/1 g oder wie angegeben bzw. pro abgeteilte Einheit	Kleinste Packungsgröße	Packungspreis	Bewertung für das beanspruchte Anwendungsgebiet
Ka-ota 60 Dragees	**Auszug aus Damianablättern** 5 mg + **Auszug aus Potenzholz** 5 mg + **Auszug aus Pseudochinarinde** 3,4 mg + **Vitamin E** 5 mg	60 Stück	15,45	**Wenig geeignet** bei Sexualstörungen. Nicht sinnvolle Kombination von Pflanzenmitteln und Vitamin E. Die therapeutische Wirksamkeit ist nicht ausreichend nachgewiesen. → Seite 466
puamin Dragees	**Nicametat-dihydrogenzitrat** 100 mg + **Auszug aus Potenzholz** 10 mg + **Vitamin E** 2 mg + **Auszug aus Yohimberinde** 30 mg	30 Stück	14,99	**Wenig geeignet** bei Sexualstörungen. Nicht sinnvolle Kombination von Pflanzenmitteln, einem durchblutungsfördernden Bestandteil und Vitamin E. Die therapeutische Wirksamkeit ist nicht ausreichend nachgewiesen. → Seite 466
Repursan ST Dragees	**Eisensulfat** 1,5 mg + **Kalziumpanthothenat** 3,75 mg + **Auszug aus Kolasamen** 30 mg + **Nikotinamid** 3,5 mg + **Auszug aus Potenzholz** 5 mg + **Mangansulfat** 0,15 mg + **Vitamin B_2** 0,25 mg + **Vitamin E** 1 I.E. + **Auszug aus Yohimberinde** 30 mg + **Zinksulfat** 0,2 mg	50 Stück	12,75	**Wenig geeignet** bei Sexualstörungen. Nicht sinnvolle Kombination, die therapeutische Wirksamkeit ist nicht ausreichend nachgewiesen. → Seite 466
Sexanorma-N Dragees	Auszüge aus **Potenzholz** 10 mg + **Yohimberinde** 100 mg	50 Stück	15,89	**Wenig geeignet** bei Sexualstörungen. Nicht sinnvolle Kombination von zwei Pflanzenmitteln, die therapeutische Wirksamkeit ist nicht ausreichend nachgewiesen. → Seite 466
testasa e Kapseln	**Auszug aus Yohimberinde** 50 mg	60 Stück	33,85	**Wenig geeignet** bei Sexualstörungen. Die therapeutische Wirksamkeit ist nicht ausreichend nachgewiesen. → Seite 464

Hinweise zu den Tabellenspalten → Seite 24, zur Auswahl der Arzneimittel → Seite 20, zur Grundlage der Bewertung → Seiten 20, 23

Versorgung mit Vitaminen, Mineralstoffen, Spurenelementen

Folgt man der Werbung, mit der die Hersteller Produkte mit Vitaminen, Mineralstoffen und Spurenelementen den Verbrauchern nahebringen wollen, kann man anscheinend noch gesünder werden als gesund. Je mehr man von diesen Nahrungsbestandteilen zusätzlich schluckt, desto besser – so wird suggeriert – soll es für die Gesundheit sein. Und so werden Milchprodukte, Getränke, Süßigkeiten, Salatöle und viele andere Lebensmittel mit Vitaminen angereichert und mit Mineralstoffen und Spurenelementen versetzt. Zusätzlich hält der Markt eine reichhaltige Palette von Produkten bereit, mit denen diese Nahrungsbestandteile in Form von Tabletten, Kapseln, Dragees oder Saft geschluckt werden können. Etwa ein Drittel der Bevölkerung nimmt solche Produkte ein.

Offenbar hat sich der Eindruck verbreitet, mit der üblichen Ernährung sei es nicht mehr möglich, seinen Bedarf an diesen lebenswichtigen Nahrungsbestandteilen zu decken. Dem widersprechen Ernährungswissenschaftler jedoch entschieden. Alle vier Jahre erscheint in Deutschland der Ernährungsbericht, welcher die durchschnittliche Versorgungssituation wiedergibt. Anhand dieser Daten lässt sich recht gut beurteilen, mit welchen Nahrungsbestandteilen die Menschen überreichlich, ausreichend, knapp oder tatsächlich unzureichend versorgt sind.

Allerdings verknüpfen sich mit der Nährstoffzufuhr heute Erwartungen, die über das hinausgehen, was früher damit bezweckt wurde. Lange Zeit war man zufrieden, wenn so viele Vitamine, Mineralstoffe und Spurenelemente aufgenommen wurden, dass keine Mangelerscheinungen auftraten. Mittlerweile geht man jedoch davon aus, dass Nährstoffe ein Faktor unter vielen sind, mit denen offenbar degenerativen chronischen Erkrankungen vorgebeugt werden kann. Hierzu gehören all jene Leiden, die die Menschen im Alter plagen: Arteriosklerose, Gefäßschäden durch Diabetes, Sehverlust durch Netzhautveränderung (senile Makuladegeneration), grauer Star, Alzheimerkrankheit, Krebs. Mit einem vermuteten Mehrbedarf an diesen Nährstoffen begründen die Präparatehersteller ihr Angebot.

Bevor jedoch eine allgemeine Empfehlung gegeben werden kann, bestimmte Nährstoffe gezielt einzunehmen, muss unzweifelhaft geklärt sein, welche Nahrungskomponenten welchen Störungen vorbeugen können und in welcher Dosierung sie wie lange eingenommen werden sollen, um den erwünschten Effekt zu erzielen, aber keine schädlichen Nebeneffekte zu provozieren. Derart verlässliche Aussagen gibt es jedoch erst in Ausnahmefällen.

Dennoch finden sich vielerorts Angaben, wie viel an Vitaminen, Mineralstoffen und Spurenelementen täglich „nötig" sei. Diese Zahlen unterscheiden sich oft sehr und stiften Verwirrung. Ohne fachkundige Hilfe kann der Einzelne kaum einschätzen, was eine solche Mengenangabe für ihn bedeutet und an welcher Empfehlung er sich orientieren soll.

Nährstoffempfehlungen

Grundlage der in der nachfolgenden Tabelle unter „Tagesbedarf" aufgeführten Mengenangaben sind die „Referenzwerte für die Nährstoffzufuhr", die die Ernährungsgesellschaften Deutschlands, Österreichs und der Schweiz gemeinsam verabschiedet haben. Wenn die darin aufgeführten Nahrungsbestandteile mit der üblichen Kost regelmäßig in der angegebenen Menge aufgenommen werden, ist sichergestellt, dass alle körperlichen, seelischen und stoffwechselbedingten Funktionen des Körpers so ablaufen können wie vorgesehen. Es werden keine Symptome einer Unterversorgung und keine Mangelkrankheiten auftreten. Man kann also darauf vertrauen, vor ernährungsbedingten Gesundheitsschäden geschützt und voll leistungsfähig zu sein. Voraussetzung dafür, dass diese Mengenangaben wirklich zutreffen, ist allerdings, dass der Betreffende gesund ist. Wenn Krankheiten bewältigt werden müssen oder die Fähigkeit, Nährstoffe zu verdauen, erheblich gestört ist, gelten selbstverständlich andere Vorgaben. Eine Reihe von Medikamenten kann den Bedarf ebenfalls beeinflussen. Auch bei Kindern der unterschiedlichen Altersstufen und bei schwangeren und stillenden Frauen kann der tägliche Nährstoffbedarf von dem anderer gesunder Erwachsener abweichen. Darum sind für diese Personengruppen die empfohlenen Zufuhrmengen gesondert angegeben.

Bei den in der Tabelle als Tagesbedarf genannten Mengenangaben sind die Nährstoffverluste bereits berücksichtigt, die bei der Zubereitung von Lebensmitteln unvermeidlich auftreten. Außerdem sind die Mengen derart bemessen, dass der Körper eine gewisse Reserve aufbauen kann. So können Schwankungen aufgefangen und ein kurzzeitig erhöhter

Bedarf ohne Gesundheitsbeeinträchtigung abgedeckt werden.
Im Prinzip lässt sich der Bedarf an Nährstoffen mit den gewöhnlichen Lebensmitteln, die man hierzulande kaufen kann, decken. Sollte das jedoch bei einer Substanz nicht möglich sein – zum Beispiel weil es keine Lebensmittel gibt, die die infrage kommende Substanz in ausreichender Menge bereitstellen –, reagieren darauf in aller Regel der Gesetzgeber und/oder die Medizin. Ein Beispiel dafür ist die Versorgung mit Jod und Fluor. Beide Elemente sind in der Kost, die in Deutschland üblicherweise auf den Tisch kommt, nur unzureichend enthalten. Die Versorgung mit Jod ließe sich zwar verbessern, indem mehr Seefisch verzehrt würde, doch gibt es in Deutschland – anders als zum Beispiel in Japan – keine solche Tradition des Fischessens. Und weil nicht davon auszugehen ist, dass sich das in absehbarer Zeit grundlegend ändern wird, eine bessere Versorgung der Bevölkerung mit Jod aber aus medizinischen Gründen dringend erforderlich ist, hat der Gesetzgeber erlaubt, Kochsalz mit Jod anzureichern. Nun stehen im Salzregal der Lebensmittelmärkte vornehmlich Pakete mit jodiertem Salz. Da seit einigen Jahren auch alle Fertiglebensmittel einschließlich Brot und Backwaren mit jodiertem Speisesalz hergestellt werden dürfen, beginnt sich die Jodversorgung der Deutschen allmählich zu verbessern, ohne dass der Einzelne bewusst etwas dazu tun muss.
Bei der Versorgung mit Fluor hingegen setzt man auf die Beratungstätigkeit der Mediziner, die den Kindern Fluortabletten verordnen und bei Jugendlichen und Erwachsenen eventuell die Zähne mit fluorhaltigem Lack versiegeln. Andere Staaten wählen andere Wege, indem sie zum Beispiel das Trinkwasser fluoridieren oder Lebensmittel des allgemeinen Konsums, wie Mehl oder Milch, mit Folsäure versetzen.

Vorbeugung

In den vergangenen Jahren haben sich die Hinweise verdichtet, dass einige Nährstoffe dazu beitragen können, Krankheiten vorzubeugen. Immer wenn es dazu verlässliche Daten gibt, berücksichtigen die empfohlenen Mengen diesen Aspekt. Allerdings bewegt sich bei dieser Annahme, mit bestimmten Nährstoffen gezielt Krankheiten abwenden zu können, noch vieles im Bereich der Spekulation. Häufig ist nicht geklärt, ob die positiven Effekte auch mit den isolierten Nährstoffen verbunden sind oder auf dem Nahrungsmittel als Ganzem beruhen. Unklar ist auch, welche Langzeitfolgen die Einnahme einer größeren Dosis dieser Nährstoffe haben kann. Solange es für all dieses keine verlässlichen Aussagen gibt, kann nicht empfohlen werden, diese Nährstoffe in höherer Dosierung gezielt einzunehmen, um Krankheiten vorzubeugen.
Für einige Nährstoffe hat die Forschung jedoch bereits Ergebnisse hinsichtlich ihrer vorbeugenden Effekte zusammengetragen.

Beta-Karotin

Beta-Karotin gehört zu den Provitaminen, wichtigen Vorstufen des Vitamin A. Darüber hinaus hat es auch eine eigenständige Wirkung. Es baut aggressiven Sauerstoff rasch ab, sodass dieser keinen Schaden mehr anrichten kann. Auf diese Weise schützt Beta-Karotin die Zellen vor den Folgen von oxidativem Stress (→ Seite 472) und verringert das Risiko, an einem Krebs der Lunge, der Speiseröhre oder des Magens zu erkranken. Man schätzt, dass diese krebsvorbeugende Wirkung mit täglich zwei bis vier Milligramm Beta-Karotin zu erzielen ist. Für die meisten Menschen bedeutet das, mehr Gemüse verzehren zu müssen, denn ob sich der Effekt auch mit Arzneimitteln erreichen lässt, ist noch fraglich.
Mengen bis täglich zehn Milligramm Beta-Karotin haben sich als unbedenklich gezeigt. Mehr könnte jedoch problematisch sein. Zumindest starke Raucher hatten – im Rahmen einer Studie – dann ein höheres Krebsrisiko.

Folsäure

Es gibt auch neue Erkenntnisse über den Zusammenhang zwischen dem Vitamin Folsäure und dem Eiweißbaustein Homozystein, der ein eigenständiger, von anderen Faktoren wie zum Beispiel Rauchen und Blutfettwerten unabhängiger Risikofaktor für Arteriosklerose und Herzinfarkt ist. Je weniger Folsäure im Blut ist, desto höher ist der Anteil an Homozystein. Es könnte also sein, dass eine gute Versorgung mit Folsäure hilft, Herz-Kreislauf-Erkrankungen zu vermeiden. Außerdem legen Studien nahe, dass eine gute Versorgung mit Folsäure hilft, dass Dickdarmkrebs und eventuell auch andere Krebsarten seltener auftreten.
Beide Beobachtungen zusammengenommen rechtfertigen den Rat, sich folsäurereich zu ernähren. Da aber noch nicht sicher gesagt werden kann, dass Fol-

säure das Risiko für diese Erkrankungen tatsächlich vermindert, gibt es keine Empfehlung, sie zu diesem Zweck als Präparat einzunehmen.
Anders ist das in der Schwangerschaft. Ist eine Frau vor der Schwangerschaft und in den ersten Monaten dieser Zeit unzureichend mit Folsäure versorgt, erhöht sich das Risiko für so genannte Neuralrohrdefekte beim Kind. Dabei schließt sich der knöcherne Ring um das Rückenmark nicht richtig, sodass das Baby mit einem „offenen Rücken" (Spina bifida) geboren wird.
Um das Risiko für diese Fehlbildung zu verringern, wird Frauen, die schwanger werden wollen oder könnten, dringend empfohlen, täglich ein Medikament mit 400 Mikrogramm Folsäure einzunehmen. Frauen, die bereits ein Kind mit einem Neuralrohrdefekt haben und erneut schwanger werden wollen, rät man sogar zu vier Milligramm Folsäure am Tag.

Vitamin C

Eine optimale Versorgung mit Vitamin C stärkt das Immunsystem und beugt chronischen Erkrankungen wie Arteriosklerose, Krebs und einem grauen Star vor. Das Risiko, daran zu erkranken, verringert sich am ehesten, wenn man täglich 90 bis 100 Milligramm Vitamin C aufnimmt – vorausgesetzt, es wird nicht geraucht. Diese Menge wird auch als tägliche Zufuhrmenge empfohlen.
Dass hohe Dosen Vitamin C Erkältungen vorbeugen oder andere Infektionen verhüten können, ist bisher wissenschaftlich nicht ausreichend nachgewiesen.

Vitamin D

Um einer Rachitis bei Säuglingen und Kleinkindern vorzubeugen, sollten sie täglich zehn Mikrogramm Vitamin D aufnehmen. Das gilt sowohl für gestillte Babys als auch für die, die mit Säuglingsfertignahrung gefüttert werden. Rachitis ist eine Vitamin-D-Mangelkrankeit, bei der sich die Knochen verbiegen, weil sie nicht genügend stabilisierende Kalziumsalze haben einlagern können.
Personen über 60 Jahren wird ebenfalls empfohlen, täglich zehn Mikrogramm Vitamin D aufzunehmen, denn die Fähigkeit, Vitamin D zu bilden, nimmt mit dem Alter ab. Außerdem halten sich viele Ältere nicht mehr oft genug im Freien auf und lassen ihre Haut dabei von der Sonne bescheinen. Möglicherweise sind sogar Tagesmengen von 15 bis 20 Mikrogramm notwendig, doch reicht das vorliegende Wissen noch nicht aus, um das allgemein empfehlen zu können.

Vitamin E

Aufgrund einer Studie wurde vermutet, dass die Einnahme von mehr als 67 Milligramm Vitamin E (= 100 i. E.) für mehr als zwei Jahre die Herzinfarktrate um etwa ein Drittel senken könnte. Andere Studien mit anderen Dosierungen und anderen Anwendungszeiten bestätigten diese Hoffnung hingegen nicht. Auch die Erwartung, dass Vitamin E die Herzinfarktrate bei Menschen senken könnte, die ein hohes Risiko für koronare Herzerkrankung haben, hat sich nach Auswertung aller Studien nicht erfüllt. Dass hoch dosiertes Vitamin E eine herzschützende Wirkung hat, muss wohl doch bezweifelt werden.

Vitamin K

Fast alle Neugeborenen kommen mit einem Vitamin-K-Mangel zur Welt, da über die Plazenta nur wenig Vitamin K aus dem Blut der Mutter in das des ungeborenen Kindes übertreten kann. Hat die Frau dann erst einige Tage nach der Geburt genügend Milch und enthält diese zudem noch wenig Vitamin K, besteht für das Baby das Risiko, dass sich Blutungen einstellen. Gefürchtet sind vor allem Gehirnblutungen. Um das zu vermeiden, wird in Deutschland derzeit empfohlen, allen Neugeborenen während der ersten drei Lebenstage Tropfen einzugeben, die zwei Milligramm Vitamin K enthalten.

Kalzium

Die Kalziumversorgung in Kindheit und Jugend bestimmt, mit welchem Vorrat die Knochen in die Zeit gehen, in denen mehr Substanz ab- als aufgebaut wird. Die angegebene Zufuhrempfehlung berücksichtigt das. Dass eine größere Menge Kalzium Knochenbrüchen im Alter vorbeugt, ist nicht belegt.
Wenn Frauen nach den Wechseljahren Hormone einnehmen, können diese dafür sorgen, dass viel von dem zugeführten Kalzium in die Knochen eingelagert wird. Die dafür erforderliche Kalziummenge dürfte aber mit den empfohlenen 1 000 Milligramm pro Tag gedeckt sein.

Fluor

Fluoride bieten den besten Schutz vor Karies, da sie sich in die Zahnstruktur einlagern und den Zahn „härten", das heißt, er wird wesentlich widerstandsfähiger gegen die besonders aus Zucker freigesetzten Säuren. Eine ausgewogene Ernährung enthält automatisch Fluorid. Sie sollte durch fluoridiertes Salz ergänzt werden.

Für Kinder werden heute Fluorid-Tabletten nicht mehr empfohlen. Sie sollten ihre Zähne mit fluoridierter Zahnpasta pflegen, die pro Kilogramm 500 Milligramm Fluorid enthält.
Alternativ oder zusätzlich kann auch regelmäßiges Bepinseln mit Fluoridlack sinnvoll sein. Zuviel Fluorid kann aber schädlich sein, es bilden sich dann weiße Flecken auf den Zähnen. Daher sollte die Fluoridprophylaxe mit einem Zahnarzt abgesprochen werden. Ab dem 7. Lebensalter können dann Zahnpasten angewendet werden, die 1 000 bis 1 500 mg pro kg enthalten.

Selen

Es gibt Hinweise darauf, dass Selen ein Schutzfaktor gegenüber Herzinfarkt, einigen Krebserkrankungen und Störungen im Immunsystem sein könnte. Sichere Aussagen lassen sich dazu aber bisher nicht machen. Darum wird auch nicht empfohlen, Selen anders als mit der Nahrung aufzunehmen.

Allgemeine Maßnahmen

Sie sollten sich bemühen, mit Ihrer täglichen Kost die in der Tabelle unter Tagesbedarf genannten Mengen an Vitaminen, Mineralstoffen und Spurenelementen aufzunehmen. Das bedeutet aber nicht, dass Sie sich sklavisch jeden Tag an diese Mikro- oder Milligrammmengen halten müssen. Der Nährstoffbedarf ist von Tag zu Tag verschieden und Ihr Körper kann Schwankungen durchaus ausgleichen, wenn über lange Zeit gesehen eine regelmäßige Zufuhr gewährleistet ist.

Wann zum Arzt?

Bevor Sie sich mit einem bestimmten Nährstoff oder einer Substanzkombination gezielt versorgen, sollten Sie ärztlichen Rat einholen. Eine Untersuchung kann klären, ob überhaupt ein Mangel vorliegt, und Kontrollen müssen zeigen, wann Sie die Behandlung beenden können.

Behandlung mit Medikamenten

In bestimmten Lebenssituationen ist es nicht mehr möglich, den täglichen Nährstoffbedarf mit einer abwechslungsreichen vollwertigen Ernährung zu decken. Beispiele dafür sind die Versorgung mit Folsäure vor und in den ersten Monaten der Schwangerschaft und die Zufuhr von Vitamin D bei Menschen, die älter sind als 60 Jahre. Auch ein nachgewiesener Mangel an einem bestimmten Nährstoff, wie zum Beispiel Eisen, ist nur zu beheben, wenn die Substanz gezielt in höherer Dosierung zugeführt wird.
Präparate einzunehmen bedeutet immer, das Gleichgewicht der Nährstoffe im Körper zugunsten des einen oder einiger weniger zu verschieben. Das wirkt sich nicht immer unbedingt positiv aus. So kann zum Beispiel eine sehr hohe Zufuhr von Molybdän dazu führen, dass von dem Element Kupfer erheblich mehr ausgeschieden wird; wenn der Körper viel Kalzium bekommt, kann er Zink schlechter verwerten.
Wenn Sie es dennoch für notwendig halten, Nährstoffe mit einem Präparat zuzuführen, sollten Sie ein Multivitamin-Präparat wählen, das alle Vitamine, Mineralstoffe und Spurenelemente in angemessener Dosierung miteinander kombiniert. Besonderes Augenmerk sollten Sie dabei auf Folsäure als Inhaltsstoff richten, denn mit diesem Vitamin sind sehr viele Menschen recht schlecht versorgt. Ein Präparat, das dieses Vitamin nicht mitliefert, ist demnach nicht zu empfehlen.
Darüber hinaus ist die Art des Produkts nicht unwichtig. Ein Nahrungsergänzungsmittel, wie Sie es auch in Drogerien und im Lebensmittelhandel kaufen können, darf von Vitaminen nicht mehr als das Dreifache der von der Deutschen Gesellschaft für Ernährung empfohlenen Tagesdosis enthalten, bei Vitamin A und E nur die einfache Menge. Höhere Dosierungen dürfen nur als Arzneimittel in den Handel kommen. Dass sie als solche zugelassen sind, erkennen Sie an der Zul.-Nr. auf der Packung.

A, C, E, Selen – Krankheitsschutz aus der Packung

Die Vitamine A, C und E, manchmal noch kombiniert mit Selen und/oder Beta-Karotin, gelten als Schutzsubstanzen, unter anderem vor Krebs. Dass sie dieses Prädikat bekamen, beruht auf folgendem Zusammenhang.
Neben dem normalen Sauerstoff (chem.: Oxygenium), den die Zellen lebensnotwendig brauchen, gibt es im Organismus immer auch aggressive Formen des Sauerstoffs, die so genannten Sauerstoffradikale. Sie gelangen aus Umweltbelastungen in den Körper, werden von ihm aber auch selbst gebildet. Sauerstoffradikale sind an der Entstehung einer Reihe von chronischen Krankheiten, wie sie im Alter gehäuft auftreten, mit beteiligt und auch daran, dass sich Zellen bösartig verändern. Der Gefahr, die von diesem aggressiven Sauerstoff ausgeht, begegnet der Körper mit eigenen Schutzsystemen.

Nun gibt es Hinweise darauf, dass der moderne Lebensstil häufig einen „oxidativen Stress" durch Sauerstoffradikale erzeugt, der die Schutzsysteme des Körpers überfordert. Da liegt der Gedanke nahe, jene Faktoren, die in diesen Systemen eine Rolle spielen, verstärkt zuzuführen, um den Eigenschutz des Körpers zu stärken. Zu diesen Faktoren gehören unter anderem die Vitamine C und E, die Karotinoide und die Elemente Selen und Zink.

In vielen Studien ist nun untersucht worden, ob einzelne dieser Nahrungskomponenten oder Kombinationen von ihnen bei Personen, die sich eigentlich angemessen ernähren, definierten Krankheiten vorbeugen können. Das hat sich nicht beweisen lassen. Aus den verschiedenen Untersuchungen wurde der Schluss gezogen, dass die Schutzfunktion dieser Substanzen nur dann zum Tragen kommt, wenn sie in Form eines gewachsenen Nahrungsmittels aufgenommen werden. Als Grund wird vermutet, dass entweder nur so die mengenmäßige Zusammensetzung optimal ist oder dass es weitere bisher unbekannte Nahrungsbestandteile gibt, die an dieser Schutzfunktion mitwirken müssen.

Ein weiteres Problem zeigt sich bei der Krebsvorbeugung. Hier besteht die Hoffnung, dass die reichliche Zufuhr bestimmter Nährstoffe vor Krebs schützen könnte. Derartiges würde aber nur bei den allerfrühesten Vorstadien eines Krebses der Fall sein, also dann, wenn sich die Zellen gerade erst zu verändern beginnen. Später ist die Zufuhr dieser Schutzstoffe bestenfalls wenig hilfreich, vielleicht sogar schädlich, weil sie das Tumorwachstum beschleunigen könnten. Da aber niemand weiß, ob sich in seinem Körper nicht bereits einige Zellen in Tumorzellen verwandelt haben, ist die Zufuhr solcher hoch dosierten Nährstoffe nicht ohne Risiko.

Die Auswertung aller entsprechenden Studien erlaubt zurzeit nur einen Schluss: Ein bereits in der Jugend einsetzender regelmäßiger, reichlicher Verzehr von Obst, Gemüse und anderen pflanzlichen Lebensmitteln verringert das Risiko, dass sich degenerative chronische Erkrankungen, insbesondere Herz-Kreislauf- und Krebsleiden, einstellen. Der Nutzen der Einnahme von Präparaten hingegen ist nicht erwiesen.

Versorgung mit Vitaminen, Mineralstoffen, Spurenelementen

Wirkstoff	Bedarfsdeckung bei allgemein üblicher gemischter Kost [1]	Tagesbedarf (Erwachsene) [2]	Tagesbedarf (Kinder, 7 Jahre) [3]	Tagesbedarf (Schwangerschaft/ Stillzeit)	Erhöhter Bedarf
Vitamin A (Retinol)	Gut. Körperreserve für etwa 1 Jahr	0,8–1 mg (=2650–3350 I.E.)	0,8 mg	1,1 mg/1,5 mg	
Vitamin B_1 (Thiamin)	Ausreichend	1–1,3 mg	0,8 mg	1,2 mg/1,4, mg	Einnahme von Krebsmedikamenten; hoher Alkoholkonsum
Vitamin B_2 (Riboflavin)	Ausreichend	1,2–1,6 mg	0,9 mg	1,5/1,6 mg	Anstrengende körperliche Arbeit, schwere Krankheiten, Verletzungen, Operationen. Einnahme von Antidepressiva, hoher Alkoholkonsum
Vitamin B_6 (Pyridoxin)	Ausreichend	1,2–1,6 mg	0,5 mg	1,9 mg	Sehr eiweißreiche Ernährung, Einnahme von Medikamenten bei Epilepsie und Tuberkulose
Biotin	Ausreichend	30–60 Mikrogramm (geschätzt)	10–15 Mikrogramm (geschätzt)	30–60 Mikrogramm (geschätzt)	
Niacin	Ausreichend	13–17 mg	10 mg	15 mg/17 mg	
Pantothensäure	Ausreichend	6 mg (geschätzt)	4 mg (geschätzt)	6 mg (geschätzt)	
Folsäure	Knapp zur Hälfte	400 Mikrogramm	300 Mikrogramm	600 Mikrogramm	Einnahme von Medikamenten bei Epilepsie, Krebs, zur Malariavorbeugung, hoher Alkoholkonsum
Vitamin B_{12} (Cyanocobalamin)	Überreichlich	3 Mikrogramm	1,5 Mikrogramm	3,5 Mikrogramm/ 4 Mikrogramm	
Vitamin C (Askorbinsäure)	Sehr gut	100 mg, Raucher 150 mg	70 mg	110 mg/150 mg	Schwerstarbeiter, Hochleistungssportler, extrem Stressbelastete, bei eingeschränkter Nierenfunktion, Einnahme von Tetrazyklin und Medikamenten bei Epilepsie und Diabetes, hoher Alkoholkonsum
Vitamin D (Calciferol)	Mit der Nahrung bei vielen Menschen erheblich bis etwas zu wenig; Ausgleich durch Eigenproduktion des Körpers bei Bestrahlung der Haut mit Sonnenlicht	5 Mikrogramm (= 200 I.E.)	Im 1. Lebensjahr: 10 Mikrogramm, danach 5 Mikrogramm	5 Mikrogramm	Einnahme von Medikamenten bei Epilepsie
Vitamin E (Tocopherol)	Knapp	12–15 mg	8 mg	13 mg/17 mg	

Unbedenkliche Dosis oder Höchstdosis	Hauptlieferanten	Wichtigste Aufgaben	Mangel (Symptome)[4]	Überdosierung (Symptome)
Unbedenklich bis 3 mg pro Tag	Alle grünen Gemüse u. a. Spinat, Grünkohl, Brokkoli	Wachstum von Haut und Schleimhaut, Sehvorgang	Nachtblindheit, Veränderungen an Binde- und Hornhaut	Kopfschmerzen, Hautveränderungen, Gelbsucht
Unbedenklich bis 200 mg pro Tag	Schweinefleisch, Leber, Scholle, Thunfisch, Vollkorngetreide, Hülsenfrüchte, Kartoffeln	Energiegewinnung	Störungen im Nervensystem, Muskelschwund (Beri-Beri)	
Unbedenklich bis 400 mg pro Tag für höchstens drei Monate	Milch(produkte), Fleisch, Fisch, Eier, Vollkornprodukte	Energiestoffwechsel	Wachstumsstörungen, Entzündungen von Haut, Mundschleimhaut, Zunge. Blutarmut	
Unbedenklich bis 100 mg pro Tag bei Kurzzeitanwendung. Bei Langzeiteinnahme höchstens 50 mg pro Tag	Hühner-, Schweinefleisch, Fisch, Kohl, grüne Bohnen, Feldsalat, Kartoffeln, Bananen, Vollkornprodukte	Eiweißstoffwechsel, Funktionen im Nerven- und Immunsystem, Bildung roter Blutkörperchen	Hautentzündung, Nervenstörungen, Blutarmut	Nervenstörungen in Beinen und Armen
	Leber, Sojabohnen, Eigelb, Nüsse, Haferflocken, Spinat, Champignons, Linsen	Stoffwechsel von Zucker, Aminosäuren, Fettsäuren	Biotinmangel gibt es üblicherweise nicht	
Höchstens 35 mg pro Tag	Fleisch, Innereien, Fisch, Milch, Eier, Brot, Backwaren, Kartoffeln	Energiestoffwechsel	Niacinmangel gibt es üblicherweise nicht	Hitzegefühl, erweiterte Blutgefäße
	Leber, Fleisch, Fisch, Milch, Vollkornprodukte, Hülsenfrüchte	Stoffwechsel von Zucker, Aminosäuren, Fetten	Pantothensäuremangel ist nicht bekannt	Selbst bei großen Mengen keine Schäden beobachtet
Höchstens 1 mg pro Tag	Tomaten, Kohl, Gurken, Spinat, Orangen, Trauben, Vollkornprodukte, Kartoffeln, Fleisch, Leber, Milch(produkte), Eier, Weizenkeime, Sojabohnen	Zellaufbau, Bildung roter Blutkörperchen	Schäden an der Schleimhaut in Magen, Darm, Harnwegen, Genitalbereich, Blutarmut (megaloblastische Anämie)	
	Leber, Fleisch, Fisch, Eier, Milch, Käse, Sauerkraut	Bildung roter Blutkörperchen	Blutarmut (pernizöse Anämie), Schäden im Nervensystem	Selbst bei großen Mengen keine Schäden beobachtet
Unbedenklich bis 1 000 mg	Gemüsepaprika, Brokkoli, schwarze Johannisbeeren, Stachelbeeren, Fenchel, Zitrusfrüchte, Kartoffeln, Kohl, Spinat, Tomaten	Stoffwechsel, Schutz vor aggressiven Sauerstoffmolekülen	Müdigkeit, Leistungsschwäche, Infektionsanfälligkeit, schlechte Wundheilung. Skorbut	Nierensteine
Höchstens 50 Mikrogramm pro Tag	Fetter Fisch, Leber, Eigelb	Stoffwechsel von Kalzium und Phosphat (Knochenaufbau)	Instabile Knochen (bei Kindern: Rachitis, bei Erwachsenen: Osteomalazie), im Alter Osteoporose	Erbrechen, Schwindel, Muskelschwäche. Innere Organe verkalken
Höchstens 200 mg pro Tag	Pflanzenöle (Weizenkeim, Sonnenblumen, Maiskeim, Raps), Haselnüsse	Schutz vor aggressiven Sauerstoffmolekülen	Störungen in den Zellen, im Stoffwechsel der Nerven und Muskeln	Verlängerung der Blutgerinnungszeit

Versorgung mit Vitaminen, Mineralstoffen, Spurenelementen Fortsetzung

Wirkstoff	Bedarfsdeckung bei allgemein üblicher gemischter Kost [1]	Tagesbedarf (Erwachsene)[2]	Tagesbedarf (Kinder, 7 Jahre)[3]	Tagesbedarf (Schwangerschaft/Stillzeit)	Erhöhter Bedarf
Vitamin K	Sehr gut	60–80 Mikrogramm	20 Mikrogramm	60 Mikrogramm	
Kalium	Gut	2 g	1,4 g	2 g	Durchfall, anhaltendes Erbrechen, Langzeiteinnahme von Abführmitteln
Kalzium	Nur 60 bis 80 Prozent	1 g	700 mg	1 g	
Phosphor	Zu reichlich	700 mg	600 mg	800 mg/900 mg	
Magnesium	Knapp	350–400 mg	120 mg	310 mg/390 mg	Arbeit in großer Hitze, intensiver Leistungssport, Einnahme von Medikamenten zur Entwässerung, Kortison, der Pille, hoher Alkoholkonsum
Eisen	Knapp, menstruierende Frauen oft unzureichend	10–15 mg	8 mg	30 mg/20 mg	Häufige und lange Menstruationsblutungen, Langzeiteinnahme von Azetylsalizylsäure, anhaltende Entzündungen, Krebserkrankungen
Fluor	Nicht ausreichend	2,9–3,8 mg	1,1 mg	3,1 mg	
Jod	Nur 60 bis 70 Prozent	180–200 Mikrogramm	120 Mikrogramm	230 Mikrogramm/260 Mikrogramm	
Selen	Knapp ausreichend	30–70 Mikrogramm (geschätzt)	10–45 Mikrogramm (geschätzt)	30–70 Mikrogramm (geschätzt)	Schwerste Verletzungen, Verbrennungen, Operationen, Blutverluste, Strahlentherapie, Langzeit-Dialyse
Zink	Gut	7–10 mg	5 mg	10 mg/11 mg	Schwere Krankheiten

Anmerkungen

[1] **Bedarfsdeckung bei allgemein üblicher gemischter Kost:** Die Angabe bezieht sich auf einen durchschnittlichen, gesunden Erwachsenen, der sich mit gemischter Kost ernährt, so wie es in Deutschland derzeit allgemein üblich ist.

[2] **Tagesbedarf (Erwachsene):** Die Von-bis-Angabe umschließt die Mengenangaben, die für Frauen und Männer und die verschiedenen Altersstufen oft unterschiedlich sind.

[3] **Tagesbedarf (Kinder, 7 Jahre):** Diese Altersstufe wurde als Mittelwert angenommen. Für jüngere und ältere Kinder weichen die Angaben entsprechend ab.

Unbedenkliche Dosis oder Höchstdosis	Hauptlieferanten	Wichtigste Aufgaben	Mangel (Symptome)[4]	Überdosierung (Symptome)
	Grüne Gemüse, Milch(produkte), Fleisch, Eier, Getreide	Blutgerinnung	Blutungen	Selbst bei großen Mengen keine Schäden beobachtet
	Bananen, Kartoffeln, Trockenobst, Spinat, Champignons	Salz-Wasser-Haushalt, Zellvermehrung	Verringerte Leistung, gestörte Funktion von Nerven, Muskeln, Herz, Verdauung	Störungen der Herzfunktion
Unbedenklich bis 2 g pro Tag	Milch(produkte), Brokkoli, Grünkohl, Fenchel, Lauch	Reizübermittlung der Zellen, Zahn- und Knochenaufbau	Instabile Knochen, im Alter Osteoporose	Nierensteine
	Alle Lebensmittel	Energiestoffwechsel, Säure-Basen-Gleichgewicht im Blut, Knochenaufbau		Kalkablagerungen in den Nieren
Höchstens 350 mg pro Tag	Vollkorngetreide, Milch(produkte), Leber, Geflügel, Fisch, Kartoffeln, Gemüse, Beerenobst, Orangen, Bananen	Energiestoffwechsel, Zellaufbau, Knochenaufbau, Reizübertragung, Muskeltätigkeit	Störung der Muskeltätigkeit, auch des Herzens	Nierenfunktionsstörungen, Durchfall
Nicht mehr als die angegebene Zufuhrmenge (Ausnahme: Zeitlich begrenzte Behandlung von Blutarmut)	Brot, Fleisch, Wurst, Gemüse	Funktion der roten Blutkörperchen	Müdigkeit, Leistungsschwäche, Frieren, Blutarmut (Anämie)	
Unbedenklich bis zum Doppelten der angegebenen Zufuhrmenge	Trinkwasser, fluoridiertes Salz, Zahnpflegemittel	Festigkeit von Knochen und Zähnen	Erhöhte Kariesneigung	Zahnverfärbungen, Knochenveränderungen
Höchstens 500 Mikrogramm pro Tag	Seefische, Milch(produkte), jodiertes Salz	Schilddrüsenhormone	Kropf	Kropf, Jod-Akne, Schilddrüsenüberfunktion
Höchstens 400 Mikrogramm pro Tag	Fleisch, Fisch, Eier, Linsen, Spargel	Zellwachstum, Funktion der Schilddrüsenhormone, des Immunsystems	Symptome eines Selenmangels sind in der westlichen Welt nicht bekannt	Haarausfall, Herzmuskelschwäche, Leberzirrhose
Höchstens 30 mg	Rind-, Schweinefleisch, Geflügel, Eier, Milch, Käse, Weizenvollkorn	Stoffwechsel von Zucker, Eiweiß, Fett, Funktion des Immunsystems, Hormonwirkung	Nachlassendes Geschmacksempfinden, Appetitverlust, Haarausfall, Hautentzündungen, Durchfall, Nervenstörungen, schlechte Wundheilung	Blutbildveränderung, Magen-Darm-Störungen, Fieber

[4] **Mangel (Symptome):** Die aufgeführten Symptome treten meist erst bei einem deutlichen Mangel auf. In der Zeit vorher gibt es möglicherweise bereits Beschwerden, die aber sehr unspezifisch sind und sich kaum diesem speziellen Nährstoff zuordnen lassen. Bei manchen, aber bei weitem nicht allen Substanzen lässt sich eine unzureichende Versorgung mit Laboruntersuchungen feststellen.

Anhang

Wirkstoffgleiche Präparate – preiswerte Alternativen

Mit dem Kauf von Generika (→ Seite 12) lässt sich Geld sparen, ohne Abstriche an der Qualität befürchten zu müssen. Was die Ärzte in ihren Verordnungen zunehmend berücksichtigen, sollte auch die Verbraucher interessieren, die ihre Medikamente selbst kaufen: Arzneimittel mit den gleichen Wirkstoffen in der gleichen Dosierung und in der gleichen Packungsgröße können einen sehr unterschiedlichen Preis haben.
Damit dieser Vorteil auch genutzt werden kann, bieten wir einen „Lotsendienst" an. Das heißt, wir haben alle im HANDBUCH SELBSTMEDIKATION als „geeignet" bewerteten Wirkstoffe noch einmal unter dem Aspekt betrachtet, ob dafür Generika auf dem Markt sind. Wenn das der Fall ist, haben wir für die jeweiligen Wirkstoffe eine Auflistung zusammengestellt, in der diese wirkstoffgleichen Arzneimittel in der gleichen Packungsgröße und Dosierung nach ihren Verkaufspreisen geordnet sind (dabei wurde allerdings nicht mehr darauf geachtet, ob in jedem Fall auch die beanspruchten Anwendungsgebiete identisch sind). Die Preisunterschiede sind zum Teil beträchtlich – jeder Verbraucher sollte diese Form des Wettbewerbs unter den Herstellern konsequent nutzen.

Azetylsalizylsäure

Azetylsalizylsäure 500 mg Tabletten 20 Stück

Handelsname	Packungsgröße	Preis
ASS OPT Tabletten	20 Stück	1,75
ASS DURA Tabletten	20 Stück	1,80
ASS FRIDETTEN Tabletten	20 Stück	1,89
ACETYLIN Tabletten	20 Stück	2,18
NEURALGIN ASS VARIO Tabletten	20 Stück	2,60
ACETYLSALICYLSÄURE 500 mg Tabletten	20 Stück	2,95
WERODON ASS Tabletten	20 Stück	3,00
ACESAL Tabletten	20 Stück	3,46
ASPIRIN Tabletten	20 Stück	3,98

Benzoylperoxid

Benzoylperoxid 50 mg Gel/Creme 50 g

Handelsname	Packungsgröße	Preis
B P O Combustin Gel	50 g	5,67
BENZOYT 5 % Creme	50 g	6,99
AKNEFUG OXID mild 5 % Gel	50 g	7,60
AKNEROXID 5 Gel	50 g	7,60
BENZAKNEN 5 Gel	50 g	7,60
KLINOXID Creme	50 g	7,60
KLINOXID Gel	50 g	7,60
SANOXIT 5 % Gel	50 g	7,60

Benzoylperoxid 100 mg Gel/Creme 50 g

Handelsname	Packungsgröße	Preis
BENZOYT 10 % Creme	50 g	8,41
AKNEFUG OXID mild 10 % Gel	50 g	8,47
AKNEROXID 10 Gel	50 g	8,53
BENZAKNEN 10 Gel	50 g	8,53
KLINOXID forte Creme	50 g	8,53
SANOXIT 10 % Gel	50 g	8,53

Bisacodyl

Bisacodyl 10 mg Zäpfchen 6 Stück

Handelsname	Packungsgröße	Preis
PYRILAX Suppositorien 10 mg	6 Stück	2,85
DULCOLAX Suppositorien	6 Stück	4,25
FLORISAN N Suppositorien	6 Stück	5,45

Bisacodyl 5 mg Dragees/Tabletten 30 Stück

Handelsname	Packungsgröße	Preis
LAXAGETTEN Abführtabletten	30 Stück	2,18
LAXANS ratiopharm Tabletten	30 Stück	2,30
LAXAFUCON N Dragees	30 Stück	2,95
LAXANIN N Dragees	30 Stück	3,70
PYRILAX Abführdragees	30 Stück	3,70
TIRGON Tabletten	30 Stück	3,74
DULCOLAX Dragees	30 Stück	4,25
FLORISAN N Dragees	30 Stück	5,60
AGAROLETTEN 5 mg Tabletten	30 Stück	5,75

Cetirizin-hydrochlorid

Cetirizin-hydrochlorid 10 mg Filmtabletten/Tabletten 7 Stück

Handelsname	Packungsgröße	Preis
CETIRIZIN AL 10 mg Filmtabletten	7 Stück	2,55
CETERIFUG Filmtabletten	7 Stück	2,58
CETIRIZIN 10 mg 1A Pharma Filmtabletten	7 Stück	2,58
CETALERG Filmtabletten	7 Stück	2,93
CETI PUREN 10 mg Filmtabletten	7 Stück	2,95
CETIDURA 10 mg Filmtabletten	7 Stück	2,95
CETIL v. CT Filmtabletten	7 Stück	2,95
CETILICH A 10 mg Filmtabletten	7 Stück	2,95
CETIRIGAMMA 10 mg Filmtabletten	7 Stück	2,95
CETIRIZIN AZU 10 mg Filmtabletten	7 Stück	2,95
CETIRIZIN Beta Filmtabletten	7 Stück	2,95
CETIRIZIN Hexal Filmtabletten	7 Stück	2,95
CETIRIZIN ratiopharm 10 mg bei Allergien Filmtabletten	7 Stück	2,95
CETIRIZIN Stada 10 mg Filmtabletten	7 Stück	2,95
CETIRIZIN Heumann 10 mg Filmtabletten	7 Stück	3,00
CETIRIZIN Basics Filmtabletten	7 Stück	3,85
ZANLAN 10 mg Filmtabletten	7 Stück	4,00
ZETIR Filmtabletten	7 Stück	4,36
REACTINE Tabletten	7 Stück	5,51
ZYRTEC P Filmtabletten	7 Stück	6,69

Cetirizin-hydrochlorid 10 mg Filmtabletten 20 Stück

Handelsname	Packungsgröße	Preis
CETI PUREN 10 mg Filmtabletten	20 Stück	6,48
CETILICH A 10 mg Filmtabletten	20 Stück	6,48
CETIRIZIN 10 mg 1A PharmaFilmtabletten	20 Stück	6,48
CETIRIZIN AL 10 mg Filmtabletten	20 Stück	6,51
CETALERG Filmtabletten	20 Stück	6,52
CETIDURA 10 mg Filmtabletten	20 Stück	6,55
CETIL v. CT Filmtabletten	20 Stück	6,55
CETIRIGAMMA 10 mg Filmtabletten	20 Stück	6,55
CETIRIZIN AZU 10 mg Filmtabletten	20 Stück	6,55
CETIRIZIN Beta Filmtabletten	20 Stück	6,55
CETIRIZIN Hexal Filmtabletten	20 Stück	6,55
CETIRIZIN ratiopharm 10 mg Filmtabletten	20 Stück	6,55
CETIRIZIN Stada 10 mg Filmtabletten	20 Stück	6,55
CETIRIZIN Heumann 10 mg Filmtabletten	20 Stück	6,60
CETERIFUG Filmtabletten	20 Stück	6,90
CETIRIZIN Basics Filmtabletten	20 Stück	7,25
ZANLAN 10 mg Filmtabletten	20 Stück	10,80
ZETIR Filmtabletten	20 Stück	10,95
ZYRTEC Filmtabletten	20 Stück	16,85

Clobutinol-hydrochlorid

Clobutinol-hydrochlorid 4 mg Saft 100 ml

Handelsname	Packungs-größe	Preis
TUSSED Hustenstiller Saft	100 ml	4,37
ROFATUSS Saft	100 ml	4,64
SILOMAT Saft	100 ml	4,64
STAS HUSTENSTILLER Saft N	100 ml	4,70

Clobutinol-hydrochlorid 40 mg Dragees/Kapseln 20 Stück

Handelsname	Packungs-größe	Preis
TUSSED Hustenstiller Dragees	20 Stück	2,85
SILOMAT Dragees	20 Stück	4,98
ROFATUSS N Kapseln	20 Stück	5,00

Clotrimazol

Clotrimazol 10 mg Creme/Salbe 20 g

Handelsname	Packungs-größe	Preis
CLOTRIMAZOL AL 1% Creme	20 g	2,49
CLODERM Creme 1%	20 g	2,55
CLOTRI OPT Creme	20 g	2,85
CLOTRIMAZOL v. CT Creme	20 g	2,93
APOCANDA Creme	20 g	2,97
CLOTRIMAZOL Heumann Creme	20 g	3,03
DURAFUNGOL Creme	20 g	3,24
FUNGIZID ratiopharm Creme	20 g	3,25
CANIFUG Creme	20 g	3,29
GILT Creme	20 g	3,29
ANTIMYK Neu Creme	20 g	3,31
JENAMAZOL 1% Creme	20 g	3,31
MYCOFUG Creme	20 g	3,31
MYKOFUNGIN Dermal Creme 1%	20 g	3,31
UROMYKOL Creme	20 g	3,31
CUTISTAD Creme	20 g	3,40
CANESTEN Creme 1%	20 g	5,15
CLOTRI DENK 1% Cream	20 g	5,27

▶

Clotrimazol

Clotrimazol 200 mg Vaginaltabletten/Vaginalsuppositorien 3 Stück

Handelsname	Packungs-größe	Preis
CLOTRIMAZOL AL 200 Vaginaltabletten	3 Stück	3,79
AZUTRIMAZOL 200 mg Vaginaltabletten	3 Stück	3,85
MYKOHAUG C 3 Vaginaltabletten	3 Stück	5,06
ANTIFUNGOL 3 Vaginaltabletten	3 Stück	6,22
CANIFUG CREMOLUM 200 Vaginalsuppositorien	3 Stück	6,22
KADEFUNGIN 3 Vaginaltabletten	3 Stück	6,22
FUNGIZID RATIOPHARM 200 Vaginaltabletten	3 Stück	6,25
CANDAZOL 200 Vaginaltabletten	3 Stück	7,15
JENAMAZOL 200 mg Vaginaltabletten	3 Stück	7,15
JENAMAZOL Ovulum	3 Stück	7,15
MYKOFUNGIN 3 Vaginaltabletten 200 mg	3 Stück	7,15
CANESTEN Gyn 3 Vaginaltabletten	3 Stück	7,60

Clotrimazol 20 mg Vaginalcreme 20 g

Handelsname	Packungs-größe	Preis
CLOTRIMAZOL AL 2 % Vaginalcreme	20 g	4,30
MYKOHAUG C 3 Vaginalcreme	20 g	4,37
CANIFUG Vaginalcreme 2 %	20 g	6,12
CLOTRIMAZOL 3 Heumann Vaginalcreme	20 g	6,12
KADEFUNGIN 3 Vaginalcreme	20 g	6,15
ANTIFUNGOL 3 Vaginalcreme	20 g	6,21
CANDAZOL Vaginalcreme 2 %	20 g	6,48
JENAMAZOL 2 % Vaginalcreme	20 g	6,48
MYKOFUNGIN 3 Vaginalcreme 2 %	20 g	6,48
UROMYKOL Vaginalcreme	20 g	6,48
CANESTEN Gyn 3 Vaginalcreme	20 g	7,60

Clotrimazol Kombipackung: 10 mg/200 mg Vaginalcreme/ Vaginaltabletten 20 g (25 g)/3 Stück

Handelsname	Packungs-größe	Preis
CLOTRIMAZOL AL 1 %/200 Kombipackung	20 g/ 3 Stück	6,69
MYKOHAUG C 3/C Kombipackung 3 Vaginaltabletten + 25 g Creme 1%	25 g/ 3 Stück	7,15
FUNGIZID ratiopharm 200 Kombipackung 3 Vaginaltabletten + 20 g Creme	20 g/ 3 Stück	7,45
DURAFUNGOL Kombipackung 3 Vaginaltabletten + 20 g Creme	20 g/ 3 Stück	7,64
MYKOFUNGIN 3 Kombipackung 3 Vaginaltabletten + 20 g Creme	20 g/ 3 Stück	7,66
CANESTEN Gyn 3 Kombipackung	20 g/ 3 Stück	10,25

Cromoglizinsäure-Dinatriumsalz

Cromoglizinsäure-Dinatriumsalz 1 mg pro Sprühstoß Dosieraerosol/ Suspension 10 ml

Handelsname	Packungs-größe	Preis
CROMOPP Dosieraerosol	10 ml	14,60
CROMO v. CT Dosieraerosol	10 ml	14,78
CROMOHEXAL Dosieraerosol	10 ml	14,78
FLUI DNCG Dosieraerosol	10 ml	14,78
PENTATOP Aerosol	10 ml	15,20
DIFFUSYL Suspension mit Treibmittel	10 ml	15,30
DNCG STADA Dosieraerosol	10 ml	15,30
ACECROMOL Dosieraerosol	10 ml	15,45
CROMO ratiopharm Dosieraerosol	10 ml	15,45
CROMOGLICIN Heumann Dosieraerosol	10 ml	16,62
DNCG MUNDIPHARMA Dosieraerosol	10 ml	16,62
DNCG TROM Dosieraerosol	10 ml	16,62
INTAL N Dosieraerosol	10 ml	16,62
PULBIL Dosieraerosol	10 ml	16,62
PULBIL Dosieraerosol mit Rondo	10 ml	39,01

Cromoglizinsäure-Dinatriumsalz Kombipackung:
20 mg/20 mg Augentropfen/Nasenspray (z.T. konserviert) 10 ml/15 ml

Handelsname	Packungs-größe	Preis
CROMO v. CT Augentropfen + CROMO Pur v. CT Nasenspray	10 ml/15 ml	9,80
CROM OPHTAL Augentropfen + Nasenspray Kombipackung	10ml/ 15 ml	9,93
CROMOHEXAL Kombipackung Augentropfen + Nasenspray	10 ml/15 ml	9,93
DURACROMAN Kombipackung Augentropfen + Nasenspray	10 ml/15 ml	9,93
CROMO ratiopharm Kombi Nasenspray konservierungsmittelfrei	10 ml/15 ml	10,00
DNCG STADA Augentropfen + Nasenspray	10ml/15 ml	10,00
CROMOGLICIN Heumann Kombipackung Augentropfen + Nasenspray	10 ml/15 ml	10,58
VIVIDRIN Kombipackung Augentropfen + Nasenspray	10 ml/15 ml	10,60
ALLERGOCROM Augentropfen + Nasenspray	10 ml/15 ml	10,64
CROMO PHARM Kombipack	10 ml/15 ml	24,96

▶

Cromoglizinsäure-Dinatriumsalz

Cromoglizinsäure-Dinatriumsalz 20 mg Augentropfen (konserviert) 10 ml

Handelsname	Packungsgröße	Preis
ALERG AT Lösung	10 ml	4,00
CROM OPHTAL Augentropfen	10 ml	4,03
CROMO v. CT Augentropfen	10 ml	4,08
CROMOHEXAL Augentropfen	10 ml	4,28
DNCG TROM Augentropfen	10 ml	4,28
DURACROMAN Augentropfen	10 ml	4,28
CROMO ratiopharm Augentropfen	10 ml	4,40
DNCG Stada Augentropfen	10 ml	4,45
PROTHANON Cromo Augentropfen	10 ml	4,51
CROMOGLICIN Heumann Augentropfen	10 ml	4,61
ALLERGOCROM Augentropfen	10 ml	5,06
DISPACROMIL Augentropfen	10 ml	5,06
FENISTIL Augentropfen Cromoglicin	10 ml	5,06
OPTICROM Augentropfen	10 ml	5,06
VIVIDRIN antiallergische Augentropfen	10 ml	5,60
CROMO PHARM Augentropfen	10 ml	19,99

Cromoglizinsäure-Dinatriumsalz 10 mg Einzeldosispipetten (nicht konserviert) 20 Stück

Handelsname	Packungsgröße	Preis
CROMO v. CT EDP Augentropfen	20 Stück	4,81
CROMOHEXAL UD EDP 0,5 ml Augentropfen	20 Stück	4,92
CROMO STULLN UD Augentropfen	20 Stück	4,94
CROMO ratiopharm Augentropfen Einzeldosis	20 Stück	5,00
CROM OPHTAL sine EDB Augentropfen	20 Stück	5,06
DISPACROMIL sine EDP Augentropfen	20 Stück	5,06
VIVIDRIN Iso EDO	20 Stück	5,75

Cromoglizinsäure-Dinatriumsalz 20 mg Nasenspray (konserviert) 15 ml

Handelsname	Packungsgröße	Preis
ALERG Nasenspray	15 ml	6,15
CROM OPHTAL NASENSPRAY	15 ml	6,16
DURACROMAN Nasenspray	15 ml	6,21
DNCG STADA Nasenspray	15 ml	6,55
VIVIDRIN Nasenspray gegen Heuschnupfen	15 ml	6,80
ALLERGOCROM Nasenspray	15 ml	6,82
CROMOGLICIN Heumann Nasenspray	15 ml	6,82
DNCG TROM Nasenspray	15 ml	6,82
PROTHANON Como Nasenspray	15 ml	6,82
OTRIVEN H Spray gegen Heuschnupfen	15 ml	7,64
TIONAL Nasenspray	15 ml	8,07
CROMO PHARM Nasenspray	15 ml	14,99

▶

Cromoglizinsäure-Dinatriumsalz

Cromoglizinsäure-Dinatriumsalz 20 mg Nasenspray (nicht konserviert) 15 ml

Handelsname	Packungsgröße	Preis
CROMOHEXAL sanft Nasenspray	15 ml	6,21
CROMO PUR v. ct Nasenspray	15 ml	6,36
CROMO ratiopharm konservierungsmittelfrei Nasenspray	15 ml	6,45
ALLERGO COMOD Nasenspray	15 ml	6,82

Dexpanthenol

Dexpanthenol 50 mg Creme/Salbe 20 g

Handelsname	Packungsgröße	Preis
DEXPANTHENOL Heumann Salbe	20 g	1,67
BEPANTHEN Wund- und Heilsalbe	20 g	2,95
PELINA Salbe	20 g	3,00

Harnstoff

Harnstoff 100 mg Creme/Salbe 50 g

Handelsname	Packungsgröße	Preis
BASODEXAN Soft Creme	50 g	6,90
ELACUTAN Creme/Salbe	50 g	7,16
BASODEXAN Creme	50 g	7,19
BASODEXAN S Salbe	50 g	7,19
EUCERIN TH 10 % Urea Salbe	50 g	7,19
GOLDNERZ Harnstoff 10 % gelb Creme	50 g	13,93

Hydrokortison

Hydrokortison 2,5 mg Creme/Salbe/Lotion 25 g (20 g)

Handelsname	Packungsgröße	Preis
RATIOALLERG Hydrocortison Creme	25 g	5,15
SOVENTOL HC Creme	20 g	5,60
EBENOL 0,25% Salbe	25 g	6,25
SYSTRAL Hydrocortison Lotion	25 g	6,25

Laktulose

Laktulose 0,7 g Sirup/Saft 200 ml

Handelsname	Packungsgröße	Preis
LACTULOSE 1A Pharma Sirup	200 ml	4,34
LACTULOSE AL Sirup	200 ml	4,36
TULOTRACT Sirup	200 ml	4,36
LACTULOSE ratiopharm Sirup	200 ml	4,85
LACTOCUR Sirup	200 ml	4,87
LACTULOSE HEUMANN SIRUP	200 ml	4,87
LACTULOSE HEXAL Sirup	200 ml	4,87
LACTULOSE SAAR Sirup	200 ml	4,87
LACTULOSE STADA Sirup	200 ml	4,87
EUGALAC Sirup	200 ml	4,94
BIFITERAL Sirup	200 ml	5,43
LACTUFLOR Sirup	200 ml	5,43
BIFINORMA Sirup	200 ml	6,25
HEPATICUM LAC MEDICE Sirup	200 ml	6,25
LACTULOSE LYSSIA Sirup	200 ml	6,25
LACTULOSE NEDA Sirup	200 ml	6,25
LACTUVERLAN Sirup	200 ml	6,25
LAEVILAC S Sirup	200 ml	6,91
LACTULOSE STROSCHEIN Sirup	200 ml	9,64

Loperamid-hydrochlorid

Loperamid-hydrochlorid 2 mg Kapseln/Tabletten/Täfelchen 6 Stück

Handelsname	Packungsgröße	Preis
LOPERHOE akut Kapseln	6 Stück	2,85
BOXOLIP Tabletten	6 Stück	3,03
LOPERA Basics akut Kapseln	6 Stück	3,25
IMODIUM akut Kapseln	6 Stück	4,06
IMODIUM akut lingual Täfelchen	6 Stück	5,09

Loperamid-hydrochlorid 2 mg Kapseln/Tabletten/Filmtabletten 10 Stück

Handelsname	Packungsgröße	Preis
LOPERAMID AL akut Kapseln	10 Stück	2,44
ENDIARON L Kapseln	10 Stück	2,58
LOPERAMID v. CT Kapseln	10 Stück	2,58
LOPALIND akut Tabletten	10 Stück	2,60
DURALOPID Kapseln	10 Stück	2,85
LOPEDIUM Kapseln	10 Stück	2,85
LOPEDIUM T Tabletten	10 Stück	2,85
LOPERAMID Stada akut Kapseln	10 Stück	3,34
LOPA Hemopharm 2 mg Tabletten	10 Stück	3,40
D-STOP ratiopharm Filmtabletten	10 Stück	3,49
LOPERAMID ratiopharm akut Filmtabletten	10 Stück	3,49
LOPERAMID akut Heumann Tabletten	10 Stück	3,54
LOP DIA akut Tabletten	10 Stück	3,72

Loratadin

Loratadin 10 mg Tabletten 7 Stück

Handelsname	Packungs-größe	Preis
LORATADIN AL 10 mg Tabletten	7 Stück	2,40
LORADERM Tabletten	7 Stück	2,49
LORAGALEN Tabletten Minipack 7	7 Stück	2,49
LORATADIN akut 1A Pharma Tabletten	7 Stück	2,49
VIVIDRIN Tabletten Wirkstoff Loratadin	7 Stück	2,85
LORALERG Tabletten	7 Stück	2,93
LOBETA gegen Allergien Tabletten	7 Stück	2,95
LORA LICH 10 mg Tabletten	7 Stück	2,95
LORA PUREN Tabletten	7 Stück	2,95
LORAGAMMA 10 mg Tabletten	7 Stück	2,95
LORANO akut Tabletten	7 Stück	2,95
LORATADIN AZU 10 mg Tabletten	7 Stück	2,95
LORATADIN Beta Tabletten	7 Stück	2,95
LORATADIN ratiopharm 10 mg Tabletten	7 Stück	2,95
LORATADIN Stada 10 mg Allerg Tabletten	7 Stück	2,95
LORATADIN v. CT Tabletten	7 Stück	2,95
LORATADIN 10 Heumann Tabletten	7 Stück	3,00
LORACLAR Tabletten	7 Stück	3,25
LORATADURA 10 mg Tabletten	7 Stück	3,25
LORA BASICS Tabletten	7 Stück	3,49
LIVOTAB direkt Tabletten	7 Stück	4,96
LISINO S Tabletten	7 Stück	6,69

Loratadin 10 mg Tabletten 20 Stück

Handelsname	Packungs-größe	Preis
LORATADIN AL 10 mg Tabletten	20 Stück	6,45
LORA LICH 10 mg Tabletten	20 Stück	6,48
LORA PUREN Tabletten	20 Stück	6,48
LORADERM Tabletten	20 Stück	6,48
LORAGALEN Tabletten	20 Stück	6,48
LORATADIN 1A Pharma Tabletten	20 Stück	6,48
LORALERG Tabletten	20 Stück	6,52
LOBETA gegen Allergien Tabletten	20 Stück	6,55
LORAGAMMA 10 mg Tabletten	20 Stück	6,55
LORANO Tabletten	20 Stück	6,55
LORATADIN AZU 10 mg Tabletten	20 Stück	6,55
LORATADIN Beta Tabletten	20 Stück	6,55
LORATADIN ratiopharm 10 mg Tabletten	20 Stück	6,55
LORATADIN Stada 10 mg Tabletten	20 Stück	6,55
LORATADIN v. CT Tabletten	20 Stück	6,55
LORATADIN 10 Heumann Tabletten	20 Stück	6,60
LORA BASICS Tabletten	20 Stück	7,25
LORACLAR Tabletten	20 Stück	7,25
LORATADURA 10 mg Tabletten	20 Stück	7,25

Magaldrat Magaldrat 800 mg Tabletten/Kautabletten/Lutschtabletten 20 Stück

Handelsname	Packungsgröße	Preis
MAGASTRON 800 Kautabletten	20 Stück	3,46
GLYSAN Tabletten	20 Stück	3,54
MAGALDRAT 800 v. CT Tabletten	20 Stück	3,54
MAGALDRAT ratiopharm 800 Tabletten	20 Stück	3,70
MAGALDRAT 800 Heumann Tabletten	20 Stück	4,00
MARAX 800 Tabletten	20 Stück	4,15
GASTRIPAN Tabletten	20 Stück	4,30
HEVERT MAG 800 Tabletten	20 Stück	4,30
MAGMED Tabletten	20 Stück	4,30
SIMAPHIL Lutschtabletten	20 Stück	5,45
RIOPAN Magen Tabletten Kautabletten	20 Stück	5,97

Miconazol Miconazol 20 mg Creme 25 g

Handelsname	Packungsgröße	Preis
FUNGUR M Creme	25 g	6,36
MICOBETA Creme	25 g	6,36
DAKTAR Creme	25 g	9,47
DERMA MYKOTRAL Creme	25 g	9,47
MICONAZOL Lindo 20 mg/g Creme	25 g	9,47

Natriumpicosulfat Natriumpicosulfat 7,5 mg Tropfen 15 ml

Handelsname	Packungsgröße	Preis
MIDRO Abführ Tropfen Pico	15 ml	4,61
DULCOLAX NP Tropfen	15 ml	6,00
LAXOBERAL Tropfen	15 ml	6,00

Nystatin

Nystatin 100 000 I.E. Creme/Gel/Paste 20 g

Handelsname	Packungsgröße	Preis
NYSTADERM Creme	20 g	6,45
NYSTATIN Holsten Salbe	20 g	6,60
NYSTADERM Paste	20 g	6,70
MYKUNDEX Mono Salbe	20 g	7,06
ADICLAIR Creme	20 g	7,10
ADICLAIR Salbe	20 g	7,10
CANDIO HERMAL Creme	20 g	7,10
CANDIO HERMAL Paste	20 g	7,10
CANDIO HERMAL Salbe	20 g	7,10
CANDIO HERMAL Softpaste	20 g	7,10
MORONAL Salbe	20 g	7,10

Pankreas Pulver

Pankreas Pulver 10 000 I.E. magensaftresistente Kapseln/Filmtabletten/ Dragees 50 Stück

Handelsname	Packungsgröße	Preis
MEZYM F Filmtabletten	50 Stück	12,60
PANPEPTAL N magensaftresistente Dragees	50 Stück	12,68
OZYM 10000 Kapseln	50 Stück	13,20
EUFLAT E Filmtabletten	50 Stück	13,26
COTAZYM 10000 Kapseln magensaftresistente Pellets	50 Stück	13,43
PANGROL 10000 Kapseln	50 Stück	14,15
KREON 10000 Kapseln	50 Stück	14,45
PANKREATAN 10000 Kapseln	50 Stück	14,45
PANZYTRAT 10000 Kapseln	50 Stück	14,45

Pankreas Pulver 25 000 I.E. magensaftresistente Kapseln 50 Stück

Handelsname	Packungsgröße	Preis
PANGROL 25000 Kapseln	50 Stück	28,47
KREON 25000 Kapseln	50 Stück	30,66
PANKREATAN 25000 Kapseln	50 Stück	30,66
PANZYTRAT 25000 Kapseln	50 Stück	30,66

Pankreas Pulver 40 000 I.E. magensaftresistente Kapseln 50 Stück

Handelsname	Packungsgröße	Preis
PANGROL 40000 Kapseln magensaftresistent	50 Stück	42,39
PANKREATIN 40000 Natur Pharma Kapseln	50 Stück	44,72
COTAZYM 40000 Kapseln magensaftresistente Pellets	50 Stück	45,09
KREON 40000 Kapseln	50 Stück	45,09
PANZYTRAT 40000 Kapseln	50 Stück	45,09

Parazetamol

Parazetamol 500 mg Kapseln/Tabletten 10 Stück

Handelsname	Packungsgröße	Preis
JULPHAR DOL 500 mg Tabletten	10 Stück	0,89
FENSUM 500 Tabletten	10 Stück	0,94
PARACETAMOL 500 mg v. CT Tabletten	10 Stück	0,94
PARACETAMOL Beta 500 Tabletten	10 Stück	0,94
PARACETAMOL Stada 500 Tabletten	10 Stück	0,97
CAPTIN Tabletten	10 Stück	1,00
ENELFA Tabletten	10 Stück	1,00
PAEDIALGON Tabletten	10 Stück	1,00
PARACETAMOL 500 mg Heumann Tabletten	10 Stück	1,00
PARACETAMOL BC 500 mg Tabletten	10 Stück	1,00
PARACETAMOL Tabletten 500 mg Saar	10 Stück	1,00
BENURON Kapseln	10 Stück	1,15
BENURON Tabletten	10 Stück	1,15
DOROCOFF Paracetamol Tabletten	10 Stück	1,35
SINPRO N Tabletten	10 Stück	1,95
VIVIMED N gegen Fieber und Kopfschmerzen Tabletten	10 Stück	2,45

Parazetamol 40 mg Saft/Lösung 100 ml

Handelsname	Packungsgröße	Preis
PARACETAMOL SAFT 1A Pharma Saft	100 ml	3,04
PARACETAMOL AL Saft	100 ml	3,06
PARACETAMOL I-Med Saft Lösung	100 ml	3,18
PARACETAMOL Fiebersaft v. CT	100 ml	3,25
PARACETAMOL Stada Saft	100 ml	3,36
PARACETAMOL BC 200 mg Saft	100 ml	3,40
PARACETAMOL ratiopharm Lösung	100 ml	3,40
PARACETAMOL Saft 4 % Lichtenstein Lösung	100 ml	3,40
PARACETAMOL Saft Hexal	100 ml	3,40
BENURON Saft	100 ml	3,49
PARAPAED Lösung	100 ml	3,51
PARACETAMOL AZU Saft	100 ml	3,54
MONO PRAECIMED Lösung	100 ml	3,57
PAEDIALGON Saft	100 ml	3,57
PARACETAMOL AP Saft	100 ml	6,43

▶

Parazetamol

Parazetamol 125 mg Zäpfchen 10 Stück

Handelsname	Packungsgröße	Preis
PARACETAMOL AL 125 Säuglings-Suppositorien	10 Stück	1,25
RUBIEMOL 125 Säuglings-Suppositorien	10 Stück	1,25
CAPTIN Suppositorien 125 mg	10 Stück	1,25
DOLOREDUCT 125 Säuglings-Suppositorien	10 Stück	1,31
PARACETAMOL 125 mg Heumann Zäpfchen	10 Stück	1,37
PARACETAMOL 125 mg v. CT Säuglings-Suppositorien	10 Stück	1,37
PARACETAMOL AZU 125 mg Suppositorien	10 Stück	1,44
PARACETAMOL 125 Hexal Zäpfchen	10 Stück	1,48
PARACETAMOL BC 125 mg Suppositorien	10 Stück	1,48
PARACETAMOL I-Med 125 Suppositorien	10 Stück	1,50
PARACETAMOL ratiopharm 125 Suppositorien für Säuglinge	10 Stück	1,50
PARACETAMOL Stada 125 Säuglings-Suppositorien	10 Stück	1,50
BENURON 125 mg Säuglings-Suppositorien	10 Stück	1,54
ENELFA 125 mg Säuglings-Suppositorien	10 Stück	1,60
FENSUM 125 Suppositorien	10 Stück	1,60
MONO PRAECIMED 125 Säuglings-Suppositorien	10 Stück	1,60
PAEDIALGON 125 Säuglings-Suppositorien	10 Stück	1,60
PARACETAMOL Suppositorien 125 mg Saar für Säuglinge	10 Stück	1,60
PCM PARACETAMOL 125 Lichtenstein Suppositorien für Säuglinge	10 Stück	1,60
PYROMED S 125 Suppositorien für Säuglinge	10 Stück	1,60
PARACETAMOL Denk 125 Suppositorien	10 Stück	1,72
PARACETAMOL AP 125 mg Zäpfchen	10 Stück	4,57

▶

Parazetamol

Parazetamol 250 mg Zäpfchen 10 Stück

Handelsname	Packungsgröße	Preis
PARACETAMOL AL 250 Kleinkinder Suppositorien	10 Stück	1,25
PARACETAMOL Beta 250 Suppositorien	10 Stück	1,25
RUBIEMOL 250 Kleinkinder Suppositorien	10 Stück	1,25
PARACETAMOL 250 mg v. CT Kleinkinder Suppositorien	10 Stück	1,31
CAPTIN Suppositorien 250 mg	10 Stück	1,37
PARACETAMOL 250 mg Heumann Zäpfchen	10 Stück	1,37
PARACETAMOL AZU 250 mg Suppositorien	10 Stück	1,44
PARACETAMOL BC 250 mg Suppositorien	10 Stück	1,48
PARACETAMOL I-Med 250 Suppositorien	10 Stück	1,48
PARACETAMOL 250 Hexal Zäpfchen	10 Stück	1,50
PARACETAMOL ratiopharm 250 Suppositorien für Kleinkinder	10 Stück	1,50
PARACETAMOL Stada 250 Kleinkinder Suppositorien	10 Stück	1,50
FENSUM 250 Suppositorien	10 Stück	1,54
BENURON 250 mg Kleinkinder Suppositorien	10 Stück	1,60
ENELFA 250 mg Kleinkinder Suppositorien	10 Stück	1,60
MONO PRAECIMED 250 Kleinkinder Suppositorien	10 Stück	1,60
PAEDIALGON 250 Kleinkinder Suppositorien	10 Stück	1,60
PARACETAMOL Suppositorien 250 mg Saar für Kinder	10 Stück	1,60
PCM PARACETAMOL 250 Lichtenstein Suppositorien für Kinder	10 Stück	1,60
PYROMED S 250 Kleinkinder Suppositorien	10 Stück	1,60
PARACETAMOL Denk 250 Suppositorien	10 Stück	1,72
PARACETAMOL AP 250 mg Zäpfchen	10 Stück	4,57

▶

Parazetamol

Parazetamol 500 mg Zäpfchen 10 Stück

Handelsname	Packungsgröße	Preis
PARACETAMOL AL 500 Suppositorien	10 Stück	1,61
RUBIEMOL 500 Kindersuppositorien	10 Stück	1,66
PARACETAMOL 500 mg v. CT Kindersuppositorien	10 Stück	1,69
PARACETAMOL AZU 500 mg Suppositorien	10 Stück	1,72
CAPTIN Suppositorien 500 mg	10 Stück	1,75
PARACETAMOL 500 mg Heumann Zäpfchen	10 Stück	1,75
PARACETAMOL BC 500 mg Suppositorien	10 Stück	1,77
PARACETAMOL I-Med 500 Suppositorien	10 Stück	1,77
FENSUM 500 Suppositorien	10 Stück	1,80
PARACETAMOL 500 Hexal Zäpfchen	10 Stück	1,80
PARACETAMOL ratiopharm 500 Suppositorien für Schulkinder	10 Stück	1,80
PARACETAMOL Stada 500 Kindersuppositorien	10 Stück	1,80
BENURON 500 mg Suppositorien	10 Stück	1,87
ENELFA 500 mg Kindersuppositorien	10 Stück	1,87
MONO PRAECIMED 500 Suppositorien für Schulkinder	10 Stück	1,87
PAEDIALGON 500 Kindersuppositorien	10 Stück	1,87
PCM PARACETAMOL 500 Lichtenstein Suppositorien	10 Stück	1,87
PYROMED S 500 Kindersuppositorien	10 Stück	1,87
PARACETAMOL AP 500 mg Zäpfchen	10 Stück	4,76

Parazetamol 1 000 mg Zäpfchen 10 Stück

Handelsname	Packungsgröße	Preis
PARACETAMOL AL 1 000 Suppositorien	10 Stück	1,93
RUBIEMOL 1 000 Erwachsenen-Suppositorien	10 Stück	1,95
PARACETAMOL 1 g v. CT Erwachsenen-Suppositorien	10 Stück	2,03
DOLOREDUCT 1 g Erwachsenen-Suppositorien	10 Stück	2,04
PARACETAMOL AZU 1 g Suppositorien	10 Stück	2,04
PARACETAMOL Stada 1 000 Erwachsenen-Suppositorien	10 Stück	2,06
PARACETAMOL 1 000 Hexal Zäpfchen	10 Stück	2,10
PARACETAMOL BC 1 000 mg Suppositorien	10 Stück	2,10
PARACETAMOL ratiopharm 1 000 Suppositorien für Erwachsene	10 Stück	2,10
FENSUM 1000 Suppositorien	10 Stück	2,18
MONO PRAECIMED 1000 Suppositorien	10 Stück	2,18
PARACETAMOL 1000 mg Heumann Zäpfchen	10 Stück	2,18
PCM PARACETAMOL 1000 Lichtenstein Suppositorien	10 Stück	2,18
BENURON 1000 mg Erwachsenen-Suppositorien	10 Stück	2,38
TOGAL 1000 Suppositorien für Erwachsene	10 Stück	3,98
PARACETAMOL AP 1000 mg Zäpfchen	10 Stück	4,96

Povidon Iod

Povidon Iod 100 mg Salbe 20 g

Handelsname	Packungsgröße	Preis
FREKA CID Salbe	20 g	4,00
POLYSEPT Salbe	20 g	4,00
BRAUNOVIDON Salbe	20 g	4,36
TRAUMASEPT Wund- und Heilsalbe	20 g	4,36

Rehydratationslösung

Orale Rehydratationslösung ca. 250 mosmol/l Beutel/Pulver 10 Stück

Handelsname	Packungsgröße	Preis
ISOTONIC ratiopharm Beutel	10 Stück	4,40
SANTALYT Beutel	10 Stück	4,61
SALTADOL Pulver Beutel je 5,58 g	10 Stück	4,61
ORALPÄDON 240 Pulver Neutral Beutel	10 Stück	4,61
ORALPÄDON 240 Pulver Erdbeergeschmack Beutel	10 Stück	4,61
ORALPÄDON 240 Pulver Apfel Banane Beutel	10 Stück	4,61
ELOTRANS Pulver	10 Stück	4,61

Tetryzolin-hydrochlorid

Tetryzolin-hydrochlorid 0,5 mg Augentropfen (konserviert) 10 ml

Handelsname	Packungsgröße	Preis
OPHTALMIN N Augentropfen	10 ml	3,61
EVELLO N Augentropen	10 ml	3,94
BERBERIL N Augentropfen	10 ml	4,00
VASOPOS N Augentropfen	10 ml	4,06
YXIN Augentropfen 0,5 mg/ml	10 ml	4,15

Tetryzolin-hydrochlorid 0,25 mg Einzeldosispipetten (nicht konserviert) 20 Stück

Handelsname	Packungsgröße	Preis
OPHTALMIN N sine Augentropfen	20 Stück	7,06
BERBERIL N EDO Einzeldosispipetten	20 Stück	9,00
YXIN 1x Dosis Augentropfen unkonserviert	20 Stück	9,20

Xylometazolin-hydrochlorid

Xylometazolin-hydrochlorid 1 mg Nasenspray/Dosierspray (nicht konserviert) 10 ml

Handelsname	Packungs-größe	Preis
NASENSPRAY E ratiopharm konservierungsmittelfrei	10 ml	2,80
OTRIVEN 0,1% Dosierspray ohne Konservierungsmittel	10 ml	3,76
OLYNTH 0,1% o.K. Schnupfen Dosierspray	10 ml	3,94

Xylometazolin-hydrochlorid 1 mg Nasenspray/Dosierspray/Nasentropfen/Nasengel (konserviert) 10 ml (10 g)

Handelsname	Packungs-größe	Preis
NASENTROPFEN AL 0,1 %	10 ml	1,98
NASENGEL AL	10 g	2,32
NASENSPRAY AL	10 ml	2,32
XYLO E v. CT Nasengel	10 ml	2,32
XYLO v. CT Lösung	10 ml	2,32
STAS NASENSPRAY E	10 ml	2,40
NASAN 0,1 % Nasenspray	10 ml	2,49
NASAN Nasengel	10 g	2,49
NASENSPRAY Heumann	10 ml	2,51
IMIDIN N Nasengel	10 g	2,60
IMIDIN N Nasenspray	10 ml	2,60
IMIDIN N Nasentropfen	10 ml	2,60
GELONASAL Gel 0,1 %	10 g	2,69
GELONASAL Nasenspray 0,1 %	10 ml	2,69
GELONASAL Nasentropfen 0,1 %	10 ml	2,69
STAS NASENTROPFEN E	10 ml	2,75
NASENGEL ratiopharm	10 g	2,80
NASENTROPFEN E ratiopharm	10 ml	2,80
BALKIS Nasentropfen 0,1 % für Erwachsene und Schulkinder	10 ml	2,85
BALKIS Schnupfenspray	10 ml	2,85
OLYNTH 0,1 % Nasentropfen für Erwachsene Pipettenflasche	10 ml	2,85
OTRIVEN 0,1 % Nasentropfen für Erwachsene und Schulkinder	10 ml	2,97
SCHNUPFEN ENDRINE 0,1% Nasenspray	10 ml	2,97
XYLOMETAZOLIN Lindo 0,1% Nasenspray	10 ml	2,97
OLYNTH 0,1 % Nasentropfen für Erwachsene Sprayflasche	10 ml	3,25
OTRIVEN 0,1% Gel für Erwachsene und Schulkinder	10 g	3,25
SCHNUPFEN ENDRINE 0,1 % Nasentropfen	10 ml	3,29
OTRIVEN 0,1% Spray für Erwachsene und Schulkinder	10 ml	3,54
DORENASIN Nasendosierspray	10 ml	3,70
XYLO SIOZWO Nasengel	10 g	3,98

T

U

V

W